T0383782

Psychotherapeutische Diagnostik

Claudia Höfner • Markus Hochgerner
Hrsg.

Psychotherapeutische Diagnostik

Kompendium für alle in Österreich
anerkannten Therapieverfahren

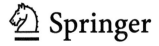 Springer

Hrsg.
Claudia Höfner
Fachsektion Integrative Therapie,
Österreichischer Arbeitskreis für
Gruppentherapie und Gruppendynamik
(ÖAGG)
Wien, Österreich

Markus Hochgerner
Propädeutikum, Fachsektionen
Integrative Gestalttherapie, Integrative
Therapie, Österreichischer Arbeitskreis
für Gruppentherapie und
Gruppendynamik (ÖAGG)
Wien, Österreich

ISBN 978-3-662-61449-5   ISBN 978-3-662-61450-1   (eBook)
https://doi.org/10.1007/978-3-662-61450-1

Planung: Katrin Lenhart

Springer ist ein Imprint der eingetragenen Gesellschaft Springer-Verlag GmbH, DE und ist ein
Teil von Springer Nature.
Die Anschrift der Gesellschaft ist: Heidelberger Platz 3, 14197 Berlin, Germany

Ein Hinweis zur Gender-Schreibweise

Die Autorinnen und Autoren der verschiedenen Kapitel verwenden unterschiedliche Genderschreibweisen (z. B. PatientInnen, Patient*innen, Patienten/innen). In einigen Kapiteln wird aus Gründen der besseren Lesbarkeit bei der Benennung von Personen – wo immer möglich – eine „geschlechtsneutrale" Formulierung verwendet.

Ist dies nicht möglich, wird ggf. die männliche Schreibweise verwendet. Wir möchten darauf hinweisen, dass diese Verwendung explizit als geschlechtsunabhängig verstanden werden soll und selbstverständlich jeweils alle Geschlechter gemeint sind.

Inhaltsverzeichnis

**Teil III   Cluster- und verfahrensspezifische psychotherapeutische
Diagnostik im Humanistischen Cluster**

Teil IV   Cluster- und verfahrensspezifische psychotherapeutische Diagnostik im systemischen Cluster

27   Diagnostik in der Systemischen Therapie.
Corina Ahlers, Margarete Mernyi und Elisabeth Wagner

28   Dialogisch diagnostizieren
Karin Brem-Gintenstorfer und Margarete Mernyi

Autorenverzeichnis

Doz.in, Dr.in Corina Ahlers Österreichische Arbeitsgemeinschaft für systemische Therapie und Systemische Studien (ÖAS), Sigmund Freud Universität, Wien, Österreich

Charlotte Aigner, M.A. ÖDAI, Österreichisches Daseinsanallytisches Institut (ÖDAI), Wien, Österreich

Mag.a Doris Beneder Österreichische Arbeitsgemeinschaft für Gestalttheoretische Psychotherapie (ÖAGP), Wien, Österreich

HR Dr. Brigitte Bischof Österreichische Gesellschaft für angewandte Tiefenpsychologie und allgemeine Psychotherapie (ÖGATAP), Wien, Österreich

Mag.a Karin Brem-Gintenstorfer, MSc Fachsektion Systemische Familientherapie, Österreichischer Arbeitskreis für Gruppentherapie und Gruppendynamik (ÖAGG), Wien, Österreich

Annika Bugge Österreichische Gesellschaft für Analytische Psychologie (ÖGAP) Wien, Jung-Institut, Freiburg, Deutschland

Mag. Dr. Felicitas Datz Wiener Psychoanalytische Akademie (WPA), Wien, Österreich

Dr. Jadranka Dieter Österreichische Gesellschaft für angewandte Tiefenpsychologie und allgemeine Psychotherapie (ÖGATAP), Wien, Österreich

Prof. Mag. Dr. Günter Dietrich Sektion Gruppenpsychoanalyse, Österreichischer Arbeitskreis für Gruppentherapie und Gruppendynamik (ÖAGG), Wien, Österreich

Christiana Maria Edlhaimb-Hrubec, MAS, MSc Österreichischer Fachsektion für Integrative Therapie, Arbeitskreis für Gruppentherapie und Gruppendynamik (ÖAGG), Baden, Österreich

Dr. med. univ. Bettina Fink Wiener Psychoanalytische Akademie (WPA), Wien, Österreich

Prof. Dr. Dr. Thomas Fuchs Zentrum für Psychosoziale Medizin, Klinik für Allgemeine Psychiatrie, Sektion Phänomenologie, Universitätsklinikum Heidelberg, Heidelberg, Deutschland

Dr. Michael E. Harrer Österreichische Gesellschaft für angewandte Tiefenpsychologie und allgemeine Psychotherapie (ÖGATAP), Wien, Österreich

Markus Hochgerner, MMSc Propädeutikum, Fachsektionen Integrative Gestalttherapie, Integrative Therapie, Österreichischer Arbeitskreis für Gruppentherapie und Gruppendynamik (ÖAGG), Wien, Österreich

Mag.a Dr.in Claudia Höfner, MSc Fachsektion Integrative Therapie, Österreichischer Arbeitskreis für Gruppentherapie und Gruppendynamik (ÖAGG), Wien, Österreich

Dr. med. univ. Eva Horvath Österreichische Gesellschaft für Analytische Psychologie (ÖGAP), Wien, Österreich

Assoc. Prof. PD Dr. Nestor Kapusta Klinik für Psychoanalyse und Psychotherapie, Medizinische Universität Wien, Österreichische Verein für Individualpsychologie (ÖVIP), Wien, Österreich

Sylvia Keil, MSc Österreichische Gesellschaft für wissenschaftliche klientenzentrierte Psychotherapie und personorientierte Gesprächsführung (ÖGWG), Linz, Österreich

Mag.a Sabine Kern, MSc Fachsektion Psychodrama, Österreichischer Arbeitskreis für Gruppentherapie und Gruppendynamik (ÖAGG), Wien, Österreich

Hon. Prof. Dr. iur. Michael Kierein Abteilung für Rechtsangelegenheiten Ärztinnen und Ärzte, Psychologie, Psychotherapie und Musiktherapie, Bundesministerium für Soziales, Gesundheit, Pflege und Konsumentenschutz (BMSGPK), Wien, Österreich

MMag. Petra Klampfl, MSc Fachsektion Integrative Gestalttherapie, Österreichischer Arbeitskreis für Gruppentherapie und Gruppendynamik (ÖAGG), Wien, Österreich

Silvia Korlath, DSA Sektion Dynamische Gruppentherapie, Österreichischer Arbeitskreis für Gruppentherapie und Gruppendynamik (ÖAGG), Wien, Österreich

Mag. Dr. phil. Helga Krückl Österreichischer Arbeitskreis für Tiefenpsychologische Transaktionsanalyse (ÖATA), Wien, Österreich

Univ.-Prof. Dr. med. Dr. phil. Alfried Längle Gesellschaft für Logotherapie und Existenzanalyse (GLE), Sigmund-Freud-Privat-Universität, Wien. Universität Klagenfurt, Klagenfurt, Österreich

Benedikt Lesniewicz Österreichische Gesellschaft für Analytische Psychologie (ÖGAP), Wien, Jung-Institut, Freiburg, Deutschland

Dr. Stephan Libisch Österreichisches Daseinsanalytisches Institut für Psychotherapie (ÖDAI), Wien, Österreich

Mag.a Bernadette Lindorfer Österreichische Arbeitsgemeinschaft für Gestalttheoretische Psychotherapie (ÖAGP), Wien, Österreich

Univ.-Prof. PD Dr. med. univ. Henriette Löffler-Stastka Klinik für Psychoanalyse und Psychotherapie, Medizinische Universität Wien, Wiener Psychoanalytische Vereinigung (WPV), Wien, Österreich

Dr. phil. Margarete Mernyi Sektion Systemische Familientherapie, Österreichischer Arbeitskreis für Gruppentherapie und Gruppendynamik (ÖAGG), Wien, Österreich

DSP (FH) Peter Osten, MSc Fachsektion Integrative Therapie, Österreichischer Arbeitskreis für Gruppentherapie und Gruppendynamik (ÖAGG), Wien, Österreich

Mag. Wolfgang Oswald Wiener Psychoanalytische Vereinigung (WPV), Wien, Österreich

Mag. Dr. phil. Erwin Parfy Österreichische Gesellschaft für Verhaltenstherapie (ÖGVT), Wien, Österreich

Dr. Mathilde Pichler Österreichische Gesellschaft für angewandte Tiefenpsychologie und allgemeine Psychotherapie (ÖGATAP), Wien, Österreich

Dr. med. univ. Maria Theresia Rohrhofer Fachsektion Integrative Therapie, Österreichischer Arbeitskreis für Gruppentherapie und Gruppendynamik (ÖAGG), Wien, Österreich

Dr. med.univ. Hemma Rössler-Schülein Wiener Psychoanalytische Vereinigung (WPV), Wien, Österreich

Univ. Prof. DDr. Gabriele Sachs Medizinische Universität Wien, Fachsektion Gruppenpsychoanalyse, Österreichischer Arbeitskreis für Gruppentherapie und Gruppendynamik (ÖAGG), Wien, Österreich

Dr. Bibiana Schuch Österreichische Gesellschaft für Verhaltenstherapie (ÖGVT), Wien, Österreich

Mag. Alexander Schwetz Wiener psychoanalytische Akademie (WPA), Wien, Österreich

Dr. phil. Maria Stippler-Korp Österreichischer Arbeitskreis für Konzentrative Bewegungstherapie (ÖAKBT), Salzburg, Österreich

Mag. Roland Strobl Österreiches Daseinsanalytische Institut (ÖDAI), Wien, Österreich

Dr.in Elisabeth Wagner Lehranstalt für Systemische Familientherapie (LASF), Wien, Österreich

Prof. Dr. Otmar Wiesmeyr Ausbildungsinstitut für Logotherapie und Existenzanalyse (ABILE), Wien, Österreich

Mag.a Imke Wörmer, MSc Fachsektion Integrative Therapie, Österreichischer Arbeitskreis für Gruppentherapie und Gruppendynamik (ÖAGG), Wien, Österreich

Mag.a Karin Zajec Fachsektion Dynamische Gruppenpsychotherapie, Österreichischer Arbeitskreis für Gruppentherapie und Gruppendynamik (ÖAGG), Wien, Österreich

Dr. med. univ. Luise Zieser-Stelzhammer, MAS Fachsektion Integrative Therapie, Österreichischer Arbeitskreis für Gruppentherapie und Gruppendynamik (ÖAGG), Wien, Österreich

Dr. phil. Peter Zumer Österreichischer Verein für Individualpsychologie (ÖVIP), Wien, Österreich

Teil I

Grundlagen

Psychotherapeutische Diagnostik in der Behandlung psychisch Erkrankter

Claudia Höfner, Markus Hochgerner
und Christiana Maria Edlhaimb-Hrubec

Das von der Weltgesundheitsorganisation (WHO 1986) in der Ottawa-Charta zur Gesundheitsförderung definierte aktuelle Gesundheits- und Krankheitsverständnis wird in den Dimensionen der biologischen, psychologischen und sozialen Bedingtheit des Menschen erfasst. Dieses Dokument fordert seitens der ratifizierenden Staaten den Anspruch auf eine umfassende Krankenbehandlung sowie die Pflicht zur Bereitstellung von Institutionen und Hilfsangeboten, die das Gleichgewicht der einzelnen Person in allen drei Bereichen präventiv unterstützt und behandelnd eingreifen kann, wenn krankheitswertiges Erleben und Verhalten entstehen (Frischenschlager 1995, S. 3 f.).

Um das in der Ottawa-Charta zur Gesundheitsförderung festgelegte Ziel der Erhöhung der Gesundheitskompetenz der Bevölkerung zu er-

reichen, sind neben der Medizin in Österreich unter anderem drei weitere Berufe zur eigenständigen Heilbehandlung psychischer Erkrankungen durch Bundesgesetze legitimiert. Seit dem Jahr 1991 sind die Psychotherapie und die Psychologie sowie seit dem Jahr 2008 die Musiktherapie gesetzlich anerkannte Therapien zur Behandlung Kranker. Sowohl berufsübergreifend als auch im Rahmen des jeweiligen Berufsverständnisses ist nach der anamnestischen Erhebung von Krankengeschichte und aktueller Symptomatik mit der daraus abzuleitenden Indikation zur Krankenbehandlung die Erstellung einer Diagnose verpflichtendes und zentrales Element.

Die Diagnostik dient hier wesentlich, einem Informed Consent folgend, zur Absicherung der Informiertheit des Patienten/der Patientin in Krankheits- und Gesundungsprozessen und dem Schutz vor willkürlicher Behandlung. Die deskriptiv-phänomenologische Diagnostik im allgemeinen Schema der WHO als International Statistical Classification of Diseases and Related Health Problems (ICD) und Diagnostic and Statistical Manual of Mental Disorders (DSM) hilft ebenso der Kommunikation mit weiteren Heilberufen und dem Ausweis gesetzlich gesicherter und überprüfter Kompetenz zur Heilbehandlung (Bartuska et al. 2005, S. 3 f.).

Die Diagnose, welche einer Behandlung vorangestellt wird, kann jeweils nur eine situationsgebundene sein. Diese Diagnose lässt die nächsten therapeutischen Schritte planen und ist im

C. Höfner (✉)
Fachsektion Integrative Therapie, Österreichischer Arbeitskreis für Gruppentherapie und Gruppendynamik (ÖAGG), Wien, Österreich
e-mail: praxis@claudiahoefner.at

M. Hochgerner
Propädeutikum, Fachsektionen Integrative Gestalttherapie, Integrative Therapie, Österreichischer Arbeitskreis für Gruppentherapie und Gruppendynamik (ÖAGG), Wien, Österreich
e-mail: markus@hochgerner.net

C. M. Edlhaimb-Hrubec
Österreichischer Fachsektion für Integrative Therapie, Arbeitskreis für Gruppentherapie und Gruppendynamik (ÖAGG), Baden, Österreich
e-mail: christeh@edlhaimb.at

© Springer-Verlag GmbH Deutschland, ein Teil von Springer Nature 2022
C. Höfner, M. Hochgerner (Hrsg.), *Psychotherapeutische Diagnostik*,
https://doi.org/10.1007/978-3-662-61450-1_1

fortschreitenden Behandlungsprozess wieder kritisch zu reflektieren und anzugleichen. Die Besonderheiten und möglichen Verzerrungen durch die verschiedenen diagnostischen Optiken der vier psychotherapeutischen Grundorientierungen sind zu berücksichtigen. Ein psychotherapeutisches Angebot lege artis auf bestem Niveau ist zu sichern.

1.1 Psychotherapie als wesentliches Element der Krankenbehandlung

Im Rahmen traditioneller, medizinisch-psychiatrischer Behandlung auf dem Hintergrund des biologischen Paradigmas der Medizin steht der Versuch, geistige Tätigkeiten und ebenso psychisch abweichendes Verhalten als Ausdruck des Bewusstseins und subjektiven Erlebens „selbst zu 'naturalisieren', also neurobiologisch zu erklären" (Fuchs 2015, S. 28). Dieser Forschungsansatz, „Psychische Störungen sind Gehirnkrankheiten" (Griesinger 1861, zit. nach Fuchs 2015, S. 28), kennzeichnet traditionell die Scheidelinie zwischen naturwissenschaftlicher, nomothetischer Deutungshoheit im objektivierenden Blick der Messbarkeit gegenüber dem geisteswissenschaftlichen, idiografischen und somit verstehenden Zugang im Austausch zwischen introspektiver, subjektiver Perspektive und Erkenntnis in der Unmittelbarkeit der Erfahrung der erkrankten Person und der extrospektiven Erkenntnis des teilnehmenden Beobachters/der teilnehmenden Beobachterin (Pauen 2016, S. 143 ff.).

Szientistische Missverständnisse sind hier grundgelegt: Die „weichen" Daten der subjektiven Erlebensgeschichte, die einfühlend und sinnerfassend-verstehend qualitativ zur Erfassung psychischer Prozesse erhoben werden, verführen zu deren Entwertung. Aus naturwissenschaftlicher Sicht ist dies unwissenschaftlich-spekulativ. Stattdessen soll die Störung experimentell-quantitativ von den einzelnen Phänomenen zugunsten einer Operationalisierung abstrahiert werden, um valide und reliable Aussagen treffen und Behandlungsstrategien entwerfen zu können. Die messbaren „harten" Daten der bio-

logisch-quantitativen Herangehensweise sind jedoch mit dem Vorwurf des Reduktionismus und der Verdinglichung konfrontiert. Hier wird die Isolierung einzelner Krankheitsphänomene kritisiert, ohne Sicht auf die ganze Person und ohne Anerkenntnis der Wechselwirkung biologischer, psychisch-individueller und sozialer Phänomene, was letztlich in einer Medikalisierung des abweichenden Erlebens und Verhaltens mündet. Die naturwissenschaftlich geprägte Herangehensweise und Sicht auf Krankheit und Gesundheit entspräche als anthropologische Konstante nicht der Lebens-, Erfahrungs- und Handlungswirklichkeit des Menschen und kann daher nicht handlungsleitend im Umgang mit „Verhaltensstörungen und Leidenszuständen" (§ 1(1)/Psychotherapiegesetz 361/1990) im Sinne einer „umfassende[n], bewusste[n] und geplanten[n] Behandlung … mit wissenschaftlich-psychotherapeutischen Methoden" sein.

1.2 Exkurs: Natur- und geisteswissenschaftlicher Ansatz

Ellenberger (1985); Lorenzer (1984) sowie Gödde (1999) folgend hat die Psychotherapie neben der Entwicklung medizinisch-psychiatrischer Diagnostik bereits ab der Mitte des 19. Jahrhunderts eine eigenständige Form der neuzeitlichen Bestandserhebung des psychisch kranken Erlebens und Verhaltens entwickelt. Aus der Philosophie kommend und in der Umsetzung aufgeklärter Krankenbehandlung, unter Einbeziehung psychisch abweichenden Verhaltens als Krankheitsgeschehen, entwickelten sich die Sozialwissenschaften und als Teil davon die Psychologie in mehreren Strömungen: In Anpassung an die Durchsetzung naturwissenschaftlicher Paradigmata in der Medizin (Gödde 1999) und im Sog des Siegeszuges der Naturwissenschaften Physik und Chemie in der Erforschung von Krankheiten sowie der aufkommenden Statistik (1853 und 1855 erste internationale Kongresse zur Statistik in Brüssel), in Kombination mit der internationalen Erfassung von Todesursachen ab 1855 sowie der Katalogisierung von Erkrankungen ab 1864 in den Vorformen des späteren ICD wird durch Wilhelm Wundt 1870 ein naturwissenschaftlich-psychologisch orientiertes Labor an der Universität Leipzig gegründet, mit der ausdrücklichen Widmung, dem Einfluss der N6aturwissenschaft auf die Philosophie Geltung zu verschaffen.

Zeitgleich formuliert Wilhelm Dilthey 1872 die verstehende Psychologie als deskriptive Erfahrungswissenschaft in der Tradition philosophisch-sokratischen Erkenntnisgewinns im Gegensatz zur erklärenden naturwissenschaftlichen Herangehensweise. Christian von Ehrenfels führt die Gestaltpsychologie 1890 als phänomenologisches Konzept in der Psychologie ein. Arthur Schopenhauer und Friedrich Nietzsche stehen als wichtige philosophische Wegbereiter des Subjektiven im Gegensatz zur zunehmenden Deutungsgewalt der Naturwissenschaft im Umgang mit Krankheit (Gödde 1999), ebenso wie Edmund Husserl und Martin Heidegger sowie Maurice Merleau-Ponty die zentralen Bedingungen phänomenologischer Sichtweisen zur Positionierung des Subjekts als zentralem Erkenntnisgegenstand der Psychotherapie mithilfe der verstehend-psychologischen Herangehensweise formulieren.

Der erste Lehrstuhl für Psychiatrie wird in Paris von Jean-Martin Charcot ab 1882 besetzt. Zugleich legt Emil Kraepelin 1883 erstmals eine geschlossene Klassifikation psychischer Erkrankungen aus medizinischer Sicht vor (Hochgerner 2021, S. 306 f.). Die besonders durch Pierre Janet und Sigmund Freud schon früh entwickelte psychologisch-interaktionelle Form der Herangehensweise in Anamnese, Diagnose und therapeutischer Behandlung führte schon rasch zu den Grundkonstanten psychotherapeutischer Behandlung. Die durch das psychotherapeutische Gespräch diagnostisch gestützte subjektive Erlebnisanalyse in der Anamnese und Behandlung und die Arbeit am subjektiven Erleben sowie die Behandlung in der intimen Szene der geschützten psychotherapeutischen Situation führten rasch zu psychotherapeutischen Erfolgen in der Heilbehandlung psychisch Erkrankter (Lorenzer 1984), während sich die naturwissenschaftliche Psychologie allmählich in der Grundlagenforschung

zu Reiz-Reaktions-Schemata, physiologisch-psychologischen Fragestellungen und zur Lerntheorie noch ohne Schwerpunkt in der Krankenbehandlung etablierte.

Dieses zunehmende Spannungsverhältnis zwischen phänomenologisch-verstehendem Herangehen und dem Ansatz naturwissenschaftlicher Erforschung psychischer Phänomene führte Sigmund Freud (Breuer und Freud 1985) in seinen Studien über Hysterie, insbesondere in der Epikrise des Falls V. Fräulein Elisabeth von R., zur Bemerkung: „Ich bin nicht immer Psychotherapeut gewesen, sondern bin bei Localdiagnosen und Elektroprognostik erzogen worden wie andere Neuropathologen, und es berührt mich selbst noch eigenthümlich, dass die Krankengeschichten, die ich schreibe, wie Novellen zu lesen sind, und dass sie sozusagen des ernsten Gepräges der Wissenschaftlichkeit entbehren. Ich muss mich damit trösten, dass für dieses Ergebniss die Natur des Gegenstandes offenbar eher verantwortlich zu machen ist als meine Vorliebe; Localdiagnostik und elektrische Reaktionen kommen bei dem Studium der Hysterie eben nicht zur Geltung, während eine eingehende Darstellung der seelischen Vorgänge, wie man sie vom Dichter zu erhalten gewöhnt ist, mir gestattet, bei Anwendung einiger weniger psychologischer Formeln doch eine Art von Einsicht in den Hergang einer Hysterie zu gewinnen" (a. a. O., S. 227).

1.3 Diagnostik in der Psychotherapie

Abgesehen von hirnorganischen Syndromen kann das initiale Offenhalten der Diagnostik als Grundlage und Voraussetzung zur Behandlung psychischer Leidenszustände ohne Erhebung der subjektiven Leidensgeschichte in Anamnese und Psychopathologie im Einzelfall gelten. Dies kann zu weiteren Spannungsfeldern innerhalb der Medizin in der Auseinandersetzung zwischen biologischer, sozialpsychiatrischer, psychosomatischer, psychosozialer und psychotherapeutischer Medizin führen. Somit stehen neben dem naturwissenschaftlich-positivistischen Ansatz im Versuch, Krankheitsphänomene zu isolieren, zu klassifizieren und letztlich im Zusammenhang mit biologischen Parametern zu behandeln, der geisteswissenschaftlich-phänomenologische Ansatz, der vom subjektiven Verhältnis der Einzelperson zu sich selbst und der umgebenden Welt und seiner Gestimmtheit, Bezugnahme und reflexiven Kompetenz als grundsätzlich menschliche Fähigkeiten ausgeht. Die persönliche Orientierung in Raum, Zeit und im leiblichen Erleben im Kontext der sozialen Bezüge und Kontinuum der Lebensgeschichte (Petzold 1993, S. 357, 585, 1280) ermöglicht, gegenüber.

„Eine phänomenologische Diagnostik versucht daher, über die pure Aufzählung von Einzelsymptomen hinaus dieses Selbst- und Weltverhältnis des Patienten insgesamt zu erfassen" (Fuchs 2015, S. 33). Das Erkennen, Benennen, Zuordnen und Erklären der Probleme der Leidenden als grundsätzliche Aufgabe psychotherapeutischer Diagnostik (Rahm et al. 1993, S. 336) wird zu einem dialogischen Prozess zweier Subjekte, des Patienten/der Patientin und des Behandlers/der Behandlerin, in der persönlichen Begegnung, welche objektivierende Momente in der Erfassung von wiederkehrenden Haltungen und grundlegenden Verhaltensmustern und auch subjektivierende Sichtweisen im Verstehensprozess individueller Wechselwirkung und Verarbeitung verbindet.

Über die Erfassung der Phänomene hinaus hat die Anwendung hermeneutischer Vorgehensweisen zum Erkenntnisgewinn im diagnostisch-psychotherapeutischen Prozess zu einer alle Psychotherapieverfahren umfassenden, jeweils speziell ausformulierten Prozesstheorie geführt (Petzold 1993, S. 621 ff.). Durch die vielfältige Möglichkeit zu Wahrnehmung, Erfassen und Verstehen der Entwicklung und Aufrechterhaltung krankheitswertigen Erlebens und Verhaltens können hilfreiche Arbeitshypothesen und Erklärungsmodelle in der Psychotherapie erarbeitet werden. Diese weit über die Beschreibung psychopathologischer Phänomene hinausgehende Vorgangsweise zur Erhebung behandlungsrelevanter Daten führt zu einer patienten-/patientinnengerechten Erklärung der Entstehungszusammenhänge symptomatischen Geschehens vor dem Hintergrund der Lebens- und Lerngeschichte und folgend zu

klinischen Handlungsanleitungen bezüglich therapeutischer Fokus- und Zielfindung sowie zu einer hilfreichen und persönlichkeitsgerechten Arbeitshaltung des Psychotherapeuten/der Psychotherapeutin. Die entwickelten Messinstrumente in der psychotherapeutischen Diagnostik, wie Eingangs-, Verlaufs- und Erfolgsdiagnostik, werden eher dimensional als kategorial sein. Die therapeutische Vorgehensweise kann sowohl modularisiert als auch heuristisch begründet sein: Die Handlungspraxis wird sich aus der aktuellen therapeutischen Situation, dem Status des therapeutischen Prozesses, dem Therapieziel und der Verfasstheit des Patienten/der Patientin, bestimmt durch wiederholten diagnostischen Abgleich in jeder Therapiestunde, als „prozessuale Diagnostik" (Petzold 1993, S. 592 f.) entwickeln. Psychotherapeutische Diagnostik ist ein hochspezialisierter, prozessbegleitender, handlungsleitender Teil der Psychotherapie und ein wesentlicher Bestandteil der im Psychotherapiegesetz geforderten „bewußte(n) und geplante(n) Behandlung" (PthG 1990, § 1 in: Kierein et al. 1991) mit Psychotherapie.

Diese Vorgehensweise, aus subjektiver, interaktioneller Befunderhebung in einem andauernden Wahrnehmungs- und Erkenntnisprozess zwischen Introspektion und objektivierender bei zugleich einfühlender Position sich der Möglichkeit einer „objektiven Phänomenologie" (Pauen 2016, S. 117) als Basis intersubjektiver psychotherapeutischer Diagnostik anzunähern, ist Alleinstellungsmerkmal psychotherapeutischer Kompetenz und Ausgangspunkt psychotherapeutischer Hilfestellung in Abgrenzung zu psychologischer Begleitung und Behandlung, welche durch allgemeine Faktoren interaktioneller Kompetenz wie Wertschätzung, Empathie etc. und psychologisch-manualisierten Vorgehensweisen getragen ist.

1.4 Die Situation in Österreich

Psychotherapie wurde 1990 (Bundesgesetzblatt 361/1990), zeitgleich mit dem Psychologengesetz (Bundesgesetzblatt 360/1990), als eigenständiger Heilberuf neben der Medizin anerkannt. Psychotherapeuten/Psychotherapeutinnen arbeiten im kooperativen Verhältnis mit Medizin und Psychologie und sind berechtigt bzw. im Sinne der Krankenbehandlung verpflichtet, eigenständig nach ICD-10 und DSM 5 zu diagnostizieren. Im Jahr 2020 waren 10.415 Personen in der Psychotherapeutenliste des Bundesministeriums für Soziales, Gesundheit, Pflege und Konsumentenschutz als arbeitsberechtigt erfasst (Pawlowski in Hochgerner (2021), S. 795 f.). Derzeit können jährlich 1,5 % der Bevölkerung psychotherapeutisch versorgt werden (Löffler-Stastka und Hochgerner 2021). Aktuell sind 39 Ausbildungsinstitute offiziell legitimiert, 23 Psychotherapieverfahren in den Grundströmungen psychodynamische, humanistische, systemische und verhaltensorientierte Psychotherapie auszubilden (Hochgerner 2021, S. 27 f.). Anhand der Dichte der Psychotherapeuten/Psychotherapeutinnen kann von einer funktionierenden Grundversorgung in Österreich gesprochen werden, dennoch besteht eine akute Unterversorgung im kassenfinanzierten Bereich der Versorgung (GÖG, Gesundheit Österreich GmbH 2019). Es werden 26,1 % der Patienten/Patientinnen mit schweren und 43,8 % mit mittelgradigen psychischen Erkrankungen behandelt (GÖG, ebendort).

1.5 Synopsis der psychotherapeutischen Diagnostik

Die diversen Herangehensweisen, begrifflichen Fassungen und Ausgangspunkte therapeutischen Handelns der unterschiedlichen psychotherapeutischen Verfahren wurden 2005 erstmals als psychotherapeutische Diagnostik in Österreich in ihren Grundzügen und vor dem Hintergrund der Diagnostik-Leitlinie des für Gesundheit zuständigen Ministeriums vorgestellt. Diese Zusammenschau war das elaborierte Ergebnis einer mehrjährigen kontinuierlichen wissenschaftlichen Konferenz von Experten/Expertinnen aller in Österreich anerkannten psychotherapeutischen Verfahren im Rahmen des Psychotherapiebeirates von 1999–2004. 18 Jahre später werden nun in diesem Buch vor dem Hintergrund aller in

Österreich anerkannten Psychotherapieverfahren (Stumm und Wirth 2011) der Stand und die Verstehensweisen psychotherapeutischer Diagnostiken dargestellt und führen zu einem vertieften Verständnis verfahrensspezifisch ausgeformter Diagnostik, welche die Verstehensgrundlage und Handlungspraxis im psychotherapeutischen Bemühen um Milderung von Leid und Entwicklung der Persönlichkeit Richtung Resilienz und Selbstwirksamkeit bildet, wie in der Ottawa-Charta zur Gesundheitsförderung gefordert. Aktuell wird seit 2021 am Neuerlass des österreichischen Psychotherapiegesetzes gearbeitet. Ziel ist, die psychotherapeutische Ausbildung, die schon zum größeren Teil universitär in Lehrgängen mit Universitäten vernetzt ist, im vollen Umfang zum akademischen Berufsstand mit einem breiten Zugang aus humanwissenschaftlichen Studien zu machen. Zugleich ist die universitäre und verpflichtende Anbindung der zugelassenen Ausbildungsinstitute in kooperierenden Universitätslehrgängen (z.B. Professsional Master, Master of Arts) zu verankern. Ein späteres, konsekutives Vollzeitstudium kann als Option in einer bereits mittelfristigen Perspektive möglich werden. Langfristige Übergangsregelungen ermöglichen die kontinuierliche Ausbildung nach dem derzeitigen und übergreifend mit einer kommenden neuen gesetzlichen Regelung. Durch ein dreigliedriges Studium (Baccalureat, Masterstudium und Approbationsphase mit in Summe 360 ECTS) wird auch die Volleingliederung der psychotherapeutischen Tätigkeit in das Gesundheitssystem mit einheitlicher und weitgehender Refundierung der Psychotherapiekosten in Österreich angeregt.

1.6 Die Situation in Deutschland

In Deutschland sind folgende Psychotherapieverfahren anerkannt und können mit den Gesundheits- und Krankenkassen abrechnen: Verhaltenstherapie, Psychoanalyse, Tiefenpsychologie und Systemische Familientherapie. Aktuell arbeiten insgesamt 13.259 Fachärzte/Fachärztinnen für Psychiatrie und Psychotherapie bzw. Nervenheilkunde, von diesen sind 4546 ambulant und 6065 stationär tätig. 2019 waren insgesamt 48.265 Psychologische sowie Kinder- und Jugendlichenpsychotherapeuten/-therapeutinnen in verschiedenen Bereichen tätig. Von diesen haben 37.901 in ambulanten Einrichtungen und 8472 in stationären oder teilstationären Einrichtungen gearbeitet (Gesundheitsberichterstattung des Bundes 2019). Darüber hinaus verfügten 2018 insgesamt 15.847 Fachärzte/Fachärztinnen anderer Disziplinen über die Zusatzbezeichnung „Psychotherapie" oder „Psychoanalyse". Von diesen waren 11.058 im niedergelassenen Bereich tätig (Bundesärztekammer 2019). All diese Berufsgruppen dürfen eigenberechtigt und selbstständig im Gesundheitsbereich diagnostizieren, meist nach ICD oder DSM. Tiefenpsychologisch und psychoanalytisch orientierte Psychotherapeuten/Psychotherapeutinnen diagnostizieren zusätzlich meist nach der Operationalisierten Psychodynamischen Diagnostik (OPD), die Verhaltenstherapie greift auf die ICD und das SORKC-Modell zurück. Eine prozessuale Diagnostik gibt es somit nicht bei den anerkannten Verfahren, sondern eine initiale Diagnostik zu Beginn der Therapie.

1.7   Die Situation in der Schweiz

Diagnosen werden von Ärzten/Ärztinnen und klinischen Psychologen/Psychologinnen gestellt. Derzeit sind etwa 5700 Personen in der Schweiz psychotherapeutisch tätig (Bass 2013). Während die berufliche Tätigkeit grundsätzlich an den medizinischen und psychologischen Grundberuf gekoppelt ist, wurde eine Vielzahl von psychotherapeutischen Methoden anerkannt (Bundesamt für Gesundheit BAG), welche in einer Liste der akkreditierten Weiterbildungslehrgänge geführt wird (Bundesamt für Gesundheit BAG 2018). Zwischen 2015 und 2017 wurden 44 Psychotherapiemethoden auf Grundlage des schweizerischen Psychologieberufegesetzes (2011) und der Psychologieberufeverordnung (2013, Art. 11 ff.) akkreditiert. Psychotherapie wird in strikter Delegation durch den ärztlichen Berufsstand durchgeführt. Durch die Engführung der Zulassung zum Berufsfeld als Weiterbildung zum abgeschlossenen Psychologiestudium besteht ein Mangel an Psychotherapeuten/Psychotherapeutinnen in der Schweiz.

1.8   Dieses Buch

Die Anschlussfähigkeit der psychotherapeutischen Diagnostik an die Diagnosesysteme ICD und DSM ist eine fortbestehende Bringschuld wissenschaftlich fundierter Psychotherapie. Bis dahin möge dieses Buch ein Beitrag zur Verständigung über diese Kluft hinweg sein und hilfreich sein in multiprofessionellen Teams im Gesundheitsbereich, zwischen den Psychotherapieverfahren und im Rahmen der jeweils anerkannten psychotherapeutischen Ausbildungen.

Grundlagen

Im ersten Teil des Buches werden ganz allgemein die grundlegenden Aspekte der psychotherapeutischen Diagnostik dargelegt, ohne die Differenzierung der psychotherapeutischen Diagnostik bezüglich der unterschiedlichen psychotherapeutischen Verfahren und der vier übergeordneten Grundorientierungen zu thematisieren.

Zu Beginn nimmt Michael Kierein auf die Rechtslage in Österreich Bezug. Anschließend widmet sich Alexander E. Schwetz der Relevanz und Bedeutung einer eigenständigen psychotherapeutischen Diagnostik und Begutachtung, in Abgrenzung von Konzepten der klinisch-psychologischen und psychiatrischen Diagnostik. Claudia Höfner, Maria Theresia Rohrhofer und Luise Zieser-Stelzhammer befassen sich mit dem Einfluss von Geschlecht und Diversität auf psychische Erkrankungen und deren Diagnose. Thomas Fuchs verweist auf phänomenologische Diagnoseansätze und plädiert dafür, diese zwischenleibliche, intuitive Diagnostik künftig wieder stärker zu berücksichtigen und in der Ausbildung einzuüben.

Michael Kierein erklärt in seinem Artikel *„Diagnostik und Psychotherapie: Herausforderung und Verantwortung in der psychotherapeutischen Arbeit im Kontext des österreichischen Psychotherapiegesetzes"* das Verhältnis von Diagnostik und Psychotherapie aus rechtlicher Perspektive. Dieses Verhältnis basiert auf der österreichischen Rechtsordnung, wobei insbesondere das Psychotherapiegesetz in der geltenden Fassung 1990, weiters das Psychologengesetz 2013 sowie das Allgemeine Sozialversicherungsgesetz 1991 von Bedeutung sind. An der Schnittstelle von Recht und Ethik wurde auf der Grundlage eines Gutachtens des Psychotherapiebeirates die Diagnostik-Leitlinie für Psychotherapeutinnen und Psychotherapeuten des Bundesministeriums für Soziales, Gesundheit, Pflege und Konsumentenschutz erstellt, welche in diesem Beitrag ausgelegt wird. Die Anwendung und die Umsetzung von Diagnostik in der Psychotherapie sind im Kontext der therapeutischen Behandlung nach bestem Wissen und Gewissen vor dem Hintergrund kultureller und gesellschaftlicher Normen sowie ökonomischer Bedingungen zu bewerkstelligen. Schließlich bietet der Autor einen Ausblick zur möglichen Stellung der psychotherapeutischen Diagnostik in einer Novellierung des österreichischen Psychotherapiegesetzes.

Alexander E. Schwetz beschreibt in seinem Beitrag *„Auf dem Weg zur Psychotherapeutischen Diagnostik: Notwendigkeit und Chance"* ebenfalls das Verhältnis zwischen Psychotherapie und Diagnostik. Der Fokus liegt allerdings nicht auf Rechtsfragen, sondern auf der Funktion von Diagnostik in der Psychotherapie. Die Diagnose steht am Beginn jeder klinischen Überlegung und psychotherapeutischen Planung. Nach einem kurzen Blick auf das historisch abzuleitende Verhältnis von Psychotherapie und Diagnostik untersucht der Autor die allgemeine Funktion der Diagnostik in der Psychotherapie. Es wird die Einbettung in die Konzepte und die Abgrenzung von den Konzepten der klinisch-psychologischen und klinisch-psychiatrischen Diagnostik aufgezeigt. Relevanz und Bedeutung einer eigenständigen psychotherapeutischen Diagnostik und Begutachtung werden herausgearbeitet. Als Beispiele manualisierter Diagnostik werden die Operationalisierte Psychodynamische Diagnostik (OPD) und die Diagnostik-Leitlinie der Psychotherapeutinnen und Psychotherapeuten diskutiert.

Claudia Höfner, **Maria Theresia Rohrhofer** und **Luise Zieser-Stelzhammer** heben in ihrem Beitrag *„Geschlechtsspezifische Einflussfaktoren im diagnostischen Prozess"* hervor. Nach einer knappen Erklärung der Kategorie Geschlecht sowie anderer Diversitätsfaktoren wird kritisch hinterfragt, welchen Einfluss diese auf Gesundheit und Krankheit haben können. Es werden Forschungs- und Erkenntnisprobleme wie Androzentrismus und andere Formen des Gender Bias erläutert. Weiters wird erörtert, welche geschlechtsspezifischen Unterschiede in der Häufigkeit psychischer Störungen vorhanden sind und worauf sich diese zurückführen lassen. Der Artikel schließt mit Empfehlungen für die psychotherapeutische Praxis, insbesondere bezüglich der Diagnostik.

Thomas Fuchs widmet sich in seinem Artikel *„Zwischenleibliche Diagnostik"* phänomenologisch diagnostischen Ansätzen. Die Einführung operationalisierter Diagnosesysteme hat zwar zu einer Präzisierung der Diagnostik geführt, ebenso jedoch zu einem Rückgang psychopathologischer Erfahrung und Intuition. Daher plädiert der Autor dafür, phänomenologische Ansätze der zwischenleiblichen, intuitiven Diagnostik künftig wieder stärker zu berücksichtigen und in der Ausbildung einzuüben. Zunächst wird das Konzept einer solchen Diagnostik auf der Basis der impliziten leiblichen Resonanz in der psychotherapeutischen Begegnung entwickelt. Weiters wird die Konzeption des Leibgedächtnisses und des resonanten Unbewussten vorgestellt und schließlich die Möglichkeit korrektiver Erfahrungen durch leibliche Interaktion in der Therapie aufgezeigt.

Cluster- und verfahrensspezifische psychotherapeutische Diagnostik

In den weiteren Teilen des Buches werden die in Österreich anerkannten Verfahren unter der Zuordnung zu den übergeordneten Grundorientierungen vorgestellt. Diese werden hier als clusterspezifische Besonderheiten – tiefenpsychologisch-psychodynamisch, humanistisch, systemisch und verhaltenstherapeutisch – bezeichnet.

Zu jedem Cluster steht ein einführendes Kapitel vor der Ausdifferenzierung der zugehörigen therapeutischen Schule. Zur leichteren Verständlichkeit und Rezipierbarkeit des Buches orientieren sich die Artikel an folgendem Schema: Einleitend werden das zugrunde liegende Menschenbild, relevante klinische Hintergrundtheorien sowie Gesundheits- und Krankheitstheorien dargelegt. In einem weiteren Schritt erfolgt die Positionierung des jeweiligen psychotherapeutischen Verfahrens zum Determinierungsproblem, welches durch verschiedene Modelle der Klassifikation psychischer Erkrankungen entsteht.

Praktische Behandlungsvoraussetzungen sowie die Beschreibung der psychotherapeutischen Beziehung folgen, bevor anhand eines konkreten Fallbeispiels die Methodik und Durchführung der Behandlung exemplarisch dargestellt wird. Zur zitierten Literatur werden am Ende jedes Kapitels Empfehlungen zur weiteren Vertiefung in die Thematik gegeben. Der Systemische Cluster verwendet das oben beschriebene Schema nur in der Einleitung, um dann, je nach Spezialisierung, unterschiedliche Schwerpunkte systemischer Diagnostik zu beschreiben.

Henriette Löffler-Stastka und Eva Horvath stellen die *„Psychotherapeutische Diagnostik im tiefenpsychologisch-psychoanalytischen Cluster"* vor. Um tiefenpsychologisch-psychoanalytische Diagnostik durchzuführen zu können, werden vorerst die erforderlichen psychoanalytischen Kompetenzen ausgeführt. Diese umfassen den Umgang mit dem Aspekt der Übertragung und Gegenübertragung, die Fähigkeit zu Reverie und Containment, den Umgang mit dem Unbewussten als theoretisches und praxeologisches Konzept sowie Arbeiten im triangulären Raum. Weiters werden spezifische Indikationskriterien für die Wahl der Sitzungsfrequenz vorgestellt.

Annika Bugge und Benedikt Lesniewicz widmen sich in ihrem Beitrag der *„Diagnostik in der Analytischen Psychologie"*. Bereits im Erstgespräch ist die Diagnostik ein Erkenntnis- und Erfahrungsprozess, welcher den gesamten Therapieverlauf begleitet. Viele Analytiker und Analytikerinnen beziehen die Prozess- und Verlaufsdiagnostik in ihre Reflexionen über die Therapiestunden ein. Die Wahrnehmung und Reflexion der Übertragung und Gegenübertragung sowie der unbewussten Komplexphänomene, die im Beziehungsraum spürbar werden, geben Hinweise auf die Psychodynamik und die Psychopathologie. Die affektive Stärke von abgespaltenen bzw. dissoziierten Komplexen lässt Rückschlüsse

auf krankheitswertige Störungen zu. Der psychoenergetische Status und der Zugang zur Kreativität sind diagnostisch ebenfalls relevant.

Gabriele Sachs, Bettina Fink und Günter Dietrich beschreiben in ihrem Beitrag die *„Diagnostik in der Gruppenpsychoanalyse/Psychoanalytische Psychotherapie"*. In diesem Verfahren wird das psychische Störungsbild eines Menschen als Ausdruck eines psychopathologischen Prozesses als wesentlich angesehen, bei dessen Entstehung multipersonale Interaktionsmuster beteiligt sind. Im Rahmen der diagnostischen Abklärung für eine Gruppenanalyse kann mithilfe der OPD die rein deskriptiv-phänomenologische Klassifikation der ICD und des DSM um eine psychodynamische Dimension erweitert werden. Als Parameter der Verlaufsdiagnostik können bestimmte Entwicklungsmuster im Gruppenprozess, Ausmaß und Struktur der psychischen Abwehr in der Gruppe, die Entwicklung der Gruppenkohäsion und die Containerfunktion der Gruppe angesehen werden.

Nestor Kapusta und Peter Zumer führen in ihrem Beitrag die *„Individualpsychologische Diagnostik heute"* aus. Diese orientiert sich an klinischen, objektbeziehungstheoretischen Überlegungen und an operationalisierten psychoanalytischen Konzepten. Neben der anamnestischen Erhebung von Fakten und Fantasien wird auch in der diagnostischen Situation auf die Übertragungssituation im Sinne eines prozesshaften Geschehens geachtet. Die Formulierung einer diagnostischen Arbeitshypothese unterliegt einer dynamischen Änderung im Zuge des diagnostisch-therapeutischen Prozesses und ermöglicht fokussierte Symptomarbeit und eine graduelle, prozesshafte Erweiterung des psychodynamischen Arbeitsmodells.

Felicitas Datz und Henriette Löffler-Stastka stellen die *„Diagnostik in der Psychoanalytisch orientierten Psychotherapie"* vor. Entsprechend der Entstehungsgeschichte wird die theoretische und technische Basis der Therapiemethode ins Zentrum der Aufmerksamkeit gerückt. Anhand spezifischer Aspekte werden Gemeinsamkeiten und Unterschiede von Psychoanalyse und Psychoanalytisch orientierter Psychotherapie herausgearbeitet. Besonders werden das Setting, die therapeutische Haltung, die Behandlungsindika tion, Behandlungsziele sowie der Gesundheits- und Krankheitsbegriff formuliert. Ein Überblick über die historische Entwicklung des Verfahrens wird geboten.

Hemma Rössler-Schülein und Henriette Löffler-Stastka beschreiben die *„Diagnostik in der Psychoanalyse"*. Im Erstinterview soll ein Teil der Psychodynamik des Patienten/der Patientin zur Darstellung kommen. Dieses szenische Verstehen kann im besten Fall dem Patienten/der Patientin einen Eindruck der psychoanalytischen Methode geben und auf diese Weise ermöglichen, psychoanalytische Selbsterfahrung kennenzulernen.

Der Analytiker/die Analytikerin ist bemüht, nicht nur einfühlend mit, sondern auch reflexiv über einen Patienten/eine Patientin zu denken. Falls eine formulierte Probedeutung von dem Patienten/der Patientin aufgenommen und verwendet werden kann, sind Voraussetzungen für das Gelingen eines psychoanalytischen Prozesses gegeben. Symptomatik und Psychodynamik können nachvollziehbar mithilfe standardisierter Diagnostik beschrieben werden.

Der tiefenpsychologisch-psychodynamische Cluster umfasst neben psychoanalytischen Methoden auch Verfahren, welche tiefenpsychologisch fundierte Methoden anwenden. Die folgenden sieben Beiträge sind unter diesem Aspekt zu lesen.

Michael E. Harrer und Wolfgang Oswald führen in ihrem Beitrag die *„Diagnostik in der Hypnosepsychotherapie"* aus. Hypnosepsychotherapie verbindet psychodynamisches Verstehen mit ericksonianischer Hypnotherapie, deren Bild vom Unbewussten, therapeutischer Haltung und in Teilmodellen konzeptualisierter Vorstellung von innerer Vielfalt. Der diagnostisch-therapeutische Prozess widmet sich auf Basis eines guten Rapports der Einzigartigkeit des Menschen, seinen Wirklichkeitskonstruktionen und seinen Problemtrancen, welche möglichst mit Ressourcen verknüpft werden. Der Prozess ist geprägt durch eine explorative Grundhaltung mit allen Inventionsmöglichkeiten, neue Informationen zu gewinnen. Alles in der Therapie Auftauchende wird auf zieldienliche Weise utilisiert. Auf eine exemplarische Fallvignette wird ausdrücklich verzichtet.

Brigitte Bischof und Jadranka Dieter erklären in ihrem Artikel die *„Diagnostik in der Autogenen Psychotherapie"*. Die Autogene Psychotherapie basiert auf der Objektbeziehungstheorie und ist eine ganzheitlich konzipierte psychodynamische Psychotherapiemethode. Diese eignet sich für Entwicklungs- und Konfliktstörungen mit dem Ziel einer umfassenden Rekonstruktion der Persönlichkeit. Die Autorinnen stellen Konzepte der intersubjektiven Begegnung im Hier und Jetzt, der Hirnforschung, der verschiedenen Bindungsformen sowie der Figurabilität vor, welche in Grund-, Mittel- und Oberstufe zur Anwendung kommen. Des Weiteren haben Symbolisierungs- und Mentalisierungsfähigkeit in Theorie und Praxis eine zentrale Funktion. Eine Fallvignette zeigt auf eindrückliche Weise die Umsetzung aller theoretischen Überlegungen in das psychotherapeutische Behandlungsmanual.

Roland Strobl, Stephan Libisch und Charlotte Aigner erläutern die *„Diagnostik in der Daseinsanalyse"* mit deren Besonderheiten. Auf den philosophischen Grundlagen der Daseinsanalyse wird das Verständnis des Krankseins beschrieben. Der Verlauf einer daseinsanalytischen Psychotherapie mit einer an schwerer gehemmter Depression leidenden jungen Frau dient als Beispiel, wie das daseinsanalytische Verständnis des Krankheitsgeschehens als Zusammenbruch durch Überforderung eigener Seinsmöglichkeiten nicht nur für eine vertiefte Diagnostik, sondern auch für die Gestaltung der Psychotherapie erfolgreich genützt werden kann.

Silvia Korlath und Karin Zajec verfassten den Beitrag *„Diagnostik in der Dynamischen Gruppenpsychotherapie"*. Ausgehend von einem Menschenbild, welches jede Person untrennbar in sozialer Wechselwirkung annimmt, wird auf die personenbezogene Diagnostik und auf die Prozessdiagnostik der Gruppe eingegangen. Der Begriff der Gruppe wird im Sinne der Methode und der relevanten sozialpsychologischen und tiefenpsychologischen Grundannahmen definiert. Die gängigen Klassifikationsmodelle ICD, DSM und OPD werden in Bezug zur Diagnostik aus Sicht der dynamischen Gruppenpsychotherapie gestellt. Erweiterungen und eine über die zu behandelnde Person hinausgehende Sichtweise machen es möglich, die Diagnostik prozessdynamisch zur Anwendung zu bringen und als Werkzeug zu verwenden, welches die therapeutischen Prozesse handlungsleitend begleitet. Dies wird anhand praktischer Anwendungsbeispiele gezeigt.

Mathilde Pichler erklärt in ihrem Beitrag die *„Diagnostik in der Katathym Imaginativen Psychotherapie"*. In diesem Verfahren basiert der diagnostische Prozess auf einem psychodynamischen Verständnis der Symptomatik. Die Diagnosekriterien richten sich nach entwicklungspsychologisch relevanten Positionen, welche die Erfassung der Grundkonflikte und die entsprechende strukturelle Zuordnung beinhalten. Eine besondere Bedeutung kommt der Diagnostik der Symbolisierungs- und Mentalisierungsfähigkeit zu, da diese auf die therapeutische Arbeit mit den Imaginationen einen grundlegenden Einfluss hat und die Art der Behandlungstechnik maßgeblich entscheidet. Der Einsatz von (Initial)-Imaginationen erweitert die diagnostischen Möglichkeiten erheblich.

Maria Stippler-Korb befasst sich in ihrem Beitrag *„Diagnostik in der Konzentrativen Bewegungstherapie"* mit dieser leib- und bewegungsorientierten psychotherapeutischen Methode, welche auf entwicklungspsychologischen und tiefenpsychologisch-psychodynamischen Theorien und Denkmodellen basiert. Als zentrale Grundannahme wird der Körper als Ort des psychischen Geschehens formuliert. Von diagnostischer Bedeutung wird das Phänomen gesehen, welches sich in Körper, Ausdruck und Verhalten zeigt und als Ausdruck psychischer Repräsentanzen verstanden wird. An einem Fallbeispiel wird gezeigt, wie das Phänomen zur Diagnostik und zur Therapieplanung genutzt wird.

Helga Krückl zeigt mit ihrem Beitrag *„Diagnostik in der Transaktionsanalytischen Psychotherapie"*, wie dieses Verfahren in den identitätsstiftenden Grundkonzepten vom Transaktionalen Austausch als zentralem Prozess ausgeht. Die Beziehung zwischen dem Ich und Du wird als die kleinste psychosoziale Einheit gesehen. In den angeführten Konzepten werden Konstrukte sichtbar, welche die innere Ordnung und die ablaufenden Prozesse vorstellbar machen sollen, wie das Modell des Transaktionalen Austausches, das Modell

des Ich-Systems, das Trübungskonzept und das Konzept des Lebensskripts. Diese Konzepte lassen diagnostische Hypothesen im Prozessverlauf entwickeln, welche auf das Ausmaß der Einschränkung hinweisen.

Markus Hochgerner verdeutlicht in seinem Beitrag *„Diagnostische Perspektiven in der humanistischen Psychotherapie"* die Besonderheiten der Diagnostik in diesem heterogenen Cluster. Die Grundannahmen und die unterschiedlichen Begrifflichkeiten der humanistischen Verfahren werden exemplarisch ausgeführt. Das vorrangig vom subjektiven Erleben und von interaktioneller Dynamik in wechselseitiger Bezogenheit geprägte Menschenbild der humanistischen Grundorientierung wird in Abgrenzung zu anderen Orientierungen thematisiert. Die humanistische Diagnostik berücksichtigt die diagnostische Expertise der leidenden Person im psychotherapeutischen Prozess, der nicht zuschreibend oder festlegend, sondern vorrangig als gemeinsame Suchbewegung in einer diagnostisch gestützten, beschreibenden und therapieleitenden Behandlungssituation verstanden wird.

Alfried Längle beschreibt die *„Diagnostik in der Existenzanalyse"*, welche phänomenologisch den Fokus auf das legt, was den Patienten/ die Patientin subjektiv bewegt. Dies wird durch die Klärung der Voraussetzungen für ganzheitliche Existenz und der Begegnungsfähigkeit mit sich und der Welt abgeglichen. Hiermit wird das Phänomen hinsichtlich des Störungswertes, der Störungsursache und der Prognose erfasst, und Erkenntnisse werden mit einer optimalen und ethisch vertretbaren Behandlung abgestimmt.

Otmar Wiesmeyr wirft den Blick auf die *„Diagnostik in der Existenzanalyse und Logotherapie"*. Die psychotherapeutisch-existenzanalytische Diagnostik ist innovativer Teil eines Qualitätszirkels zur Weiterentwicklung der Existenzanalyse und Logotherapie. Viktor Frankls humanes Menschenbild bildet die Grundlage für die Diagnose von noogen verursachten psychischen Erkrankungen. Die diagnostischen Anwendungsbereiche werden durch weitere Diagnostikmodelle ergänzt. Auf die Stellungnahme und Mitgestaltung des Patienten/der Patientin bei psychischen Erkrankungen wird verwiesen. Das methodenübergreifende diagnostische Manual ergänzt der Autor durch ein methodenspezifisches und beschreibt Methodik und Durchführung anhand einer kommentierten Fallvignette.

Doris Beneder und Bernadette Lindorfer widmen sich in ihrem Artikel der *„Diagnostik in der Gestalttheoretischen Psychotherapie"*. Vor dem Hintergrund einer spezifisch erkenntnistheoretischen Position, dem Kritischen Realismus, wird die diagnostische Situation doppelt verstanden: aus der Sicht des Klienten/der Klientin sowie aus der Sicht des Therapeuten/der Therapeutin. Veränderungswirksam ist stets die Situation, wie sie der Klient/die Klientin erlebt und wahrnimmt. Der respektvolle und feinfühlige Austausch und die Abstimmung zwischen diesen phänomenalen Welten sind die Kernelemente gestalttheoretischer Psychotherapie und deren diagnostischer Methode, der veränderungsaktivierenden Kraftfeldanalyse.

Petra Klampfl und Markus Hochgerner beschreiben *„Diagnostik in der Integrativen Gestalttherapie"*. Aus den theoretischen Konzeptionen und der grundsätzlichen Haltung ergibt sich für die Integrative Gestalttherapie die Notwendigkeit, verschiedene diagnostische Perspektiven einzunehmen. Die Integration von Strukturdiagnostik durch die Einbeziehung von OPD-2 ermöglicht eine differenzierte Einschätzung der jeweiligen Person. Das unterstützt eine auf die Person und ihre Verarbeitungsfähigkeit abgestimmte therapeutische Vorgehensweise und Beziehungsgestaltung. Menschen auf gutem Strukturniveau profitieren von anderen therapeutischen Angeboten als Personen mit strukturellen Defiziten.

Peter Osten, Imke Wörmer und Claudia Höfner verfassten die *„Diagnostik in der Integrativen Therapie"*. Nach Darstellung der Hintergrundtheorien und Strukturen dieser Diagnostik wird auf die Besonderheit des Verfahrens Integrative Therapie abgehoben, welche unterschiedliche Theorien und Methoden unter geistes- und humanwissenschaftlichen Prämissen zu integrieren versucht. Besondere leibphilosophische und anthropologische Aspekte, klinische Hintergrundtheorien und Theorien der Ätiologie psychischer und psychosomatischer Dysfunktionalität werden aufgezeigt. Weitere Themen sind differenziert

ausgearbeitet, wie das diagnostische Determinismusproblem, sozialkonstruktivistische Vorgaben, Aspekte der therapeutischen Beziehung, der methodische Aufbau und die Durchführung der IPD und die mediengestützte Diagnostik. Auf die differenziellen Aspekte von initialer und prozessualer Diagnostik wird hingewiesen.

Sylvia Keil leistet einen Beitrag zur *„Diagnostik in der Personzentrierten Psychotherapie"*. In diesem Verfahren findet zum Stellenwert der Diagnose ein kontroverser Diskurs statt. Thematisiert wird die positive Entwicklung hinsichtlich einer Diagnostik, welche therapeutischen und gesellschaftlichen Anforderungen entspricht. Eine konsensfähige, personzentrierte Position zum Diagnose-Problem in der Psychotherapie wird dargelegt, ebenso wie die diagnostischen Kriterien aus dem Personzentrierten Konzept und wie diese das therapeutische Handeln bestimmen. Der hermeneutisch-empathische Reflexionsprozess wird beschrieben, welcher zu einer prozessualen Diagnostik der Inkongruenzdynamik führen kann. Das angeführte Fallbeispiel scheint Carl Rogers zu bestätigen: Genaugenommen ist die Therapie selbst die Diagnose.

Sabine Kern befasst sich mit der *„Diagnostik in der Psychodramatherapie"*. In dem Verfahren werden durch das Inszenieren der inneren oder äußeren subjektiven Realität des Klienten/der Klientin die Problemlagen erfasst und Lösungswege erarbeitet. Das theoretische Grundgerüst der Psychodramatherapie basiert auf drei Strukturtheorien: der Rollentheorie, der Soziometrie und dem kreativen Zirkel. Der kreative Zirkel und die Rollentheorie werden zur Erklärung von salutogenen wie pathogenen Prozessen herangezogen. Die wichtigsten der fachspezifischen diagnostischen Werkzeuge werden vorgestellt, wie das soziale, kulturelle und soziokulturelle Atom sowie die psychodramatische Strukturdiagnostik.

Corina Ahlers, Margarete Mernyi und Elisabeth Wagner stellen die Diagnostik im systemischen Cluster vor. Die Autorinnen sind Vertreterinnen unterschiedlich systemischer Ausrichtungen und gestalten gemeinsam den Beitrag *„Diagnostik in der Systemischen Therapie"*. Zunächst wird durch Bezugnahme auf die systemtheoretische Metatheorie begründet, weshalb eine individualisierende und objektivierende Störungsdiagnostik für die Systemische Familientherapie nicht passend ist. Der interaktionelle Fokus der frühen Familientherapie, verschiedene interaktionsdiagnostische Instrumentarien, die Auswirkungen der konstruktivistischen Wende und das Verständnis autopoietischer Systeme im Sinne der soziologischen Systemtheorie von Niklas Luhmann kommen zur Sprache. Der praxisorientierte Abschnitt zeigt die vielen systemischen Interventionen, welche nicht nur eine Veränderungsfunktion, sondern auch eine diagnostische Funktion haben. Diese machen problemaufrechterhaltende Interaktionen und Bedeutungskonstruktionen und den spezifischen Kooperationsstil der Klienten/der Klientinnen sichtbar.

Karin Brem-Gintenstorfer und Margarete Mernyi legen in ihrem Beitrag den Fokus auf das *„Dialogisches Diagnostizieren"*. Ausgehend von einer ehemals diagnosekritischen Position der Systemischen Familientherapie wird versucht, den Sinn und das Risiko der Vergabe von Diagnosen zu beleuchten. Zuerst werden unterschiedliche Perspektiven zur Bedeutung und Funktion von Diagnostik im Rahmen der Psychotherapie beschrieben. Diagnosestellung wird hier nicht als ein besonderer Akt im Rahmen der psychotherapeutischen Behandlung verstanden, sondern als ein permanentes Einnehmen einer beobachtenden Perspektive im psychotherapeutischen Dialog. Diese Vorgehensweise wird anhand eines Fallbeispiels beschrieben und der Begriff „Dialogisches Diagnostizieren" als Instrument zur Steuerung gelingender Psychotherapieprozesse eingeführt.

Elisabeth Wagner verdeutlicht den *„Stellenwert des Diagnostizierens in der Emotionsbasierten Systemischen Therapie"*. Nach Beschreibung der traditionell diagnosekritischen Haltung wird das diagnostische Selbstverständnis der Systemischen Kurztherapie dargestellt. Neben Ressourcen, Zielen und dem spezifischen Kooperationsstil des Klienten/der Klientin stehen die Wirklichkeitskonstruktionen rund um das Problem im Zentrum des diagnostischen Interesses. Im Weiteren wird auf die Erweiterung des diagnostischen Selbstverständnisses in der emotionsbasierten systemischen Therapie fokussiert. Durch ein synergetisches Verständnis psychischer Prozesse können Störungen der Emotionsverarbeitung, dysfunktionale Schemata und strukturelle Beeinträchtigungen systemtheoretisch konsistent konzeptualisiert werden. Auf diese Weise wird die Eigendynamik leidvoller Erlebnisweisen differenziert im Fallverständnis berücksichtigt.

Corina Ahlers beschreibt in ihrem Beitrag *„Systemische Diagnostik als Prozess: Von der Familientherapie zum Problemsystem"* die Stigmatisierung durch eine medikalisierte Diagnostik. Anhand dreier Alltagsbeispiele zeigt die Autorin, wie der jeweilige Kontext diverse Kommunikationsspiele mit der Diagnose zulässt. Ausgehend von einem Störungsverstehen, welches die Kommunikation zwischen Menschen über die Krankheit Einzelner einschließt, wird das systemische Konzept des Problemsystems erläutert. Die Systemische Diagnostik wird als zirkulärer und stets evaluierender Prozess verstanden, welche sich deutlich von einer naturalistischen Sichtweise abhebt.

Bibiana Schuch stellt in ihrem Beitrag *„Der diagnostische Prozess in der Verhaltenstherapie – Grundlage der Therapieplanung und erste Intervention"* die Diagnostik im verhaltenstherapeutischen Cluster vor. Die Diagnostik begleitet eine verhaltenstherapeutische Behandlung von Beginn bis zu deren Ende, gegebenenfalls darüber hinaus, wenn eine Katamnese möglich ist. Die Diagnostik besteht üblicherweise aus einer klinischen sowie aus einer psychotherapiebezogenen verhaltenstherapeutischen Diagnostik. Der Sinn der Klinischen Diagnostik liegt in erster Linie im Treffen von Indikationsentscheidungen. Für selektive Entscheidungen sind erste Therapiezielformulierungen notwendig. Das Ziel der verhaltenstherapeutischen Diagnostik liegt in der Entwicklung eines individuellen Fallkonzeptes, in welchem alle relevanten Bereiche für die vorliegende Psychotherapie berücksichtigt werden.

Erwin Parfy beschreibt die *„Diagnostik in der Verhaltenstherapie"*. Es wird ein verhaltenstherapeutisches Verständnis von Gesundheit und Krankheit skizziert. Die Offenheit für allfällige Klassifikationssysteme einerseits und die Niederschwelligkeit von Behandlungsangeboten für die diversen menschlichen Problemstellungen andererseits werden ebenso gewürdigt wie die zentrale Bedeutung einer reflektierten Beziehungsgestaltung, welche therapeutische Wirkungen mit diagnostischen Einsichten verknüpft. Anhand einer konkreten Falldarstellung werden solche diagnostischen Überlegungen, angelehnt an bewährte verhaltenstherapeutische Binnenkonzepte, greifbar gemacht.

Dieses Buch *Psychotherapeutische Diagnostik* will durch die engagierten Beiträge der Autoren und Autorinnen zu diesem Thema zu einem weiterführenden Diskurs anregen und beitragen. Schon im Jahr 2005 wurden damals nach langjähriger interdisziplinärer Arbeit erstmals eine für alle anerkannten Verfahren in Österreich gültige Leitlinien für eine eigenständige psychotherapeutische Diagnostik beschlossen (Bartuska et al. 2005). Einerseits sollte die Lücke in der Anerkennung der Psychotherapie als eigenständige Wissenschaft geschlossen werden, andererseits sollte für den Bereich der Diagnose eine gemeinsame Sprache innerhalb der Vielfalt von Schulen und deren Denksystemen gefunden werden, ohne den Reichtum der Diversität einzuschränken.

In den darauffolgenden Jahren wurde das Bemühen intensiviert, neben schulenübergreifenden, clusterunspezifischen Besonderheiten psychotherapeutischer Diagnostik auch die verfahrensspezifische Diagnostik zu würdigen. Im Spannungsfeld der Vielfalt und Differenz bleibt weiterhin das Streben nach einer gemeinsam definierten Begrifflichkeit in der Diagnostik, und zwar in gedanklichem und wissenschaftlichem Austausch in der Psychotherapielandschaft sowie mit den anerkannten Berufen des Gesundheitswesens (Kap. 2).

Theoriegeleitet und evidenzbasiert möge dieses Buch einen relevanten Beitrag zur Weiterentwicklung der Psychotherapie und psychotherapeutischen Diagnostik leisten.

Literatur

Bartuska H, Buchsbaumer M, Mehta G, Pawlowsky G, Wiesnagrotzki S (2005) Psychotherapeutische Diagnostik – Leitlinien für den neuen Standard. Springer, Wien/New York

BASS Büro für arbeits- und sozialpolitische Studien BASS AG (2013) Strukturerhebung zur psychologischen Psychotherapie in der Schweiz 2012. Angebot, Inanspruchnahme und Kosten. Im Auftrag der Föderation der Schweizer Psychologinnen und Psychologen (FSP)

Breuer J, Freud S (1985) Studien zur Hysterie. Suhrkamp, Frankfurt amMain

Bundesamt für Gesundheit BAG (2018) Liste der akkreditierten Weiterbildungslehrgänge – Abteilung Gesundheitsberufe. Sektion Weiterentwicklung Gesundheitsberufe, Bern

Bundesärztekammer (2019) Ärztestatistik Deutschland 2018. https://www.bundesaerztekammer.de/ueber-uns/aerztestatistik/aerztestatistik-2018/. Zugegriffen am 14.05.2019

Ellenberger H (1985) Die Entdeckung des Unbewussten. Diogenes, Zürich

Frischenschlager O (Hrsg) (1995) Lehrbuch der psychosozialen Medizin. Springer, Wien/New York

Fuchs T (2015) Subjektivität und Intersubjektivität. Zur Grundlage psychiatrischer und psychotherapeutischer Diagnostik. Kontext 46 (1). Vandenhoek & Ruprecht, Göttingen

Gesundheit Österreich GmbH (2019) Psychotherapie als Sozialversicherungsleistung – Inanspruchnahme und Finanzierung

Gesundheitsberichterstattung des Bundes (2019) www.gbe-bund.de/gbe/. Zugegriffen am 31.12.2021

Gödde G (1999) Traditionslinien des „Unbewußten. Discord, Tübingen

Griesinger W (1861) Die Pathologie und Therapie der psychischen Krankheiten für Ärzte und Studierende, 2. Aufl. Krabbe, Stuttgart

Hochgerner MH (2021) Grundlagen der Psychotherapie. Facultas, Wien

Kierein M, Pritz A, Sonneck G (1991) Psychologen-Gesetz, Psychotherapie-Gesetz. Kurzkommentar. Orac, Wien

Löffler-Stastka H, Hochgerner M (2021) Grundlagen der Psychotherapie. Facultas, Wien

Lorenzer A (1984) Intimität und soziales Leid. Fischer, Frankfurt

Pauen M (2016) Die Natur des Geistes. Fischer, Frankfurt

Petzold H (1993) Integrative Therapie Band 1–3. Junfermann, Paderborn

Rahm D, Otte H, Bosse S, Ruhe-Hollenbach H (1993) Einführung in die integrative Therapie. Grundlagen und Praxis. Junfermann, Paderborn

Stumm G, Wirth B (2011) Psychotherapie. Schulen und Methoden. Falter, Wien

World Health Organization WHO (1986) Die Ottawa Charta der Weltgesundheitsorganisation. Charta zur Gesundheitsförderung, New York

Mag.a Dr.in Claudia Höfner, MSc, Klinische, Gesundheits- und Arbeitspsychologin, Soziologin, Supervisorin, Psychotherapeutin im Verfahren der Integrativen Therapie (IT) in freier Praxis sowie an einer Psychotherapeutischen Ambulanz (PTA/ÖAGG) in Wien. Lehrtherapeutin, Ausbildungsleitung und Leiterin der Fachsektion Integrative Therapie (IT) beim Österreichischen Arbeitskreis für

Gruppendynamik und Gruppentherapie (ÖAGG), lang-jährige Forschungs- und Lehrtätigkeit an verschiedenen österreichischen Universitäten

Markus Hochgerner MSc MSc, MSc MSc, Psychothe-rapeut, Gesundheitspsychologe, Dipl. Sozialarbeiter. Lehrtherapeut für Integrative Gestalttherapie (IG), Integ-rative Therapie (IT) und Konzentrative Bewegungsthera-pie (KBT). Wissenschaftlicher Leiter des psychotherapeu-tischen Propädeutikums im Österreichischen Arbeitskreis für Gruppentherapie und Gruppendynamik (ÖAGG). Psy-chotherapeut an der Abteilung für Innere Medizin und Psychosomatik am Krankenhaus der Barmherzigen Schwestern und einer psychotherapeutischen Ambulanz (PTA/ÖAGG) in Wien. Leiter des Ausschusses für fach-spezifische Angelegenheiten im Psychotherapiebeirat am Bundesministerium für Soziales, Gesundheit, Pflege und Konsumentenschutz

Christiana Maria Edlhaimb-Hrubec, MAS, MSc, seit 1991 eingetragene Psychotherapeutin in freier Praxis, 2005 bis 2019 Lehrtherapeutin und Lehrsupervisorin mit voller Lehrbefugnis für das Psychotherapie-Fachspezifikum „Integrative Therapie" und den Weiterbil-dungslehrgang „Psychotherapeutische Medizin – Psy 3" an der Donau-Universität Krems, seit 2020 im Österrei-chischen Arbeitskreis für Gruppentherapie und Gruppen-dynamik (ÖAGG), seit 2005 Supervisorin im Gesund-heitswesen (Master of Advanced Studies), „Supervisorin – ÖVS"; 2005–2012 Redaktion und Lekto-rat für die Zeitschrift für vergleichende Psychotherapie und Methodenintegration „INTEGRATIVE THERAPIE"; 2013–2018 Lektorat für die Open-Access-Zeitschrift „Re-sonanzen" – E-Journal für biopsychosoziale Dialoge in Psychosomatischer Medizin, Psychotherapie, Supervision und Beratung

Diagnostik und Psychotherapie: Herausforderung und Verantwortung in der psychotherapeutischen Arbeit im Kontext des österreichischen Psychotherapiegesetzes

2

Michael Kierein

2.1 Ausgangspunkt

Ausgangspunkt ist das Psychotherapiegesetz, BGBl. Nr. 361/1990, das am 1. Januar 1991 in Kraft getreten ist und als Ausbildungs- und Berufsgesetz einen neuen Gesundheitsberuf etabliert hat. Grundlage für psychotherapeutisches Handeln ist die Berufsumschreibung in § 1 des Psychotherapiegesetzes, aus der die Ableitung der eigenverantwortlichen Tätigkeit von Psychotherapeuten vorzunehmen ist.

Wesentlicher Bestandteil dieser Tätigkeit ist – unabhängig von Indikation und Anamnese – die Diagnostik. Das Wort Diagnostik lässt sich aus dem altgriechische Διάγνωσις (diágnosis) (bestehend aus den Teilen διά- diá-, durch-, und γνῶσις gnósis, Erkenntnis, Urteil) ableiten und wird u. a. mit der „Fähigkeit zur Unterscheidung"

übersetzt. Diese Fähigkeit ist in der psychotherapeutischen Arbeit stets verbunden mit dem Handeln nach bestem Wissen und Gewissen unter Einbeziehung des aktuellen Stands der Wissenschaft.

Wie bekannt, ging die Psychotherapie von Gründerpersönlichkeiten unterschiedlicher wissenschaftlicher Disziplinen und verschiedener Arbeitsfelder aus. Somit fanden ein Interagieren und eine Reflexion psychotherapeutischer Kompetenzen sowie deren Erwerb und Anwendung immer schon vor dem Hintergrund eines interdisziplinären Erfahrungsaustausches statt. Dies unterstützte nachhaltig die wissenschaftlich-systematische Entwicklung der psychotherapeutischen Disziplin.

Die aktuelle gesellschaftliche Ausgangslage stellt der Technologisierung und Spezialisierung, die Digitalisierung und Virtualität an die Seite und verrückt Konsum- und Freizeitorientierung hin zu „Konsum und Spaßgesellschaft". Diese Weiterentwicklungen und Veränderungen im Familien-, Arbeits- und Umweltbereich werden mittlerweile durch grenzüberschreitende Komponenten erweitert, die Konsequenz eines komplexen gesamtgesellschaftlichen, soziodemografischen sowie ökonomischen, ökologischen und interkulturellen Wandels sind. Diese Tendenzen

---

Dieser Beitrag basiert auf einem gleichnamigen Vortrag, der anlässlich der 16. Kremser Tage am 31. Mai 2019 an der Donau-Universität Krems gehalten worden ist.

Aus Gründen der besseren Lesbarkeit wird im Folgenden auf die gleichzeitige Verwendung weiblicher und männlicher Sprachformen verzichtet und das generische Maskulinum verwendet. Sämtliche Personenbezeichnungen gelten gleichermaßen für beide Geschlechter.

M. Kierein (✉)
Abteilung für Rechtsangelegenheiten Ärztinnen und Ärzte, Psychologie, Psychotherapie und Musiktherapie, Bundesministerium für Soziales, Gesundheit, Pflege und Konsumentenschutz (BMSGPK), Wien, Österreich
e-mail: michael.kierein@gesundheitsministerium.gv.at

erweitern das psychosoziale Aufgabenspektrum und die Handlungsverantwortung von Psychotherapeuten, die einer qualitativ hochwertigen psychotherapeutischen Kompetenz bedürfen.

Die Zunahme von Zivilisationskrankheiten, eine älter werdende Gesellschaft und der migrationsbedingte soziokulturelle Wandel, aber auch der digitale Wandel machen die Relevanz der Aufgabenkomplexe hinsichtlich Früherkennung, Prävention, spezifischer und breitgefächerter Psychoedukation und Rehabilitation sowie Integration, Inklusion und interkulturelle Kompetenz deutlich, zu deren Bewältigung die Psychotherapie in Zukunft immer mehr eine stützende Funktion einnehmen muss.

Diagnosen unterliegen diesen gesellschaftlichen Veränderungen, sodass die Handlungsverantwortung der Psychotherapeuten auch zukünftig an den Schnittstellen von Recht und Ethik auszuloten sein werden, um diesen Herausforderungen berufsrechtlich und berufsethisch adäquat entgegenzutreten. Dabei gilt es, im Spannungsraum von Vielfalt und Differenz innerhalb des psychotherapeutischen Arbeitens zur Findung einer gemeinsamen Sprache in der Diagnostik beizutragen, und zwar in einem gedanklichen und wissenschaftlichen Austausch innerhalb der Psychotherapielandschaft aber auch mit anderen Berufen des Gesundheitswesens.

2.2 Formalrechtliche Einbettung der psychotherapeutischen Diagnostik

Die Ableitung der diagnostischen Tätigkeit von Psychotherapeuten ist implizit aus der Definition der Psychotherapie gemäß § 1 Psychotherapiegesetz vorzunehmen. Danach normiert § 1 Abs. 1 Psychotherapiegesetz die Berufsumschreibung der Psychotherapeuten als *nach einer allgemeinen und besonderen Ausbildung erlernte, umfassende, bewusste und geplante Behandlung von psychosozial oder auch psychosomatisch beding-*

ten Verhaltensstörungen und Leidenszuständen[1] *mit wissenschaftlich-psychotherapeutischen Methoden und dem Ziel, bestehende Symptome zu mildern oder zu beseitigen, gestörte Verhaltensweisen und Einstellungen zu ändern und die Reifung, Entwicklung und Gesundheit des Behandelten zu fördern.*

Aus dieser Umschreibung, eine *umfassende, bewusste und geplante Behandlung* durchzuführen, ergibt sich im Zusammenhang mit § 14 Abs. 1 Psychotherapiegesetz, wonach der Psychotherapeut *seinen Beruf nach bestem Wissen und Gewissen und unter Beachtung der Entwicklung der Erkenntnisse der Wissenschaft auszuüben* hat, insbesondere auch die Berechtigung und Verpflichtung des Psychotherapeuten zur diagnostischen Abklärung (Diagnostik-Leitlinie für Psychotherapeutinnen und Psychotherapeuten 2004, S. 9).

Ein zwischenzeitlich fundamental bedeutsamer Schritt erfolgte mit der Einführung des § 135 Abs. 1 Z 3 Allgemeinen Sozialversicherungsgesetz (in der Folge ASVG), BGBl. Nr. 189/1955, in der Fassung des Bundesgesetzes BGBl. Nr. 676/1991. Dadurch wurde die psychotherapeutische Behandlung der ärztlichen Hilfe im Rahmen der Krankenbehandlung durch Personen gleichgestellt, *die gemäß § 11 des Psychotherapiegesetzes, BGBl. Nr. 361/1990, zur selbständigen Ausübung der Psychotherapie berechtigt sind, wenn nachweislich vor oder nach der ersten, jedenfalls vor der zweiten psychotherapeutischen Behandlung innerhalb desselben Abrechnungszeitraumes eine ärztliche Untersuchung (§ 2 Abs. 2 Z 1 des Ärztegesetzes 1998) stattgefunden hat.*

Der Eintritt des Versicherungsfalles „Krankenbehandlung" im sozialversicherungsrechtlichen Kontext bezieht sich jedenfalls auf die Feststellung von Krankheiten einschließlich krankheitswertiger seelischer Störungen, womit

---

[1]Unter der Behandlung krankheitswertiger Störungen wird auch die Behandlung von „Verhaltensstörungen und Leidenszuständen" verstanden.

eine vorhergehende Feststellung des „regelwid-
rigen Geisteszustandes", der die Krankenbehandlung notwendig macht (vgl. § 120 Abs. 1 Z
1 ASVG), unabdingbar ist – auch ohne explizite
Erwähnung in § 135 Abs. 1 Z 3 ASVG. Dies auch
zur Sicherstellung einer von § 133 Abs. 2 ASVG
geforderten ausreichenden und zweckmäßigen,
das Maß des Notwendigen nicht überschreiten-
den, Krankenbehandlung. Krankheitswertige
seelische Störungen sind psychosozial oder auch
psychosomatisch bedingte Verhaltensstörungen
und Leidenszustände (vgl. § 1 Abs. 1 Psychotherapiegesetz) (Bartuska 2004, S. 149).[2]

Seit 1. Januar 1992 müssen folglich, um eine
Kostenübernahme der gesetzlichen Krankenversicherungsträger für Psychotherapie in Anspruch
nehmen zu können, psychotherapeutische Diagnosen gestellt werden. Anzumerken ist, dass auch
in den von den Krankenversicherungsträgern für
die Kostenerstattung zur Verfügung gestellten
Formularen Diagnosen im psychotherapeutischen Verständnis notwendigerweise angeführt
werden müssen.

Ein weiterer wichtiger Schritt zur Verankerung
erfolgte in Umsetzung der EU-Richtlinie 2011/24/
EU über die Ausübung der Patientenrechte in der
grenzüberschreitenden Gesundheitsversorgung,
ABl. Nr. L 88 vom 04.04.2011 S. 45. Artikel 4
Abs. 2 lit. b. Dabei wird u. a. die Verpflichtung
der Gesundheitsdienstleister zur Bereitstellung
von ausreichenden Informationen an die Patienten vorgesehen, um diesen eine sachkundige Entscheidung über die Behandlung und Betreuung zu
ermöglichen.[3] Dieser Vorgabe wird durch § 16a
Psychotherapiegesetz, eingefügt mit Bundesge-
setz BGBl. I Nr. 32/2014, gefolgt, wobei seit 25.
April 2014 in § 16a Abs. 1 Z 1 Psychotherapiegesetz explizit von „bisherigen Diagnosen" im
psychotherapeutischen Kontext gesprochen wird.

Schließlich ist auf das Inkrafttreten des Psychologengesetz 2013, BGBl. I Nr. 182/2013, am
1. Juli 2014 hinzuweisen. Seitdem besteht u. a.
ein gesetzlich normierter Vorbehalt für Tätigkeiten von Klinischen Psychologen.

Gemäß § 22 Abs. 2 Z 1 und 2 Psychologengesetz 2013 umfasst dieser Tätigkeitsvorbehalt
einerseits die klinisch-psychologische Diagnostik in Bezug auf gesundheitsbezogenes und gesundheitsbedingtes Verhalten und Erleben sowie
auf Krankheitsbilder und deren Einfluss auf das
menschliche Erleben und Verhalten (Z 1) sowie
andererseits darauf aufbauend die Erstellung von
klinisch-psychologischen Befunden und Gutachten hinsichtlich der Leistungsfähigkeit, Persönlichkeitsmerkmale oder Verhaltensformen in Bezug auf psychische Störungen sowie in Bezug auf
Krankheitsbilder, die das menschliches Erleben
und Verhalten beeinflussen, sowie in Bezug auf
Krankheitsbilder, die durch menschliches Erleben und Verhalten beeinflusst werden (Z 2).

Dieser den Klinischen Psychologen vorbehaltene Tätigkeitsbereich berührt allerdings den
gemäß Ärztegesetz 1998, BGBl. I Nr. 169/1998,
Musiktherapiegesetz, BGBl. I Nr. 93/2008, oder
Psychotherapiegesetz geregelten Berechtigungsumfang ausdrücklich nicht. Solange also Ärzte,
Musiktherapeuten oder Psychotherapeuten im
Rahmen ihres jeweiligen Berechtigungsumfan-
ges diagnostisch tätig sind, sind sie vom Gel-
tungsbereich des Tätigkeitsvorbehalts gemäß
§ 22 Abs. 2 erster Satzteil in Verbindung mit § 47
Abs. 2 Psychologengesetz 2013 ausgenommen.

Das bedeutet, dass der den Klinischen Psychologen vorbehaltene Tätigkeitsbereich die
psychotherapeutische Diagnostik nicht umfassen
kann, sodass dementsprechend allfällige inhaltliche Überschneidungen – wie etwa die Durchführung diagnostischer Testverfahren – der Tä-
tigkeitsbereiche von Klinischen Psychologen
einerseits und Ärzten, Musiktherapeuten oder
Psychotherapeuten andererseits nach dem Willen
des Gesetzgebers nicht vom Psychologengesetz
2013 erfasst werden.

---

[2] Bartuska H (2004) Psychotherapeutische Diagnostik in
Firlei/Kierein/Kletečka-Pulker (Hrsg), Jahrbuch für Psychotherapie und Recht III S. 149 f.
[3] EU-Patientenmobilitätsgesetz, 33 der Beilagen
XXV. GP – Regierungsvorlage – Erläuterungen S. 13.

In der psychotherapeutischen Diagnostik dürfen somit umgekehrt klinisch-psychologische Testverfahren zu Diagnosezwecken angewendet werden, wenn nachweislich ausreichende Kenntnisse und Erfahrungen darüber erworben worden sind. Daher darf die gestellte Diagnose folglich von Psychotherapeuten nur im Rahmen einer Psychotherapie bearbeitet werden (Laireiter 2005). Die Anwendung von klinisch-psychologischen Tests ist unter diesen Voraussetzungen nicht von den Strafbestimmungen des klinisch-psychologischen Tätigkeitsvorbehaltes umfasst.[4]

2.3 Zur Bedeutung der Berufsethik für die psychotherapeutische Diagnostik

Der Hippokratische Eid der Ärzte als ein frühes Regelwerk einer ärztlichen Moral oder die Berufskodizes von Journalisten und Wissenschaftlern etc. differenzieren Verhaltensmaßstäbe des jeweiligen Berufsstandes gegenüber anderen und manifestieren einzuhaltende Richtlinien für berufsbezogenes „korrektes" Handeln. Formal manifestiert der Verhaltenskodex durch derartige Abgrenzung zu anderen Berufsgruppen eine Moral, die sich an Art und Umfang des spezifischen Aufgaben- und des damit einhergehenden Verantwortungsspektrums richtet und einen Anspruch auf unbedingte Gültigkeit hat.

Inhaltlich wahrt derselbe vor dem Hintergrund einer je eigenen berufsspezifischen Sammlung von Verhaltensmaßstäben, Werten und Urteilen die Würde der Berufsgruppe und des Berufsangehörigen im Hinblick auf die Verantwortlichkeit, Vertrauenswürdigkeit und Gewissenhaftigkeit im Umgang mit der je eigenen spezifischen Fachkompetenz unter ständiger Bedachtnahme der Zielgruppe und im Hinblick auf die jeweilige Zuständigkeit. Mit Anerkennung des Berufskodex einer Berufsgruppe als eine strikte, bedingungslose, unbeschränkte Verbindlichkeit entsteht ein

Berufsethos, der das berufsspezifische Handeln gleichsam legitimiert.

An dieser Stelle muss noch auf die Duplizität bei der Annahme einer moralischen Instanz in diesem Zusammenhang kurz eingegangen werden: Die berufsspezifische Moral ist formal und in inhaltlicher Ausgestaltung fixiert und gilt für die Berufsausübung als allgemein anerkannte Handlungsgrundlage handlungsleitend. Die moralische Instanz entfaltet damit eine Außenwirkung, hat aber ein menschliches Bewusstsein als Voraussetzung, das durch die Interdependenz der gesellschaftlichen Wert- und Normvorstellungen mit persönlichen moralischen Prägungen entwickelt wird. Zu bedenken ist an dieser Stelle, dass das Wort „moralisch" hier adjektivische Verwendung findet, das vom lateinischen *moralis* abgeleitet einerseits einen wertfreien Gebrauch *die Sitten betreffend* oder *den Charakter betreffend* hat, aber andererseits ganz im Gegensatz zur subjektivischen Verwendung hier auch eine positive Wertung *sittlich* oder *gut* als Bejahung seines eigenen Normsystems beinhalten kann.

Diese Instanz wird gewöhnlich mit dem Begriff des Gewissens umschrieben. Der Begriff des Gewissens[5] entstammt dem mittelhochdeutsch gewiʒʒen(e), althochdeutsch gewiʒʒenī, und wird als (inneres) Bewusstsein übersetzt und ist Lehnübersetzung von lateinisch *conscientia* = Mitwissen (Lehnübersetzung von griechisch *syneídēsis*). Sein Bedeutungsspektrum erstreckt sich auf die dichotomen Einheiten/Kategorien „Gut und Böse". Im alltagssprachlichen Gebrauch wird vom sogenannten „schlechten oder guten bzw. reinen Gewissen", durch das man sich „gut oder schlecht fühlt", gesprochen, womit die rational-verstandestätige Ebene des sogenannten „faktischen Mitwissens" mit der emotional-körperlichen Ebene gleichsam verbunden wird. Im Gewissen vereinen und vermischen sich folglich der Bedeutungsrahmen von Moral und Ethik. So findet es sich schließlich als moralische Instanz in vielen wissenschaftlichen Disziplinen (z. B. Soziologie, Psychologie, Philosophie etc.),

---

[4]Das Psychotherapiegesetz enthält keinen Tätigkeitsvorbehalt.

[5]„Gewissen" auf Duden online (2020), https://www.duden.de/node/711720/revisions/1812913/view, zuletzt abgerufen am 22.09.2020.

eingebettet in spezifische Theorien und eigener begrifflicher Verwendung (z. B. „Über-Ich" etc.) wieder.

Gemäß §§ 14 ff Psychotherapiegesetz hat die Ausübung des psychotherapeutischen Berufes nach bestem Wissen und Gewissen und unter Beachtung der Entwicklung der (neuesten) Erkenntnisse der Wissenschaft zu erfolgen. Eine wichtige Orientierungshilfe für Tätigkeiten „nach bestem Wissen und Gewissen" im Sinne des § 14 Abs. 1 Psychotherapiegesetz bietet der vom Bundesministerium für Soziales, Gesundheit, Pflege und Konsumentenschutz veröffentlichte Berufskodex für Psychotherapeuten. Dieser ist ein Kompendium der berufsethischen Handlungsanleitungen, Empfehlungen und Verhaltensmaßregeln für die Tätigkeiten von Psychotherapeuten. Hinzuweisen ist auch auf die gesetzlich festgelegte Verpflichtung von Psychotherapeuten zur Zusammenarbeit mit Vertretern anderer Wissenschaften, sollte diese notwendig sein, in § 14 Abs. 2 Psychotherapiegesetz. Schon allein aus Gründen der Praktikabilität bedarf es eines allseits verständlichen Informationsaustausches, ohne den ein Entsprechen der Pflicht unmöglich wäre (Bartuska 2004).

Die Frage nach dem Wissenschaftsbegriff in der Psychotherapie verlangt eine differenzierte Betrachtungsweise, ist doch der Wissenschaftsbegriff in der Psychotherapie ein weiter. Dadurch, dass seit Freud Psychotherapie traditionell in privaten Vereinen tradiert und überliefert wurde, gibt es einen außeruniversitären Zugang zur Wissenschaftlichkeit. Von besonderer Bedeutung ist dabei der Psychotherapiebeirat, der unter anderem Gutachten erstattet, ob eine bestimmte Psychotherapiemethode als wissenschaftlich anzusehen ist (vgl. etwa die Kriterien der Effizienz und Effektivitätsprüfung etc.).

Darüber hinaus gilt, dass eine Methode sich dann wissenschaftlich entwickelt, wenn sie bei führenden Kongressen, von führenden Fachzeitschriften und führenden Fachwissenschaftlern vertreten wird, ihr Wert in der Wissenschaft nicht überwiegend und ernsthaft bestritten wird und keine grundsätzlichen sozialen und ethischen Bedenken bestehen. Alles andere wäre eine sogenannte Außenseitermethode.

Die Berücksichtigung der Relevanz der Schnittstellen von Berufsrecht und Berufsethik führte zu qualitätssichernder Maßnahmen in der Psychotherapie. Dabei ist auf die Richtlinien des ehemaligen Bundesministeriums für Arbeit, Soziales, Gesundheit und Konsumentenschutz zu verweisen, die auf Grundlage eines Gutachtens des Psychotherapiebeirates erstellt worden sind und maßgebliche Verhaltensregeln und Handlungsanleitungen für Psychotherapeuten definieren.

Differenzierte Verhaltensmaßstäbe eines Berufsstandes manifestieren einzuhaltende Richtlinien für berufsbezogenes „korrektes" Handeln. Inhaltlich geht es um eine berufsspezifische Sammlung von Verhaltensmaßstäben, Werten und Urteilen der Berufsgruppe im Hinblick auf die Verantwortlichkeit, Vertrauenswürdigkeit und Gewissenhaftigkeit sowie den Umgang mit der eigenen spezifischen Fachkompetenz. Es kann dabei von einer sogenannten indirekten Verbindlichkeit (vgl. das System der sogenannten ÖNORMEN) ausgegangen werden. Das bedeutet, dass im Anlassfall (Beschwerdefall) in der Frage, ob ein Kunstfehler bzw. ein Behandlungsfehler begangen wurde, zu prüfen ist (in der Regel mithilfe von Sachverständigengutachten), inwieweit in sorgfaltswidriger Weise Psychotherapeuten von einer Richtlinie bzw. Leitlinie abgewichen sind.

Je weiter das Verhalten abweicht, desto gravierender der Vorwurf der Sorgfaltswidrigkeit und damit der Vorwurf, den psychotherapeutischen Beruf eben gerade nicht nach bestem Wissen und Gewissen und unter Beachtung der Entwicklung der Erkenntnisse der Wissenschaft ausgeübt zu haben.

Mit Beschluss des Psychotherapiebeirates in seiner 44. Vollsitzung vom 8. Juni 1999 wurde der Forschungsausschuss des Psychotherapiebeirates mit der Erarbeitung von Leitlinien für eine psychotherapeutische Diagnostik unter Praxisbedingungen (auch als „psychotherapeutische Diagnostik" bezeichnet) beauftragt (Bartuska 2004).

Die Diagnostik-Leitlinie[6] vom 15. Juni 2004 ist das konsensfähige Ergebnis, das auf Grund

---

[6]Veröffentlicht im Psychotherapie Forum, Bd 13, Suppl. 3, Nr. 3/2005, S. 82 ff.

der diagnostischen Erfahrung von Psychotherapeuten, die jeweils den tiefenpsychologisch-hermeneutischen (jetzt psychodynamischen), humanistischen, systemisch-konstruktivistischen (jetzt systemischen) und verhaltensorientierten (jetzt verhaltenstherapeutischen) Herangehensweisen verpflichtet sind, in gemeinsamer Diskussion im Rahmen des Forschungsausschusses erarbeitet worden ist. Anschließend an die Leitlinie für die psychotherapeutische Diagnostik soll die verfahrensspezifische (methodenspezifische) psychotherapeutische Diagnostik Platz greifen.[7]

2.4   Umsetzung der Diagnostik-Leitlinie

Im Jahr 2008 erfolgte die erste Erhebung zur psychotherapeutischen Diagnostik in den psychotherapeutisch-fachspezifischen Ausbildungseinrichtungen, um einen Überblick zu erhalten, in welchem das Ausmaß die psychotherapeutische Diagnostik in der fachspezifischen Ausbildung vermittelt wird. Zwei Jahre später wurde ein Qualitätszirkel „Psychotherapieforschung" eingerichtet, der mehrmals im Jahr als Expertengremium tagt. Die erklärten Ziele des Qualitätszirkels „Psychotherapieforschung" sind die Zunahme der Forschungsaktivität der psychotherapeutisch-fachspezifischen Ausbildungseinrichtungen und die Schaffung des Forschungsbewusstseins unter den Berufsangehörigen.

2012 wurde der Qualitätszirkel „Psychotherapieforschung" in die Koordinationsstelle Psychotherapieforschung an der Gesundheit Österreich GmbH überführt, zu deren Aufgaben auch die Weiterentwicklung der psychotherapeutischen Diagnostik fällt. Schließlich kam es zur Etablierung von Beauftragten für Wissenschaft und Forschung in den psychotherapeutisch-fachspezifischen Ausbildungseinrichtungen samt der Organisation von Workshops mit dem Ziel der Vernetzung, des Informationsaustausches

und der Kooperationen mit Universitäten. Dazu wurde ein Leitfaden „Praxisorientierte Psychotherapieforschung. Leitfaden zur Förderung von Wissenschaft und Forschung in der psychotherapeutischen Ausbildung" als gemeinsame Orientierungshilfe in Bezug auf Grundlagen für Wissenschaft und Forschung ausgearbeitet, um den Nachweis der Qualität, Effektivität und Effizienz in der Psychotherapieforschung aufzuzeigen.[8]

2015/2016 erfolgte die zweite Erhebung zur psychotherapeutischen Diagnostik mit dem Ziel, die Angleichung der unterschiedlichen Bewertungen und Auffassungen von Diagnostik unter den Fachspezifika zu erreichen, wobei es sowohl um das Selbstverständnis als Berufsstand als auch um die interdisziplinäre Kommunizierbarkeit ging.

Gefragt wurde nach dem Stundenausmaß, dem Zeitpunkt in der Ausbildung (vor/nach dem Status), der Form der Vermittlung von Theorieseminar, Methodenseminar, Supervision, Lehrambulanz etc., nach den Klassifikationssystemen (ICD/DSM), der Grundlagendiagnostik (Diagnostik-Leitlinie) sowie den Aspekten der Prozessdiagnostik, Krisenhaftigkeit und Indikationsstellung.

Die Ergebnisse, auch in ihrer Divergenz, lassen sich wie folgt einordnen:

- Diagnostik wird in verschiedenen Settings vermittelt, wenn auch nach Ausbildungseinrichtungen unterschiedlich.[9] Die meisten psychotherapeutisch-fachspezifischen Ausbildungseinrichtungen vermitteln ICD und/oder DSM neben der verfahrens(methoden)spezifischen Diagnostik in Theorieseminaren.
- Rund ein Drittel der psychotherapeutisch-fachspezifischen Ausbildungseinrichtungen vermitteln auch Inhalte der Diagnostik-Leitlinie.

---

[7]Zum Stellenwert der psychotherapeutischen Diagnostik bei den Psychotherapeuten zum Zeitpunkt der Erarbeitung der Diagnostik-Leitlinie siehe Bauer-Lehrner und Margreiter (2005)

[8]Der Entwurf des Leitfadens wurde am 21.11.2017 bei der Leiterkonferenz vorgestellt und diskutiert. Schlussendlich wurde er vom Psychotherapiebeirat am 13.03.2018 positiv zur Kenntnis genommen.

[9]Psychodynamische Orientierung 18 – 400 Stunden vermittelte Inhalte; Humanistische Orientierung 10 (40) – 200 Stunden vermittelte Inhalte; Systemische Orientierung 60 – 154 Stunden vermittelte Inhalte; Verhaltenstherapeutische Orientierung 60 – 300 Stunden vermittelte Inhalte.

- Allerdings verfügen nur 6 der psychotherapeutisch-fachspezifischen Ausbildungseinrichtungen über eine Lehrambulanz, wobei diese immer auch zur Vermittlung von Diagnostik genützt wird. Andere Ausbildungseinrichtungen, die nicht über eine solche Einrichtung verfügen, lehren Diagnostik in Fallvorstellungen, Live-Demonstrationen oder Live-Supervisionen.
- Vor allem in der Psychodynamischen und der Verhaltenstherapeutischen Orientierung werden weitere verfahrensspezifischer Diagnostikansätze vermittelt.

2.5 Zur Anwendung der Diagnostik in der Psychotherapie

Wie bereits ausgeführt, ist die Diagnostik ein zentraler Bestandteil jeder psychotherapeutischen Intervention, sowohl zu Beginn einer Therapie als auch während des Verlaufes und am Ende. In diesen Phasen erfüllt sie unterschiedliche Funktionen und hilft dem Psychotherapeuten, seine psychotherapeutische Arbeit "state of the art" (lege artis) durchzuführen (Laireiter 2000).

Das Vorgehen nach psychiatrischen Diagnosesystemen wie ICD-10 (Internationale Statistische Klassifikation der Krankheiten und verwandter Gesundheitsprobleme, 10. Revision)[10] oder ähnlichen Klassifikationssystemen ermöglicht eine Beschreibung von Personen, die Psychotherapie in Anspruch nehmen.[11] Zudem ist es für die Verrechnung von Psychotherapie mit den gesetzlichen Krankenversicherungsträgern notwendig, eine oder mehrere Diagnosen nach ICD-10 zu stellen.

Die Durchführung einer organmedizinischen Diagnostik oder klinisch-psychologischen Diagnostik kann je nach Einzelfall indiziert und für die psychotherapeutische Behandlung von unterschiedlicher Bedeutung sein, wobei die einzelnen diagnostischen Systeme sich auf unterschiedliche Aspekte psychischer und körperlicher Zustandsbilder beziehen.

Das diagnostische Vorgehen in der Psychotherapie wird einerseits als Voraussetzung für das Zustandekommen des psychotherapeutischen Prozesses angesehen und kommt andererseits während des ganzen psychotherapeutischen Prozesses zur Wirkung (Bartuska 2004). Es entspricht einem psychotherapeutisch-diagnostischen Begleitprozess parallel zur psychotherapeutischen Behandlung.

In diesen psychotherapeutisch-diagnostischen Begleitprozess fließen die hier entwickelten Leitlinien als kontinuierlich wirkende Parameter, die es ständig zu berücksichtigen gilt, ein (Diagnostik-Leitlinie).[12] Jedenfalls ist die psychotherapeutische Diagnostik von der medizinisch-psychiatrischen und/oder klinisch-psychologischen Diagnostik abzugrenzen, auch wenn es dabei zu Überschneidungen in der Arbeit der jeweiligen Gesundheitsberufe kommen kann (Wiesnagrotzki 2005; Laireiter 2005).

Diagnostik bereitet somit therapeutische Entscheidungen vor, evaluiert deren Effekte und ist damit ein integraler Bestandteil der Psychotherapie. Es besteht eine enge Vernetzung von Diagnostik und Therapie.

Um eine umfassende psychotherapeutische Behandlung anbieten und durchführen zu können, ist daher eine diagnostische Abklärung durch Psychotherapeuten unbedingt geboten.

Diagnostik in der Psychotherapie hat mehrfache Aufgaben:

- Beschreibung und Identifikation (deskriptive Funktion);
- Konzeption therapeutischer Problemstellungen und Selektion therapeutischer Ziel- und Problembereiche;

---

[10]Anzumerken ist, dass das ICD-10-System von der WHO nach langjähriger Zusammenarbeit der Mitgliedsstaaten überarbeitet wurde und ICD-11 am 01.01.2022 in Kraft treten soll. WHO, https://icd.who.int/en/, zuletzt abgerufen am 23.09.2020.

[11]Gemäß der Leitlinie ist die Dimension der bestehenden und zu beschreibenden Symptomatik von Berufsangehörigen der Psychotherapie anhand des ICD-10 zu klassifizieren.

[12]Diagnostik-Leitlinie für Psychotherapeutinnen und Psychotherapeuten, S. 5.

- Klassifikation (Vergabe von Diagnosen);
- Indikation (Selektion von Interventionsstrategien; Zuordnung zu spezifischen therapeutischen Vorgangsweisen) (Mans 2000);
- Erklärung der Ätiologie und Genese;
- Prognose der Entwicklung der Symptomatik, der Therapierbarkeit, der Entwicklung der Therapie etc.) (Laireiter 2005);
- Kontroll- und Steuerungsfunktion: Verlauf und Qualitätskontrolle und Therapie- und Prozesssteuerung;
- Dokumentationsfunktion;
- Evaluierung und Erfolgsmessung;
- Therapie.

Indikation und Diagnose sind nicht gleichbedeutend. Während Diagnostik die fachliche Einschätzung des Zustandes ist, ist die Indikation die Feststellung und Präzisierung des Behandlungsbedarfs als Folge der vorhergegangenen fachlichen Einschätzung (Bartuska et al. 2005).[13] Die genaue Abklärung der Indikationen für eine Psychotherapie schließt die Indikation für eine Zusammenarbeit mit Berufsangehörigen von anderen Gesundheitsberufen sowie der differenziellen Indikation ein (Laireiter 2005).[14] Gleichzeitig bietet die psychotherapeutische Diagnostik die Möglichkeit, als Informationssystem die Zusammenarbeit mit anderen Gesundheitsberufen oder psychotherapeutisch arbeitenden Professionen, unabhängig von der methodenspezifischen Ausbildung und/oder anderen beruflichen Qualifikationen, zu erleichtern (Diagnostik-Leitlinie).[15]

Handlungsverantwortung und Herausforderung psychotherapeutischer Arbeit unter den Voraussetzungen der kulturellen, gesellschaftlichen sowie ökonomischen Ausgangslage resultieren unweigerlich in Schnittstellen von Recht und Ethik (Bartuska 2004).

---

[13] Siehe dort die Erläuterungen zu Kapitel 1 von Buchsbaumer M & Hrsg.

[14] Diagnostik-Leitlinie für Psychotherapeutinnen und Psychotherapeuten S. 7. Vgl. für Kriterien für die Konsultation Klinischer Psychologinnen mit klinisch-psychologischen Fragestellungen durch Psychotherapeutinnen siehe Laireiter A-R (2005).

[15] Diagnostik-Leitlinie für Psychotherapeutinnen und Psychotherapeuten S. 8.

2.6   Perspektiven

Im Kontext eines neuen Psychotherapiegesetzes würde die psychotherapeutische Diagnostik eine ausdrückliche Verankerung erfahren, um jedenfalls letzte Zweifel hinsichtlich des Willens des Gesetzgebers zur Notwendigkeit und Berechtigung der psychotherapeutischen Diagnostik zu beseitigen.

Eine Stärkung der „psychotherapeutischen Diagnostik" und eine Verankerung der „psychotherapeutischen Begutachtung" als ausgewiesene Lehrinhalte in der psychotherapeutischen Ausbildung würden auch den Bestrebungen zur Akademisierung der fachspezifischen Ausbildung entgegenkommen. Darüber hinaus würde dies zur klaren Abgrenzung und Positionierung des psychotherapeutischen Berufsstandes gegenüber den angrenzenden Gesundheitsberufen beitragen.

Die Ausgestaltung dieser Umsetzungsidee könnte sich zunächst darauf beziehen, dass die psychotherapeutische Versorgung insbesondere den individuellen und patientenbezogenen psychotherapeutischen, präventiven und rehabilitativen Maßnahmen zur Gesundheitsförderung, aber auch der Feststellung, Erhaltung, Förderung oder Wiedererlangung der psychischen und physischen Gesundheit von Patienten aller Altersstufen dienen sollte.

In Vorbereitung darauf sollte die psychotherapeutische Ausbildung insbesondere dazu befähigen, Störungen mit Krankheitswert, bei denen psychotherapeutische Versorgung indiziert ist, zu diagnostizieren und entweder zu behandeln oder notwendige weitere Behandlungsmaßnahmen durch Dritte zu veranlassen. Weiters sollten gutachterliche Fragestellungen, die die psychotherapeutische Versorgung betreffen, einschließlich von Fragestellungen zu Arbeits-, Berufs- oder Erwerbsfähigkeit sowie zum Grad der Behinderung oder der Schädigung auf der Basis einer eigenen Anamnese, umfassender diagnostischer Befunde und weiterer relevanter Informationen bearbeitet, aktiv und interdisziplinär mit den verschiedenen im Gesundheitssystem tätigen Berufsgruppen kommuniziert und patientenorientiert gemeinsam bearbeitet werden können.

Von besonderer Bedeutung für den Erwerb der psychotherapeutischen Handlungskompetenz wäre ein Praktikum – etwa in Rahmen weiter ausgebauter psychotherapeutischer Ambulanzen, insbesondere der fachspezifischen Ausbildungseinrichtungen – zum Erwerb klinischer Erfahrungen in Diagnostik und Behandlung bei verschiedenen Altersgruppen. Hier sollten ein breites Spektrum krankheitswertiger psychischer und psychosomatischer Störungen und Beeinträchtigungen sowie Erkrankungen, bei denen psychische Faktoren relevant sind, vor allem in einem stationären Setting unter fachlicher Anleitung sowie unter begleitender Lehrsupervision samt Fallseminaren beinhaltet sein.

Um die Wissenschaftlichkeit der Psychotherapie zu stärken, wäre es auch anzudenken, Lehrinhalte der psychotherapeutischen Diagnostik anhand von Fallbeispielen im Rahmen einer die Psychotherapieausbildung abschließenden Prüfung vorzusehen.

Acknowledgements Besonderer Dank gebührt Frau Johanna-Maria Schmuck und Frau Sara Plimon-Rohm für ihre wertvolle Unterstützung und ihren unermüdlichen Diskurs im Zusammenhang mit fachlich-ethischen und rechtlichen Fragestellungen zur psychotherapeutischen Diagnostik.

Anhang

Auszug aus dem Psychotherapiegesetz, BGBl. Nr. 361/1990

Berufsumschreibung

§ 1. (1) Die Ausübung der Psychotherapie im Sinne dieses Bundesgesetzes ist die nach einer allgemeinen und besonderen Ausbildung erlernte, umfassende, bewusste und geplante Behandlung von psychosozial oder auch psychosomatisch bedingten Verhaltensstörungen und Leidenszuständen mit wissenschaftlich-psychotherapeutischen Methoden in einer Interaktion zwischen einem oder mehreren Behandelten und einem oder mehreren Psychotherapeuten mit dem Ziel, bestehende Symptome zu mildern oder zu beseitigen, gestörte Verhaltensweisen und Einstellungen zu ändern und die Reifung, Entwicklung und Gesundheit des Behandelten zu fördern.

Berufspflichten des Psychotherapeuten

§ 14. (1) Der Psychotherapeut hat seinen Beruf nach bestem Wissen und Gewissen und unter Beachtung der Entwicklung der Erkenntnisse der Wissenschaft auszuüben. Diesem Erfordernis ist insbesondere durch den regelmäßigen Besuch von in- oder ausländischen Fortbildungsveranstaltungen zu entsprechen.

(2) Der Psychotherapeut hat seinen Beruf persönlich und unmittelbar, allenfalls in Zusammenarbeit mit Vertretern seiner oder einer anderen Wissenschaft auszuüben. Zur Mithilfe kann er sich jedoch Hilfspersonen bedienen, wenn diese nach seinen genauen Anordnungen und unter seiner ständigen Aufsicht handeln.

(3) Der Psychotherapeut darf nur mit Zustimmung des Behandelten oder seines gesetzlichen Vertreters Psychotherapie ausüben.

(4) Der Psychotherapeut ist verpflichtet, dem Behandelten oder seinem gesetzlichen Vertreter alle Auskünfte über die Behandlung, insbesondere über Art, Umfang und Entgelt, zu erteilen.

(4a) Im Rahmen der Auskunftspflicht gemäß Abs. 4 hat der Psychotherapeut über die von ihm zu erbringende psychotherapeutische Leistung, sofern nicht eine direkte Abrechnung mit einem inländischen Träger der Sozialversicherung oder der Krankenfürsorge erfolgt, eine klare Preisinformation zur Verfügung zu stellen und nach erfolgter psychotherapeutischer Behandlung eine Rechnung auszustellen. Der Psychotherapeut hat sicherzustellen, dass in jedem Fall die dem Behandelten im Sinne der Richtlinie 2011/24/EU gelegte Rechnung nach objektiven, nichtdiskriminierenden Kriterien ausgestellt wird.

(5) Der Psychotherapeut hat sich bei der Ausübung seines Berufes auf jene psychotherapeutischen Arbeitsgebiete und Behandlungsmethoden zu beschränken, auf denen er nachweislich aus-

reichende Kenntnisse und Erfahrungen erworben hat.

(6) Der Psychotherapeut, der von der Ausübung seines Berufes zurücktreten will, hat diese Absicht dem Behandelten oder seinem gesetzlichen Vertreter so rechtzeitig mitzuteilen, daß dieser die weitere psychotherapeutische Versorgung sicherstellen kann.

Dokumentationspflicht

§ 16a. *(1) Der Psychotherapeut hat über jede von ihm gesetzte psychotherapeutische Maßnahme Aufzeichnungen zu führen. Die Dokumentation hat insbesondere folgende Inhalte, sofern sie Gegenstand der Behandlung oder für diese bedeutsam geworden sind, zu umfassen:*

1. *Vorgeschichte der Problematik und der allfälligen Erkrankung sowie die bisherigen Diagnosen und den bisherigen Krankheitsverlauf,*
2. *Beginn, Verlauf und Beendigung der psychotherapeutischen Leistungen,*
3. *Art und Umfang der diagnostischen Leistungen, der beratenden oder behandelnden Interventionsformen,*
4. *vereinbartes Honorar und sonstige weitere Vereinbarungen aus dem Behandlungsvertrag, insbesondere mit allfälligen gesetzlichen Vertretern,*
5. *erfolgte Aufklärungsschritte und nachweisliche Informationen,*
6. *Konsultationen von Berufsangehörigen oder anderen Gesundheitsberufen,*
7. *Übermittlung von Daten und Informationen an Dritte, insbesondere an Krankenversicherungsträger,*
8. *allfällige Empfehlungen zu ergänzenden ärztlichen, klinisch-psychologischen, gesundheitspsychologischen oder musiktherapeutischen Leistungen oder anderen Abklärungen,*
9. *Einsichtnahmen in die Dokumentation sowie*
10. *Begründung der Verweigerungen der Einsichtnahme in die Dokumentation.*

(2) Dem Behandelten oder seinem gesetzlichen Vertreter sind unter besonderer Bedachtnahme auf die therapeutische Beziehung auf Verlangen alle Auskünfte über die gemäß Abs. 1 geführte Dokumentation sowie Einsicht in die Dokumentation zu gewähren oder gegen Kostenersatz die Herstellung von Abschriften zu ermöglichen, soweit diese das Vertrauensverhältnis zum Behandelten nicht gefährden.

(3) Die Dokumentation ist mindestens zehn Jahre ab Beendigung der psychotherapeutischen Leistungen aufzubewahren. Die Führung und Aufbewahrung in geeigneter automationsunterstützter Form ist zulässig. Der Behandelte hat das Recht auf Richtigstellung unrichtiger Daten. Bei Erlöschen der Berufstätigkeit ist die Dokumentation von außerhalb von Einrichtungen tätig gewesenen Berufsangehörigen für die der Aufbewahrungspflicht entsprechende Dauer aufzubewahren.

(4) Im Falle des Todes von außerhalb von Einrichtungen tätig gewesenen Psychotherapeuten ist der Erbe oder sonstige Rechtsnachfolger unter Wahrung des Datenschutzes verpflichtet, die Dokumentation über psychotherapeutische Leistungen für die der Aufbewahrungspflicht entsprechende Dauer gegen Kostenersatz

1. einem vom verstorbenen Berufsangehörigen rechtzeitig dem Bundesministerium für Gesundheit schriftlich benannten, außerhalb einer Einrichtung tätigen Berufsangehörigen, der in diese Benennung und Pflichtenübernahme schriftlich eingewilligt hat, oder
2. sofern diese Erfordernisse nicht vorliegen, vom Bundesministerium für Gesundheit zu bestimmenden Dritten

zu übermitteln.

(5) Personen gemäß Abs. 4 treten in die Pflicht zur Aufbewahrung der Dokumentation ein und unterliegen der Verschwiegenheitspflicht (§ 15). Auf Verlangen des Behandelten haben sie die diese Person betreffende Dokumentation dieser auszuhändigen.

Auszug aus dem Psychologengesetz 2013, BGBl. I Nr. 182/2013

Berufsumschreibung der Klinischen Psychologie

§ 22. *(1) Die Berufsausübung der Klinischen Psychologie umfasst unter Einsatz klinisch-psychologischer Mittel auf Grundlage der psychologischen Wissenschaft, deren Erkenntnissen, Theorien, Methoden und Techniken sowie des Erwerbs der fachlichen Kompetenz im Sinne dieses Bundesgesetzes die Untersuchung, Auslegung und Prognose des menschlichen Erlebens und Verhaltens sowie die gesundheitsbezogenen und störungsbedingten und störungsbedingenden Einflüssen darauf, weiters die klinisch-psychologische Behandlung von Verhaltensstörungen, psychischen Veränderungen und Leidenszuständen.*

(2) Der den Klinischen Psychologinnen und Klinischen Psychologen vorbehaltene Tätigkeitsbereich, der den gemäß Ärztegesetz 1998, BGBl. I Nr. 169/1998, Musiktherapiegesetz, BGBl. I Nr. 93/2008, oder Psychotherapiegesetz, BGBl. Nr. 361/1990, geregelten Berechtigungsumfang nicht berührt, umfasst

1. *die klinisch-psychologische Diagnostik in Bezug auf gesundheitsbezogenes und gesundheitsbedingtes Verhalten und Erleben sowie auf Krankheitsbilder und deren Einfluss auf das menschliche Erleben und Verhalten sowie*
2. *aufbauend auf Z 1 die Erstellung von klinisch-psychologischen Befunden und Gutachten hinsichtlich der Leistungsfähigkeit, Persönlichkeitsmerkmale oder Verhaltensformen in Bezug auf psychische Störungen sowie in Bezug auf Krankheitsbilder, die das menschliche Erleben und Verhalten beeinflussen sowie in Bezug auf Krankheitsbilder, die durch menschliches Erleben und Verhalten beeinflusst werden.*

(3) Darüber hinaus umfasst der Tätigkeitsbereich der Klinischen Psychologinnen und Klinischen Psychologen insbesondere

1. *die Anwendung klinisch-psychologischer Behandlungsmethoden bei Personen aller Altersstufen und Gruppen, die aufbauend auf klinisch-psychologische Diagnostik fokussiert, ziel- und lösungsorientiert ist.*
2. *klinisch-psychologische Begleitung von Betroffenen und Angehörigen in Krisensituationen,*
3. *klinisch-psychologische Beratung in Bezug auf verschiedene Aspekte gesundheitlicher Beeinträchtigungen, ihrer Bedingungen und Veränderungsmöglichkeiten sowie*
4. *die klinisch-psychologische Evaluation.*

(4) Die Ausübung der klinisch-psychologischen Tätigkeiten gemäß Abs. 2 und die berufsmäßige Ausübung der Tätigkeiten gemäß Abs. 3 ist den Klinischen Psychologinnen und Klinischen Psychologen vorbehalten.

(5) Personen, die nicht zur Berufsausübung der Klinischen Psychologie berechtigt sind, ist die Ausübung von Tätigkeiten gemäß Abs. 2 und die berufsmäßige Ausübung der Tätigkeiten gemäß Abs. 3 verboten.

(6) Durch die Bestimmungen des Abs. 4 und 5 wird der durch das Ärzte-gesetz 1998, BGBl. I Nr. 169/1998, durch das Musiktherapiegesetz, BGBl. I Nr. 93/2008, oder durch das Psychotherapiegesetz, BGBl. Nr. 361/1990, geregelte Tätigkeitsbereich nicht berührt. Ebenso werden durch die Bestimmungen des Abs. 4 und 5 Tätigkeiten durch Psychologinnen und Psychologen in jenem Umfang nicht berührt, als für diese Tätigkeiten besondere gesetzliche Regelungen bestehen.

Auszug aus dem Allgemeinen Sozialversicherungsgesetz, BGBl. Nr. 189/1955

Eintritt des Versicherungsfalles

§ 120. *(1) Der Versicherungsfall gilt als eingetreten:*

1. im Versicherungsfall der Krankheit mit Beginn der Krankheit, das ist der regelwidrige

*Körper- oder Geisteszustand, der die Krankenbe-
handlung notwendig macht; (…)*

**Erstattung von Kosten der Krankenbehandlung
§ 131.** *(1) Nimmt der Anspruchsberechtigte nicht
die Vertragspartner (§ 338) oder die eigenen Einrichtungen (Vertragseinrichtungen) des Versicherungsträgers zur Erbringung der Sachleistungen
der Krankenbehandlung (ärztliche Hilfe, Heil-
mittel, Heilbehelfe) in Anspruch, so gebührt ihm
der Ersatz der Kosten dieser Krankenbehandlung
im Ausmaß von 80 vH des Betrages, der bei Inanspruchnahme der entsprechenden Vertragspartner des Versicherungsträgers von diesem aufzu-
wenden gewesen wäre.*

**Kostenzuschüsse bei Fehlen vertraglicher
Regelungen
§ 131b.** *Stehen andere Vertragspartner [als
Ärzte] infolge Fehlens von Verträgen nicht zur
Verfügung, so gilt § 131a mit der Maßgabe, dass
in jenen Fällen, in denen noch keine Verträge
für den Bereich einer Berufsgruppe bestehen,
der Versicherungsträger den Versicherten die
in der Satzung festgesetzten Kostenzuschüsse
zu leisten hat. Der Versicherungsträger hat das
Ausmaß dieser Zuschüsse unter Bedachtnahme
auf seine finanzielle Leistungsfähigkeit und das
wirtschaftliche Bedürfnis der Versicherten fest-
zusetzen.*

**Umfang der Krankenbehandlung
§ 133.** *(…)*
*(2) Die Krankenbehandlung muß ausreichend
und zweckmäßig sein, sie darf jedoch das Maß
des Notwendigen nicht überschreiten. Durch die
Krankenbehandlung sollen die Gesundheit, die
Arbeitsfähigkeit und die Fähigkeit, für die lebenswichtigen persönlichen Bedürfnisse zu sorgen, nach Möglichkeit wiederhergestellt, gefestigt oder gebessert werden. (…)*

**Ärztliche Hilfe
§ 135.** *(1) Die ärztliche Hilfe wird durch Ver-
tragsärzte und Vertrags-Gruppenpraxen durch
Wahlärzte und Wahl-Gruppenpraxen (§ 131
Abs. 1) sowie durch Ärzte in eigenen Einrichtungen (oder Vertragseinrichtungen) der Ver-*

*sicherungsträger gewährt. Im Rahmen der
Krankenbehandlung (§ 133 Abs. 2) ist der ärztlichen Hilfe gleichgestellt:*
(…)
*2. eine auf Grund ärztlicher Verschreibung
oder psychotherapeutischer Zuweisung erforderliche diagnostische Leistung eines klinischen Psychologen (einer klinischen Psychologin) gemäß
§ 12 Abs. 1 Z 2 des Psychologengesetzes, BGBl.
Nr. 360/1990, der (die) zur selbständigen Ausübung des psychologischen Berufes gemäß § 10
Abs. 1 des Psychologengesetzes berechtigt ist;*
*3. eine psychotherapeutische Behandlung
durch Personen, die gemäß § 11 des Psychotherapiegesetzes, BGBl. Nr. 361/1990, zur selbständigen Ausübung der Psychotherapie berechtigt
sind, wenn nachweislich vor oder nach der ersten, jedenfalls vor der zweiten psychotherapeutischen Behandlung innerhalb desselben Abrechnungszeitraumes eine ärztliche Untersuchung
(§ 2 Abs. 2 Z 1 des Ärztegesetzes 1998) stattgefunden hat;*
(…)

Literatur

**Veröffentlichungen von Informationen, Richtlinien
und Leitlinien im Bereich der Psychotherapie un-
ter https://www.sozialministerium.at**
Bartuska H (2004) Psychotherapeutische Diagnostik. In:
Firlei K, Kierein M, Kletečka-Pulker M (Hrsg) Jahr-
buch für Psychotherapie und Recht III. WUV/Facul-
tas, Wien, S 146–156
Bartuska H, Buchsbaumer M, Mehta G, Pawlowsky G,
Wiesnagrotzki S (Hrsg) (2005) Psychotherapeutische
Diagnostik – Leitlinien für den neuen Standard. Sprin-
ger, Wien/New York
Bauer-Lehrner M, Margreiter U (2005) Stellenwert der
Diagnostik in der Psychotherapie. In: Bartuska H,
Buchsbaumer M, Mehta G, Pawlowsky G, Wies-
nagrotzki S (Hrsg) Psychotherapeutische Diagnostik –
Leitlinien für den neuen Standard. Springer, Wien/
New York, S 227–239
Diagnostik-Leitlinie für Psychotherapeutinnen und Psy-
chotherapeuten auf Grundlage des Gutachtens des
Psychotherapiebeirates vom 15.06.2004
Duden online (2020) Gewissen. https://www.duden.de/
node/711720/revisions/1812913/view.   Zugegriffen
am 22.09.2020
EU-Patientenmobilitätsgesetz,   33   der   Beilagen
XXV. GP – Regierungsvorlage – Erläuterungen

Laireiter A-R (Hrsg) (2000) Diagnostik in der Psychotherapie. Springer, Wien/New York
Laireiter A-R (2005) Klinisch-psychologische und psychotherapeutische Diagnostik. In: Bartuska H, Buchsbaumer M, Mehta G, Pawlowsky G, Wiesnagrotzki S (Hrsg) Psychotherapeutische Diagnostik – Leitlinien für den neuen Standard. Springer, Wien/New York, S 199–226
Mans EJ (2000) Differentielle Diagnostik. In: Laireiter A-R (Hrsg) Diagnostik in der Psychotherapie. Springer, S 305–320
Wiesnagrotzki S (2005) Diagnostik in Medizin, Psychiatrie und Psychosomatik. In: Bartuska H, Buchsbaumer M, Mehta G, Pawlowsky G, Wiesnagrotzki S (Hrsg) Psychotherapeutische Diagnostik – Leitlinien für den neuen Standard. Springer, S 185–187

Weiterführende Literatur

Anerkennungsrichtlinie, Kriterien für die Anerkennung als psychotherapeutische Ausbildungseinrichtung auf Grundlage des Gutachtens des Psychotherapiebeirates, Psychotherapie Forum, Nr. 1/1992, S 35 ff
Ausbildungsvertragsrichtlinie, Kriterien zur Ausgestaltung von Ausbildungsverträgen im psychotherapeutischen Fachspezifikum auf Grundlage des Gutachtens des Psychotherapiebeirates, Psychotherapie Forum, Bd 10, Suppl. 3, Nr. 3/2002, S 44 ff
Berufskodex für Psychotherapeutinnen und Psychotherapeuten auf Grundlage von Gutachten des Psychotherapiebeirates, zuletzt vom 13.03.2012
Firlei K, Kierein M, Kletečka-Pulker M (Hrsg) (2004) Jahrbuch für Psychotherapie und Recht III. WUV/Facultas, Wien
Fort- und Weiterbildungsrichtlinie für Psychotherapeutinnen und Psychotherapeuten, Psychotherapie Forum, Bd 8, Suppl. 3, Nr. 3/2000, S 89 ff
Gutachterrichtlinie Kriterien für die Erstellung von Gutachten durch Psychotherapeutinnen und Psychotherapeuten auf Grundlage des Gutachtens des Psychotherapiebeirates, Psychotherapie Forum, Bd 10, Suppl. 4, Nr. 4/2002, S 96 ff
Internetrichtlinie für Psychotherapeutinnen und Psychotherapeuten, Kriterien zur Ausgestaltung der psychotherapeutischen Beratung via Internet auf Grundlage des Gutachtens des Psychotherapiebeirates, Psychotherapie Forum, Bd 13, Suppl. 2, Nr. 2/2005, S 43 ff
LehrtherapeutInnen-Richtlinie für das Fachspezifikum, Kriterien für die Bestellung von Lehrpersonen für das psychotherapeutische Fachspezifikum auf Grundlage des Gutachtens des Psychotherapiebeirates, Psychotherapie Forum, Bd 9, Suppl. 2, Nr. 2/2001, S 46–47, ergänzt und aktualisiert am 05.08.2010
Manual – Psychotherapeutischer Status zur Diagnostik-Leitlinie für Psychotherapeutinnen und Psychotherapeuten auf Grundlage des Gutachtens des Psychotherapiebeirates vom 19. April 2005, Psychotherapie Forum, Bd 13, Suppl. 3, Nr. 3/2005, S 82 ff
Richtlinie für die psychotherapeutische Arbeit mit Säuglingen, Kindern und Jugendlichen auf Grundlage des Gutachtens des Psychotherapiebeirates vom 02.12.2014
Richtlinie für Psychotherapeutinnen und Psychotherapeuten zur Frage der Abgrenzung der Psychotherapie von esoterischen, spirituellen und religiösen Methoden auf Grundlage des Gutachtens des Psychotherapiebeirates vom 17.06.2014
Supervisionsrichtlinie Kriterien für die Ausübung psychotherapeutischer Supervision durch Psychotherapeutinnen und Psychotherapeuten des BMG auf Grundlage des Gutachtens des Psychotherapiebeirates vom 06.10.2009
Visitationsrichtlinie Richtlinie zur Überprüfung propädeutischer und fachspezifischer Ausbildungseinrichtungen im Rahmen der Qualitätssicherung auf Grundlage des Gutachtens des Psychotherapiebeirates vom 14.12.2004
Werberichtlinie Richtlinie für Psychotherapeutinnen und Psychotherapeuten über das Verhalten in der Öffentlichkeit auf Grundlage des Gutachtens des Psychotherapiebeirates vom 14.12.2010

Hon. Prof. Dr. iur. Michael Kierein, Jurist, Bundesministerium für Soziales, Gesundheit, Pflege und Konsumentenschutz, Leiter der Abteilung für Rechtsangelegenheiten Ärztinnen und Ärzte, Psychologie, Psychotherapie und Musiktherapie

Auf dem Weg zur Psychotherapeutischen Diagnostik: Notwendigkeit und Chance

3

Alexander Schwetz

3.1 Psychotherapie und Diagnostik

Die Diagnose steht, darüber dürfte Einigkeit im Feld herrschen, am Anfang jeder klinischen Überlegung und therapeutischen Planung – sei dies nun im Sinne einer eher impliziten oder bereits expliziten Hypothesenbildung über das psychische Funktionieren des leidenden Gegenübers. Dabei ist der Begriff der Diagnostik historisch eng verknüpft mit dem organmedizinischen Krankheitsbegriff – der bis in die 70er-Jahre des 20. Jahrhunderts auf Konzepten der positivistischen medizinischen Wissenschaft des 19. Jahrhunderts basierte – und wird deshalb zu allererst assoziiert mit einer Erkrankung im somatisch-medizinischen Sinn. Nun ist der medizinische Begriff der Diagnose auf ein körperliches Substrat ausgerichtet, das als Sitz des Krankheitsgeschehens erkannt und behandelt wird – sowohl die diagnostische Unterscheidung der Krankheiten wie auch die fachärztliche Spezialisierung basieren auf diesem Kriterium. Entsprechend wurden im Rahmen der psychiatrischen Psychopathologie psychische Störungen bzw. „Geisteskrankheiten" letztlich als Gehirnkrankheiten bzw. als auf einer Hirnpathologie beruhend verstanden. In den psychiatrischen Krankengeschichten ging es entsprechend vorwiegend um die Genese der Erkrankung, ihre Ausprägung und ihren Verlauf, und nicht um die Geschichte eines kranken Menschen, seiner Leidensumstände und Ressourcen.

Ganz anders nimmt es sich aus, wenn Freud schon in den *Studien über Hysterie* (1895) davon spricht, dass es ihn eigentümlich berühre, dass seine Krankengeschichten wie Novellen zu lesen seien, oder sich im *Bruchstück einer Hysterie-Analyse* (1905b) als Arzt mit einem Dichter vergleicht, der für eine Novelle einen komplexen Seelenzustand eines Protagonisten erfinde. Entsprechend wurde formale Diagnostik im psychotherapeutischen Feld quasi ad ovum wenig geschätzt und war lange synonym mit dem Begriff der Diagnose im Sinn einer vorwiegend biologisch ausgerichteten Psychiatrie.

Mit der gesetzlichen Verankerung und zunehmender Elaboration der Psychotherapie als eigenständiger Wissenschaft und Methode der Krankenbehandlung und der damit verbundenen systematischen Integration in das Gesundheitswesen ist eine zunehmende Auseinandersetzung mit diagnostischen Fragestellungen sowohl in der Forschung (z. B. zur Evaluation im Rahmen der Qualitätssicherung) wie auch in der Praxis der Psychotherapie (z. B. im Rahmen spezifischer Indikationsstellungen oder Verlaufs- und Prozessdiagnostik) notwendig geworden und festzustellen (vgl. Laireiter 2000, 2001; Stieglitz und Spitzer 2018). Diese Entwicklung ist natür-

A. Schwetz (✉)
Wiener psychoanalytische Akademie (WPA), Wien, Österreich
e-mail: praxis@alexander-schwetz.at

lich auch vor dem Hintergrund und in Wechselwirkung mit einer maßgeblichen Weiterentwicklung in den benachbarten Feldern sowohl der
Psychiatrie als auch der Klinischen Psychologie
zu verstehen (vgl. Psychologengesetz 2013,
BGBl. I Nr. 182/2013).

Folgt man Laireiter (2000, 2001), ist es für die
Psychotherapie mit dem Anspruch einer wissenschaftlich fundierten Behandlung von psychosozial oder auch psychosomatisch bedingten Verhaltensstörungen und Leidenszuständen (nach § 1
Psychotherapiegesetz, BGBl. Nr. 361/1990) unerlässlich, diagnostische Konzepte und Methoden zu
entwickeln, die eine spezifische Beschreibung von
Störungsbildern und eine diagnostische Zuordnung zu einem theoretischen Konzept und damit
die fachkundige Einschätzung eines Sachverhaltes
ermöglichen. Mit der Entwicklung von unterschiedlichen Störungsentitäten ist implizit eine
differenzielle Indikation spezifischer Behandlungsformen (störungsspezifische Indikationsentscheidung) verbunden, die wiederum eine diagnostische Problemanalyse und Entscheidung für
psychotherapeutisches Handeln unentbehrlich
macht. Im angloamerikanischen Raum haben
z. B. Antony und Barlow (2011) die enge Verzah-
nung von Diagnostik und Therapie betont und sind
in ihrer Arbeit so weit gegangen, für 13 ausgewählte Störungen explizite Empfehlungen für einzelne Behandlungsverfahren auszusprechen.

Schon 1991 hatten Strotzka und Schindler in
einem Amtsgutachten zur Frage der selbständigen Diagnostik durch Psychotherapeuten betont, dass mit der vom Gesetzgeber gewählten
Begrifflichkeit einer „umfassenden, bewussten
und geplanten Behandlung" ein abklärender,
die Therapie planender Prozess implizit im
Behandlungsvorgang enthalten sei, der im medizinischen Bereich der (Erst-)Untersuchung
und Diagnose entspräche. „Deshalb hat sich im
Bereich der Psychotherapie eine eigene, ope-
rative Art der Indikationsstellung entwickelt,
die in interaktioneller Kontaktnahme mit dem
Patienten bereits Behandlung einleitet" (BMG
2005, S. 35). Entsprechend könne eine Indika-

tion zur Psychotherapie durch rein medizinische
Diagnostik nicht gefunden oder ausgeschlossen
werden, vielmehr wäre eine Hilfestellung durch
den Arzt bei der Indikation zur Psychotherapie
nur dann gegeben, wenn dieser auch über hinreichende Kenntnis und Verständnis für deren
Eigenart verfüge.[1]

Während es in den Anfangsjahren der Psychotherapie (vor mittlerweile mehr als 100 Jahren)
ausreichte, die Eignung oder eher die Kontraindikation (damals wurden ja angeblich nur Neurosen behandelt) für die einzig mögliche Behandlung im klassischen Setting der Psychoanalyse zu
prüfen (Freud 1905a, 1913, 1933), muss heute
die Diagnostik Informationen gewinnen, die für
die differenzielle Zuweisung zu unterschiedlichen Psychotherapiemethoden (Fachspezifika)
oder im Sinne einer „Innendifferenzierung"
(Fürstenau 1972) im Rahmen einer Psychotherapiemethode qualifizieren (vgl. Mans 2000;
Schneider und Klauer 2016), da der Kanon der
psychologischen Interventions- und Therapie-
techniken eine deutliche Erweiterung erfahren
hat.

Mertens zählt in diesem Sinne für die psychoanalytische Methode folgende zur Auswahl stehenden Therapieformen auf: „Klassische Analyse (drei bis fünf Wochenstunden im Liegen),
analytische Psychotherapie (bis zu drei Wochenstunden im Sitzen), tiefenpsychologisch fundierte Psychotherapie (eine Stunde), Kurz- und
Fokaltherapie, Einzel- versus Gruppentherapie,
Paartherapie, Familientherapie, ambulante Therapie versus stationäre Therapie" (Mertens 2000,
S. 27).

---

[1]Die von der Patientin/dem Patienten zum Beginn der
psychotherapeutischen Behandlung bei der Krankenkasse
vorzulegende „Arztbestätigung" wird vor dem Hintergrund dieses berufspolitischen Diskurses von einem Gut-
teil der psychotherapeutischen Kollegenschaft nicht nur
als Absicherung der psychotherapeutischen Diagnostik
durch den aufs Somatische gerichteten Blick des praktischen Arztes und als Ausdruck eines Kooperationsver-
ständnisses im multiprofessionellen Feld verstanden.

3.2 Zur allgemeinen Funktion der Diagnostik in der Psychotherapie

Für von Uexküll und Wesiack (1996) stellt die Diagnose eine auf einem theoretischen Konstrukt basierende Entscheidung dar zwischen Interpretationsmodellen für Vorgänge, die den Sinnen nicht zugänglich sind und die man als Krankheiten bezeichnet. Als ersten zentralen Aufgabenbereich der Diagnostik in der Psychotherapie lässt sich also die Beschreibung der Probleme und Störungen einer Person festhalten, auf deren Grundlage eine Zuordnung zu Klassifikationssystemen getroffen werden kann.

Insofern sie Daten im Rahmen einer funktionalen Analyse oder Anamnese so umfassend und präzise wie möglich erhebt, trägt die Diagnostik darüber hinaus zur Erklärung von Ätiologie und Genese der beobachteten psychischen Störung bei. Diese wiederum ist unabdingbare Grundlage jeglicher Konzeption einer therapeutischen Problemstellung bzw. Fallkonzeption oder weiterer diagnostischer Schritte. Folgt man Rudolf et al. (2002) und Rudolf (2011), kann die Störungsätiologie – in diesem Fall in der Abgrenzung von neurotisch-konfliktbedingten zu strukturellen Störungen – ein wesentliches Leitkriterium in der Operationalisierung der differenziellen Indikation sein und wird so den Behandlungsplan über die Modifikation von Setting- und Technikvariablen maßgeblich beeinflussen. Indikationsentscheidungen müssen im Sinne einer adaptiven Indikation (vgl. Freyberger und Schneider 2014; Schneider und Klauer 2016) im jeweiligen Einzelfall auch über den gesamten Behandlungsverlauf hinweg getroffen werden und betreffen z. B. die Wahl und Modifikation von Therapiezielen, Behandlungssettings und Methodenmodifikationen. Letzteres stellt ebenfalls einen wichtigen Aspekt der Qualitätssicherung dar, insofern sich im laufenden therapeutischen Prozess die psychosozialen Probleme unserer PatientInnen entfalten und für uns wahrnehmbar werden, was zu einer Anpassung der therapeutischen Ziele wie auch der verwendeten Methoden führen kann. Sigmund Freud (1933, S. 167) hat dies folgendermaßen auf den Punkt gebracht: „Unsere Diag-

nosen erfolgen sehr häufig erst nachträglich, sie sind von der Art wie die Hexenprobe des Schottenkönigs, von der ich bei Victor Hugo gelesen habe. Dieser König behauptete, im Besitz einer unfehlbaren Methode zu sein, um eine Hexe zu erkennen. Er ließ sie in einem Kessel kochenden Wassers abbrühen und kostete dann die Suppe. Danach konnte er sagen: das war eine Hexe, oder: nein, das war keine. Ähnlich ist es bei uns, nur daß wir die Geschädigten sind. Wir können den Patienten, der zur Behandlung … kommt, nicht beurteilen, ehe wir ihn durch einige Wochen oder Monate analytisch studiert haben. Wir kaufen tatsächlich die Katze im Sack."

Im Rahmen ihrer prognostischen Funktion ist die Diagnostik Basis der Vorhersage von Verläufen von psychischen Störungen (Entwicklung der Symptomatik) bzw. von deren Behandlung oder Therapierbarkeit – so kann z. B. die Feststellung einer Komorbidität mit einer schweren Persönlichkeitsstörung die Erwartung eines Therapieerfolges bei der Behandlung einer Angststörung entscheidend beeinflussen. Und nicht zuletzt ist ohne Diagnostik keine Evaluation und Erfolgsmessung möglich. Außerdem ist eine therapiebegleitende Diagnostik Voraussetzung einer Verlaufskontrolle und wichtiges Element jeder Therapie- und Prozesssteuerung. Und natürlich sind die diagnostischen Befunde auch zentraler Bestandteil der Dokumentation von Psychotherapie (vgl. Laireiter 2000, 2001; Reinecker-Hecht und Baumann 2011).

Psychotherapie ist aber nicht nur eine eigenständige Profession im Gesundheitswesen, die von Vertretern unterschiedlicher Quellenberufe ausgeübt wird, sie ist auch Bestandteil von Behandlungskonzepten verschiedener anderer Professionen und Bereiche der Gesundheitsversorgung, insbesondere der Psychiatrie (und anderer Disziplinen der Medizin) sowie der Psychologie. In diesem Kontext ist die moderne Psychotherapie prinzipiell mit vier Diagnostikkonzepten konfrontiert bzw. befasst (vgl. Laireiter 2000, 2001): zu allererst mit der auf der jeweiligen psychotherapeutischen Orientierung des Untersuchers basierenden theoriebezogenen „fachspezifischen" Diagnostik (im Falle des Autors wäre das dann die Diagnose im Rahmen einer psychodynamischen Formulierung). Des Weiteren mit der medizinisch-somatischen Diagnostik, welche, wie schon ausgeführt, vor allem auf das dem Symptom zugrundeliegende organische Substrat ausgerichtet ist – weshalb im organ-pathologischen Bereich die Normabweichung hauptsächlich an Objektivitätskriterien gebunden bleiben kann (im Sinne eines nomologischen Realitätstypus des Erkenntnisgegenstandes nach Schülein 1999). Beim dimensionalen Merkmals- oder Eigenschaftsansatz der klinisch-psychologischen Diagnostik (entsprechend der klassischen Testpsychologie) liegt das Hauptaugenmerk auf einer quantitativen Erfassung von bestimmten Merkmalen und Eigenschaften. Auch Aspekte psychischer Leidenszustände wie z. B. Depressivität oder Angst lassen sich hierfür dimensional konzipieren und in ihrer interindividuellen und/oder intraindividuellen (dann im Sinne von Prozess- oder Veränderungsmessung) Variation beschreiben. So enthält das DSM-5 (APA 2018) in Teil III ein alternatives Modell zur Klassifikation von Persönlichkeitsstörungen, welches im Kern aus zwei dimensionalen Modulen besteht: Beeinträchtigungen im Funktionsniveau der Persönlichkeit (Kriterium A) und problematische Persönlichkeitsmerkmale (Kriterium B) (vgl. Rudolf 2011; Arbeitskreis OPD 2007; Schneider et al. 2018).

Und schließlich sind wir als Psychotherapeutinnen und Psychotherapeuten mit dem kategorialen Ansatz der klinisch-psychiatrischen Diagnostik konfrontiert und beschäftigt – dieser ist für die psychotherapeutische Praxis alleine schon deshalb von Bedeutung, als er in der Kommunikation in der Gesundheitsversorgung und im Krankenkassenwesen sehr einflussreich ist.

3.3 Klassifikation und kategoriale Diagnostik in der Psychotherapie

Der argentinische Schriftsteller Jorge Luis Borges zitiert in einem Essay eine „gewisse chinesische Enzyklopädie", in der es heiße, dass die Tiere sich wie folgt einteilen ließen:

„a) Tiere, die dem Kaiser gehören, b) einbalsamierte Tiere, c) gezähmte, d) Milchschweine, e) Sirenen, f) Fabeltiere, g) herrenlose Hunde, h) in diese Gruppierung gehörige, i) die sich wie Tolle gebärden, k) die mit einem ganz feinen Pinsel aus Kamelhaar gezeichnet sind, l) und so weiter, m) die den Wasserkrug zerbrochen haben, n) die von weitem wie Fliegen aussehen" (Borges 1966, zit. nach Foucault 1974, S. 17).[2]

Klassifikationssysteme sind also Ordnungssysteme für Phänomene, seien es Pflanzen, Tiere, Menschen oder eben Krankheiten – sie sind immer dort nützlich, wo wir in einem unübersichtlichen Feld eine Orientierung benötigen. Auf den ersten Blick klingt das in seiner Ordentlichkeit nicht nur für zwanghafte Charaktere uneingeschränkt positiv – wie uns unsere Reaktion auf das vorangegangene Zitat gezeigt hat, gibt es aber auch gute Gründe, sich kritisch mit den jeweiligen Ordnungsvorschlägen auseinanderzusetzen.

Die Systeme der multiaxialen kategorialen Diagnostik und Klassifikation nach ICD und DSM erlauben eine phänomenologisch-deskriptive Beschreibung von Patienten und Klientinnen, die Psychotherapie in Anspruch nehmen. Sie sind hauptsächlich aus den wissenschaftlichen Erfordernissen nach mehr Objektivität und Präzision beim Diagnostizieren heraus entwickelt worden (vgl. Hiller 2000; Frances 2014; Schneider und Freyberger 2014) und sind heute international anerkannte Basis der syndromal-deskriptiven Funktion der Diagnose. Diese Diagnosesysteme stellen den Versuch dar, die Vielzahl von Erlebens- und Verhaltensauffälligkeiten zu ordnen und durch die Definition von „Störungskategorien" voneinander unterscheidbar zu machen – dabei wird die typologisch-deskriptive multiaxiale Zuordnung über die bei der jeweiligen Störung im Vordergrund stehenden Symptomatik realisiert. Die kriterienbasierte Vorgehensweise sollte es ermöglichen, psychische Störungen auf eine Art zu definieren, die es erlaubt, allgemein akzeptierte bzw. nachvollzieh- und überprüfbare und damit reliable Diagnosen zu stellen. Eine nosologische Klassifikation – im Sinne einer

---

[2]Den Hinweis auf diese Textstelle verdanke ich August Ruhs (2005).

Einordnung in Krankheitsbilder – wurde mit der Argumentation weitestgehend aufgegeben, dass für die Mehrzahl der Störungsbilder keine wissenschaftlich nachweisbare, einheitliche Ätiologie gefunden werden könne. So beschränkte man sich auf Klassifikationskriterien wie die Symptomatik, den Schweregrad einer Störung sowie deren Verlauf und Ausgang (im Sinne zeitlicher Charakteristika). Ätiologische Kriterien als Basis der Klassifikation haben hier nur beschränkt Relevanz (z. B. bei substanzinduzierten psychischen Störungen, Posttraumatischen Belastungsstörungen, Anpassungsstörungen), insofern sie als Ein- und Ausschlusskriterien von Bedeutung sein können. Da man in diesem Paradigma nicht mehr davon ausgeht, dass eine Störung durch eine einzige Hauptdiagnose beschrieben werden kann, wurde das Prinzip der Komorbidität psychischer Störungen gegenüber einem Hierarchieprinzip favorisiert – das heißt, es sind multiple Diagnosen zu stellen, wann immer die entsprechenden Kriterien erfüllt sind (vgl. Hiller 2000; Laireiter 2000, 2001; Stieglitz und Spitzer 2018).

Im Rahmen der Psychotherapie als Profession im Gesundheitswesen dienen klinisch-psychiatrische Diagnosen vor allem der Kommunikation und der Bestimmung der Krankheitswertigkeit eines Leidenszustandes – und damit letztlich der Legitimation einer Psychotherapie als Krankenbehandlung im Sinne der Sozialgesetzgebung. Wenn der Krankheitsbegriff unklar bleibt, wenn also nicht geklärt werden kann, ob jemand krank ist, wird es auch schwierig zu entscheiden, ob eine Krankenbehandlung auf Kosten der Krankenkasse angezeigt ist oder ob es um eine Vertiefung der Selbsterfahrung auf Kosten des Betreffenden zu gehen hat. Als Voraussetzung von differenzierten Therapieentscheidungen bildeten deskriptive Klassifikationssysteme die Grundlage der Entwicklung störungsspezifischer Therapieverfahren und der Indikation störungsspezifischer (medikamentöser) Behandlungsstrategien.

Kritische Stimmen (Landis 2001, 2002; Maio 2011; Frances 2014; Hiller und Rief 2014; Schneider 2014a) halten hier entgegen, dass als Motive hinter der Vereinheitlichung von Diagnosen nicht nur die Wünsche nach internationalem Austausch und besserer Kommunizierbarkeit vermutet werden dürften, sondern dass so die prinzipiell instrumentelle Ausrichtung der Diagnostik und damit deren politische Dimension und marktwirtschaftliche Bedeutung verschleiert werde. Sei dies im Rahmen der Rechtsprechung, wo Diagnosen helfen, kategoriale juristische Entscheidungen zu begründen (z. B. im Rahmen der Feststellung der Schuldfähigkeit), oder im Rahmen der biologisch-pharmakologischen Forschung, die zur Überprüfung störungsspezifischer medikamentöser Behandlungsstrategien möglichst homogene und im besten Fall rein symptomatologisch definierte diagnostische Klassen benötigt (vgl. Landis 2002; Frances 2014). Hat der Arzt einmal das starre Set an „Modellen" z. B. der ICD-10 übernommen, so verzichtet die Patientin, der Patient bald auf seine Subjektivität und übernimmt die Modellbildung des Gegenübers: „Die Patienten sind inzwischen auch schon so geschult, dass sie in die Praxis oder Ambulanz kommen mit der Klage, sie hätten zum Beispiel eine Angststörung. Das griffige Vokabular greift schnell um sich, denn es entlastet von der beängstigenden Subjektivität und Dialektik. ... Der Patient identifiziert sich mit dem Arzt, und die reflexive Subjektivität (zum Beispiel bewußt/unbewußt) wird mit einer irreflexiven Objektivität (den ICD-10 Kriterien) identifiziert, für deren Manipulation der Arzt nun das taugliche Handwerkszeug, sprich: die Medikamente hat" (Landis 2001, S. 100 f).

So führte das Erscheinen der DSM-5 Kriterien zu einem Aufleben der Diskussion um die Frage, inwieweit und ab wann eine anhaltende Trauerreaktion als pathologisch bzw. krankheitswertig einzustufen wäre. Während im DSM-III die Diagnose der Depression noch ein Ausschlusskriterium für Trauer beinhaltete – womit eine Depression nicht zu diagnostizieren war, wenn die beschriebenen Symptome durch eine Trauerreaktion begründet werden konnten bzw. mit einer solchen einhergingen –, wurde im DSM-IV das Ausschlusskriterium insofern erweitert, als die Diagnose einer Depression kodiert werden konnte, wenn die entsprechende Symptomatik bereits länger als zwei Monate andauerte. Im DSM-5 nun wurde Trauer als Ausschlusskriterium für eine Depressionsdiagnose quasi aufgehoben und damit implizit die Diagnose für die Depression erweitert, da nun eine Major Depression zu diagnostizieren ist, wenn ein Mensch nach dem Verlust einer nahestehenden Person länger als zwei Wochen eine Trauerreaktion zeigt – womit die Gefahr droht, trauernde Mensch im Sinne einer falsch positiven Diagnose zu pathologisieren und (pharmakologisch) zu behandeln (vgl. Wagner 2016). Schneider (2014b) betont vor diesem Hintergrund die Bedeutung einer kritischen Auseinandersetzung mit der feststellbaren Ausweitung des Krankheitsbegriffes z. B. durch eine Absenkung der diagnostischen Schwelle, welche letztlich über die Pathologisierung von „normalen" Erlebens- und Verhaltensweisen einer Übertherapie, die wiederum oft Psychopharmaka favorisiert, den Weg ebnet.

3.4 Die Operationalisierte Psychodynamische Diagnostik (OPD)

In den bestehenden internationalen diagnostischen Instrumenten DSM-5 wie auch ICD-10 wurde, wie oben ausgeführt, nicht nur das Neurosenkonzept aufgegeben, sondern in einer scheinbar ätiologiefreien Orientierung auch auf die Darstellung psychodynamischer Prozesse verzichtet. Neben diesem Verzicht auf intrapsychische Modelle als Erklärungs- und Ordnungsprinzip liegt ihre Begrenzung darin, dass syndromale Kategorien nur wenig geeignet sind, Handlungsanleitungen für das psychotherapeutische Vorgehen zu liefern (vgl. Laireiter 2000; Mentzos 2009; Mertens 2000; Rudolf 2011).

Die OPD (vgl. Arbeitskreis OPD 1996, 2007; Schneider et al. 2018) wurde als ein im Bereich der psychodynamischen und psychoanalytischen Psychotherapie verankertes System der Diagnostik entwickelt. Die Arbeitsgruppe OPD konstituierte sich zu Beginn der 90er-Jahre aus psychotherapeutischen Klinikern und Forschern. Ziel war es, Ergänzungen zur inzwischen etablierten symptomatisch-deskriptiv orientierten psychiat-

rischen Diagnostik zu entwickeln. Vor diesem Hintergrund wurden therapierelevante psychodynamische Aspekte operationalisiert. Dies geschah auch mit dem Wunsch, psychoanalytische Diagnostik kommunizierbar zu machen, weshalb soweit wie möglich auf schulenspezifische Terminologie verzichtet wurde. Operationalisierung als Übersetzung eines ursprünglich theoretischen Begriffs in einen an der Logik des experimentellen Designs ausgerichteten „operationalen" Begriff bringt immer eine Diskrepanz zwischen theoretischem Konstrukt und operationalisierter Beobachtung mit sich (vgl. Arbeitskreis OPD 2007; Schneider et al. 2018; Schülein 1999).

Wesentlicher Kritikpunkt an psychoanalytischen Theorien vonseiten einer an empirischer Forschung ausgerichteten Diagnostik war stets die Erreichung eines klinischen Konsenses bzw. einer akzeptablen Interrater-Reliabilität - ein Phänomen, das sich durch das hohe Abstraktionsniveau der psychoanalytischen Metapsychologie mit ihrem Bezug auf das (per definitionem) nicht direkt beobachtbare Unbewusste begründen lässt. Gleichzeitig verbieten die Komplexität des Feldes und der dynamische Charakter vieler diagnostischer Kriterien eine Verabsolutierung der diagnostischen Kategorien, deshalb wurde bei den Operationalisierungen ein mittleres Abstraktionsniveau angestrebt, das zwischen den Polen einer „reinen" Verhaltensbeschreibung und „reiner" metapsychologischer Begriffsbildung liegt. „So gilt es für die Verfasser von Operationalisierungen psychoanalytischer Konzepte Mittelwege zu finden, die einen Zugewinn an Klarheit und Eindeutigkeit gestatten, ohne das Konzept gleichzeitig zu weit aus seinem dynamischen Gehalt zu lösen" (Arbeitskreis OPD 2007, S. 41). Wobei die OPD-2 im Gegensatz zur ursprünglichen, ersten OPD-Version nicht mehr nur ein Instrument zur Erhebung von Querschnittsdiagnosen ist, sondern in stärkerem Maß auf therapeutische Prozesse fokussiert und eine Therapieplanung durch die Bestimmung von Therapieschwerpunkten ermöglichen soll.

Die OPD ist im Sinne einer multiaxialen psychodynamischen Diagnostik in fünf Achsen gegliedert. Als therapierelevante, noch ausreichend operational fassbare diagnostische Aspekte wurden entsprechend der klinischen Erfahrung, aber auch gemäß einer psychoanalytischen Denktradition folgende Achsen ausgewählt: das bewusste Krankheitserleben und die subjektiven Behandlungsvoraussetzungen (Achse I), typische und maladaptive Beziehungsmuster[3] (Achse II), zentrale vorbewusste Konflikte (Achse III) und die Einschätzung struktureller Fähigkeiten und Merkmale wie auch Vulnerabilitäten der Persönlichkeit (Achse IV). Den Abschluss bildet die syndromale Diagnostik der ICD-10 (Achse V), ergänzt durch einige Aspekte psychosomatischer Störungen. Dabei bewegen sich die eigentlich psychodynamischen Achsen (I-IV) von der Erfassung manifest geschilderten Beziehungsverhaltens über basale Konflikte hin zu komplexen persönlichkeitsstrukturellen Eigenschaften. Die Achsen zeigen einen wachsenden Abstraktionsgrad und damit eine Zunahme des Ausmaßes von indirekter Schlussbildung und Interpretation.

Wie bereits beschrieben, ist die OPD-2 in stärkerem Maß als die Vorgängerversion auf therapeutische Prozesse ausgerichtet und versucht deshalb, auch Ressourcen von Probanden zu erfassen, und ermöglicht eine Therapieplanung durch die Bestimmung von evaluierbaren Therapieschwerpunkten, sogenannter „Foki". Die Fokusbildung als Ergebnis einer diagnostischen Entscheidung wird so zur Grundlage für die Ableitung differenzieller therapeutischer Strategien (Therapieplanung), außerdem können psychotherapeutisch induzierte Veränderungen in den identifizierten OPD-Kategorien im Prozess verfolgt werden.

Ein diagnostisches System im Bereich der Psychotherapie kann jedoch nicht das Verständnis der individuellen Biografie sowie das Erleben der je individuellen therapeutischen Beziehung ersetzen. Ähnlich wie in der kategorialen Diagnostik der ICD-10 müssen auch in der OPD-Diagnostik komplexe psychische Prozesse aufge-

spalten und auf verschiedenen Achsen abgebildet werden – mit diesem Schritt werden aber gleichzeitig reflexiv dynamische und konflikthafte Bewältigungsstrategien auf scheinbar widerspruchsfreie, standardisierte Items reduziert. Wird aber versucht, reflexive Gegenstände zu klassifizieren, also „irreflexiv" abzubilden, führt das automatisch zu einem Verlust bzw. zur Denaturierung differenzierter ätiologischer und psychodynamischer Modelle (vgl. Landis 2001, 2002; Schülein 1999; Slunecko 1997; Freyberger und Schneider 2014).

3.5   Das österreichische Modell: Die Diagnostik-Leitlinie

In den Jahren von 1999 bis 2004 wurden in einem Forschungsausschuss des Psychotherapiebeirates des Gesundheitsministeriums „Leitlinien für eine psychotherapeutische Diagnostik unter Praxisbedingungen", wie sie in Österreich durch das Psychotherapiegesetz vorgegeben sind, erarbeitet. In diesen Leitlinien wird das psychotherapeutisch-diagnostische Vorgehen einerseits als Voraussetzung für das Zustandekommen des psychotherapeutischen Prozesses angesehen, während es zugleich auch im Verlauf des gesamten psychotherapeutischen Prozesses und der psychotherapeutischen Behandlung zur Wirkung kommt (vgl. Bartuska et al. 2005). Ziel war es, eine „Psychotherapeutische Diagnostik" im Sinne einer Grundlagendiagnostik zu erarbeiten, welche als gemeinsame Basis und als Ausgangspunkt für die Anwendung fachspezifischer diagnostischer Systeme dienen kann und soll. Dabei wurde die Unterschiedlichkeit und Vielfalt der methodenspezifischen psychotherapeutischen Diagnostik (vgl. auch Laireiter 2000, 2001; Slunecko 1997) als Reichtum verstanden und so ganz explizit nicht das Ziel verfolgt, eine Einheitsdiagnostik zu formulieren.

Als Gegenstand der psychotherapeutischen Diagnose wird hier die Feststellung psychopathologischer Sachverhalte im Sinn von subjektiven Leiden einer oder mehrerer Personen unter den Voraussetzungen kultureller und gesellschaftlicher Normen sowie ökonomischer Bedin-

---

[3]Das dysfunktionale Beziehungserleben und -verhalten wird verstanden als Ergebnis von sowohl lebensgeschichtlich determinierten inneren Konflikten (Achse III) als auch von Strukturdefiziten und Vulnerabilitäten (Achse IV).

gungen verstanden. Wesentlich ist hier also die Gebundenheit der Diagnostik an die Subjektivität von Erleben und Leiden, während im organpathologischen Bereich Normabweichungen hauptsächlich an Objektivitätskriterien gebunden sind (vgl. hierzu Schülein 1999; Slunecko 1997).

Im Rahmen des Prozesses der psychotherapeutischen Diagnosestellung sind deshalb folgende sich wechselseitig beeinflussende Dimensionen zu reflektieren und zu beurteilen: 1) die Symptomatik in Relation zur Persönlichkeit, 2) die psychotherapeutische Beziehung und 3) die Krisenhaftigkeit. Als Ergebnis dieses Prozesses geht eine differenzielle Indikationsstellung hervor, die feststellt, ob eine psychotherapeutische Behandlung indiziert ist, ob in weiterer Folge eine ergänzende organmedizinische, psychiatrische und/oder klinisch-psychologische diagnostische Abklärung notwendig ist und welche spezifische psychotherapeutische Behandlung (mit welcher Methode, in welchem Setting) angezeigt erscheint. Der beschriebene Ansatz greift also die Möglichkeit der multiaxialen ICD-10-Klassifizierung auf und betont explizit die Bedeutung der Beachtung von Komorbiditäten zwischen umgrenzten Symptomatiken und den sogenannten Persönlichkeitsstörungen. Gleichzeitig wird aber die Notwendigkeit einer zusätzlichen Beachtung und Beurteilung der spezifischen Persönlichkeit bei bislang nur monosymptomatisch zu diagnostizierenden Störungen als unumgänglich eingeführt.

Im Unterschied zur psychiatrischen Diagnostik, die kaum begriffliches Inventar zur Beschreibung von Beziehungsstilen und Interaktionsmustern zur Verfügung stellt und damit in diesem Bereich über eine geringe Tiefenschärfe verfügt, sind Einschätzungen der Dimension „Beziehung" als eine diagnostische Kernkompetenz des erfahrenen Psychotherapeuten zu verstehen. Dies ist insofern von besonderer Bedeutung, als Manifestationen psychischer Störungen nicht statisch sind, sondern sich im Rahmen der therapeutischen (Übertragungs-Gegenübertragungs-) Beziehung entwickeln und in dieser anhand eines prozesshaften Diagnostizierens erfasst und mittels eines hermeneutischen Verstehensprozesses in Sprache einge-

holt werden müssen. Der Diagnoseprozess ist damit – wie schon oben ausgeführt – permanente Begleitung des Therapieprozesses und wirkt auf diesen fortlaufend zurück.

3.6 Auf dem Weg zu einer Psychotherapeutischen Diagnostik

Obwohl auch in der Medizin längst von einem „bio-psycho-sozialen Modell" (Engel 1977) ausgegangen wird und damit der Ansatz der möglichst objektiven Betrachtung des „Gegenstandes" Patient abgelöst wurde von einem Verständnis für das Element der Subjektivität, das jede wissenschaftliche Beobachtung des Menschen einschließt (vgl. BMG 2005; Bartuska et al. 2005; Schülein 1999), droht mit einer rein deskriptiven, vor allem symptomorientierten Diagnostik weiterhin eine positivistische Verfremdung des Menschen als Objekt (vgl. Maio 2011; Slunecko 1997; Frances 2014). Und es stellt sich die Frage, inwieweit derartig generierte Diagnosen uns dabei helfen können, das zu erreichen, was der Patient letztlich von uns erwartet: nämlich eine individuell zutreffende Prognose und eine erfolgreiche Behandlung. Mit Ruhs lässt sich festhalten, dass gerade „in einem Bereich wie dem Psychischen, wo es um jene spezifisch menschlichen Eigenschaften geht, die, an Individualität und Subjektivität gebunden, kontinuierlich verteilt, schwer abgrenzbar, eng miteinander verflochten und außerdem kulturabhängig und historisch sensibel sind, jedes Ordnen, Zählen, Messen und Klassifizieren besonders problematisch ist" (Ruhs 2005, S. 147) und Übergänge von Normalität und Pathologie stets als fließend und eben als von jeweils herrschenden kulturellen, soziologischen und politischen Bedingungen zu betrachten sind. Der psychotherapeutische Blick bzw. die Spezifität des psychotherapeutischen Zuhörens und Aufnehmens hat hier Entscheidendes zur Herausarbeitung einer vor allem auf der Therapeut-Patienten-Beziehung beruhenden, prozessorientierten Diagnostik beizutragen. In diesem Sinne stellen z. B. für den Autor als Psychoanalytiker die Beobachtung und Interpretation des eigenen, binnenpsychischen Geschehens ein wesentliches diagnostisches Instrument zum Verständnis der sich entwickelnden (unbewussten) intersubjektiven Szene (vgl. Argelander 1970; Laimböck 2000) und damit der sogenannten Übertragungsangebote der Patientin dar. Eine so begründete Hypothesenbildung versucht, das Lebendige, Subjektive und Sinnhafte der Probleme des Individuums einzufangen und in einen, wie oben von Ruhs ausgeführt, hochkomplexen Bedeutungs- und Bedingungskontext zu integrieren.

Für die Praxis muss außerdem gelten, dass die Möglichkeiten und Notwendigkeiten psychotherapeutischer Diagnostik durch die Rahmenbedingungen des jeweiligen Bereiches bestimmt werden, in dem ein Patient mit Methoden der Psychotherapie untersucht werden soll. „So ist der theoretische Blick auf die Notwendigkeiten und Möglichkeiten psychoanalytischer Diagnostik ein anderer, ob die Konzeption etwa in der Privatpraxis, in einer akademischen Forschungseinrichtung oder in einer psychiatrischen Klinik entstanden ist" (Mans 2000, S. 42).

3.7   Abschluss und Ausblick

Aktuell ist das Thema „Psychotherapeutische Diagnostik" sowohl gesellschaftspolitisch wie auch berufspolitisch wieder mehr in den Vordergrund gerückt, dies hängt zusammen mit den voranschreitenden Bestrebungen zur Akademisierung der fachspezifischen Ausbildung[4] (mit dem Fokus auf Wissenschaftlichkeit) und der durch die Politik angeregte Novellierung des Psychotherapiegesetzes. In einem Psychotherapiegesetz „neu" ist eine weitere Stärkung der Psychotherapeutischen Diagnostik als fachspezifischem Ausbildungsinhalt zu erwarten, ebenso wird über eine Verankerung des Lerninhalts „Psychotherapeutische Begutachtung" in der psychotherapeutischen Ausbildung zu diskutieren sein. Ein weiterer Grund für die Schärfung unserer diagnostischen Instrumente,

sprich die Entwicklung der psychotherapeutischen diagnostischen Kompetenz, ist aber auch die notwendige Abgrenzung und Profilierung des psychotherapeutischen Berufsstandes gegenüber den angrenzenden Gesundheitsberufen, wo z. B. nach dem Psychologengesetz 2013 einer Engführung der diagnostischen Kompetenz auf den psychologischen Berufsstand entgegenzutreten ist. Vor diesem Hintergrund muss sich die Psychotherapie also durchaus gerechtfertigt die Frage gefallen lassen: „Wie betreibt Ihr Diagnostik – und wie wissenschaftlich ist diese?"

Literatur

American Psychiatric Association (Hrsg) (2018) Diagnostisches und Statistisches Manual Psychischer Störungen DSM-5. Deutsche Ausgabe herausgegeben von Falkai & Wittchen. Hogrefe, Göttingen

Antony MM, Barlow DH (Hrsg) (2011) Handbook of assessment and treatment planning for psychological disorders. Guilford, New York

Arbeitskreis OPD (Hrsg) (1996) Operationalisierte Psychodynamische Diagnostik (OPD). Grundlagen und Manual. Verlag Hans Huber, Bern

Arbeitskreis OPD (Hrsg) (2007) Operationalisierte Psychodynamische Diagnostik OPD-2. Das Manual für Diagnostik und Therapieplanung. Verlag Hans Huber, Bern

Argelander H (1970) Das Erstinterview in der Psychotherapie. Wissenschaftliche Buchgemeinschaft, Darmstadt

Bartuska H, Buchsbaumer M, Metha G, Pawlowsky G, Wiesnagrotzki S (Hrsg) (2005) Psychotherapeutische Diagnostik. Leitlinien für den neuen Standard. Springer, Wien

Borges JL (1966) Die analytische Sprache John Wilkins'. In: ders.: Das Eine und die Vielen: Essays zur Literatur. Hanser, München, S 212. Zitiert nach: Foucault M (1974) Die Ordnung der Dinge, 22. Aufl. Suhrkamp, Frankfurt am Main, S 17 (2012)

Bundesministerium für Gesundheit und Frauen (2005) Diagnostik-Leitlinie für Psychotherapeutinnen und Psychotherapeuten auf Grundlage eines Gutachtens des Psychotherapiebeirates vom 15. Juni 2004. Begriffserklärung und Leitlinien zur psychotherapeutischen Diagnostik. Psychother Forum 13(Suppl 3):82 ff

Engel GL (1977) The need for a new medical model: a challenge for biomedicine. Science 196:129–136

Frances A (2014) DSM und die Psychotherapie. Psychotherapeut 59:461–463

Freud S (1905a) Über Psychotherapie. GW V. Fischer, Frankfurt/M., S 13–26

---

[4]Mit Stand Oktober 2019 waren 26 der 41 Anbieter von fachspezifischer Ausbildung in Österreich über unterschiedliche Kooperationen universitär vernetzt.

Freud S (1905b) Bruchstück einer Hysterie-Analyse. GW V. Fischer, Frankfurt/M., S 161–286

Freud S (1913) Zur Einleitung der Behandlung. Weitere Ratschläge zur Technik der Psychoanalyse. GW. VIII. Fischer, Frankfurt/M., S 454–478

Freud S (1933) Neue Folge der Vorlesungen zur Einführung in die Psychoanalyse. Vorlesung XXXIV: Aufklärungen, Anwendungen, Orientierungen. GW. XV. Fischer, Frankfurt/M., S 147–169

Freud S, Breuer J (1895) Studien über Hysterie. GW I. Fischer, Frankfurt/M., S 75–312

Freyberger H-J, Schneider W (2014) Relevanz der Diagnostik in der Psychotherapie. Psychotherapeut 59:437–438

Fürstenau P (1972) Probleme der vergleichenden Psychotherapieforschung. Psyche – Z Psychoanal 26: 423–462

Hiller W (2000) Klassifikation und kategoriale Diagnostik in der Psychotherapie: Klassifikation nach ICD und DSM. In: Laireiter A-R (Hrsg) Diagnostik in der Psychotherapie. Springer, Wien, S 353–366

Hiller W, Rief W (2014) Die Abschaffung der somatoformen Störungen in der DSM-5 – ein akademischer Schildbürgerstreich? Psychotherapeut 59:448–455

Laimböck A (2000) Das psychoanalytische Erstgespräch. Edition diskord, Tübingen

Laireiter A-R (2000) Diagnostik in der Psychotherapie: Perspektiven, Aufgaben und Qualitätskriterien. In: Laireiter A-R (Hrsg) Diagnostik in der Psychotherapie. Springer, Wien, S 3–23

Laireiter A-R (2001) Diagnostik in der Psychotherapie. Psychotherapeut 46:90–101

Landis EA (2001) Logik der Krankheitsbilder. Psychosozial-Verlag, Gießen

Landis EA (2002) Die ICD-10 und die Frage nach den natürlichen Krankheitseinheiten bei psychischen Erkrankungen. Psyche – Z Psychoanal 56:630–656

Maio G (2011) Verstehen nach Schemata und Vorgaben? Zu den ethischen Grenzen einer Industrialisierung der Psychotherapie. Psychotherapeutenjournal 2:132–138

Mans EJ (2000) Psychoanalytische Diagnostik in der Praxis. In: Laireiter A-R (Hrsg) Diagnostik in der Psychotherapie. Springer, Wien, S 41–54

Mentzos S (2009) Lehrbuch der Psychodynamik. Die Funktion der Dysfunktionalität psychischer Störungen. Vandenhoeck & Ruprecht, Göttingen

Mertens W (2000) Diagnostik in der Psychoanalyse. In: Laireiter A-R (Hrsg) Diagnostik in der Psychotherapie. Springer, Wien, S 27–40

Reinecker-Hecht C, Baumann U (2011) Klinisch-psychologische Diagnostik: Allgemeine Gesichtspunkte. In: Perez M, Baumann U (Hrsg) Lehrbuch Klinische Psychologie – Psychotherapie. Verlag Hans Huber, Bern

Rudolf G (2011) Psychodynamische Psychotherapie. Die Arbeit an Konflikt, Struktur und Trauma. Schattauer, Stuttgart

Rudolf G, Grande T, Henningsen P (2002) Die Struktur der Persönlichkeit. Theoretische Grundlagen zur psychodynamischen Therapie struktureller Störungen. Schattauer, Stuttgart. (2010)

Ruhs A (2005) Zur Problematik einer psychotherapeutischen Diagnostik mit besonderer Berücksichtigung der psychoanalytischen Perspektive. In: Bartuska H et al (Hrsg) Psychotherapeutische Diagnostik. Leitlinien für den neuen Standard. Springer, Wien, S 147–153

Schneider W (2014a) Diagnostik in der Psychotherapie. Psychotherapeut 59:439–447

Schneider W (2014b) Preventing overdiagnosis. Winding back the harms of too much medicine. Psychotherapeut 59:464–466

Schneider W, Klauer T (2016) Aktualität der Indikationsfrage. Psychotherapeut 61:277–278

Schneider W, Benecke C, De la Parra G, Freyberger HJ, Initialgruppe OPD (2018) Operationalisierte Psychodynamische Diagnostik. Entwicklungsgeschichte, Konzepte und Perspektiven. Psychotherapeut 63:373–380

Schülein AJ (1999) Logik der Psychoanalyse. Eine erkenntnistheoretische Studie. Psychosozial Verlag, Gießen

Slunecko T (1997) Vom Maximalkonsens zum Minimaldissens. Psychotherapieforum 5:219–232

Stieglitz R-D, Spitzer C (2018) Diagnostik in der Psychotherapie. Psychotherapeut 63:423–440

von Uexküll T, Wesiack W (1996) Theorie des diagnostischen Prozesses. In: von Uexküll T, Adler R (Hrsg) Psychosomatische Medizin, 5. Aufl. Urban und Schwarzenberg, München, S 301–306

Wagner B (2016) Wann ist Trauer eine psychische Erkrankung? Trauer als diagnostisches Kriterium in der ICD-11 und im DSM-5. Psychotherapeutenjournal 15(3):250–255

Alexander E. Schwetz, Mag. rer. nat., Klinischer- und Gesundheitspsychologe. Psychotherapeut (Psychoanalyse/Psychoanalytische Psychotherapie) in freier Praxis. Lehranalytiker des Wiener Arbeitskreises für Psychoanalyse (WAP) und der Internationalen Psychoanalytischen Vereinigung (IPA). Lehrtherapeut, Lehrsupervisor und Dozent im POP-Fachspezifikum an der Wiener Psychoanalytischen Akademie. Leitung von Infant-Observation-Seminaren im Rahmen der POSKJ-Weiterbildung an der Wiener Psychoanalytischen Akademie. Allgemein beeideter und gerichtlich zertifizierter Sachverständiger (Fachgebiet Psychotherapie). www.alexander-schwetz.at

Geschlechtsspezifische Einflussfaktoren im diagnostischen Prozess

Claudia Höfner, Maria Theresia Rohrhofer
und Luise Zieser-Stelzhammer

4.1 Einleitung

Gesundheit und Krankheit sind in hohem Maße von ihrem jeweiligen soziokulturellen Kontext abhängig. Gesellschaftliche Interessensgruppen „bewerten Krankheitsgeschehen und Gesundheitsverhalten, sie definieren, was krank ist oder gesund. Medizinische und andere Pathogenesemodelle gehören hier ebenso dazu wie salutogenetische Konzepte – beide sind auf der Makroebene betrachtet immer Kinder ihrer Zeit" (Höfner 2020b, S. 292). Daher muss eine psychotherapeutische Gesundheits- und Krankheitslehre ebenso wie eine fachkundige psychotherapeutische Diagnostik immer kontextbezogen, multifaktoriell und prozessual gestaltet sein.

Seit über 50 Jahren existieren Theorien und Forschungsansätze, die sich mit Geschlecht als zentraler Ordnungs- und Analysekategorie moderner Gesellschaften auseinandersetzen. So hat Geschlecht nicht nur einen Einfluss auf unser Alltagshandeln, auf unsere Interaktionen, Normen und Betrachtungsweisen, sondern auch auf wissenschaftliche Konzepte zu Saluto- und Pa-

thogenese, zu Diagnostik, Therapie und vieles mehr (Höfner 2007, 2008, 2020a, 2020b).

Etwas jünger ist das Feld der Intersektionalitäts- und Diversitätsforschung. Hierbei geht es um die Verschränkung von Geschlecht mit anderen Kategorien sozialer Ungleichheit (wie Kultur, Ethnizität, Schicht bzw. Klasse, sexuelle Orientierung, Behinderung, kulturelles, ökonomisches und soziales Kapital etc.) (Höfner 2020a). Hier klafft insbesondere im Bereich der psychotherapeutischen Diagnostik eine große Forschungslücke, die dadurch verstärkt wird, dass Psychotherapie nicht allen gesellschaftlichen Gruppen zur Verfügung steht bzw. von diesen angenommen wird.

Lange Zeit wurden die Erkenntnisse der Frauen- und Geschlechterforschung in Bereichen der klinischen Psychologie, der Psychotherapie und Medizin nicht ausreichend rezipiert oder in Forschungsdesigns kaum berücksichtigt. Von besonderer Relevanz scheint in diesem Zusammenhang die Tatsache, dass sowohl die medizinische wie auch die psychologische Diagnostik von Zuschreibungen geprägt ist, wie sich eine „normale" gesunde Frau bzw. ein „normaler" gesunder Mann zu verhalten hätten (Scheffler 2010a).

Im Folgenden soll nach einer knappen Erklärung der Kategorie Geschlecht sowie anderen Diversitätsfaktoren kritisch hinterfragt werden, welche geschlechtsspezifischen Unterschiede in der Häufigkeit psychischer Störungen vorhanden sind und worauf sich diese zurückführen lassen. Der Artikel schließt mit Empfehlungen für die

C. Höfner (✉) · M. T. Rohrhofer · L. Zieser-Stelzhammer
Fachsektion Integrative Therapie, Österreichischer
Arbeitskreis für Gruppentherapie und
Gruppendynamik (ÖAGG), Wien, Österreich
e-mail: praxis@claudiahoefner.at;
rohrhofer@rohrhofer.eu; luise@zieser-stelzhammer.at

© Springer-Verlag GmbH Deutschland, ein Teil von Springer Nature 2022
C. Höfner, M. Hochgerner (Hrsg.), *Psychotherapeutische Diagnostik*,
https://doi.org/10.1007/978-3-662-61450-1_4

psychotherapeutische Praxis, insbesondere für die Diagnostik.

4.2 Standortbestimmung: Sex – Gender – Diversität – Intersektionalität

West und Zimmerman entwickelten 1987 ein dreigliedriges Konzept von Geschlecht, das ohne naturgegebene Vorgaben auskommt und bis heute Gültigkeit in der Geschlechterforschung hat. Die drei Kategorien „sex", „sex category" und „gender" können analytisch voneinander unabhängig gedacht werden. „Sex" gilt als Geburtsklassifikation des körperlichen Geschlechts aufgrund sozial vereinbarter biologischer Kriterien. „Sex category" bedeutet die soziale Zuordnung zu einem Geschlecht im Alltag, die auf einer sozial geforderten Darstellung einer erkennbaren Zugehörigkeit zu Weiblichkeit oder Männlichkeit basiert und nicht der Geburtsklassifikation entsprechen muss. „Gender" wird als soziales Geschlecht im Sinne einer intersubjektiven Validierung in Interaktionsprozessen definiert. Es entsteht durch situationsadäquates Verhalten im Lichte normativer Vorgaben und unter Berücksichtigung jener Tätigkeiten, die der in Anspruch genommenen Geschlechtskategorie angemessen sind (Höfner 2020a).

Das Modell von „doing gender" (West und Zimmerman 1987) eröffnet durch die reflexive Beziehung zwischen den drei genannten Dimensionen einen Weg, „Natur" als kulturell gedeutet zu begreifen und somit in die soziale Konstruktion von Geschlecht hineinzuholen. Dadurch bewahrt das Modell uns vor dem Missverständnis, Geschlecht sei etwas, das ein Individuum per se habe und das im alltäglichen Handeln seinen Ausdruck finde (Gildemeister 2010). Indem die Zugehörigkeit zu einer bestimmten „sex category" ebenso wie die Innenrepräsentanz von „gender" permanent interaktiv von anderen bestätigt werden muss, wird die von Mead (1968) proklamierte intersubjektive Konstitution von sozialer und personaler Identität in einen Bezug zur Geschlechtlichkeit gestellt (Gildemeister 2010).

Der Begriff Intersektionalität (Crenshaw 1989) gewann in den 1990er-Jahren im Zuge der Globalisierung an Bedeutung und bot die Möglichkeit, verschiedene Ebenen von Unterdrückung durch Geschlecht, Race und Klasse miteinander in Beziehung zu setzen. Es hatte sich gezeigt, dass die Kategorie Geschlecht in zwischenmenschlichen Interaktionen niemals alleine, sondern zeitgleich mit schichtspezifischen und ethnischen Unterschieden ihre Wirkung entfaltet. Neben Geschlecht müssen daher auch „class" und „race", wie Crenshaw es nannte, als zentrale ungleichheitsgenerierende Kategorien berücksichtigt werden (Winker und Degele 2009), insbesondere in Fragen von Chancengleichheit, Gesundheit und Krankheit. So haben Männer und Frauen, die unterhalb der Armutsgrenze leben, eine gleichermaßen kürzere Lebenserwartung von durchschnittlich zehn Jahren, wenn man sie mit wohlhabenden Männern und Frauen vergleicht (Lampert et al. 2016). Heute werden viele verschiedene Kategorien hinzugenommen und unter dem Begriff Diversität subsummiert (Höfner 2020a).

Intersektionalität ist weiter gefasst als Diversität und beschreibt die Mehrdimensionalität und Verwobenheit von Zugehörigkeiten bzw. Zuschreibungen zu spezifischen Diversitätskategorien (gender, race, class etc.), die alle Ungleichheit generieren. Dies geht über eine simple Addition der Differenzlinien hinaus und analysiert die Unterdrückungs- und Diskriminierungsprozesse im Kontext von Mehrfachzugehörigkeiten, Verschränkungen und Wechselwirkungen (Höfner 2020a, S. 259).

Diversität ist ein Konzept, um zwischen individuellen und Gruppenmerkmalen auf verschiedensten Ebenen zu unterscheiden und diese – auch im therapeutischen Prozess – anzuerkennen. Es dient dazu, individuelle, soziale und strukturelle Gemeinsamkeiten und Unterschiede von Menschen und Gruppen entsprechend wahrzunehmen. Gardenswartz und Rowe (1998) differenzieren zwischen (1) Persönlichkeit, (2) inneren Kerndimensionen (Geschlecht, Alter/Generationen, sexuelle Orientierungen, Behinderungen und Beeinträchtigungen, Ethnizität/Nationalität und Race/Hautfarbe, (3) äußeren Dimensionen (Einkommen, soziale Herkunft, Gewohnheiten, Freizeitverhalten, Religion/Weltanschauung,

Ausbildung, Berufserfahrung, Aussehen, Sprache/Dialekt, Elternschaft, Familienstand und geografische Lage) sowie (4) organisationalen Dimensionen von Diversität. Je nach Kontext können verschiedene Unterschiedsdimensionen wirksam sein und in verschiedenen Lebensbereichen soziale und strukturelle Inklusions- und Exklusionsprozesse hervorrufen. Welche Dimensionen das aktuelle Geschehen beeinflussen, ist kontext-, situations- und zielabhängig. Daher darf man nicht nur eine Dimension in den Blick nehmen, sondern muss multidimensional und intersektional vorgehen (Abdul-Hussain 2012; Abdul-Hussain und Baig 2009).

Diversität ist demnach ein hilfreiches Konzept bei der Auseinandersetzung mit pluralistischen Lebensformen. Es sensibilisiert für die Bedürfnisse und Problemlagen verschiedener sozialer Gruppen und Einzelpersonen und findet Anwendung in der Gleichstellungs- und Antidiskriminierungspolitik sowie in Debatten um Menschenrechte (Höfner 2020a, S. 258). Es muss daher auch in jedem diagnostischen und therapeutischen Prozess eingebunden werden.

Schließlich haben die Queer Studies dazu beigetragen, Kategorien wie Geschlecht, sexuelles Begehren, Ethnizität und Klasse nicht als Persönlichkeitsmerkmal oder privaten Lebensentwurf zu verstehen, sondern als Kategorien der Macht. Durch sie werden Individuen „in einer bestimmten und bestimmenden Relation zu ökonomischen und institutionellen Ressourcen" positioniert (Hark 2010, S. 112), was selbstverständlich auch Auswirkungen auf den Zugang zu wertfreier Diagnostik sowie die Behandlung durch Psychotherapie hat. Darüber hinaus geht es auch um den Zugang zu anderen „sozialen Möglichkeiten, zu rechtlichem Schutz und sozialen Privilegien" (a.a.O.) sowie um Formen spezifischer „sozialer Kontrolle, die vom Ein- bzw. Ausschluss von Bürgerrechten bis zu verbaler Verhöhnung und physischer Gewalt reichen" (a.a.O.). In diese Sinne sind die Suche nach diskursiv organisierten Regulierungs- und Normalisierungsverfahren von Geschlecht sowie die kritische Analyse der systematischen Konstruktion und Reproduktion von Zweigeschlechtlichkeit fruchtbringend für Psychotherapie und Diagnostik, denn beides eröffnet auch Möglichkeiten einer Transformation.

4.3 Der Einfluss von Geschlecht und Diversität auf Gesundheit und Krankheit

In zahlreichen internationalen Studien und Metanalysen konnte nachgewiesen werden, dass Frauen und Männer sich in Bezug auf Vulnerabilität, Prävalenz- und Inzidenzraten bei psychischen und physischen Krankheiten unterscheiden (Faltermaier und Hübner 2016). Auch die subjektive Wahrnehmung von Gesundheit weist geschlechtsspezifische Differenzen auf: Männer schätzen diese deutlich besser ein als Frauen (Sieverding 2005; Lange und Kolip 2016; RKI 2012). Die Ursache liegt einerseits im Bereich komplexer, geschlechtsspezifischer Sozialisationsprozesse, andererseits in gesellschaftlichen Auswirkungen wie Ungleichheit und eingeschränkten Handlungsfeldern (Wimmer-Puchinger et al. 2016). In aller Regel wirken biologisch-genetische und psychosoziale Faktoren interaktiv zusammen, wobei diese Wirkmechanismen äußerst komplex sind und nach multidimensionalen Erklärungsansätzen verlangen (Faltermaier und Hübner 2016; Luy 2009).

So weisen Frauen und Männer heterogene Morbiditäts- und Mortalitätsprofile auf (Lademann und Kolip 2005). Im EU-Raum (28 Länder) haben Frauen laut EUROSTAT (2018) eine längere Lebenserwartung als Männer (83,6 : 78,3 Jahre). Allerdings verbringen Frauen dadurch auch weniger Zeit bei guter Gesundheit (63,8 : 63,4 Jahre). Dieser Geschlechtsunterschied kommt in fast allen Nationen vor, insbesondere in der westlichen Hemisphäre (Pauli und Hornberg 2010). Bezeichnet wird er als Genderparadox, welcher auf folgenden geschlechtsspezifischen Faktoren beruht: (1) biologische Faktoren, (2) Lebens- und Arbeitsbedingungen, (3) Umgangsformen mit Gesundheit und Krankheit, (4) Repräsentationen von Beschwerden und Krankheiten nach außen sowie (5) Inanspruchnahmeverhalten und Versorgungsleistungen (Maschewsky-Schneider 2016).

In diesem Zusammenhang sei auf eine Studie von Luy (2002) hingewiesen, der herausfand, dass die Lebenserwartung von Mönchen und Nonnen – im Unterschied zur Gesamtbevölkerung – nur ein bis zwei Jahre differiert, da Mönche länger leben als die restliche männliche Bevölkerung. Als Gründe für die kürzere Lebenserwartung der Männer werden ihre höhere Risikobereitschaft im Umgang mit ihrem Körper, riskantere Arbeitsbedingungen, Suizide, Unfälle (Haushalt, Arbeit, Verkehr), Alkohol, Rauchen, ungesündere Essgewohnheiten sowie die seltene Inanspruchnahme von Vorsorgeuntersuchungen angeführt (Kolip und Hurrelmann 2016).

Auch im Bereich psychischer Störungen tauchen geschlechtsspezifische Differenzen auf. Wenn man alle psychischen Störungen zusammen betrachtet, weisen Frauen höhere Prävalenzraten auf (Wittchen et al. 2011), bei einzelnen Störungsbildern differieren diese jedoch je nach Geschlecht (Merbach und Brähler 2016). Die Unterschiede betreffen Krankheitsspektrum, Symptomatik, Ausprägung, Häufigkeit und Dauer. Einerseits lassen sie sich mit genetischen Anlagen, endokrinologischen Besonderheiten, immunologischer Ausstattung oder pharmakokinetischen und -dynamischen Besonderheiten erklären (Riecher-Rössler 2016). Andererseits werden sie mit psychosozialen Einflussfaktoren in Verbindung gebracht. Zu diesen zählen Sozialisation, Abhängigkeitsverhältnisse, sozialer Status, sozialer Stress, soziale Unterstützung, vielfältige, teils widersprüchliche soziale Rollen in Partnerschaft, Familie, Haushalt und Beruf inklusive Rollenveränderungen, Armutsrisiko, Missbrauch und Gewalt sowie unterschiedliche Verantwortlichkeiten und Verbindlichkeiten für familiäre Belange und Krisen (Wimmer-Puchinger 2016; Riecher-Rössler 2016; Merbach und Brähler 2016). Hier wird der starke Einfluss von Diversitäts- und Intersektionalitätsfaktoren aller Art deutlich.

Während biologische Faktoren bedingt durch widersprüchliche Ergebnisse nur eine geringe Evidenz bei der Erklärung von diesen Geschlechtsunterschieden haben, sind die Auswirkungen des sozialen Umfelds weitaus eindeutiger belegt. So sind körperliche und sexuelle Gewalterfahrungen, welche zu Traumafolgestörungen, Depressionen, Angststörungen u. a. führen, bei Frauen weitaus verbreiteter. Frauen sind in Bezug auf ihre soziale Lage oft in einer schwächeren Position, was passive Bewältigungsstrategien hervorrufen kann. Sie ziehen im Vergleich zu Männern deutlich weniger Vorteile aus Ehe und Familie, was Mehrfachbelastungen und eine erhöhte Vulnerabilität in vielen Lebensbereichen verursachen kann. Auch die Arbeitslosigkeit und Teilzeitarbeit sind bei Frauen höher, was sich durch die COVID-19-Pandemie deutlich zeigt. Durch traditionelle geschlechtsrollenstereotype Zuschreibungen wie Ängstlichkeit, Abhängigkeit, Unterordnung oder Hilflosigkeit geraten Frauen in Dynamiken, die der Patientenrolle im Gesundheitssystem und medizinischen Kontext ähnelt (Merbach und Brähler 2016).

Studien zu Frauen- und Männergesundheit belegen mittlerweile eindrucksvoll, welchen Einfluss die Kategorie Geschlecht auf relevante Faktoren in Psychotherapie, Beratung und Gesundheitsförderung hat (Altgeld 2016; Franke 2007, 2012; Hurrelmann und Kolip 2002; Jacobi et al. 2014a; Kolip und Hurrelmann 2016; Kuhlmann und Annandale 2012; Wagner-Link 2009; Wattenberg et al. 2019 zu *Geschlecht, Gesundheit und Krankheit*; Altgeld 2004; Courtenay 2000; Drewes 2016; Harth et al. 2012; Lenz 2016; Meuser 2000; Stelzig 2003 zu *Männergesundheit*; Dennert 2016; Häußler-Sczepan et al. 2016; Kolip 2000; Riecher-Rössler und Rhode 2001; Riecher-Rössler 2003; Sieben et al. 2015; Vogelsang 2009; Wimmer-Puchinger et al. 2016 zu *Frauengesundheit und frauenspezifischer Therapie*; Altgeld 2016; Altgeld und Kolip 2009 zu *Gesundheitsförderung und Prävention*; Abdul-Hussain 2012; Abdul-Hussain und Baig 2009 zu *genderkompetenter Beratung und Supervision*; Franke und Kämmerer 2001 zu *Klinischer Psychologie*; Harreiter et al. 2016; Jahnsen et al. 2007; Kautzky-Willer 2014; Rieder und Lohff 2008 zu *Gender Medizin*; Krause-Girth und Oppenheimer 2004; Krause-Girth 2004; Rohde und Marneros 2007; Strauß et al. 2002 zu *geschlechtsspezifischer Psychotherapie*).

Aber auch das Alter spielt eine Rolle. Viele Geschlechtsunterschiede bei psychischen Störungen finden sich bereits im Kindes- und Jugendalter. So konnten Hölling et al. (2007) in einer repräsentativen Studie an 15.000 Kindern und Jugendlichen nachweisen, dass 17,8 % der Buben (B) sowie 11,5 % der Mädchen (M) im Alter von 3 bis 17 Jahren grenzwertig oder eindeutig verhaltensauffällig sind, wobei es sich nicht um klinische Diagnosen handelt. Die häufigsten Problembereiche sind Verhaltensprobleme (B: 17,6 %, M: 11,9 %) gefolgt von emotionalen Problemen (B: 8,6 %, M: 9,7 %) und Hyperaktivitätsproblemen (B: 10,8 %, M: 4,8 %). Neben dem Geschlecht zeigt sich auch ein großer Einfluss beim sozioökonomischen Status: 23,2 % der Befragten mit niedrigem Sozialstatus, 13,4 % der mit mittlerem sowie 8,1 % der mit hohem Status zeigen Hinweise auf psychische Probleme. Hinzu kommt, dass Kinder mit Migrationshintergrund häufiger betroffen sind als andere Kinder. „Die Resultate betonen die Notwendigkeit, beginnende psychische Probleme frühzeitig zu erkennen und ihnen präventiv zu begegnen. Insbesondere nur schwer erreichbare Gruppen wie z. B. sozial Benachteiligte oder Kinder mit Migrationshintergrund müssen hierbei berücksichtigt werden" (Hölling et al. 2007, S. 784).

Ravens-Sieberer et al. (2008) stellten fest, dass Mädchen im Alter von 7 bis 10 Jahren eine deutlich höhere Prävalenz bei Angststörungen haben als gleichaltrige Buben, wobei dieser Unterschied in der Altersgruppe von 11 bis 17 Jahren abnimmt.[1] Buben hingegen haben höhere Prävalenzraten bei Aufmerksamkeitsdefizit- und Hyperaktivitätsstörungen[2] sowie bei Verhaltensstörungen.[3] Auch hier reduziert sich der Geschlechtsunterschied mit steigendem Alter. Bei Depressionen[4] gibt es nur geringfügige Unterschiede. Eine mögliche Erklärung dieser Differenzen ist, dass Buben – bedingt durch geschlechtsspezifische Sozialisation – psychische Probleme eher externalisieren, wodurch diese für das Umfeld leichter erkennbar sind, während Mädchen eher internalisierend damit umgehen und sich zurückziehen (Rothenberger et al. 2008).

Im Erwachsenenalter verändern sich die Prävalenzraten. Bis auf wenige Ausnahmen sind Frauen häufiger von psychischen Störungen betroffen als Männer. Allerdings wird dieses Ergebnis damit begründet, dass frauenspezifische Störungen stärker erfasst werden (z. B. Möller-Leimkühler 2008; Jaccobi et al. 2004a, b, etc.), bedenkt man etwa, dass Frauen eher dazu bereit sind, über Probleme zu sprechen ("reporting bias"). Viele geschlechtsspezifische Gesundheitsunterschiede konnten mittlerweile empirisch belegt werden. Frauen beugen Krankheiten eher vor, sie nehmen häufiger Vorsorgeuntersuchungen in Anspruch und weisen über alle Altersklassen hinweg mehr Arztbesuche auf (Kautzky-Willer 2012). Männer erhalten häufiger Medikamente zur Behandlung kardiovaskulärer Erkrankungen, während Frauen öfter Schmerzmittel, Psychopharmaka und Hormonpräparate verschrieben bekommen (Regitz-Zagrosek 2012). Dies passiert, obwohl Depressionen bei Männern aufgrund atypischer Symptomatik (z. B. erhöhte Risikobereitschaft, Wutanfälle, Unzufriedenheit, Unruhe, geringe Stresstoleranz) deutlich unterdiagnostiziert werden (Rutz et al. 1995). Bei koronaren Erkrankungen ist dies umgekehrt der Fall (siehe Yentl-Syndrom).

Die Mehrfachbelastungen durch Erwerbstätigkeit, Haushalt, Familie inklusive Kinderbetreuung und Pflege von hilfsbedürftigen Angehörigen sind bei Frauen stärker. Diese multifaktorielle Belastung führt zu Stress, welcher wiederum chronische Erkrankungen und psychische Störungen hervorrufen kann (Harreiter et al. 2016). Viele Frauen erleben etwa im Bereich von Bildung, Beruf und Karriere immer noch zahlreiche Benachteiligungen (Staiger 2016; Höpflinger 2016), während Männer im reproduktiven Bereich wie etwa engagierter Vaterschaft weniger gefördert werden (Höfner 2017). Im Lebenslauf gibt es unterschiedliche kritische Momente wie Schwangerschaft, Geburt, Meno- oder Andro-

---

[1] Angststörungen: M: 7,5 %, B: 5,2 % bei den 7- bis 10-Jährigen, M: 4,2 %, B: 3,8 % bei den 11- bis 17-Jährigen

[2] Aufmerksamkeitsdefizit-Hyperaktivitätsstörungen : B: 5,5 %, M: 2,2 % bei den 7- bis 10-Jährigen, B: 2,8 %, M: 1,5 % bei den 11- bis 17-Jährigen

[3] Verhaltensstörungen: B: 10,5 %, M: 6,7 % bei den 7- bis 10-Jährigen, B: 10,9 %, M: 8,4 % bei den 11- bis 17-Jährigen

[4] Depressionen: B: 5,5 %, M: 5,6 % bei den 7- bis 10-Jährigen, B: 5,3 %, M: 4,6 % bei den 11- bis 17-Jährigen

pause, die Auswirkungen auf Psyche und Verhalten haben.

Psychosoziale Erklärungsansätze von Geschlechtsunterschieden in Gesundheit und Krankheit betrachten daher immer auch die unterschiedlichen Lebenslagen und Lebenswelten von Männern und Frauen (Arbeitswelt, Partnerschaft und Familie, soziale Beziehungen und Netzwerke, sozioökonomische Lage, kulturelle und historische Einbettung, Alter und Lebensphase). Weiters fällt der Blick gezwungenermaßen auf das Alltagshandeln der Geschlechter (Umgang mit gesellschaftlichen Erwartungen und Anforderungen, Lebensgestaltung, Entscheidungsspielraum, Umgang mit dem eigenen Körper etc.) (Faltermaier und Hübner 2016). Es ist daher unverzichtbar, eben diese Verschränkung von gesellschaftlichen Bedingungen und subjektivem Erleben von psychischen Phänomenen und Störungsbildern im Blick zu halten und im Rahmen einer prozessualen Diagnostik kritisch zu hinterfragen.

4.4 Exkurs: Androzentrismus in der Forschung

Die biomedizinische Forschung war lange Zeit durch einen Androzentrismus gekennzeichnet (Jahn und Foraita 2008). Klinische Studien wurden vorwiegend an (jungen) Männern durchgeführt, als experimentelle Tiermodelle dienten zumeist männliche Tiere. Dadurch wurde männliche Gesundheit und Gesundheitsverhalten zur allgemeinen Norm erhoben, an der sich diagnostische und therapeutische Entscheidungen für Männer wie Frauen jeglichen Alters orientierten, ohne zu überprüfen, ob solcherart erhobene Erkenntnisse ebenso für Frauen bzw. verschiedene Lebensalter gelten (Beutel et al. 2019). Dies führt laut Jahn (2002) dazu, dass primär Männer betreffende Probleme, Störungen, Risikolagen und Perspektiven untersucht wurden und die Untersuchung des jeweiligen Phänomens an Frauen vernachlässigt wurde.

Die mittlerweile klassische Studie von Broverman et al. (1972) konnte erstmals einen dop-

pelten Bewertungsstandard bei psychischer Gesundheit nachweisen: Eigenschaften, die einem gesunden Erwachsenen zugeschrieben werden, sind in der Beurteilung klinischer Expertinnen und Experten identisch mit typisch männlichen Eigenschaften, sie unterscheiden sich jedoch von jenen, die einer gesunden Frau zugeschrieben werden. Deren Charakterisierung gleicht der Beschreibung eines psychisch kranken Mannes. Somit konnte erstmals ein sogenannter „gender bias" dokumentiert werden, nämlich die stereotype Verknüpfung von Weiblichkeit mit psychischer Störung und von Männlichkeit mit psychischer Gesundheit. Dies spiegelt sich auch in den unterschiedlichen Krankheitsprofilen von Männern und Frauen wider, d. h. sowohl in Selbstwahrnehmung und Diagnosestellung als auch im Design epidemiologischer Studien und in therapeutischen Entscheidungen. Auch die Gefahr einer psychiatrischen Etikettierung insbesondere durch stereotypkonformes Verhalten von Frauen konnte bewiesen werden (Eichler 1998; Möller-Leimkühler 2005). Die Anwendung unterschiedlicher Maßstäbe zur Erfassung, Beschreibung und Bewertung identischer Situationen, Verhaltensweisen und Eigenschaften von Frauen und Männern birgt die Gefahr der Reproduktion von dichotomen Geschlechterstereotypien, die die Unterschiede innerhalb eines Geschlechts oder sex/gender-diverse Personen übersehen. Man nennt diesen Gender Bias auch Geschlechterdichotomie (Jahn 2002). Dieser liegt vor, wenn bestimmte menschliche Eigenschaften und Attribute stereotyp einem bestimmten Geschlecht zugeschrieben werden (a.a.O.). Geschlechterspezifische Unterschiede werden in diesem Denken als wesensmäßige, biologisch gegründete Charaktereigenschaften begriffen. Dadurch besteht die Gefahr, dass abweichendes, den vorherrschenden Geschlechternormen nicht entsprechendes Verhalten gesellschaftlich sanktioniert wird und somit (un)bewusst einen Einfluss auf die diagnostische Situation haben kann.

Ein weiteres bekanntes Beispiel für einen Gender Bias sind koronare Herzerkrankungen, insbesondere der Myokardinfarkt als vermeintliche Männerkrankheit, bei der Geschlechtsunterschiede in Epidemiologie, Pathophysiologie, klinischer Manifestation, Therapieeffekten und Prognose jahrzehntelang systematisch ignoriert wurden (vgl. dazu etwa Regitz-Zagrosek et al. 2016). Dies hatte zur Folge, dass Herzinfarkte bei Frauen übersehen oder zu spät behandelt wurden, Medikamente nicht entsprechend wirksam waren etc. Hinzu kommt das sogenannte Yentl-Syndrom (Healy 1991): Eine Frau muss erst beweisen, ebenso herzkrank wie ein Mann zu sein, um die gleiche Behandlung zu bekommen. Dies führt dazu, dass Frauen länger brauchen, um zu einer entsprechenden Diagnostik und Therapie zu kommen, sowie in weiterer Folge zu geringeren Chancen auf spitzenmedizinische Behandlung. Hier liegt eine Form der Geschlechterinsensibilität vor, bei der Geschlecht als relevante Kategorie nicht beachtet wird und daher sowohl in Diagnostik als auch in Therapie fehlen (Jahn 2002).

Zusammenfassend lässt sich sagen, dass ein Gender Bias dann vorliegt, wenn ein „systematischer Fehler durch inadäquate Berücksichtigung von Geschlecht" vorliegt (Bolte 2008, S. 3). Zwei Ursachen sind hierbei von Relevanz: Es wird eine Ähnlichkeit oder Gleichheit zwischen den Geschlechtern angenommen, wo es diese nicht gibt. Oder es werden Unterschiede zwischen den Geschlechtern angenommen, wo (möglicherweise) keine existieren (Ruiz und Verbrugge 1997). Bezogen auf Forschung und Diagnostik liegt ein Gender Bias dann vor, wenn soziokulturelle Faktoren ("gender") nicht in studien- und diagnoserelevante Überlegungen einbezogen werden, sondern Geschlecht als Differenzierungs- bzw. Störvariable – jedoch nicht als Erklärungsvariable einbezogen wird. Dies gilt auch für das biologische Geschlecht ("sex"). Weiters zeigt sich ein unkritischer Umgang mit der Kategorie Geschlecht dort, wo Geschlechterdifferenzen im Unterschied zu anderen Faktoren überbetont werden (Jahn 2016). Weiterführende Literatur zu diesem sexistisch geprägten Wissen findet sich in Eichler (1998), Jahn (2005), Babitsch (2005) sowie Gansefort und Jahn (2014).

4.5   Geschlechtsspezifische Unterschiede in der Häufigkeit psychischer Störungen

Die Definition bzw. Zuschreibung von Gesundheit und Krankheit – und somit auch jede Form psychotherapeutischer Diagnostik – ist hochgradig relational, eingebunden „im dialektischen Raum zwischen Selbsterleben und Fremdzuschreibung" (Osten 2019, S. 149). Dazu gesellt sich der große Einfluss der Diskursmacht: Jeder gesellschaftliche Diskurs beinhaltet zeitepochale Vorstellungen von psychischer Krankheit, die einen Macht- und Regulationsfaktor darstellen (Foucault 2000). Foucault (2015) führt weiter aus, dass die Kategorie der „Geisteskrankheiten", wie er sie nennt, als historisch konkrete Erscheinungsform einer bestimmten humanwissenschaftlichen Wissensform im Kontext von Machtbeziehungen zu bewerten sind. Diese Wissensform entsteht im Zuge einer tiefgreifenden Normierung von Individuen mittels Psychiatrie, Psychologie oder Kriminologie. Sie befasst sich mit den spezifischen Verhaltensabweichungen und -anomalien in der jeweiligen Zeit und Kultur.

Gesundheit und Krankheit sind in weiterer Konsequenz zutiefst verknüpft mit historisch wie kulturell verankerten Auffassungen von Weiblichkeit und Männlichkeit (Dinges 2005), mit konkreten Vorstellungen über Frauen- und Männerkörper sowie mit unterschiedlichen sozialen Lagen (Pauli und Hornberg 2010). Dabei darf nicht außer Acht gelassen werden, dass neben geschlechtsspezifischen Unterschieden auch große intraindividuelle Differenzen innerhalb eines Geschlechts vorhanden sind, sodass manchmal intersektionale Unterschiede (Armut, Migration, Gewalt, Behinderung und andere prekäre soziale Lagen) mehr an Variabilität erklären als die Kategorie Geschlecht an sich. All dies sollte im Rahmen einer prozessualen psychotherapeutischen Diagnostik berücksichtigt werden, indem der Blick dezidiert auf die pathogenen Effekte gesellschaftlicher Macht- und Ungleichheitsverhältnisse gelenkt wird (Höfner 2020b).

Betrachtet man zahlenmäßige Geschlechtsunterschiede bei psychischen Erkrankungen, so zeigt sich in Summe, dass Frauen häufiger an affektiven Störungen (mit Ausnahme bipolarer Störungen), Angststörungen, somatoformen Störungen und Essstörungen, Posttraumatischen Belastungsstörungen sowie Medikamentensucht erkranken, weiters tendieren sie stärker zu Selbstverletzungen und Suizidversuchen. Umgekehrt ist die Lebenszeitprävalenz von Männern weit höher bei alkoholbedingten Störungen und Drogensucht (mit Ausnahme von Medikamentenabhängigkeit), Spielsucht sowie Aufmerksamkeitsdefizit-Hyperaktivitätsstörungen. Sie begehen häufiger Selbstmord, neigen zu dissozialem Verhalten und verüben mehr Gewalttaten gegen andere (Kühner 2017; Merbach und Brähler 2016, 2018; Voderholzer und Hohagen 2019). Man könnte sagen, dass Frauen eher zu internalisierenden Störungen neigen und Männer eher zu externalisierenden (Beutel et al. 2019). Auf die epidemiologischen Zahlen dieser Störungsbilder soll nun im Folgenden genauer eingegangen werden.

Übereinstimmend weist die Datenlage vieler Studien darauf hin, dass die Prävalenzraten affektiver Störungen bei Frauen höher sind als bei Männern (Merbach und Brähler 2016; Lange und Kolip 2016). Die 12-Monats-Prävalenz liegt in Deutschland bei 12 % der Frauen und 6 % der Männer im Alter von 18 bis 79 Jahren (Jacobi et al. 2014b). An unipolaren Depressionen erkranken doppelt so viele Frauen wie Männer (Jacobi et al. 2004; Kessler et al. 2003; Kaufman und Charney 2000; Voderholzer und Hohagen 2014). Das gleiche Geschlechterverhältnis findet man in Studien zu chronischen Depressionen (Berger et al. 2009). Bei therapieresistenten Depressionen ist dieses Verhältnis sogar noch stärker ausgeprägt: Auf 2,5 bis 3 betroffene Frauen kommt ein Mann (Bauer et al. 2005). Aufschlussreich ist hierbei auch ein internationaler Vergleich affektiver Störungen: So variiert der sogenannte Gender Gap bei Depressionen in Europa sehr (Van de Velde et al. 2013). In Ost- und Südeuropa gibt es weit höhere Geschlechtsunterschiede und die höchsten Depressionsraten als etwa in Irland und Finnland, wo es keine Geschlechtsunterschiede gibt. Begründet wird dies mit dem tiefgreifenden sozialen Wandel durch den Wegfall staatlicher und traditioneller sozialer Unterstützungssysteme, was zu Mehrbelastungen von Frauen führt. Nimmt man bipolare Störungen in den Blick, so zeigt sich bei einer Lebenszeitprävalenz von 3,9 % bis 4,4 % (Kessler et al. 2007) ein ausgewogenes Geschlechterverhältnis bei Bipolar-I-Störungen (Goodwin und Jamison 2008) sowie eine leichte Tendenz zu mehr betroffenen Frauen bei Bipolar-II-Störungen (Leibenluft 1999). Die Lebenszeitprävalenz ist bei beiden Geschlechtern deutlich niedriger als bei unipolaren affektiven Störungen (Voderholzer und Hohagen 2014).

Auch von Angststörungen sind Frauen mehr als doppelt so oft betroffen wie Männer. Die 12-Monats-Prävalenz von Angststörungen beträgt für Frauen 21 %, für Männer 9 % (Jacobi et al. 2014b). Bei Panikstörungen und Agoraphobie liegt das Geschlechterverhältnis bei 2,2 zu 1 (Kessler et al. 2006), bei generalisierten Angststörungen sowie bei Sozialphobien beträgt das Verhältnis 2 zu 1 (Bandelow 2003), bei spezifischen Phobien 2,3 zu 1 (Kessler et al. 1994). Frauen suchen deutlich häufiger medizinische Unterstützung und begeben sich eher in fachspezifische Behandlung (Wittchen et al. 1999). Männer hingegen haben einen durchschnittlich länger andauernden Krankheitsverlauf (Dickstein 2000).

An somatoformen Störungen erkranken 5,2 % der Frauen sowie 1,7 % der Männer innerhalb eines Jahres, wobei sich ein deutlicher Einfluss des Alters bei beiden Geschlechtern zeigt und sich die Erkrankungsraten im Laufe des Lebens verdoppeln (Jacobi et al. 2014b). Bei niedrigem Bildungsniveau und sozialer Schicht kommen somatoforme Störungen häufiger vor. Im Erwachsenenalter besteht eine zweigipflige Altersverteilung: Die erste Häufung liegt zwischen dem 15. und 25. Lebensjahr, die zweite im Alter von 45 bis 55 Jahren. In der Allgemeinbevölkerung besteht eine Lebenszeithäufigkeit von 0,5 % bei Konversionsstörungen, von 1 % bei der Somatisierungsstörung sowie von 4–13 % beim multiplen Somatisierungssyndrom, welches somit zu den häufigsten psychischen Störungen zählt. Die hypochondrische Störung liegt bei 1 %, eine behandlungsrelevante Krankheitsangst bei 7–8 %

vor. Jeder Dritte ist in ärztlicher Behandlung mit einem Symptom ohne klaren Organbefund. Der Anteil somatoformer Störungen beträgt in allgemeinmedizinischen Praxen etwa 20–30 %, im Spitalssetting sogar bis zu 35 % (Morschitzky 2007). Voderholzer und Hohagen (2014) gehen davon aus, dass doppelt so viele Frauen wie Männer von somatoformen Störungen betroffen sind. Laut Morschitzky (2007) leiden Frauen häufiger an somatoformen Störungen: Bei der Somatisierungsstörung sind sie fünf- bis zehnmal so oft betroffen, bei Konversionsstörungen zwei- bis fünfmal so oft. Bei hypochondrischen Störungen besteht hingegen eine Gleichverteilung der Geschlechter, auch die Art der Symptomatik unterscheidet sich nicht wesentlich.

Essstörungen weisen ebenfalls eine weit höhere Prävalenzrate bei Frauen auf (Ihle und Esser 2002). Die Lebenszeitprävalenz liegt bei Anorexie für Frauen zwischen 14 und 24 Jahren bei 1 %, bei jungen Männern bei 0,1 % (Wittchen et al. 1998). Auf zehn weibliche Betroffene kommt ein einziger Mann (Voderholzer und Hohagen 2014). Bulimie weist eine etwas höhere Lebenszeitprävalenz auf, wobei die Zahlen je nach Studie schwanken und Frauen zwischen 12 und 35 Jahren ein bis zu zwölffach erhöhtes Erkrankungsrisiko haben im Vergleich zur männlichen Alterskohorte. In westlichen Industrienationen sind die Erkrankungsraten ähnlich hoch wie in asiatischen Industrieregionen (Japan, Singapur, Hongkong), während sie in Entwicklungsländern – wenn überhaupt – nur bei wohlhabenden Familien vorkommen (Fichter 2011).

Epidemiologische Studien zeigen, dass der Großteil der Bevölkerung zumindest einmal im Leben ein schwerwiegendes Ereignis erlebt, welches den Kriterien von Posttraumatischen Belastungsstörungen (PTBS) entspricht (Frommberger und Maercker 2014). Eine Lebenszeitprävalenz von 1–9 % mit geringeren Zahlen in Europa (1–3 %) (Alonso et al. 2004; Maercker et al. 2008) sowie höheren Raten in den USA (5–9 %) (Kessler et al. 1995) weisen darauf hin, dass die meisten Menschen keine PTBS entwickeln, sondern sich spontan erholen (Frommberger und Maercker 2014). Auch wenn Männer mit Aus-

nahme sexualisierter Gewalt häufiger ein Trauma erleben, entwickeln Frauen doppelt so oft eine Posttraumatische Belastungsstörung. Der Grund hierfür liegt darin, dass Traumata sich hinsichtlich ihrer Häufigkeit und ihres Schweregrades unterscheiden. Verkehrsunfälle passieren im Vergleich zu Vergewaltigungen weit häufiger, lösen jedoch seltener eine Traumatisierung aus (a.a.O.).

Störungen des Substanzgebrauchs ohne Nikotin sind bei Männern stärker vorhanden, die 12-Monats-Prävalenz liegt hier bei 9 % für Männern sowie bei 4 % für Frauen (Jacobi et al. 2014b). Bei Alkohol beträgt die Lebenszeitprävalenz bei 13–26 % (Meyer et al. 2000), wobei das Geschlechterverhältnis bei 2,5 zu 1 liegt und deutlich mehr Männer betroffen sind (Voderholzer und Hohagen 2014). Hier zeigt sich jedoch, dass sowohl der Verlauf als auch die körperlichen Folgen einer Alkoholabhängigkeit stark geschlechtsspezifisch sind und für eine erhöhte Vulnerabilität von Frauen sprechen (Hommer et al. 2001). Bei Cannabis beträgt das Geschlechterverhältnis 2 zu 1 (Kraus et al. 2008) ebenso wie bei Kokain (Pabst et al. 2010), während es bei Opiaten mit 3,5 zu 1 noch stärker zugunsten der Männer ausgeprägt ist (Pabst et al. 2010). Von Medikamentenabhängigkeit scheinen Frauen stärker betroffen zu sein: 5,5 % aller Frauen sowie 3,2 % der Männer haben einen schädlichen Gebrauch, wobei die Prävalenz mit zunehmendem Alter steigt, insbesondere ab dem 50. Lebensjahr (Soyka und Batra 2014).

Bei den Suizidraten, welche sich aus der Anzahl der Suizide pro 100.000 Einwohnerinnen und Einwohner ergeben, fallen durchgängig höhere Werte der Männer auf (3 zu 1). Bei den Frauen steigt die Rate, je älter sie werden. Insgesamt jedoch sank die Suizidrate dank Präventionsprogrammen in Deutschland im Zeitraum von 1988 bis 2018 von 20 auf 11,3 (Müller-Pein 2018). Der Geschlechtsunterschied ist in Europa und Amerika am stärksten ausgeprägt (vierfach erhöhte Suizidrate von Männern), während sie im Nahen Osten am geringsten ausfällt (1,1-fach erhöht) (WHO 2014). Bei den Suizidversuchen zeigt sich ein umgekehrtes Bild. Frauen weisen eine Lebenszeitprävalenz von 4,1 % auf, Männer von 2,8 % (Weissman et al. 1999). Dieses Zahlenverhältnis ist weltweit gesichert (Wolfersdorf und Plöderl 2016).

4.6 Gründe und Ursachen für Unterschiede in der Häufigkeit psychiatrischer Diagnosen

Welche Gründe liegen nun hinter den unterschiedlichen Prävalenz- und Inzidenzraten hinsichtlich verschiedener Diagnosen im psychischen Bereich? Die vorliegenden Geschlechtsunterschiede können nur zum Teil auf biologisch-genetische Faktoren zurückgeführt werden. Es ist anzunehmen, dass diese mit psychosozialen Faktoren interagieren und dieses Zusammenspiel hochkomplex ist. Insofern muss eine psychotherapeutische Diagnostik immer biopsychosoziale Faktoren berücksichtigen und prozessual vorgehen. Hinzu kommt eine zweipolige Geschlechterlogik, die oftmals soziale Erwartungen und gesellschaftliche Konstruktionen in sich birgt und in der Folge Unterschiede zwischen den Geschlechtern überbetont, während sie die großen Varianzen und Spielarten innerhalb eines Geschlechts vernachlässigt.

Faltermaier und Hübner (2016) haben ein Modell entwickelt, in dem psychosoziale Einflussfaktoren und Konzepte zur Erklärung von Geschlechtsunterschieden systematisch zusammengestellt werden. Den äußeren Rahmen bilden biologische und genetische Bedingungen. Die nächste Makroebene bezieht sich auf Einflüsse von Kultur, Gesellschaft und historischem Kontext auf Geschlecht und Gesundheit. Hier wird aufbauend auf den biologischen Grundlagen die Wirksamkeit von psychosozialen Prozessen wie geschlechtsspezifischer Sozialisation u. a. sichtbar gemacht. Den dritten Rahmen und somit die Mesoebene bilden Faktoren wie Alter und Geburtskohorte, sozioökonomische Bedingungen, Bildung und Erziehung sowie lebensweltliche Faktoren. Im Inneren dieser drei Ebenen sind sechs zentrale Konzepte dargestellt. Dazu zählen Einflüsse des Verhaltens und Lebensstils mit ihren kognitiven Voraussetzungen: (1) Gesundheits- und Risikoverhalten, (2) Krankheits-, Inanspruchnahme- und Hilfesuchverhalten sowie (3) Vorstellungen und Einstellungen zu Gesundheit und Krankheit. Demgegenüber stehen lebensweltliche Bedingungen wie (4) soziale Unterstützung und Netzwerk, (5) Stress, Belastungen und Bewältigungsverhalten sowie (6) Ressourcen und Risikofaktoren.

Biologische Erklärungsmodelle führen psychische Symptome einseitig auf genetische Prädispositionen oder hormonelle Schwankungen (prämenstruelles Syndrom, postpartum, menopausaler Übergang) zurück. Ein eindeutiger Zusammenhang zwischen genetischen Faktoren und der Entstehung psychischer Störungen konnten bislang nicht bewiesen werden (Merbach und Brähler 2016). Die Auseinandersetzung mit weiblichen Entwicklungs- und Lebensphasen, die durch hormonelle Veränderungen charakterisiert sind, ist aber ihrerseits gesellschaftlich geprägt (Kühner 2017).

Psychosoziale Erklärungsmodelle beziehen sich hingegen auf Aspekte wie Geschlechterrollen, soziale Lage oder Gewalterfahrungen, die zu Diagnosefehlern führen können.

Viele psychologische Studien widmen sich den Auswirkungen gesellschaftlicher Normen auf die Psyche der Frauen. Einengende Zuschreibungen von weiblichen Charakteristika wie Passivität, Ängstlichkeit oder Abhängigkeit prägten jahrzehntelang auch psychologische Konzepte und psychotherapeutische Modelle. Besonders relevant ist in diesem Zusammenhang, dass auch die medizinische und psychologische Diagnostik von Zuschreibungen geprägt ist, wie sich eine normale gesunde Frau bzw. ein normaler gesunder Mann verhalten soll (Scheffler 2010a).

Broverman et al. (1972) veranschaulichten als Erste, dass die Definition psychischer Gesundheit auf „Gefühlen des Wohlbefindens aufgrund einer positiven Selbsteinschätzung beruht" und dass die Verinnerlichung der weiblichen Rolle den Frauen die Möglichkeit einer positiven Selbsteinschätzung versagt. Ihre Studie bringt das Paradoxon der traditionellen Psychologie und Psychotherapie gut auf den Punkt. Die Psychologie untersucht und behandelt Frauen innerhalb ihres Frauenbildes, ohne zu berücksichtigen, dass genau dieses Frauenbild krank macht (Fabach 2004). Dabei ist die weibliche Geschlechtsrolle in einigen (traditionellen) Bereichen komplementär zur männlichen angelegt und beinhaltet etwa Eigenschaften wie Wärme, Einfühlsamkeit, Emotionalität und Fürsorge, aber auch Abhängigkeit, Unterordnung, Ängstlichkeit und Hilflosigkeit, was der Patientenrolle ähnelt. „Die höhere Klagsamkeit, das freiere Äußern von psychischen Problemen und die größere Inanspruchnahme des medizinischen Systems durch Frauen werden häufig mit diesen Rollenattributen in Verbindung gebracht und das Aufsuchen des Arztes bzw. der Ärztin ist nicht mit Autoritätsverlust verbunden" (Merbach und Brähler 2016, S. 249).

Auch die Männerforschung hat bedeutsame theoretische Konzepte von Männlichkeit(en) entwickelt. Als besonders produktiv erweist sich Connells Konzept der Hegemonialen Männlichkeit. Männlichkeit gewinnt – und das ist wichtig – in einer doppelten Relation an Kontur, nämlich zum eigenen wie auch zum anderen Geschlecht (Connell 2002, 2006). Indem Maskulinität relational gedacht wird, definiert sie sich nicht allein in Abgrenzung zu Weiblichkeit, sondern auch in Abgrenzung zu anderen untergeordneten oder marginalisierten Männlichkeiten wie Migranten, sozial Schwächeren oder Homosexuellen. Hegemoniale Männlichkeit stellt das historisch jeweils vorherrschende normative Ideal dar, welches zwar nur von wenigen Männern verkörpert wir (werden kann), an dem sich jedoch – und genau das macht die Hegemonie aus – alle Männer orientieren. Was als hegemonial männlich gilt, ist historisch und gesellschaftlich-kulturell variabel und somit Wandlungs- und Aushandlungsprozessen unterworfen (Maihofer 2007). Hegemoniale Männlichkeit beschreibt also eine gesellschaftliche Praxis, welche die Dominanz der Männer und die Unterordnung von Frauen gewährleisten soll. Männlichkeit ist eine Position im Geschlechterverhältnis. Diese Praktiken haben Auswirkungen auf die körperliche Erfahrung, auf Persönlichkeit und Kultur. Je nach historischem Kontext kann eine andere Männlichkeit dominant sein (Höfner 2020a). In westlich geprägten Industrienationen sind die Merkmale "weiß", "heterosexuell", "stark", "selbstdiszipliniert", "berufszentriert"

sowie "Familienernährer" zentrale Elemente hegemonialer Männlichkeit (Höfner 2017; Meuser 2009; Scholz 2009; Wehner et al. 2010). Sie gelten als selbstverständliche und unhinterfragte Normalität. Verantwortungsübernahme für Gesundheit und Wohlbefinden oder Selbstsorge werden als Teil von Weiblichkeit verstanden und nichtmännlichem Verhalten zugeschrieben (Hanlon 2012). Es gibt jedoch darüber hinaus noch weitere Männlichkeitsnormen wie etwa Aggressivität, Risikobereitschaft, Kompetitivität oder Rationalität, die mitunter einschränkend krankmachend sein können (Möller-Leimkühler 2010).

Ein weiterer wichtiger Faktor ist die soziale Lage. Hier zeigt sich, dass die sozial schwächere Position von Frauen, die geringeren Vorteile aus Ehe und Familie sowie die beruflich-familiäre Doppelbelastung zum Auftreten internalisierender Störungen beitragen können (Kühner 2017). So konnten Van de Velde et al. (2013) in einer internationalen Studie nachweisen, dass eine gute sozioökonomische Position einen Schutzfaktor für Männer wie Frauen darstellt, wobei für Frauen Bildung wichtiger ist. Armut ist ein Risikofaktor für beide Geschlechter, für Frauen jedoch stärker. Hausarbeit und Betreuung von Kindern stellen nur für Männer Risikofaktoren dar. Pensionierung ist ein Risikofaktor für Depressionen bei Männern. Partnerschaften sind ein Schutzfaktor für Männer und Frauen, für Männer sind Verwitwung und Scheidung größere Risikofaktoren (Kühner 2017). Frauen neigen durch ihre sozial schwächere Position zu passiven Bewältigungsstrategien. Sie ziehen aus Ehe und Familie geringere Vorteile als Männer und sind dadurch vulnerabler und belasteter. Zudem sind sie häufiger von Arbeitslosigkeit betroffen, was sich auf Einkommen, soziale Unterstützung und Status auswirkt (Merbach und Brähler 2016).

Viele Studien weisen übereinstimmend nach, dass Frauen häufiger von Gewalt betroffen sind als Männer, insbesondere was Gewalt in intimen Beziehungen, sexuelle Gewalt und Missbrauch angeht (Merbach und Brähler 2016). Krug et al. (2002) halten fest, dass Gewalt im privaten wie öffentlichen Raum eines der weitaus größten Gesundheitsrisiken für Frauen und Kinder darstellt und mit erheblichen gesundheitlichen Folgen

verbunden ist (Hornberg et al. 2008). Üblicherweise wird zwischen physischer, psychischer und
sexualisierter Gewalt unterschieden, hinzu kommen häusliche Gewalt sowie Gewalt im öffentlichen Raum. Neben diesen interpersonellen Formen der Gewalt gibt es auch strukturelle Gewalt
(Rüweler et al. 2016). Laut Rüweler et al. (2016,
S. 295) können aufgrund „der multifaktoriellen
Wirkungsweise von Gewalterfahrungen auf die
Gesundheit … hinsichtlich der mittel- und langfristigen Folgen in Form von somatischen, psychosomatischen und psychischen Störungen und
Erkrankungen" folgende Aussagen getätigt werden: Männer und Frauen leiden gleichermaßen
unter psychischen Störungen infolge von Gewalt.
Während Frauen öfter mit Depressionen, Posttraumatischen Belastungsstörungen oder Angststörungen reagieren, weisen Männer externali-
sierte Verhaltensweisen wie Suchtmittelkonsum
auf. Männer werden öfter Opfer von Tötungs-
delikten, während Frauen schwerere Verletzungen bis hin zu dauerhafter Behinderung erleiden
(a.a.O.).

Morschitzky (2007) betont ein bereitwilige-
res Hilfesuchen von Frauen im medizinischen
Versorgungssystem: Sie gehen häufiger zum
Arzt, was zu Selektionseffekten führt. Des Weiteren verfügen sie über eine andere Körperwahrnehmung als Männer, was zu einer unterschiedlichen Symptomwahrnehmung führen kann. Sie
weisen eine größere Offenheit gegenüber entsprechenden Fragen im Rahmen von Studien auf.
Laut Sieverding (2005) weisen Frauen insgesamt
eine höhere Aufmerksamkeit für gesundheits-
bezogene Belange und körperliche Funktionen
auf. Dadurch berichten sie öfter von Beschwerden und nehmen Körpersignale eher wahr als
Männer. Zwar ist auch Männern ihre Gesundheit
wichtig, allerdings neigen sie dazu, ihren Körper zu instrumentalisieren und Gesundheit eher
mit Leistungsfähigkeit als mit Wohlbefinden zu
assoziieren (Faltermaier 2004). Frauen nutzen
daher das Gesundheitssystem sowohl präventiv
als auch kurativ häufiger und früher als Männer
(Knopf und Grams 2013). Darüber hinaus stellen Frauen in der ärztlichen Behandlung mehr
Fragen, sie nehmen ihre Symptome deutlicher
wahr und können diese spezifischer beschreiben (Courtenay 2000; Sieverding 2000). Frauen
beschreiben ihre Probleme in größeren (psychosozialen) Zusammenhängen, Männer berichten
hingegen nur die unmittelbare Symptomatik. Auf
der anderen Seite werden Frauen und Männer
im Gesundheitssystem anders behandelt (Stamer und Schach 2016) und bekommen vielfach
auch bei gleicher bzw. ähnlicher Symptomatik unterschiedliche Diagnosen, Behandlungen
und Verschreibungen, sogar Art und Anzahl der
Ratschläge variieren je nach Geschlecht (Kuhlmann 2002).

In Zusammenhang steht dieses Phänomen
vermutlich mit traditionell geprägten männlichen
und weiblichen Selbstkonzepten (Sieverding
2005). Männlich konnotierte Eigenschaften wie
Leistung, Erfolg und emotionale Kontrolle stehen im Widerspruch zur Inanspruchnahme therapeutischer und gesundheitlicher Hilfeleistungen,
kollidiert dies doch mit dem (Selbst-)Bild von
Stärke und Unabhängigkeit (Faltermaier 2004;
Courtenay 2000). Beschwerden und Körpersignale werden tendenziell ausgeblendet bis baga-
tellisiert (Pauli und Hornberg 2010). Gesundheit
ist traditionell eher ein weibliches Metier und
entspricht der weiblichen Rolle als mitfühlende,
pflegende, versorgende Frau und Mutter (Faltermaier und Hübner 2016).

„Frauen und Männer sind somit gegenüber
medizinischen Leistungen und deren Inanspruchnahme unterschiedlich geprägt. Durch die Art ihrer Kommunikation und ihre Einstellungen bringen sie unbewusst unterschiedliche Bedingungen
in die professionelle Beratung und Behandlung
ein. Umgekehrt handeln auch medizinische Akteure auf der Basis von unterschiedlichen Erwartungen an Männer und Frauen als Patienten"
(Faltermaier und Hübner 2016, S. 50). Es ist davon auszugehen, dass dies im psychotherapeutischen Prozess nicht anders abläuft und auch hier
Behandlung wie Diagnostik auch durch Kommunikation geprägt sind.

4.7 Implikationen für die psychotherapeutische und diagnostische Praxis

Geschlecht und andere Diversitätsfaktoren haben einen wesentlichen Einfluss auf den therapeutischen Prozess sowie auf die therapeutische Beziehung, aber auch auf spezifische Themen im Rahmen einer Psychotherapie. Eine Gender- und Diversitätskompetenz von psychotherapeutischen Fachkräften ist daher unverzichtbar (Höfner 2020b). In diesem Sinne ist das Genderthema „für jede Arbeit mit Menschen von struktureller Bedeutung: unter anthropologischer, soziologischer, psychologischer und neurowissenschaftlicher, aber auch gerechtigkeits- und ethiktheoretischer Perspektive" (Petzold und Orth 2012, S. 198).

Psychotherapie im Sinne einer Krankenbehandlung muss daher sensibel und wachsam auf geschlechtsspezifische Einflussfaktoren in verschiedenen Bereichen achten und sich mit Interaktionen befassen wie (1) dem Überweisungskontext und der Wahl der Therapeutin, des Therapeuten, (2) dem Erstkontakt, (3) der initialen und prozessualen Diagnostik, (4) den Zielvereinbarungen, (5) dem Therapieverlauf (Prozess und Outcome) sowie (6) mit spezifischen Themenfeldern.

Zu diesen Themen zählen pathogene wie auch salutogene Aspekte im Bereich von (a) Sexualität, Erotik und Begehren, (b) Körper und Leiblichkeit, (c) Geschlechtsidentität (insbesondere Transidentität), (d) Reproduktion, Schwangerschaft und Elternschaft, (e) Gewalt- und Machtkonstellationen, (f) verschiedenen Formen von Paarbeziehungen inkl. Gewalt und Krisen, (g) Problemkonstellationen im Re/Produktionsbereich (Arbeitsteilung), (h) beruflichen Herausforderungen und Mehrfachbelastungen, (i) risikoreichem Verhalten und Selbstverletzungen, (j) Themenbereichen der Intersektionalität im Sinne kumulierter Diskriminierungen, Beeinträchtigungen und Schädigungen und vieles mehr. Diese Themenfelder müssen im therapeutischen Prozess bewusst bei der Erstellung einer Diagnose einfließen, sonst kommt es zu einem eingeschränkten Krankheitsverständnis, welches sich womöglich rein auf die Symptomebene reduziert (Höfner 2020b).

Hinzu kommen spezifische Copingstrategien inklusive Compliance/Alliance, Intersektionalitäten aller Art oder ein unterschiedlicher Ausdruck von Emotionen (Expressionshypothese) (Wimmer-Puchinger et al. 2016). Auch die Stigmatisierung und Tabuisierung psychischer Erkrankungen bei Männern führt zu einer Unterschätzung der Erkrankungsraten (Weißbach und Stiehler 2013) und muss entsprechend im diagnostischen Prozess mitbedacht werden.

Der systematische Einfluss von Geschlecht zeigt sich auf der Prozessebene bereits im Überweisungskontext oder bei der Wahl der richtigen Therapeutin, des Therapeuten durch die Patientin, den Patienten: Hier müssen verborgene Wünsche, Delegationen und Implikationen je nach Ausgangslage reflektiert werden (Höfner 2020b). Dazu zählen Einstellungen und Erfahrungen der zuweisenden Fachkräfte ebenso wie nicht genderkonformes Verhalten der Patientinnen und Patienten, die den hegemonialen gesellschaftlichen Vorstellungen von Weiblichkeit und Männlichkeit widersprechen. Auch die Geschlechterkonstellation der therapeutischen Dyade oder Gruppe hat Auswirkungen auf den Erstkontakt, handelt es sich doch um eine Situation, die verunsichernd sein kann (Höfner 2020b). All dies hat Auswirkungen auf die Erstellung einer Diagnose.

Der Einfluss von Geschlecht auf Diagnostik und Zielvereinbarungen ist vielfach empirisch belegt worden. Hier ist ein umfassendes Wissen über unterschiedliche Symptome, Ausprägungen, Ausdrucksformen und Copingstrategien entlang der verschiedenen Achsen von Intersektionalität ebenso erforderlich wie großes Einfühlungsvermögen hinsichtlich (verdeckter) geschlechtstypischer Ideale der Patientinnen und Patienten. Innerhalb einer gelungenen Therapie werden die Grenzen des Geschlechts überstiegen und Spielräume für neue Handlungsmöglichkeiten eröffnet. Geschlechterstereotypien – wie etwa die oft unterstellte größere Beziehungsorientierung von Frauen oder die Aufgaben- und Leistungsorientierung von Männern – müssen daher (diagnostisch wie auch therapeutisch) kritisch hinterfragt werden. Nur so kann eine Aufweichung allzu einseitiger, rigider und damit potenziell gesundheitsschädigender Sichtweisen gefördert werden (Ruck et al. 2019; Brown 2018; Courtenay 2011; Neumann und Süfke 2004; Grubner 2014; Ruck 2018; Scheffler 2010b; Höfner 2020b).

Wie bereits eingangs dargelegt wurde, entsteht Geschlecht in Interaktion. Die performative Darstellung von Geschlecht, die jeder Interaktion innewohnt, beeinflusst das Handeln innerhalb der therapeutischen Beziehung: Kommunikationsformen und Beziehungsgestaltung sind ebenso davon betroffen wie das Konfliktverhalten. Es genügt folglich nicht, Patientinnen un Patienten als geschlechtliche Wesen mit bestimmten Verhaltensoptionen zu betrachten. Therapeutinnen und Therapeuten sind ebenso Teil dieser Interaktion. Jeder Therapeut, jede Therapeutin lebt die eigene Geschlechtlichkeit auf spezielle Art und Weise aus. Dies inkludiert ganz persönliche Vorstellungen und leibliche Erfahrungen von Männlichkeit und Weiblichkeit, von Väterlichkeit und Mütterlichkeit; ein spezifisches Bild von sich selbst, der Welt und der Zeit, in der wir leben; Annahmen von geschlechts(un)typischen oder -(un)angemessenen Verhaltensweisen von Individuen, aber auch in verschiedensten Gruppierungen (Diversität). All dies sollte im Rahmen der Selbsterfahrung, Supervision oder Intervision bewusst gemacht und durchgearbeitet werden. Nur so können die eigene Biografie und persönlichen Standpunkte immer wieder reflektierend in Frage gestellt werden und offen für Veränderungen im Sinne lebenslanger Entwicklung sein (Höfner 2020b, S. 297).

Das gleiche trifft auf Intersektionalität zu, da Therapeutinnen und Therapeuten ebenso wie ihre Patientinnen und Patienten unterschiedlichen sozialen (Diskriminierungs-)Kategorien angehören. Es bedarf eines ausreichenden Bewusstseins dafür, dass sich Privilegien durch die Zugehörigkeit zu einer dominanten gesellschaftlichen Gruppe vor allem in blinden Flecken und Unwissenheit äußern sowie darin, bestimmte belastende Erfahrungen nicht machen zu müssen. Ein geschulter Blick auf Intersektionalität erweitert auch die Möglichkeit, therapeutische Prozesse von Übertragung und Gegenübertragung, Beziehungsgestaltung, aber auch von Diagnostik gesellschaftskritisch anzureichern. So können Therapeutinnen und Therapeuten „die Rolle unbewusster Vorurteile, aber auch die Rolle eigener Erfahrungen und Nicht-Erfahrungen auf Basis von Geschlecht, Klasse, Ethnie, Hautfarbe, sexueller Orientierung, Religion, Geschlechtsidentität, Behinderung, u. v. m. in die Analyse ihrer Gegenübertragungsprozesse miteinbeziehen" (Ruck et al. 2019, S. 9).

Die Themen Begehren, Erotik und Sexualität, Liebe und Partnerschaft, Körper und Leiblichkeit, Fragen rund um die Geschlechtsidentität, Gewalt- und Machtkonstellationen – und viele weitere Bereiche – sind mit Geschlecht und Diversität verknüpft. Vor allem leibnahe Themen wie Sexualität und Gewalterfahrungen eignen sich besonders dazu, in geschlechtshomogenen Dyaden und Gruppen bearbeitet zu werden. Bei der therapeutischen Arbeit mit Opfern von Gewalterfahrungen tritt besonders deutlich zutage, wie weitreichend das „private" und intime Leben der Patientinnen und Patienten von diversen Machtbeziehungen strukturiert ist. In diesen Situationen ist Parteilichkeit als Therapeutin, als Therapeut gefordert, indem eindeutig Stellung bezogen und Gewalt benannt und verurteilt wird (Preitler 2006; Zehetner 2018).

Als weitere relevante Themen im psychotherapeutischen Prozess sind die Vielfalt von geschlechtlicher und sexueller Identität (Kunert 2013; Nieder et al. 2014) und die Vergeschlechtlichung unterschiedlicher Arbeitssphären anzuführen: So kommt Becker-Schmidt (2008) zum Schluss, dass die Doppelbelastung von Frauen durch Erwerbsarbeit und unbezahlte Care- bzw. Reproduktionsarbeit zwar zu massiven psychischen Belastungen führt, aber auch mit spezifischen Chancen und Veränderungsressourcen einhergeht. Auf der anderen Seite werden Männer der von Konkurrenz geprägte Sphäre der Lohnarbeit zugeteilt. Dadurch können sie zwar – aufgrund der momentanen Gesellschaftsordnung – eine privilegierte Rolle einnehmen, was sicher aber nicht einem physischen und psychischen Leidensdruck befreit (Connell 2006; Brown 2018; Courtenay 2011; Neumann und Süfke 2004).

Geschlechternormen dienen als ideologische Idealisierungen, deren Funktion es ist, strukturelle Ungleichheiten zu stützen und diverse Lebensentwürfe zu erschweren. Die Vorstellung, dass Frauen besser für die Erziehung und Betreuung von Kindern geeignet wären, mag hierzu als Beispiel dienen. Ähnliches gilt aber auch für andere Diversitätsfaktoren. „Für die Psychotherapie ist die Erkenntnis relevant, dass gesellschaftliche Normen für geschlechtskonformes Verhalten, Denken, Fühlen und Erleben bei Männern relativ rigide sind. Dies ist weder physisch noch psychisch gesundheitsförderlich" (Höfner 2020a, S. 298). Die aktuell hegemonialen männlichen Normen stehen auch dem Therapieziel, die Handlungs-, Denk-, Gefühls- und Erlebensfähigkeit von Patientinnen und Patienten – auch in Hinblick auf die Leibwahrnehmung und emotionale Kompetenzen – zu erweitern, im Wege (Ruck et al. 2019). In Hinblick auf die Arbeit mit Männern kann das zur Folge haben, dass primär am Widerstand gegen die therapeutische Intervention gearbeitet werden muss, da bereits die Bereitschaft, therapeutische Unterstützung zu suchen, gegen die hegemoniale Norm verstößt.

Die Wahl der Perspektive erweist sich gerade bei therapeutischen Prozessen rund um gendersensible Themen als äußerst wichtig (Brown 2018; Grubner 2014; Zehetner 2018), weil das Bewusstsein für konkret wirkende Machtdynamiken besonders geschärft sein muss. In diesem Zusammenhang ist darauf zu achten, die Hierarchie zwischen Patientinnen und Patienten auf der einen Seite sowie Therapeutinnen und Therapeuten auf der anderen Seite zu reflektieren und performativ zu verringern, sofern das Ziel verfolgt wird, den Status quo zu verändern. Aktive Selbstreflexion der eigenen Subjektivität und sozialen Positionierung muss selbstverständlicher Teil eines professionellen Selbstverständnis sein, denn nur so können Methoden, Methodologien und Theorien der eigenen Disziplin weiterentwickelt werden (Ruck et al. 2019).

„Psychotherapie muss folglich immer auch die gesellschaftlichen Ursachen psychischen Leids entlang der Achse Geschlecht sowie anderer Diversitätsfaktoren in den Blick nehmen und eine Verbindung von therapeutischen Ansätzen mit gesellschaftspolitischen und öffentlichen Interventionen herstellen" (Höfner 2020a, S. 299). Darüber hinaus gilt es, Richtlinien für eine Qualitätssicherung und die Etablierung von schulenübergreifenden psychotherapeutischen Standards zu diskutieren (Ruck et al. 2019).

4.8 Fazit

Mithilfe zahlreicher internationaler Studien konnte gezeigt werden, dass Frauen signifikant häufiger von diversen psychischen Belastungen, Traumata und Erkrankungen wie Depressionen, Angststörungen oder Essstörungen betroffen sind. Dem steht bei Männern eine stärkere Betroffenheit von Suchterkrankungen, ADHS und Suiziden gegenüber. Die geschlechtsspezifische Verschreibung von Psychopharmaka unterstreicht diese Ergebnisse. „Thesen zur Ungleichheit der Geschlechter haben viele Wurzeln, die historisch weit zurückliegen und zum Teil noch immer ihre Gültigkeit haben. Die Nachrangigkeit der Frauen ist in vielen Religionen und Kulturen tief verankert. Diese hat weitreichende nachhaltige Auswirkungen, regelt sie doch Normen, Sprache, Begriffe und somit Denken und Befinden" (Wimmer-Puchinger 2016, S. 4).

Es ist aber laut Wimmer-Puchinger (2016) noch nicht abschließend geklärt, ob ein Gender Bias Einfluss auf Etikettierungen, Beurteilungen, Erwartungshaltungen und Bewertungen diverser Test- und Messinstrumente nimmt und somit die Besonderheiten der Geschlechter nicht hinreichend herausstreicht. Gerade weil Frauen insgesamt vulnerabler erscheinen und ihnen bisweilen eine „Opferrolle" zugewiesen wird, muss gefragt werden, ob damit das Bild der höheren weiblichen Vulnerabilität nicht perpetuiert wird (a.a.O.).

Geschlecht und andere Diversitätsfaktoren begleiten den gesamten therapeutischen Prozess, indem sie die Akzentsetzung von Interaktionen innerhalb der therapeutischen Beziehung und Diagnostik je nach Thema lenken (Höfner 2020b). Eine Analyse des gesellschaftlichen Bedingungsgefüges, welches auf allen relevanten Ebenen (Makro-, Meso- und Mikroebene) wirkt, muss zentraler Bestandteil des Versuchs sein, klassische Rollenzuweisungen und hegemoniale Lebensmodelle zu überwinden. Jeder Therapeut, jede Therapeutin hat daher die Verpflichtung, die eigenen Positionen zu Gender- und Diversitätsfragen intensiv zu klären und bewusst zu hinterfragen. Im Sinne der Mehrperspektivität muss es das Ziel sein, zu einer wertfreien psychotherapeutischen Diagnostik zu gelangen, in der alle Platz haben.

Literatur

Abdul-Hussain S (2012) Genderkompetenz in Supervision und Coaching. Mit einem Beitrag von Ilse Orth und Hilarion G. Petzold zu „Genderintegrität". VS-Verlag, Wiesbaden

Abdul-Hussain S, Baig S (Hrsg) (2009) Diversity in Supervision, Coaching und Beratung. facultas, Wien

Alonso J, Angermeyer MC, Bernert S, Bruffaerts R, Brugha TS, Bryson H, de Girolamo G, Graaf R, Demyttenaere K, Gasquet I, Haro JM, Katz SJ, Kessler RC, Kovess V, Lepine JP, Ormel J, Polidori G, Russo LJ, Vilagut G, Almansa J, Arbabzadeh-Bouchez S, Autonell J, Bernal M, Buist-Bouwman MA, Codony M, Domingo-Salvany A, Ferrer M, Joo SS, Martinez-Alonso M, Matschinger H, Mazzi F, Morgan Z, Morosini P, Palacin C, Romera B, Taub N, Vollebergh WA, ESEMeD/MHEDEA 2000 Investigators, European Study of the Epidemiology of Mental Disorders (ESEMeD) Project (2004) Sampling and methods of the European Study of the Epidemiology of Mental Disorders (ESEMeD) project. Acta Psychiatr Scand Suppl 420:8–20

Altgeld T (Hrsg) (2004) Männergesundheit. Neue Herausforderungen für Gesundheitsförderung und Prävention. Juventa, Weinheim

Altgeld T (2016) Geschlechteraspekte in der Prävention und Gesundheitsförderung. In: Kolip P, Hurrelmann K (Hrsg) Handbuch Geschlecht und Gesundheit. Männer und Frauen im Vergleich. Hogrefe, Bern, S 300–311

Altgeld T, Kolip P (2009) Geschlechtergerechte Gesundheitsförderung und Prävention. Theoretische Grundlagen und Modelle guter Praxis. Juventa, Weinheim

Babitsch B (2005) Soziale Ungleichheit, Geschlecht und Gesundheit. Hans Huber, Bern

Bandelow B (2003) Epidemiology of depression and anxiety. In: Kasper S, den Boer JA, Sitsen AJM (Hrsg) Handbook on depression and anxiety. M. Dekker, New York, S 49–68

Bauer M, Berghöfer A, Adli M (Hrsg) (2005) Akute und therapieresistente Depressionen. Pharmakotherapie, Psychotherapie, Innovationen. Springer, Berlin/Heidelberg/New York

Becker-Schmidt R (2008) Doppelte Vergesellschaftung von Frauen. Divergenzen und Brückenschläge zwischen Privat- und Erwerbsleben. In: Becker R, Kortendiek B (Hrsg) Handbuch Frauen- und Geschlechterforschung. VS-Verlag, Wiesbaden, S 65–74

Berger M, van Calker D, Brakemeier E, Schramm E (2009) Affektive Störungen. In: Berger M (Hrsg) Psychische Erkrankungen. Klinik und Therapie, 3. Aufl. Elsevier/Urban & Fischer, München/Jena, S 491–592

Beutel ME, Brähler E, Tibubos AN (2019) Gender und psychische Gesundheit. Bedeutung für die psychotherapeutische Praxis. In: Moeslein-Teising I, Schäfer G, Martin R (Hrsg) Geschlechter- Spannungen. Psychosozial-Verlag, Gießen, S 54–65

Bolte G (2008) Gender in der Epidemiologie: Diskuss onsstand und Perspektiven. Bundesgesetzblatt 51:3–12

Broverman IK, Vogel SR, Broverman DM, Carkson FE, Rosenkranz PS (1972) Sex-role stereotypes: a current appraisal. J Soc Issues 28:59–78

Brown L (2018) Feminist therapy. American Psychological Association, Washington, DC

Connell R (2002) Gender. Polity Press, Cambridge

Connell R (2006) Der gemachte Mann. Konstruktion und Krise von Männlichkeiten. VS-Verlag, Wiesbaden

Courtenay W (2011) Dying to be men. Psychosocial, environmental, and biobehavioral directions in promoting the health of men and boys. Routledge, New York

Courtenay WH (2000) Constructions of masculinity and their influence on men's well-being: a theory of gender and health. Soc Sci Med 50:1385–1401

Crenshaw K (1989). Demarginalizing the intersection of race and sex: a black feminist critique of antidiscrimination doctrine, feminist theory and antiracist politics. In: University of Chicago Legal Forum, Iss. 1, Art. 8. http://chicagounbound.uchicago.edu/uclf/vol1989/iss1/8. Zugegriffen am 26.08.2019

Dennert G (2016) Gesundheit lesbischer und bisexueller Frauen. In: Kolip P, Hurrelmann K (Hrsg) Handbuch Geschlecht und Gesundheit. Männer und Frauen im Vergleich. Hogrefe, Bern, S 398–408

Dickstein LJ (2000) Gender differences in mood and anxiety disorders. Am Psychiatr Press Rev Psychiatry:18:1186–1187

Dinges M (Hrsg) (2005) Männer- Macht – Körper. Hegemoniale Männlichkeiten vom Mittelalter bis heute. Campus, Frankfurt am Main

Drewes J (2016) Gesundheit schwuler Männer. In: Kolip P, Hurrelmann K (Hrsg) Handbuch Geschlecht und

Gesundheit. Männer und Frauen im Vergleich. Hogrefe, Bern, S 409–419

Eichler M (1998) Offener und verdeckter Sexismus: methodisch-methodologische Anmerkungen zur Gesundheitsforschung. In: Arbeitskreis Frauen und Gesundheit im Norddeutschen Forschungsverbund Public Health (Hrsg) Frauen und Gesundheit(en) in Wissenschaft, Praxis und Politik. Hans Huber, Bern, S 34–49

EUROSTAT (2018). https://ec.europa.eu/eurostat/de/data/database?node_code=tps00208. Zugegriffen am 01.01.2020

Fabach S (2004) Frauen und feministische Einflüsse in der Psychologie. In: Mehta G (Hrsg) Die Praxis der Psychologie. Springer, Wien, S 451–456

Faltermaier T (2004) Männliche Identität und Gesundheit. Warum Gesundheit von Männern? In: Altgeld T (Hrsg) Männergesundheit. Neue Herausforderungen für Gesundheitsförderung und Prävention. Juventa, Weinheim, S 11–33

Faltermaier T, Hübner IM (2016) Psychosoziale Gesundheitstheorien aus Geschlechterperspektive. In: Kolip P, Hurrelmann K (Hrsg) Handbuch Geschlecht und Gesundheit. Männer und Frauen im Vergleich. Hogrefe, Bern, S 45–57

Fichter M (2011) Epidemiologie der Essstörungen. In: Herpertz S, Herpertz-Dahlmann B, Fichter M, Tuschen-Caffier B, Zeeck A (Hrsg) S3-Leitlinie Diagnostik und Behandlung der Essstörungen. Springer, Berlin/Heidelberg, S 1–15

Foucault M (2000) Von der Subversion des Wissens. Fischer, Frankfurt am Main

Foucault M (2015) Die Macht der Psychiatrie. Suhrkamp, Berlin

Franke A (2007) Zur Bedeutung des Geschlechts in den Rahmenmodellen von Gesundheit und Krankheit. Z Frauenforschung Geschlechterstudien 25(2):63–74

Franke A (2012) Modelle von Gesundheit und Krankheit. Huber, Bern

Franke A, Kämmerer A (Hrsg) (2001) Klinische Psychologie der Frau. Ein Lehrbuch. Hogrefe, Göttingen

Frommberger U, Maercker A (2014) Posttraumatische Belastungsstörungen, PTBS (ICD-10 F4). In: Voderholzer U, Hohagen F (Hrsg) Therapie psychischer Erkrankungen. Urban & Fischer, München, S 251–260

Gansefort D, Jahn I (2014) Mehr als „broken down by sex …". Geschlechtersensible Forschung in der Epidemiologie. In: Gadebusch Bondio M, Katsari E (Hrsg) ‚Gender-Medizin'. Krankheit und Geschlecht in Zeiten der individualisierten Medizin. transkript, Bielefeld, S 49–67

Gardenswartz L, Rowe A (1998) Managing diversity – a complete desk reference and planning guide. McGraw-Hill, New York

Gildemeister R (2010) Doing Gender. Soziale Praktiken der Geschlechterunterscheidung. In: Becker R, Kortendiek B (Hrsg) Handbuch Frauen- und Geschlechterforschung. Theorie, Methoden, Empirie. VS-Verlag, Wiesbaden, S 137–145

Goodwin FK, Jamison K (2008) Manic-depressive illness: bipolar disorders and recurrent depression, 2. Aufl. Oxford University Press, New York

Grubner A (2014) Geschlecht therapieren. Andere Erzählungen im Kontext narrativer systemischer Therapie. Carl Auer, Heidelberg

Hanlon N (2012) Masculinities, care and equality: identity and nurture in men's lives. Palgrave Macmillan, London

Hark S (2010) Lesbenforschung und Queer Theorie: Theoretische Konzepte, Entwicklungen und Korrespondenzen. In: Becker R, Kortendiek B (Hrsg) Handbuch Frauen- und Geschlechterforschung. Theorie, Methoden, Empirie. VS-Verlag, Wiesbaden, S 108–115

Harreiter J, Thomas A, Kautzky-Willer A (2016) Gendermedizin. In: Kolip P, Hurrelmann K (Hrsg) Handbuch Geschlecht und Gesundheit. Männer und Frauen im Vergleich. Hogrefe, Bern, S 34–44

Harth W, Brähler E, Schuppe HC (Hrsg) (2012) Praxishandbuch Männergesundheit. Interdisziplinärer Beratungs- und Behandlungsleitfaden. Medizinisch Wissenschaftliche Verlagsgesellschaft, Berlin

Häußler-Sczepan M, Seidel A, Wienholz S, Michel M (2016) Frauen mit Behinderung. In: Kolip P, Hurrelmann K (Hrsg) Handbuch Geschlecht und Gesundheit. Männer und Frauen im Vergleich. Hogrefe, Bern, S 374–386

Healy B (1991) The Yentl syndrome. N Engl J Med 325(4):274–276

Höfner C (2007) Gender Vertigo. Eine Verführung. In: Integrative Therapie – Zeitschrift für vergleichende Psychotherapie und Methodenintegration. Sonderheft zum Thema „Der Einfluss feministischer Theorien auf die Psychotherapie" 33(3):279–298

Höfner C (2008) Gender Vertigo – (Un)Gleicheit und (In)Differenz. Zur Notwendigkeit der Integration von Frauen- und Männerforschung. Psychol Med 2:22–33

Höfner C (2017) Vaterschaft und männliche Identität. Psychol Med 3:32–42

Höfner C (2020a) Geschlechtertheorien. In: Leitner A, Höfner C (Hrsg) Handbuch Integrative Therapie. Springer, Wiesbaden, S 241–272

Höfner C (2020b) Entlang des Tree of Science. In: Leitner A, Höfner C (Hrsg) Handbuch Integrative Therapie. Springer, Wiesbaden, S 273–305

Hölling H, Erhart M, Ravens-Sieberer U, Schlack R (2007) Verhaltensauffälligkeiten bei Kindern und Jugendlichen. Bundesgesundheitsbl Gesundheitsforsch Gesundheitsschutz 50:784–793

Hommer D, Momenan R, Kaiser E, Rawlings R (2001) Evidence for a gender-related effect of alcoholism on brain volumes. Am J Psychiatr 158:198–204

Höpflinger F (2016) Private Lebensformen und Gesundheit aus Geschlechterperspektive. In: Kolip P, Hurrelmann K (Hrsg) Handbuch Geschlecht und Gesundheit. Männer und Frauen im Vergleich. Hogrefe, Bern, S 113–124

Hornberg C, Schröttle M, Bohne S, Khelaifat N, Pauli A, Horch K (2008) Gesundheitliche Folgen von Gewalt unter besonderer Berücksichtigung von häuslicher Gewalt gegen Frauen. Robert Koch-Institut, Berlin

Hurrelmann K, Kolip P (Hrsg) (2002) Geschlecht, Gesundheit, Krankheit. Männer und Frauen im Vergleich. Huber, Bern

Ihle W, Esser G (2002) Epidemiologie psychischer Störungen im Kindes- und Jugendalter. Psychol Rundsch 53:159–169

Jaccobi F, Hoyer I, Wittchen HU (2004a) Mental health in East and West Germany: analyses oft he German National Health Interview and Examination Survey. Z Pklinische Psychol Psychother 33:251–260

Jaccobi F, Klose M, Wittchen HU (2004b) Psychische Störungen in der Allgemeinbevölkerung: Inanspruchnahme von Gesundheitsleistungen und Ausfalltage. Bundesgesundheitsbl Gesundheitsforsch Gesundheitsschutz 47:736–744

Jacobi C, Jäger B, Kersting A, Rustenbach SJ, Salbach-Andrae H, von Wietersheim J, Herpertz S, de Zwaan M (2014a) Bulimia nervosa. In: Herpertz S, Herpertz-Dahlmann B, Fichter M, Tuschen-Caffier B, Zeeck A (Hrsg) S3-Leitlinie Diagnostik und Behandlung der Essstörungen. Springer, Berlin/Heidelberg, S 157–202

Jacobi F, Höfler M, Strehle J, MackS GA, Scholl L, BuschM MU, Hapke U, Gaebel W, Maier W, Wagner M, Zielasek J, Wittchen HU (2014b) Psychische Störungen in der Allgemeinbevölkerung: Studie zur Gesundheit Erwachsener in Deutschland und ihr Zusatzmodul Psychische Gesundheit. Nervenarzt 85(1):77–87

Jacobi F, Wittchen HU, Hölting C, Höfler M, Pfister H, Müller N, Lieb R (2004) Prevalence, co-morbidity and correlates of mental disorders in the general population: results from the German Health Interview and Examination Survey (GHS). Psychol Med 34:597–611

Jahn I (2002) Methodische Probleme einer geschlechtergerechten Gesundheitsforschung. In: Hurrelmann K, Kolip P (Hrsg) Geschlecht, Gesundheit und Krankheit. Männer und Frauen im Vergleich. Hans Huber, Bern et al., S 142–158

Jahn I (2005) Die Berücksichtigung der Geschlechterperspektive. Neuen Chancen für Qualitätsverbesserungen in Epidemiologie und Gesundheitsforschung. Bundesgesundheitsblatt 48:287–295

Jahn I (2016) Methodische Probleme einer geschlechtergerechten Gesundheitsforschung. In: Hurrelmann K, Kolip P (Hrsg) Geschlecht, Gesundheit und Krankheit. Männer und Frauen im Vergleich, 2. völlig überarbeitete und erweiterte Aufl. Hans Huber, Bern et al., S 71–86

Jahn I, Foraita R (2008) Geschlechtergerechte epidemiologische Datenanalyse. Methodische Aspekte und empirische Befunde dargestellt an einem Beispiel aus der Gesundheitsberichterstattung. Bundesgesundheitsbl Gesundheitsforsch Gesundheitsschutz 51(1):13–27

Jahnsen D, Merk K, Motakef M (2007) Soziomedizinische Genderforschung. Ein interdisziplinäres Muss. Z Frauen Geschlechterforsch 25(2):83–97

Kaufman J, Charney D (2000) Comorbidity of mood and anxiety disorders. Depress Anxiety 12(Suppl 1):69–76

Kautzky-Willer A (2012) Gendermedizin. UTB Böhlau, Wien

Kautzky-Willer A (2014) Gendermedizin. Bundesgesundheitsbl 57:1022–1030

Kessler R, Sonnega A, Bromet E, Hughes M, Nelson C (1995) Posttraumatic stress disorder in the National Comorbidity Survey. Arch Gen Psychiatry 52:1048–1060

Kessler RC, McGonagle KA, Zhao S et al (1994) Lifetime and 12-month prevalence of DSM-III-R psychiatric disorders in the United States. Results from the National Comorbidity Survey. Arch Gen Psychiatry 51:8–19

Kessler RC, Berglund P, Demler O (2003) The epidemiology of major depressive disorder: results from the national comorbidity survey replication (NCS-R). J Am Med Assoc 18:3095–3105

Kessler RC, Chiu WT, Jin R, Ruscio AM, Shear K, Walters EE (2006) The epidemiology of panic attacks, panic disorder, and agoraphobia in the National Comorbidity Survey Replication. Arch Gen Psychiatry 63:415–424

Kessler RC, Angermeyer M, Anthony JC, Graaf R, Demyttenaere K, Gasquet I, De Girolamo G, Guzman S, Gureje O, Haro JM, Kawakami N, Karam A, Levinson D, Medina Mora ME, Oakley Browne MA, Posada-Villa J, Stein DJ, Adley Tsang CH, Aguilar-Gaxiola S, Sing Lee JA, Heeringa S, Pennell BE, Berglund P, Gruber MJ, Petukhova M, Chatterji M, Bedirhan ÜT (2007) Lifetime prevalence and age-of-onset distributions of mental disorders in the World Health Organization's World Mental Health Survey Initiative. World Psychiatry 6:168–176

Knopf H, Grams D (2013) Arzneimittelanwendung von Erwachsenen in Deutschland. Ergebnisse der Studie zur Gesundheit in Deutschland (DEGSI). Bundesgesundheitsblatt 56:868–877

Kolip P (Hrsg) (2000) Weiblichkeit ist keine Krankheit. Die Medikalisierung körperlicher Umbruchsphasen im Leben von Frauen. Juventa, Weinheim

Kolip P, Hurrelmann K (Hrsg) (2016) Handbuch Geschlecht und Gesundheit. Männer und Frauen im Vergleich. Hogrefe, Bern

Kraus L, Pfeiffer-Gerschel T, Pabst A (2008) Cannabis und andere illegale Drogen: Prävalenz, Konsummuster und Trends. Ergebnisse des Epidemiologischen Suchtsurveys 2006. Sucht 2008 54(Sonderheft 1):16–25

Krause-Girth C (2004) Psychotherapie, Gesundheit und Geschlecht. Argumente für eine geschlechtersensible gesundheitsförderliche Psychotherapie. Psychotherapie Forum 1:26–36

Krause-Girth C, Oppenheimer C (Hrsg) (2004) Lebensqualität und Beziehungen. Geschlechtersensible Betreuung psychisch Kranker. Psychiatrie-Verlag, Bonn

Krug EG, Dahlenberg LL, Mercy JA, Zwi AB, Lozano R (2002) World report on violece and health. World Health Organization, Geneva

Kuhlmann E (2002) Gender-Theorien in der Gesundheitsforschung. In: Kolip P, Hurrelmann K (Hrsg) Handbuch Geschlecht und Gesundheit. Männer und Frauen im Vergleich. Hans Huber, Bern, S 104–107

Kuhlmann E, Annandale E (Hrsg) (2012) The Palgrave handbook of gender and healthcare. Palgrave Macmillan, Basingstoke

Kühner C (2017) Why is depression more common among women than among men? Lancet Psychiatry 4(2):46–58

Kunert C (2013) Werden wollen wer man wirklich ist. Transsexualität als konstitutionelle Geschlechtsinkongruenz. Person 17(1):34–46

Lademann J, Kolip P (2005) Gesundheit von Frauen und Männern im mittleren Lebensalter. Robert-Koch-Institut, Berlin

Lampert T, Richter M, Schneider S, Spallek J, Dragano N (2016) Soziale Ungleichheit und Gesundheit. Stand und Perspektiven der sozialepidemiologischen Forschung in Deutschland. Bundesgesundheitsbl Gesundheitsforsch Gesundheitsschutz 59(2):153–165

Lange C, Kolip P (2016) Geschlechterunterschiede in Lebenserwartung, Mortalität und Morbidität. In: Kolip P, Hurrelmann K (Hrsg) Handbuch Geschlecht und Gesundheit. Männer und Frauen im Vergleich. Hogrefe, Bern, S 136–151

Leibenluft E (1999) Gender differences in major depressive disorder and bipolar disorder. CNS Spectrum 4:25–33

Lenz HJ (2016) Männlichkeit und Behinderung. In: Kolip P, Hurrelmann K (Hrsg) Handbuch Geschlecht und Gesundheit. Männer und Frauen im Vergleich. Hogrefe, Bern, S 387–398

Luy M (2002) Warum Frauen länger leben. Erkenntnisse aus einem Vergleich von Kloster- und Allgemeinbevölkerung. BIB, Wiesbaden

Luy M (2009) Warum Mönche länger leben: Männer und Sterblichkeit: Erkenntnisse aus 10 Jahren Klosterstudie. In: Gruner PH, Kuhla E (Hrsg) Befreiungsbewegung für Männer. Auf dem Weg zur Geschlechterdemokratie – Essays und Analysen. Psychosozial Verlag, Gießen, S 259–276

Maercker A, Forstmeier S, Wagner B, Glaesmer H, Brähler E (2008) Posttraumatische Belastungsstörungen in Deutschland. Ergebnisse einer gesamtdeutschen epidemiologischen Studie. Nervenarzt 79:577–586

Maihofer A (2007) Gender in Motion. Gesellschaftliche Transformations-prozesse – Umbrüche in den Geschlechterverhältnissen? Eine Problemskizze. In: Grisard D, Häberlein J, Kaiser A, Saxer S (Hrsg) Gender in motion. Campus, Frankfurt/M., S 218–315

Maschewsky-Schneider U (2016) Frauen- und Geschlechterforschung in Public Health ist nicht Gendermedizin. In: Hornberg C, Pauli A, Wrede B (Hrsg) Medizin – Gesundheit – Geschlecht. Eine gesundheitswissenschaftliche Perspektive. Springer, Wiesbaden, S 25–50

Mead GH (1968) Geist, Identität und Gesellschaft. Suhrkamp, Frankfurt am Main

Merbach M, Brähler E (2016) Geschlechtsunterschiede bei psychischen Störungen. In: Kolip P, Hurrelmann K (Hrsg) Handbuch Geschlecht und Gesundheit. Männer und Frauen im Vergleich. Hogrefe, Bern, S 240–253

Merbach M, Brähler E (2018) Prävention und Gesundheitsförderung bei Männern und Frauen. In: Hurrelmann K, Richter M, Klotz T, Stock S (Hrsg) Referenzwerk Prävention und Gesundheitsförderung. Hogrefe, Göttingen, S 419–428

Meuser M (2000) Perspektiven einer Soziologie der Männlichkeit. In: Jahnsen D (Hrsg) Blickwechsel. Der neue Dialog zwischen Frauen- und Männerforschung. Campus, Frankfurt a.M./New York, S 47–78

Meuser M (2009) Vaterschaft und Männlichkeit. (Neue) Väterlichkeit in geschlechtersoziologischer Perspektive. In: Jurczyk K, Lange A (Hrsg) Vater-werden und Vatersein heute. Bertelsmann Stiftung, Gütersloh, S 79–93

Meyer C, Rumpf HJ, Hapke U, Dilling H, John U (2000) Lebenszeitprävalenz psychischer Störungen in der erwachsenen Allgemeinbevölkerung. Nervenarzt 71:535–554

Möller-Leimkühler AM (2005) Geschlechtsrolle und psychische Erkrankung. J Neurol Neurochir Psychiatr 6(3):29–35

Möller-Leimkühler AM (2008) Depressionen – überdiagnostiziert bei Frauen, unterdiagnostiziert bei Männern? Gynäkologie 41:381–388

Möller-Leimkühler AM (2010) Depression bei Männern: Eine Einführung. J Neurol Neurochir Psychiatr 11:11–20

Morschitzky H (2007) Somatoforme Störungen. Diagnostik, Konzepte und Therapie bei Körpersymptomen ohne Organbefund. Springer, Wien

Müller-Pein H (2018) Nationales Suizidpräventionsprogramm für Deutschland. Suizide in Deutschland 2018. Unter: https://www.naspro.de/dl/Suizidzahlen2018.pdf. Zugegriffen am 31.12.2020

Neumann W, Süfke B (2004) Den Mann zur Sprache bringen. Psychotherapie mit Männern. dgvt, Tübingen

Nieder T, Briken P, Richter-Appelt H (2014) Transgender, Transsexualität und Geschlechtsdysphorie: Aktuelle Entwicklungen in Diagnostik und Therapie. PSYCH up2date 7:373–389

Osten P (2019) Integrative Psychotherapeutische Diagnostik (IPD). utb, Wien

Pabst A, Piontek D, Kraus L, Müller S (2010) Substanzkonsum und substanzbezogene Störungen. Ergebnisse des Epidemiologischen Suchtsurveys 2009. SUCHT 56:327–336

Pauli A, Hornberg C (2010) Gesundheit und Krankheit: Ursachen und Entwicklungsansätze aus der Gender-Perspektive. In: Becker R, Kortendiek B (Hrsg) Handbuch Frauen- und Geschlechterforschung. Theorie, Methoden, Empirie. VS-Verlag, Wiesbaden, S 631–643

Petzold H, Orth I (2012) „Genderintegrität" als neues Leitparadigma für Supervision und Coaching in vielfältigen Kontexten – ein ko-reflexiver Beitrag zu „Genderkompetenz". In: Abdul-Hussain S (Hrsg) Genderkompetenz in Supervision und Coaching. VS Verlag, Wiesbaden, S 195–298

Preitler B (2006) Ohne jede Spur… Psychotherapeutische Arbeit mit den Angehörigen „verschwundener" Personen. Psychosozial, Gießen

Ravens-Sieberer U, Wille N, Erhart M, Bettge S, Wittchen HU, Rothenberger A, Herpertz-Dahlmann B, Resch F, Hölling H, Bullinger M, Barkmann C, Schulte-Markwort M, Döpfner M (2008) Prevalence of mental health problems among children and adolescents in Germany: results of the BELLA study within the National Health Interview and Examination Survey. Eur Child Adolesc Psychiatry 17(Suppl 1):22–33

Regitz-Zagrosek V (Hrsg) (2012) Sex and gender differences in pharmacology. Springer, Berlin

Regitz-Zagrosek V, Oertelt-Prigione S, Prescott E, Franconi F, Gerdts E, Foryst-Ludwig A (2016) Gender in cardiovascular diseases. Impact on clinical manifestations, management, and outcomes. Eur Heart J 37(1):24–34

Riecher-Rössler A (2003) Psychotherapie von Frauen. Chancen und Grenzen der Geschlechtersensibilität. Psychodyn Psychother 2:91–101

Riecher-Rössler A (2016) Weibliche Rollen und psychische Gesundheit. In: Wimmer-Puchinger B, Gutiérrez-Lobos K, Riecher-Rössler A (Hrsg) Irrsinnig weiblich – Psychische Krisen im Frauenleben: Hilfestellung für die Praxis. Springer, Berlin, S 19–34

Riecher-Rössler A, Rhode A (Hrsg) (2001) Psychische Erkrankungen bei Frauen. Für eine gendersensible Psychiatrie und Psychotherapie. Karger, Basel

Rieder A, Lohff B (Hrsg) (2008) Gender Medizin. Geschlechtsspezifische Aspekte für die klinische Praxis. Springer, Wien [u. a.]

RKI – Robert Koch-Institut (2012) Daten und Fakten. Ergebnisse der Studie „Gesundheit in Deutschland aktuell 2010". Robert Koch-Institut, Berlin

Rohde A, Marneros A (Hrsg) (2007) Geschlechtsspezifische Psychiatrie und Psychotherapie. Ein Handbuch. Kohlhammer, Stuttgart

Rothenberger A, Becker A, Erhart M, Wille N, Ravens-Sieberer U (2008) Psychometric properties of the parent strengths and difficulties questionnaire in the general population of German children and adolescents: results of the BELLA study. Eur Child Adolesc Psychiatry 17(Suppl 1):99–105

Ruck N (2018) Psychotherapie und Geschlecht – Zur Bedeutung von Geschlecht, feministischer Therapie und feministischer Ökonomie für die Psychotherapie. Psychol Gesellschaftskritik 42(2/3):49–73

Ruck N, Köhne M, Beck M, Knasmüller F, Luckgei V, Parzer E (2019) Feministische Therapie – frauenspezifische Therapie – gendersensible Therapie. Historische Entwicklung und Kernmerkmale einer Querschnittperspektive. Psychotherapie Forum 23(1–2):4–10

Ruiz TM, Verbrugge LM (1997) A two way view of gender bias in medicine. J Epidemiol Community Health 2:106–109

Rutz W, von Knorring L, Pihlgren H, Rihmer Z, Walinder J (1995) Prevention of male suicides: lessons from the Gotland study. Lancet 345(8948):524

Rüweler M, Ernst C, Wattenberg I, Hornberg C (2016) Geschlechtsunterschiede bei Gewalterfahrungen und -auswirkungen. In: Kolip P, Hurrelmann K (Hrsg) Handbuch Geschlecht und Gesundheit. Männer und Frauen im Vergleich. Hogrefe, Bern, S 287–298

Scheffler S (2010a) Psychologie. Arbeitsergebnisse und kritische Sichtweisen psychologischer Geschlechterforschung. In: Becker R, Kortendiek B (Hrsg) Handbuch Frauen- und Geschlechterforschung. VS Verlag für Sozialwissenschaften, Wiesbaden, S 659–667

Scheffler S (2010b) und sie bewegt sich doch! Entwicklung und Zukunft frauenspezifischer Psychotherapie und Beratung. In: Frauen beraten Frauen (Hrsg) Anerkennung der Differenz. Feministische Beratung und Psychotherapie. Psychosozial Verlag, Gießen, S 45–60

Scholz S (2009) Männer und Männlichkeiten im Spannungsfeld zwischen Erwerbs- und Familienarbeit. In: Aulenbacher B, Wetterer A (Hrsg) Arbeit. Perspektiven und Diagnosen der Geschlechterforschung. Westfälisches Dampfboot, Münster, S 82–99

Sieben A, Fiedel LL, Straub J (Hrsg) (2015) Geschlecht und Psychotherapie. Themenschwerpunkt. Psychosozial 140(2)

Sieverding M (2000) Risikoverhalten und präventives Verhalten im Geschlechtervergleich: Ein Überblick. Z Med Psychol 1:7–17

Sieverding M (2005) Geschlecht und Gesundheit. In: Schwarzer R (Hrsg) Gesundheitspsychologie, Enzyklopädie der Psychologie C, X, 1. Hogrefe, Göttinger, S 55–70

Soyka M, Batra A (2014) Benzodiazepinabhängigkeit (ICD-10 F.13.2). In: Voderholzer U, Hohagen F (Hrsg) Therapie psychischer Erkrankungen. Urban & Fischer, München, S 55–62

Staiger T (2016) Familienarbeit und Erwerbsarbeit aus Geschlechterperspektive. In: Kolip P, Hurrelmann K (Hrsg) Handbuch Geschlecht und Gesundheit. Männer und Frauen im Vergleich. Hogrefe, Bern, S 101–112

Stamer M, Schach C (2016) Geschlechteraspekte in der medizinischen Versorgung. In: Kolip P, Hurrelmann K (Hrsg) Handbuch Geschlecht und Gesundheit. Männer und Frauen im Vergleich. Hogrefe, Bern, S 312–324

Stelzig M (2003) Warum Männer nicht auf ihre Gesundheit achten: Psychosomatische Krankheitsbilder und Behandlungsvorschläge. In: Henzl SA (Hrsg) Wenn Männer leiden…: Wissenschaftliches Symposium ; interdisziplinäre Kooperation Medizin und Psychotherapie. Symposiumsbericht, Linz/Donau

Strauß B, Hartung J, Kächele H (2002) Geschlechtsspezifische Inanspruchnahme von Psychotherapie und Sozialer Arbeit. In: Kolip P, Hurrelmann K (Hrsg) Handbuch Geschlecht und Gesundheit. Männer und Frauen im Vergleich. Hogrefe, Bern, S 533–547

Van de Velde S, Huijts T, Bracke P, Bambra C (2013) Macro-level gender equality and depression in men and women in Europe. Sociol Health Illn 35(5):682–698

Voderholzer U, Hohagen F (2014) Therapie psychischer Erkrankungen. Urban&Fischer, München

Voderholzer U, Hohagen F (2019) Therapie psychischer Erkrankungen. München, Urban & Fischer

Vogelsang M (2009) Psychotherapie für Frauen. Ein Lehrbuch für weibliche und männliche Psychotherapeuten. Pabst, Lengerich

Wagner-Link A (2009) Frauen und Männer: Gender in der Psychotherapie. Pabst, Lengerich

Wattenberg I, Lätzsch R, Hornberg C (2019) Gesundheit, Krankheit und Geschlecht: ein gesundheitswissenschaftlicher Zugang zu Einflussfaktoren und Versorgungssystem. In: Kortendieck B, Riegraf B, Sabisch K (Hrsg) Handbuch interdisziplinäre Geschlechterforschung. Springer VS, Wiesbaden, S 1193–1203

Wehner N, Maihofer A, Kassner K, Baumgarten D (2010) Männlichkeit und Familiengründung zwischen Persistenz und Wandel. FamPra – Die Praxis des Familienrechts 2:295–314

Weißbach L, Stiehler M (Hrsg) (2013) Männergesundheitsbericht 2013. Im Fokus: Psychische Gesundheit. Hans Huber, Bern

Weissman MM, Bland RC, Canino GJ, Greenwald S, Hwu HG, Joyce PR, Karam EG, Lee CK, Lellouch J, Lepine JP, Newman SC, Rubio-Stipec M, Wells JE, Wickramaratne PJ, Wittchen HU, Yeh EK (1999) Prevalence of suicide ideation and suicide attempts in nine countries. Psychol Med 29(1):9–17

West C, Zimmerman DH (1987) Doing gender. Gend Soc 2(1):125–151

WHO – World Health Organizsation (2014) Preventing suicide: a global imperative. Unter: https://www.who.int/mental_health/suicide-prevention/world_report_2014/en/. Zugegriffen am 31.12.2020

Wimmer-Puchinger B (2016) Weiblicher Selbstwert auf dem gesellschaftlichen Prüfstand. In: Wimmer-Puchinger B, Gutiérrez-Lobos K, Riecher-Rössler A (Hrsg) Irrsinnig weiblich – Psychische Krisen im Frauenleben: Hilfestellung für die Praxis. Springer, Berlin, S 3–18

Wimmer-Puchinger B, Gutiérrez-Lobos K, Riecher-Rössler A (Hrsg) (2016) Irrsinnig weiblich – Psychische Krisen im Frauenleben. Springer, Wiesbaden

Winker G, Degele N (2009) Intersektionalität. Zur Analyse sozialer Ungleichheiten. transcript, Bielefeld

Wittchen HU, Nelson CB, Lachner G (1998) Prevalence of mental disorders and psychosocial impairments in adolescents and young adults. Psychol Med 28:109–126

Wittchen HU, Jacobi F, Rehm J, Gustavson A, Svensson M, Jönsson B, Olesen J, Allgulander C, Alonso J, Faravelli C, Fratiglioni L, Jennum P, Lieb R, Maerker A, van Os J, Salvador-Carulla L, Simon R, Steinhausen HC (2011) The size and burden of mental disorders and other disorders of the brain in Europe 2010. Eur Neuropsychopharmacol 21(9):655–679

Wittchen H-U, Müller N, Pfister H, Winter S, Schmidtkunz B (1999) Affektive, somatoforme und Angststörungen in Deutschland. Erste Ergebnisse des bundesweiten Zusatzsurveys „Psychische Störungen". Das Gesundheitswes 61:216–222

Wolfersdorf M, Plöderl M (2016) Geschlechtsunterschiede bei Suizid und Suizidalität. In: Kolip P, Hurrelmann K (Hrsg) Handbuch Geschlecht und Gesundheit. Männer und Frauen im Vergleich. Hogrefe, Bern, S 265–274

Zehetner B (2018) Woran erkenne ich feministische Therapie? Psychol Gesellschaftskritik 42(1):103–123

Mag.a Dr.in Claudia Höfner, MSc, Klinische, Gesundheits- und Arbeitspsychologin, Soziologin, Supervisorin, Psychotherapeutin im Verfahren der Integrativen Therapie (IT) in freier Praxis sowie an der Psychotherapeutischen Ambulanz (PTA) in Wien, Lehrtherapeutin und Leiterin der Fachsektion Integrative Therapie (IT) beim Österreichischen Arbeitskreis für Gruppenpsychotherapie und Gruppentherapie (ÖAGG), langjährige Forschungs- und Lehrtätigkeit an verschiedenen österreichischen Universitäten

Dr.in med. univ. Maria Theresia Rohrhofer, Fachärztin für Psychiatrie und Psychosomatische Medizin, Ärztin für Allgemeinmedizin mit Spezialisierung in Psychosomatischer Medizin, Psychotherapeutin im Verfahren der Integrativen Therapie (IT). Tätig in freier Praxis sowie an der Psychotherapeutischen Ambulanz (PTA) in Wien, Lehrtherapeutin für Integrative Therapie sowie Lehrgangsleitung für Psychotherapeutische Medizin/Psy 3 im Rahmen des Österreichischen Arbeitskreises für Gruppentherapie und Gruppendynamik (ÖAGG), Balintgruppen-Leiterin. Lehrtherapeutin der Österreichischen Ärztekammer (ÖÄK), Referentin des Referats für Psychosoziale, Psychosomatische und Psychotherapeutische Medizin der Ärztekammer für Wien

Dr. in med. univ. Luise Zieser-Stelzhammer, MAS, Ärztin für Allgemeinmedizin mit Spezialisierung in Psychosomatischer Medizin, Psychotherapeutin, Integrative Therapie (IT), niedergelassen in freier Praxis in Wien, Lehrtherapeutin für das Fachspezifikum Integrative Therapie sowie für den Lehrgang Psychotherapeutische Medizin (Psy 3), Hauptfach Integrative Therapie, im Österreichischen Arbeitskreis für Gruppentherapie und Gruppendynamik (ÖAGG) und am Department für Psychotherapie und Biopsychosoziale Gesundheit der Donau-Universität Krems, Lehrtherapeutin der Österreichischen Ärztekammer (ÖÄK), Referentin des Referats für Psychosoziale, Psychosomatische und Psychotherapeutische Medizin der ÖÄK, Vorstandsmitglied der Österreichischen Gesellschaft für Psychosomatik und Psychotherapeutische Medizin (ÖGPPM)

Zwischenleibliche Diagnostik

5

Thomas Fuchs

Moderne Diagnose- und Klassifikationssysteme führen immer häufiger dazu, dass Psychiater und Psychotherapeuten ihren Patienten mit Symptom-Checklisten und Diagnose-Algorithmen im Kopf gegenübertreten statt mit offenem und wachem Blick. Die Einführung kriteriologischer Diagnosesysteme hat die Ausbildung des diagnostischen Blicks und der spezifischen psychopathologischen Erfahrung mehr behindert als gefördert, wie inzwischen auch Vertreter dieser Systeme zugeben (Hojaij 2000; Mundt 2005; Andreasen 2007). Dennoch stehen Fähigkeiten wie das diagnostische Gespür, die Intuition und die persönliche Erfahrung häufig unter dem Verdacht mangelnder Validität und des bloßen Subjektivismus. Ich werde im Folgenden dafür argumentieren, dass eine Rehabilitation und Kultivierung dieser Fähigkeiten die Voraussetzung für wirkliches psychopathologisches Verstehen und für eine personzentrierte Psychotherapie ist.

Aus leibphänomenologischer Sicht ist der primäre Ort der intuitiven Erfahrung die *Zwischenleiblichkeit* – die verkörperte Begegnung zwischen zwei Menschen, mit den vielfältigen Phänomenen der nonverbalen Kommunikation, des leiblichen Ausdrucks und Verhaltens, der affektiven Resonanz und des atmosphärischen Kontakts. Es sind subtile Prozesse, die meist unbewusst verlaufen, aber doch jede Begegnung und Beziehung maßgeblich bestimmen. Sie vermitteln Psychiatern und Psychotherapeuten nicht nur wertvolle Informationen über das emotionale Erleben der Patienten, sondern gestalten implizit auch die therapeutische Beziehung.

Diese Dimension der Zwischenleiblichkeit will ich im Folgenden in ihrer Bedeutung für die Diagnostik und Psychotherapie darstellen, beginnend mit Überlegungen zur Intuition (1) und zur zwischenleiblichen Resonanz (2). Dies führt zu ersten Konsequenzen für diagnostische Prozesse in der Psychotherapie (3). Anschließend stelle ich eine leibphänomenologische Konzeption des Unbewussten vor (4) und untersuche dann die korrektiven Erfahrungen, die das Beziehungsgedächtnis des Patienten zu verändern in der Lage sind (5).

5.1 Intuition in der psychiatrischen Diagnostik

Die leibliche Kommunikation ist eine zentrale, wenngleich meist latente Dimension der psychiatrischen Diagnostik. Wichtige Kriterien des psychischen Befundes wie Stimmung, Ängstlichkeit, Erregung, affektive Spannung oder Antrieb werden vor allem in der Psychomotorik erfassbar – in der Mimik, Haltung, Gestik oder Bewegung

T. Fuchs (✉)
Zentrum für Psychosoziale Medizin, Klinik für Allgemeine Psychiatrie, Sektion Phänomenologie, Universitätsklinikum Heidelberg,
Heidelberg, Deutschland
e-mail: thomas.fuchs@med.uni-heidelberg.de

© Springer-Verlag GmbH Deutschland, ein Teil von Springer Nature 2022
C. Höfner, M. Hochgerner (Hrsg.), *Psychotherapeutische Diagnostik*,
https://doi.org/10.1007/978-3-662-61450-1_5

des Patienten, in seiner Stimme, seiner Prosodie und seinem Redefluss. Viele Störungen erkennt oder „spürt" man auf diese Weise schon atmosphärisch, bevor man die Diagnose analytisch zu begründen oder zu operationalisieren versucht. Auch eine Diskrepanz zwischen dem erwarteten und dem tatsächlichen Gefühlsausdruck kann diagnostisch relevant sein, etwa ein unechter, theatralischer Gefühlsausdruck bei histrionischen Patienten, oder umgekehrt eine *belle indifference* bei Konversionssymptomen, also die Unbekümmertheit, mit der der Patient oder die Patientin auch schwere körperliche Symptome hinnimmt.

Bereits das Erstgespräch vermittelt also auf nonverbalem Weg wesentliche Informationen über Stimmung, Gefühl, Spannung, Antrieb des Patienten ebenso wie über seine Art der Beziehungsaufnahme. Da diese Informationen ganzheitlich und atmosphärisch aufgenommen werden, richtet sich der erfahrene Psychiater in der Diagnose nicht nur nach einzelnen Symptomen, Befunden und Verlaufsdaten, sondern nach dem Gesamteindruck, den er von einem Patienten gewinnt. Meist wird er auf dieser Grundlage rasch eine erste Hypothese über die vorliegende Störung bilden; sie beruht auf Erfahrung, nämlich auf dem Wiedererkennen einer ähnlichen Gestalt, eines Typus, den die Wahrnehmung aus wiederholten Einzelfällen extrahiert. Kein Lehrbuch und kein Video kann daher das eigene Erleben einer Diagnose und ihres spezifischen Kolorits ersetzen.

Dabei ergeben sich viele intuitive Diagnosen gerade aus einer atmosphärischen Störung, nämlich einem Versagen der sonst gewohnten leiblichen Kommunikation: etwa aus dem spürbaren Resonanzverlust des gehemmt-depressiven Patienten oder aus der befremdlichen Anmutung in der Begegnung mit einem schizophrenen Patienten. Seine Ausdrucksformen, insbesondere die Mimik, wirken häufig vergröbert, eckig, unmoduliert und unnatürlich. Es entsteht das eigentümliche Erlebnis einer atmosphärischen Dissonanz, einer mangelnden „Passung" der leiblichen Kommunikation (Fuchs 2003). In der Befremdung des Psychiaters, in seiner mangelnden Möglichkeit zur Einfühlung spiegelt sich die Selbstentfremdung des Kranken.

Phänomenologisch orientierte Psychiater wie Wyrsch (1946), Rümke (1941) oder Kraus (1991) haben das intuitive Moment der Diagnose schon immer besonders hervorgehoben. „Nicht selten basieren wir eine Diagnose auf etwas, das wir mit Sicherheit wahrnehmen, ohne es an andere durch Worte mitteilen zu können" (Rümke 1958). Insbesondere beschrieb Rümke das „Praecox-Gefühl" bei der ersten Begegnung mit Schizophrenen als das Erlebnis einer „bestimmten Unverständlichkeit" und als Misslingen des Versuchs, mit der Person des Patienten selbst in Kontakt zu kommen. „Die Einzelsymptome und ihre Summe machen also das Ganze der Schizophrenie noch nicht aus, sondern es kommt immer noch etwas hinzu oder geht etwas darüber hinaus, und dieses Etwas muss es wohl sein, was uns intuitiv die Diagnose erlaubt" (Wyrsch 1946). Solche klinisch-intuitiven Erfahrungen werden heute wieder systematischer untersucht. So prüfte Grube (2006) in einer Studie an 67 Patienten die Verlässlichkeit des „Praecox-Gefühls" bei einem erfahrenen Psychiater nach einem Erstkontakt von wenigen Minuten, bei dem noch keine Symptome oder Befunde erhoben wurden. Es zeigte sich eine sehr hohe Sensitivität (0.88), Spezifität (0,80) und Korrelation (0.93) der intuitiven mit der später aufgrund der Symptome kriteriologisch bestimmten Schizophrenie-Diagnose.

Ein neueres Instrument zur Selbstbewertung der Reaktionen von Psychiatern und Psychotherapeuten im Erstkontakt mit Patienten stellt beispielsweise die Assessment of Clinicians' Self-Experience (ACSE) dar, die von Pallagrosi et al. (2014) entwickelt wurde. Sie erfasst fünf hauptsächliche Faktoren, also Reaktionen der Behandler auf ihre Patienten: (1) Spannung, (2) mangelnde Resonanz und Einstimmung, (3) Engagement, (4) Dissonanz, d.h. Gefühle der Manipulation, Zurückweisung, Kritik oder Entwertung und (5) Ohnmacht, Hilflosigkeit und Frustration. Nach verschiedenen Studien mit diesem Instrument waren bestimmte Diagnosegruppen signifikant mit folgenden Faktoren korreliert (Pallagrosi et al. 2016; Picardi et al. 2017):

- Depression und Angst: hohes Engagement
- Schizophrenie: mangelnde Resonanz und Einstimmung, Ohnmacht
- Hyperaktivität, Erregungszustände und Suizidalität: empfundene Spannung
- Cluster-B-Persönlichkeitsstörungen: empfundene Dissonanz

Diese Korrelationen stützen die Annahme, dass die emotionale Selbsterfahrung im Erstkontakt eine wichtige Rolle bei der Einschätzung von Diagnosen spielen kann. Die diagnostische Bedeutung leiblicher Kommunikation lässt sich aber auch in anderer Weise eindrucksvoll belegen, nämlich durch Videoaufzeichnungen und mikroanalytische Auswertung von Explorationen. So wurden in einer Studie von Heller und Haynal (1997) 59 Patientinnen und Patienten innerhalb von drei Tagen nach einem Suizidversuch von einer Psychiaterin exploriert. Das Interview wurde videografiert, und die Mimik und Gestik sowohl der Psychiaterin als auch ihrer Patienten minutiös analysiert. Die Fragestellung war, ob die nonverbale, weitgehend unbewusste Kommunikation während des Interviews eine prädiktive Bedeutung für einen erneuten Suizidversuch haben könnte. Zum Vergleich schätzte die Psychiaterin unmittelbar nach dem Interview auch ein, wie hoch sie ihrer bewussten Wahrnehmung der Patienten zufolge das Risiko eines künftigen Suizidversuchs bewertete.

Bei einer Katamnese nach einem Jahr hatten 10 Patienten einen zweiten (nicht tödlichen) Suizidversuch unternommen. Diese wurden nun mit 11 Patienten ohne weiteren Suizidversuch verglichen. Es zeigte sich, dass in der Tat 265 Körpersignale signifikant mit der Suizidversuchsvariable korreliert waren, wobei 200 dieser Signale von der Psychiaterin selbst produziert worden waren. Das eigentlich Erstaunliche war nun: Während ihre bewusste Voraussage des Suizidrisikos nach dem Interview nur auf dem Zufallsniveau lag, hatten ihre unbewussten körperlichen Signale signifikant prädiktiven Wert. So konnte die Dauer ihres besorgten Gesichtsausdrucks (Stirnrunzeln) 17 der insgesamt 21 Patienten, also 81 % richtig prädizieren; das gleiche Resultat ergab sich, wenn die gesamte mimische und motorische Aktivität der Psychiaterin als Zeichen für ihre emotionale Involviertheit herangezogen wurde. Man könnte also sagen: Auf implizit-körperlicher Ebene spürte die Psychiaterin genauer, wie gefährdet ein Patient tatsächlich war, als ihr bewusst wurde.

Es ist offensichtlich, welche Bedeutung diese und ähnliche Untersuchungen insbesondere für die klinische Ausbildung haben. Wenn es gelänge, Psychiatern und Psychotherapeuten eine verfeinerte Wahrnehmung ihrer eigenen zwischenleiblichen Reaktionen zu vermitteln, so könnten sie ihre leibliche Resonanz gewissermaßen als Seismograph nutzen. Sie wären damit in der Lage, intuitiv ungleich mehr von der Wirklichkeit des Patienten wahrzunehmen, als es auf der bewusst-verbalen Ebene möglich ist.

Die Schwierigkeit für den Lernenden besteht darin, dass er den intuitiven Sinn für das spezifisch Abweichende im Ausdruck und Verhalten psychiatrischer Patienten noch nicht ausgebildet hat. Die analytisch vorgehende Sammlung von Einzelsymptomen in der heutigen operationalisierten Diagnostik kann dies jedoch nur unzureichend kompensieren. Denn für den erfahrenen Diagnostiker gewinnen die Einzelerscheinungen immer erst vor dem intuitiv erfassten Hintergrund des typischen Gesamtbildes ihre diagnostische Wertigkeit. Der phänomenologische Ansatz geht davon aus, dass den Einzelsymptomen ein spezifisch abgewandeltes Verhältnis des Kranken zur Welt und zu sich selbst zugrunde liegt, also ein *seelisches Ganzes*, das es zu erfassen gilt. Dazu muss der Psychiater dem Patienten in ganz anderer Weise begegnen: Statt den Einfluss seiner Subjektivität möglichst gering zu halten, wie es die objektivierende Untersuchung mittels Erhebungsinstrumenten oder Fragebögen anstrebt, setzt die intuitive Diagnostik gerade die zwischenleibliche Nähe zwischen Arzt und Patient voraus. Betrachten wir nun näher, was in der Zwischenleiblichkeit eigentlich geschieht.

5.2 Zwischenleibliche Resonanz

Jede Interaktion ist von Stimmungen und Emotionen begleitet, die dem Partner über subtile Ausdruckssignale übermittelt werden. Die meisten dieser Mikroreaktionen laufen aber viel zu schnell ab, um überhaupt bewusst wahrgenommen zu werden. Allein im Lauf einer einzigen Psychotherapiesitzung tauschen Therapeut und Patient mehr als eine Million körperlicher Signale miteinander aus (Heller 1993). Während sie sich auf der bewussten Ebene mit den Inhalten des Gesprächs beschäftigen, wird der Verlauf der Interaktion maßgeblich durch diese Signale bestimmt. Sie erzeugen ein dynamisches Wechselspiel, eine „zwischenleibliche Resonanz", die der einfühlenden Wahrnehmung des anderen zugrunde liegt - der Begriff der Zwischenleiblichkeit stammt von dem französischen Phänomenologen Merleau-Ponty (2003).

Als Beispiel kann zunächst ein tanzendes Paar dienen: Gemeinsames Tanzen bedeutet, sich selbst zu bewegen und vom anderen bewegt zu werden. Der gespürte und bewegte eigene Leib wird dabei nicht mehr getrennt von den Impulsen und Bewegungen des anderen erlebt. Die Leibempfindungen und Körperschemata beider Partner dehnen sich gewissermaßen aus, greifen auf den jeweils anderen über und verbinden sich, sodass man geradezu von einer wechselseitigen

„Einleibung" oder „Inkorporation" sprechen kann (Schmitz 1989; Fuchs und De Jaegher 2009). Rhythmus und Melodie des Tanzes unterstützen diese wechselseitige Inkorporation.

Eine solche dyadische Resonanz bildet sich in subtilerer Form bei jeder Begegnung. Der Leib wird affiziert vom Gefühlsausdruck eines anderen Menschen, und wir erfahren die Dynamik und Intensität seiner Emotionen an unseren eigenen leiblichen Bewegungsimpulsen und Empfindungen. Dazu gehört insbesondere der Augenkontakt, bei dem die Blicke in einen oft intensiven Dialog eintreten, mitunter in einen regelrechten Kampf um Dominanz (vgl. Schmitz 1989). Auch hier kann man von wechselseitiger Einleibung sprechen – der Blick des anderen stellt eine leibliche Gerichtetheit dar, er kann einen Sog ausüben oder aber als eindringlich, stechend, blitzend erfahren werden, sodass sich entlang der Blickachsen eine übergreifende Leibverbindung herstellt. Der Kontakt der Blicke ist zweifellos eine der intensivsten Formen der sozialen Wahrnehmung.

Die zwischenleibliche Resonanz lässt sich allgemein in folgendem Schema wiedergeben (Fuchs 2003):

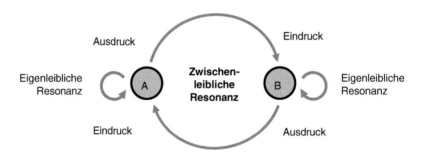

A sei eine Person, deren Gefühl (z. B. Zorn) sich mimisch oder gestisch ausdrückt, B ihr Interaktionspartner, der diesen Ausdruck schon mit einem Blick wahrnimmt, ohne dass er genau sagen könnte, woran er ihn erkennt. Wie kommt dies zustande? – Zunächst entspricht dem Zorn von A ein bestimmter leiblicher Zustand. A spürt den Zorn selbst als Spannung in seinem Gesicht, als Schärfe in seiner Stimme, als Erregung in sei-

nem Körper etc. Er spürt die *eigenleibliche Resonanz* des Gefühls, das ihn ergreift, und diese verstärkt wiederum das Gefühl. Der Leib ist gewissermaßen der „Resonanzkörper" für alle Gefühle (Fuchs und Koch 2014).

Diese eigenleibliche Resonanz von A wird nun als *Ausdruck* des Gefühls auch sichtbar für B und übersetzt sich bei ihm in einen leiblich-emotionalen *Eindruck*. So wird A's finsterer

Blick, die Schärfe seiner Stimme oder seine drohende Geste in B eine unangenehme Anspannung auslösen, womöglich ein Zusammenzucken und eine Tendenz zum Rückzug. Andere Resonanzphänomene sind eher gleichsinnig: Wenn wir z. B. ein lächelndes Gesicht sehen, ahmen wir unbewusst das Lächeln nach, zumindest in Form einer leichten Muskelaktivierung – die Entdeckung des Spiegelneuronensystems hat diese Imitationstendenz auch auf neuronaler Ebene bestätigt. Ausdruck übersetzt sich also in *Eindruck*, in eine Wahrnehmung, die wiederum mit subtiler eigenleiblicher Resonanz verbunden ist. *B spürt A förmlich am eigenen Leib.*

Dabei bleibt es aber nicht, denn der Eindruck von B und seine Reaktion wird nun wieder zum Ausdruck für A und so fort, in einem Wechselspiel, das in Sekundenbruchteilen abläuft und ständig das leibliche Befinden beider modifiziert. Freilich laufen die beteiligten Signale und Reaktionen viel zu rasch ab, um einzeln hervorzutreten und als solche bewusst zu werden. Stattdessen entsteht bei den Interaktionspartnern ein ganzheitlicher Eindruck vom Gegenüber, ein Gefühl für seine Stimmung oder Ausstrahlung und für die spezifische Atmosphäre der Begegnung. Merleau-Ponty beschreibt diese zwischenleibliche Kommunikation folgendermaßen.

> „Die Kommunikation, das Verstehen von Gesten, gründet sich auf die wechselseitige Entsprechung meiner Intentionen und der Gebärden des Anderen, meiner Gebärden und der im Verhalten des Anderen sich bekundenden Intentionen. Dann ist es, als wohnten seine Intentionen meinem Leibe inne und die meinigen seinem Leibe" (Merleau-Ponty 1966, S. 219).

Diese Konzeption der Zwischenleiblichkeit wird gestützt durch die Erforschung der Dynamik von Interaktionen, die in den letzten zwei Jahrzehnten große Fortschritte gemacht hat. Soziale Begegnungen sind demnach gekennzeichnet durch eine unbewusste körperliche Koordination und Koppelung der Beteiligten. Dazu gehören Komponenten wie phasengleiches Verhalten, unwillkürliche imitative Bewegungen und rhythmische Kovariation von gestischem, mimischem oder vokalem Ausdruck (Condon und Ogston 1966;

Davis 1982; Kendon 1990; Issartel et al. 2007; Tschacher et al. 2014). Jede kommunikative Begegnung gleicht somit einem Tanz, der die Beteiligten in subtil miteinander verflochtene Bewegungen einbezieht.

Generell geht ein hohes Maß an Synchronie mit positiverem Affekt der Beteiligten einher als niedrige Synchronisierung (Tschacher et al. 2014). Schon einfache Bewegungen wie gemeinsames Gehen sind in Dyaden mit positiver Beziehung höher synchronisiert als in neutralen oder negativ gestimmten Paaren (Miles et al. 2010). Auch in Psychotherapiestudien ließ sich zeigen, dass das Ausmaß an interaktiver Koordination mit dem empathischem Verständnis und der Qualität der Beziehung zwischen Therapeut und Patient verbunden ist (Levenson und Ruef 1997). Ramseyer und Tschacher (2011) bedienten sich dazu der *Motion Energy Analysis*, einer statistischen Berechnung synchroner Bewegungsquantitäten von videografierten Psychotherapiesitzungen. Es zeigte sich nicht nur eine signifikant gehäufte Bewegungssynchronie, sondern diese korrelierte auch mit der Beziehungsqualität, dem Bindungsstil und dem positiven Resultat der Therapie, gemessen in Symptomreduktion und Selbstwirksamkeit. Die Bewegungssynchronisierung, also die sichtbare Resonanz, stellt somit einen Gradmesser für die Qualität der therapeutischen Beziehung dar.

5.3 Zwischenleiblichkeit in der Psychotherapie

Wenden wir uns nach dem Blick auf die Theorie der Zwischenleiblichkeit nun der Psychotherapie zu. Was ich zuvor schon an der Diagnostik entwickelt habe, hat hier noch mehr Bedeutung, weil Beziehung und Interaktion mit ihren wechselseitigen Resonanzen im Vordergrund stehen. Psychotherapie ist ein verkörperter Prozess, eine zugleich verbale und zwischenleibliche Kommunikation. Videoanalysen von Therapieverläufen zeigen, dass bereits in den ersten Stunden unterschwellige Beziehungsprozesse ablaufen, die die weitere Prognose entscheidend mitbestimmen (Krause 1997). So ließ sich nach-weisen, dass Patienten deutlich zufriedener mit der Therapie sind, wenn der Therapeut die Fähig-keit hat, den Ausdruck des Patienten sensibel wahrzunehmen, zu spiegeln und seine eigenen Empfindungen auf nonverbalem Weg authentisch zu vermitteln (DiMatteo et al. 1980, 1986). Um-gekehrt können ein skeptischer Blick des Patien-ten, verschränkte Arme oder eine ärgerlich-energische Handbewegung andeuten, dass Therapeut und Patient gerade nicht „an einem Strang ziehen", dass eine Irritation entstanden ist, eine Interpretation zu weit ging etc.

In der Achtsamkeit auf die nonverbale Kom-munikation, auf die subtilen Zwischentöne des Gesprächs, vor allem aber auf die eigenen Emp-findungen, Gefühle und Impulse, die der Patient in ihm wachruft, erfährt der Therapeut also viel mehr von dessen Situation, als der verbale Dialog vermitteln kann. Diese Gegenübertragung des Therapeuten enthält leibliche, emotionale und at-mosphärische Momente: Veränderungen des Atemrhythmus, Enge- oder Spannungsempfin-dungen, Regungen des Unbehagens, des Befrem-dens, der Trauer oder Peinlichkeit, die sich wäh-rend des Gesprächs einstellen – all dies gibt wichtige Hinweise auf die Beziehungsdynamik, die sich im Kontakt mit dem Patienten herstellt. Auch in kleinen Regungen und Bewegungen der Interaktion können sich oft bedeutsame Themen andeuten. Der erfahrene Therapeut nimmt an sich selbst, „am eigenen Leib", wahr, welche Gefühle und Impulse den Patienten bewegen. Eine psy-chotherapeutische Ausbildung ist insofern auch eine Form der Selbstbildung zu einem Wahrneh-mungsinstrument.

Betrachten wir diese zwischenleibliche Wahr-nehmung an einem Beispiel etwas näher. So finde ich selbst es immer wieder erhellend, wie Patien-ten mich beim Ankommen begrüßen und wie ich selbst dabei auf sie reagiere. Denn jede Begrü-ßung wird in einem Zusammenspiel beider Betei-ligten gestaltet.

Therapiebeispiel

Als ich eine Patientin aus dem Warteraum ins Zimmer bitte, springt sie auf und begrüßt mich hastig, ein wenig devot und wie sich entschuldi-gend. Es ist mir etwas unangenehm, aber ich lasse es mir nicht anmerken. Auch während der Stunde fällt mir immer wieder eine gewisse has-tige Sprechweise bei ihr auf, die auch bei mir eine leichte Anspannung erzeugt. Ihre „Kurzat-migkeit" macht auch meinen Atem etwas flacher. Es ist, als ob uns nicht genügend Zeit für das Ge-spräch bleibe. Beim nächsten Mal und nach der gleichen Begrüßung spreche ich die Patientin doch darauf an. Sie zögert ein wenig, dann fasst sie Mut und gesteht, dass es ihr äußerst unange-nehm sei, einem so vielbeschäftigten Psychiater „die Zeit zu stehlen", wie sie sagt. Sie sei fast ein wenig froh, wenn die Stunde wieder vorüber sei und sie mich nicht mehr beanspruchen müsse. Wir erkunden dieses Gefühl, und es stellt sich he-raus, dass die Eltern der Patientin sehr aufeinan-der bezogen waren und sie als Kind immer den Eindruck hatte, sie nicht stören zu dürfen. Von ihrem Vater sei auch immer eine gewisse Unge-duld ausgegangen. Es sei ihr bis heute unange-nehm, wenn jemand Zeit für sie „opfern" müsse, wie sie formuliert.

Im affektmotorischen Schema der Begrüßung manifestiert sich also die grundlegende Erfah-rung der Patientin, nicht willkommen zu sein, für sich selbst nichts beanspruchen zu dürfen, eine Empfängerin von unverdienten Wohltaten zu sein. Wir arbeiten eine Weile an diesem Thema, und ich schlage ihr schließlich vor, bei der nächs-ten Stunde noch einmal auf die Begrüßung zu achten. Als wir uns wiedersehen, lächelt sie schon, gibt mir mit aufrechtem Blick die Hand, ich nicke ihr freundlich zu und halte ihre Hand ein klein wenig länger fest. In der Stunde frage ich sie noch, wie es ihr mit der Begrüßung gegan-gen ist und ob sie sich hier willkommen fühlt. Als sie wieder hastig spricht, schlage ich ihr vor, erst einmal eine Weile ruhig zu atmen und zu spüren, dass wir beide einfach da sein können und nichts drängt. Allmählich stellt sich in der Stunde eine Ruhe ein, die für die Patienin bereits eine korrek-tive emotionale Erfahrung darstellt: Ich kann hier da sein, mir für mich Zeit nehmen und auch die Zeit anderer beanspruchen.

Auf ähnliche Weise können andere Formen der Begrüßung bedeutsam sein und exploriert werden. Gibt ein Patient nur den vorderen Teil seiner Hand oder zieht er sie rasch zurück, so kann sich darin eine Scheu vor zu großer Nähe ausdrücken, die Angst, in der Therapie vereinnahmt zu werden oder die Kontrolle zu verlieren. Was es tatsächlich bedeutet, wird freilich erst erkennbar, wenn wir diese Situation im Dialog erkunden, womöglich auch, indem wir das Begrüßen während der Stunde noch einmal wiederholen und explorieren. Eine solche Exploration zwischenleiblicher Regungen – Geuter (2018) hat treffend von einem gemeinsamen Erkunden gesprochen – ist oft außerordentlich aufschlussreich. Typische Fragen für ein solches Erkunden lauten etwa (ebd., 155):

- Was geschieht gerade zwischen uns?
- Wie fühlen Sie sich im Moment mit mir?
- Sie haben gerade den Kopf nach unten gesenkt, als ich hereinkam. Was ging da in Ihnen vor?
- Jetzt lächeln Sie. Verändert sich gerade Ihr Gefühl zu mir?

Wir erkunden also mit dem Patienten, wie er die Beziehung und uns beide in der Beziehung erlebt, und zwar vor allem deshalb, weil sich die Leid erzeugenden Muster des Erlebens und Verhaltens auch in der therapeutischen Beziehung zeigen. Wir erkunden insofern auch, wie sich die Übertragung in den affektmotorischen Äußerungsformen des Patienten manifestiert. Außerdem lassen sich die damit verbundenen Überzeugungen in der therapeutischen Beziehung lebendig überprüfen, zum Beispiel indem ich mit einem Patienten, der glaubt, von anderen immer übermächtigt zu werden, exploriere, wie er dieses Problem in der Beziehung zu mir erlebt, nicht zuletzt damit er in der Therapie eine neue, korrigierende Beziehungserfahrung machen kann.

5.4 Das horizontale Unbewusste und das Leibgedächtnis

An dieser Stelle ist es wichtig, den Begriff des Unbewussten zu thematisieren, wie er sich aus einer leibphänomenologischen Sicht darstellt. Danach sind es vor allem die zwischenleiblichen Ausdrucksformen, die affektmotorischen Schemata und damit verbundenen leiblichen Regungen, in denen sich unbewusste Beziehungserfahrungen und Beziehungserwartungen manifestieren. Es handelt sich hier also nicht um das klassische Unbewusste im Inneren, in der Tiefe der Psyche des Patienten – sozusagen das vertikale Unbewusste – sondern um das, was man das *horizontale* oder *resonante Unbewusste* nennen kann (Fuchs 2011). Es ist ein Unbewusstes nicht im Inneren des Individuums, sondern in seinen gelebten und verkörperten Beziehungen zu den Anderen. Es besteht nicht aus verdrängten Bildern oder Ereignissen, sondern aus leiblichen Interaktionsformen und den damit verknüpften impliziten Beziehungserwartungen, die sich lebensgeschichtlich entwickelt haben und für einen Menschen charakteristisch sind.

Ich habe dazu vorgeschlagen, diesen Begriff des horizontalen Unbewussten mit dem Konzept des *Leibgedächtnisses* zu verknüpfen (Fuchs 2011, 2012). Damit meine ich die Gesamtheit aller impliziten, durch das Medium des Leibes vermittelten Haltungen, Wahrnehmungs- und Verhaltensbereitschaften, die sich als Niederschlag früherer Erfahrungen gebildet haben, und zwar vor allem in der frühen Kindheit. Eine ähnliche Konzeption findet sich in Daniel Sterns „implizitem Beziehungswissen" und den „schemes-of-being-with", die sich in der Interaktion von Säugling und Eltern entwickeln (Stern 1985, 1998). Im Gegensatz zur klassisch-psychoanalytischen Vorstellung eines psychischen Innenraumes, den der Analytiker wie ein Psychoarchäologe und Tiefenforscher der Seele zu erforschen sucht, kann eine am Leibgedächtnis und impliziten Wissen orientierte Konzeption die horizontale bzw. resonante Dimension des Unbewussten erkunden. Insofern es sich um unbewusste Beziehungsformen und Beziehungserwartungen handelt, kann man auch von zwischenleiblicher Übertragung und Gegenübertragung sprechen.

Auch in dieser Dimension des horizontalen Unbewussten zeigen sich durchaus Verdrängungen, nämlich in Form impliziter Vermeidungen: Bestimmte Situationen sollen möglichst umgangen, umschifft werden, weil sie an unangenehme oder auch traumatisierende Beziehungserfahrun-

gen erinnern. So kann hinter dem betonten Lächeln eines Patienten eine ihm nicht bewusste
Angst vor vernichtender Scham stehen. Häufig
sind solche Vermeidungen habitualisiert, d. h. ins
Leibgedächtnis eingegangen, und das betonte Lächeln zeigt sich dann bei jeder Gelegenheit; ähnlich wie die gewohnheitsmäßig devote Stimme
und Haltung eines dependenten Patienten, die
eine aggressive Übermächtigung durch den anderen verhindern sollen. Vermeidungsschemata
können auch zu körperlichen Haltungsformen
geworden sein – denken wir an die fixierte Rü-
ckenspannung, die rigide Kiefermuskulatur und
die mangelnde Bauchatmung eines zwanghaften
Patienten, die dazu dient, eigene Impulse wie
etwa Aggression abzuwehren. Hier kommen wir
also bereits zu Formen der *Körperabwehr* durch
muskuläre Haltungsfixierungen oder Gegenmo-
bilisierungen.

Das verkörperte und horizontale Unbewusste
enthält also keineswegs nur manifeste, „positive"
Formen des Umgangs, sondern gerade auch Aus-
sparungen, Vermeidungen, Überkompensationen
und damit gleichsam die „Negative" früherer belastender oder bedrohlicher Erfahrungen. Diese
Negative zu erkennen ist freilich weit schwieriger, als die manifesten Verhaltensweisen wahrzunehmen. Es setzt aber jedenfalls voraus, dass das
Verdrängte nicht in der „Tiefe der Psyche" gesucht wird, sondern bereits im scheinbar nur vordergründigen leiblichen Ausdruck und Verhalten.
Dass hinter dem betonten Lächeln des Patienten
eine unbewusste Angst vor vernichtender Beschämung steht, kann erst herausgearbeitet werden, wenn der Ausdruck als „Negativ" wahrgenommen und verstanden wird.

5.5 Korrektive Erfahrungen

Vor dem Hintergrund des horizontalen Unbewussten wird die zwischenleibliche Kommunikation auch bedeutsam für die Veränderungen, die
in der Therapie erreicht werden sollen. Denn psychische Störungen beruhen in einem erheblichen
Maß auf impliziten Wahrnehmungs- und Reakti-
onsbereitschaften – etwa einer habituellen Vermeidung von angstauslösenden Situationen oder

Konflikten, einer Hypersensitivität gegenüber
Zurückweisung oder Beschämung etc. Um solche Bereitschaften zu verändern, müssen sie in
der Therapie „prozessual aktiviert" werden, wie
Klaus Grawe (2000) es formuliert hat, d. h. aus
dem Leibgedächtnis heraus reinszeniert und
durch neue Reaktionsweisen ersetzt werden.
Diese neuen Erfahrungen sollte der Patient möglichst mit allen Sinnen, also in einer zwischenleiblichen Situation machen. Die bloße Einsicht
genügt nicht – erst wenn die zur Situation passenden impliziten Schemata aktiviert und dann
„überschrieben" werden, führt dies zur Umorga-
nisation des Leibgedächtnisses.

Psychotherapie ist also in der Lage, durch korrektive Erfahrungen das „implizite Beziehungsgedächtnis" des Patienten umzustrukturieren.
Dies gilt insbesondere für Patienten mit strukturellen Störungen, die ihre beeinträchtigenden frühen Beziehungserfahrungen allenfalls bruchstückhaft in Worte fassen und erzählen können.
Sie profitieren weniger von einem aufdeckenden
Vorgehen als von der unmittelbaren Rückmeldung im interaktiven Prozess, wie es die
psychoanalytisch-interaktionelle Therapie empfiehlt (Streeck 2018). Dazu bedarf es eines empathisch engagierten Therapeuten, denn es geht um
das „Hier und Jetzt", das implizite Beziehungsgefüge, das sich in der realen Begegnung zwischen Patient und Therapeut entwickelt. Auch die
Therapie selbst hat eine Geschichte: Jede Stunde
trägt zu einem gemeinsamen impliziten Beziehungswissen bei und es entsteht eine zunehmend
verdichtete Atmosphäre, für deren klimatische
Vorgänge beide Seiten sensible Antennen haben.
Diese emotionale Beziehung stufenweise zu vertiefen gelingt sicher eher durch leibliche Präsenz
und persönliche Authentizität des Therapeuten
als durch eine falsch verstandene Abstinenz.

Die impliziten Beziehungsmuster, die sich in
der Therapie entfalten, müssen aber nicht unbedingt explizit gemacht werden. Patienten erinnern sich lange nach einer Behandlung oft nicht
so sehr an Deutungen oder Einsichten als vielmehr an eine Stunde besonderer Verbundenheit,
ein gemeinsames Lachen, einen warmen Austausch von Blicken in einer schwierigen Situation, z. B. bei einer beschämenden Erinnerung.

Stern und die Bostoner Process of Change Study Group (2007) haben auf der Basis der Mutter-Kind-Forschung ein Modell von therapeutischer Wirkung entworfen, das sich auf solche „Momente der Begegnung" (*moments of meeting)* stützt. Reagiert der Therapeut dabei anders, als es der Patient gewohnt ist und erwartet, entsteht der Keim eines neuen Beziehungs- und Gefühlsmusters. Therapeuten sollten also nicht etwa das Verhalten des Patienten nur spiegeln oder sich durch naives Entgegenkommen in dessen ungünstige Beziehungsmuster hineinziehen lassen (Krause 1997, S. 90 f.). Denn gerade ein nicht gleichsinniges, unerwartetes Therapeutenverhalten kann dem Patienten helfen, eingeschliffene Reaktionsmuster zu durchbrechen. Wiederkehrende Erfahrungen solcher Art können sein implizites Beziehungswissen so umgestalten, dass er auch mit anderen auf neue Weise umzugehen lernt.

Psychotherapie ist also in der Lage, durch korrektive Erfahrungen das „implizite Beziehungsgedächtnis" des Patienten umzustrukturieren. Dies gilt insbesondere für Patienten mit strukturellen Störungen, die ihre beeinträchtigenden frühen Beziehungserfahrungen allenfalls bruchstückhaft in Worte fassen und erzählen können. Sie profitieren weniger von einem aufdeckenden Vorgehen als von der unmittelbaren Rückmeldung im interaktiven Prozess, wie es die psychoanalytisch-interaktionelle Therapie empfiehlt (Streeck 2018). Dazu bedarf es eines empathisch engagierten Therapeuten, denn es geht um das „Hier und Jetzt", das implizite Beziehungsgefüge, das sich in der realen Begegnung zwischen Patient und Therapeut entwickelt. Auch die Therapie selbst hat eine Geschichte: Jede Stunde trägt zu einem gemeinsamen impliziten Beziehungswissen bei, und es entsteht eine zunehmend verdichtete Atmosphäre, für deren klimatische Vorgänge beide Seiten sensible Antennen haben. Diese emotionale Beziehung stufenweise zu vertiefen gelingt sicher eher durch leibliche Präsenz und persönliche Authentizität des Therapeuten als durch eine falsch verstandene Abstinenz (Fuchs 2019).

Für die Nutzung dieser Prozesse können schließlich auch körpertherapeutische Ansätze eine besondere Rolle spielen (Downing 1996; Heisterkamp 2000). Der Patient kann etwa unklaren Gefühlen nachgehen, indem er auf seine leiblichen Empfindungen achtet, sie lokalisiert, ihre Nuancen erspürt und dann ihre Bedeutung oder die dazugehörige Erinnerung erforscht. Weitere mögliche Ansatzpunkte der Therapie sind die verschiedenen Formen der *Körperabwehr,* also der Verhinderung von intensiven Gefühlsregungen durch Verspannungen, mangelnde Atmungstätigkeit und Haltungsfixierungen, Phänomene, die sicham Patienten beobachten lassen. Eine wichtige Quelle der Information ist schließlich die *leibliche Gegenübertragung,* also die eigenen Leibempfindungen des Therapeuten – eine meist vernachlässigte Komponente der Gegenübertragung, die aber, wie das Beispiel der Studie Hellers gezeigt hat, sehr subtile vom Patienten ausgehende Schwingungen wahrzunehmen vermag. Ein wichtiges Element ist dabei das Einüben der Achtsamkeit auf die eigene Atmung, weiter auf Anspannungen etwa im Gesicht, auf Regungen des Unbehagens wie Enge- oder Schmerzempfindungen oder auf Bewegungsimpulse, die sich unwillkürlich während des Gesprächs einstellen.

5.6   Resümee

Die Konzeption der Zwischenleiblichkeit beruht auf der Interaktion, Koordination, leiblichen Resonanz und wechselseitigen Inkorporation verkörperter Subjekte. Diese Zwischenleiblichkeit und die damit verbundene Interaffektivität ist die primäre Grundlage der sozialen Wahrnehmung. Es bedarf keiner inneren Modelle, Repräsentationen, Simulationen, Mentalisierungen oder gar Theorien von anderen, um mit ihnen empathisch zu kommunizieren und sie schon auf dieser Ebene unmittelbar zu verstehen (Fuchs und De Jaegher 2009). Die zwischenleibliche Wahrnehmung entwickelt sich vielmehr schon in der frühesten Kindheit als ein praktischer Sinn, eine „Musikalität" für die Rhythmen und Muster des frühen Dialogs. Ohne zu mentalisieren sind Kinder bereits nach dem ersten Lebensjahr in der Lage, die Intentionen und Gefühle der anderen in ihrem mimischen Ausdruck, in ihren Haltungen, Gesten und Handlungen wahrzunehmen und zu verstehen.

Aber auch jede psychiatrische und psychotherapeutische Interaktion setzt diese Sphäre der zwischenleiblichen Beziehung voraus – eine Sphäre, deren Prozesse zugleich subtil und doch spürbar sind, wenn uns auch oft die deutliche Wahrnehmung und die Begriffe für sie fehlen. Mit der Erforschung der frühkindlichen Kommunikation und den Fortschritten der Prozessforschung in der Psychotherapie ist diese Sphäre zunehmend ins Bewusstsein getreten. Es zeigt sich immer deutlicher, dass in ihr nicht nur eine Begleitmusik zur eigentlichen, verbal-symbolischen Kommunikation abläuft, sondern dass es sich um ein eigenständiges System meist unbewusster Erfahrungen handelt, die sowohl interpersonale Beziehungen als auch therapeutische Veränderungen wesentlich mitbestimmen. Für eine intuitionsgestützte Diagnostik ebenso wie für eine leib- und erfahrungsorientierte Psychotherapie liegen hier zentrale, vielfach noch ungenutzte Ressourcen.

Geprägt vom traditionellen Dualismus von Körper und Geist, suchte die Psychoanalyse das Unbewusste zunächst in den verborgenen Kammern, in der Tiefe einer psychischen Innenwelt. Dort sollte es sich dem Kundigen durch archäologische Ausgrabungsarbeit an den Erinnerungen und durch Deutung von verschlüsselten Symbolen zu erkennen geben. Heute zeigt sich uns das Unbewusste vor allem im gegenwärtigen Raum der Beziehung: im szenischen Dialog, in Tonfall, Haltung und Ausdruck, als *horizontales oder resonantes Unbewusstes*. Auf der zwischenleiblichen, impliziten Ebene der Interaktion aktualisieren sich die im Leibgedächtnis verankerten Schemata, Erwartungs- und Reaktionsmuster des Patienten und lassen sich durch neue Erfahrungen verändern, oft sogar ohne dass dies expliziter Gegenstand und Inhalt des Gesprächs werden muss.

Was Therapeuten ihrerseits an implizitem Beziehungswissen erworben haben, bedingt auch ihr Verhalten dem Patienten gegenüber, sodass auf zwischenleiblicher Ebene stets mehr geschieht, als ihnen bewusst wird und sie zu sagen vermögen. Mit zunehmender Erfahrung kann ih-nen aber ihre eigene leibliche Gegenübertragung immer mehr als ein Resonanzorgan für das „horizontale Unbewusste" des Patienten und der therapeutischen Beziehung dienen. Oft spüren wir intuitiv bereits in der ersten Sitzung, um welche Beziehungsmuster es in der Therapie gehen und ob es zu Schwierigkeiten kommen wird. Ebenso kann uns die zwischenleibliche Resonanz im weiteren Verlauf fortwährend darüber Auskunft geben, an welchen sensiblen Stellen des Beziehungsraums wir uns bewegen, wo mögliche Vermeidungsmuster sich manifestieren, wie nahe wir dem Patienten sind und welche Interventionen fruchtbar sind.

Sicher liegen hier auch Grenzen dessen, was sich explizieren, verbalisieren oder systematisieren lässt; die zwischenleibliche Intuition bleibt wie in der Diagnostik, so auch in der Therapie immer auch eine Sache individueller Erfahrenheit. Umso mehr wird es eine der wichtigen Aufgaben künftiger Aus- und Weiterbildung sein, die Wahrnehmungsfähigkeiten von Ärzten und Therapeuten für zwischenleibliche Phänomene zu schulen, damit sie nicht nur nach manualisierbaren Strategien, sondern mit Intuition und Gespür für die implizite Ebene der Beziehung zu therapieren lernen.

Literatur

Andreasen NC (2007) DSM and the death of phenomenology in America: an example of unintended consequences. Schizophr Bull 33:108–112

Boston Change Process Study Group (2007) The foundational level of psychodynamic meaning: implicit process in relation to conflict, defense and the dynamic unconscious. Int J Psychoanal 88:843–860

Condon WS, Ogston WD (1966) Sound film analysis of normal and pathological behavior patterns. J Nerv Ment Dis 143:338–347

Davis M (Hrsg) (1982) Interaction rhythms. Periodicity in communicative behavior. Human Sciences Press, New York

DiMatteo MR, Taranta A, Friedman HS, Prince LM (1980) Predicting patient satisfaction from physicians' nonverbal communication skills. Med Care 18:376–387

DiMatteo MR, Prince LM, Hays R (1986) Nonverbal communication in the medical context: the physician-patient relationship. In: Buck R, Blanck PD, Rosenthal R (Hrsg) Nonverbal communication in the clinical context. Pennsylvania State University Press, University Park/London, S 74–98

Downing G (1996) Körper und Wort in der Psychotherapie. Kösel, München

Fuchs T (2003) Non-verbale Kommunikation: Phänomenologische, entwicklungspsy-chologische und therapeutische Aspekte. Z Klin Psychol Psychiatr Psychother 51:333–345

Fuchs T (2011) Body memory and the unconscious. In: Lohmar D, Brudzinska J (Hrsg) Founding psychoanalysis. Phenomenological theory of subjectivity and the psychoanalytical experience. Kluwer, Dordrecht, S 69–82

Fuchs T (2012) The phenomenology of body memory. In: Koch S, Fuchs T, Müller C (Hrsg) Body memory, metaphor and movement. John Benjamins, Amsterdam, S 9–22

Fuchs T (2019) The interactive phenomenal field and the life space. A sketch of an ecological concept of psychotherapy. Psychopathology 52:63–70

Fuchs T, De Jaegher H (2009) Enactive intersubjectivity: participatory sense-making and mutual incorporation. Phenomenol Cogn Sci 8:465–486

Fuchs T, Koch S (2014) Embodied affectivity: on moving and being moved. Front Psychol Psychol Clin Settings 5:1–12:508

Geuter U (2018) Praxis Körperpsychotherapie: 10 Prinzipien der Arbeit im therapeutischen Prozess. Springer, Berlin/Heidelberg/New York

Grawe K (2000) Psychologische Therapie, 2. Aufl. Hogrefe, Göttingen/Bern/Toronto

Grube M (2006) Towards an empirically based validation of intuitive diagnostic: Rümke's 'Praecox Feeling' across the schizophrenia spectrum: preliminary results. Psychopathology 39:209–217

Heisterkamp G (2000) Die leibliche Dimension in psychodynamischen Psychotherapien. In: Reimer C, Rüger U (Hrsg) Psychodynamische Psychotherapien. Springer, Berlin/Heidelberg, S 295–320

Heller M (1993) Unconscious communication. In: Maul B (Hrsg) Body psychother-apy or the art of contact. Maul, Berlin, S 155–179

Heller M, Haynal V (1997) The doctor's face: a mirror of his patient's suicidal pro-jects. In: Guimón J (Hrsg) The body in psychotherapy. Karger, Basel, S 46–51

Hojaij CR (2000) Reappraisal of dementia praecox: focus on clinical psychopathology. World J Biol Psychiatry 1:43–54

Issartel J, Marin L, Cadopi M (2007) Unintended interpersonal coordination: „can we march to the beat of our own drum?". Neurosci Lett 411:174–179

Kendon A (1990) Conducting interaction: patterns of behavior in focused encounters. Cambridge University Press, Cambridge

Kraus A (1991) Phänomenologische und symptomatologisch-kriteriologische Diagnostik. Fundam Psychiatr 5:102–109

Krause R (1997) Allgemeine psychoanalytische Krankheitslehre, Bd 1. Kohlhammer, Stuttgart

Levenson RW, Ruef AM (1997) Physiological aspects of emotional knowledge and rapport. In: Ickes W (Hrsg) Empathic accuracy. Guilford Press, New York, S 44–72

Merleau-Ponty M (1966) Phänomenologie der Wahrnehmung. De Gruyter, Berlin

Merleau-Ponty M (2003) Das Auge und der Geist. Philosophische Essays. Meiner, Hamburg

Miles LK, Griffiths J, Richardson MJ, Macrae CN (2010) Too late to coordinate: contextual influences on behavioral synchrony. Eur J Soc Psychol 40:52–60

Mundt C (2005) Anomalous self-experience: a plea for phenomenology. Psychopathology 38:231–235

Pallagrosi M, Fonzi L, Picardi A, Biondi M (2014) Assessing clinician's subjective experience during interaction with patients. Psychopathology 47:111–118

Pallagrosi M, Fonzi L, Picardi A, Biondi M (2016) Association between clinician's subjective experience during patient evaluation and psychiatric diagnosis. Psychopathology 49:83–94

Picardi A, Pallagrosi M, Fonzi L, Biondi M (2017) Psychopathological dimensions and the clinician's subjective experience. Psychiatry Res 258:407–414

Ramseyer F, Tschacher W (2011) Nonverbal synchrony in psychotherapy: coordinated body movement reflects relationship quality and outcome. J Consult Clin Psychol 79:284–295

Rümke HC (1941) Das Kernsyndrom der Schizophrenie und das sogenannte 'Praecox-Gefühl'. Zent gesamte Neurol Psychiatr 102:168–169

Rümke HC (1958) Die klinische Differenzierung innerhalb der Gruppe der Schizophrenien. Nervenarzt 29:49–55

Schmitz H (1989) Leib und Gefühl. Materialien zu einer philosophischen Therapeutik. Junfermann, Paderborn

Stern DN (1985) The interpersonal world of the infant: a view from psychoanalysis and developmental psychology. Basic Books, New York

Stern DN (1998) The process of therapeutic change involving implicit knowledge: some implications of developmental observations for adult psychotherapy. Infant Ment Health J 19:300–308

Streeck U (2018) Psychoanalytisch-interaktionelle Therapie struktureller Störungen. Vandenhoeck & Ruprecht, Göttingen

Tschacher W, Rees GM, Ramseyer F (2014) Nonverbal synchrony and affect in dyadic interactions. Front Psychol 5:1323

Wyrsch J (1946) Über die Intuition bei der Erkennung des Schizophrenen. Schweiz Med Wochenschr 76:1173–1176

Prof. Dr. Dr. Thomas Fuchs, Psychiater und Philosoph, Verhaltenstherapeut und tiefenpsychologischer Psychotherapeut, Karl-Jaspers-Professor für Philosophie und Psychiatrie an der Klinik für Allgemeine Psychiatrie in Heidelberg/Deutschland, www.thomasfuchs.uni-hd.de

Cluster- und verfahrensspezifische psychotherapeutische Diagnostik im psychodynamischen Cluster

Psychotherapeutische Diagnostik im tiefenpsychologisch-psychoanalytischen Cluster

6

Henriette Löffler-Stastka und Eva Horvath

6.1 Psychotherapie

Was ist eigentlich Psychotherapie? „Psychotherapie ist ein bewusster und geplanter interaktioneller Prozess zur Beeinflussung von Verhaltensstörungen und Leidenszuständen, die in einem Konsensus (möglichst zwischen Patient, Therapeut und Bezugsgruppe) für behandlungsbedürftig gehalten werden, mit psychologischen Mitteln (durch Kommunikation) meist verbal, aber auch averbal, in Richtung auf ein definiertes, nach Möglichkeit gemeinsam erarbeitetes Ziel (Symptomminimierung und/oder Strukturveränderung der Persönlichkeit) mittels lehrbarer Techniken auf der Basis einer Theorie des normalen und pathologischen Verhaltens" (Strotzka 1984, S. 4). Psychotherapie ist dann indiziert, wenn eine nach der ICD (Internationale statistische Klassifikation der Krankheiten und verwandter Gesundheitsprobleme, WHO) diagnostizierte psychische Erkrankung vorliegt, und wirkt mittels professionell strukturierter Gespräche und einer therapeutisch gestalteten Beziehung zwischen Psychotherapeut und Patient. Die Psychotherapie hat den Zweck, psychische Krankheiten zu lindern und zu heilen.

Die **psychotherapeutische Diagnostik** ist allgemein, wesentlich, und als eine Art Orientierungshilfe zu sehen. Derzeit gibt es die Diagnostik-Leitlinie für Psychotherapeuten und Psychotherapeutinnen, die bereits 1999 als Auftrag an den Psychotherapiebeirat erstellt wurde. Die Diagnostik ist aus Sicht der Psychotherapieforschung in einer Abgrenzung zu anderen Fachgebieten zu sehen, die sich ebenfalls in ihrer Profession mit dem Themenfeld der Diagnose und Indikationsstellung beschäftigen. Dies ist in erster Linie hinsichtlich einer autonomen wissenschaftlich anerkannten Professionalisierung und Profilierung notwendig. Es müssen spezifische Methoden zur Diagnostik formalisiert dargestellt werden. Zentrales Unterscheidungskriterium ist weniger die Objektiverfassung ähnlich der Medizin, sondern es müssen vor allem die Subjektivität des Patienten und sein Erleben des Leidens mitgedacht werden, da es sich um keine Momentaufnahme der Beurteilung handelt, sondern einen Prozess darstellen muss, mit unterschiedlichen Aufgaben-Indikationsstellungs-Fragen und Prognosefragen, die an die Diagnosestellung zusätzlich im Rahmen der Psychotherapie und Psychotherapieplanung gestellt werden müssen.

H. Löffler-Stastka (✉)
Klinik für Psychoanalyse und Psychotherapie, Medizinische Universität Wien, Wiener Psychoanalytische Vereinigung (WPV), Wien, Österreich
e-mail: henriette.loeffler-stastka@meduniwien.ac.at

E. Horvath
Österreichische Gesellschaft für Analytische Psychologie (ÖGAP), Wien, Österreich
e-mail: evahorvath@jubelbox.at

© Springer-Verlag GmbH Deutschland, ein Teil von Springer Nature 2022
C. Höfner, M. Hochgerner (Hrsg.), *Psychotherapeutische Diagnostik*,
https://doi.org/10.1007/978-3-662-61450-1_6

6.2   Methodenspezifische Diagnostik

Mit der Feststellung einer psychischen Erkrankung und von deren Ausprägungsgraden bzw. Schweregrad endet üblicherweise die ICD-10-/DSM-5-basierte Diagnostik, und es beginnt spätestens ab diesem Zeitpunkt eine methodenspezifische Fokussierung in der Diagnostik.

Die klassifikatorische, deskriptive atheoretische Diagnose gibt wenig konkrete Hinweise für Indikation, Prognose und Behandlungsplan, weshalb die methodenspezifische Diagnostik im Weiteren nun aus tiefenpsychologisch-psychoanalytisch-psychodynamischer Sicht beschrieben wird. Die methodenspezifische Fokussierung legt das Verständnis der psychischen Störung maßgeblich auf die Nosologie der entsprechenden Schulen und Traditionen, bei den tiefenpsychologischen Schulen auf die Psychoanalyse und auf das dynamisch Unbewusste. Auch die Indikation wird innerhalb dieses Therapieverfahren-Clusters auf Basis der psychoanalytischen Nosologie gestellt. Im Wesentlichen konzentrieren sich die verschiedenen Richtungen innerhalb des methodenspezifischen psychoanalytisch-tiefenpsychologischen Clusters auf die diagnostischen Möglichkeiten der Interviewtechnik, die einen Zugang zum dynamischen Unbewussten ermöglichen. Dies gilt auch in den unterschiedlichen Settinggegebenheiten der einzelnen Richtungen.

Zentral ist diesem Cluster innerhalb des Diagnostikprozesses die Schaffung von Zugangswegen zu seelischen Vorgängen, die sonst kaum zugänglich sind. Über diese Zugangswege werden pathogene unbewusste Faktoren erfassbar, die sich im Wesentlichen in Form von Symptomen, Einschränkungen in der Arbeits- und Liebesfähigkeit oder in der Persönlichkeitsentwicklung und Charakterbildung störend bemerkbar machen. Der tiefenpsychologisch-psychoanalytische Cluster ist ein forschungs- und evidenzbasierter Korpus, der effektiv wirksam ist und dessen besondere Wirksamkeit sich durch Hochfrequenz und langfristige Behandlungssettings nachhaltig entwickelt.

Aus der besonders nachhaltigen Effizienz (Zimmermann et al. 2015) dieser Methoden konnte mittlerweile auch die kostenreduzierende und kostengünstige Bedeutung dieses Clusters beschrieben und belegt werden (Seitz et al. 2019). Aus diesem Grund ist die Indikationsstellung und Diagnostik besonders wesentlich und lässt sich übergeordnet wie folgt zusammenfassen.

Die tiefenpsychologisch-psychodynamischen Therapien stellen eine einzigartige therapeutische Beziehung her, in der der Patient oder die Patientin die zugrunde liegenden unbewussten Ursachen seiner Probleme nicht nur intellektuell kennenlernen soll, sondern auch emotional in der Beziehung zum Psychoanalytiker oder zur Psychoanalytikerin erleben, verstehen und verändern lernen kann. Ob ein Patient aus eben dieser therapeutischen Beziehung, die etwa 30 Prozent der Wirkvarianz von Outcome-Studien (Lambert 2013) ausmacht, Nutzen ziehen kann, muss in den diagnostischen Erstgesprächen geklärt werden. Es muss über unterschiedliche diagnostische Methoden geklärt werden, ob der Patient in der Lage ist, Einsicht in seine intrapsychische Konfliktsituation, die unbewusste Dynamik und in die interpersonellen Abläufe zu gewinnen und ob er bereit ist, das Verständnis dafür zu vermehren. Im Rahmen des Erstgesprächsprozesses wird ein prozesshafter Vorgang initiiert, der im weiteren Verlauf der Therapie die Erkenntnis über unbewusste Vorgänge im Patienten sammeln hilft. Die Klärung des Therapieziels und die Ausarbeitung der entsprechenden Behandlungsvoraussetzungen sind, wie aus der Alliance-Literatur bekannt, ebenfalls wesentliche Bestandteile der diagnostischen Phase der tiefenpsychologisch-psychoanalytischen Methoden. Kann ein Patient entsprechend seinem Menschenbild in der Erstgesprächssituation den diagnostischen tiefenpsychologisch-psychoanalytischen Zugangsweg nutzen, sind die Indikation in den unterschiedlichen Settingvarianten, die Behandlungsvoraussetzungen sowie Prognose und Diagnosen geklärt, ist einer tiefenpsychologisch-psychoanalytischen Behandlung die Tür geöffnet. Da vor jeder Therapie eine ausführliche umfassende Diagnostik stehen muss, werden nun in den folgenden Kapiteln die unterschiedlichen Zugangswege im Detail beschrieben. Die hier angeführten interaktionsbezogenen und interpersonell wichtigen diagnostischen Haltungen (wie beispielsweise die Beachtung der Gegenübertragung) und Schritte sind als eigenständige psychotherapeutische Diagnostik zu sehen, die die symptomorientierte atheoretische Diagnostik ergänzt, ähnlich wie psychopharmakologischen Behandlungen bei entsprechender Indikation mitgedacht und im Handlungsdialog verstanden und mit dem Patienten bearbeitet werden müssen.

Differenziert man die psychotherapeutische Diagnostik entlang dem tiefenpsychologisich-psychoanalytischen Cluster, ist es wesentlich, die **psychoanalytischen Kompetenzen** der Therapeutinnen und Therapeuten darzustellen, die diese Diagnostik durchführen können müssen.

Was zeichnet nun einen Therapeuten aus, der in der Lage ist, die tiefenpsychologisch- psychoanalytische Diagnostik durchzuführen? Folgende Kompetenzen sind notwendig: der Umgang mit den Aspekten der Übertragung und Gegenübertragung, eine Reverie-Fähigkeit, Fähigkeit zum Containment, der Umgang mit dem Unbewussten als theoretisches und praxeologisches Konzept sowie Arbeiten im triangulären Raum (Parth et al. 2019).

6.3   Psychoanalytische Kompetenzen

6.3.1   Übertragung und Gegenübertragung: emotionale therapeutische Reaktion

Übertragung, Gegenübertragung und emotionale therapeutische Reaktion gehören zu den grundlegenden Kompetenzen von Psychotherapeuten (Knaus et al. 2016; Datz et al. 2016). Selbsteinsicht oder Einsicht in das Selbst referenziert auf die Wahrnehmungsfähigkeit des Therapeuten von eigenen Gefühlen und bezieht sich auf das Konzept Freuds aus dem Jahr 1910, dass unbewusste Konflikte und Widerstände auch die therapeutische Fähigkeit und Fertigkeit oder Denkprozesse in Therapeuten behindern oder verlangsamen/hemmen können. Wenn der Therapeut aber über diese Überzeugungen/Gefühle Bescheid weiß (Heimann 1950) und die Zusammenhänge verarbeitet und nicht attribuiert, kann dies für die therapeutische Beziehung und für die Diagnostik sehr hilfreich sein.

Selbstintegration hat zwei Dimensionen. Eine führt zur psychologischen Balance oder zur Gesundheit des Psychotherapeuten. Sie sollte mit einer stabilen und intakten Persönlichkeitsstruktur in Verbindung stehen, und in dem Sinn kann davon ausgegangen werden, dass der Therapeut wenig Gegenübertragung bzw. Übertragungsprobleme in die therapeutische Beziehung einbringt und auch seine ungelösten Konflikte durchgearbeitet hat (Cutler 1958; Gelso und Carter 1985). Die zweite Dimension ist die Kenntnis der Ich-Grenzen, die auch schon in den Arbeiten von Wilhelm Reich wesentlich für den therapeutischen Prozess beschrieben wurde, und zwar in dem Sinn, dass eine partielle Identifikation mit dem Patienten und das immer wieder Zurückkehren zu einem objektiven Standpunkt den Prozess der Diagnostik wesentlich ausmacht. Es geht darum, zwischen Separation und Verschmelzung, aber auch dem Vermeiden von Verschmelzung immer wieder abzugleichen und hier eine Differenzierung zu leisten.

Angstmanagement geht auf die zweite Angsttheorie von Freud aus dem Jahr 1926 zurück, als Signalangst in Zusammenhang mit der Abwehr konzeptualisiert wurde. Diese muss bearbeitet werden.

Zu all den genannten Fertigkeiten – seien es das Angstmanagement, der Aufbau einer therapeutischen Beziehung oder die einsichtsorientierte Haltung – ist eine Empathiefähigkeit wesentlich. Empathie besteht aus zwei Komponenten: der affektiven Empathie, also der Fähigkeit, in den Schuhen des anderen Menschen stehen und gehen zu können, und der kognitiv-diagnostischen Empathie, die sich auf das kognitiv-intellektuelle Verständnis des anderen oder seiner Erfahrungen bezieht. Beide, sowohl kognitive als auch emotionale Empathie, müssen beachtet werden. Auch hier weist Wilhelm Reich 1951 bzw. auch 1960 auf die wesentlichen moderierenden Faktoren der empathischen Fertigkeiten des Therapeuten auf das Therapieergebnis hin.

Konzeptualisierende Fertigkeiten des Therapeuten betreffen die Verstehensweise der therapeutischen Beziehung, ein Durcharbeiten und Vermeiden von inadäquaten Interventionen. Darunter ist nicht nur ein kognitiver Prozess zu verstehen, sondern auch ein theoretisches Framework, das hier mitgedacht werden muss. Ergänzend muss bedacht werden, dass natürlich unterschiedliche Settingvarianten wie z. B. Gruppenanalyse gesonderte diagnostische Fertigkeiten erfordern. Eine ausreichende Gruppenfähigkeit muss diagnostisch vorab geklärt sein. Hier können als Deutungsebenen die Deutung der Gruppe als Ganzes und die Deutung einer Einzelperson in der Gruppe wiederum in Zusammenhang mit Übertragungsphänomenen verwendet werden (Foulkes). Des Weiteren sind je nach Aufgabenstellung auch gewisse Theoriekonzepte der unterschiedlichen Strömungen innerhalb der Psychoanalyse und des tiefenpsychologischen Clusters wichtig. Wesentlich erscheint aber, dass eine integrative Sichtweise Vorrang hat, die präzise und genau eine Indikationsstellung ermöglicht.

Schon in der Diagnostik stellt sich wie in jedem Gespräch die Aktualisierung der frühesten Beziehungserfahrung mit den primären Bezugspersonen ein, eine entsprechende unbewusste Reaktion darauf ist die Folge (Gegenübertragung). Dies ist diagnostisch wesentlich zu nützen. Hier muss erwähnt werden, dass diese therapeutische Reaktion störungsspezifisch durchdekliniert werden kann und Hinweise geben kann auf die Beeinträchtigungsschwere und Prognose.

6.3.2 Containment auf Basis der Reverie

Die psychoanalytische Kernkompetenz bezieht sich auch auf die Möglichkeit und Fähigkeit des **Containments** auf Basis der **Reverie** und unter anderem beispielsweise auf das Aufgreifen von projektiven Identifizierungen, um externalisierende Mechanismen zu verstehen und sprachlich zugänglich zu machen (Löffler-Stastka et al. 2010).

Zur **Reverie** und zur Therapeutenresponse ist ergänzend zur Haltung noch zu betonen, dass die emotionale therapeutische Reaktion nicht nur

wesentlich als diagnostisches Instrument verwendet werden kann, als Hinweis auf die entsprechende Störung, sondern auch Hinweise auf die Prognose bezüglich der Therapieplanung geben kann. Sehr feindselige Gefühle im Sinne des Therapist Response Questionnaire „Hostile Mistreated" (oder „Disengaged" oder „Helpless Inadequate" oder „Overwhelmed Disorganized" Factors) (Datz et al. 2016; Knaus et al. 2016) geben einen Hinweis auf schwierig zu containende Faktoren im Patienten, wo auch in der Beginndiagnostik schon Probedeutungen in die Richtung gemacht werden müssen, dass und ob die projektive Identifizierung verstanden und contained werden kann. Ansonsten führt dies prognostisch zu einem Therapieabbruch (Löffler-Stastka et al. 2010), der ohnehin einen Häufigkeitspeak zwischen der 5. und 10. Therapiestunde aufweist (Lambert 2013). Zur Reverie ist zu sagen, dass hier ein großer Anknüpfungspunkt auch durch die Mentalisierungsforschung ermöglicht wurde. Die Mentalisierung ist ein Konzept, das sehr anschlussfähig an die biologisch-radiologischen Entwicklungen innerhalb der Psychiatrie zu sein scheint. Ähnlich wie die Radiologie/Imaging-Techniken mittlerweile auch genauere Auskünfte geben können, ob beispielsweise bestimmte Neurotransmitter-Enhancer oder -Reducer (Weidenauer et al. 2017) gegeben werden sollen, ist auch für die psychotherapeutische Diagnostik mittlerweile eine Präzisionsdiagnostik diskutierbar und vorstellbar.

Diesbezüglich muss immer vorrangig gedacht werden: „What works for whom", also was hilft wem in welchem Kontext, in welcher Konstellation und Beziehung, durch welche Intervention und auf Basis welcher Ausbildung und welchen Trainings. Die Zukunft der Psychotherapieforschung bzw. auch die begonnene Gegenwart stellt hauptsächlich einen **transtheoretischen diagnostischen Ansatz** vor. Dieser ist konzipiert entlang der Wirkfaktoren, bietet eine Integrationsmöglichkeit und stellt eine sehr gute Anschlussmöglichkeit an andere Disziplinen dar. Diesbezüglich müssen innerhalb des tiefenpsychologisch-psychoanalytischen Clusters gute Konzeptarbeit und Operationalisierungsarbeit geleistet werden. In mehreren faktorenanalytischen

Arbeiten wird deutlich, dass der Therapeut in der Lage sein muss zu einer Einsicht (Self-Insight), er muss integrationsfähig sein, hauptsächlich auch zu einer Selbstintegration in der Lage sein, er muss konzeptualisierende Fertigkeiten besitzen, Empathie und ein gewisses Angstmanagement beherrschen. Diesbezüglich sind Effektivitätszusammenhänge mit Beratungssituationen bekannt. Diese Faktoren wirken sich auch auf die Supervision, auf den Therapieverlauf und die Therapieeffektivität begünstigend aus.

6.3.3 Arbeit mit der unbewussten Kommunikation

Wenn die psychoanalytischen Kernkompetenzen betrachtet werden, ist besonders die **Arbeit mit der unbewussten Kommunikation** zu fokussieren, diese zu ermöglichen sowie eine Exploration von unbewussten dynamischen Gegebenheiten zu ermöglichen, die Beziehungen beeinflussen. In dem Sinn sollte die Diagnostik dafür sorgen, dass der Patient mit dem Therapeuten die innere und äußere Realität differenziert bearbeiten kann. Spezifische Kompetenzen beziehen sich dann auf die Fähigkeit, Deutungen formulieren zu können, dies immer im Zusammenhang mit der Übertragungs- und Gegenübertragungssituation und in der gleichzeitigen Verwendung und Beachtung der Arbeit mit dem Widerstand und den Abwehrmechanismen.

Diesbezüglich hat sich eine Expert Reference Group (ERG) (Lemma et al. 2008) im Sinne einer Working Party on Education (WPE) etabliert. Diese hat ein konzeptuelles Rahmenwerk (Tuckett 2005, 2012) erarbeitet, um die relevanten und spezifischen Fähigkeiten und Fertigkeiten zusammenzufassen, die auch in der psychoanalytischen Diagnostik wesentlich sind. Es geht darum, dass der Therapeut mit dem Patienten im Sinne einer Interaktion arbeiten kann. Einerseits muss der Therapeut in gleichschwebender Aufmerksamkeit zuhören, die eigenen Affekte und Emotionen verstehen, und nach Fainberg 1992 geht es auch darum, dass die physische wie auch die körperliche Aktivität des Patienten und auch

des Therapeuten mitgedacht und diagnostisch verwendet werden sollte (Norman und Salomonsson 2005).

Der innere Prozess sollte im Sinne eines Wahrnehmenkönnens des prozeduralen Wissens stattfinden. Im Gegensatz zum episodischen Wissen oder semantischen Wissen ist Diagnostik in der tiefenpsychologisch-psychoanalytischen Gruppe zusätzlich hauptsächlich dadurch definiert, dass eine Fähigkeit oder Kapazitätsentwicklung zu einem selbstanalytischen Denken ermöglicht wird, das auch eine innere Entwicklungsmöglichkeit und einen inneren „psychoanalytic mind"/triangulären Raum entstehen lässt. Das ist die dritte oder analytische Position, die im analytischen Setting kreiert werden muss.

6.3.4 Arbeit mit der Wahrheit des Patienten

Eine weitere wichtige Rahmenbedingung für eine psychoanalytische Diagnostik ist die Arbeit mit der Wahrheit des Patienten, die oft subjektiv geprägt ist. Es geht auch darum, veränderbares Wissen und Stärken herauszuarbeiten. In Ergänzung sind für alle Psychotherapeuten von der European Association of Psychotherapy (EAP 2013) die Kernkompetenzen eines Psychotherapeuten formuliert worden. In diesen werden sozusagen auch die Wirkfaktoren, die aus der Psychotherapieforschung bekannt sind, subsummiert, nämlich dass die therapeutische Beziehung als unspezifischer Wirkfaktor bis zu 30 Prozent an Ergebnisvarianz ausmacht, die Intervention 10–15 Prozent, die Therapeutenvariable 20 Prozent an Ergebnisvarianz erklärt und die **Patientenfaktoren zu 40 Prozent** beitragen. Dementsprechend ist die therapeutische Kompetenz zur Diagnostik sehr wesentlich. Zur psychoanalytischen Haltung ist zu sagen, dass diese die Therapeutenvariable stark beeinflusst, von Freiheitsgraden getragen ist und sich hauptsächlich durch Selbsterfahrung, aber auch Supervision in klinisch praktische Tätigkeit entwickelt.

6.4 Welche Diagnostik für welchen Patienten?

Die Detailprobleme sind außerordentlich vertrackt. Gerade durch empirische Studien wissen wir immer weniger, worin sich „stützende Psychotherapie" von „Psychoanalyse" unterscheidet. Wir wissen,

- dass formale Diagnosen (wie z. B. im ICD) und Behandlung wenig bis gar nichts miteinander zu tun haben (Helmchen 1991);
- dass die Prognosen über zu erwartende Behandlungsverläufe, die sich allein auf Patientenmerkmale stützen, lediglich 8–9 Prozent der Varianz des Outcome erklären (Kächele und Fiedler 1985; Bachrach et al. 1991);
- dass die Messungen, die von Ratern vorgenommen werden, Schätzungen sind;
- dass die theoretische Orientierung der Rater (psychodynamisch vs. behavioral, Raue et al. 1995) Einfluss auf das nimmt, was sie selbst mit einem gut operationalisierten Instrument wie dem WAI (Working Alliance Inventory) beobachten – abhängig von ihrer Grundorientierung wird dasselbe Transkriptmaterial unterschiedlich beurteilt (Researcher-Bias: vgl. Neidhart und Löffler-Stastka 2020a, b).

Auch wenn diese Diskussion die Psychotherapieforschung beschäftigen muss und die methodischen Fragen geklärt werden müssen, ist die Rückbesinnung auf die Funktion der Diagnostik relevant. Es gibt keine Therapie ohne Diagnose, und ebenso muss Ziel der Diagnostik die Indikationsstellung zur Therapie sein. Aus diesem Grund sind folgende Indikationskriterien zusammengestellt:

Patientenfaktoren
a. Die Kriterien der Indikationsstellung umfassen die manifeste Symptomatik, das Strukturniveau, die Un-/Reife des psychischen Funktionierens, der Abwehrmechanismen, Realitätsprüfung und der Identitätsintegration (Kernberg 1985) sowie den Krankheitsverlauf. Sie berücksichtigen außerdem den sozialen und organisatorischen Rahmen. Mittels einer

in der Regel mehrere Sitzungen umfassenden psychoanalytischen Untersuchung (= Strukturdiagnostik) werden zur Indikationsstellung neben der intrapsychischen Konfliktdynamik das strukturelle Störungsmuster, sein Ausmaß und seine Krankheitswirksamkeit erfasst sowie Therapiefähigkeit, Introspektions-, Reflexionsfähigkeit, psychische Rigidität, emotionale Labilität sowie die Fähigkeit, die mit dem geplanten Therapieprozess einhergehenden Belastungen zu tolerieren, erhoben.
b. Zielsetzung der Behandlung ist die Bewältigung des Aktualkonflikts und des krankheitsauslösenden intrapsychischen Konflikts und darüber hinausgehend eine nachhaltige Verbesserung des psychischen Strukturniveaus, soweit dieses krankheitsaufrechterhaltend wirksam ist.
c. Die für die Bearbeitung der unbewussten, konflikt- und abwehrdynamisch bedingten Ich-Funktionsstörungen und internalisierten dysfunktionalen Objektbeziehungsmuster erforderliche Sitzungsdichte ist abhängig von den jeweiligen intrapsychischen Bedingungen im Einzelfall festzulegen. Für die Indikation zu mittel- und hochfrequenten psychoanalytischen Verfahren liegen definierte Kriterien vor, die über die Indikationskriterien für niederfrequente Behandlungen hinausgehen.

Erst die Frequenzdichte lässt eine Übertragungssituation entstehen, die es im Verein mit der gleichzeitig erzielten Haltefunktion des Settings erlaubt, dass quasi „in situ" erkrankungsursächliche, unbewusste frühe Traumata, Konflikte und damit verbundene Abwehrmechanismen, welche zur pathologischen psychischen Struktur geführt haben, sichtbar und bewusst werden können – ein Vorgang, der in der hochfrequenten Psychoanalyse durch die liegende Position zusätzlich unterstützt wird.

Der solchermaßen erzielte Bewusstwerdungsprozess und ein mit den aktuellen reflexiven Möglichkeiten in der nötigen emotionalen Tiefe ermöglichtes Durcharbeiten führen zu einer nachhaltigen Verbesserung von Strukturniveau und Erkrankungsdisposition und dienen dem Zweck der Wiederherstellung der „Fähigkeit, für die lebenswichtigen persönlichen Bedürfnisse zu sorgen" (ASVG § 133).

Vergleichbar mit komplexen Untersuchungs-, Operations- und Rekonstruktionsprozessen der Körpermedizin erfordert diese Zielsetzung die Voraussetzung eines gesicherten Behandlungsrahmens mit störungsangepasst ausreichender Behandlungsfrequenz und Behandlungsdauer.

Indikationskriterien für die Wahl der Sitzungsfrequenz

Eine kurze Zusammenstellung von Indikationskriterien wurde von der Tiefenpsychologisch-Psychoanalytischen Dachgesellschaft (tpd, 2020) geleistet und ist in der Folge auszugsweise dargestellt:

1. Indikation für **niederfrequente** psychoanalytische/psychodynamische Verfahren mit der Regelsitzungsfrequenz von 1 Sitzung/Woche
   Bei Aktualkonflikten bzw. aktualisierten frühen Konflikten mit reaktiver und umschriebener Symptomatik. Die Methodik ist eine Ich-stützende konfliktzentrierte Psychotherapie unter Beachtung von Unbewusstem, Widerstand und Übertragung ohne vertieftes Durcharbeiten im Übertragungs-/Gegenübertragungsgeschehen. Das niederfrequente Setting dient auch bei schweren strukturellen Störungen als Möglichkeit, belastende Lebensphasen zu begleiten und zu stabilisieren.

2. Indikation für **mittelfrequente** psychoanalytische/psychodynamische Verfahren mit der Regelsitzungsfrequenz von 2 Sitzungen/Woche in einem Behandlungsrahmen von mehreren Jahren
   2.1. Wenn die vorliegende Aktualsymptomatik so drängend und belastend ist, dass ein niederfrequentes Setting keine ausreichende Haltefunktion für die erforderliche Problembearbeitung bietet und/oder wenn zur nachhaltigen Veränderung der Aktualsymptomatik die zugrunde liegende strukturelle Ebene erreicht werden muss.
   2.2. Bei Patientinnen und Patienten mit einer chronifizierten umschriebenen Problematik, insbesondere wenn im bisherigen Krankheitsverlauf niederfrequente Verfahren keine anhaltende Symptombesserung erbracht haben bzw. eine solche aufgrund der strukturellen Pathologie im Rahmen einer niederfrequenten Behandlung nicht zu erwarten ist.
   2.3. Wenn nichtkontrollierbares Agieren von Patientinnen und Patienten mit emotional instabilen (ICD-10: F60.3) oder ähnlichen Persönlichkeitsstörungen vorliegt, dessen Reduktion das vorerst wichtigste Therapieziel darstellt; hier können auch spezielle psychoanalytische Behandlungstechniken zur störungsspezifischen Borderline-Behandlung wie z. B. Übertragungsfokussierte Psychotherapie (TFP) indiziert sein.
   2.4. Wenn Patientinnen und Patienten aufgrund ihrer mit der Symptomatik einhergehenden Einschränkungen von Belastbarkeit oder aufgrund derzeitiger sozialer und organisatorischer Rahmenbedingungen nicht in der Lage sind, sich einer eigentlich indizierten hochfrequenten Behandlung zu unterziehen.
      Im Anschluss an derartige erzielte Symptomstabilisierungen oder nach Veränderungen der zuvor einschränkenden Rahmenbedingungen kann abhängig von der Ausprägung der strukturellen Einschränkung eine Umwandlung in eine hochfrequente Psychoanalyse indiziert sein oder ein niederfrequentes Setting gewählt werden.

3. Indikation für **hochfrequente** Psychoanalyse, Sitzungsfrequenz: In der Regel 4 Sitzungen/Woche in einem Behandlungsrahmen von mehreren (in der Regel 4 bis 5) Jahren
   Bei psychischen Störungen mit verfestigten und chronifizierten Abwehrstrukturen und dysfunktionalen Beziehungsmustern, die eine pathologische Konfliktlösung aufrechterhalten und damit einer Veränderung der jeweils vorliegenden Krankheitssymptomatik entgegenwirken.
   Zu diesem speziellen Indikationsbereich, der aufgrund der Komplexität und Subjektivität intrapsychischer Bedingungen nicht allein in nosologischer Einteilung definierbar ist, zählen neben Persönlichkeitsstörun-

gen im engeren Sinne psychische Störungen verschiedenartiger Symptomausprägung, in deren Krankheitsverlauf Chronifizierung, ausgeprägte soziale Beeinträchtigung und/ oder Therapieresistenz gegenüber anderen Behandlungsmaßnahmen vorherrschen.

Solche Störungen können zu erheblichen krankheitswertigen Einschränkungen der Fähigkeit führen, für die lebenswichtigen persönlichen Bedürfnisse zu sorgen, und haben gravierende negative Auswirkungen auf den gesamten Lebensverlauf. Zu ihrer anhaltenden Besserung bedarf es einer tiefgreifenden Veränderung der Persönlichkeitsorganisation, welche nur mittels intensiven Durcharbeitens der Problematik im Übertragungs-/Gegenübertragungsgeschehen in dichter Sitzungsfrequenz erreichbar ist.

Vorbedingung für die hochfrequente Psychoanalyse ist, dass im Einzelfall bestimmte Persönlichkeitsvoraussetzungen (wie Motivation, Introspektionsfähigkeit und Fähigkeit, die mit der hochfrequenten Behandlung einhergehenden Belastungen tolerieren zu können) vorhanden sind, die das Erreichen der Behandlungsziele wahrscheinlich machen.

Im Besonderen ist die Hochfrequenz indiziert:

a) Wenn sich in der Symptomatik eine besondere *Intensität der Regression* zeigt, die im Behandlungsgeschehen erfasst werden muss, oder wenn eine besondere *Tiefe der Regressionsneigung* vorliegt, d. h. die Psychopathologie auf besonders frühen innerseelischen Konflikten beruht.

b) Wenn *frühe Verlusterfahrungen eine entscheidende Rolle* bei der Bildung psychischer Strukturen gespielt haben, deren Bearbeitung eine verstärkte Haltefunktion benötigt.

c) Wenn Abwehrmechanismen wie *Verleugnung, Affektisolierung oder Intellektualisierung* jeden therapeutischen Zugang zur Konfliktbearbeitung insofern behindern, als die

etablierte Abwehrkonstellation durch narzisstische Erfolge eine permanente Selbstverstärkung erfährt und die Pathologie ich-synton erlebt wird.

d) Wenn *pathogene Fantasien charakterlich fixiert* sind, d. h. die unbewussten Konflikte strukturell in (bisweilen relativ symptomarmen) Charakterneurosen gebunden sind.

e) Wenn Tendenzen zu *Spaltung und projektiven Mechanismen* vorherrschen und *pathogene Fantasien von Ungeschiedenheit und Omnipotenz* die Qualität der Objektbeziehungen bestimmen.

f) Wenn eine derart ausgeprägte *Störung der narzisstischen Selbstwertregulation* vorliegt, dass virulente Fantasien von der Zerstörung des Objekts (und die mit dem Verlust von Objekt und Außenwelt einhergehende Angst vor Zerstörung des Selbst) nur in dichter Frequenz als fantasmatisches Geschehen erkannt und durchgearbeitet werden können.

g) Bei *ausgeprägten destruktiven Impulsen und destruktiver Einstellungsbereitschaft gegenüber neuen Erfahrungen*, die sich in Form einer negativen therapeutischen Reaktion ausdrücken und die, wenn sie im Behandlungsgeschehen nicht in dichten Schritten erfasst werden, zu Manifestationen wie unbewussten Selbstverletzungen, wiederholten Therapieabbrüchen, Doctor-Shopping oder Symptom-Shifting führen können.

h) Bei Störungen mit *Einschränkung oder Verlust der Symbolisierungs- bzw. Mentalisierungsfähigkeit und der Selbst-Objektdifferenzierung*, wenn ein konkretes Erfordernis besteht, dass der Psychotherapeut oder die Psychotherapeutin als reales Objekt ausreichend engmaschig zur Verfügung steht.

Zur Gewichtung der individuellen Konstellation von Symptomatik, strukturellen Faktoren und vor-herrschenden Konflikten vgl. auch Danckwardt und Gattig (1996).

Weiterführende diagnostische Überlegungen vgl. auch http://www.tpd.or.at/.

Literatur

Bachrach HM et al (1991) On the efficacy of psychoanalysis. J Am Psychoanal Assoc 39:871–916

Cutler RL (1958) Countertransference effects in psychotherapy. J Consult Psychol 22:349–356

Danckwardt J, Gattig E (1996) Die Indikation zur hochfrequenten analytischen Psychotherapie in der vertragsärztlichen Versorgung. Verlag fommann-holzboog, Stuttgart. ISBN 3-7728-1725-4

Datz F, Parth K, Rohm C, Madanoglu S, Seidman C, Löffler-Stastka H (2016) Dimensions of activity in countertransference and therapist reactions: therapist reactions during sessions with depressed patients. [Reaktionsformen der Beziehungsgestaltung in der Behandlung depressiver Patienten – Gegenübertragung und therapeutische Aktivität]. Z Psychosom Med Psychother 62:322–335. ISSN online: 2196-8349

European Association of Psychotherapist (2013) The final set of core competencies of the EAP's project to develop the professional competencies of a European psychotherapist. 2013. www.psychotherapy-competency.eu

Freud S (1926) Hemmung, Symptom und Angst. Internationaler Psychoanalytischer, Wien

Gelso CJ, Carter JA (1985) The relationship in counseling and psychotherapy: components, consequences, and theoretical antecedents. Couns Psychol 13:155–243

Heimann P (1950) On counter-transference. Int J Psychoanal 31:81–84

Helmchen H (1991) Der Einfluß diagnostischer Systeme auf die Behandlungsplanung. Fundam Psychiatr 5:18–23

Kächele H, Fiedler I (1985) Ist der Erfolg einer psychotherapeutischen Behandlung vorher-sagbar? Erfahrungen aus dem Penn-Psychotherapy-Projekt. Psychother Med Psychol 35:201–206

Kernberg OF (1985) Schwere Persönlichkeitsstörungen. Theorie, Diagnose und Behandlungsstrategie. Das strukturelle Interview. Klett Cotta, Stuttgart S 48–82

Knaus S, Grassl R, Seidman C, Seitz T, Karwautz A, Löffler-Stastka H (2016) Psychiatrists' emotional reactions – useful for precise diagnosis in adolescence? Bull Menn Clin 80(4):316–325. https://doi.org/10.1521/bumc.2016.80.4.316

Lambert M (2013) Handbook of psychotherapy research and behavioral change, 6. Aufl. Wiley, New York

Lemma A, Roth A, Pilling S (2008) The competences required to deliver effective psychoanalytic/psychodynamic therapy. Available online: www.ucl.ac.uk/CORE. Zugegriffen am 25.11.2019

Löffler-Stastka H, Victor B, Bös C (2010) Exploration of personality factors and their impact on therapy utilization: the externalizing mode of functioning. Psychother Res 20:295–308

Neidhart E, Löffler-Stastka H (2020a) Fallstudien in der psychotherapeutischen Ausbildung. Der Fall als Quelle der wissenschaftlichen Erkenntnis? Psychother Forum 24:3–8. https://doi.org/10.1007/s00729-020-00137-2

Neidhart E, Löffler-Stastka H (2020b) Case studies in psychotherapy training using Austria as an example.

World J Clin Cases 8(13):2787–2801. https://doi.org/10.12998/wjcc.v8.i13.2787. https://www.wjgnet.com/2307-8960/full/v8/i13/2787.htm

Norman J, Salomonsson B (2005) ‚Weaving thoughts' – a method for presenting and commenting psychoanalytic case material in a peer group. Int J Psychoanal 86(Pt 5):1281–1298. https://doi.org/10.1516/BVA5-H1MV-JF7E-GLJF

Parth K, Wolf I, Löffler-Stastka H (2019) Capturing the unconscious – the „psychoanalytic core competency Q-sort". An innovative tool investigating psychodynamic therapeutic skills. Int J Environ Res Public Health 16(23):4700. https://doi.org/10.3390/ijerph16234700

Raue PJ, Putterman JT, Goldfried MR, Wolitzky DL (1995) Effect of rater orientation on theevaluation of therapeutic alliance. Psychother Res 5:337–342

Reich A (1951) On countertransference. Int J Psychoanal 32:25–31

Seitz T, Stastka K, Schiffinger M, Turk BR, Löffler-Stastka H (2019) Interprofessional care improves health-related well-being and reduces medical costs for chronic pain patients. Bull Menn Clin 83(2):105–127. https://doi.org/10.1521/bumc_2019_83_01

Strotzka H (1984) Psychotherapie und Tiefenpsychologie. Ein Kurzlehrbuch. Springer, Wien/New York

Tuckett D (2005) Does anything go? Towards a framework for the more transparent assessment of psychoanalytic competence. Int J Psycho-Anal 86:31–49

Tuckett D (2012) Some reflections on psychoanalytic technique: in need of core concepts or an archaic ritual? Psychoanal Inq 32:87–108

Weidenauer A, Bauer M, Sauerzopf U, Bartova L, Nicole Praschak-Rieder D, Sitte HH, Kasper S, Willeit M (2017) Making sense of: sensitization in schizophrenia. Int J Neuropsychopharmacol 20(1):1–10. https://doi.org/10.1093/ijnp/pyw081

Zimmermann J, Löffler-Stastka H, Huber D, Klug G, Alhabbo S, Bock A, Benecke C (2015) Is it all about the higher dose? Why psychoanalytic psychotherapy is an effective treatment for major depression. Clin Psychol Psychother 22:469–487. https://doi.org/10.1002/cpp.1917

Henriette Löffler-Stastka, Univ. Prof. Priv. Doz. Dr. med. univ., Fachärztin für Psychiatrie und Psychotherapeutische Medizin, Psychotherapeutin – Psychoanalyse und Psychoanalytische Psychotherapie (PA) (WPV/IPA); Arbeitsbereich: Klinik für Psychoanalyse und Psychotherapie, Medizinische Universität Wien, Psychoanalyse-, Psychotherapieforschung, Ausbildungsforschung, Curriculumdirektorin für Universitätslehrgänge und Postgraduelle Programme der Medizinischen Universität Wien. https://www.meduniwien.ac.at/web/index.php?id=688&res=henriette_loeffler-stastka

Eva Horvath, Dr. med. univ., Fachärztin für Psychiatrie und psychotherapeutische Medizin, Psychotherapeutin, Analytische Psychologie (AP), Gruppenpsychoanalyse (GPA). Niedergelassen in eigener Praxis

Annika Bugge und Benedikt Lesniewicz

7.1 Einleitung – Grundkonzept und Menschenbild der Analytischen Psychologie

Die Analytische Psychologie gehört zu den tiefenpsychologischen Schulrichtungen der Psychotherapie. Sie wurde von C. G. Jung (1875–1961) als psychotherapeutische Methode zur Behandlung von neurotisch, psychosomatisch und psychotisch erkrankten Menschen begründet und durch Ausbildungsinstitute in zahlreichen Ländern weiterentwickelt.

Die Analytische Psychologie ist einem auf Ganzwerdung und Persönlichkeitsentwicklung angelegten Menschenbild verpflichtet. Sie sieht die Ursache von seelischen Leiden und Krankheitssymptomen in einer Störung der auf Ganzheit und Vollendung der Persönlichkeit angelegten Entwicklung (Individuation). Die Individuation wird als ein natürlicher psychischer Vorgang und gleichzeitig als ein Modell für die analytische Praxis aufgefasst. Die Selbstentfremdung und der Verlust von Sinnerfahrung, die jede Lebenskrise und jede Krankheit begleiten, werden als Aufforderung verstanden, die persönlichen Anteile, die nicht entwickelt und nicht erlebbar sind, wahrzunehmen und zu integrieren. Für den Jung'schen Psychotherapeuten ist die psychische Störung eine

„Entzweiung mit sich selbst" (Jung 1912/1974 GW 7, S. 284). Gleichzeitig liegt in der Störung eine Chance, eine Möglichkeit zur Selbstfindung. „Man sollte in Erfahrung bringen, was sie (die Neurose) meint, was sie lehrt, was ihr Sinn und Zweck ist …, sonst hat man die Möglichkeit verloren, mit dem, was man wirklich ist, bekannt zu werden … Nicht sie wird geheilt, sondern sie heilt uns" (Jung 1934/1976 GW 10, § 361).

Jung geht von einer vorgegebenen psychischen Polarität aus. Die unüberwindliche Spannung zwischen den innerseelischen Gegensätzen ist energetisch die Quelle von Psychodynamik und Kreativität. Träume, Bilder, Fantasien und Symbole bilden die Brücke für die Auseinandersetzung mit den inneren Gegensätzen, beispielsweise zwischen „Persona" – der Anpassung an die Erwartungen der Gesellschaft – und Schatten, den „dunklen Seiten", die wir alle in uns haben.

Die Archetypenlehre wurde von Jung seit 1912 entwickelt. Inzwischen gibt es neuere Forschungsergebnisse in diesem Bereich (Knox 2003). Archetypen spielen in der Jung'schen Komplextheorie und in der analytischen Praxis eine wichtige Rolle. Archetypen sind nach Jung angeborene universelle seelische Strukturen, die im kollektiven Unbewussten aufscheinen und unser Seelenleben regulieren. Jung entdeckte die unbewussten psychischen Strukturen durch die Beobachtung, dass in Mythen und Märchen unterschiedlicher Kulturen dieselben Motive auftauchen wie in Träumen und Fantasien von Men-

A. Bugge (✉) · B. Lesniewicz
Österreichische Gesellschaft für Analytische
Psychologie (ÖGAP) Wien, Jung-Institut,
Freiburg, Deutschland

© Springer-Verlag GmbH Deutschland, ein Teil von Springer Nature 2022
C. Höfner, M. Hochgerner (Hrsg.), *Psychotherapeutische Diagnostik*,
https://doi.org/10.1007/978-3-662-61450-1_7

schen der Gegenwart. Dies legt den Schluss von präexistenten psychischen Strukturen nahe.

Traumen und (frühe) schwere emotionale Defizite können die Humanisierung archetypischer Affekte verhindern und die integrierende Funktion des Archetyps zerstören. Jung beschreibt die dissoziative (spaltende) Abwehr bei traumatisierten Menschen: „Man darf heutzutage wohl die Hypothese als gesichert betrachten, dass Komplexe abgesprengte Teilpsychen sind" (Jung 1947/1976 GW 8 § 204). Bei den abgespaltenen Komplexen bleibt der archetypische Kern erhalten. Dies erklärt die starke Wirksamkeit mancher Komplexe und die Abwehr, die sie hervorrufen (Kalsched 1996, 2017).

Im Selbstwerdungsprozess kommt der Mensch kontinuierlich in Kontakt mit seiner Tiefenschicht, dem Unbewussten. Auf diese Weise werden die Impulse zur Entwicklung der Persönlichkeit, die aus dem Selbst des Menschen kommen, immer wieder neu geweckt und gefördert. Das Selbst regt den seelischen Differenzierungsprozess an und reguliert das seelische Gleichgewicht. Mit dem Selbst verbindet die Analytische Psychologie die Vorstellung einer vollständigeren Persönlichkeit, des gesamten Potenzials eines Menschen, das Bewusstsein und Unbewusstes einschließt. Die dynamischen Impulse des Selbst wollen erkannt, integriert und verwirklicht werden. Die Analytische Psychologie schreibt dem Archetyp des Selbst und dem Unbewussten eine wesentliche Rolle bei seelischen Veränderungsprozessen zu. Es ist die Aufgabe des Analytikers, die angeborenen Selbstheilungstendenzen im Austausch zwischen Ich-Bewusstsein und Unbewusstem kreativ zu fördern.

Im Zusammenhang mit der Selbstwerdung betrachtet es die Analytische Psychologie als hilfreich, sich der eigenen Typologie bewusst zu werden und im Laufe des Lebens die unentwickelten Funktionen und Einstellungen der Wahrnehmung/Orientierung und des sozialen Austauschs zu entfalten (Jung 1967 GW 6; Adam 2011).

In einer Analytischen Psychotherapie suchen die Klienten gemeinsam mit dem Analytiker die Ganzwerdung ihrer individuellen Persönlichkeit (Individuation) zu erreichen.

7.2 Entwicklungspsychologie der Analytischen Psychologie

Der Beziehung des Ich zum Selbst kommt im seelischen Entwicklungsprozess entscheidende Bedeutung zu. Die beiden psychischen Systeme entstehen früh. In einer ausreichend guten Beziehung der primären Bezugspersonen entwickeln sich beim Kleinkind Ich und Selbst im Erleben der Auseinandersetzung mit der Umwelt. Die Qualität der Beziehung spielt dabei eine ebenso wichtige Rolle wie angeborene Potenziale. In einer gelungenen Interaktion zwischen primären Bezugspersonen und dem Kind entsteht nach Neumann eine stabile „Ich-Selbst-Achse" (Neumann 1963).

Michael Fordham geht von einem „Primären Selbst" aus, das im Voraus zu jeder Realisierung auf seelische Entwicklung und Reifung angelegt ist (Fordham 1969). Die Entstehung von Psychopathologie ist häufig auf frühe emotionale Defizite und/oder seelische Traumata zurückzuführen. Dies kann bedeuten, dass die Spannung zwischen archetypischer Erwartung und deren Verwirklichung als unerträglich erlebt wird. Die daraus resultierende Enttäuschung und die Affekte, die sie begleiten – Angst, Schmerz, Verzweiflung und archaische Wut – können so groß sein, dass das Kind sich fragmentiert vorkommt. Es kann weder den inneren Entwicklungsimpulsen noch den Anforderungen der Umwelt gerecht werden. Die Ursache dieser Reaktionen wird in einem schwach entwickelten „Ich-Komplex" gesehen, der den Herausforderungen der Realität und des Lebens nicht gewachsen ist. E. Neumann spricht in diesem Zusammenhang von einem „Not-Ich" und von einer ungenügend entwickelten „Ich-Selbst-Achse". Die pathologische Reaktion besteht entweder in einer fortgesetzten depressiven Verarbeitung von Konflikten oder in der Entwicklung von grandiosen und realitätsfernen Vorstellungen von der Welt und den Menschen. Gleichzeitig verursachen diese frühen Konstellationen die Entstehung von störenden Komplexen. Bei Traumatisierungen und bei strukturellen Störungen können die Abwehrreaktionen zur Abspaltung von Gefühlen und zur Dissoziation der Persönlichkeit führen, die häufig bis in Bereiche des Selbst reicht, von denen normalerweise die entwicklungsfördernden Impulse ausgehen.

In den letzten Jahrzehnten haben die Neuroforschung, die Bindungs- und Säuglingsforschung wichtige Erkenntnisse über die Grundformen seelischer Austauschprozesse und deren Entwicklung gewonnen (Stern, Lichtenberg u. a.), die von Analytischen Psychologen rezipiert wurden (Asper 1987; Bovensiepen und Sidoli 1999; Jacoby 1998; Knox 2003 u. a.)

Die moderne Säuglings- und Bindungsforschung, die an den Jung-Instituten in die Ausbildung integriert ist, vermittelt die Voraussetzungen für die Prophylaxe und die Behandlung von Störungen im Säuglingsalter und für die analytische Arbeit auf der Beziehungsebene.

Die Jung'schen Konzepte der Entwicklungspsychologie und der Komplextheorie sind relevant für die psychotherapeutische Arbeit mit Kindern, Jugendlichen und Erwachsenen.

7.3   Gesundheits- und Krankheitslehre

Jung ging davon aus, dass die Psyche ein selbstregulierendes System sei, das intendiert, ein verlorenes Gleichgewicht wiederherzustellen und eine Entwicklung zur Selbstfindung und zur Ganzheit zu fördern. Die Entwicklung zur Ganzheit besteht in einem fortschreitenden Entwicklungs- und Differenzierungsprozess. Sie ist nach Jung gleichbedeutend mit Gesundheit.

In der Regel sind es Lebenskrisen bzw. die Symptome, an denen Menschen leiden, wenn sie eine Psychotherapie suchen. Die Krankenkassen verlangen als Indikation für ihre Leistungen den Nachweis seelischer Störungen von Krankheitswert. Das Ziel einer psychotherapeutischen Diagnostik ist es, die Qualität der psychischen Störung und Hinweise auf die Ursachen herauszufinden. Die Analytische Psychologie versteht die Entstehung von seelischer Pathologie bereits im Kindesalter als Ausdruck einer noch unentwickelten Persönlichkeit (siehe Kapitel Entwicklungspsychologie, Abschn. 7.2.) und gleichzeitig als eine Chance zur Reifung und Individuation. Neurose ist für den Analytischen Psychologen eine vorübergehende Unfähigkeit zu Selbstregulierung. Sie ist (meistens) begleitet von einem Gefühl der Sinnlosigkeit (Jung 1932/1973 GW 11 § 497).

Für eine zuverlässige Diagnose benötigt die Analytikerin ein stimmiges theoretisches Modell zur Einschätzung der eigenen Reaktionen sowie des inneren Zustandes der Klientin. Jungs Komplextheorie, die er 1912 zusammen mit Eugen Bleuler an der Züricher Psychiatrischen Klinik Burghölzli entwickelte, hat sich in der psychotherapeutischen Praxis und in der psychotherapeutischen Diagnostik bewährt. Für die Analytische Psychologie sind Komplexe emotionale Energiezentren, welche die Information aus der Umwelt und aus dem Unbewussten steuern. Es sind Komplexe, die unsere Interessen wecken und unsere Persönlichkeit prägen. Komplexe werden erlebt. Verena Kast beschreibt das Phänomen Komplex: Eine äußere Situation, eine Begegnung, ein Konflikt können in uns Erinnerungen an eine emotionsgeladene Begebenheit in unserem Leben wecken. Gleichzeitig spüren wir vielleicht, dass die Emotion, die in uns aufsteigt, der gegenwärtigen Situation nicht angemessen ist. Dies bedeutet: Ein Komplex ist konstelliert. Wir erleben dann Angst, Wut, Trauer oder Freude in unterschiedlicher Intensität, verbunden mit den dazugehörigen Körperreaktionen. Wir erleben gleichzeitig, dass wir in solchen Fällen stereotyp handeln, denken und reagieren. Wir beobachten auffallend starre Abwehrmechanismen oder Verhaltensweisen, die der jeweiligen Situation nicht gerecht werden. Komplexe sind daran beteiligt, dass wir manchmal uneffektiv handeln oder dass wir manchmal merkwürdige Auffassungen vertreten. Diese Reaktionen sind Hinweise auf unbewusste, abgespaltene, emotionsgeladene Komplexe, die das Ich-Bewusstsein besetzt halten und auf andere Menschen projiziert werden. Die Auswirkungen sind von unterschiedlicher Intensität. Sie können unter Umständen als tiefe neurotische Selbstentfremdung erlebt werden. Damit behindern oder blockieren Komplexe die seelische Entwicklung (vgl. Kast 1980).

Die Komplextheorie und die (unbewusste) Dissoziation der Persönlichkeit bilden die Grundlage der Jung'schen Neurosenlehre. Nach der Neurosen-Auffassung der Analytischen Psychologie schützt die Abspaltung/Dissoziation von Komplexen vor einer Überforderung des Ich-Bewusstseins durch seelische Konflikte und durch unerträgliche Affekte. Eine Neurose entsteht durch innerseelische Konflikte: Wenn das Ich-Bewusstsein in Not gerät und keine Lösung mehr weiß, produziert das Unbewusste Bilder (Träume) und Fantasien, die auf einen ungelösten Konflikt, eine Dissoziation hinweisen. Irgendwann wird die innere Gegensatzspannung zu groß. Sie „kippt" ins Pathologische. Die abgespaltenen affektgeladenen Komplexe produzieren neurotische/psychotische Symptome. Diese lassen sich nicht mit einer einmaligen Bewusstwerdung überwinden. Nach der Auffassung der Analytischen Psychologie ist von der Neurose die Ganzheit der Persönlichkeit betroffen. Die seelische Integrationsfähigkeit geht zumindest teilweise verloren, weil dissoziierte Persönlichkeitsanteile/Komplexe sich in die seelische Selbstregulation „einmischen" und Krankheitssymptome hervorrufen.

Wird die Dissoziation, die in neurotischen/psychotischen Symptomen zum Ausdruck kommt, nicht überwunden, droht eine Chronifizierung der Symptome. Die psychotherapeutische Behandlung einer Dissoziation erfordert häufig einen lange dauernden und oft mühsamen Prozess des Durcharbeitens. In der Therapie beleben sich die dissoziierten, affektgeladenen Komplexe. Sie tauchen in Träumen, Bildern, Imaginationen oder in Übertragungsphänomenen auf. Auf diese Weise können die Komplexe aufgespürt, dem Ich-Bewusstsein nahegebracht und wenn möglich integriert werden. Nach Jung'scher Auffassung ist dazu die Begleitung eines Psychotherapeuten erforderlich. Die reale Gegenwart des Analytikers hilft dem Klienten, sich in einem intersubjektiven Austausch mit den dissoziierten Komplexen auseinanderzusetzen.

7.4   Methodik der Diagnostik in der Analytischen Psychologie[1]

Die Analytische Psychologie kennt keine einheitliche, systematisierte Diagnostik. Viele Jung'sche Analytikerinnen beziehen die Prozess- und Verlaufsdiagnostik in ihre Reflexionen über die Therapiestunden ein. Die Diagnose ist das Ergebnis eines therapiebegleitenden, fortschreitenden Erkenntnis- und Differenzierungsprozesses, ausgehend vom Erstgespräch, von der Anamnese, der Deutung von Träumen, von Bildern aus Imaginationen, von gemalten Bildern und von Übertragungsphänomenen. Eine therapiebegleitende Diagnostik registriert die seelischen Entwicklungen im analytischen Prozess. Dies wirkt sich auf den weiteren Verlauf der Psychotherapie aus. Die Komplextheorie eignet sich in besonderer Weise als Voraussetzung für das Erstellen von klinischen Diagnosen und Verlaufsdiagnosen.

Jung formuliert seine Erkenntnistheorie: „Das ist konsequenterweise das Prinzip meiner Methode überhaupt: Sie ist im Grunde genommen ein reiner Erlebnisprozess" (Jung 1976 GW 8, § 421). Es geht beim diagnostischen Erkennen um das Verstehen des Individuellen und Persönlichen im anderen mithilfe des eigenen Fühlens und Erlebens. Durch das In-Beziehung-Treten kommt der andere in unser subjektives Wahrnehmungsfeld und zeichnet sich dort in seinem Verhalten und in seinem Wesen ab. In dieser Intersubjektivität sind durch Wahrnehmung der Erscheinung, der verbalen und averbalen Äußerungen, durch Empathie, Übertragung und Gegenübertragung objektive, phänomenologisch erfassbare und damit diagnostische Erfahrungen möglich. Jung vertrat die Auffassung, dass die Beschreibung der Phänomenologie psychischer Vorgänge in der analytischen Praxis eine eigenständige psychotherapeutische Diagnostik gegenüber der Medizin begründet (Jung 1945 GW 16, § 211).

Das Menschenbild, die Erkenntnistheorie, die Neurosenauffassung/Komplextheorie und die

---

[1] Dieses Kapitel ist ein aktualisierter und überarbeiteter Text aus Lesniewicz 2005.

therapeutische Praxis der Analytischen Psychologie sind Modelle, die sich auf die Anwendung der psychotherapeutischen Diagnostik auswirken. Modelle strukturieren einen Gegenstand, sie veranschaulichen ihn und sie helfen, ihn zu reflektieren.

Jung verweist bereits 1945 auf den Prozesscharakter der Diagnostik und warnt vor einer voreiligen Festlegung der Diagnose. Es gehe um einen fortschreitenden Verstehensprozess. Eine Diagnose müsse immer wieder korrigiert und ergänzt werden. Erst am Ende einer Therapie könne man eine genaue Diagnose stellen (Jung 1945 GW 16, § 197).

Das diagnostische Vorgehen unterscheidet sich nur formell und durch die Zielsetzung vom therapeutischen Prozess. Der final-therapeutische Aspekt ist daher von Anfang an auch in die Diagnostik impliziert. Die Person der Analytikerin ist mit ihrem subjektiven Erleben in den Diagnoseprozess involviert. Gleichzeitig ist Diagnostik ein objektiv empirischer Erkenntnisvorgang. Jung vertrat die Auffassung, dass auch in der Diagnostik der ganze Mensch in seiner Individualität zu sehen sei (Jung 1945 GW 16, § 200 ff.). Ein symptomorientiertes Vorgehen lässt zwar die Diagnose leichter handhaben, vernachlässigt jedoch meistens die individuelle Beurteilung. Es geht in der Diagnostik darum, die wesentlichen Eigenschaften eines Menschen hinsichtlich seiner persönlichen Entwicklung und der Art der Konfliktverarbeitung wahrzunehmen und zu verstehen. Die Diagnose soll helfen, um möglichst differenziert geeignete Therapiemöglichkeiten zu finden.

Der analytischen Psychotherapeutin steht ein Spektrum von diagnostischen Möglichkeiten zur Verfügung. Dazu gehören u. a. der persönliche Eindruck, die Anamneseerhebung, das Erfassen der aktuellen Symptomatik und des energetischen Status, die Komplexdiagnostik, projektives und symbolisches Material, wie es in Übertragung und Gegenübertragung oder in Träumen und Imaginationen erfahrbar ist. Falls die übliche diagnostische Klärung nicht ausreicht, können gelegentlich Tests angewendet werden, beispielsweise das Assoziationsexperiment, der TAT, Rorschach oder der Sceno. Bei persönlichen oder sozialen typologischen Konflikten eignet sich der auf der Jung'schen Typologie 1967 basierende MBTI-Typentest zur Klärung (Briggs und Myers 1989).

Das Assoziationsexperiment (AE) besitzt einen hohen diagnostischen Wert beim Erkennen unbewusster Komplexinhalte und der kreativen Möglichkeiten eines Probanden. Auch Körperreaktionen und die Stärke eines Komplexes können mit dem AE festgestellt werden. Beim Assoziationsexperiment geht es darum, zu einem Wort eine Assoziation zu finden. Kommt die Antwort verzögert, wird dies als „Störungsmerkmal" gewertet, das auf Abwehr bzw. einen Komplex hinweisen kann. Mithilfe des Assoziationsexperiments konnte u. a. nachgewiesen werden, dass alle psychogenen Neurosen von affektgeladenen Komplexen gesteuert werden (Jung 1912 GW 2).

Die Forschung am Assoziationsexperiment hat neue Erkenntnisse gebracht (Bovensiepen und Sidoli 2019). Unter anderem wurde die Anwendung des AE weiterentwickelt: Zu den auffälligen Komplex-Reaktionen wird der Kontext (aus der Fantasie/Imagination oder aus der Biografie) erhoben. Dies verschafft der Analytikerin einen Zugang zu den vernetzten Komplexen und ihrer Verbindung zum Ich-Bewusstsein (Schlegel 1979).

Zur Evaluation des Prozessverlaufs von Jung'schen Psychotherapien hat sich die Operationalisierte Psychodynamische Diagnostik (OPD) bewährt. Die OPD ist eine psychoanalysespezifische Untersuchungsmethode. Die OPD ist auf die Theorien der Analytischen Psychologie anwendbar. Sie wurde beispielsweise zur Untersuchung des Verlaufs und der Resultate von Jung'schen Psychotherapien eingesetzt. Kernstück der Wirksamkeitsstudie war die psychodynamische Befunderhebung und die Messung der Veränderungen durch das Forscherteam Mattanza et al. (2003). Die Einführung der prozessorientierten OPD in die Diagnostik der Analytischen Psychologie ist vor allem wegen der verwendeten psychodynamischen Variablen von Nutzen.

Die Diagnostik bei Kindern, Jugendlichen und Erwachsenen hat, bedingt durch die unterschiedlichen Theorien der Methodik, eine jeweils andere Ausprägung. Die ungleiche Lebenssituation und Psychodynamik machen entsprechende diagnostische Methoden erforderlich. Bei Kindern ist die Persönlichkeitsstruktur noch nicht gefestigt. Sie sind weitgehend emotional abhängig von ihrer Umwelt.

Die empathische Einstellung der Psychotherapeutin und ihre Fähigkeit, eine dialogische Beziehung herzustellen, sind für das Gelingen einer diagnostischen Abklärung mit Kindern von großer Bedeutung. Von Anfang an entsteht eine wechselseitige Kommunikation auf bewusster und unbewusster Ebene. Dies erklärt, warum in manchen Fällen nach wenigen Stunden Abklärung bereits therapeutische Wirkungen zu verzeichnen sind. Der Dialog setzt voraus, dass die Psychotherapeutin sich selbst kennt und Übertragung und Gegenübertragung auch zur Selbstreflexion zu nutzen versteht.

Die Symptomatik ist bei Kindern im Kontext der Lebenssituation und der psychischen Entwicklung zu sehen. Die Analytische Psychologie geht von der Annahme aus, dass Kinder meistens in der Lage sind, ihre seelischen Konflikte in kreativen Prozessen des Spiels und Gestaltens symbolisch zu verarbeiten. Die Diagnostik bei Kindern nutzt den freien geschützten Begegnungsraum als Medium zur Wahrnehmung der Beziehungsqualität in ihren bewussten und unbewussten Dimensionen und als Raum, in dem symbolisches/projektives Material zur Wirkung kommt. Seelische Reifung lässt sich durch auftauchende Übergangsobjekte (Winnicott 1985) graduell feststellen. Außerdem können Komplexphänomene in ihrer unterschiedlichen Qualität erfasst werden. Diagnostische Medien sind beispielsweise das Sandspiel, Kinderzeichnungen, Sceno, CAT und andere projektive Tests. In einer sich anschließenden Therapie setzt sich der Diagnoseprozess fort. Das symbolische Material, das in Bildern oder im Sandspiel auftaucht, wird ständig unter dem diagnostischen und therapeutischen Aspekt reflektiert und fließt in die weitere Arbeit ein (Rasche 1992).

Durch die Erhebung der Anamnese werden die Eltern eingebunden und die Familiendynamik erfasst. Die anschließende reflektierende Hypothesenbildung beinhaltet die Klärung der Beziehungsfähigkeit, der Motivation für eine Psychotherapie und der Symbolfähigkeit (die in manchen Fällen

erst durch die Therapie entwickelt werden muss). Die OPD KJ hat sich bei der Diagnostik von Jugendlichen als hilfreich erwiesen (Noske 2018). Die klinische Diagnose wird in der Regel nach den Klassifikationen des ICD-10 vorgenommen. Weiter ist die Indikation für eine Einzeltherapie (welche die analytische Arbeit mit den Eltern impliziert) bzw. für andere Therapieformen (z. B. Gruppen oder Familientherapie) oder die Notwendigkeit weiterer Untersuchungen zu klären.

Ein Diagnoseprozess bei Jugendlichen nähert sich an den von Erwachsenen an. Die Psychotherapeutin benötigt spezielle Fähigkeiten im Umgang mit jungen Menschen in ihren Autonomie- und Ablösungskonflikten. Adoleszenzkrisen sind geprägt von besonderer psychischer Instabilität. Sie stehen häufig im Zusammenhang mit raschen körperlichen Entwicklungsprozessen und mit der Suche nach persönlicher Identität und sexueller Orientierung.

Im Gespräch werden die Introspektionsfähigkeit der Jugendlichen und die Einsicht in die eigene Problematik geprüft. Eine Diagnose ist wegen der schnellen Änderungen und Entwicklungen in diesem Alter schwierig. Bei der Beurteilung des Schweregrades der seelischen Störung ist der Kontext der äußeren Realität und der inneren Schwankungen zwischen progressiven und regressiven Tendenzen zu beachten. Die Schwere der Probleme wird am Anfang oft verschwiegen oder heruntergespielt. In solchen Situationen sind vor allem die Gegenübertragungsreaktionen hilfreich. Die Wahrnehmung und Prüfung der Körperempfindungen, der Gefühle und der Fantasien tragen dazu bei, die innere Situation der Patientinnen zu beurteilen. In der Gegenübertragung zeichnen sich die unreifen und komplexhaften Anteile der Klientin ab. Auf diese Weise können die Ich-Entwicklung sowie die Fähigkeit, Beziehungen herzustellen und Angst zu bewältigen, abgeschätzt werden (Bovensiepen und Sidoli 1999).

Ausgangsmaterial für die Diagnose bei Erwachsenen sind neben dem Erscheinungsbild der Klientin die Problemschilderung und die Symptomatik. Die Angaben werden in Zusammenhang gebracht mit der Lebensgeschichte und den aktuellen Lebensumständen der Betroffenen. Die Anamnese wird, wenn es möglich ist, in den ersten

Stunden erhoben. Zur Beobachtung können intuitive Eindrücke hinzukommen, die dann auf ihre Richtigkeit überprüft werden sollten. Die Wahrnehmung und Reflexion der Übertragung und Gegenübertragung sowie der Komplexphänomene, die im Beziehungsraum spürbar werden, geben Hinweise auf die Psychodynamik und die Psychopathologie. In diesem Zusammenhang sind die Bindungs- und Beziehungsfähigkeit sowie die Motivation für eine analytische Psychotherapie zu prüfen. Der psychoenergetische Status ist diagnostisch von Bedeutung. Dabei geht es um die Wahrnehmung von Vitalität, Erschöpfung, Flexibilität, Festigkeit, Tendenzen zur Regression oder Progression und Zugang zur Kreativität. Die gesammelten Eindrücke tragen zur Hypothesenbildung bei. Sie bilden die Voraussetzung für das Formulieren einer klinischen Diagnose und vorläufigen Prognose. Die Zuordnung der psychischen Krankheitsbilder kann nach Jung'schen Theoriekonzepten erfolgen (Schattenanteile, Komplexstörungen wie Anima- und Animus-Komplexe, Ich-Selbststruktur und die entsprechenden Störungen etc.), bzw. sie wird nach den Klassifikationen der internationalen Manuale (ICD-10 oder DSM-IV) vorgenommen. Eine wichtige Aufgabe der psychotherapeutischen Diagnostik ist der Nachweis der Indikation für eine tiefenpsychologische Behandlung bzw. je nach Festigkeit der Ich-Struktur die Indikation für stützende oder analytisch aufdeckende Psychotherapie. Medizinische Befunde sind in einer diagnostischen Abklärung wegen des Ausschlusses von organischen Krankheiten oder der möglichen Indikation für eine medikamentöse Behandlung einzubeziehen.

7.5 Anwendung der psychotherapeutischen Diagnostik in der analytischen Praxis

Ein Fallbeispiel soll die Jung'sche Auffassung von Diagnostik veranschaulichen.

Klient, 29 Jahre, verheiratet

Anmeldegrund (und erster diagnostischer Hinweis): Arbeitsstörung, Probleme mit Sinnfindung.

Symptome: Schwanken zwischen Depression/Selbstwertproblematik und grandioser/unrealistischer Selbsteinschätzung, Existenzprobleme, Arbeitsstörung: Der Klient konnte seine Masterarbeit nicht fertig stellen, Beziehungsprobleme; Ausschluss von körperlichen Symptomen (durch ärztliche Untersuchung).

Problembereiche: Negativer Mutter-, negativer Vaterkomplex, problematische Ablösung von den Eltern-Imagines und von den realen Eltern, Mangel an männlicher Identität.

Jung'sche Diagnose: Negativer Mutterkomplex, negativer Vaterkomplex, Suche nach Anerkennung, Narzissmus, Abwehr (Dissoziation), depressive Verstimmung (seelische Erschöpfung), Stimmungsschwankungen (grandiosdepressiv), Identitäts- und Beziehungsprobleme, Blockierung der seelischen Entwicklung.

Das diagnostische Instrumentarium der Analytischen Psychologie eignet sich für eine Zuordnung zu den allgemein bekannten Klassifikationssystemen, z. B. ICD 10: F 34.1 Neurotische Depression; F 60.8 Narzisstische Persönlichkeitsstörung.

Krisenhaftigkeit: Mittlerer Schweregrad, der Klient war sozial, privat und beruflich beeinträchtigt. Es handelte sich um eine krankheitswertige Störung mit Indikation einer tiefenpsychologischen Therapie.

Behandlung nach Analytischer Psychologie mit Schwerpunkt: Aufarbeiten der frühen emotionalen Defizite, Bewusstwerden der meist negativen Projektionen auf die Eltern, Geschwister und Ehefrau, Traumanalyse, Auseinandersetzung mit Übertragung und Gegenübertragung sowie mit Bildern und Symbolen (Aktive Imagination).

Setting: Gegenübersitzen, 1–2 Stunden pro Woche.

Ende der Analyse: Der Klient hat gelernt, mit seinem Ablehnungs- und Verlassenheitskomplex und dessen Folgen zu leben. Er kann sich an seine Biografie erinnern, ohne von Wut und Hass überwältigt zu werden. Die Schwankungen in der Selbsteinschätzung sind auf ein erträgliches Maß zurückgegangen. Er hat eine seelische Nachreifung erfahren. Die meisten Symptome sind stark reduziert.

Therapiedauer: 4 ½ Jahre

7.6 Einige diagnoserelevante Textabschnitte aus dem Therapieverlauf

Die Anfangssituation einer Analyse ist meistens geprägt von Erwartungen und Befürchtungen: „Diese paradoxe Überkreuzung von Positivem und Negativem, von Zutrauen und Angst, von Hoffnung und Misstrauen, von Zuneigung und Widerstand charakterisiert die Anfangsbeziehung … Das aktivierte Unbewusste erscheint als ein Durcheinander entfesselter Gegensätze, und es fordert den Versuch, die Gegensätze zu versöhnen" (Jung 1945 GW 16, S. 194).

Die Psychotherapeutische Diagnostik kann helfen, das „Durcheinander der entfesselten Gegensätze" zu strukturieren und eine Orientierung zu ermöglichen. In einem Raum, der von einer vertrauensvollen Atmosphäre geprägt ist, vermag der Klient sich zu öffnen und verstanden zu fühlen. Er kann sich selbst und seine früheren und jetzigen Probleme neu beurteilen und er kann die Fähigkeit entwickeln, neue Entscheidungen zu treffen.

Jungs Hinweis für die therapeutische Praxis lässt sich auch auf die Anamnese anwenden: „Für mich beginnt die eigentliche Therapie erst mit dem Erforschen seiner persönlichen Geschichte. Sie ist das Geheimnis des Patienten, an dem er zerbrochen ist, und zugleich enthält sie den Schlüssel zu seiner Behandlung. Der Analytiker muss Fragen stellen, die den ganzen Menschen treffen und nicht nur sein Symptom …" (Jung 1961/1984, S. 123).

7.6.1 Aus der Anamnese

Der Klient ("Ralph"), der praktisch als Einzelkind mit zwei erheblich älteren Schwestern aufwuchs, war anfangs der Therapie gegenüber ambivalent. Die Anamnese bestritt er mit Anekdoten über seine Kindheit und das Familienleben. Ralph fragte regelmäßig nach, wie der Analytiker seine Geschichten fand. Die Eltern hatten zahlreiche gesellschaftliche Verpflichtungen und wenig Zeit für die Kinder. Ralph fand seine Mutter kalt und distanziert. Dem rigiden, kontrollieren-

den und autoritären Vater gegenüber erlebte Ralph sich klein und ohnmächtig. Er versuchte, den frühen Mangel an Zuwendung und Anerkennung auszugleichen, indem er ständig nach Geltung und Überlegenheit über andere strebte. Er versuchte in allen Situationen, die Kontrolle zu behalten. Die emotionale Grundstimmung der frühen Kindheit Ralphs war geprägt von Verlassenheit Angst, Selbstzweifeln und Misstrauen Es war niemand da, der ihn verstand, beschützte und tröstete.

Der Initialtraum des Patienten knüpft inhaltlich und stimmungsmäßig an die Anamnese an: „Ich bin in einer Stadt unterwegs. Es ist dunkel und es regnet. Eine Kutsche – ohne Kutscher – fährt vorbei. Ich renne hinterher. Je mehr ich renne, desto schneller galoppieren die Pferde. Ich kann den Wagen nicht erreichen. Die Pferde können Schaden anrichten."

7.6.2 Diagnostische Deutung

Die Analytische Psychologie versteht Träume diagnostisch als „eine spontane Selbstdarstellung der aktuellen Lage des Unbewussten in symbolischer Ausdrucksform" (Jung 1967/1976 GW 8 § 505).

Der Traum spiegelt die innere Situation des Klienten im Erstgespräch. Er fühlt sich in seiner Lebenssituation, trotz aller Bemühungen und Anstrengungen, ohnmächtig und hilflos. Dies war die psychische Ausgangslage bei seiner Anmeldung zur Therapie. Ralph war in einer Krise. Er sah keinen Ausweg mehr. Er hatte verstanden, dass er Hilfe brauchte. Symbolisch zeigt der Traum das Abbild seines inneren Zustandes und deutet den Grund an für seine depressive Erschöpfung. Ralph hatte den Kontakt zum Leben und zu seiner Vitalität, zu seiner Trieb- und Instinkt-Seite verloren. Er litt an tiefen Insuffizienzgefühlen und an existenziellen Ängsten.

7.6.3 Ergebnis des Erstgesprächs

Die im Erstgespräch wahrgenommenen inneren und äußeren Zustände werden in eine vorläufige, für die psychotherapeutische Diagnose geeignete sprachliche Formulierung gefasst:

Erschöpfungsdepression/neurotische Depression (F 34.8), Arbeitsstörung. Die Krisenhaftigkeit war von mittlerer Stärke. Eine tiefenpsychologische Behandlung war angezeigt, weil die Symptome durch eine neurotische Entwicklung/ frühe Störung verursacht waren.

Die Aufgabe des Analytikers besteht darin, für eine Begegnung mit dem Klienten offen zu sein und die anfängliche Beziehung zu prüfen: Wird sich eine tragfähige Beziehung entwickeln können? Wie ist die Ambivalenz des Klienten zu bewerten (Ralph war ständig auf dem Sprung und redete ohne Pause und signalisierte damit ein Keep-out.). Die Qualität der Übertragung und Gegenübertragung war unsicher ambivalent.

7.7   Die therapiebegleitende Diagnostik im weiteren Analyseverlauf

Für Jung hatte die analytische Beziehung einen hohen Stellenwert in der psychotherapeutischen Behandlung: „Es ist wohl nicht übertrieben, wenn man annimmt, dass sozusagen alle Fälle, die längerer Behandlung bedürfen, um das Phänomen der Übertragung gravitieren, und dass es mindestens so erscheint, als ob der Erfolg oder Misserfolg der Behandlung ganz wesentlich damit zu tun hätte" (Jung 1946 GW 16 S. 174). Die Gegenübertragung bezeichnete er als ein „höchst wesentliches Erkenntnisorgan" des Analytikers (Jung 1946 GW 16 § 163).

In der Analyse von Ralph erfolgte die therapiebegleitende Diagnostik hauptsächlich in den regelmäßigen Reflexionen nach den Therapiestunden und in der Intervision mit Kolleginnen. In der analytischen Beziehung zeichneten sich in Übertragung und Gegenübertragung die unverarbeiteten Konflikte der Vergangenheit ab. Die dabei auftauchende affektgeladene Komplex-Energie war im therapeutischen Beziehungsraum und auch in anderen Beziehungen deutlich spürbar und wurde dadurch für eine Bearbeitung zugänglich. Dies war die größte Herausforderung der Analyse mit Ralph.

Der Klient war der Therapie gegenüber lange Zeit unentschieden. Es war schwierig, eine tragfähige Beziehung zu ihm aufzubauen, die es erlaubte, sich den dissoziierten Komplexen zu nähern und sich mit ihnen auseinanderzusetzen. Ralph verlangte volle Aufmerksamkeit. Der Analytiker sollte nur zuhören und alles, was der Patient sagte, voll anerkennen und bewundern. Ralph lehnte die meisten Deutungen des Analytikers als ungenügend und absurd ab. Der Austausch war nicht dialogisch. Die großen emotionalen Defizite der Kindheit wurden deutlich spürbar. Unter diesen Voraussetzungen konnte während der ersten sechs Monate kein Rapport entstehen. Der Analytiker konnte seinen Patienten emotional kaum erreichen. Ralph war hoch sensibel. Sagte der Analytiker ein Wort zu viel, wurde der Klient ärgerlich und versank in ein brütendes Schweigen. Ralph betonte immer wieder, er wolle „Eins zu Eins" verstanden werden.

Der Therapeut fühlte sich zunehmend frustriert und ungenügend und in seiner Rolle als Analytiker infrage gestellt. Zeitweise wurden die emotionalen Reaktionen für den Analytiker körperlich spürbar. Er wurde davon infiziert (vgl. Jung 1935 GW 18 § 319). Er fühlte sich dann am Ende der Stunden erschöpft. Er benötigte Zeit, um zur Ruhe zu kommen und sich seelisch zu „reinigen."

Als Reaktion auf die Abwehr und die Abwertungen spürte der Analytiker zeitweise den Impuls, den Klienten zurechtzuweisen oder sich zu rechtfertigen. Er musste sich außerdem mit den Kontrollversuchen von Ralph auseinandersetzen. Nach den Stunden musste der Analytiker immer wieder die eigenen Insuffizienzgefühle und die starken Affektreaktionen eingestehen und verarbeiten. In der Gegenübertragung kam der Analytiker in die Rolle, die Ralph seinem dominierenden und übermächtigen Vater gegenüber erlebt hatte. Der negative Vaterkomplex des Patienten hatte sich im Beziehungsraum konstelliert und verlangte nach Bewusst- und Verstandenwerden. Jung sagt zu solchen intersubjektiven Konstellationen, dass „jede tiefergreifende Behandlung etwa zur Hälfte in der Selbstprüfung des Arztes besteht, denn nur was er in sich selber richtigstellt, kann er auch beim Patienten in Ordnung bringen" (Jung 1945/1951 GW 16, § 239).

7.7.1 Diagnostik und Prozessdiagnostik in der Übertragung

Das analytische Setting erlaubt es, die Veränderungen auf der Beziehungsebene (bei uns und bei anderen) zu beobachten und mitzuerleben. Die Prozessdiagnose lässt sich u. a. aus den Veränderungen und Entwicklungen der Übertragung und Gegenübertragung ermitteln. Es ist bezeichnend für eine Jung'sche Analyse, dass die Analytikerinnen auf einer tieferen unbewussten Ebene in den therapeutischen Prozess involviert sind. Die emotionalen Reaktionen haben dabei Leitfunktion. Die oben beschriebenen Erfahrungen auf der Beziehungsebene geben diagnostische Hinweise auf die Ätiologie der frühen Störungen, an denen der Klient litt, und auf die Veränderungen, die sich im analytischen Prozess abzeichnen. Außerdem geben sie Anregungen für die weitere therapeutische Arbeit.

Nach Auffassung der Analytischen Psychologie spielt die Beziehungsarbeit eine zentrale Rolle im analytischen Prozess: Der kontinuierliche, reflektierende Austausch über die auftauchenden bewussten und projektiven Erfahrungen ist von entscheidender Bedeutung für die Wirkung der psychotherapeutischen Arbeit.

Bei Ralph konstellierte sich in der analytischen Beziehung ein negativer Vaterkomplex. Der „Vater", der dem Sohn das Gefühl gibt, nicht ernst genommen zu werden, wurde innerlich zum Teil eines negativen Interaktionsmusters, das in der therapeutischen Beziehung reinszeniert wurde. Die Intensität des Erlebens im analytischen Beziehungsraum war so hoch, dass es als Hinweis auf eine tiefgehende strukturelle Störung gewertet werden musste. Das relativ geringe Strukturniveau, das sich dabei abzeichnete, ließ eine länger dauernde Analyse erwarten.

Die Arbeit in der Übertragung setzte sich während der gesamten Analyse fort. Es gelang Ralph mit der Zeit eine Bewusstwerdung der negativen Projektionen auf den Analytiker. In der Auseinandersetzung mit den familiären Konflikten kam der Analytiker jedoch immer wieder in Gefahr, mit seinen Deutungen als parteiisch abgelehnt zu

werden. Ralph war zwar im Gespräch dialogischer geworden, aber die starke Abwehr war noch lange spürbar. Bei brisanten Themen, die ihm zu nah kamen, sagte er Stunden ab. In den nachfolgenden Stunden nahm er jedoch den Faden wieder auf, als wäre nichts geschehen. Dieses kontinuierliche „Dranbleiben" half ihm bei der inneren Festigung und bei seiner Identitätssuche.

7.7.2 Diagnostische Bedeutung von Träumen, Fantasien, Bildern und Symbolen

Die Folgen der negativen Erfahrungen mit dem Vater waren ein Hauptthema der Analyse mit Ralph.

Ein Traum veranschaulicht die Auseinandersetzung mit dem Vater-Thema: „Ich sitze mit meiner Frau am TV. Da sehe ich meinen Vater im Rollstuhl. Er trägt eine Safari-Jacke. Ich mache meine Frau darauf aufmerksam. Zuerst finde ich, dass mein Vater gut aussieht. Aber je näher er kommt, desto kleiner und debiler kommt er mir vor."

Assoziationen des Klienten: „Mein Vater muss verschwinden. Ich will selbst an seine Stelle treten."

Stimmung im Traum: „Ich bin erfreut und zugleich betroffen."

Es folgt eine lang dauernde Auseinandersetzung mit traumatisierenden Erfahrungen in der Vaterbeziehung der frühen Kindheit, mit seinen Ängsten, mit seinem Minderwertigkeitskomplex und mit den Versuchen einer Ablösung vom Vater und von dessen Kontrollbedürfnissen. Der Analytiker wurde mit affektgeladenen Macht- und Rivalitätskämpfen konfrontiert. Er musste sich mit dem Kontrollbedürfnis des Analysanden auseinandersetzen. Er musste sich damit befassen, dass der Klient versuchte, ihm gegenüber seine Überlegenheit zu beweisen. Ralph reagierte auf jede Frustration mit Wut. Er entwickelte eine lange dauernde negative Übertragung. In der Gegenübertragung erlebte sich der Analytiker in einer „Projektiven Identifizierung" (Fordham/ Klein) als minderwertig und inkompetent. Ralph reinszenierte in den Stunden seine frühe negative Vater-Sohn-Beziehung. Das analytische Durcharbeiten des Konfliktes brachte eine entscheidende Änderung: Ralph bekam allmählich einen Zugang zum eigenen inneren negativen Vater und lernte, die unbewussten Inhalte als Projektionen zu identifizieren, die er zuerst in anderen und in der Außenwelt wahrnahm, bis er sie als eigene Vorstellung akzeptieren konnte. Schrittweise lernte Ralph, die Übertragung auf den Analytiker von der realen Person zu unterscheiden. Die Bearbeitung des negativen Vaterkomplexes machte Ralph eigenständiger und selbstbewusster. Er entdeckte seine männliche Identität und entwickelte eine festere Haltung, die sich auch auf der sozialen Ebene, beispielsweise in den Auseinandersetzungen mit seiner Frau, auswirkte.

Ralph war erst nach fast zwei Jahren Therapie bereit, seinen negativen Mutterkomplex zu bearbeiten. Wie beim Vaterkomplex bestand ein biografischer Zusammenhang. Der Klient hatte seine Mutter als kalt und distanziert erlebt. Er begegneten Frauen mit Misstrauen. Er erlebte sie meistens als abweisend und arrogant. Er ging davon aus, dass sie unfähig zu einer dauerhaften Beziehung seien. Seine Abwehr bei der Arbeit an den Elternkomplexen war heftig und aggressiv. Es stellte sich heraus, dass Ralph Angst hatte, sich mit seinen frühen traumatisierenden Beziehungserfahrungen zu befassen, weil er eine Wiederholung seiner Kindheitserlebnisse befürchtete. Er wollte sich nie wieder klein und entwertet fühlen. Die Annäherung an die Elternkomplexe, speziell an den negativen Mutterkomplex, erlebte Ralph als „gefährlich".

Ein Traum macht dies deutlich: „Ich halte eine Schlange in der linken Hand. Sie hat viel Kraft. Sie beißt zu und sie ritzt mich leicht. Ich weiß nicht, ob ich vergiftet bin."

Assoziationen des Klienten: "Ich habe Angst vor Vergiftung, gleichzeitig spüre ich große Kraft."

Diagnostische Deutung: Der Traum symbolisiert den negativen Mutterkomplex (Angst vor Vergiftung). Mit diesem Traum begann die Auseinandersetzung mit der problematischen Mutterbeziehung des Patienten. Die Affekte, die dabei freigesetzt wurden, bildeten sich auch im Beziehungsraum, in der Übertragung und in der Gegenübertragung ab. Die Auseinandersetzungen mit zahlreichen Projektionen und mit heftigen Komplexreaktionen wurden zu einer Herausforderung für Klient und Analytiker. Der Beziehungsraum musste immer wieder von der „vergifteten" Atmosphäre, die dabei entstand, gereinigt werden. Manchmal konnten die Affekte nur ausgehalten werden in der Erwartung, dass sich irgendwann etwas ändern würde.

Die in einer Analyse auftauchenden Bilder und Symbole sind „Verkörperungen" von emotionalen inneren Erwartungen und mentalen Repräsentationen, die wahrgenommen und verstanden werden wollen. Damit bieten sie Voraussetzungen für eine Verarbeitung und Integration.

Eine weitere Ressource in der therapeutischen Arbeit waren Bilder, die der Patient zwischen den Stunden malte. Die kleinformatigen, teilweise expressiven Aquarell- oder Acrylbilder spiegelten die Affekte und Stimmungen des Klienten. Manchmal malte er Szenen aus Träumen. Die Bilder hatten fast immer symbolische und manchmal archetypische Bedeutung. Archetypische Bilder sind „Urbilder", die eine große, weitgehend unbewusste Faszination auf den Betrachter ausüben. Es ist Aufgabe einer Analyse, den Unterschied zwischen persönlichem und kollektivem Erleben zu klären, dadurch die Wirkung der Bilder zu humanisieren und für die seelische Entwicklung zu nutzen. Die Analyse der Bilder half dem Klienten bei der Verarbeitung seiner inneren Konflikte. Sie hatten in der Regel eine diagnostische und therapeutische Bedeutung für die Analyse. Neben der Traum-Arbeit war die Arbeit mit den gemalten Bildern ein wichtiger Beitrag zum therapeutischen Prozess: „Das Bild ist ein konzentrierter Ausdruck der psychischen Gesamtsituation, nicht etwa bloß der unbewussten Inhalte schlechthin … Die Deutung seines Sinnes kann also weder vom Bewusstsein allein noch Unbewussten allein ausgehen, sondern nur von einer wechselseitigen Beziehung" (Jung 1971 GW 6 § 761).

Durch die inneren Bilder erhalten wir einen Zugang zu unserer derzeitigen bewussten und unbewussten Situation. In psychischen Krisen sind es häufig zuerst Bilder, die aus dem Unbewussten auftauchen, beispielsweise Träume oder Fantasien. Vor allem die Bilder, die symbolische Bedeutung haben, sind nicht leicht zu verstehen. Sie wollen entschlüsselt werden. Dies geschieht oft spontan, scheinbar ohne unser Zutun: Plötzlich finden Klienten die richtigen Worte, um ihr Erleben zu beschreiben oder eine neue Erfahrung in Worte zu fassen, mit anderen Worten: Ein implizites Narrativ wird explizit. Dies kann als eine „Übersetzungsleistung" gewertet werden, die dazu beiträgt, die unbewussten Emotionen und deren Ursachen wahrzunehmen und in ein angemessenes Erleben zu transformieren.

7.8 Diagnostik im Therapieverlauf

Im Verlauf der Psychotherapie zeigte sich mehr und mehr, dass die Anfangsdiagnose vom Erstgespräch eine Ergänzung bzw. Korrektur benötigte. Die Komplexdiagnose (negativer Mutter-/Vaterkomplex), die starken Projektionen im Beziehungsraum, in Übertragung und Gegenübertragung, die Analyse der Träume und nicht zuletzt die gemalten Bilder des Patienten mit ihren archetypischen und affektgeladenen Inhalten verlangten nach einer entsprechenden klinischen Diagnose. Von der Mitte der Therapie an schien dem Analytiker die Diagnose einer narzisstischen Störung (F 60.8) angemessen. Dies implizierte ein verändertes methodisches Procedere, mit dem verstärkten Schwerpunkt der Arbeit auf der Beziehungsebene. Die therapeutische Arbeit blieb weiterhin belastend und schwierig, vor allem die Auseinandersetzung mit archetypischen komplexhaften Affektreaktionen, mit einer negativen Übertragung und mit Abwehr.

7.9 Ende der Therapie

Es kommt zu einer vorläufigen Trennung, die zur Scheidung des Patienten von seiner Frau führt. Der Trauerprozess setzte erst ein Jahr später ein. Er war von Wut und Verzweiflung begleitet, die auch in Träumen erlebt wurden und die Ralph in

seiner Therapie und in seinen gemalten Bildern zu verarbeiten versuchte.

Schließlich richtet der Patient eine neue Wohnung ein. Er erlebt dabei Freude und Phasen von innerer Ruhe. Er lernt das Alleinsein. Andrerseits nimmt er wieder am gesellschaftlichen Leben teil und nimmt sein Studium wieder auf.

Die Veränderungen, die sich im Verlauf der analytischen Therapie ergaben, waren deutlich wahrnehmbar. Sie wurden auch von der Umgebung des Klienten, von der Familie und von Freunden, wahrgenommen und zurückgemeldet.

7.10 Zusammenfassung

Zusammenfassend lässt sich feststellen: Die Analytische Psychologie kennt zwar keine einheitliche, systematisierte Diagnostik. Viele Jung'sche Analytikerinnen beziehen jedoch die Prozess- und Verlaufsdiagnostik in ihre Reflexionen über die Therapiestunden ein. Die psychotherapeutische Diagnostik ist bereits im Erstgespräch ein Erkenntnis- und Erfahrungsprozess. Diagnostik hat auch insofern Prozesscharakter, als sie den gesamten Psychotherapieverlauf begleiten sollte. Die Reflexionen der Analytikerin tragen dazu bei, herauszufinden, wie es um den therapeutischen Prozess steht (ob er sich weiterentwickelt oder ob er stagniert), wo die Klienten in ihrer seelischen Entwicklung stehen, wo die Analytikerin selbst innerlich steht. Es geht um das beobachtende empathische Begleiten/Teilnehmen an einem meist länger dauernden seelischen Reifungsprozess. Nicht zuletzt impliziert die psychotherapeutische Diagnostik prognostische Aspekte, beispielsweise: Wohin steuert die Analyse? Der Nutzen einer therapiebegleitenden Diagnostik ist in der vorangegangenen Fallpräsentation deutlich erkennbar geworden.

Die Wahrnehmung und Reflexion der Übertragung und Gegenübertragung sowie der unbewussten Komplexphänomene, die im Beziehungsraum spürbar werden, geben Hinweise auf die Psychodynamik und die Psychopathologie. In der analytischen Arbeit zeichnet sich kontinuierlich ein Bild des Klienten und der Entwicklung seiner psychischen Struktur ab. Die affektive Stärke von abgespaltenen/dissoziierten Komplexen lässt Rückschlüsse zu auf krankheitswertige Störungen: Eine Neurose kann beispielsweise von einer Psychose bzw. von einer Borderline-Struktur unterschieden werden. Je archaischer die Komplexreaktionen sind, desto primitiver sind erfahrungsgemäß auch die Abwehrreaktionen zum Schutz des Ich-Bewusstseins.

Diagnostisch ist in einer Jung'schen Analyse auch der psychoenergetische Status relevant. Es geht um die Wahrnehmung von Erschöpfung, Vitalität, Flexibilität, Festigkeit, Tendenzen zur Regression oder Progression und um den Zugang zur Kreativität. Weitere Fragen sind: Wie steht es um die Bindungs- und Beziehungsfähigkeit sowie die Motivation für eine analytische Psychotherapie? Und nicht zuletzt geht es um den Aspekt der Krisenhaftigkeit/Indikation, um die Frage: Ist eine analytische Behandlung bzw. deren Fortsetzung angezeigt?

Literatur

Adam KU (2011) Therapeutisches Arbeiten mit dem Ich. Denken, Fühlen, Empfinden, Intuieren. Die vier Orientierungsfunktionen. opus magnum, Stuttgart
Asper K (1987) Verlassenheit und Selbstentfremdung. Walter, Olten
Bovensiepen G (2019) Die Komplextheorie. Ihre Weiterentwicklungen und Anwendungen in der Psychotherapie. Kohlhammer, Stuttgart
Bovensiepen G, / Sidoli M (Hrsg.) (1999) Inzestphantasien und selbstdestruktives Handeln. Psychoanalytische Therapie von Jugendlichen. Brandes & Apsel, Frankfurt
Briggs KC, Myers I (1989) Jung-Myers-Briggs Type Indikator – Test (MBTI). Consulting Psychologists, Palo Alto
Fordham M (1969) Das Kind als Individuum. Kinderpsychotherapie aus der Sicht der Analytischen Psychologie C. G. Jungs
Jacoby M (1998) Grundformen seelischer Austauschprozesse. Jungsche Therapie und neuere Kleinkindforschung. Walter, Zürich/Düsseldorf
Jung CG (1912) GW Bd 2 Experimentelle Untersuchungen
Jung CG (1912/1974) GW Bd 7, Zwei Schriften über Analytische Psychologie
Jung CG (1932/1973) GW Bd 11 Zur Psychologie westlicher und östlicher Religion
Jung CG (1934/1976) GW Bd 10 Zivilisation im Übergang
Jung CG (1935/1993) GW Bd 18/1und 2 Das Symbolische Leben
Jung CG (1945/1946/1951) GW Bd 16 Praxis der Psychotherapie
Jung CG (1947/1976) GW Bd 8 Die Dynamik des Unbewussten
Jung CG (1961/1984) Erinnerungen, Träume, Gedanken. Walter, Freiburg
Jung CG (1967/1971) GW Bd 6 Psychologische Typen
Kalsched D (1996) The inner world of trauma: archetypical defenses. Routledge, New York
Kalsched D (2017) Trauma, Unschuld und der Kernkomplex der Dissoziation. Analytische Psychologie 188:226–256
Kast V (1980) Das Assoziationsexperiment in der therapeutischen Praxis. Bonz, Fellbach
Kast V (1998) Der Zusammenhang zwischen Diagnostik und Psychodynamik. In: C.G. Jung- Institut. Zürich (Hrsg.) Handbuch zur Supervision, Psychotherapeutische Supervision in der Analytischen Psychologie. Verlag: C.G. Junginstitut Zürich, Küsnacht
Knox J (2003) Archetype, attachment, analysis, Jungian psychology and the emergent mind. Brunner-Routledge, Hove/New York
Lesniewicz B (2005) Analytische Psychologie. In: Bartuska H et al (Hrsg) Pschotherapeutische Diagnostik. Für den neuen Standard. Springer, Wien/New York
Mattanza G et al (Hrsg) (2003) Zur Wirksamkeit Analytischer Psychotherapien- Forschungsbericht der Schweizer Gesellschaft für Analytische Psychologie und des C.G. Jung-Instituts Zürich. C.G. Jung-Institut Zürich
Neumann E (1963) Das Kind. Struktur und Dynamik der werdenden Persönlichkeit. Rhein Verlag, Zürich
Noske J (2018) Seelische Strukturen. Facultas. Wien
Rasche J (1992) Sandspiel in der Kinderpsychiatrischen Diagnostik. Dissertation an der Medizinischen Fakultät der Freien Universität Berlin
Schlegel M (1979) Psychologische und psychophysiologische Aspekte des Assoziationsexperimentes. ETH, Zürich
Sidoli M (Hrsg) (1999) Inzestphantasien und selbstdestruktives Handeln. Psychoanalytische Therapie von Jugendlichen. Brandes & Apsel, Frankfurt
Winnicott DW (1985) Reifungsprozesse und fördernde Umwelt. Fischer, Frankfurt

Annika Bugge, Jung'sche Psychoanalytikerin für Kinder, Jugendliche und Erwachsene, Abschluss: C G Jung-Institut Zürich, Lehranalytikerin der Österreichischen Gesellschaft für Analytische Psychologie (ÖGAP)

Benedikt Lesniewicz, Jung'scher Psychoanalytiker für Kinder, Jugendliche und Erwachsene, Abschluss: C G Jung-Institut Zürich, Lehranalytiker der Österreichischen Gesellschaft für Analytische Psychologie (ÖGAP)

Diagnostik in der Gruppenpsychoanalyse/ Psychoanalytische Psychotherapie

Gabriele Sachs, Bettina Fink und Günter Dietrich

8.1 Einleitung

Die zentralen Konzepte der Psychoanalyse stellen auch die Grundlage der Gruppenpsychoanalyse – kurz Gruppenanalyse – dar. In der Gruppenanalyse hat jedoch die soziale Dimension des Psychischen einen wesentlichen Stellenwert.

Der Fokus der Gruppenanalyse liegt in der Sichtweise des Menschen als soziales Wesen. Psychische Prozesse werden nicht nur als individuelle Phänomene des Einzelnen verstanden, sondern sind Ausdruck des Kommunikationsnetzwerkes von Beziehungen, in das jedes Individuum eingebettet ist. Dieses Netzwerk an Beziehungsmustern wird als Gruppenmatrix definiert. Foulkes, ein Begründer der gruppenanalytischen Psychotherapie, wurde wesentlich von drei wissenschaftlichen Richtungen geleitet: der Psychoanalyse nach Freud, der holistischen Sichtweise in der Tradition der Gestalt-

psychologie und der Sozialanthropologie, die den Menschen in seinen gesellschaftlichen Zusammenhängen beschreibt. „Die Gruppenanalyse betrachtet die soziale Natur des Menschen als etwas Grundlegendes. Sie sieht das Individuum als ein Ergebnis von Gemeinschaftsentwicklungen an" (Foulkes 2007, S. 164). Das psychische Störungsbild eines Menschen wird als Ausdruck eines psychopathologischen Prozesses gesehen, bei dessen Entstehung multipersonale Interaktionsmuster beteiligt sind. Auf dieser Annahme beruht der entscheidende Unterschied sowohl zur klassischen Psychoanalyse als auch zu anderen Formen psychotherapeutischer Gruppenarbeit. Foulkes formuliert ein an der sozialen Dimension des Menschen orientiertes Konzept: „Gruppenpsychotherapie basiert auf der Überzeugung, dass Neurosen und andere psychische Störungen in Wahrheit multipersonale Phänomene sind. Das eigentliche Behandlungsobjekt ist das multipersonale Netzwerk von Kommunikationen und Störungen" (Foulkes 2007, S. 94).

Aus psychoanalytischer Sicht ist die Gruppe zu definieren als interaktionelle Re-Inszenierung von unbewussten Objektbeziehungsmustern, von verinnerlichten unbewussten Interaktionserfahrungen. Das Individuum hat ein Set von internalisierten Objektbeziehungen, die es je nach Gruppeninteraktion und sich zur Verfügung stellenden Übertragungsobjekten externalisieren kann. Die Gruppe ist ein Netzwerk von sozialen Interaktionen und multiplen Übertragungs-Gegenübertragungs-Prozessen zwischen den Teilnehmern einschließlich dem Leiter (Janssen und Sachs 2018, S. 27). Der Leiter ist Teil

G. Sachs (✉)
Medizinische Universität Wien, Fachsektion Gruppenpsychoanalyse, Österreichischer Arbeitskreis für Gruppentherapie und Gruppendynamik (ÖAGG), Wien, Österreich
e-mail: gabriele.sachs@meduniwien.ac.at

B. Fink
Wiener Psychoanalytische Akademie (WPA), Wien, Österreich
e-mail: bettinafink@drei.at

G. Dietrich
Sektion Gruppenpsychoanalyse, Österreichischer Arbeitskreis für Gruppentherapie und Gruppendynamik (ÖAGG), Wien, Österreich

© Springer-Verlag GmbH Deutschland, ein Teil von Springer Nature 2022
C. Höfner, M. Hochgerner (Hrsg.), *Psychotherapeutische Diagnostik*,
https://doi.org/10.1007/978-3-662-61450-1_8

der Gruppe und gleichzeitig ein Mitglied mit besonderer Funktion. Mit seiner analytischen Haltung nimmt er eine reflexive Distanz zum ihn miterfassenden Gruppengeschehen ein. Die Reflexion seiner Gegenübertragung ermöglicht ein Verstehen und Diagnostizieren des Übertragungsgeschehens.

8.2 Klinische Hintergrundtheorien

Burrow (1926) war der erste, der den Begriff Gruppenanalyse verwendete und die Psychoanalyse in der Gruppe erstmalig anwandte. Er formulierte ein psychoanalytisches Gruppenkonzept, indem er besonders die Entstehung der „Neurose" durch ein „neurotisches Sozialsystem" beschrieb. Er ging vom durch die Gesellschaft bedingten Ursachenmodell von psychischen Störungen aus. Es entstand ein neues Paradigma in der Psychoanalyse, ein Konzept der Psychoanalyse als Sozialwissenschaft. Im Vergleich zur Psychoanalyse war die Einbeziehung der sozialen Dimension menschlichen Verhaltens wesentlich.

Die aufkommenden Sozialwissenschaften übten auch einen großen Einfluss auf die Entwicklung der Gruppenanalyse aus. Insbesondere kam von Norbert Elias, der mit Foulkes u. a. auch Gründungsmitglied des ersten gruppenanalytischen Instituts in England war, mit seiner eigenständigen Figurations- und Prozesssoziologie ein Impuls auf die Theoriebildung der Gruppenanalyse.

Foulkes hat wesentliche Anregungen von Burrow übernommen, indem er die soziale Bedingtheit psychischer Störungen aufgriff. Foulkes (1978) hat ein an der sozialen Dimension des Menschen orientiertes Konzept vertreten. Foulkes hat nicht nur eine Theorie der Gruppenanalyse geliefert, sondern auch in Verbindung mit der Soziologie Elias' (1969/1976) eine Großgruppentheorie und damit eine gesellschaftliche Theorie. Foulkes beschrieb in seinen Schriften die Beziehung der Mitglieder in einer Kleingruppe untereinander als Kommunikationsnetzwerk von vielfältigen Beziehungen und Übertragungen. Er trug damit sowohl den kollektiven als auch den individuellen Aspekten der Gruppe Rechnung.

Das Soziale durchdringt die Innenwelt des Individuums. Die Gruppe verstand er als ein Kommunikationsnetzwerk, in dem das Individuum als Knotenpunkt und zugleich als offenes System gesehen wird. Das Netzwerk der gesamten Kommunikationen und Interaktionen, in dem sich eine Person befindet, bezeichnet er als „Matrix". Die Gruppenmatrix ist ein Gewebe von interpersonalen, intrapsychischen und transpersonalen Beziehungen. In diesem Netzwerk ereignen sich auch die multilateralen Übertragungen. Foulkes unterschied die „Grundlagenmatrix" von der „dynamischen Matrix". Mit der Grundlagenmatrix verwies er auf die die Kommunikation der Gruppe konstituierenden gemeinsamen sozialen, kulturellen und biologischen Grundlagen. Die dynamische Matrix bildet sich erst spezifisch in der jeweiligen Gruppe heraus und ist von den unbewussten und bewussten Beziehungen einschließlich der des Leiters bestimmt. Krankheit ist seinem Verständnis nach immer etwas Interpersonelles, das die Gemeinschaft miteinbezieht. Die Gruppe ist eine Modellgemeinschaft, die den Zugang zum sozialen und interpersonellen Unbewussten ermöglicht.

Nach Foulkes erfasst die Gruppensituation das Intrapsychische, da jedes Individuum ein Interaktionsnetzwerk der Primärfamilie internalisiert habe, das es auch im Sinne der Übertragung in dieses neue Netzwerk der entstehenden Gruppe projiziert. Die inneren Prozesse im Individuum sind Internalisierungen von Kräften, die in der Gruppe wirken, zu der es gehört.

Die psychoanalytische Kernaussage des Konzepts von Foulkes zur Gruppe sind: Infantile familiäre Beziehungen sind gruppale Beziehungen, die zu gruppalen internalisierten Objektbeziehungen führen, also zu vernetzten, personalen Internalisierungen. Diese gruppalen Internalisierungen werden in Inszenierungen in neuen Gruppensituationen erfahrbar. Gruppenanalyse bedeutet die Analyse der Gruppenmatrix auf den familiären, interkulturellen und aktuellen Beziehungs- und Übertragungsebenen. Analog der Regel der freien Assoziation in der Psychoanalyse gilt in der Gruppenanalyse die Regel der freien Gruppenassoziation und -interaktion. Unter diesen Bedingungen entwickelt sich das Kommunikationsnetz der dynamischen Matrix.

Im Unterschied zu Foulkes, der die Gruppe als soziales Wesen verstand, verstand Bion (1971, 1990) die Gruppe mehr als etwas Fantasmatisches, eine Projektionsfläche für die Welt der inneren Objektbeziehungen der Teilnehmer. Sein Augenmerk richtete sich mehr auf die regressiven Aspekte des Erlebens in Gruppen, und er untersuchte die Gruppenprozesse besonders in ihrer Beziehung zum Leiter. In seinen Beobachtungen erfasste er zunächst einen Widerstand, die Arbeitsaufgabe zu erfüllen, und eine Tendenz, sich durch anonyme Beiträge, durch die unbewusste Impulse und Wünsche des Einzelnen befriedigt werden, zu verständigen. Das Sammelbecken dieser Beiträge bezeichnete er als „Gruppenmentalität". Diese steht im Widerspruch zu den Bedürfnissen des Einzelnen. Eine Kompromissbildung aus diesen widersprüchlichen Strebungen ist die Bildung der „Gruppenkultur". Zum Beispiel kann sich die ganze Gruppe wie ein zwanghafter Patient verhalten, indem sie rational und affektisoliert kommuniziert. Bion unterschied in der Gruppe zwei Ebenen des Gruppenprozesses. Die realitätsbezogene Ebene nannte er die Arbeitsgruppe und die wunschbezogene, regressive Ebene die Grundannahmengruppe. Die Arbeitsgruppe entspricht dem Sekundärvorgang des psychischen Geschehens bei Freud, die Grundannahmengruppe ist vergleichbar mit dem Triebhaften, Primärprozesshaften.

Allen Grundannahmen gemeinsam ist das Handeln nach einem gemeinsamen unbewussten Wunsch, die Bezogenheit auf einen Leiter und eine spezifische Stimmungs- und Affektkonstellation. In der Grundannahme der Abhängigkeit erwarten die Teilnehmer eine Befriedigung oraler und narzisstischer Wünsche nach uneingeschränkter Sicherheit und Versorgung. In der Grundannahme Kampf-Flucht ist die Gruppe über ein Feindbild verbunden und versucht sich damit vor internen Kämpfen zu schützen. In der Grundannahmengruppe der Paarbildung bringt die Gruppe ein Paar hervor, das als Hoffnungsträger dient und sie vor den Konflikten der Abhängigkeits- und Kampf-Flucht-Gruppe retten soll. Die Grundan-

nahmen stellen eine Abwehrkonstellation gegen archaische Fantasien und Ängste dar. Er sieht die Grundannahmen als Sekundärbildungen, die auf einer sehr frühen Urszenenfantasie auf der Ebene der Teilobjektbeziehungen beruhen.

Die Theoriebildung der Intersubjektivität weist auf Verbindungen zur Gruppenanalyse hin. Das Konzept der intersubjektiv-relationalen Analyse gehört zu den zeitgenössischen Ansätzen. In den Theorieüberlegungen finden sich Ansätze der Gruppenanalyse, sodass eine Annäherung zwischen Psychoanalyse und Gruppenanalyse erfolgte. Als ein gemeinsames Konzept wird das Konzept des intersubjektiven Feldes definiert. Es wird davon ausgegangen, dass sich zwischen Analytikern und Analysanden oder Gruppenanalytiker und Gruppe sowie unter den Gruppenmitgliedern ein intersubjektives Feld entwickelt, das durch die Beiträge aller Beteiligten bestimmt wird. Die Personen stehen in ständigem Austausch und Abgleich mit der Umgebung. In der Beziehung stellt sich eine asymmetrische Wechselseitigkeit des Austausches und der Beeinflussung her. Der Analytiker stellt seine Subjektivität ganz in den Dienst der Therapie.

Die relationale Psychoanalyse geht davon aus, dass das Selbst durch verinnerlichte multiple Selbst-Objekteinheiten gebildet wird, die in der therapeutischen Begegnung aktiviert werden und in die Übertragung einfließen. Multiple verinnerlichte Objektbeziehungen und die innere Gruppe sind die Analoga entsprechend der psychoanalytischen und der gruppenanalytischen Perspektive und zeigen die große Ähnlichkeit und Vereinbarkeit der beiden Modellvorstellungen (Potthoff und Wollnick 2014, S. 148).

8.3 Gesundheits- und Krankheitstheorien

Nach dem neuesten Erkenntnisstand über Entstehung und Entwicklung von psychischen Erkrankungen geht man von multifaktoriellen Ursachen aus – es wird ein biopsychosoziales Modell angenommen. In diesem Modell geht es um ein ganzheitliches Verständnis von Krankheit.

Bei der Entstehung und Aufrechterhaltung von Krankheit können biologische, psychologische, soziale und kulturelle Faktoren beteiligt sein. Für die Diagnostik bedeutet dies, dass sowohl die biologischen Aspekte wie organisch begründbare Faktoren, neurobiologische, psychoimmunologische Faktoren, die psychischen Dimensionen, Denken, Fühlen, Handeln und die soziale und ökologische Lebenswelt des Menschen mit unterschiedlicher Gewichtung erfasst werden.

In Anerkennung des biopsychosozialen Verständnisses bezieht sich das Konzept der Gruppenpsychoanalyse besonders auf die sozialen Dimensionen, es wird in spezieller Weise auf psychosoziale Aspekte fokussiert, die auch das soziale Unbewusste umfassen.

Im Unterschied zur klassischen Psychoanalyse betrachtet die Gruppenanalyse psychische Krankheit als den gesamten sozialen Kontext betreffend. Der Einzelne ist Teil seiner familiären Matrix, seines direkten sozialen Umfeldes, ebenso seiner Arbeitswelt und seiner kulturellen Eingebundenheit, der gesellschaftlichen Matrix. Burrow forderte – in heutigen Worten – eine ganzheitliche Betrachtung psychischen Geschehens. Der Mensch wird als gruppenbezogenes „sozietales Gemeinwesen" verstanden, bei dem Gesundheit und Krankheit nur mit Bezug auf das Gemeinschaftsleben untersucht und behandelt werden können (Burrow 1926, S. 214). Burrow ging dabei von einem biopsychosozialen Verständnis aus, seelische Konflikte und seelische Erkrankungen werden auf drei Ursachengruppen zurückgeführt: biologische Grundlagen („biologische Ökonomie"), die Ausprägung der Persönlichkeitsstruktur und die soziale Integration des Menschen, der eine große Bedeutung zugesprochen wird. „Seelische Störungen sind ein gesellschaftliches Problem – ein Problem, wie die Menschen unter unseren gesellschaftlichen Bedingungen miteinander zurechtkommen" (Burrow 1928, S. 103). Foulkes folgte diesem Ansatz, auch er versteht jede individuelle seelische Erkrankung primär als Ausdruck eines gestörten Kräftespiels im sozialen Leben des Menschen, seiner unterschiedlichen miteinander verwobenen sozialen Matrizen (Foulkes 2007, S. 32). Genau aus diesem Grund sieht Foulkes den sozialen Mikrokosmos der Gruppe als das wirksamste und angemessenste Instrument der Heilung und des seelischen Wachstums an.

Ein weiterer Grundgedanke von Foulkes' Verständnis gruppenanalytischer Psychotherapie ist, dass die Gruppe selbst das heilende und korrigierende Agens darstellt. Der Gruppenleiter hat in erster Linie die Aufgabe, die Störungen des Gruppenprozesses zu beseitigen, das heißt die Gruppe in ihrer Arbeitsfähigkeit zu unterstützen. Foulkes betonte schon früh den Prozess der Übersetzung „Translation", an dem die Gruppe mit wachsender Deutungskompetenz teilnimmt. Die Kommunikation entwickelt sich zunehmend vom unartikulierten Ausdruck mittels eines Symptoms bis zur Erkenntnis der zugrunde liegenden Konflikte. Dies entspricht dem Bewusstmachen des verdrängten Unbewussten in der Psychoanalyse.

Diese Zielsetzung eröffnet der gruppenanalytischen Methode auch ein weites Anwendungsfeld in der Gesundheitsförderung. Selbsterfahrungsgruppen außerhalb des therapeutischen Settings erweitern die selbstbezogenen und sozialen Kompetenzen bei den Teilnehmenden, in der Pädagogik, im betrieblichen Berufsleben und in den kommunalen Initiativen wird gruppenanalytische Arbeit in Klein- und Großgruppen zur Begleitung von Entwicklungsprozessen genutzt.

8.4 Position zum Determinierungsproblem (Klassifikation)

In der Medizin wird in der Regel nach einer diagnostischen Untersuchung die Indikation zu einer Behandlung gestellt. Das Vorgehen nach psychiatrischen Diagnosesystemen wie ICD-10 (Internationale Statistische Klassifikation der Krankheiten und verwandter Gesundheitsprobleme, 10. Revision, Dilling et al. 2011) und DSM-5 (Diagnostisches und Statistisches Manual psychischer Störungen der American Psychiatric Association 2015) erlaubt eine Beschreibung von Patienten und Klienten, die Psychotherapie in Anspruch nehmen. Psychotherapeutische Diagnostik ist ein inhärenter Bestandteil der psychotherapeutischen

Behandlung, dies gilt auch für die Gruppenpsychoanalyse.

Damit eine von Psychotherapeuten lege artis durchgeführte Diagnostik zustande kommen und für die Behandlung der Patienten und Klienten in ihren Lebensvollzügen effektiv werden kann, braucht es zusätzliche psychotherapeutisch-diagnostische Leitlinien. Das diagnostische Vorgehen wird einerseits als Voraussetzung für das Zustandekommen des psychotherapeutischen Prozesses angesehen und kommt andererseits während des ganzen psychotherapeutischen Prozesses zur Wirkung. Es entspricht einem psychotherapeutisch-diagnostischen Wechselwirkungsprozess.

Für die Diagnostik zur Gruppenpsychoanalyse ist wesentlich, dass das psychische Störungsbild eines Menschen als psychopathologischer Prozess gesehen wird, an dessen Entstehung multipersonale Interaktionsmuster beteiligt sind. Es wird postuliert, dass psychische Störungen aus individueller Psychodynamik und psychosozialen Ursachen entstehen. Eine wichtige Dimension in der gruppenanalytischen Diagnostik ist der subjektive Erkenntniszugang, der die Übertragungs- und Gegenübertragungsanalyse einschließt. Deutungen stellen auch diagnostische Hypothesen dar und eröffnen über die Reaktionen der Teilnehmer neue Erkenntnisse über die intra- und interpersonellen Dynamiken und sind somit Teil des diagnostischen Prozesses. Auch gewinnt die Gruppe selbst mit zunehmender Entwicklung diagnostische und therapeutische Kompetenz (Fink 2003).

Im Rahmen der diagnostischen Abklärung können sich auch operationalisierte diagnostische Methoden in Ergänzung der psychotherapeutischen Diagnostik für eine Gruppenanalyse als sehr hilfreich erweisen.

Mithilfe des OPD (Operationalisierte Psychodynamische Diagnostik 2001) wird die rein deskriptiv-phänomenologische Klassifikation der ICD und des DSM um eine psychodynamische Dimension erweitert und hat damit auch für die Gruppenpsychoanalyse Relevanz. OPD enthält Elemente der psychoanalytischen, kognitionspsychologischen und interpersonellen The-

orieansätze. Nach einem klinischen Interview können auf 5 Achsen die Ergebnisse eingeschätzt werden. Die einzelnen Achsen der OPD sind das bewusste Krankheitserleben und die subjektiven Behandlungsvoraussetzungen, typische und maladaptive Beziehungsmuster und zentrale vorbewusste Konflikte sowie die Einschätzung struktureller Fähigkeiten und Merkmale der Persönlichkeit. Eine fünfte Achse nimmt die syndromale Diagnostik der ICD-10 auf, ergänzt durch einige Aspekte psychosomatischer Störungen.

Die Informationen zur Beurteilung der einzelnen Achsenmerkmale werden in ausführlichen klinischen Interviews gewonnen. Für die Durchführung der Interviews und für die Einschätzung der Kategorien ist ein eigenes Training erforderlich.

8.5 Behandlungsvoraussetzungen

Zur Indikation einer Psychotherapie sind allgemein das Störungsbild des Patienten, der Behandlungsrahmen (ambulant oder stationär), die Beziehungsgestaltung in Bezug zu dem Behandlungsrahmen und die Techniken der jeweiligen psychotherapeutischen Orientierung zu berücksichtigen. Diese Überlegungen können auch der Indikationsentscheidung in der psychodynamischen Gruppenpsychotherapie zugrunde gelegt werden.

Eckert (2010) nennt an Aufnahmekriterien für die Patienten in der Gruppenpsychotherapie ein sehr breites Indikationsspektrum, aber keine krankheitsorientierten Faktoren. Das sind die Aufnahmekriterien, die er aufführt und die beim ambulanten Erstinterview erklärt werden sollen:

- Motivation für vorgesehene Gruppenbehandlung
- Ein Mindestmaß an interpersonellen Fähigkeiten
- Keine aktuellen gruppenbezogenen Ängste

Die Zusammenstellung einer Gruppe kann nach verschiedenen Gesichtspunkten erfolgen. Gruppenpsychotherapie wird im ambulanten oder (teil-)stationären Setting durchgeführt. Es wird auch unterschieden, ob es sich um eine geschlossene, offene oder halboffene Gruppe handelt. Die Zusammensetzung der Teilnehmer kann heterogen oder homogen in Bezug auf Alter, Geschlecht oder Art der Störung sein. Auch der Schweregrad und Art der Diagnose ist für eine Gruppenzusammenstellung zu beachten. Zur Abklärung spezifischer Indikationen und Kontraindikationen sollte beachtet werden, ob ein Patient in der Lage ist, intensive und ausgedehnte Psychotherapie in einer Gruppe durchzuführen und ob eine spezielle Indikation für eine analytische, aufdeckende Psychotherapie besteht. Dies gilt in besonderer Weise für die Indikation für eine ambulante Gruppenpsychotherapie.

8.5.1 Auswahl der Patienten für eine ambulante Gruppenpsychoanalyse

Bei der Auswahl einer „Standardgruppe" für eine ambulante Gruppenpsychoanalyse, die aus bis zu 12 Mitgliedern, idealerweise aus 7 Personen, besteht, sollte beachtet werden, dass diese nach Herkunft, Bildung und Intelligenz, sozialem Hintergrund und Alter nicht zu sehr abweichen. Es wird auch ein ausgewogenes Geschlechterverhältnis empfohlen. Bei einer heterogenen Zusammensetzung der Gruppe sollte beachtet werden, dass niemand in Bezug auf einen Aspekt isoliert sein sollte, wie z. B. der einzige Ledige in einer Gruppe von Verheirateten (Foulkes 1978).

In der Regel kommt in der ambulanten Gruppe eine Mischung von psychischen Störungsbildern, strukturellem Funktionsniveau und anderen Merkmalen wie Geschlecht und Alter zum Tragen.

Strauß und Mattke (2012) schlagen vor, zu explorieren, welcher Wert einer positiven Zusammenarbeit mit anderen Menschen beigemessen wird. Weiters kommen sie auf der Basis der klinischen Empfehlungen aus der Literatur zu Empfehlungen für Aufnahme- und Ausschlusskriterien in Gruppenpsychotherapien (siehe auch andere Gruppenexperten, vgl. Tschuschke 2010; Freyberger 2016; Janssen und Sachs 2018).

Geeignete Kandidaten für eine Gruppentherapie nach Strauß und Mattke (2012)

- haben Probleme in Beziehungen mit Eltern, Freunden und/oder Partner(in);
- haben eine Vorstellung davon, dass die momentanen Beziehungen durch die Dynamik der Ursprungsfamilie beeinflusst sind;
- können ihre Gefühle in gewissem Maß ansprechen und haben bereits gewisse Einsichten bzw. Vorerfahrungen mit Behandlungen;
- scheinen wenigstens *eine* gesunde Beziehung zu haben und basale Kommunikationsfähigkeit ohne interferierende psychotische Symptome;
- können durchaus in einer schwereren Krise sein oder Suizidgedanken haben, sollten aber in der Lage sein, mit anderen in Kontakt zu treten, ihre Gefühle zu besprechen und bereit sein, mit der Gruppe und deren Leitern einen Vertrag zu schließen;
- sollten sich an die Rahmenvereinbarungen (wie Zeiten, Dauer der Gruppe) halten (können);
- haben evtl. eine übermäßige Abhängigkeit von einem Einzeltherapeuten entwickelt und können von den multiplen Übertragungen in einer Gruppe profitieren;
- sollten mit früheren Therapien zurechtgekommen sein und über positive vergangene Gruppenerfahrungen verfügen;
- sollten durch die Teilnahme an einer Gruppe nicht im Hinblick auf ihre Gesundheit gefährdet sein;
- sollten nicht fremdmotiviert sein.

Diese Auflistung zeigt, dass fast ausschließlich personelle und interpersonelle Kriterien für die Aufnahme in eine ambulante Gruppenpsychotherapie herangezogen werden und nicht symptomatische oder andere diagnostische Kriterien.

Die meisten praktisch tätigen Gruppenanalytiker entscheiden sich für einen Ausschluss und nicht für eine differenzielle Indikation. Dies gilt natürlich besonders für ambulante Gruppen, während in stationären Gruppenpsychotherapien die Aufnahmeroutinen entscheidend sind. Bei der

Auswahl der Patienten, die für geeignet befunden werden, einer ambulanten psychoanalytischen Gruppe beizutreten, werden Ausschlusskriterien formuliert (Janssen und Sachs 2012), die sich auf psychiatrisch klassifizierte Diagnosen beziehen oder auf die Ich-Funktionen nach einem psychoanalytischen Strukturmodell: Patienten mit akuten Psychosen, hirnorganischen Störungen, schweren Suchterkrankungen, schweren Persönlichkeitsstörungen (wie z. B. schweren dissozialen Persönlichkeitsstörungen) sowie Patienten mit akuter Selbst- oder Fremdgefährdung sind für ein ambulantes Gruppensetting nicht geeignet. Dies gilt auch bei manischen affektiven Psychosen. Der manische Zustand ist begleitet von starkem Redezwang, reizbaren oder aggressiven Reaktionen, Gedankenflucht oder auch zufällige Assoziationen, die sich kaum in einem Gruppenprozess auffangen lassen.

Personen mit Borderline-Persönlichkeitsstörungen können in der ambulanten Gruppenpsychotherapie profitieren (Janssen und Sachs 2018), wie auch ausgewählte psychotische Patienten, insbesondere in homogenen Gruppen im ambulanten institutionellen Setting (Fink 2012).

8.5.2 Stationäre psychoanalytische Gruppenpsychotherapie

Aufgrund verschiedener institutioneller und personeller Rahmenbedingungen im Krankenhaus haben sich unterschiedliche Modelle stationärer psychoanalytischer Gruppenpsychotherapieformen entwickelt. So zielt das integrative gruppenpsychoanalytische Modell darauf ab, die sich im multipersonalen Beziehungsfeld entwickelten Beziehungsmuster im Krankenhaus und die darin enthaltenen pathogenen infantilen Objektbeziehungen bzw. Übertragungen bewusst zu machen und neue Beziehungsmuster zu entwickeln und sich dabei der haltenden Funktion der Gruppe zu bedienen. In der stationären Psychotherapie wird auf diese Weise die Ebene des sozial interpersonellen Geschehens mit den intrapsychischen Konflikten der infantilen Entwicklung verbunden (Janssen und Sachs 2018, S. 145).

Zielgruppen der stationären Gruppenpsychoanalyse sind strukturelle Ich-Störungen, die sog. Entwicklungsstörungen, Patienten mit Borderline-Persönlichkeitsstörungen und psychosomatische Störungen. Im stationären Setting können Patienten entsprechend ihrer Diagnosen in homogenen Gruppen behandelt werden. Störungsspezifische analytische Gruppenpsychotherapien gehen auf die klinische Symptomatik der betroffenen Patientengruppe ein, störungsorientierte Ansätze bedürfen je nach Diagnosestellung Adaptierungen im Rahmen des psychoanalytischen Behandlungsansatzes. Anwendungsbeispiele sind gruppenpsychoanalytische Psychotherapien bei depressiven Störungen, bei Patienten mit Angststörungen, bei Patienten mit Schizophrenie, bei Patienten mit Borderline-Störungen, bei Patienten mit Suchtstörungen, bei Patienten mit somatopsychischen und psychosomatischen Störungen (siehe Janssen und Sachs 2018).

Ob störungshomogene Gruppen bzw. Gruppen, in denen Patienten mit ähnlichem Strukturniveau zusammen behandelt werden, günstigere Ergebnisse zeigen, ist zurzeit offen. In der ambulanten Praxis sind häufiger eher symptomatisch und strukturell heterogene Gruppen indiziert. Auf der Basis der Forschungsbefunde (vgl. Eckert 2010; Strauß und Mattke 2012) ist jedoch in allen Fällen festzuhalten, dass eine *adäquate Vorbereitung* die Effektivität von Gruppenpsychotherapien deutlich erhöht und die Gefahr eines Abbruchs reduzieren kann. Es empfiehlt sich, mit jedem Patienten vor der Aufnahme in die Gruppe die Rahmenbedingungen und die Grenzen der Gruppenerfahrung zu besprechen.

Die Motivation des Patienten für die Teilnahme an einer analytischen Gruppe hängt auch von der Bereitschaft und Fähigkeit des Gruppenleiters ab, mit einem Patienten in einer geplanten oder bereits bestehenden Gruppe arbeiten zu können. Persönlichkeitsmerkmale können für die Gruppenzusammenstellung und den Gruppenprozess bedeutsam sein sowie auch typische Gruppenkonstellationen, die durch die Konflikt- und Charakterstruktur des Gruppenleiters unbewusst erzeugt werden. Auch können nicht tolerierbare Gegenübertragungen zur Gefahr der Ausstoßung von Teilnehmern führen.

8.5.3 Gruppen mit gesunden Menschen

Für die Arbeit mit gesunden Menschen außerhalb des Behandlungszimmers stellt die Gruppenpsychoanalyse zahlreiche Möglichkeiten bereit. Gruppenanalytiker arbeiten beratend mit Gruppen, Teams, Paaren und Einzelpersonen. In der Praxis der Beratung, methodisch häufig als Supervision oder Coaching eingeordnet, werden Entwicklungsprozesse von Einzelpersonen bis hin zu komplexen Organisationen begleitet. Spezifische Praxisanwendungen sind die gruppenanalytische Arbeit mit Großgruppen und die Methode des „social dreaming", wie sie an der Tavistock Clinic entwickelt wurde und zunehmend in Kleingruppen und Organisationen zur Anwendung kommt.

8.6 Therapeutische Beziehung

Im Unterschied zur Psychoanalyse versucht die Gruppenpsychoanalyse, das gesamte Netzwerk von Störungen unter Übertragungsbedingungen in einer Stellvertretergruppe zu behandeln (Foulkes 2007, S. 41). Für die psychotherapeutische Verlaufsdiagnostik ist die Analyse des Beziehungsgeschehens im „Hier und Jetzt" der Gruppe der zentrale Ansatzpunkt. In der Beschreibung der therapeutischen Beziehung kann zwischen der Gruppenebene und der individuellen Ebene unterschieden werden, wenngleich es sich nicht um zwei voneinander getrennte und unabhängige Beziehungen handelt.

Manchmal agiert die Gruppe als Ganzes in einer gemeinsamen Interaktion, zu anderen Zeiten steht eine einzelne Person oder eine Untergruppe, wie etwa „die Frauen", „die Männer" oder „die Neuen", im Mittelpunkt des Interesses. Auch wenn nur ein oder zwei Teilnehmer im Beziehungsgeschehen manifest betroffen sind, ist immer die ganze Gruppe einbezogen. Mit dem gestaltpsychologischen Verständnis von Figur-Grund, das Foulkes für sein dialektisches Verständnis von der Beziehung des Einzelnen und der Gruppe heranzieht, stellen die Einzelnen dann den Vordergrund, die Figur, der Rest den Hintergrund des ablaufenden Gruppenprozesses dar. „Was in dem einen latent ist, tritt beim anderen manifest hervor" (Foulkes 2007, S. 74).

Der Gruppenleiter muss in seiner Wahrnehmung, Reflexion und Interpretation ständig zwischen der individuellen Ebene und der Gruppenebene der Beziehungen oszillieren. Beispielsweise kann ein manifester Beziehungskonflikt zwischen zwei Teilnehmern Ausdruck eines latenten und abgewehrten Konfliktes der Gruppe mit dem Leiter sein. In der Dynamik der analytischen Gruppe können mehrere wesentliche Beziehungsebenen unterschieden werden, welche die bewusste („manifeste") und unbewusste („latente") Kommunikation in der Gruppe umfassen: die Beziehungen der Teilnehmer untereinander, zur Gruppe als Ganzes, die Beziehung des Gruppenleiters zu den Teilnehmern und zur Gruppe als Ganzes sowie die Beziehung der Gruppe als Ganzes gegenüber den einzelnen Gruppenteilnehmer (Foulkes 2007, S. 77). In dieser Übersicht wird die Vielfalt des Geschehens in therapeutischen Gruppen im Vergleich zur Einzelpsychotherapie deutlich. Dies zeigt sich besonders in der Analyse von Übertragungs- und Gegenübertragungsprozessen in Gruppen. Übertragungen, im psychoanalytischen Sinne aus der eigenen zurückliegenden Lebensgeschichte stammende Beziehungserfahrungen, die unbewusst das aktuelle Erleben im „Hier und Jetzt" maßgeblich bestimmen, manifestieren sich auf allen fünf angeführten Beziehungsebenen. Dies betrifft gleichermaßen die Teilnehmer, die Gruppenleiter und die Gruppe als Ganzes. Neben der Ebene der Übertragung von ganzen Objekten bewegen sich Beziehungen auch auf einer Ebene von Teilobjekten, die Foulkes als „projektive Ebene" bezeichnet hat. Auf einer noch primitiveren Ebene geht es mehr um körperliche Vorgänge in der Beziehung und kollektiv unbewusste Fantasmen, welche Foulkes als „primordiale Ebene" bezeichnet hat.

Die Beziehungen in der Gruppe sind auch von unbewussten Widerständen beeinflusst und können in interpersonalen Abwehrkonstellationen zur Darstellung kommen. Beispielsweise können Teilnehmer in einer analytischen Gruppe eine Reihenfolge des Sprechens herstellen, um damit aufkommende Rivalitäts- und Neidgefühle abzuwehren. Oder Teilnehmer richten ihre Beiträge ausschließlich an den Gruppenleiter und vermeiden eine Beziehungsaufnahme untereinander, um damit in der Regression aufkommende Ängste vor affektiver Ansteckung und Bedrohung ihrer Individualität zu vermeiden. Der Widerstand der Gruppe kann alle Teilnehmer gleich erfassen und somit homogen oder heterogen sein. Aufgabe des Gruppenleiters ist es, der Gruppe zu helfen, Widerstände im Beziehungsgeschehen bewusst zu machen.

Foulkes hat mit dieser Komplexität berechtigterweise die Notwendigkeit einer besonders hohen Qualifikation für die Leitung therapeutischer Gruppen argumentiert: Der Gruppenleiter „muss als Einziger in der Gruppe diese Prozesse beobachten, einschließlich ihrer Bedeutung für ihn, seine Position. Aus diesem Grunde kann er sich nicht ganz in die Gruppe integrieren lassen, sondern muss eine gewisse Distanz bewahren" (Foulkes 2007, S. 77) Für den Gruppenanalytiker ist die Wahrnehmung und Analyse seiner Gegenübertragung, also seiner eigenen Gefühle und Assoziationen, die durch die Übertragungsprozesse in der Gruppe ausgelöst werden, ein wesentliches diagnostisches und therapeutisches Instrument.

Foulkes spricht von der Psychotherapie „durch die Gruppe", in der die gruppentherapeutische Leitung zwar wichtig ist, der therapeutische Prozess aber eine kollektive Leistung der ganzen Gruppe – Gruppenmitglieder und Leitungsperson gemeinsam – darstellt. Im Interventionsverhalten kommen häufig erhellende Beiträge direkt von den Teilnehmern, die immer wieder selbst Deutungen zur Klärung psychischer Konflikte in die Gruppe einbringen. Ein besonderes Merkmal therapeutischer Gruppen ist die Bedeutung der Beziehungen zwischen den Gruppenteilnehmern.

Auch ein Klima gegenseitiger Hilfe und Unterstützung innerhalb der Gruppe gilt als spezifischer Wirkfaktor einer arbeitsfähigen Therapiegruppe (vgl. Hayne 2008).

8.7 Methodik und Durchführung

8.7.1 Individuenbezogene Diagnostik

Spezifische Erfassung der Symptomatik

Ein Patient kommt entweder eigenmotiviert von sich aus, oder er wird zur Gruppenpsychotherapie zugewiesen. Am Beginn einer psychotherapeutischen Gruppenbehandlung steht ein Erstinterview, zusätzlich können auch Testinstrumente wie das OPD zum Einsatz kommen. Im Erstgespräch werden anfangs krankheitsbezogene und soziodemografische Daten, Informationen über die Lebensumstände, die familiäre, berufliche und kulturelle Situation und Entwicklung erhoben und die persönliche Form der Darstellung erfasst. Weiters geht es im Erstinterview um die Beziehungsfähigkeit des Patienten, seine Motivation und Einsichtsfähigkeit. Nach Foulkes (1978) sollte es nach dem Interview möglich sein, in folgenden Bereichen eine Einschätzung vorzunehmen: Persönlichkeit und psychodynamische Diagnostik, Konflikte – vorwiegend intrapsychisch oder zwischenmenschlich –, Aussicht und Basis zur Lösung dieser Konflikte und besondere Beobachtungen. Es kann unter Umständen erforderlich sein, mehrere Sitzungen dafür zu verwenden.

Vorbereitung für Gruppenpsychotherapie

Eine gute Vorbereitung ist wesentlich, um folgende wichtige Fragen zu klären: Wird der Patient in der Gruppe bleiben, an seinen Problemen arbeiten können und von der Gruppe profitieren können? Welche interpersonellen Konflikte und Übertragungsbeziehungen werden sich ergeben? Ist es möglich, in den vorbereitenden Sitzungen die Basis für die Entwicklung einer inneren guten Objektbeziehung zur Gruppe herzustellen oder, mit anderen Worten, eine gute Gruppenrepräsentanz zu entwickeln, damit sich der Patient in der Gruppe problematischen, schamhaften Aspekten öffnen kann?

Wichtige Ziele der Vorbereitung sind, ein gutes Arbeitsbündnis und Vertrauen herzustellen, zur Konfrontation zu ermutigen, pathogene Konflikte in der Gruppe wiederzubeleben und realistische Therapieziele zu definieren.

Die Vorbereitung beinhaltet neben Settingfragen auch die Information über mögliche Schwierigkeiten, welche im Gruppenprozess auftreten können, wie z. B. intensive Gefühle gegenüber dem Gruppenleiter oder Zweifel am therapeutischen Fortschritt.

Vorbereitungsgruppen („pregroup training") im institutionellen Setting erwiesen sich als wertvoll, um Abbruchraten zu senken, und zur Vermeidung möglicher Fehlindikationen. Es wurden auch Instrumente wie das PMAP (Psychological Mindedness Assessment Procedure) oder die Quality-of-Object-Relation-Skala entwickelt, um wichtige Dimensionen wie die psychologische Sensibilität und die Qualität der Objektbeziehungen zu beurteilen, die wertvolle Indikationshilfen darstellen.

8.7.2 Diagnostik im Gruppenprozess

Eine Voraussetzung für die Diagnostik im Gruppenprozess ist der Rahmen, der Zeit, Raum, Gruppenform und die Leitungskonzepte beinhaltet. Der Gruppenleiter ist für den Behandlungsrahmen in seiner Herstellung und Aufrechterhaltung verantwortlich. Diese wichtige Funktion hat Foulkes als dynamische Administration bezeichnet. Wesentlich ist, dass in den Settingparametern größtmögliche Konstanz und Klarheit besteht. Denn nur wenn ein klares Setting vorhanden ist, können Vorgänge an der Gruppengrenze, wie von Foulkes beschrieben, z. B. zu spät kommen oder wegzubleiben, verstanden und bearbeitet werden (Fink 2003, S. 64). Durch das Setting wird ein Möglichkeitsraum hergestellt, in dem frühere konflikthafte Beziehungen im „Hier und Jetzt" der Gruppe reinszeniert werden können. Symptome können im Interaktionsgeschehen in einen Sinnzusammenhang gebracht werden und in ih-

rer Bedeutung von der Gruppe verstanden werden. In dieser Weise kann die Störung direkt als Ausdruck der sozialen Problematik im Übertragungsgeschehen der Gruppe verstanden werden, Foulkes hat dies mit der Konzeptualisierung der Matrix, wie bereits oben ausgeführt, beschrieben.

Die Grundlagenmatrix, der etwa die gesellschaftlich geprägten Geschlechterrollenbilder zuzuordnen sind, wurde von Foulkes als zeitlich weitgehend beständig charakterisiert. Die dynamische Matrix der Gruppe – bei Foulkes das stärkste „Wirkungsfeld für Veränderung" – hat im Vergleich als Modellbildung ein hohes Potenzial zur Reflexion und theoretischen Einordnung von therapeutischen Prozessen in der analytischen Gruppentherapie (Foulkes 1978, S. 124). Dies soll mit dem folgenden Fallbeispiel (G. Dietrich) illustriert werden.

Fallbeispiel
Die Gruppensitzung wird von Sophie eröffnet, einer 26-jährigen Frau, die an Selbstunsicherheit und depressiver Verstimmung leidet. Sie spricht mit klarer, aber bedrückt wirkender, Stimme von ihrer beruflichen Situation im Unternehmen, wo sie angestellt ist, dort bestehe ein unsicheres Klima mit hoher Fluktuation. Derzeit sei Sophie nach einem Streitgespräch mit ihrer Vorgesetzten besonders belastet. Die Chefin habe sie persönlich verwarnt. Sie selbst möchte gerne kündigen, sie wünsche sich einen beruflichen Wechsel. Gleichzeitig sei sie verwirrt, wann und wie sie diesen Schritt setzen solle. Ein anderes Gruppenmitglied, Anna, eine 57-jährige Frau mit Posttraumatischer Belastungsstörung, wendet sich ihr mit vordergründig beratenden Worten, allerdings in einer deutlich aggressiven Stimmlage, zu und empfiehlt ihr, gegen dieses „Mobbing" der Vorgesetzten am besten rechtliche Schritte zu ergreifen, sie solle über die gesetzliche Arbeitnehmervertretung vorgehen. Wieder eine andere Teilnehmerin, Barbara, eine 55-jährige Frau mit einer bereits weitgehend gebesserten Depression, die zuletzt zweimal in der Gruppe gefehlt hatte, reagiert empathisch auf Sophie. Sie äußert auf eine ruhige Weise Verständnis für deren berufliche Stresssituation, stellt einen Zusammenhang zu den Selbstwertproblemen von Sophie her und

empfiehlt ihr, sich Zeit zu nehmen, ihre berufliche Veränderung überlegen zu können. Ich selbst hatte als Gruppenleiter beim Zuhören gerade eine Intervention überlegt, die in eine ähnliche Richtung weisen sollte und auf die ich nun nach dem Beitrag von Barbara verzichten konnte. In der Diskussion bringen noch mehrere Mitglieder ihre weiterführenden Gedanken zur Erzählung von Sophie ein, ein Klima von Verständnis und persönlichen Erfahrungsbezügen entsteht.

Schließlich berichtet Barbara von ihrer aktuellen Verzweiflung, weswegen sie auch die beiden letzten Wochen nicht in die Gruppe gekommen sei, sie habe sich einfach nicht aufraffen können. Sie habe, nachdem sie von ihrem Ehemann verlassen worden war, nun drei Jahre auf den Scheidungstermin gewartet. Nun komme die Scheidung im nächsten Monat auf sie zu und sie fühle sich fast panisch vor Angst, sie wolle sich am liebsten nur verkriechen. Auf Nachfrage aus der Gruppe zu ihrer Angst antwortet sie, dass sie sich vor ihrem Mann fürchte, sie fühle sich so abhängig und ohnmächtig. Hier kommt wieder eine solidarische Wortmeldung aus der Gruppe, die Verständnis für ihren inneren Druck signalisiert. Als Gruppenleiter erinnere ich Barbara an ihre wiederholten Schilderungen in der Gruppe, wie massiv sie als Mädchen in Kindheit und Jugend unter den sadistischen Erziehungsmethoden ihres Vaters gelitten habe. In einer Übertragungsdeutung stelle ich den Bezug zur aktuellen Scheidungssituation her, wo ihre Angstgefühle gegenüber ihrem Ehemann an die Angst des jungen Mädchens vor dem ungerechten und strafenden Vater erinnern. Barbara nimmt diese Deutung schweigend entgegen, ihre Körpersprache wirkt betroffen und nachdenklich.

Im Fallbeispiel lassen sich zahlreiche Bezüge zum Modell der Gruppenmatrix herstellen. Zentral ist dabei die Überlegung, über die kommunikativen Akte einzelner auf die Bewegung der Gruppe als Ganzes zu fokussieren. In der hier zusammengefassten Therapieeinheit werden in der Interaktion der Gruppenteilnehmer mehrere Aspekte der Arbeitsgruppe im Sinne von Bion ersichtlich. Es zeigen sich eine differenzierte Kommunikation, gegenseitige Bezugnahme, etwa in der Anteilnahme der Teilnehmer an der

Erzählung von Sophie in der Fallgeschichte, gemeinsames Assoziieren und Entwickeln von inhaltlichen Themen, Einbeziehen von Affekten und Elemente von deutendem Verstehen der Gruppenteilnehmer. Markant ist in diesem Beispiel ein Phänomen, das Foulkes (1978, S. 114) „Deutungen seitens der Gruppe" genannt hat. Die schweigende Deutung des Gruppenleiters zur Erzählung von Sophie konnte unausgesprochen bleiben, weil Barbara diese als Gruppenteilnehmerin gegenüber Sophie ausgesprochen hat.

Die dargestellte Gruppendynamik lässt die vorliegende Gruppe als funktionierendes kommunikatives Netzwerk verstehen. In der Interaktion in der Gruppe, die die Gruppenteilnehmer gemeinsam mit dem Gruppenleiter bilden, wird das gruppenanalytische Phänomen der „Resonanz" deutlich. Der Gruppenprozess wird durch ein Mitteilen von Erlebnissen und ein Teilen von emotionalen Erfahrungen begleitet, wodurch den Gruppenteilnehmer in der Gruppe ein „Mitschwingen" ermöglicht wird. In der analytischen Sicht gehört dazu untrennbar die Dynamik von Übertragung und Abwehr. Im vorliegenden Beispiel bringt die Gruppenteilnehmerin Anna aggressive Gefühle zur Sprache, sie bezieht sich dabei auf die Wortmeldung von Sophie. In einer gruppenanalytischen Sichtweise sind Aggression und Neid nicht nur individuelle Konfliktfelder, sondern auch gruppenimmanente Phänomene. Foulkes hat dazu den gestaltpsychologisch inspirierten Begriff der „Lokation" eingeführt (Foulkes 1978, S. 123). Triebregungen und Affekte, die im Gruppenprozess auftreten, werden zwar von Individuen ausgedrückt, können in ihrer Bedeutung aber nur vor dem Hintergrund des Gruppengeschehens adäquat interpretiert werden. So gesehen ist Anna nicht verkürzt als aggressive Teilnehmerin einzuschätzen, sondern als Teil des Gruppengeschehens, der etwas Unausgesprochenes ausdrückt und im gemeinsamen Gruppenprozess zugänglich macht. Im Übertragungsgeschehen kann im Beispiel bei Anna das Vorliegen einer geschwisterlichen Übertragung in der Gruppe angenommen werden, die an der Erfahrung von kindlichem Geschwisterneid ansetzt. Die therapeutische Gruppe hat dabei die Funktion eines sicheren Ortes, der es möglich macht, auch aggressive Themen in die gemeinsame Diskussion einbringen zu können, ohne (zu) bedrohlichen Vernichtungsängsten ausgeliefert zu sein.

Die psychoanalytische Zielrichtung der Ich-Stärkung – „Wo Es war, soll Ich werden" – ist ebenfalls in der Gruppenpsychoanalyse wesentlich, auch wenn zum Ich des Einzelnen das Wir der Gruppe hinzukommt (Freud 1933, S. 86). In der gemeinsamen Reflexion der Gruppenteilnehmer ermöglicht die "psychological mindedness" den Teilnehmenden Einsicht in innerpsychische und soziale Prozesse. Dies betrifft Lernprozesse zwischen den Teilnehmenden untereinander sowie zwischen Teilnehmenden und der Leitungsperson. In der beschriebenen Fallsequenz zeigt sich dieses Interaktionslernen zwischen Sophie und Barbara sowie zwischen Barbara und dem Gruppenleiter. Die Deutung von Übertragungsprozessen fördert im prozesshaften Geschehen eine Ich-Stärkung.

8.7.3 Parameter der Verlaufsdiagnostik im Gruppenprozess

Der frei nach Aristoteles formulierte gruppenanalytische Grundkonsens, dass die Gruppe mehr ist als die Summe ihrer Mitglieder, umreißt die Komplexität einer umfassenden Betrachtung von Gruppenprozessen, das Geschehen ist komplizierter und herausfordernder als in der Einzeltherapie. Die empirischen Literaturberichte dazu beginnen, von einigen Vorläufern abgesehen, in den 1940er-Jahren. Kennzeichnend ist, dass in der Tradition der analytischen Gruppentheorie mehr Interesse an der Beschreibung von Entwicklungsmustern als an Modellen zu Entwicklungsstadien vorherrschte. Das für Gruppen einflussreichste Konzept dazu ist das im Beitrag bereits erwähnte Modell der Arbeitsgruppe und Grundannahmengruppe von Wilfred Bion (1971). Den reifen Zielen der reflexiven Arbeitsfähigkeit der Gruppe stehen regressive (Abwehr-)prozesse der Grundannahmengruppen gegenüber.

In der Betrachtung des Gruppenprozesses bei Foulkes wird in einer freudianischen Tradition der Einsicht zentrale Bedeutung zugesprochen. Die analytische Arbeit, die Verwendung von Deutungen, begleitet durch das Vermitteln von Orientierung und der Fähigkeit zur Resonanz, ermöglicht ein verbessertes Verständnis für innerpsychische und soziale Prozesse mit dem Ziel des Herstellens von Bewusstheit und funktionierender Kommunikation (Foulkes 1978, S. 13). Wie jede Psychotherapie zielt auch die Gruppenanalyse auf das Herstellen von Veränderung ab. Dabei sind das Ausmaß und die Struktur der psychischen Abwehr in der Gruppe ein ausschlaggebender Parameter. Die in der Psychoanalyse beschriebenen Abwehrmechanismen sind auch in der Analyse des Gruppenprozesses bedeutsam, wobei besonders die Entwicklung von unreifen zu reiferen Formen des Widerstands Beachtung finden und auch in spezifischen Gruppenwiderständen zur Darstellung kommen.

Ebenfalls auf Wilfred Bion zurückgehend ist das Container/Contained-Konzept heute in der Gruppenanalyse als grundlegende Modellbildung etabliert (Bion 1990). Im Gruppenverlauf erweist sich die Entwicklung der Containerfunktion der Gruppe auch als diagnostische Variable. Kann die Gruppe die Fähigkeit entwickeln, Projektionen aufzunehmen und damit eine unterstützende und haltgebende, in der Begrifflichkeit Bions, „Alpha-Funktion" bereitstellen, um belastende und schwer erträgliche Gefühle besprechen und bearbeiten zu können? Containing ist damit eine wichtige Dimension, die in der Gruppe als „Behälter- und Verdauungsfunktion" ermöglicht, Spannungen, Ängste und Krisen einzubringen, aufzunehmen und gemeinsam darüber nachzudenken.

In der Gruppentheorie von Irvin Yalom kommt der Entwicklung der Gruppenkohäsion ein hoher Wert zu (Yalom 1989, S. 61), wie auch durch die aktuellere empirische Forschung bestätigt wurde. Die Verbundenheit der Gruppenmitglieder charakterisiert Yalom durch das „In-Group-Bewusstsein, das durch gemeinsames Ziel und Gruppengeist, konsensuelle Gruppenaktion, Kooperation und gegenseitige Unterstützung, Gruppenintegration und Gegenseitigkeit,

Einheit des Wir-Bewusstsein, äußere Rivalität, Unterstützung und Freiheit der Kommunikation sowie Herstellung von Nähe und Vertrauen unter Gleichgestellten" (Yalom 1989, S. 296) in Erscheinung tritt.

Inhaltlich können die zahlreichen zur gruppenpsychotherapeutischen Prozessdiagnostik eingesetzten Fragebögen hinsichtlich der Zielgruppe in Instrumente für Gruppenmitglieder, Instrumente zur Einschätzung durch die Gruppenleitungspersonen sowie in Skalen zum Rating für Gruppenbeobachter eingeteilt werden. Zu zahlreichen Verfahren liegen Kontrollstudien vor, die eine hinreichende testtheoretische Fundierung dieser Fragebögen für die Untersuchung der Wirksamkeit des gruppentherapeutischen Geschehens belegen (vgl. Janssen und Sachs 2018, S. 226–238).

8.8   Zusammenfassung

Die Basis gruppenanalytischer Wirkung liegt im Prozess einer spezifischen Kommunikation in der Gruppe, im Gruppennetzwerk, der „Gruppenmatrix".

Aus psychoanalytischer Sicht ist die Gruppe zu definieren als interaktionelle Re-Inszenierung von unbewussten Objektbeziehungsmuster, von verinnerlichten unbewussten Interaktionserfahrungen.

Die gruppenanalytischen Konzepte basieren auf den Pionieren der Gruppenanalyse wie Burrow, Foulkes und Bion. Eine zeitgenössische Theorie stellt die intersubjektiv-relationale Psychoanalyse mit ihren Verbindungen zur Gruppenanalyse dar.

Im Rahmen der diagnostischen Abklärung für eine Gruppenanalyse kann mithilfe der OPD (Operationalisierte Psychodynamische Diagnostik 2001) die rein deskriptiv-phänomenologische Klassifikation des ICD und DSM um eine psychodynamische Dimension erweitert werden und hat damit auch für die Gruppenpsychoanalyse Relevanz.

Die Zusammenstellung einer Gruppe kann nach verschiedenen Gesichtspunkten wie Alter, Geschlecht, Art der Störung, Schweregrad erfolgen. Gruppenanalyse wird im ambulanten oder (teil-)stationären Setting durchgeführt. Es wird auch unterschieden, ob es sich um eine geschlossene, offene oder halboffene Gruppe handelt. Bei der Auswahl der Patienten für eine ambulante Gruppenpsychoanalyse sollte beachtet werden, dass diese nach Herkunft, Bildung und Intelligenz, sozialem Hintergrund und Alter nicht zu sehr abweichen. In der Regel kommt in der ambulanten Gruppe eine Mischung von psychischen Störungsbildern, strukturellem Funktionsniveau und anderen Merkmalen wie Geschlecht und Alter zum Tragen.

Zielgruppen der stationären psychoanalytischen Gruppenpsychotherapie sind strukturelle Ich-Störungen, die sog. Entwicklungsstörungen, Patienten mit Borderline-Persönlichkeitsstörungen und psychosomatischen Störungen. Im stationären Setting können Patienten entsprechend ihren Diagnosen vorwiegend in homogenen Gruppen behandelt werden. Störungsspezifische analytische Gruppenpsychotherapien gehen auf die klinische Symptomatik der betroffenen Patientengruppe ein, störungsorientierte Ansätze bedürfen je nach Diagnosestellung Adaptierungen im Rahmen des gruppenanalytischen Behandlungsansatzes.

Als Parameter der Verlaufsdiagnostik im Gruppenprozess können bestimmte Entwicklungsmuster im Gruppenprozess, das Ausmaß und die Struktur der psychischen Abwehr in der Gruppe, die Entwicklung der Gruppenkohäsion und die Containerfunktion der Gruppe angesehen werden.

Literatur

American Psychiatric Association (2015) Diagnostisches und Statistisches Manual Psychischer Störungen. Hogrefe, Göttingen
Arbeitskreis OPD (2001) Operationalisierte psychodynamische Diagnostik. Verlag Hans Huber, Bern/Göttingen/Toronto/Seattle
Bion (1971) Erfahrungen in Gruppen und andere Schriften. Klett-Cotta, Stuttgart
Bion WR (1990) Lernen durch Erfahrung. Suhrkamp, Frankfurt/Main
Burrow T (1926) Die Gruppenmethode in der Psychoanalyse. Imago 12:211–222

Burrow T (1928) Das Fundament der Gruppenanalyse oder die Analyse der Reaktionen von normalen und neurotischen Menschen. Luzifer Amor 11(21):103–112. (deutsche Übersetzung 1998)

Dilling H, Mombour W, Schmidt M H, Schulte-Markwort E (2011) Internationale Klassifikation psychischer Störungen, 5. überarbeitete Aufl. Verlag Hans Huber, Bern/Göttingen/Toronto/Seattle

Eckert J (2010) Indikation und Prognose. In: Tschuschke V (Hrsg) Gruppenpsychotherapie. Thieme, Stuttgart, S 44–50

Elias N (1969/1976) Über den Prozess der Zivilisation, Taschenbuchausgabe der Ausgabe von 1969: Frankfurt am Main: Suhrkamp (Suhrkamp Taschenbuch Wissenschaft. Band 158 / 159) Suhrkamp, Frankfurt am Main

Fink B (2003) Die analytische Gruppe als diagnostisches Instrument. In: Pritz A, Vykoukal E (Hrsg) Gruppenpsychoanalyse, 2. Aufl. Facultas, Wien, S 58–69

Fink B (2012) Missing links – von der stationären zur ambulanten Gruppentherapie von Psychosen. In: Roth M, Felsberger H, Shaked J (Hrsg) Gruppenanalyse und Klinik. Facultas, Wien

Foulkes SH (1978) Praxis der gruppenanalytischen Psychotherapie. Ernst Reinhardt, München

Foulkes SH (2007) Gruppenanalytische Psychotherapie. Verlag Dietmar Klotz, Eschborn bei Frankfurt am Main

Freud S (1933) Neue Folge der Vorlesungen zur Einführung in die Psychoanalyse. In: Freud S (1940) Gesammelte Werke, Bd 15. Imago, London

Freyberger HJ (2016) Indikation zur Gruppenpsychotherapie. Psychotherapeut 61:314–317

Hayne M (2008) Affektfokussierte Gruppenpsychotherapie. Zur Dialektik von strukturiertem Arbeiten und emotionaler Regression. In: Roth WM, Shaked J (Hrsg) Affekte in therapeutischen Gruppen. Facultas, Wien, S 25–50

Janssen PL, Sachs G (2018) Psychodynamische Gruppenpsychotherapie. Theorie, Setting und Praxis. Schattauer, Stuttgart

Potthoff P, Wollnick S (2014) Die Begegnung der Subjekte. Psychosozial, Gießen

Strauß B, Mattke D (2012) Gruppenpsychotherapie. Springer, Heidelberg

Tschuschke V (Hrsg) (2010) Praxis der Gruppenpsychotherapie. Thieme, Stuttgart/New York

Yalom I (1989) Theorie und Praxis der Gruppenpsychotherapie. Pfeiffer, München

Gabriele Sachs, A.o. Univ. Prof., Dr. med., Dr. phil., Fachärztin für Psychiatrie und Psychotherapeutische Medizin, Klinische und Gesundheitspsychologin, Psychotherapeutin in den Verfahren Gruppenpsychoanalyse/psychoanalytische Psychotherapie, Individualpsychologie und Verhaltenstherapie in freier Praxis. Lehranalytikerin für Gruppenpsychoanalyse (GPA) beim Österreichischen Arbeitskreis für Gruppendynamik und Gruppentherapie (ÖAGG). Forschungstätigkeit an der Universitätsklinik für Psychiatrie und Psychotherapie der Medizinischen Universität Wien

Bettina Fink, Dr. med., Fachärztin für Psychiatrie und Neurologie, Fachärztin für Psychiatrie und psychotherapeutische Medizin, Lehranalytikerin für Gruppenpsychoanalyse (GPA) beim Österreichischen Arbeitskreis für Gruppendynamik und Gruppentherapie (ÖAGG), Psychoanalytikerin beim Wiener Arbeitskreis für Psychoanalyse (WAP), Arbeit in freier Praxis und im sozialpsychiatrischen Ambulatorium der Caritas, Mitglied der Groupanalytic Society Int. (GASI), European Association of Transcultural Group Analysis (EATGA). Arbeits- und Publikationsschwerpunkte: Psychoanalytische/gruppenanalytische Psychosentherapie, Psychiatrie und Psychotherapie, transkulturelle Psychotherapie

Günter Dietrich, Hon.-Prof., Mag. Dr., Klinischer und Gesundheitspsychologe, Supervisor, Organisationspsychologe, Psychotherapeut im Verfahren Gruppenpsychoanalyse/psychoanalytische Psychotherapie (GPA) in freier Praxis und an der psychotherapeutischen Ambulanz (PTA) in Wien, Lehranalytiker und gruppenpsychoanalytischer Lehrtrainer für Gruppenpsychoanalyse (GPA) beim Österreichischen Arbeitskreis für Gruppendynamik und Gruppentherapie (ÖAGG), Universitätslehrer mit Venia Docendi für Psychologie

Diagnostik in der Individualpsychologie

Nestor Kapusta und Peter Zumer

9.1 Einleitung

Die von Alfred Adler begründete Individualpsychologie hat als eigenständige Behandlungsmethode seit ihrem Anfang im Jahr 1912 unterschiedliche theoretische und konzeptionelle Entwicklungslinien genommen. Die International Association for Individual Psychology (IAIP) beherbergt heute entsprechend unterschiedliche individualpsychologische Strömungen. Während in Nordamerika eine durch Rudolf Dreikurs entwickelte *humanistisch-kognitive Strömung* vorherrscht, wird in Europa, insbesondere in Österreich und Deutschland, seit der Nachkriegszeit eine *psychoanalytische Strömung* der Individualpsychologie weiterentwickelt. Die in der Nachkriegszeit in Österreich und Deutschland personell und strukturell stattfindende allmähliche Konsolidierung der Psychoanalyse und Individualpsychologie brachte zugleich eine beiderseitige Wiederannäherung. Während sich die Individualpsychologie stärker auf ihre Wurzeln in der frühen psychoanalytischen Theoriephase besinnen konnte, war die Psy-

choanalyse in der Zwischenzeit pluralistischer und heterogener in ihrem Theoriekorpus geworden. Dabei haben sich psychoanalytische Richtungen und Theorien entwickelt, die individualpsychologischen Positionen erstmals deutlich näher stehen und anknüpfungsfähig wurden (vgl. Winninger 2014; Eife 2013). Insbesondere die Weiterentwicklung hin zur Objektbeziehungstheorie (Melanie Klein, William Fairbairn, Otto Kernberg), zur Selbstpsychologie (Heinz Kohut) und die Formulierung der Bindungstheorie (John Bowlby) und deren Weiterentwicklung zum Mentalisierungskonzept (Peter Fonagy, Mary Target) nahmen indirekt zentrale Positionen der Individualpsychologie auf. Ebenso erlauben die Berücksichtigung z. B. feministischer und intersubjektiver Theorien in der Psychoanalyse (vgl. Benjamin 1997; Bohleber 2010) sowie die Anerkennung sozialer Realitäten wie etwa in der Link-Theorie der argentinischen Strömung der Psychoanalyse (vgl. Rivière 2017) heute, Bezüge zwischen früheren individualpsychologischen Konzepten und dem zeitgenössischen psychoanalytischen Mainstream herzustellen.

Die Diagnostik und Behandlung in der Individualpsychologie basiert heute im Wesentlichen auf modernen psychoanalytischen Konzeptualisierungen. Das Verständnis der Individualpsychologie als psychoanalytische Methode begründet sich unter anderem in der Anerkennung *unbewusster Prozesse* und der Handhabung der *Übertragung* als einem konstituierenden Merkmal psychoanalytischer Verfahren (Datler und Zumer 2011; Kapusta 2019).

N. Kapusta (✉)
Klinik für Psychoanalyse und Psychotherapie, Medizinische Universität Wien, Österreichische Verein für Individualpsychologie (ÖVIP), Wien, Österreich
e-mail: nestor.kapusta@meduniwien.ac.at

P. Zumer
Österreichischer Verein für Individualpsychologie (ÖVIP), Wien, Österreich
e-mail: zumer@erziehungshilfe.org

9.2   Menschenbild

Das Menschenbild der Individualpsychologie
ist vom Verständnis für unbewusste Prozesse
geprägt. Die Ätiologie psychischer Besonderheiten und psychopathologischer Prozesse wird
aus individualpsychologischer Perspektive entsprechend auch innerhalb des Rahmens eines
biopsychosozialen Modells verstanden. Das
komplexe Zusammenspiel sowohl anlagebe-
dingter Charakteristika, innerer Vorstellungen
und psychischer Repräsentanzen früherer Beziehungserfahrungen sowie sozialer Umweltbedin-
gungen manifestiert sich schließlich in individueller Weise in ihrer *privaten Logik* (Adler 1930a)
in der Persönlichkeitsstruktur bzw. als Symptomatik des Individuums.

Die für die Individualpsychologie charakteristische und mit dem Konzept der Übertragung
eng verknüpfte Sichtweise der Struktur der
menschlichen Psyche und ihrer Symptomatik
ist die Vorstellung einer Einheit des Denkens
und Handelns, welche sich durch das Prinzip
der *Finalität* in einer *Stellung des Individuums
zur Umwelt* bündelt. Demnach denkt und handelt der Mensch auf ein unbewusstes Ziel (zur
Erreichung von bestimmten Zwecken im Sinne
der Teleologie), wobei sich dieses aus einzelnen
Denk- und Handlungskomponenten entlang von
unbewussten Leitlinien ableiten lässt. Der aus
diesen Leitlinien postulierte *Lebensstil* des Menschen (Adler 1931; Presslich-Titscher 2006) als
eine Gesamthaltung gegenüber der Welt lässt
sich somit durch die Summe der inneren und
äußeren Erfahrungen in Bezug zu wichtigen
Objekten beschreiben. Das Postulat der Ange-
wiesenheit auf andere Menschen wird im frühen *Minderwertigkeitsgefühl* des Säuglings und
seinem *Zärtlichkeitsbedürfnis* (Adler 1908a)
verortet. Diese, gemeinsam mit dem von Adler
eingeführten *Aggressionstrieb* (Adler 1908b),
der weniger als Destruktionstrieb, sondern mehr
als Bemächtigungstrieb oder *Machtstreben* verstanden werden kann, können im Sinne von
Selbsterhaltungstrieben verstanden werden, die
zur Bewältigung von Lebensaufgaben dienen.
In diesem Sinne ist der Aggressionstrieb als ein
Streben nach Überwindung, nach *Kompensation*
(Adler 1907, 1908c) eines unbewussten Min-
derwertigkeitsgefühls zu verstehen. Dieses wird
über eine dysfunktionale unbewusste *Fiktion*
erreicht, die in der Behandlung immer wieder
durchzuarbeiten ist.

Der Lebensstil re-inszeniert sich in Mikro- und
Makroprozessen als Übertragung in der Analyse
und kann damit in der psychoanalytischen Beziehung in seiner individuellen Bedeutung verstanden und bearbeitet werden. Das *Gemeinschaftsge-
fühl* der Patienten (und der Analytiker/innen) wird
in der Übertragung (und Gegenübertragung) im
Sinne eines konstruktiven, kooperativen Behand-
lungsbündnisses manifest, das ein fortwährendes
gemeinsames Ringen um ein Verständnis desselben erfordert (Presslich-Titscher 2018).

9.3   Diagnostik

In der diagnostischen Eingangsphase der Behandlung steht die Beziehungsgestaltung im Vordergrund. Diese erschließt sich graduell über die
freie Assoziation des Patienten und über ein takt-
volles szenisches Verstehen des/der Analytikers/
in den ersten Stunden. Dabei stehen die vorge-
brachte *bewusste Symptomatik* des Betroffenen
und ihre *unbewusste Bedeutung* im Zentrum der
Erstgespräche. Der dabei formulierte Leidensdruck, welcher sich aus dem Symptom ableitet,
stellt eine wesentliche Therapiemotivation für
PatientInnen dar (Hannich 2018, S. 84).

In den ersten Gesprächen gilt es, gemeinsam
mit den Patienten eine zunächst *vorläufige Arbeitshypothese* herauszuarbeiten, die ein gemeinsames
psychodynamisches Verständnis der Ursprünge
des Symptoms bzw. der symptomerhaltenden Mechanismen ermöglicht.

Eine wesentliche Behandlungsvoraussetzung
ist eine ausreichende Vertrauensbasis und die
bewusste gemeinsame Übereinkunft über die Zusammenarbeit nach der Methode der freien Assoziation bei einer entsprechenden Frequenz (1–2
Stunden wöchentlich im sitzenden Setting; 3–4
Stunden wöchentlich im liegenden Setting), bei
Berücksichtigung der Absage- und Urlaubsrege-

lung, der Verrechnungsmodalitäten und Refundierungsmöglichkeiten sowie allfälliger sonstiger Rahmenbedingungen.

Die Anamneseerhebung umfasst insbesondere dyadische Beziehungen zu bedeutsamen anderen Personen (Hannich 2018, S. 93) im Sinne von Selbst- und Objektrepräsentanzen und den Umgang mit alltäglich wiederkehrenden konflikthaften Situationen. Gemeinsam mit verinnerlichten inneren Beziehungen sind es die Konflikte, die es in der Übertragung ermöglichen, Einsicht in wiederkehrende Teilsymptome wie Rückzug, Depression, Aggression, Impulsivität, Idealisierung, Angst etc. über die dahinterstehenden unbewussten Wünsche und Fantasien im Gesamtzusammenhang zu verstehen und neue affektive Regulationsmöglichkeiten im *Hier und Jetzt* zu finden.

Strukturierte Diagnostik

Neben der klinischen Kunst der Lebensstilanalyse werden in der Individualpsychologie auch strukturierte und semistrukturierte Instrumente zur psychodynamischen Diagnostik eingesetzt. Insbesondere seit der zunehmenden Entwicklung operationalisierter psychoanalytischer Diagnostikleitfäden ab den 1980er-Jahren flossen psychoanalytische Konzepte intensiv in die individualpsychologische Ausbildung und Erstgesprächsdiagnostik ein.

Zur Diagnostik in der Individualpsychologie zählen, um nur einige ausgewählte Zugänge zu nennen, sowohl das klinische *Strukturelle Interview zur Persönlichkeitsorganisation* (Kernberg 1985, S. 50) wie auch das operationalisierte *Strukturierte Interview zur Persönlichkeitsorganisation* (STIPO; Stern et al. 2010). Ebenso findet die umfangreiche *Operationalisierte Psychodynamische Diagnostik* für Kinder und Jugendliche (OPD-KJ-2; Seiffge-Krenke 1999; Schrobildgen et al. 2019) sowie für Erwachsene (OPD-2; Arbeitskreis OPD 2009) seit vielen Jahren regelmäßige Anwendung. Darüber hinaus werden auch bindungsdiagnostische Instrumente wie das Adult Attachment Interview (AAI; George et al. 1985; Fischer-Kern et al. 2013) zur Diagnostik von Bindungsstilen und Reflexionsfähigkeit eingesetzt. Diese struktur- bzw. bindungsdiagnostischen Zugänge sind etablierter Bestandteil der Lehrinhalte des etablierten fachspezifischen Universitätsmasterlehrgangs Individualpsychologie und Selbstpsychologie an der Universität Wien.

Neben spezifisch psychoanalytischen diagnostischen Instrumenten ist auch die klassische klinische Diagnostik gemäß der Internationalen Klassifikation psychischer Störungen (International Classification of Diseases, ICD-10) in der Behandlungspraxis etabliert (neuerdings auch ICD-11). Neben der Persönlichkeitsstörungsdiagnostik des ICD-10 (Achse II im DSM-IV), die nach wie vor über ihre historischen Bezüge hinweg eine psychodynamische Grundlage hat, findet auch eine kategoriale Diagnostik auf Achse I statt. Diese hat nicht nur für Patienten/innen mitunter eine entlastende Funktion, sondern ermöglicht eine klare Kommunikation und Vernetzung mit anderen Teilen des Gesundheitswesens und entspricht auch den diagnostischen Anforderungen der Krankenkassen bei entsprechenden Anträgen auf Kostenübernahme und Kostenrefundierung. Störungsspezifische Behandlungszugänge, wie sie in anderen Ländern progressiver propagiert werden, sind aus Sicht der Individualpsychologie nur dann sinnvoll, wenn komorbide Achse-I- und –II-Störungen ausgeschlossen werden können. Die Grundannahme der Unteilbarkeit des Individuums in der Individualpsychologie gebietet auch aus ethischen Gründen eine gewisse Zurückhaltung gegenüber Partiallösungen. Die klinische Realität zeigt, dass psychiatrische Komorbiditäten sehr häufig sind (Links und Eynan 2013).

Die derzeit noch im wissenschaftlichen Rahmen stattfindende und teils in klinisch-experimenteller Erprobung befindliche ICD-11-Diagnostik der Persönlichkeitsstörungen (Bach et al. 2019) ist mit ihrer Einschätzung der Schweregrade und Mehrdimensionalität der negativen Affektivität, Distanziertheit, Dissozialität, Enthemmung und Zwanghaftigkeit ein neuer zu beobachtender Ansatz, welcher sich in der klinischen Erprobung bewähren muss. Adlers Konzepte der *zögernden Attitüde* und des fehlenden *Gemeinschaftsgefühls* lassen sich darin ebenso verorten wie die indirekte teleologische Frage,

welchen Zwecken zwanghafte Sicherungsten-
denzen dienen können bzw. durch welche unbewusste *private Logik* sie in ihrer Symptompersis-
tenz unterhalten werden.

9.4 Spezifische Behandlungsvoraussetzungen und das Verständnis des Prozesses

Psychische Erkrankungen entstehen auf der
Grundlage von bestehenden biopsychosozialen
Vulnerabilitäten und äußeren Auslösern. Die im
allgemein bekannten Stress-Diathese-Modell
verstandenen Zusammenhänge zwischen Prädi-
sposition und Stress wurden in der Individualpsychologie früh anhand der Wechselwirkung
zwischen (1) Organminderwertigkeit, (2) Herausforderungen der Umgebung und (3) Kompen-
sationsbestreben konzeptualisiert (Adler 1907;
Kapusta 2009). In einer zeitgemäßen multifaktoriellen psychiatrischen Krankheitslehre findet
sich dieser Zusammenhang auch als *Gen-Um-
welt-Interaktion* wieder (Kapusta 2015, S. 73). In
diesem Sinne erkennt die Individualpsychologie
die Bedeutung ätiologischer Momente der *realen
und äußeren Welt* an. Zugleich hat die Analyse
der *subjektiven Bedeutungen* erlebter Mängel
(Adler 1930b; Kapusta 2009), wie sie sich über
Fantasien, Wünsche oder Minderwertigkeitsge-
fühle vermitteln, einen zentralen Stellenwert in
der Diagnostik und Behandlung. Diese subjektiven innerpsychischen Dynamiken werden als
ebenso wesentliche konstitutive Vulnerabilitäten,
hier jedoch im Sinne psychischer Strukturstö-
rungen, verstanden, die sich aus früheren Beziehungserfahrungen ableiten lassen.

Individualpsychologisches Krisenverständnis
Krisentheorien gehen bei Ausnahmezuständen im
Rahmen psychosozialer Krisen vom Verlust eines
psychischen Gleichgewichts nach einem Trauma
oder einer einschneidenden Lebensveränderung
aus (Sonneck et al. 2012, S. 15). Bei Personen
mit strukturellen Störungen auf Borderline-
Strukturniveau, die entsprechende Einschränkungen in den Ich-Funktionen haben (Kernberg
1985, S. 15 ff.), ist anders als bei bislang Gesun-

den von einer erhöhten Krisenanfälligkeit, prot-
rahierten Krisen und Chronifizierungsneigung
auszugehen (Sonneck et al. 2012, S. 38). Es ist
naheliegend, psychische Krisen auch als transi-
ente Erschütterungen der Persönlichkeitsorganisation zu betrachten. Im Gegensatz zur langdau-
ernden, persistierenden und vergleichsweise früh
in der psychischen Entwicklung durch Traumatisierungen erworbenen Störung der Persönlichkeitsstruktur im Sinne von *Identitätsdiffusion*,
Vorherrschen von primitiven *Abwehrmechanismen* und Einschränkungen in der *Realitätsprüfung* (Kernberg 1985, S. 15 ff.) ist bei Krisen von
einer vorübergehenden Identitätsbelastung, der
akuten Mobilisierung von primitiven *Abwehrmechanismen* und passagerer Einschränkung der
Realitätsprüfung auszugehen (etwa im psychischen Schock oder in der Unfähigkeit, allfällige
Veränderungen zu akzeptieren, etc.). Letztere
kann bei schweren Trauerreaktionen nach Verlusterfahrungen mitunter sehr stark beansprucht
sein (Kernberg 2010).

Das Ausgangsniveau der Persönlichkeitsstruktur und die Fähigkeit zur neuerlichen Stabilisierung der psychischen Struktur nach einer
Krise sind Maße für die Resilienz eines Individuums. Die psychotherapeutische Intervention
in Krisenzuständen besteht aus einem klärenden, strukturierenden und trauerbegleitenden
Ansatz, der durch stützende Techniken ergänzt
wird. Nicht selten beginnt im Anschluss an die
Krisenintervention eine erstmalige psychotherapeutische Auseinandersetzung mit sich selbst
(Sonneck et al. 2012, S. 19 f.). Dysfunktionale,
aber in kollusiven Beziehungen verborgene bzw.
kompensierte strukturelle Störungen, die durch
den Wegfall der komplementären stützenden
Struktur demaskiert werden, können einen bisweilen starken Leidensdruck und einen Wunsch
nach grundlegender psychischer Veränderung
bzw. Aufarbeitung früherer Traumatisierungen
verursachen.

**Prozessverständnis in der
Individualpsychologie**
Die individualpsychologische Analyse geht von
einem Prozessverständnis aus, welches Veränderungen in der Psychodynamik, im intersubjekti-

ven Raum, in der analytischen Beziehung und in den Rahmenbedingungen zum Kernanliegen der Arbeit macht. Veränderungen können nach Ornstein (2004) sowohl auf der Makro- wie auch auf der Mikroebene des Prozesses beobachtet werden. Dabei lassen sich Prozesskomponenten im Sinne von *Inhalt* und *Form/Struktur* eingrenzen, die (a) innerhalb des *Patienten* liegen, (b) dem *Analytiker* zugeordnet werden können und (c) sich in der *Beziehung* zwischen den beiden finden. Es ist regelmäßig davon auszugehen, dass beide, sowohl Patient/in wie auch Analytiker/in, zum entstehenden psychoanalytischen Prozess beitragen. Die dabei im Mikroprozess wiederholt stattfindenden teils vermeidbaren, teils unvermeidbaren Reaktionen auf beiden Seiten der Dyade (Ornstein 2004) bedürfen einer Analyse der Übertragung, der Gegenübertragung und einer Anerkennung eines ko-kreativen Prozesses, an dem beide Personen gleichermaßen beteiligt sind.

Während der diagnostische Prozess stärker auf objektivierbare Symptome und Leidenszustände beim Patienten fokussiert und daher mehr am Inhalt orientiert ist (Klärungsphase, Anamnese, Schilderung von Objektbeziehungen, bewusstes Verstehen, strukturierte Diagnostik, gemeinsame Formulierung einer Arbeitshypothese etc.), wird in der analytischen Arbeit vermehrt auf die in der therapeutischen Beziehung wiederholt (in Form/Struktur) re-inszenierten unbewussten Prozesse geachtet, wenngleich auch äußere Begebenheiten und tagesaktuelle Inhalte in den Prozess einbezogen werden.

9.5   Ein Beispiel diagnostisch-therapeutischen Vorgehens

Im Folgenden sollen, exemplarisch und verkürzt, ein idealtypisches diagnostisches Vorgehen und die Entwicklung einer psychodynamischen Arbeitshypothese im Zuge der Anfangsphase einer individualpsychologischen Behandlung nachgezeichnet werden. Nehmen wir den Fall eines jungen Mannes im Transitionsalter, welcher aufgrund eines *Verdachtes auf Spielsucht* von der Hausärztin an einen individualpsychologischen

Analytiker überwiesen wurde. Die Untersuchung durch die Hausärztin förderte keine körperlichen Beeinträchtigungen zutage, sodass eine psychotherapeutische Behandlung empfohlen wurde.

In der psychotherapeutischen Anamneseerhebung finden sich eindeutige sozialphobische Symptome, die den Kriterien der ICD-10 (F40.1) entsprechen. Der Patient schildert zögernd und ängstlich seine Angst in Gruppen und gegenüber einzelnen unbekannten Menschen, insbesondere, wenn er vor anderen Menschen sprechen müsse und im Mittelpunkt der Aufmerksamkeit stehe. Dabei würde er häufig vor Angst sprachlos werden, rot anlaufen und Atemnot erleben, weswegen er solche Situationen zunehmend vermeide. Diese Phobie hätte sich in der Mittelschule erstmals gezeigt und über die letzten Jahre zunehmend intensiviert. Der Beginn der Symptomatik kann in der 3. Klasse verortet werden, als er von einer Gruppe von die Klassendynamik beherrschenden Mitschülern gehänselt und aufgrund seiner Adipositas und hochdioptrischer Brille sehr herabgesetzt wurde. Eine auf seinen Wunsch stattgefundene Versetzung in eine andere Schule brachte nur vorübergehend Erleichterung, da sich dort nach einigen Monaten dieselbe Dynamik in der neuen Klasse wiederholte. Er habe sich daher immer mehr von Mitschülern weg in die Onlinespielewelt, oft 6 Stunden und mehr am Tag, zurückgezogen.

Die strukturelle Diagnostik ergibt eine mäßig ausgeprägte Identitätsdiffusion, vorwiegend mit einer Schwierigkeit, ein kohärentes Selbstbild zu beschreiben, Schwierigkeiten in Objektbeziehungen mit überwiegender Selbstunsicherheit und Vermeidung von Beziehungen bei guter Empathiefähigkeit, bislang keine intimen sexuellen Erfahrungen. Es herrschen primitive Abwehrmechanismen im Sinne von Spaltungstendenzen, Idealisierung und Entwertung vor. Eingeschränktes Coping, gehemmte und gegen sich gerichtete Aggression im Sinne von Selbstvernachlässigung. Keine Suizidalität und keine Selbstverletzungen. Hohe Wertvorstellungen und ausgeprägte Selbstkritik, keine psychotischen Symptome oder schwerwiegenden Einschränkungen der Realitätswahrnehmung. Die Gesamtbeurteilung des Funktionsniveaus lässt auf eine leichte strukturelle Beeinträchtigung (Borderline Niveau I) schließen.

Der Patient schildert keine einschneidenden frühkindlichen traumatisierenden Erfahrungen. Er ist als Einzelkind aufgewachsen, beschreibt seine Eltern als immer schon besorgt und vergleichsweise streng. Seine Mutter sei eine arbeitslose Akademikerin, die den Vater seit vielen Jahren in der wenig erfolgreichen Firma unterstütze. Sie sei, so der Patient, oft voller Sorgen und aufgrund der finanziellen Situation der Familie unter Spannung. Der Vater des Patienten sei überarbeitet und oft zornig, weshalb er dem Patienten Druck mache, sich in der Schule mehr zu engagieren, insbesondere da die Matura bald anstehe und der Patient in einigen Fächern negativ beurteilt wurde. Darüber hinaus kritisiert der Vater an ihm, dass er zu viel Zeit am PC mit Onlinespielen verbringe und keine Freunde habe, mit denen er etwas unternehmen könnte. Der Patient kann selbst nicht verstehen, warum sich die Eltern so um ihn sorgen und ihn bedrängen.

Aus dieser kondensierten Darstellung lässt sich eine erste vereinfachte innerpsychische Objektbeziehungskonstellation zwischen Selbst und inneren Objekten verstehen. Die *Angst* davor, im *Selbstwert* herabgesetzt zu werden, steht in Verbindung mit früheren Erfahrungen von *böswilligen Objekten*. Der Patient kompensiert dieses Gefühl durch Rückzug aus sozialen Kontakten durch ein Eintauchen in eine virtuelle Welt, in der er sich u. a. das „Aussehen" und seine „Kräfte" aussuchen/erwerben könne (Abb. 9.1).

In folgenden Stunden kann mit dem Patienten genauer untersucht werden, welche *Fantasien* er während des Onlinespielens erlebt. Er beschreibt, dass die Stärke und Fähigkeiten, die er über die letzten 2 Jahre mittlerweile in einem bekannten Onlinespiel erworben hat, ihn zu einem der besten Spieler einer bestimmten virtuellen Onlinespieler-Community gemacht haben. Dabei würde er auf Ranglisten unter seinem Pseudonym gefeiert und habe mehrere hundert Follower. Er betont die Tatsache, dass er im Spiel als „einer der Besten" gilt, mit einem triumphalen Gefühl. Die Online-Community gebe ihm ein positives Feedback, im Gegensatz zu den Eltern und dem „gesamten negativen System" Schule.

Wenngleich die Realitätsprüfung nicht im Sinne einer schweren strukturellen Störung eingeschränkt ist, erlebt der Analytiker in der Gegenübertragung eine gewisse Angst und Besorgnis um die Fähigkeit des Patienten, die virtuelle Spielrealität von der realen Lebenssituation unterscheiden zu können. Dabei wird spürbar, dass sich seine Gegenübertragung mit der Rolle der Eltern deckt, die ihre Sorge dem Patienten gegenüber auf eine deutliche Art und Weise ausdrücken und ihn unter Druck setzen. Es wird in Folge darauf zu achten sein, wenn der Analytiker selbst vom Patienten als verfolgend und drohend erlebt werden sollte. Dies wird für die analytische Behandlung der Objektbeziehungsdyade in der Übertragung von Bedeutung sein.

Die Bewältigung von virtuellen Aufgaben geht für den Patienten mit dem Gefühl der Macht und dem Erleben von Stärke gegenüber anderen Spielern einher. Dies bringt ihn in der Fantasie in eine Position der Überlegenheit. Eine Rolle,

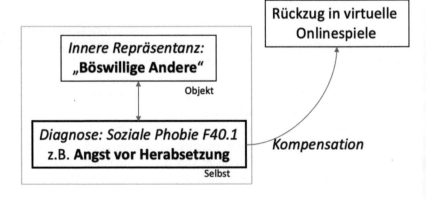

Abb. 9.1 Inneres Arbeitsmodell des Patienten im Erstgespräch

die er, wie sich weiter in Erfahrung bringen lässt, im realen Leben nur selten kennt. Er wiederholt mehrfach, dass es die anderen seien, das System, Mitschüler, Eltern etc., die ihm gegenüber machtvoll seien, und er selbst sich meist in der Rolle dessen wiederfinde, der sich herabgesetzt fühlt. Der Patient bemerkt zudem, dass der Therapeut wie die meisten Erwachsenen sicher nicht verstehe, was in den Spielen genau geschehe. Die meisten Erwachsenen würden „keine Ahnung davon haben, wie viel Geld man mit Onlinespielen, wenn man wirklich gut ist, verdienen kann", so der Patient.

Der Analytiker erlebt sich in den triumphalen Schilderungen des Patienten selbst als klein und unwissend gemacht. Die Entwertungstendenzen werden als eine Übertragungssituation verstanden, in welcher sich auch im Hier und Jetzt der Beziehung ähnliche Dynamiken inszenieren, die zu Hause mit den Eltern stattfinden. Die beobachtbare Rollenumkehr und abgespaltene Rachegefühle bzw. Aggressionsregungen des Patienten werden im Laufe der analytischen Behandlung (2–3× wöchentlich) später in den Fokus rücken und in der Übertragung durchgearbeitet werden müssen (Abb. 9.2).

Es gelingt in weiterer Folge auch, mit dem Patienten herauszuarbeiten, dass die von ihm geübte „Rache", wenngleich auf eine stille und zurückgezogene Art in der „virtuellen Welt" exekutiert,

auch einen aggressiven Einfluss auf seine reale Umgebung hat. Die Hilflosigkeit der Eltern kann als eine direkte Reaktion auf sein „Allmachtbedürfnis" gesehen werden. In weiteren Stunden stellt sich heraus, dass er entwertende Fantasien den Eltern gegenüber hat, da diese selbst, so der Patient, unfähig seien, ihr Leben in den Griff zu bekommen. Die Firma der Eltern, wie er seit Jahren in abendlichen Diskussionen miterlebe, sei ständig vom Konkurs bedroht. Insofern erhält die bewusste Dimension der unterlegenen Spieler in der virtuellen Welt eine bislang unbewusste Parallele zur Position den Eltern, die sich ihm gegenüber als hilflos erleben. Die als aggressiv erlebte Druckausübung der Eltern kann sodann gemeinsam mit dem Patienten als ein Versuch der Eltern verstanden werden, in dem sie sich zwar mit Sorge um sein Leben kümmern, aber seine Entwicklung auch stark zu kontrollieren versuchen, in einer Lebensphase, in der seine Autonomieentwicklung an ihrem Höhepunkt steht.

Insgesamt ergibt sich nach einigen diagnostisch-therapeutischen Stunden ein im Vergleich zur ersten Stunde komplexeres Verständnis für die Psychodynamik eines jungen Mannes mit sozialer Phobie, in der das Symptom einer Onlinesucht im Gesamtkontext einen bestimmten Zweck erhält. Dieser liegt u. a. darin,

Abb. 9.2 Herausarbeitung unbewusster Fantasien im Zusammenhang mit dem Symptom

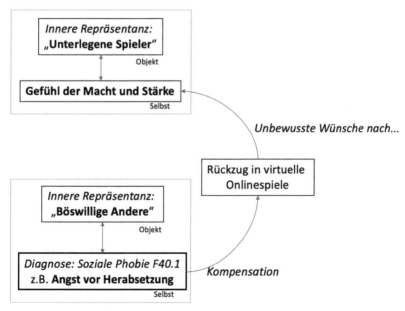

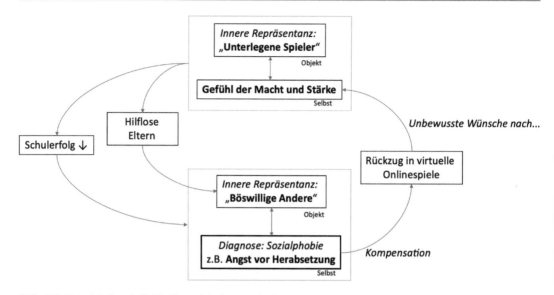

Abb. 9.3 Beispiel eines individuell entwickelten psychodynamischen Arbeitsmodells

ein Machtgefühl und Kontrolle über sein Leben (wieder) zu erlangen. Die dabei entstehenden Probleme des sozialen Rückzugs und schulischer Erfolgsabnahme und die elterlichen Kontrollversuche erfüllen dabei eine symptomerhaltende Funktion, welche die Fantasien in der Grundkonstellation seiner inneren Welt scheinbar zu bestätigen scheinen, dass die Welt und das System grundsätzlich böswillig seien. Es wird in der Behandlung darauf ankommen, die Problematik und das Dilemma wiederholt in der Übertragung bewusst zu machen, aber auch nach Alternativen zu suchen, die es ermöglichen, Selbstkontrolle und Autonomie des Patienten zu entwickeln, ohne dass weitere schädigende Handlungen an seinem sozialen Leben zu einer weiteren Chronifizierung des Grundkonfliktes führen (Abb. 9.3).

9.6   Zusammenfassung

Die individualpsychologische Diagnostik orientiert sich heute an klinischen objektbeziehungstheoretischen Überlegungen und operationalisierten psychoanalytischen Konzepten. Neben der anamnestischen Erhebung von Fakten und Fantasien (Inhalte) wird auch in der diagnosti-

schen Situation auf die Übertragungssituation im Sinne eines prozesshaften Geschehens (Struktur/ Form) geachtet. Die Formulierung einer diagnostischen Arbeitshypothese unterliegt schließlich einer dynamischen Änderung im Zuge des diagnostisch-therapeutischen Prozesses und ermöglicht sowohl fokussierte Symptomarbeit als auch eine graduelle prozesshafte Erweiterung des psychodynamischen Arbeitsmodells.

Literatur

Adler A (1907/1977) Studie über Minderwertigkeit von Organen. Fischer, Frankfurt am Main
Adler A (1908a/2008) Das Zärtlichkeitsbedürfnis des Kindes. Studienausgabe Bd. 1. Vandenhoeck & Ruprecht, Göttingen
Adler A (1908b/2008) Der Aggressionstrieb im Leben und in der Neurose. Studienausgabe Bd. 1. Vandenhoeck & Ruprecht, Göttingen
Adler A (1908c/2008) Die Theorie der Organminderwertigkeit und ihre Bedeutung für Philosophie und Psychologie. Alfred Adler Studienausgabe, Bd 1. Vandenhoeck & Ruprecht, Göttingen, 2007, S 51–63
Adler A (1930a) Neue Leitsätze zur Praxis der Individualpsychologie. Alfred Adler Studienausgabe, Bd 3. Vandenhoeck & Ruprecht, Göttingen, 2010, S 83 f
Adler A (1930b) Zur Ätiologie und Therapie der Neurosen. Wien Med Wochenschr 12:400–404

Adler A (1931/2010) Der Nervöse Charakter. Alfred Adler Studienausgabe, Bd 3. Vandenhoeck & Ruprecht, Göttingen, 2010, S 451 ff

Arbeitskreis OPD (2009) Operationalisierte Psychodynamische Diagnostik OPD-2. Das Manual für Diagnostik und Therapieplanung. Huber, Bern

Bach B, Christensen S, Kongerslev MT, Sellbom M, Simonsen E (2019) Structure of clinician-reported ICD-11 personality disorder trait qualifiers. Psychol Assess. https://doi.org/10.1037/pas0000747

Benjamin J (1997) Shadow of the other: intersubjectivity and gender in psychoanalysis. Routledge, London

Bohleber W (2010) Destructiveness, intersubjectivity and trauma: the identity crisis of modern psychoanalysis. Karnac, London

Datler W, Zumer P (2011) Individualpsychologie. In: Stumm G (Hrsg) Psychotherapie: Schulen und Methoden. Falter, Wien

Eife G (2013) Gedanken zu einer postadlerianischen Individualpsychologie. Z Individ 38(1):6–21

Fischer-Kern M, Fonagy P, Kapusta ND, Luyten P, Boss S, Naderer A, Blüml V, Leithner K (2013) Mentalizing in female inpatients with major depressive disorder. J Nerv Ment Dis 201(3):202–207

George C, Kaplan N, Main M (1985) The adult attachment interview. Unpublished manuscript, University of California, Berkeley

Hannich HJ (2018) Individualpsychologie nach Alfred Adler. Kohlhammer, Stuttgart

Kapusta N (2009) Bemerkungen zu Alfred Adlers Vortrag „Zur Ätiologie und Therapie der Neurosen". Z Individualpsychol 34:15–22

Kapusta N (2015) Multifaktorielle Genese psychischer Erkrankungen. In: Löffler-Stastka H, Doering S (Hrsg) Psychische Funktionen in Gesundheit und Krankheit. Ärztliche Gesprächsführung. Facultas Universitätsverlag, Wien, 11. Akt. Aufl

Kapusta N (2019) Psychoanalytische Individualpsychologie und das Phänomen der Übertragung. Z Individualpsychol 44(1):59–79

Kernberg OF (1985) Schwere Persönlichkeitsstörungen. Theorie, Diagnose, Behandlungsstrategien. Klett-Cotta, Stuttgart

Kernberg OF (2010) Some observation on the process of mourning. Int J Psychoanal 91:601–619

Links PS, Eynan R (2013) The relationship between personality disorders and Axis I psychopathology: deconstructing comorbidity. Annu Rev Clin Psychol 9:529–554

Ornstein P (2004) The elusive concept of the psychoanalytic process. J Am Psychoanal Assoc 52(1):15–41

Presslich-Titscher E (2006) Lebensstil als Identitätsstifter. Überlegungen im Anschluss an die Arbeit von Gisela Eife. Z Individ 31:147–150

Presslich-Titscher E (2018) Das Behandlungsbündnis und die Patienten von heute. Z Individ 43:191–196

Rivière EP (2017) The link and the theory of the three Ds (Depositant, Depositary, and Deposited): role and status. Int J Psycho-Anal 98(1):177–186

Schrobildgen C, Goth K, Weissensteiner R, Lazari O, Schmeck K (2019) Der OPD-KJ2-SF – Ein Instrument zur Erfassung der Achse Struktur der OPD-KJ-2 bei Jugendlichen im Selbsturteil. Z Kinder Jugendpsychiatr Psychother 47(5):428–440

Seiffge-Krenke I (1999) [Importance of developmental perspective for the construction of a diagnostic test battery for children and adolescents (OPD-KJ)]. Prax Kinderpsychol Kinderpsychiatr 48(8):548–555

Stern BL, Caligor E, Clarkin JF, Critchfield KL, Hörz S, MacCornack V, Lenzenweger MF, Kernberg OF (2010) Structured Interview of Personality Organization (STIPO): preliminary psychometrics in a clinical sample. J Pers Assess 92(1):35–44

Sonneck G, Tomandl G, Voracek M, Kapusta N (2012) Krisenintervention und Suzidverhütung. UTB, Wien

Winninger M (2014) Mentalisierung und die intersubjektiven Wurzeln des Gemeinschaftsgefühls. Z Individ 39(3):217–235

Nestor Kapusta, Assoc. Prof. PD Dr., Facharzt für Psychiatrie und Psychotherapie, Individualpsychologischer Analytiker, Präsident des Österreichischen Vereins für Individualpsychologie (ÖVIP), Assoziierter Professor an der Klinik für Psychoanalyse ud Psychotherapie, Medizinische Universität Wien

Peter Zumer, Dr. phil., Individualpsychologischer Psychotherapeut (IP), Psychotherapeutischer Leiter des Instituts für Erziehungshilfe (Child Guidance Clinic) Wien, Lehrbeauftragter an der Universität Wien, Individualpsychologischer Analytiker in freier Praxis sowie Lehrtherapeut im Österreichischen Verein für Individualpsychologie (ÖVIP)

Diagnostik in der Psychoanalyse

Hemma Rössler-Schülein
und Henriette Löffler-Stastka

10.1 Psychoanalyse: Das breite Fundament

Die Psychoanalyse versteht sich als **allgemeine Psychologie**. Als Theorie des psychischen Funktionierens besitzt sie ein weitreichendes Potenzial, das für die Erklärung der Psychopathologie und der wissenschaftlichen Verbindung zwischen biologischen, sozialen und kulturellen Determinanten menschlichen Verhaltens eine reiche und ständig wachsende Bedeutung besitzt. Psychoanalytisches Wissen hat wesentlich zum Projekt der Aufklärung beigetragen und in zahlreichen Fächern von Pädagogik bis zu den Kulturwissenschaften Eingang gefunden sowie das Allgemeinwissen über die Bedeutung der Kindheit, von Konflikten über Sexualität und Aggression nachhaltig beeinflusst. Daher verwenden die meisten psychotherapeutischen Schulen psychodynamische Konzepte. Andererseits ist die psychoanalytischen Perspektive eine Bereicherung für viele wissenschaftliche Disziplinen: Die frühe Entwicklung des Kleinkindes mit den Affekttheorien, die Neuropsychologie des Gedächtnisses mit der (Neuro-)Biologie, psychoanalytische Beiträge zum Verständnis von Liebesbeziehungen, Paarkonflikten, Gruppenregressionen, der psychischen Verfassung von Organisationen, von Ideologien und massenpsychologischen Phänomenen tragen zu den Sozialwissenschaften bei; in den Kulturwissenschaften gilt dies für das Verständnis von Ästhetik, Mythologie u. v. m.

Eine grundlegende Annahme ist, dass das unbewusste psychische Funktionieren eine zentrale Bedeutung hat, da das Menschenbild der Psychoanalyse nach Freud und seiner markanten Weiterentwicklungen (Klein, Winnicott, Bion, Kernberg) dadurch geprägt ist, dass der Mensch nicht Herr im eigenen Haus ist. Diese Theorieansätze beleuchten die Inkohärenzen und Inkonsistenzen des menschlichen Selbst und die Spaltungen und Zerklüftungen des menschlichen Seelenlebens. Dabei sind biologische Wurzeln und biografische Ereignisse stets auf komplexe Weise ineinander verwoben. Wichtig ist die Bedeutung der Psychosexualität für menschliche Entwicklung und die Annahme eines seelischen Apparats, der sich zu einer relativ stabilen inneren Organisation entwickelt (vgl. dazu Holder 2009). Diese ist ein Ergebnis der psychischen Anpassung, also des Versuchs, inneres Gleichgewicht aufrechtzuerhalten und wiederherzustellen. Eine weitere Grundannahme ist der psychische Determinismus, der besagt, dass die Lebenserfahrungen eines Menschen und die Art, wie diese (in Form von

H. Rössler-Schülein (✉)
Wiener Psychoanalytische Vereinigung (WPV), Wien, Österreich
e-mail: roessler-schuelein@wpv.at

H. Löffler-Stastka
Klinik für Psychoanalyse und Psychotherapie, Medizinische Universität Wien, Wiener Psychoanalytische Vereinigung (WPV), Wien, Österreich
e-mail: henriette.loeffler-stastka@meduniwien.ac.at

© Springer-Verlag GmbH Deutschland, ein Teil von Springer Nature 2022
C. Höfner, M. Hochgerner (Hrsg.), *Psychotherapeutische Diagnostik*,
https://doi.org/10.1007/978-3-662-61450-1_10

unbewussten Fantasien, repräsentiert oder nicht repräsentiert etc.) in seinem Unbewussten gespeichert sind, sein Denken und Handeln im Hier und Jetzt beeinflussen und jedenfalls teilweise bestimmen.

Die Psychoanalyse besteht heute, ausgehend von der Basis der klassischen Freud'schen Psychoanalyse, aus einer großen Vielfalt von Theorien und Techniken. Als theoretische Grundpfeiler gelten die Konzepte des Unbewussten, der Abwehr (Verdrängung), der infantilen Sexualität, des Ödipuskomplexes und des Narzissmus. Behandlungstechnisch bedeutsam sind die Begriffe der Übertragung, der Gegenübertragung, des Agierens, des Widerstands und des Durcharbeitens. Dabei hat die Beachtung der Gegenübertragungsreaktion der Analytiker als Schlüssel für das Verständnis der Beziehungsdynamik sowohl im diagnostischen Erstgespräch als auch in den laufenden Behandlungen einen zentralen Stellenwert erlangt.

10.2 Ein Abriss psychoanalytischer Konzepte

10.2.1 Das Unbewusste

Die Annahme, dass im Seelenleben Wesentliches unbewusst abläuft, bildet die fundamentale Grundannahme der Psychoanalyse. Der abstrakte Begriff des Unbewussten beschreibt Prozesse, die sich ohne bewusste Kontrolle vollziehen. Ein Charakteristikum des Unbewussten ist es, nicht direkt erfasst werden zu können, es muss sich in Abkömmlingen und Symptomen wie Fehlleistungen oder Traumassoziationen zeigen. Diese Abkömmlinge verweisen auf die ihnen zugrunde liegenden Impulse. Ursprünglich betrachtete Freud die Psychoanalyse als ein Hinarbeiten auf die Wiederentdeckung psychischer Elemente – Gedanken, Gefühle, Erinnerungen, Wünsche etc. –, die einst bekannt, das heißt, in der Psyche repräsentiert, aussprechbar, denkbar waren, dann aber verborgen und/oder aus dem Bewusstsein ausgeschlossen wurden. Dieses Konzept des dynamisch Unbewussten wird in späteren Überar-

beitungen ergänzt durch eine zweite, umfassendere Kategorie von unausgeformten Kräften – das emotionale Unbewusste –, die entweder nie eine psychische Repräsentation erreicht oder diese wieder verloren haben und die, obwohl motivational wirksam, in ihrer Bedeutung nicht festgelegt, nicht symbolisch verkörpert, nicht in Assoziationsketten eingebaut sind. Das emotionale Unbewusste hat keine symbolisch-semantische Repräsentation, es ist auch nicht verdrängt repräsentiert, vielmehr existiert es nur implizit oder prozedural. Das bedeutet, dass es lediglich sensomotorisch präsent sein kann. Dieses „prozedurale Unbewusste" kann in Verbindung mit Freuds Konzept des Unbewussten als eines unbewussten, aber nicht verdrängten Teils des Ichs gebracht werden.

Der Zugang zu dieser Art unbewusster Prozesse erfolgt über die Ebene der Wahrnehmungen und eben zunächst nicht über deren Bedeutung: Zwischen Patient und Analytiker werden Wahrnehmungen ausgetauscht, zunächst ohne dass ein Gewahrwerden davon entstehen kann (vgl. dazu Schmidt 2014). Diese nicht oder nur schwach repräsentierten mentalen Zustände zwingen die Psyche dazu, tätig zu werden: Um in etwas transformiert werden zu können, das in der Psyche repräsentiert ist, mit dem gedacht oder über das nachgedacht werden kann, sind diese Zustände auf Erfahrungen intersubjektiver Emotionalität angewiesen. Damit vollzieht sich eine Entwicklung von nicht oder schwach repräsentierten mentalen zu repräsentierten mentalen Zuständen hin, vom Impuls zur Bedeutung, vom Unausgeformten zu einer mentalen Ordnung hin. Im therapeutischen Prozess, so die Beschreibung mithilfe des Container-Contained-Modells, wird das bisher Unverarbeitbare und noch nie Verstandene des Patienten in den Analytiker hineinprojiziert, damit es verarbeitet und verstanden wird und als Verarbeitbares und Verstandenes zurückgegeben werden kann. Dies ist der benigne Modellfall.

10.2.2 Sexualität

Ein wesentliches Verdienst Freuds ist die Erkenntnis der grundlegenden Bedeutung, die das

Sexuelle für das Seelenleben insgesamt und für die Entwicklung der menschlichen Identität hat. Das, was Sigmund Freud Psychosexualität nennt, umfasst Körperliches wie Geistiges: „Wir rechnen zum ‚Sexualleben' auch alle Betätigungen zärtlicher Gefühle, die aus der Quelle der primitiven sexuellen Regungen hervorgegangen sind, auch wenn diese Regungen eine Hemmung ihres ursprünglich sexuellen Zieles erfahren oder dieses Ziel gegen ein anderes, nicht mehr sexuelles, vertauscht haben. Wir sprechen darum auch lieber von Psychosexualität, legen so Wert darauf, daß man den seelischen Faktor des Sexuallebens nicht übersehe und nicht unterschätze. Wir gebrauchen das Wort Sexualität in demselben umfassenden Sinne, wie die deutsche Sprache das Wort ‚lieben'" (Freud 1910, S. 120). Damit ist das Sexualleben als die gesamte Funktion des Lustgewinns aus den Körperzonen beschrieben, die erst nachträglich und mit dem Eintritt in die Pubertät in den Dienst der Fortpflanzung gestellt wird. „Sexualität" umfasst die gesamte Organisation der Libido, die als psychische Energie des Sexualtriebes, als Drängen und Begehren verstanden wird. Darin liegt nun der umfassende Anspruch dieses Begriffs, der Triebschicksale und damit auch die Objektbeziehungen und Selbstbezüge des Subjekts umfasst und letztendlich auch jene kulturellen Aktivitäten, die unter dem Begriff der Sublimierung zusammenfasst worden sind. Vor dem Hintergrund eines erweiterten Begriffs von Sexualität beschrieb Freud das intensive Sexualleben der Kinder in den verschiedenen Phasen der Libidoentwicklung entsprechend den ihnen zugeordneten erogenen Körperzonen sowie die Struktur des Ödipuskomplexes. Im Trieb-Modell hatte Freud den unbewussten Fantasien von Anfang an eine somatische Verankerung gegeben. In der Psychoanalyse wird dem Körper, diesem Übergangsbereich zwischen Innen und Außen, Subjektivität und Objektivität, dieser innen-äußeren Realität, von der wir gleichermaßen sagen können, dass wir sie sind und dass wir sie haben, bereits von Beginn an ein zentraler Platz eingeräumt.

10.2.3 Ich, Es, Über-Ich, Ödipuskomplex

Das Ich als zentrale Struktur, das zwischen den (Trieb-)Ansprüchen des Es, den Anforderungen, des Über-Ichs und der Außenwelt vermittelt, macht im Laufe eines Lebens eine bedeutsame Entwicklung durch und ist zentraler Angriffspunkt der Psychoanalytischen Therapie. Ergänzt und erweitert wird das Verständnis seiner Entstehung durch Objektbeziehungstheorien und Theorien des Narzissmus. Diese beschreiben die die frühen (pathogenen) Beziehungserfahrungen, die aus der emotionalen Qualität der frühen Mutter-Kind-Dyade entstanden sind, und ihre Verarbeitungen in inneren Objekten und unbewussten Fantasien.

Das **Über-Ich** bezeichnet jene psychische Struktur, in der soziale Normen, Werte, Gehorsam, Moral und das Gewissen angesiedelt seien. Sie sind vor allem durch Erziehung erworben und spiegeln die von außen an das Kind herangetragenen, verinnerlichten Werte der Gesellschaft, insbesondere der Eltern wider. Erst durch die Herausbildung des Über-Ichs erwirbt der Mensch die Fähigkeit, sich sozial gerecht zu verhalten und seine ursprünglichen Triebregungen eigenständig zu kontrollieren. Das Über-Ich, besonders wenn es nicht hilfreich und unterstützend geworden, sondern grausam und attackierend geblieben ist, ist eine wesentliche Quelle von Schuldgefühlen.

Mit dem Hinzutreten eines Dritten, entwicklungspsychologisch im „**Ödipuskomplex**", geschieht die Notwendigkeit zur Objektivierung von Struktur. An die Stelle von disparaten Dyaden tritt das Erleben der tatsächlichen Abhängigkeit und Verbundenheit in verschiedenen Beziehungen. Das Verhältnis von psychischer Triangulierung und der sozialen Logik wird durch Hinzutreten eines dritten Akteurs ausgelöst. Auch hier geht es um Konflikt und eine abstraktere Ordnung. Die Container-Contained-Beziehung, die den Vater mit einschließt, gestaltet sich komplizierter als die zwischen Mutter und

Kind, da es stets einen ausgeschlossenen Dritten mit einbezieht, oder besser das Bewusstsein eines Dritten, der die beiden anderen beobachtet. Der psychische Vorgang, den Melanie Klein die Internalisierung eines guten Objekts nannte, kann als Folge der Trauerarbeit in der beginnenden depressiven Position, die sich dort zwischen Zweien vollzieht, nun auf der Basis des Container-Contained-Modells verstanden werden, indem der Vorgang auf die Drei-Personen-Ebene übertragen wird. Dadurch wird deutlich, dass sich hier um eine Internalisierung einer triangulären Struktur handelt, die Voraussetzung für reflexives Denken darstellt. Diese Ich-Identität verändert sich dann „durch eine ständige Umformung der Erfahrungen mit äußeren Objekten im Licht der inneren Objektvorstellungen und eine Umformung dieser Objektvorstellungen im Licht realer Erfahrungen mit anderen. Auch das Selbstkonzept wird auf der Basis realer Erfahrungen mit anderen und Erfahrungen mit der inneren Welt der Objekte ständig neu geformt. Eine harmonische Welt internalisierter Objektvorstellungen, die nicht nur bedeutsame andere Menschen aus der Familie und unmittelbare Freunde einschließt, sondern auch eine soziale Gruppe und eine kulturelle Identität, konstituiert eine stets wachsende innere Welt. So können im Rahmen des Objektbeziehungssystems des Ichs Liebe, Bestätigung, Halt und Führung entstehen" (Kernberg 1991, zit. in Bohleber 1992, S. 341).

10.3 Psychische Gesundheit und psychische Krankheit

Die Psychoanalyse versteht seelische Gesundheit und Krankheit als ein Kontinuum. Ein Anliegen der Psychoanalyse von Beginn an ist es, die Ätiologie der Neurosen und später auch anderer, schwerwiegender Psychopathologien, aus unbewussten, seelisch bedingten Konflikten zu erklären und sie auf diese Weise von der in der Psychiatrie gängigen Nosologie zu differenzieren. Es gibt daher keine feste Zuordnung von Symptomen zu einer bestimmten Ätiologie. Zu den therapeutischen Implikationen der Psychoanalyse gehört die Erweiterung des psychoana-

lytischen Verstehens und der Technik bei der Behandlung der Charakterpathologie, von Persönlichkeitsstörungen, pathologischem Narzissmus, antisozialem Verhalten und Perversionen, Psychosomatosen.

Ätiologisch spielen dabei Traumata, Störungen in der Entwicklung des Symbolisierungsfähigkeit und in der Fähigkeit, Emotionen zu verarbeiten, und des Denkens, Fixierungen auf prägenitalen sexuellen Entwicklungsstufen, Trennungsschwierigkeiten, unverarbeitete (kindliche) Ängste vor Verlust und körperlicher Beschädigung, die Verinnerlichung und Verarbeitung pathologischer Beziehungserfahrungen, unbewusste Schuldgefühle sowie die mangelnde Integration von Liebe und Hass eine wesentliche Rolle.

Abwehr ist die allgemeine Bezeichnung für alle diejenigen Techniken, derer sich das Ich in seinen eventuell zur Neurose oder Psychose führenden Konflikten bedient. Abwehrvorgänge dienen im Großen und Ganzen der Einordnung unter das Realitätsprinzip und /oder haben die Absicht, sekundäre Unlust zu vermeiden. Die klassische psychoanalytische Theorie der Psychopathologie begreift die Symptombildung als Kompromisslösung zwischen verdrängten, unbewussten Triebregungen und Abwehrmechanismen, die ihnen entgegenwirken. Die Theorie der therapeutischen Veränderung durch Psychoanalyse zentriert sich im Wesentlichen auf die Lösung unbewusster Konflikte mittels Deutung der Abwehrformen, die sich in der analytischen Situation als Widerstände manifestieren. Die Deutung der Abwehr und ihrer Motive ermöglicht den Ängsten, gegen die sie errichtet wurde, allmählich einen unverstellten Ausdruck und im Weiteren schließlich ihre Integration. Abwehrmechanismen dienen dem Schutz des Ichs gegen Triebansprüche, und bestimmten seelischen Affektionen entsprechen für sie charakteristische Abwehrorganisationen. So bedient sich die Hysterie der Verdrängung, der Konversion, also dem Sprung ins Körperliche, als Abwehr; die psychische Reaktionen auf Traumata oder überwältigende Konflikte werden in körperlichen Symptomen wie Lähmungen, Anfällen, selektiven Erinnerungslücken verarbeitet und fordern die

Umwelt zu einer Reaktion heraus. Zwangsneurose arbeitet mit der Regression, der reaktiven Ich-Veränderung (Reaktionsbildung), der Isolierung und dem Ungeschehenmachen. Es kommt nach der Trennung (Isolierung) eines Affekts von einer konflikthaften Idee zu einer Verschiebung des Affekts auf andere, noch konfliktfreie Inhalte, die sich dann zu Zwangsgedanken entwickeln. Andere Abwehrmechanismen sind Introjektion oder Identifizierung und Projektion bei Eifersucht, Wendung gegen die eigene Person und Verkehrung ins Gegenteil.

Die Abwehr hat insbesondere beim Kind den Zweck, Realunlust und Realgefahr abzuwenden, die sich als Gegenreaktionen der Umwelt einstellen, sobald den Trieben Aktionsfreiheit gewährt würde. Das Ich des erwachsenen Neurotikers wehrt die Triebansprüche darum ab, weil sie mit dem strengen Über-Ich (Gewissen, Moral etc.) in Konflikt stehen. Aus demselben Grunde, nämlich um den Konflikt zwischen Trieb- und Über-Ich-Ansprüchen zu lösen, kann sich jemand weitgehend seelisch Gesunder der Sublimierung bedienen. Nicht übersehen werden sollte weiter, dass die Angst vor Überwältigung und Vernichtung des Ichs ein wesentlicher Motor für Abwehrvorgänge sein kann, wenn ein brüchiges Ich die Gefahr erwartet, in seiner Organisation zerstört, überflutet zu werden.

Zu diesen Gründen kommt noch Bedürfnis nach Synthese und seelischem Gleichgewicht. Alle seelischen Regungen sollen miteinander irgendwie übereinstimmen. Die Abwehrorganisationen lösen sich nun häufig von ihrer Ursprungssituation los; aus mehr spontan-passageren werden sie zu dauernd wirkenden Mechanismen und konstituieren sich als Charakterzüge, die am betreffenden Menschen besonders kräftig oder auffällig hervortreten.

Projektion, Projektive Identifikation Neuere psychoanalytische Theorien betonen die Fähigkeit des menschlichen Geistes, sich seiner eigenen Erfahrung zu entledigen und sie nicht als die eigene anerkennen zu müssen (vgl. Bohleber 1992). Anders als bei der Verdrängung verschwindet durch die projektive Identifizierung ein unerträglicher Selbstanteil aus der psychischen Selbstorganisation und wird in einen anderen Menschen hineinprojiziert, dort lokalisiert und kontrolliert. Im projizierenden Selbst bleibt häufig eine Erfahrung der Leere und eines Verlustes von Bedeutung zurück. Identität ist, so beschrieben, keine Struktur des Individuums und auch kein Prozessgeschehen innerhalb des Selbst, sondern eine zwischenmenschliche Aushandlung darüber, welche Selbstanteile und Erfahrungen als sich zugehörig betrachtet werden. Durch Spaltung und Projektion können sie eliminiert und anderen zugeschrieben werden. Diese Formen der Identitätsbildung bewegen sich auf einem archaischen Niveau. Sie finden sich aber nicht nur bei schwer gestörten Menschen, sondern alle Menschen sind je nach inneren Belastungen und unter dem Druck sozialer Verhältnisse für diese archaischen Modi des Identitätserlebens anfällig.

Freuds Definition der Ich-Spaltung, nämlich zwei psychische Einstellungen anstatt einer einzigen – die eine, die der Realität Rechnung trägt, die normale, und eine andere, die unter Triebeinfluss das Ich von der Realität ablöst – und seine Betonung, dass beide Einstellungen dem Ich angehören, während üblicherweise die eine dem Ich angehört, die gegensätzliche als verdrängt dem Es, sind der Ausgangspunkt dafür, auf die weite Verbreitung dieser Störung des Ichs hinzuweisen. Das gemeinsame Wirken von Spaltung, Verleugnung, Projektion und Verdrängung bildet eine rigide Abwehrstruktur gegen überwältigende Ängste, die schwer zu beeinflussen ist. Die Vorstellungen von Übertragung und Verdrängung als Konzepte, die zunächst einmal dem ödipalen Strukturniveau zugehören, können dazu verführen, die fallweise „Verrücktheit" dieser Verhältnisse zu verschleiern.

10.4 Position zur Allgemeinen Psychopathologie

Die ICD-Diagnostik entstammt einer explizit atheoretischen forschungsorientierten Entwicklungslinie, die sich seit den 1980er-Jahren (DSM-III) hauptsächlich zur Durchführung objektiver und reliabler Forschung etablierte. An der Erstellung dieser deskriptiven Klassifikationen und Kategorien waren 110 Institutionen aus 40 Ländern beteiligt, sie ist daher als kleinster gemeinsamer Nenner und genereller gesundheitspolitischer Konsens zu verstehen. Die ICD-Diagnostik orientiert sich an der WHO-Definition von Gesundheit und Krankheit, jedoch weniger an theoretischen Konzepten. In der Psychoanalyse ist das Subjektive des Menschen Gegenstandsbereich, es geht um Dimensionen und intrapsychische Prozesse, die mittels der kategorialen ICD-/DSM-Diagnostik mit ihren strukturierten Fragestellungen nur in Umrissen und nur zum Teil abgebildet werden können. Die der psychoanalytischen Diagnostik zugrunde liegende Nosologie entstand theoriegeschichtlich durch Interpretation von Einzelfällen. Entsprechend sind psychodynamische Diagnosemanuale fallorientiert gestaltet (PDM) (vgl. Löffler-Stastka 2018). Durch konsequente Case-Study-/Case-Series-Forschung entwickelten sich Domänen, die die aus der Prozess-Outcome-Forschung evidenzbasierten Variablen zusammenfassen. Solche Domänen sind beispielsweise Konflikt, Struktur, Beschwerdepräsentation, Behandlungsvoraussetzungen, Beziehung. Da eine rein phänomenologische Diagnostik zu wenige Informationen über die individuellen Entstehungshintergründe einer psychischen Erkrankung sowie für die Therapieplanung und -durchführung liefert, wurde die Operationalisierte Psychodynamische Diagnostik (OPD) als Ergänzung zur phänomenologisch-deskriptiven Diagnostik nach ICD-10 bzw. DSM-5 entwickelt. Es handelt sich um ein halbstrukturiertes Interview mit den entsprechenden theoretischen psychodynamischen Hintergrundkonstrukten, bei dem unter anderem unterschiedliche Lebensbereiche, das Krankheitsgeschehen und Selbsteinschätzungen abgefragt werden. Die Fragen werden möglichst offen gestellt und es werden keine Antwortmöglichkeiten vorgegeben.

Die OPD-2 umfasst fünf Achsen: I: Krankheitserleben und Behandlungsvoraussetzungen, II: Beziehung, III: Konflikt, IV: Struktur, V: Psychische und Psychosomatische Störungen nach ICD-10/DSM-5. Auf diesen Achsen werden die entsprechenden psychodynamischen Inhalte operationalisiert, die in einem teilstrukturierten Interview gewonnen wurden. Eine anschließende Fo-

kusformulierung entlang der Achsen ermöglicht eine differenzierte Indikationsstellung und Therapieplanung. Durch den Prozess der Operationalisierung sollen die wesentlichen Variablen in psychodynamischen Theorien messbar gemacht werden, etwa Übertragungsmuster, innere Konfliktkonstellationen und strukturelle Bedingungen. So versucht die OPD, eine bessere Objektivität, Reliabilität und Validität der Diagnosen zu erreichen und den Gütekriterien psychodiagnostischer Verfahren gerecht zu werden.

Für die ambulante psychotherapeutische Praxis ist die komplette OPD oft zu zeitaufwendig, um routinemäßig breite Anwendung zu finden. Ähnliches gilt auch für das Strukturelle Interview nach Kernberg, das für die die Diagnostik von schweren Persönlichkeitsstörungen wegweisend ist und das in einer deutschen Übersetzung auch als Standardisiertes Interview (Clarkin et al. 2004) vorliegt. Daher wird in der Praxis nicht die gesamte OPD durchgeführt, sondern insbesondere für die Formulierung der Psychodynamik, z. B. im Gutachterantrag lediglich Konfliktachse und Strukturachse, genutzt.

10.5   Spezifische Behandlungsvoraussetzungen

Bestimmten psychischen Erkrankungen liegen unerträgliche Vorstellungen, Konflikte und Erfahrungen zugrunde, die das seelische Gleichgewicht dermaßen bedrohen, dass sie mit aller Macht ins Unbewusste abgewehrt werden müssen, von dort aber über oft auch wechselnde manifeste Krankheitssymptome das Leben der PatientInnen massiv beeinträchtigen.

Das ins Unbewusste Verdrängte unterliegt dem Prinzip des Wiederholungszwanges, inszeniert sich immer wieder aufs Neue in aktuellen Situationen und Beziehungen und wird vor allem auf die Beziehung zum/zur AnalytikerIn übertragen. Diese Wiederbelebung erlaubt PatientInnen im Schutz einer als verlässlich erlebten Beziehung ein allmähliches Bewusstwerden von schmerzlichen Zusammenhängen im Kontext der Lebensgeschichte. Gelingt es im Laufe der Analyse, das bisher Abgewehrte zu integrieren, kann es als Teil der Persönlichkeit und des Schicksals anerkannt werden. Damit können auch neue, weniger ein-schränkende Möglichkeiten der Auseinanderset-zung stattfinden. Die nachhaltigen Effekte sind eindeutig durch Langzeit-Katamnese-Studien nachgewiesen (DeMaat et al. 2013).

Mit der Psychoanalyse (vgl. Rössler-Schülein und Löffler-Stastka 2013) steht eine erprobte und wirksame Behandlungsmethode für die Behand-lung von lang anhaltenden Angsterkrankungen, Depressionen, Persönlichkeitsstörungen, (Cha-rakter-)Neurosen und Psychosomatosen zur Ver-fügung. Aufgrund des Indikationsspektrums für psychoanalytische Behandlungen (vgl. Rössler-Schülein et al. 2007) wird Psychoanalyse für Menschen mit heterogenen, komplexen psychi-schen Problemlagen und für strukturell schwer kranke PatientInnen genutzt. Um nachhaltigen Erfolg erzielen zu können, muss eine Psychothe-rapie neben einer Symptomreduktion auch Verän-derungen der psychischen Struktur (Kernberg 1991) bzw. des psychischen Funktionsniveaus (d. h. Reife- bzw. Organisationsgrad des psychi-schen Funktionierens, der Fähigkeit, Konflikte in sich wahrnehmen und symbolisieren zu können, der Fähigkeit zu befriedigenden zwischenmensch-lichen Beziehungen, der Fähigkeit zu arbeiten) erreichen. Die Bemühung um eine Integration im Sinne einer Strukturverbesserung ist das oberste Ziel der psychoanalytischen Behandlung, sodass konstant versucht wird, auch abgespaltene und in der äußeren Lebensrealität ausagierte Anteile des Patienten/der Patientin zu integrieren.

In der Psychotherapieforschung wurden für die Indikationsentscheidung lange Zeit patien-tenbezogene Variablen in das Zentrum der Auf-merksamkeit gestellt, die sich auf externe Fakto-ren wie z. B. Alter, Geschlecht, Ausbildungsniveau sowie auf interne Faktoren wie Ich-Stärke, Psy-chotherapiemotivation, Belastbarkeit beziehen. Demografische und klinische Daten werden je-doch bezüglich ihrer Relevanz für Indikations-stellungsprozesse mittlerweile unterschiedlich bewertet und teilweise widersprüchlich disku-tiert. In neueren Indikationsforschungsstudien galt das Interesse dem Beitrag des Therapeuten bzw. der therapeutischen Beziehung für die Indikationsentscheidung zur Psychotherapie. Dennoch liefern Instrumente, die die Bezie-hungsbereitschaft des Patienten evaluieren und

Aussagen über die therapeutische Zusammenar-beit liefern, wiederum divergente und wenig zu-friedenstellend einheitliche Ergebnisse. Untersu-chungen, die zeigen, dass die Indikationsstellung in der Psychotherapie sich nicht auf die Diagnos-tik einer bestimmten Störung, sondern vielmehr auf andere Patientenvariablen und Eigenschaften des Therapeuten zurückführen lässt, sind auf dem Gebiet der Psychoanalyse nach Ansicht von Ex-perten nicht gültig, aber bisher empirisch nicht widerlegt. Orlinskys Passung mag zwar für die Psychotherapie generell gelten, beantwortet je-doch nicht, welche unbewussten Faktoren bei-spielsweise ebenfalls eine Rolle im Indikations-stellungsprozess spielen können, sodass Langzeitergebnisse von psychoanalytischen Be-handlungen genauer und in möglichst naturalisti-schen Studiendesigns untersucht wurden (vgl. Rössler-Schülein et al. 2007). Bezüglich der In-dikationsstellung von Psychoanalysen geben Stu-dien zur Inanspruchnahme von Psychoanalyse Aufschluss über den Indikationsstellungsprozess, obwohl die Datenlage bezüglich der Indikations-stellung speziell für institutionell durchgeführte Psychoanalysen im europäischen Raum noch nicht ausreichend ist. Diese zeitgenössische Sicht der Psychoanalyse, die den Halt gebenden Cha-rakter des hochfrequenten psychoanalytischen Settings für die Ängste des Patienten betont, un-terscheidet sich von den Vorstellungen, die bei strukturellen Störungen eine Ich-reparative oder Ich-stützende Therapie empfehlen und dabei aus Rücksichtnahme vor einer möglichen Überforde-rung verschiedene Setting-Varianten vorsehen.

In Beantwortung beispielsweise der Frage, wer nun eine institutionelle Psychoanalyse er-hält, lässt sich Folgendes formulieren: Diejeni-gen Patienten, die eine Fähigkeit zur Aufrechter-haltung einer intakten sozialen Realität zeigen und damit beruflich erfolgreicher sind, werden eher in teilrefundierte Psychoanalyse weiterver-mittelt. Jedoch erhalten diejenigen Patienten, die ihre „Realität leiden lassen", also ihre Lebensum-stände verwenden, um ihr psychisches Gleichge-wicht aufrechtzuhalten, eine institutionelle Psy-choanalyse. Oder, anders ausgedrückt, werden Patienten, denen es möglich ist, Symptome in-trapsychisch (z. B. im Sinne einer stärker ausge-prägten Achse-I-Komorbidität) zu produzieren, eher in eine psychoanalytische Behandlung im niedergelassenen Bereich genommen als jene, die dazu den interpersonellen Raum benötigen. Manifestiert sich also die psychische Problematik der Patienten überwiegend und bedrohlich in deren äußerem Umfeld sowie gefährdend mit unmittelbarem Handlungsdruck, so wird eher im institutionellen Setting gearbeitet.

Mittels einer Erstgesprächstechnik, in der schon früh die vorherrschende Objektbeziehungsdyade zusammen mit dem dominierenden Affekt in der Übertragung gedeutet wird, ist es aus unserer Sicht möglich, zu eruieren, ob sich ein inneres Objekt abbildet, mit dem verhandelt werden kann. Die Erstgesprächssituation benötigt dafür den notwendigen Raum und die fachliche Kompetenz, um durch das Darstellen und Erkennen dieser Erfahrungen eine umfassende psychodynamische Hypothese und prognostische Einschätzung zu bilden.

Die Erhebung der subjektiven Krankheitstheorie dient im Weiteren auch zur Abschätzung der Motivation zur Behandlung, der Compliance, wobei vier Faktoren unterschieden werden können, die oft als ursächlich für die Erkrankung angegeben werden: 1. psychosozial intern: eigene Erfahrungen und Ängste, 2. psychosozial extern: das Verhalten wichtiger anderer, z. B. „Mobbing", 3. naturalistisch intern: körperliche Faktoren wie „Anfälligkeit" oder die „Gene", 4. naturalistisch extern: schädliche Umweltfaktoren, z. B. Luftverschmutzung. Psychosozial intern attribuierende Patienten zeigen eine vielfach höhere Motivation zur Behandlung, bei externalisierenden Patienten müssen oftmals über analytikerzentrierte Deutungsarbeit die abgespaltenen Affekte und Objektbeziehungsdyaden verstanden und durchgearbeitet werden.

10.6 Spezifika der therapeutischen Beziehung – die Arbeit mit unbewussten Prozessen in der Übertragung

Allgemein stellt die therapeutische Beziehung einen wesentlichen Wirkfaktor dar und erklärt mit anderen unspezifischen Wirkfaktoren 30 Prozent

der Ergebnisvarianz einer Behandlung. In der Psychoanalyse als Behandlung muss die therapeutische Beziehung unter mehreren, mindestens jedoch drei Aspekten betrachtet werden. Die Psychoanalyse basiert auf der Beobachtung von Vorgängen, die unsere Gefühle und unser Verhalten bestimmen, oft nicht wahrgenommen werden und sonst kaum zugänglich sind. Diese unbewussten Faktoren können eine Beeinträchtigung, manchmal in Form von deutlich wahrnehmbaren Symptomen und/oder störenden Charaktereigenschaften, Schwierigkeiten in Arbeits- und Liebesbeziehungen oder Störungen der Stimmung und des Selbstgefühls, hervorrufen. Die psychoanalytische Therapie zeigt auf, wie diese unbewussten Kräfte unsere aktuellen Beziehungen und Verhaltensweisen beeinflussen, verfolgt diese in ihrer Entstehung und Entwicklung und hilft dem Individuum, besser mit den Realitätsanforderungen des Lebens umzugehen.

Durch das Setting und die Verwendung der psychoanalytischen Haltung kann eine einzigartige therapeutische Beziehung entstehen, in der der Patient oder die Patientin die zugrunde liegenden unbewussten Ursachen seiner/ihrer Probleme nicht nur intellektuell kennenlernt, sondern auch emotional in der Beziehung zum Psychoanalytiker/zur Psychoanalytikerin (**Übertragungsbeziehung**) erleben, verstehen und verändern lernt. Da psychoanalytische Verfahren vor allem das direkte Ziel haben, Einsicht in die intrapsychische Konfliktsituation, unbewusste Dynamik und interpersonellen Abläufe zu gewinnen und das Verständnis dafür zu vermehren, wird ein prozesshafter Vorgang initiiert; in dessen Verlauf werden Erkenntnisse über die unbewussten Vorgänge in dem/der PatientIn gesammelt, die zu einem erlebnishaften Verstehen über die Natur seiner oder ihrer Konflikte beitragen sollen. Dieser Deutungsprozess setzt sich aus unterschiedlichen therapeutischen Maßnahmen zusammen: Klärung, Konfrontation, Deutung und Durcharbeiten. Historisch gesehen wurden die (behandlungs-)technischen Regeln der Psychoanalyse durch die Erweiterung der Anwendungsbreite erheblich ausdifferenziert.

Neben der Übertragungsbeziehung, die für das Erleben und Durcharbeiten der unbewussten

Konflikte dient, wird eine **Arbeitsbeziehung**, die besonders die bewussten Beziehungsaspekte in der Gestaltung der Behandlung inkludiert, beschrieben. In dieser Arbeitsbeziehung wird ein optimaler Rahmen für die psychoanalytische Arbeit geschaffen. Dazu gehören die regelmäßigen Sitzungen mit ihrer begrenzten Dauer, Honorar, Absageregelungen, evtl. der Umgang mit Medikamenten u. ä. m. Diese Aspekte müssen für die Bereitstellung eines Settings im Behandlungsvertrag geklärt und durchgearbeitet werden. Es liegt inzwischen genügend Evidenz vor, dass das Arbeitsbündnis („working alliance") in jenen Fällen besonders gut ausgestaltet ist, wenn sich beispielsweise therapeutische Ziele des Patienten mit jenen des Analytikers decken. Um ein solches Arbeitsbündnis zu etablieren, sind Interventionen nötig, die sowohl auf Ebene der Übertragungsbeziehung als auch der Arbeitsbeziehung durchgearbeitet werden.

Ein Funktionieren der therapeutischen Beziehung wird durch das klare Einhalten des Settings, der technischen Neutralität und der Abstinenz des Analytikers ermöglicht, diese ermöglicht erst ein umfassendes Verständnis der Übertragungsbeziehung. Auf Seiten des Analytikers ist die analytische Haltung die *Voraussetzung* für den Gebrauch der analytischen Methode, eine Voraussetzung und Ausrichtung, die analytisches Denken und Verstehen zuallererst ermöglicht (Vgl. Holder 2009). Sie ist charakterisiert durch vier Merkmale: Der Analytiker wahrt eine *neutrale* Haltung. Das heißt, er wertet nicht, ist neugierig und offen für Überraschungen, und er kann Unfertiges tolerieren. Der Analytiker *vermeidet Entweder-oder-Denken*. Der Analytiker *analysiert*; das heißt, er deutet bzw. bereitet Deutungen durch Konfrontationen und Klärungen vor. Der Analytiker strebt an, dem Patienten allein *durch das Analysieren* (und nicht durch Trost, Beschwichtigung, Ratschläge etc.) *zu helfen. Die analytische Tätigkeit wird gern mit vertrauten Objektbeziehungen* und sogenannten normalen zwischenmenschlichen Funktionen verglichen, wie z. B. wenn wir das Konzept des *Containing* (Bion) gebrauchen, das angelehnt an eine spezifische mütterliche Rezeptivität und Transformationsfähigkeit für die psychisch noch nicht bearbeitbaren Ängste des sehr kleinen Kindes beschrieben wird (Vgl. Löchel 2013).

Zweifellos ist *Containing* ein sehr wichtiger Bestandteil der analytischen Arbeit. Dieses besteht aber auch durch ein ständiges Oszillieren zwischen träumerischer Einfühlung, Denken mit einem Patienten und technischer Neutralität, theoriegeleitetem Denken über einen Patienten.

10.7 Methodik und Durchführung

Anhand eines ausführlich dokumentierten Fallbeispiels (Wegner 1992) kann die prozessorientierte Diagnostik illustriert werden, deren Schwerpunkt auf dem Szenischen Verstehen (Argelander 1970) liegt. Dabei wird bereits im Vorfeld einer Behandlung sorgfältig auf Übertragung und Gegenübertragungsphänomene geachtet. Der Analytiker beschreibt, wie ihm erst kurz vor dem Interviewtermin eine aus dem Rahmen fallende Bemerkung über das äußere Erscheinungsbild der Patientin, die die Sekretärin seiner Abteilung gemacht hatte, wieder einfällt und er deswegen neben der ihm gewohnten Neugier eine besondere, eher unangenehme Aufregung in sich spürt. Er fühlt sich in eine bestimmte Richtung gedrängt, unfreier als sonst, voreingenommen. Als er die Patientin im Wartezimmer abholen will, findet er sie zunächst nicht, vielmehr sieht er sie auf der anderen Seite des Ganges verschmitzt lächelnd stehen, so als ob sie nicht ohne Vergnügen seinen gescheiterten Versuch, sie zu finden, beobachten würde. Wegner fühlt sich verspottet und ist unsicher, wie er diese Erfahrung einordnen kann. Wie selbstverständlich nimmt sie im Behandlungszimmer Platz, verbarrikadiert sich allerdings hinter ihrer Kleidung, die sie nicht an der Garderobe abgelegt hat. Auch hier beschreibt Wegner exemplarisch, wie viel Aufmerksamkeit im Erstinterview auf die Wahrnehmung des Körpers im Raum gelegt wird und wie diese Informationen zu Kenntnis genommen werden müssen, ohne ihnen gleich Bedeutung zuschreiben zu können. Beeindruckt von der äußeren Erscheinung der Patientin nimmt er zu seiner Verwunderung eine leichte Gereiztheit, die mit der Frage verbunden war, was denn die Patientin von ihm wolle, in sich wahr, kann aber diese Frage nicht formulieren, da diese ihn gleich damit überrascht, dass sie ihn leider telefonisch nicht erreicht habe, da die Wartezeit doch zu lang war, und sie jetzt nur gekommen sei, um abzusagen, sie habe ihn anders nicht erreicht und habe daher in der Zwischenzeit mit einer anderen psychotherapeutischen Behandlung begonnen.

Wegner fühlt sich zum zweiten Mal genarrt, gekränkt und verspürt den Wunsch, sich knapp zu verabschieden, um nicht auf seinem Ärger sitzenzubleiben. Daneben bemerkt er ein zweites Gefühl in sich, nämlich den Wunsch, mit der Therapeutin der Patientin zu konkurrieren, wobei er merkt, dass er wie selbstverständlich davon ausgeht, dass es sich um eine Frau handeln müsse. Er gibt eine gute Beschreibung davon, wie er mit der emotionalen Verunsicherung umgeht: Diese nicht leicht einordenbaren Gedanken in sich wahrnehmend und den damit einhergehenden Druck, versucht er, Zeit zu gewinnen, um zu verstehen, warum die Patientin mit der Mitteilung, das Interview sei beendet, das Interview eröffnet hatte. Es müsse doch vielleicht unbewusste seelische Gründe dafür gegeben haben, dass die Patientin es für nötig befand, ihn aufzusuchen, nicht nur die angeführten äußeren. Sie musste ein psychisches Interesse haben, ihn zu sehen, und es schien so, dass die Bedingung zur Verwirklichung ihres Wunsches, in irgendeiner Weise verstanden zu werden, darin gipfelte, ihn glauben zu lassen, dass sie ihn sicherlich nicht werde brauchen können: Denn seine Hilfe kam zu spät, war längst enttäuschend, fußte auf der falschen Methode, und außerdem hat er das falsche Geschlecht. Wegner versteht dies als Einladung zum Machtkampf und Rivalität und merkt, wie er dazu verleitet werden könnte, der Patientin beweisen zu wollen, doch der Richtige zu sein. Andererseits vermutet er, dass das Verbarrikadieren der Patientin hinter ihrer Kleidung Ausdruck von Angst sein könnte, und versucht daher, die in ihm provozierte Aggression zu containen. Er bleibt daher neutral, indem er sich bei der Patientin dafür bedankt, dass sie eine Möglichkeit gesucht hat, den Termin abzusagen.

Daraufhin entsteht eine längere Pause, in der die Patientin beruhigt scheint, aber der oben genannte Ärger stellt sich beim Interviewer wieder ein. Fast als ob die Patientin geahnt hätte, was ihn innerlich beschäftigt, beginnt sie das Interview zum zweiten Mal damit, dass sie über die unterschiedlichsten Therapieformen informiert werden möchte, da sie zu ökonomischen Entscheidungen tendiere und von der Psychoanalyse gehört habe, dass sie so viel Zeit in Anspruch nehme, um dann mit der direkten Frage zu gipfeln, ob denn ihr Vorurteil stimme, dass die Psychoanalyse unendlich daure. Wieder fühlt sich der Interviewer bedrängt, möchte sich aber durch den neuerlichen Angriff nicht von der analytische Haltung (vgl. Löchel 2013) abbringen lassen und meint daher mit festem Ton, ohne zu werten oder zu beschwichtigen, es sei richtig, dass eine Psychoanalyse viel Zeit beanspruche. Damit entsteht ein kurzes Schweigen, die Patienten wechselt wie in ein andere Tonart: „Mein Problem ist, dass ich viel zu lange in meinem Leben schnelle Entscheidungen gefällt habe, die nur scheinbar klar und rational begründet waren. Ich habe begonnen, mir selbst gegenüber misstrauisch zu sein!"

Beim Interviewer entsteht der Eindruck, die Patientin sei gerade im Begriff, hier in der Gesprächssituation etwas zu wiederholen. Um ihr eine Erfahrung zu ermöglichen, bietet er ihr an: „Wenn wir das Gespräch führen würden, wie wir es vereinbart hatten, dann würde ich Sie jetzt vielleicht fragen, welche konkreten Erlebnisse Sie dazu gebracht haben, sich selber gegenüber so misstrauisch zu sein." Die Patientin quittiert diese Intervention mit einem verstehenden Lächeln, welches auch Dankbarkeit auszudrücken scheint, aus der unmöglichen Situation, in die sie sich und den Interviewer manövriert hatte, herauskommen zu können. Sie kann zu erzählen beginnen, dass sie wegen Angst vor überstürzten Entscheidungen gekommen sei. Sie sei, ausgelöst durch die Forderungen beider Partner in einer Dreiecksbeziehung, in heftige Bedrängnis gekommen, habe somatische Symptome entwickelt und fühle sich in ihrer Arbeitsfähigkeit durch Gedankenkreisen und Konzentrationsstörungen eingeschränkt, außerdem fühlte sie sich ständig von ihrer Mutter kritisiert. In der anderen Behandlung habe sie herausgefunden, dass es heftige Wut und Hass auf die Mutter gebe, was sie als sehr irritierend erlebte. In seiner ersten Deutung bietet ihr der Interviewer sein Verständnis der inneren Situation und ihrer Darstellung in der gegenwärtigen unbewusst gestalteten Szene an: „Man könnte sagen, Sie sind dauernd auf der Suche nach dem ‚Richtigen‘, aber es ist Ihnen entgangen, dass Sie innerlich etwas daran hindert, es festzuhalten. Stattdessen müssen Sie dauernd überprüfen, ob der oder die Richtige Ihre Wünsche wirklich überleben würde." Darauf wird die Patientin war sehr nachdenklich, nimmt diese Überlegung in sich auf (Wegner 1992, S. 304).

Wegner erfährt im weiteren Verlauf des Gesprächs, dass die Patientin schon als Baby zeitweise in Pflege zu einer nahen Verwandten gekommen war und als Kleinkind in eine Dreiecksbeziehung zwischen einer kranken Mutter und der sie versorgenden, idealisierten Verwandten. Jetzt wird verständlicher, warum und wie sehr die Patientin zwischen Abhängigkeitswünschen – dem Versorgtwerden durch einen stabilen Partner – einerseits und panikartigen Ängsten vor Abhängigkeit andererseits leidet. Diese Ängste befeuern die multiple Symptomatik, stammen zum Teil aus früher Kindheit und wurden durch spätere Erfahrungen auf ödipaler Ebene und in der Adoleszenz weiter geformt und überarbeitet. Die Neigung zu Idealisierung und Entwertung (von sich selbst und anderen) scheint dabei als Abwehrformation eine nicht unwesentliche Rolle zu spielen: Nachdem der Analytiker die Anfangsszene überlebt hatte, findet er sich in der Rolle der idealisierten Pflegemutter (oder des Liebhabers) und also in der Gefahr, die entwertenden Tendenzen der Patientin gegenüber Mutter/Vater (oder dem Partner) mitzumachen. Die Patientin hatte mitgeteilt, dass sie bereits in ressourcenorientierter therapeutischer Behandlung sei. Aber wäre nicht ein langfristiges aufdeckendes Verfahren für sie unabdingbar notwendig, um mit all der hier nur angedeuteten komplexen Symptomatik und Problematik umfassend umgehen zu können?

Auch hier entscheidet sich der Interviewer für technische Neutralität: Mit dem Erleben der Patientin, dass andere schon längst für und über sie entschieden hätten, geht er deutend um, außerdem erinnert er sie an die Vereinbarungen mit ihrer Therapeutin. Damit ist gleichzeitig aus einer unaufdringlichen Haltung heraus eine künftige psychoanalytische Arbeit möglich.

In einer solchen kann perspektivisch mit einer Symptomreduktion einerseits, aber auch dem Wiedererstarken der Ängste vor Abhängigkeit in einer Beziehung und Verlorenheit ohne sie andererseits gerechnet werden. Kompliziert wird das durch die Fähigkeiten, Bewunderung und Rivalität auszulösen, und ihre vermutlich unbewusste Verachtung der eigenen Hilfsbedürftigkeit, die mit einer Angst vor Kontrollverlust einhergeht. Prognostisch günstig sind die Fähigkeit der Patientin, die Ursache der Schwierigkeiten in sich selbst verorten zu können, und die Herstellung eines initialen Arbeitsbündnisses.

Dieses Fallbeispiel steht im Einklang mit der inzwischen umfassenden Literatur über theoretisch relevante Mechanismen im Veränderungsverlauf des psychoanalytischen Prozesses (vgl. Parth und Loeffler-Stastka 2015) und unterstreicht Hauptprinzipien der psychoanalytischen Theorie, nämlich die Relevanz unbewusster Prozesse für die Entwicklung der Psychopathologie des Patienten, der psychischen Struktur seiner Persönlichkeit sowie der Beziehungsdynamik in der therapeutischen Sitzung. Dies gilt auch für den diagnostischen Prozess. Theoretische und technische Konzepte zur therapeutischen Kompetenz, die erforderlich ist, um mit dieser Dynamik umzugehen, z. B. Containment/Verarbeitung, Deutung der Übertragung und Berücksichtigung der Gegenübertragungsdynamik sowie Arbeiten mit primitiven Abwehrmechanismen, beeinflussten weitgehend das moderne psychoanalytische Denken.

Um evidenzbasiert untersuchen zu können, wie psychoanalytische Therapien wirken (d. h. wie Symptome abklingen und sich die Persönlichkeitsstruktur ändert), haben mehrere Forschungsgruppen psychoanalytische Kernkompetenzen auf theoretischer Basis aufgelistet und systematisch beschrieben, z. B. das Centre for Outcomes Research and Effectiveness der British Psychological Society (CORE) zu psychodynamischen und psychoanalytischen Kompetenzen. Andere, vorwiegend klinisch orientierte, haben ausführlich beschrieben, wie eine psychoanalytische Sitzung durch gezielte Interventionen, Standpunkte und das Verständnis des Therapeuten charakterisiert ist, z. B. die Arbeitsgruppe der Europäischen Psychoanalytischen Föderation (WPE) zur Fokussierung auf psychoanalytische Kompetenz.

10.8   Zusammenfassung

Für die psychoanalytische Diagnostik ist es wesentlich, dass ein Teil der Psychodynamik der Patienten im Erstinterview zur Darstellung kommen kann. Dieses szenische Verstehen kann im besten Fall der Patientin einen Eindruck von der psychoanalytischen Methode geben und ihr ermöglichen, einen Aspekt psychoanalytischer Selbsterfahrung kennenzulernen (Argelander 1970; Wegner 1992). Damit ist die psychoanalytische Diagnostik als eine genuin persönlichkeitsspezifische zu sehen und führt zu personalisierten Behandlungsempfehlungen. Wesentlich ist dabei der prozesshafte Verlauf der psychoanalytischen Diagnostik: Gelingt es im Laufe der Erstgespräche, dass der Analytiker nicht nur einfühlend mit, sondern auch reflexiv über einen Patienten denken kann und eine so formulierte Probedeutung vom Patienten auch aufgenommen und verwendet werden kann, sind gute Voraussetzungen für das Gelingen eines psychoanalytischen Prozesses gegeben. Dies kann in einem oder in einer Reihe an Erstgesprächen gelingen. Für eine Kommunikation mit Dritten können die Symptomatik und Psychodynamik nachvollziehbar mithilfe von standardisierter Diagnostik beschrieben werden. Die für eine psychoanalytische Diagnostik erforderlichen Kompetenzen, sich in gewissen Maßen emotional verunsichern zu lassen und das dabei Erlebte zu verstehen, sind vielfältig beschrieben worden und werden systematisch erforscht.

Verwendete und weiterführende Literatur

Argelander H (1970) Die szenische Funktion des Ichs und ihr Anteil an der Symptom- und Charakterbildung. Psyche Z Psychoanal 24(5):325–345

Bohleber W (1992) Identität und Selbst. Die Bedeutung der neueren Entwicklungsforschung für die psychoanalytische Theorie des Selbst. Psyche Z Psychoanal 46(4):336–365

Clarkin JF, Caligor E, Stern B, Kernberg OF (2004) Deutsche Übersetzung von Stephan Doering © der englischen Originalausgabe: Structured Interview for Personality Organization (STIPO) Clarkin, Caligor, Stern & Kernberg. Personality Disorders Institute, Weill Medical College of Cornell University, New York. Strukturiertes Interview zur Persönlichkeitsorganisation -Deutsche Version-STIPO-D https://www.meduniwien.ac.at/hp/fileadmin/psychoanalyse/pdf/STIPO-D.pdf. Zugegriffen am 23.12.2019

DeMaat S, DeJonghe F, DeKraker R, Leichsenring F, Abbass A, Luyten P, Barber J, Van R, Deckker J (2013) The current state of the empirical evidence for psychoanalysis: a meta-analytic approach. Harvard Rev Psychiatry 21:107–137

Freud S (1910) Über „wilde" Psychoanalyse. Gesammelte Werke VIII:118–125. http://freud-online.de/Texte/PDF/freud_werke_bd8.pdf. Zugegriffen am 21.11.2021

Holder A (2009) Grundbegriffe der klassischen und gegenwärtigen Psychoanalyse. In: Ehlers W, Holder A (Hrsg) Psychoanalytische Verfahren, Bd 2. Klett-Cotta, Stuttgart, S 47–77

Kernberg OF (1991) Psychic structure and structural change: an ego psychology-object relations theory viewpoint. In: Shapiro T (Hrsg) The concept of structure. International Universities Press, Madison

Löchel E (2013) Ringen um psychoanalytische Haltung Psyche. Z Psychoanal 67:1167–1190

Löffler-Stastka H (2018) Personality syndromes P axis. In: Lingiardi, McWilliams (Hrsg) PDM-2. psychodynamic diagnostic manual. Guilford Publications, New York, S 973–1015

Parth K, Loeffler-Stastka H (2015) Psychoanalytic Core Competence. Front Psychol Psychoanalysis Neuropsychoanalysis 6:356

Rössler-Schülein H, Löffler-Stastka H (2013) Methoden: Psychoanalyse und psychoanalytische Psychotherapie – Unterschiede und Gemeinsamkeiten. Neuropsychiatrie 27:180–187

Rössler-Schülein H, Löffler-Stastka H, Diercks C, Skale E (2007) Zur Indikationsstellung von psychoanalytischen Behandlungen bei Persönlichkeitsstörungen. Medizinische Wochenschrift 157:402–412. https://doi.org/10.1007/s10354-007-0385-y

Schmidt MG (2014) Der Einfluss der Präsenztheorie auf die psychoanalytische Behandlungstechnik. Psyche Z Psychoanal 68(9–10):951–970

Wegner P (1992) Zur Bedeutung der Gegenübertragung im psychoanalytischen Erstinterview. Psyche Z Psychoanalyse 46:286–307

Hemma Rössler-Schülein, Dr. med. univ., Fachärztin für Psychiatrie und Psychotherapeutische Medizin, Psychotherapeutin Psychoanalyse und Psychoanalytische Psychotherapie (WPV/IPA), Lehranalytikerin WPV, Lehrtherapeutin und Supervisorin Psychoanalytisch orientierte Psychotherapie (POP); Arbeitsbereich: niedergelassen in eigener Praxis, diverse Funktionen im Ambulatorium und im Vorstand der Wiener Psychoanalytischen Vereinigung, https://wpv.at/vereinigung/ mitglieder/details/uuid/4502f11d-038c-40d3-a786-0670ec6c970e/.

Henriette Löffler-Stastka, Univ. Prof. Priv. Doz. Dr. med. univ., Fachärztin für Psychiatrie und Psychotherapeutische Medizin, Psychotherapeutin – Psychoanalyse und Psychoanalytische Psychotherapie (PA) (WPV/IPA); Arbeitsbereich: Klinik für Psychoanalyse und Psychotherapie, Medizinische Universität Wien, Psychoanalyse-, Psychotherapieforschung, Ausbildungsforschung, Curriculumdirektorin für Universitätslehrgänge und Postgraduelle Programme der Medizinischen Universität Wien. https://www.meduniwien.ac.at/web/index.php?id=688& res=henriette_loeffler-stastka.

Diagnostik in der Psychoanalytisch orientierten Psychotherapie

11

Felicitas Datz und Henriette Löffler-Stastka

11.1 Was ist Psychoanalytisch orientierte Therapie?

Psychoanalytisch orientierte Psychotherapie (PoP) kann als ein anwendungsorientiertes, modifiziertes Setting der klassischen Psychoanalyse verstanden werden.

Die Basis bildet die psychoanalytische Lehre und Theorie. Wichtige Begriffe in diesem Zusammenhang sind:

- Innerpsychische Konflikte
- Abwehrmechanismen
- Widerstand
- Übertragung und Gegenübertragung
- Deutungen im Hier und Jetzt
- Symptombildung
- Agieren (Inszenierung/Enactment)
- Abstinenz
- Technische Neutralität
- Gleichschwebende Aufmerksamkeit

Die therapeutische Beziehung steht im Zentrum der Behandlung. In ihr können Dynamiken wiederholt und durchgearbeitet werden. Sie bildet den Rahmen für das Verstehen und Verändern unbewusster Prozesse und Vorgänge.

Im Folgenden werden Behandlungskonzepte vorgestellt, die sowohl in der Psychoanalyse als auch in der psychoanalytisch orientierten Psychotherapie relevant sind, wobei mögliche und definitive Unterschiede herausgearbeitet werden.

Die psychoanalytisch orientierte Behandlung geht ebenso wie die Psychoanalyse über den Versuch, unbewusste Vorgänge und Erleben des Patienten oder der Patientin bewusst zu machen, hinaus. Die Therapeutin/der Therapeut achtet beim Intervenieren auf die Interaktionsdynamik und versucht, mittels gleichschwebender Aufmerksamkeit vorbewusstes Erleben in Sprache zu bringen.

11.2 Darstellung der Hintergrundtheorien

11.2.1 Wissenschaftlich-psychotherapeutische Theorie des menschlichen Handelns

Die wissenschaftlich-psychotherapeutische Theorie des menschlichen Handelns, auf der die Psychoanalytische orientierte Psychotherapie beruht, ist die Psychoanalyse. Sie wurde von Sigmund Freud gemeinsam mit Josef Breuer begründet (vgl. Freud, Studien über Hysterie 1895) und hat sich in ihrem mehr als hundertjährigen Bestehen zu einer differenzierten, detaillierten und umfang-

Datz (✉)
Wiener Psychoanalytische Akademie (WPA), Wien, Österreich

H. Löffler-Stastka
Klinik für Psychoanalyse und Psychotherapie, Medizinische Universität Wien, Wiener Psychoanalytische Vereinigung (WPV), Wien, Österreich
e-mail: henriette.loeffler-stastka@meduniwien.ac.at

Springer-Verlag GmbH Deutschland, ein Teil von Springer Nature 2022
C. Höfner, M. Hochgerner (Hrsg.), *Psychotherapeutische Diagnostik*,
https://doi.org/10.1007/978-3-662-61450-1_11

139

reichen Theorie menschlichen Handelns entwickelt. Die Psychoanalyse stellt komplexe theoretische Vermutungen über die Entstehung psychischer Störungen an, aus denen sich folgerichtige Annahmen über die Behandlung dieser Leidenszustände ergeben. Daneben hat die Psychoanalyse von Anfang an Ausdrucksformen des Alltagslebens sowie gesellschaftlicher und kultureller Phänomene untersucht und in Verbindung mit klinischen Erscheinungen gebracht. Psychoanalyse ist somit mindestens dreierlei: eine Theorie der Persönlichkeit, ein Modell der Ätiologie von psychischen Störungen und eine Theorie der Behandlung.

11.2.2 Theorie der Persönlichkeit und Persönlichkeitsentwicklung

Die Psychoanalyse fußt auf der zentralen Annahme, dass der Großteil unserer Psyche sich aus unbewussten Vorgängen zusammensetzt. Die wesentlichen Motive unseres Erlebens und Handelns und oft auch von Geschehnissen, die uns vermeintlich äußerlich zustoßen, bleiben unbewusst und demgemäß der bewussten Wahrnehmung der Person entzogen. Die psychoanalytische Theorie macht noch eine eigene Unterscheidung zwischen Vorgängen, die zwar aktuell nicht im Bewusstsein, jedoch prinzipiell bewusstseinsfähig sind – und nennt sie vorbewusst –, und Vorgängen, die durch eine Zensur bzw. eine Abwehr am Bewusstwerden gehindert werden. Diese Unterscheidung in vorbewusst und nennt sie unbewusst ist deswegen wichtig, weil nur die letztere Gruppe, von einer bewussten Zensur betroffen und der Verdrängung zum Opfer gefallen, als das Unbewusste gilt. Den Inhalt des Unbewussten stellen Repräsentanzen von Trieben und von internalisierten Objekten (primäre Bezugspersonen bzw. Teile von ihnen, wie sie im infantilen Leben von Bedeutung sind) dar. Die psychischen Vorgänge im Unbewussten gehorchen prinzipiell anderen Gesetzmäßigkeiten als die im vorbewusst-bewussten Seelenleben. Diesem Unterschied wird in der Konzeption eines Primär- und eines Sekundärprozesses ent-

sprochen. Um dem Umstand Rechnung zu tragen, dass sowohl die ständig nachdrängenden Triebrepräsentanzen (deren Ziel es ist, Zugang zur bewussten Wahrnehmung der Person zu erlangen und sich so verwirklichen zu können) als auch die mit ständigem Energieaufwand dagegen sich positionierenden Verdrängungsvorgänge unbewusst sind, wird das Seelenleben als aus Instanzen zusammengesetzt gedacht: aus einem Es als Inhalt der verpönten sexuellen und aggressiven Triebansprüche, einem Ich, das mit seinem bewussten Anteil die Anpassung an die Außenwelt gewährleistet und im neurotischen Konflikt den großteils unbewussten Abwehrpol der Persönlichkeit darstellt, und einem Über-Ich, das Träger der moralischen Ansprüche der sozialen Umgebung und somit der wichtigsten Motive für die Verdrängung ist.

Das Über-Ich entsteht durch die Identifikation mit den verbietenden Funktionen der primären Bezugspersonen. Der hier am Beispiel der Über-Ich-Entstehung beschriebene Vorgang wird in den theoretischen Beiträgen der Objektbeziehungstheorien (M. Klein, W.R. Bion, H. Segal, O. Kernberg) zu einer differenzierten Beschreibung aller seelischen Strukturen als Niederschlag früher Objektbeziehungen weiterentwickelt. Allerdings spielt dabei die Beziehung des Kleinkindes zur Mutter bzw. zu mütterlichen Teilobjekten eine viel größere Rolle als die bei Freuds Vorstellung der Über-Ich-Bildung noch im Zentrum stehende Beziehung zum Vater.

Die Triebe besetzen mit ihrer Energie nicht nur die Objekte, sondern auch das eigene Selbst. Die Konzipierung dieser Vorgänge, die für die Regulierung des Selbstwertgefühles und für das Verständnis schwerer psychische Krankheiten von entscheidender Bedeutung sind, wurde mit der Einführung des Begriffes Narzissmus in Angriff genommen. Aufbauend auf diesem Konzept stellen die Narzissmustheorien umfangreiche und differenzierte Annahmen für das Verständnis gesunden und kranken psychischen Lebens zur Verfügung. Die Psychoanalyse steht mit diesen Grundtheorien (Trieb- und Ich-Psychologie, Objektbeziehungs- und Narzissmustheorie) in ständigem Austausch mit Nachbarwissenschaften wie Ethnologie, Säuglingsforschung, Linguistik, Kulturwissenschaft, Kognitionswissenschaft,

Neurobiologie etc., übernimmt von dort Ergebnisse und Konzepte und „exportiert" eigene Begrifflichkeiten und Verständnisweisen.

11.3 Darstellung der spezifischen Gesundheits- und Krankheitslehre des Verfahrens

Die von der Psychoanalyse abgeleitete psychoanalytisch orientierte Psychotherapie zieht keine strikte Grenze zwischen „normalem" und „gestörtem" Verhalten und Erleben. Die angeführten Konzepte stellen die Grundlage für das Verständnis sowohl von alltäglichen Phänomenen als auch von psychischen Leidenszuständen dar. Das Ätiologiemodell ist stark von genetischen Gesichtspunkten geprägt, d. h., gestörtes Erleben und Verhalten sowie psychisches Leiden haben nach diesen Vorstellungen ihren Ursprung in der kindlichen Entwicklung, wobei die ersten sechs Lebensjahre entscheidend für Gesundheit und Krankheit einer Persönlichkeit sind. Zentral ist dabei die Vorstellung des Konfliktes zwischen Triebansprüchen und Abwehr, zwischen Es, Ich und Über-Ich, die im infantilen Leben entstehen und, ungelöst ins Erwachsenenleben weitergetragen, zu Neurosen und anderen psychischen Erkrankungen führen. Daneben spielt auch die Annahme von (Struktur-)Defiziten, vor allem bei schweren psychischen Störungen, eine wichtige Rolle: Fehlende frühkindliche Entwicklungsmöglichkeiten führen zu mangelnden Ich-Funktionen, sodass z. B. die Unterscheidungen zwischen Fantasie und Realität, zwischen „Innen" und „Außen" sowie zwischen „Ich" und „Nicht-Ich" nur sehr unzureichend möglich sind – sog. Borderline-Störungen und Psychosen sind die Folge. Bei all dem ist der Psychoanalyse monokausales Denken fremd, vielmehr sind Vorstellungen von „Ergänzungsreihen", von anlagebedingt zu umweltbedingt, von der Pathogenität äußerer traumatischer Verhältnisse zur Entstehung von Störungen allein durch konflikthafte unbewusste Fantasien, ausschlaggebend.

In gegenwärtigen Diskussionen in der psychoanalytischen Entwicklungspsychologie werden verschiedene Bereiche hinsichtlich ihrer Wichtigkeit für die Entstehung individueller Traumata und der Fähigkeit zu Konfliktmanagement untersucht: Bindungsforschung, Objektbeziehungstheorien, Prozesse der Entstehung psychischer Strukturen und des Erwerbs basaler psychischer Funktionen (Mentalisierung, Symbolisierung, „affect attunement", Affekt- und Beziehungsregulierung). So führten Bindungs- und Traumaforschung zu einer erheblichen Differenzierung der lange dominanten Perspektive der Rekonstruktion unbewusster Konflikte. Präzisere theoretische Konzeptionen haben zur besseren Diagnosemöglichkeit der dominanten Abwehrmechanismen in den verschiedenen klinischen Störungen geführt. Konzepte wie „neurotic styles", Selbstwertregulierung, Coping-Strategien, Ebene der Persönlichkeitsorganisation bzw. der Ich-Struktur, Identitätsdiffusion etc. finden Eingang in diese Diskussion.

Die psychodynamische (psychoanalytisch orientierte) Einzeltherapie stellt derzeit die empirisch am häufigsten praktizierte und am besten untersuchte Therapieform dar. Die psychodynamische Psychotherapie gehört zu den Anwendungsformen der psychoanalytischen Psychotherapie, ebenso wie die Transference-focused Psychotherapy und die Mentalization-based Psychotherapy (Bateman und Fonagy 2009). Sie sind psychoanalytisch orientierte psychotherapeutische Verfahren, da sie den Umgang mit Übertragung, Gegenübertragung und Widerstand zur Voraussetzung haben und somit auf der Basis der psychoanalytischen Therapie und der psychoanalytischen Krankheitslehre beruhen.

11.4 Position zur Allgemeinen Psychopathologie

Die ICD-Diagnostik entstammt einer atheoretischen forschungsorientierten Entwicklungslinie, die sich seit den 1980er-Jahren (DSM-III) hauptsächlich zur Durchführung objektiver und reliabler Forschung etablierte. Sie orientiert sich an einem Begriff der idealen Norm und weniger an theoretischen Konzepten. In der Psychotherapie, insbesondere in der Psychoanalyse, ist das Subjektive des Menschen Gegenstandsbereich, das mittels der ICD-/DSM-Diagnostik nur zum Teil abgebildet werden kann. Die der psychoanalytischen Diagnostik zugrunde liegende Nosologie entstand theoriegeschichtlich durch die Forschungsmethode des hermeneutischen Zirkels, also durch den Einzelfall. Entsprechend sind psychodynamische Diagnosemanuale fallorientiert gestaltet (PDM). Durch konsequente Case-Study-/Case-Series-Forschung entwickelten sich Domänen, die aus der Prozess-Outcome-Forschung evidenzbasierte Variablen zusammenfassen. Solche Domänen sind beispielsweise Konflikt, Struktur, Beschwerdepräsentation, Behandlungsvoraussetzungen, Beziehung; sie wurden als Achsen in der OPD zusammengefasst. Es lassen sich hierbei je Faktoren erkennen, die 40 Prozent der Therapie-Ergebnisvarianz erklären.

Beschrieb W. Reich 1920 PatientInnen, die durch PoP gut behandelbar sind, als „im Ich infantil gebliebene Menschen", hat sich die Diagnostik von „Grenzfällen" zu einer ausgereiften Persönlichkeitsdiagnostik entwickelt. Über die Entwicklung des IPO-Inventars zur Persönlichkeitsorganisation und die Praxiserfahrungen mit dem Strukturellen Interview nach Kernberg hat sich eine strukturierte, manualisierte Diagnostik der Persönlichkeitsorganisation (STIPO) etabliert, die die wesentlichen Parameter für eine Indikationsstellung zu PoP darstellt.

11.5 Spezifische Behandlungsvoraussetzungen

11.5.1 Setting

Ein stabiler und belastbarer sowie Halt und Orientierung gebender Rahmen bildet die Voraussetzung dafür, dass sich diese erwähnte Interaktionsdynamik entfalten kann. So können alle möglichen Persönlichkeitsanteile und die Pathologien des Patienten sichtbar werden und am Rahmen abgehandelt und besprechbar gemacht werden. Dabei kommen der Konstanz in der Terminabfolge, ihren Zeitpunkte, ihrem Ort, der Verschwiegenheit und Sitzordnung eine wichtige Rolle zu.

11.5.2 Indikation

Die Indikation für eine PoP besteht bei Personen, denen es aus äußeren oder inneren Gründen nicht möglich ist, eine hochfrequente psychoanalytische Behandlung in Anspruch zu nehmen. Dabei stellt die zugrunde liegende Diagnose keine Kontraindikation dar. Auch Alter oder kultureller Hintergrund der Patientin oder des Patienten haben keine Auswirkung auf die Indikation einer psychoanalytisch orientieren Psychotherapie.

11.5.3 Haltung

Nach Sigmund Freud, dem Begründer der Psychoanalyse, steht die „analytische Haltung" in Zusammenhang mit der „Neutralität" und der Vorstellung von „Abstinenz". Diese Haltung ermöglicht die Entwicklung einer Übertragungsbeziehung. Sie dient der Durcharbeitung und Bewusstmachung konflikthafter (libidinöser oder aggressiver) Bestrebungen der PatientInnen im Rahmen des therapeutischen Arbeitsbündnisses. Die abstinente Haltung des Therapeuten/der Therapeutin, die eine bewusste Frustration der Bedürfnisse des Patienten/der Patientin darstellt, wird von diesem/dieser nicht als neutral erlebt. Die Therapeutin oder der Therapeut läuft Gefahr, Konflikte zu provozieren, die ein durch diese Haltung bedingtes Artefakt darstellen, nicht aber eine Manifestation der primären Psychopathologie der PatientInnen. Deshalb sollen die Interventionen (Deutungen) des Therapeuten oder der Therapeutin auf der Grundlage von Introspektion, Gegenübertragungsanalyse, Reverie und Empathie von einer kontinuierlichen Einschätzung dessen geleitet sein, was den Prozess der Entfaltung der subjektiven Welt des Patienten oder der Patientin im Kontext der analytischen Beziehung erleichtern oder erschweren würde.

Das Wiederholen und Erinnern in der psychoanalytisch orientierten Behandlung soll eine Veränderung des unbewussten Wiederholungszwangs und eine psychische Reintegration und Restrukturierung ermöglichen.

Die durch Versagung aufgestaute libidinöse Energie soll therapeutisch nutzbar gemacht werden; Ziel ist die libidinöse Besetzung der analytischen Situation selbst. Mithilfe des durch die therapeutische Versagung aufrechterhaltenen Leidensdrucks soll die Tendenz zum Agieren als Ausdruck der Befangenheit in unbewussten (leidenschaftlichen) Mustern durch Zustimmung zum methodischen Verzicht und Verbalisierung (als rein sprachlicher Auseinandersetzung von Bewusstsein und Unbewusstem) ersetzt werden. Deutung und Einsicht als vertieftes und verbessertes Selbstverständnis ergänzen oder ersetzen schließlich den unmittelbaren Befriedigungsanspruch.

11.6   Spezifika der therapeutischen Beziehung

11.6.1 Unterschiede zwischen PoP und Psychoanalyse

Die Hauptunterschiede zwischen PoP und Psychoanalyse sind

- Stundenfrequenz
- Setting

Außerdem ist die psychoanalytisch orientierte Methode bemüht, stützende und supportive Elemente im Sinne psychoanalytischen Denkens und Verstehens anzuwenden. Diese unterscheiden sich mitunter dennoch gravierend von supportiven Interventionen in anderen psychotherapeutischen Schulen. Die psychoanalytische Haltung stellt fortwährend das Fundament dar, auch welchem supportive Interventionen getätigt werden.

11.6.2 Geschichte

Seit der zweiten Hälfte des 20. Jahrhunderts kam es verstärkt zu einer Forderung nach Ergänzungen der psychoanalytischen Technik für bestimmte PatientInnen, Gruppen und Rahmenbedingungen (TFP; MBT etc.). PoP hat hier eine Sonderstellung, da es sich nicht um definierte Handlungsanweisungen handelt, sondern um ein

„Set aus Überlegungen, die aus der Besonderheit der reduzierten Setting-Möglichkeiten resultieren" (Grossmann-Garger 2018, S. 91).

11.6.3 Behandlungsziel

„In POP wird eine teilweise Reorganisation der psychischen Struktur angestrebt, sodass eine signifikante Verbesserung der Symptomatik stattfinden kann" (Grossmann-Garger 2018, S. 92).

11.7   Methodik und Durchführung

Die Psychoanalytisch orientierte Psychotherapie (PoP) gehört zu den Anwendungen der Psychoanalyse und zu jenen psychoanalytischen Verfahren, welche die Bearbeitung lebensgeschichtlich begründeter pathogener unbewusster Konflikte und krankheitswertiger Störungen der Persönlichkeitsentwicklung in einer therapeutischen Beziehung unter besonderer Berücksichtigung von Übertragung, Gegenübertragung und Widerstand zum Inhalt haben, bei denen aber die hohe Stundenfrequenz der Psychoanalyse nicht möglich oder nicht indiziert ist. PoP ist ein niedrigfrequentes Einzeltherapieverfahren mit 1–2 Wochenstunden, dessen Technik von der klassischen Psychoanalyse abgeleitet wurde. Neben der niedrigeren Frequenz liegt ein weiterer Unterschied im Setting. In einer PoP-Behandlung sitzen sich der Patient und der psychoanalytische Psychotherapeut gegenüber und kommunizieren dementsprechend von Angesicht zu Angesicht, während das psychoanalytische Behandlungssetting auf Interaktionseinschränkung angelegt ist. In der PoP hat die körperliche Ausdrucksebene, mit der wir in Gesprächen von Angesicht zu Angesicht unser wechselseitiges Verhalten regulieren, eine wichtigere Rolle für die therapeutische Beziehung. Die Bearbeitung des zunächst unbewussten Übertragungs-Gegenübertragungs-Geschehens und der vielfältigen Formen des Widerstands sowie die Handhabung einer technischen Neutralität des psychoanalytischen Psychotherapeuten im Sinne des Nichtagierens der unbewussten Rollenerwartungen sind auch in der

PoP die herausragenden Charakteristika. Insbesondere Patienten, die wegen einer Persönlichkeitsstörung im Rahmen einer PoP behandelt werden, benötigen wegen der erheblichen Wahrnehmungsverzerrungen, die zentraler Bestandteil ihrer Psychopathologie sind, eine modifizierte psychotherapeutische Technik im Vergleich zur Psychoanalyse. In diesen Diagnosegruppen (vor allen Borderline-Persönlichkeitsstörungen, sowie die histrionische, narzisstische und antisoziale Persönlichkeitsstörungen) kommt der Interpretation und Deutung der Übertragung im unmittelbaren Geschehen, im Hier und Jetzt, eine besondere Bedeutung zu. Mit dieser Technik treten Deutungen zugunsten von klärenden, konfrontativen und unterstützenden Elementen zurück; dies schränkt auch den Grad der technischen Neutralität gegenüber der Standardanalyse ein. PoP legt den methodischen Schwerpunkt nicht auf die Rekonstruktion der Vergangenheit als zentralem psychotherapeutischem Wirkfaktor, sondern der konkrete Umgang mit den aus der Übertragungs- und Gegenübertragungsbeziehung resultierenden Konflikten im Hier und Jetzt ist der Motor der psychischen Veränderung. Damit geht eine Fokussierung auf aktuell wirksame interpersonelle Konflikte und deren Symptombildung einher, denen ein zentraler Stellenwert beigemessen wird. Die therapeutische Bearbeitung erfolgt in der PoP unter ständiger aktueller Beachtung von Übertragung, Gegenübertragung und Widerstand. Daneben werden neben den klassischen Übertragungsdeutungen auch übende, imaginative und andere selbstwertunterstützende Interventionen eingesetzt. Die Übertragungsdeutungen werden ihr Material mehr in den außeranalytischen Beziehungen des Patienten finden und sich auf deren Durcharbeitung konzentrieren. Die regressive Wiederbelebung von unbewusstem Konfliktmaterial kann auf diese Weise ebenso gesteuert werden wie die Konzentration auf Teilziele.

Die Indikation zur PoP steht neben der Gruppe der Persönlichkeitsstörungen vor allem für Patienten mit einem abgrenzbaren aktuellen neurotischen Konflikt bei einer nur mäßigen bis geringen Integration struktureller Kompetenzen fest und/oder bei höher strukturierten Patienten, die aber aus verschiedenen Gründen keine Bereitschaft für eine höherfrequente analytische Psychotherapie aufbringen können. Dazu zählen u. a. die psychoanalytisch orientierte Kinder- und Jugendlichenpsychotherapie, die analytische Kurz- und Fokaltherapie oder auch die Übertragungsfokussierte Psychotherapie (TFP) für schwere Persönlichkeitsstörungen. Die verschiedenen psychoanalytisch orientierten Einzeltherapien sind derzeit die empirisch am häufigsten praktizierte und am besten untersuchte Therapieform.

11.8 Zusammenfassung

Dieses Kapitel stellt die Psychoanalytisch orientierte Psychotherapie (PoP) vor. Entsprechend der Entstehungsgeschichte von PoP wurde hierfür auch die theoretische und technische Basis der Therapiemethode – die Psychoanalyse – ins Zentrum der Aufmerksamkeit gerückt. Ausgehend von den psychoanalytischen Theorien, Konzepten und Techniken wurden anhand spezifischer Aspekte Gemeinsamkeiten und Unterschiede zwischen der Psychoanalyse und der Psychoanalytisch orientierten Psychotherapie herausgearbeitet. Dabei wurden besonders das Setting, die therapeutische Haltung, die Behandlungsindikation, Behandlungsziele sowie der Gesundheits- und Krankheitsbergriff herausgearbeitet. Zudem erfolgte ein Überblick über geschichtliche Voraussetzungen und Entwicklungen, die für die Entwicklung der Psychoanalytisch orientierten Psychotherapie verantwortlich sind, um die Methode und ihre Eigenständigkeit auch aus ihrer Geschichte heraus erklären zu können.

Literatur

Bateman A, Fonagy P (2009) Randomized controlled trial of outpatient mentalization-based treatment versus structured clinical management for borderline personality disorder. Am J Psychiatry 166:1355–1364
Grossmann-Garger B (2018) In: Hochgerner M (Hrsg) Grundlagen der Psychotherapie. Lehrbuch zum Psychotherapeutischen Propädeutikum. Facultas, Wien, S 91–92

Felicitas Datz, Mag. rer. soc. oec., Dr. med. scient., Psychoanalytisch orientierte Psychotherapeutin (PoP) und Psychoanalytikerin bei der Wiener Psychoanalytischen Vereinigung (WPV) und in freier Praxis. Lehrtätigkeit im Rahmen des Studiums für Humanmedizin der Medizinischen Universität Wien, im A-PP sowie in verschiedenen Propädeutika. Publikationen im Bereich Theorie und Technik der Psychotherapie in psychiatrischen und psychoanalytischen Zeitschriften. Lehrgangsleitung Propädeutikum A-PP.

Henriette Löffler-Stastka, Univ. Prof., Dr. med. univ., Fachärztin für Psychiatrie und Psychotherapeutische Medizin, Psychotherapeutin für Psychoanalyse und Psychoanalytische Psychotherapie (PA) bei der Wiener Psychoanalytischen Vereinigung (WPV) sowie bei der International Psychoanalytical Association (IPA); Arbeitsbereich: Klinik für Psychoanalyse und Psychotherapie der Medizinische Universität Wien, Psychoanalyse-, Psychotherapie- und Ausbildungsforschung, Curriculumdirektorin für Universitätslehrgänge und Postgraduelle Programme der Medizinischen Universität Wien. https://www.meduniwien.ac.at/web/index.php?id=688&res=henriette_loeffler-stastka

Diagnostik in der Hypnosepsychotherapie

12

Michael E. Harrer und Wolfgang Oswald

12.1 Einleitung

12.1.1 Verortung der Hypnosepsychotherapie in Österreich

Die in Österreich durch die ÖGATAP (Österreichische Gesellschaft für angewandte Tiefenpsychologie und allgemeine Psychotherapie) vertretene und vermittelte Hypnosepsychotherapie versteht sich als tiefenpsychologisch-psychodynamisches Verfahren. Sie verbindet psychodynamisches Verstehen und Vorgehen mit Elementen der ericksonianischen Hypnotherapie wie deren Bild vom Unbewussten, der therapeutischen Haltung und indirekten Formen der Kommunikation.

Milton H. Erickson (1901–1980) betonte die Einzigartigkeit jedes Menschen und forderte daher, dass das Verständnis von Psychotherapie dieser Einzigartigkeit der individuellen Bedürfnisse Rechnung tragen müsse. Er verwehrte sich dagegen, Menschen so zurechtzustutzen, dass sie in das Prokrustesbett einer hypothetischen Theorie vom menschlichen Verhalten passen. Dies schlägt

sich auch in der Diagnostik nieder, die dialogisch im therapeutischen Prozess erfolgt und nicht primär durch standardisierte Erhebungsverfahren.

Zugleich sind Theorien und Modelle notwendig, um Menschen zu verstehen und sich beim professionellen Handeln zu orientieren. So werden unterschiedliche, nicht ineinander übersetzbare Theorien innerhalb des tiefenpsychologisch-psychodynamischen Rahmens auf flexible Weise zieldienlich genutzt, um Psychotherapien im Sinne Milton Ericksons individuell maßzuschneidern.

12.1.2 Das Menschenbild Milton H. Ericksons als Hintergrund für die Diagnostik

Das ericksonianische Menschenbild ist geprägt durch den selbstwirksamen Umgang ihres Begründers mit seinen eigenen Handicaps. Erickson war farbenblind, litt unter Tontaubheit und Lese-Rechtschreib-Schwäche und erkrankte im Alter von 17 Jahren erstmals an Kinderlähmung, die er nur knapp überlebte. Er nutzte unwillkürliche Prozesse, um wieder gehen zu lernen, und später Selbsthypnose, um massive Schmerzen zu bewältigen. Aufgrund von Lähmungen war er in seinem letzten Lebensabschnitt auf den Rollstuhl angewiesen. Erzählungen über Erickson lassen Bilder vom Archetyp des „verwundeten Heilers" anklingen.

Es waren wohl seine persönlichen Erfahrungen und Entwicklungen – wie die einer außergewöhnlichen Beobachtungskompetenz –, die ihn

M. E. Harrer (✉)
Österreichische Gesellschaft für angewandte Tiefenpsychologie und allgemeine Psychotherapie (ÖGATAP), Wien, Österreich
e-mail: mh@m-harrer.at

W. Oswald
Wiener Psychoanalytische Vereinigung (WPV), Wien, Österreich
e-mail: praxis@wolfgangoswald.net

© Springer-Verlag GmbH Deutschland, ein Teil von Springer Nature 2022
C. Höfner, M. Hochgerner (Hrsg.), *Psychotherapeutische Diagnostik*,
https://doi.org/10.1007/978-3-662-61450-1_12

dazu brachten, auch den Fähigkeiten und Potenzialen seiner Klienten zu vertrauen, sogar jenen,
die es in der Symptomatik selbst zu entdecken
gilt. Er betrachtete Symptome nicht als Defizite
und Defekte, sondern als Herausforderungen,
Besonderheiten und Chancen. Er sah in jedem
Menschen nahezu unerschöpfliche Schätze an
Erfahrungen schlummern, die es zu wecken gilt,
um die sich stellenden Aufgaben zu bewältigen.

Im Unbewussten sah Erickson den Ort, in dem
dieser Erfahrungsschatz und die Ressourcen gespeichert sind. Um dieses Wissen zu erschließen
und unwillkürliche Prozesse zu nutzen, ist es
notwendig, die Kooperation des Unbewussten zu
gewinnen. Dieser Zugang gelingt insbesondere
in Zuständen von Trance, die im Rahmen einer
vertrauensvollen, durch einen guten „Rapport"
charakterisierten therapeutischen Beziehung
spontan auftreten oder in Hypnoseritualen induziert werden.

Trancen erklärte er als natürliche psychophysische Zustände, die sich auch im Alltag in natürlicher Weise spontan einstellen und sich durch
„Trancephänomene" vom Alltagsbewusstsein
unterscheiden.

Zum Menschenbild der Hypnosepsychotherapie gehört die Vorstellung von innerer Vielfalt.
Das wechselnde und oft konflikthafte Erleben
unterschiedlicher Persönlichkeitszustände wird
in Teilemodellen konzeptualisiert, etwa im Modell der Ego-States (Watkins und Watkins 2003).

Pierre Janet beschrieb diesen Aspekt des
Menschenbildes anlässlich seiner Beobachtung
von dissoziativen Phänomenen. Er stellte fest,
dass in Hypnosen Erinnerungen und Verhaltensweisen auftauchen, die sich dissoziiert vom
Alltags-Ich bemerkbar machen. Persönlichkeits-
bzw. Ich-Zustände werden als unterschiedliche
Trancemuster aufgefasst, in denen das Erleben
und Verhalten durch sog. „Trancephänomene"
geprägt wird. Solche Trancephänomene sind
beispielsweise Regression, die zur Aktivierung
von „Kind-Anteilen" führt, Amnesie oder Hyper-
mnesie für bestimmte biografische Erfahrungen
oder eine Einengung des Wahrnehmungs- und
Erinnerungsvermögens wie in depressiven „Problemtrancen". Regression kann in diesem Sinne

psychodynamisch als Abwehrkonstellation verstanden und gleichzeitig als kindliche Lernhal-
tung utilisiert werden.

Das ericksonianische Menschenbild ist eingebettet in ein möglichst umfassendes Verständnis
des Menschen im Sinne des biopsychosozialen
Modells (Jensen et al. 2015). Diesem muss allerdings die soziokulturelle Dimension hinzugefügt
werden und – insbesondere beim Erleben von
existenzieller Bedrohung – die Ebene von Religion, Spiritualität und Sinn. Im Längsschnitt
werden Menschen in all diesen Dimensionen
als Sinn suchende, Bedeutung gebende und zu-
kunftsorientierte Wesen vor dem Hintergrund
ihrer Herkunft und ihrer lebensgeschichtlichen
Prägungen gesehen.

12.1.3 Diagnostisch-therapeutischer Prozess und seine Auswirkungen

Wenn man Diagnose als Summe der Erkenntnis
auffasst, die Psychotherapeuten bei ihrem Vorgehen Orientierung gibt, endet der diagnostische
Prozess erst mit dem Abschluss einer Therapie.
Jede Interaktion mit einem Klienten, sei es auf
einer verbalen, nonverbalen oder instrumentellen
Ebene, bringt Erkenntnisse und erweitert somit
die Diagnose.

Im therapeutischen Prozess dienen Diagnosen
als immer wieder zu hinterfragende und anzupas-
sende Arbeitshypothesen. Sie sind stets nur Mo-
mentaufnahmen und vor dem Hintergrund der
jeweiligen Kontexte und Ziele zu sehen, denen
sie dienen.

Zugleich entspräche es einem reduktionistisch-
mechanistischen Denken, davon auszugehen, ein
Klient bliebe im diagnostischen Prozess unver-
ändert. Er ist nicht mehr derselbe wie vor der
Diagnostik. Das Gehört- und Verstandenwerden
im diagnostisch-therapeutischen Prozess, das
Ringen um ein gemeinsames Verstehen, das Finden von passenden Beschreibungen und Bedeutungen und das Verstehen von Zusammenhängen
können sich positiv auswirken. Thure von Uexküll und Wolfgang Wesiack (1988) haben das als

„diagnostisch-therapeutischen Zirkel" bezeichnet. Aber auch schon Freud stellte fest, dass man nicht behandeln könne, ohne Neues zu erfahren. Dass man keine Aufklärung gewinne, ohne deren wohltätige Wirkung zu erleben.

Auf der anderen Seite werden komplexe Prozesse im Lebensfluss verdinglicht und festgeschrieben, wenn man sie klassifiziert und in diagnostische Kategorien einordnet. Festschreibungen und Defiziterleben wirken nicht selten problem- und symptomstabilisierend und krankheitsfördernd. Etikettierungen bringen einen sekundären Krankheitsgewinn wie den Zugang zu Finanzquellen des Gesundheits- und Pensionssystems. Sie können aber auch schaden, indem sie ausgrenzend wirken und Teilhabe verhindern. Darauf gilt es bei jeder Form von Diagnostik zu achten. Hypnosespezifisch ist das Wissen um die suggestive und autosuggestive Wirkung von klassifizierenden Diagnosen, insbesondere wenn sie für Klienten zu einem Teil ihrer Identität werden.

12.2 Theoretische Grundlagen

12.2.1 Theoriebildung in der Hypnosepsychotherapie

Milton Erickson experimentierte, erforschte und demonstrierte hypnotische Phänomene und entwickelte eine Vielfalt von Interventionen. Es gibt eine Fülle von ausführlichen Einzelfalldarstellungen und Berichten über sein Vorgehen (Rossi 2015). Seine Antworten auf Fragen nach seinen theoretischen Überlegungen lassen darauf schließen, dass er der Errichtung eines theoretischen Lehrgebäudes mit standardisierten Vorgehensweisen skeptisch gegenüberstand. Er befürchtete wohl, dass Theoriebildungen den Blick auf den individuellen Menschen trüben und das Maßschneidern von Therapien gefährden könnte. So blieb es seinen Schülern überlassen, die Prinzipien herauszuarbeiten, denen er im Einzelfall folgte.

Stephen Gilligan (2005) beschreibt das mit dem „Prinzip Kooperation" zusammenhängende „Utilisationsprinzip". Dieses ruht auf drei Pfeilern: (1.) Der Nutzbarmachung – eben der Utilisation – von Wertvorstellungen, Erwartungen und Motivationen sowie von Bildern und der Sprache aus der Lebenswelt des Klienten und seiner Vorstellungen über die Art des therapeutischen Vorgehens. (2.) Der indirekten Kommunikation, d. h. dem Abbilden von Problemen und deren Lösungen in individualisiert maßgeschneiderten Bildern und Metaphern. (3.) Der zieldienlichen Nutzung von Trancezuständen, in denen das logisch kritische Denken mit seinen automatisierten und festgefahrenen Gedanken zugunsten eines flexiblen, bildhaften, wahrnehmungs- und gefühlsbetonten Erlebens in den Hintergrund tritt.

Jay Haley beleuchtete die Arbeit Ericksons vor dem Hintergrund eines Modells der menschlichen Entwicklung aus der Life-Span-Perspektive. Danach stellen sich in den verschiedenen Phasen des Lebens- und Familienzyklus immer wieder neue Entwicklungs- und Lernaufgaben. Als Mitglied der Heidelberger Schule der Familientherapie bettete Gunter Schmidt die Hypnotherapie in systemische Kontexte ein und entwickelte sie zu einer hypnosystemischen Therapie weiter. Er wird auch nicht müde zu betonen, dass es sinnvoll ist, durch maximale Transparenz im Vorgehen auch die Kooperation von bewussten Anteilen der Klienten zu gewinnen.

Zur Arbeit mit Metaphern und zu Querverbindungen mit narrativen Ansätzen finden sich viele Anregungen bei Stephen und Carol Lankton. David Cheek setzte sich intensiv mit der Nutzung von Ideomotorik auseinander. Im deutschsprachigen Raum wurde dieser Aspekt insbesondere von Agnes Kaiser-Rekkas verfeinert.

Ernest Rossi hat das Timing von Interventionen von Erickson mit zirkadianen Rhythmen in Beziehung gesetzt und schon vor Jahrzehnten zur Neurobiologie und den molekularen Auswirkungen von Hypnose geforscht. Die Arbeit von Ulrike Halsband sei stellvertretend für die Erforschung der Hypnose mit bildgebenden Verfahren und für die Querverbindungen zu den Neurowissenschaften genannt. In diese Richtung weisen auch die Untersuchungen zur Gestaltung der hypnotischen Beziehung von Éva Bányai und

Katalin Varga in Budapest und deren Zusammenhänge mit biologischen Parametern.

Aus dem Blickwinkel von Theorien nichtlinearer komplexer Systeme kann man Psychotherapie als die Schaffung von Kontexten verstehen, in denen sich die Selbstorganisation des Individuums auf zieldienliche Weise verändern kann. Vor diesem Hintergrund erscheinen Interventionen Milton Ericksons in neuem Licht – wenn er etwa Klienten mit Alkoholproblemen in Arizona in den Botanischen Garten schickte, um Kakteen zu studieren.

12.2.2 Tiefenpsychologisch-psychodynamische Fundierung

Am Beginn der Geschichte der Hypnose – zu Zeiten Franz Anton Mesmers – wurden die zur Heilung führenden Kräfte dem (magnetisierenden) Hypnotiseur zugeschrieben. Es war das Verdienst Milton Ericksons, deutlich zu machen, dass das Potenzial zur Veränderung im Klienten selbst liegt und nur von ihm selbst umgesetzt werden kann – und nicht von etwaigen besonderen Fertigkeiten des Behandlers abhängt. Aus diesem Verständnis heraus ist jede Hypnose durch einen Hypnotiseur eine Anleitung zur Selbsthypnose. Seit der Wende von der Ein-Personen- zur Zwei-Personen-Psychologie wird das Geschehen in der Psychotherapie vor dem Hintergrund von Theorien der Intersubjektivität als gemeinsame Leistung, als Co-Kreation und Co-Konstruktion beider Beteiligten verstanden. Insofern rücken auch wieder die Präsenz, die aktivierten Persönlichkeitszustände und Trancen der Therapeuten als mitgestaltende Faktoren des diagnostisch-therapeutischen Prozesses ins Blickfeld.

12.2.3 Drei Modi der Hypnosepsychotherapie

Im Rahmen eines tiefenpsychologisch-psychodynamischem Vorgehens lassen sich je nach Indikation und Therapieziel idealtypisch drei Modi unterscheiden: (1.) ein Ich-stärkender und strukturbildender Modus, (2.) ein konflikt-orientierter hypnoanalytischer Modus und (3.) ein lösungs- und zukunftsorientierter Modus (Kanitschar 2009). Die Anwendung dieser Modi ist nicht im Sinne eines „Entweder-oder" zu verstehen, sondern kann im Laufe einer Behandlung je nach diagnostischer Einschätzung und Entwicklung variieren. Das Konzept der drei Modi nach Kanitschar erlaubt es, unterschiedliche Zugänge zur Arbeit mit Hypnose zu integrieren: Typischerweise ist der konfliktorientierte hypnoanalytische Zugang bei strukturellen Störungen (im Sinne des OPD) am Beginn einer auf längere Zeit angelegten Behandlung nicht angezeigt. Eine ausreichend lange Phase im Ich-stärkenden und strukturbildenden Modus bildet in diesen Fällen zunächst die Basis der Therapie. Der lösungsorientierte Modus hingegen erlaubt auch die Gestaltung von Kurzzeittherapien. Die Integration des hypnoanalytischen Modus, der vor allem von Dan Brown und Erika Fromm (1986) und in neuerer Zeit von J. Philip Zindel beschrieben wurde, unterscheidet die tiefenpsychologisch fundierte Methode Hypnosepsychotherapie von anderen Ausprägungsformen. „Hypnotherapie" und „medizinische Hypnose" orientieren sich mehr an einem verhaltenstherapeutischen oder systemischen Paradigma.

12.2.4 Wirkprinzipien und Veränderungsmodelle

12.2.4.1 Prinzip Aufmerksamkeitslenkung

Ein in der Hypnosepsychotherapie stets wirksames und zentrales Prinzip ist das der Aufmerksamkeitslenkung. Ein erster Schritt der Diagnostik in dieser Richtung kann darin liegen, jene automatisierten dysfunktionalen Problemfokussierungen zu erkennen, die zur (Selbst-)Induktion von Problemtrancen führen. Hypnosepsychotherapeuten lenken die Aufmerksamkeit ihrer Klienten bei jeder Form der Tranceinduktion, etwa zur Einladung von Ressourcen- und Lösungstrancen im Sinne eines multimodalen und insbesondere auch körperlichen Erlebens von Zielzuständen. Bei der sog. „Affektbrücke" dient die Fokussierung auf aktuelles körperliches Erleben als Ausgangspunkt, um implizitem Wissen und prägenden Erfahrungen auf die Spur zu kommen.

Im diagnostisch-therapeutischen Prozess intendiert der Therapeut, die Aufmerksamkeit des Klienten von Vermeidungszielen in Richtung positiv formulierter Annäherungsziele zu lenken. Er lädt ihn damit ein, von einer Aktivierung des „Behavioral-Inhibition-Systems" zu einer des „Behavioral-Activation-Systems" umzuschalten.

12.2.4.2 Aktualisierung von Ressourcen und Kompetenzen

Im Sinne Milton Ericksons verstandene Hypnosepsychotherapie realisiert das, was Peter Fürstenau als „beidäugiges Sehen" gefordert hat. Sie erinnert kontinuierlich an Ressourcen, Kompetenzen und Resilienz fördernde Faktoren und macht diese im Gespräch und insbesondere in Trancen unmittelbar und körperlich erfahrbar. Auftauchende Probleme und Konflikte werden möglichst unmittelbar mit Bewältigungsperspektiven verknüpft.

12.2.4.3 Problemaktualisierung und korrigierende Erfahrung

Dysfunktionale Beziehungs- und Bindungsmuster, die sich in der Therapie aktualisieren, werden bei einem einsichtsorientierten Vorgehen genutzt, vor allem aber um in der therapeutischen Beziehung und in Trance maßgeschneiderte korrigierende Erfahrungen zu ermöglichen. In der Arbeit mit Ego-States wird im Sinne einer selektiven Nachbeelterung etwas von dem erfahrbar, was in prägenden Lebenssituationen fehlte.

12.2.4.4 Hilfe bei der Problembewältigung

Im lösungsorientierten Modus unterstützt ein Probehandeln in Trance bei der Bewältigung aktueller Herausforderungen. Neue Lernerfahrungen werden durch die Aktualisierung von internalisierten hilfreichen Objekten oder einer Identifikation mit kompetenten Personen angeregt. Im Ego-State-Modell würde man jene Mitglieder des inneren Teams zur Kooperation einladen, die für die jeweilige Situation passend wären.

12.2.4.5 Die therapeutische Beziehung als Basis und Medium von Veränderung

In der Hypnosepsychotherapie wird der therapeutischen Beziehung ein zentraler Stellenwert zugemessen. Guter Rapport dient der Kooperation von bewussten und unbewussten Anteilen der Klienten. Aber auch die anderen Dimensionen der therapeutischen Allianz im Sinne von Bordin sind zu beachten (Abschn. 12.5.2). Das spezielle Beziehungsangebot während der therapeutischen Trance bietet im Sinne eines „psychischen Brutkastens" (Zindel 2009) Möglichkeiten zu Entfaltung, Entwicklung und Reifung (Abschn. 12.6).

12.3 Gesundheitsförderung und störungsspezifische Aspekte

12.3.1 Gesundheit und Krankheit in der Hypnosepsychotherapie

Die Fokussierung auf gesunde Anteile und die Ressourcen von Klienten und auf gesundheitsfördernde Faktoren ist zentrales Prinzip von hypnosepsychotherapeutischen Behandlungen. Von Beginn an wirken salutogene Aspekte der Hypnose im Sinne einer Fokussierung auf das Erleben von Handhabbarkeit, Verstehbarkeit, Sinnhaftigkeit und auch von Selbstwirksamkeit. Dazu werden auch noch so kleine und wenig ausgeprägte Hinweise in diese Richtung beachtet und auf zieldienliche Weise utilisiert.

12.3.2 Störungs- und zielgruppenspezifische Modelle und Weiterentwicklungen

Dirk Revenstorf und Burkhard Peter (2015) beschreiben eine große Zahl an störungsspezifischen Vorgehensweisen. Dies ist vor dem Hintergrund zu verstehen, dass Hypnose seit jeher in klinischen Bereichen angewendet wird, wo zumeist eine somatische/medizinische Diagnose im Vordergrund steht bzw. den Anlass für eine Behandlung mit Hypnose bietet (Abschn. 12.7.2.9). Des Weiteren sei der Einsatz in der Traumatherapie hervorgehoben. Auch wenn dies nicht immer so benannt wird, bildet die Hypnosepsychotherapie die Grundlage vieler heute gängiger traumaspezifischer Konzepte und Vorgehensweisen.

Im Bereich der Hypnosepsychotherapie mit Kindern und Jugendlichen sei die Arbeit von Susy Signer-Fischer genannt. Hypnotische Trancezustände sind Kindern und Jugendlichen oft leicht zugänglich, entsprechen sie doch dem Spiel, dem Tagträumen und anderen natürlichen Trancen ihres Alltags.

12.4 Erheben von Psychopathologie und deren klassifikatorische Einordnung

Hypnosepsychotherapeuten sind sich vor dem Hintergrund eines konstruktivistischen Verständnisses der entlastenden und Orientierung bietenden, aber auch der festschreibenden und Krankheit aufrechterhaltenden Auswirkungen der verdinglichenden Klassifikation von Krankheitsbildern bewusst. Sie erheben die psychopathologischen Symptome, um die Klientin in ihrem Leiden abzuholen. Zugleich wissen sie aber um die (Problem-)Trance induzierende Wirkung des Eintauchens in Leidensgeschichten. Sie verknüpfen das Leiden daher schon während dessen Erhebung möglichst frühzeitig immer wieder mit Aspekten der Bewältigung und mit Ressourcen.

Im Sinne des „Meta-Hypnosepsychotherapeuten" (Abschn. 12.6) halten sie sich vor Augen, welchen Zielen eine klassifizierende Diagnostik dient, etwa der Erfüllung der Forderung von Krankenkassen zum Zugang zur Finanzierung von Therapien. Sie passen sich flexibel an deren Forderungen und die jeweiligen Kontexte an und bemühen sich, potenzielle Schäden zu minimieren. Dazu besprechen sie mit den Klienten die Zielsetzung und die Bedeutung dieser Art der Diagnostik. Zumeist wird

eine Kodierung nach der ICD (Abschn. 12.7.2.1) verlangt, die auch die Kodierung körperlicher Krankheiten ermöglicht. Die OPD ergänzt mit ihrem Konzept der „Strukturniveaus" bedeutsame diagnostische Aspekte und bringt mehr Klarheit bei behandlungstechnischen und prognostischen Überlegungen hinsichtlich Setting, Frequenz, Umgang mit Agieren, Wahrscheinlichkeit drohender Abbrüche etc.

12.5 Behandlungsvoraussetzungen

12.5.1 Einschätzung der Krisenhaftigkeit

Krisen sind oft der Anlass, Psychotherapeuten aufzusuchen, sie können sich aber auch im Verlauf von Therapien einstellen. Um angemessen vorzugehen, muss der Schweregrad krisenhafter Entwicklungen eingeschätzt werden (Abschn. 12.7.2.12). In der Vorbeugung und im Umgang mit Krisen bietet die Hypnosepsychotherapie viele Möglichkeiten: Sie betont die Bedeutung des Rapports und damit der therapeutischen Beziehung als zentrale Ressource und beinhaltet viele Möglichkeiten, diesen Rapport auch in schwierigen Situationen aufrechtzuerhalten oder immer wieder herzustellen. Mit ihrer grundsätzlichen Ressourcenorientierung folgt sie Prinzipien der Krisenintervention. Das Wissen um die Macht von Autosuggestionen und eine die Wahrnehmung und das Denken einengende Wirkung von Trancezuständen kann dabei unterstützen, aus destruktiven Selbsthypnosen auszusteigen. Auf der anderen Seite fördert das Einüben von Selbsthypnose die Fähigkeit zur Selbstregulation. Das Aufsuchen von guten inneren Orten und neuen Möglichkeitsräumen in der Trance kann zur Entwicklung wünschenswerter und lebensfördernder Perspektiven beitragen. Das positive Menschenbild betont auch das Vertrauen in das jeder Krise innewohnende entwicklungs- und reifungsfördernde Potenzial.

12.5.2 Voraussetzungen für eine therapeutische Allianz

Eine tragfähige therapeutische Allianz ist auch in Hypnosepsychotherapien eine Voraussetzung für deren Gelingen. Zur Einschätzung ihrer Tragfähigkeit bieten die von Edward Bordin vorgeschlagenen drei Dimensionen Orientierung: Die erste Dimension ist die einer vertrauensvollen therapeutischen Beziehung, d. h. die Herstellung von Rapport. Die zweite ist die Übereinstimmung von Therapeut und Klient bezüglich der Therapieziele. Die dritte Dimension betrifft die Übereinstimmung bezüglich der Mittel und Wege, die eingesetzt werden, um diese Ziele zu erreichen. Die Frage der Passung zwischen den subjektiven Theorien des Klienten über das Entstehen seiner Probleme und deren Veränderung und den Modellen des Therapeuten verknüpft die drei Dimensionen.

Im Sinne der Passung der vorgeschlagenen Mittel zur Erreichung der Therapieziele sind überhöhte Erwartungen, Ängste, aber auch mögliche kulturelle Vorbehalte gegenüber Psychotherapie und im speziellen auch gegenüber Hypnose zu berücksichtigen. Im optimalen Fall lassen sie sich gut utilisieren.

12.5.3 Indikationen und Kontraindikationen

Auch bei erfahrenen Hypnosepsychotherapeuten bestehen immer noch Mythen hinsichtlich der Indikationsstellung für Hypnosepsychotherapie, insbesondere bei Klienten mit strukturellen Defiziten. Somit liegen die wichtigsten Kontraindikationen für den Einsatz von Hypnose nicht unbedingt auf Seiten der Klienten, sondern vielmehr auf jener der Therapeuten und bei deren Unsicherheit und Angst. Klientenseits sind es prodromale Symptome drohender Dekompensation und akute, floride Psychosen. In allen Fällen, in denen grundsätzlich eine Indikation für Psychotherapie gegeben ist – und der Klient auch in der Lage ist, z. B. ein angemessenes Setting einzuhalten –, kann man im Prinzip davon ausgehen, dass auch Hypnosepsychotherapie indiziert ist. Bei schwe-

rer paranoider Symptomatik besteht die Gefahr, dass Klienten jede Psychotherapie und Hypnosepsychotherapie im speziellen in ihr paranoides System einbauen und die Behandlung als gegen sie gerichtet erleben. Relative Kontraindikationen betreffen das Funktionsniveau: So sind manche hypnotherapeutische Vorgehensweisen mit stark regressiver Wirkung und zu frühe Traumakonfrontationen dann kontraindiziert, wenn noch kein ausreichender Rapport aufgebaut ist bzw. nicht ausreichend gehalten werden kann (vgl. Oswald 2011).

12.6 Die therapeutische Beziehung in der Hypnosepsychotherapie

Bei der Beschreibung der therapeutischen Beziehung lassen sich wie in anderen tiefenpsychologischen Modellen drei Dimensionen unterscheiden: jene der aktuellen Realbeziehung, jene einer zielorientierten Arbeitsbeziehung und jene der Übertragungsbeziehung. In Zuständen von hypnotischer Trance schwindet die Übertragung, und es konstelliert sich eine frühe Beziehungsform, die als symbiotische Beziehung bezeichnet wurde (Diamond 1993). Sie eröffnet einen Raum, für den Philip Zindel (2009) die Metapher eines „psychischen Brutkastens" wählte. Die abstinente, positive und vertrauensvolle symbiotische Beziehung erlaubt und fördert Entwicklung. Die Klienten erleben eine reale, intensive Nähe und können dabei gleichzeitig sie selbst sein und ihre Autonomie bewahren. Sie erfahren eindrücklich, wie im Schutz dieser Beziehung aus inneren Quellen Neues auftaucht.

Die Haltung des Hypnosepsychotherapeuten ist wohlwollend zugewandt und empathisch und gleichzeitig forschend interessiert. Sie oszilliert zwischen Rezeptivität und Aktivität und ermutigt den Klienten, von seinen Anliegen, seinen Sichtweisen und Bedeutungsgebungen, aber auch von seinem biografischen Hintergrund zu erzählen. Der Therapeut stimmt sich in die Sprache des Klienten ein, greift dessen Wortbilder und Metaphern auf, um seinen Bezugsrahmen und sein Weltbild zu erfassen. Er versucht zu verstehen und sich einzufühlen und bietet den verbalen Ausdruck dieses Verstehens als Pacing an. Wenn sich der Klient abgeholt, verstanden und in Resonanz fühlt, wird das in der Hypnosepsychotherapie als guter Rapport bezeichnet (Gilligan 2005). Die therapeutische Haltung vermittelt Wertschätzung und Akzeptanz, was durch das Utilisationsprinzip erleichtert, unterstützt und verstärkt wird.

Darüber hinaus fördert es das Vertrauen der Klienten in die therapeutische Beziehung, aber auch in die Selbstwirksamkeitserwartung, wenn es gelingt, eine Atmosphäre zu erzeugen, in der wesentliche Teile der Erfahrung in der Therapie aus deren eigenen inneren Kraftquellen erwachsen. Minimale Veränderungen können bedeutsame und nachhaltige Entwicklungen auslösen.

Nach Claire Frederick und Shirley McNeal (1999) ist das Beziehungsangebot von Hypnosepsychotherapeuten geprägt von Respekt und Interesse für den Menschen hinter den Symptomen und dafür, wie er sein Leiden trägt. Sie schaffen eine möglichst sichere Atmosphäre, bieten Orientierung, Beständigkeit und Vorhersagbarkeit, Empathie und affektive und kognitive Resonanz. Darüber hinaus Veränderungsoptimismus und Vertrauen in die Fähigkeiten des Klienten zur Selbstorganisation.

Das forschende Interesse des Hypnosepsychotherapeuten zeigt sich in einer explorativen Haltung. Das „Prinzip des konsequenten, interaktiven Explorierens in Hypnose" fasst Philip Zindel (2019) folgendermaßen zusammen: „Alles, was ich in der Hypnose tue, nicht tue, sage oder nicht sage, dient ausschließlich und in aller Konsequenz dem Explorieren verborgener Schätze im Patienten." Das bedeutet, dass alle Interventionen als Möglichkeit gesehen werden, neue Informationen zu gewinnen. Interventionen sind nicht darauf ausgerichtet, bestimmte Wirkungen zu erzielen. Vielmehr wird jede Reaktion wohlwollend und nicht bewertend beobachtet und auf zieldienliche Weise utilisiert. Oft gelingt es, den Klienten mit diesem freundlichen Forschergeist anzustecken und Neugier für das Unbewusste und Unwillkürliche zu wecken, wie auch immer es sich zeigt. In diesem Sinne werden auch Phänomene, die man als Übertragung oder Widerstand verstehen könnte, nicht gedeutet, sondern

als Leistungen des Unbewussten gewürdigt und utilisiert.

Nicht selten sind es magische Erwartungen an die Hypnose, die Klienten zu Hypnosepsychotherapeuten führen. Diese können utilisiert werden, indem man das Vertrauen des Klienten in die Fähigkeiten seines eigenen Unbewussten stärkt. Aus bindungstheoretischer Sicht ist zu hinterfragen, ob es wirklich die Sehnsucht nach einem Magier ist, der Menschen in Therapie führt, oder vielmehr jene nach einem guten mütterlichen Objekt. In diesem Sinne kann die therapeutische Beziehung als „sicherer Hafen" erlebt werden. Dieses Erleben kann sich sowohl auf der Ebene der Realbeziehung als auch in der Übertragung und insbesondere in hypnotischen Trancen über Prozesse von korrigierenden Erfahrungen und Nachreifung positiv auf das Bindungsverhalten auswirken.

All dies zusammenfassend gilt es, eine übergeordnete innere Instanz zu entwickeln, die Uexküll und Wesiack (1988) in ihrer *Theorie der Humanmedizin* als „Meta-Arzt" bezeichnet und beschrieben haben. Im Kontext von Hypnose wäre es ein „Meta-Hypnosepsychotherapeut", der möglichst kontinuierlich als innerer Beobachter präsent ist. Er bemerkt die Gegenübertragung – seine eigenen körperlichen Empfindungen, Gedanken, Fantasien und Impulse. Er wacht über seine handlungsleitenden Theorien und Erklärungsmodelle. Er überprüft, ob das Verhalten dem individuellen Klienten gerecht wird und wie dieser auf die therapeutischen Angebote reagiert. Er ist auch Anwalt des Klienten, indem er sich bewusst ist, dass die letzte Entscheidung über diagnostisch-therapeutische Maßnahmen niemandem anderen zusteht als dem Klienten selbst.

12.7   Methodik und Durchführung der Diagnostik

12.7.1 Grundsätzliches

Die Konstruktion von Wirklichkeit hängt wesentlich von den Ausschnitten der Welt ab, denen man die Aufmerksamkeit schenkt. So besteht ein zentraler Teil hypnosepsychotherapeutischer Diagnostik darin, bei den Klienten auf die Automatismen der Aufmerksamkeitslenkung und deren Auswirkungen zu achten. Wenn man den therapeutischen Prozess als Co-Kreation von heilsameren Wirklichkeiten auffasst, ist es ebenso von Bedeutung, worauf die Therapeuten ihre Aufmerksamkeit richten, sei es bedingt durch ihre methodenspezifischen Theorien und Modelle oder ihre individuellen und zustandsabhängigen Automatismen und Vorlieben bzw. ihre privaten impliziten Theorien.

Im Sinne des „Meta-Psychotherapeuten" (Abschn. 12.6) ist im diagnostisch-therapeutischen Prozess möglichst kontinuierlich auf die Angemessenheit und die Auswirkungen der jeweiligen gemeinsamen Aufmerksamkeitsfokussierung zu achten: Dient sie den Bedürfnissen des Klienten und einer zieldienlichen Wirklichkeitskonstruktion?

Im Sinne des Pacing holt der Therapeut den Klienten bei seinem Fokus der Aufmerksamkeit ab, vertieft und verknüpft, kontextualisiert und ergänzt im Sinne des Reframings neue Perspektiven. Der Prozess der Diagnostik – verstanden als gemeinsames Benennen, Verstehen und (Re-)Kontextualisieren der subjektiven Erfahrung – verändert und wirkt therapeutisch (Abschn. 12.1.3).

12.7.2 Felder der Aufmerksamkeit in der Diagnostik

Die folgende Unterscheidung von 14 Feldern soll als Landkarte dienen, sich im diagnostisch-therapeutischen Prozess zu orientieren: (1.) das subjektive Leiden, (2.) Erwartungen, Motivation und Ziele, (3.) Ressourcen, Potenziale und Resilienz, (4.) die therapeutische Beziehung, (5.) Kontexte, (6.) Entwicklung und Persönlichkeitsorganisation, (7.) Lebensgeschichte, Mangelerfahrungen und Traumatisierungen, (8.) Wünsche, Bedürfnisse, Ängste, Konflikte und Abwehr, (9.) Körper, körperliche Erkrankungen und körperliche Symptome, (10.) Bewusstseinszustände und Trancephänomene, (11.) Ego-States, (12.) Krisen, (13.) Behandlungsvoraussetzungen und (14.) Prozesse.

Diese Unterscheidung bemüht sich um die Systematisierung einer Vielzahl von Faktoren, denen Hypnosepsychotherapeuten ihre Aufmerksamkeit schenken. Diese sind untrennbar miteinander verflochten und müssen in Therapien in unterschiedlichem Maß berücksichtigt werden. Die Systematik erhebt keinen Anspruch auf Vollständigkeit. Sie enthält auch keinen Anspruch darauf, dass all diese Faktoren in jedem Fall umfassend erhoben werden müssen. Die einzelnen Mosaiksteine fügen sich als Co-Kreation im Prozess der Therapie zu einem möglichst stimmigen Gesamtbild zusammen.

12.7.2.1 Das subjektive Leiden im Fokus

Hypnosepsychotherapie holt die Klienten bei dem ab, was sie in die Therapie bringt. Das ist in der Regel all das, was subjektiv das größte Leiden verursacht. Ziel ist, ein gemeinsames Bild zu entwerfen von aktuellen psychischen und körperlichen Symptomen und diese als Prozesse in ihren kontextuellen Aspekten zu erforschen. Wann haben sie begonnen? Gab oder gibt es Auslöser? Ist eine ähnliche Symptomatik von früher bekannt? Welche Faktoren verschlimmern die Symptome, welche verhindern deren Auftreten? Gibt es Faktoren, die die Problematik im Sinne eines sekundären Krankheitsgewinns aufrechterhalten? Wie wirkt sie sich auf den Alltag und die Umgebung aus? Wie reagiert die Umgebung? Welche Bedeutung geben die Klienten den Symptomen und ihren Auswirkungen? Welche Versuche wurden in Richtung Selbstheilung unternommen, sei es der Gebrauch von Substanzen oder Ansätze aus der Alternativmedizin oder der Esoterik?

Im Sinne einer „Landkarte der Beschwerden" werden möglichst vollständig alle Symptome erhoben, um Komorbiditäten und die wechselseitige Beeinflussung einzelner Symptome zu erforschen. Bei der Schilderung der Beschwerden achten Hypnosepsychotherapeuten auf Schlüsselworte, Wortbilder und Metaphern, um sie im Gespräch und in Trancen utilisieren zu können.

Im Rahmen der deskriptiven Diagnostik und der Dokumentation bilden sich das subjektive Leiden und die beobachtbare Symptomatik in der Klassifikation im Rahmen der ICD-10 oder den Achsen I und II im DSM-IV ab. Bei der Beschreibung der Symptome kann beispielsweise das AMDP-System als Orientierung dienen.

12.7.2.2 Erwartungen, Motivation und Ziele im Fokus

Eine Einigung über die Therapieziele und die Mittel zur Erreichung dieser Ziele sind Voraussetzungen zur Schaffung einer therapeutischen Allianz. Gleichzeitig sind sie auch Teil des laufenden diagnostisch-therapeutischen Prozesses (Abschn. 12.5.2). Hierher gehören die Berücksichtigung des Überweisungskontextes und möglicher Hintergründe für die Wahl des Therapeuten und des Therapieverfahrens. Die Besonderheit in der Exploration von Zielen in der Hypnosepsychotherapie liegt darin, die erfahrungsnahe Schilderung von Zielzuständen als erste therapeutische Intervention zu nutzen. So kann etwa die Frage nach Ausnahmen vom Symptomerleben oder die „Wunderfrage" – verstanden als hypnotische Intervention – als Tranceinduktion ausgebaut und das nachfolgende Erleben in der Trance zieldienlich genutzt werden.

12.7.2.3 Ressourcen, Potenziale und Resilienz im Fokus

Man kann innere und äußere Ressourcen systematisch erfragen. Einem hypnotherapeutischen Vorgehen entspricht es vielmehr, zwischen den Zeilen nach der Einzigartigkeit von Menschen Ausschau zu halten. In ihren Erzählungen achtet man darauf, wo ihre Augen aufblitzen und sie lebendig werden, wofür sie brennen und welche speziellen Talente sie mitbringen. Es gilt, Fähigkeiten zu bemerken und zu benennen wie Offenheit, Lernbereitschaft, Durchhaltevermögen und Beharrlichkeit, Optimismus, Neugier und Humor, aber auch resilienzfördernde Faktoren wie frühere und gegenwärtige Halt gebende Beziehungen.

Auf der Ebene von Persönlichkeitsanteilen achtet man darauf, wer sich spontan zeigt. Wo gibt es emotionale Ladung? Wo finden sich positive Erfahrungen mit dem eigenen Körper, mit anderen Menschen, mit der Natur oder Erleben von Teilhabe und Verbundenheit? Was trägt? Sind es soziale Netzwerke, der Glaube oder spirituelle Erfahrungen?

Der Blick des Therapeuten richtet sich auf Potenziale, die der Klient schon in sich vermutet oder vermuten lässt, und auf Resilienzfaktoren. Wie wurden frühere Belastungen überstanden und Probleme bewältigt? Gibt es Hinweise auf Krisen, die positive Entwicklungen auslösten, und auf posttraumatisches Wachstum? Auf welche salutogenen Erfahrungen kann der Klient zurückgreifen? Wo erlebt oder erlebte er Verstehbarkeit, Handhabbarkeit und Sinnhaftigkeit?

Auf einer basalen Ebene werden die in der unmittelbaren Lebenswelt des Klienten angeeigneten Fähigkeiten genutzt, sei es in der Familie, im Beruf, im Sport, bei Hobbys oder ehrenamtlichen Tätigkeiten. Hat der Klient gelernt, sich in der Stadt oder in ländlicher Umgebung zu orientieren und zurechtzukommen?

Gibt es Vorerfahrungen mit Entspannungsverfahren, etwa dem Autogenen Training oder der progressiven Muskelentspannung, mit imaginativen oder körperorientierten Verfahren, mit Yoga oder Kampfsportarten? Es bietet sich an, all diese Vorerfahrungen zu nutzen und auf ihnen aufzubauen.

Spezifisch für die ericksonianische Hypnosepsychotherapie ist die Einführung des Unbewussten als Ressource, als Schatz an Erfahrungen und Lösungen. In diesem Sinne ist auch die Fähigkeit zu Trancezuständen und Suggestibilität eine Ressource. In wissenschaftlichen Kontexten wurden Skalen entwickelt, um Suggestibilität zu messen. Diese finden aber im therapeutischen Alltag kaum Anwendung.

Eine weitere für das Vorgehen wesentliche Fähigkeit besteht darin, mit dem Unbewussten in Kontakt zu gehen und es zu befragen. Eine der Möglichkeiten dazu bietet die Arbeit mit unwillkürlichen Bewegungen in ihrer Funktion als ideomotorische Signale im Dienste der Diagnostik. Sie ist zugleich aber auch eine therapeutische Intervention, die das Vertrauen in die eigenen Kompetenzen und die Selbstwirksamkeitserwartung fördert.

12.7.2.4 Die therapeutische Beziehung im Fokus

In der Übertragungs- und Gegenübertragungsbeziehung spiegeln sich nicht nur Aktualisierungen vergangener Objektbeziehungen, sondern auch neuartige Beziehungskonstellationen wider. In der Hypnosepsychotherapie wird die Übertragung von Anfang an „mitgelesen" und analysiert, wobei insbesondere der Gegenübertragungsanalyse eine große Bedeutung zugemessen wird. Indem der Therapeut im Rahmen des diagnostischen Prozesses Selbsthypnose nutzt („Gegenübertragungstrancen"), können verborgene bzw. unbewusste Beziehungsaspekte im therapeutischen Prozess immer wieder erforscht und oft schon frühzeitig verstanden werden. Ebenso dienen psychoanalytische Konzepte wie das „szenische Verstehen" und der „Handlungsdialog" zur Vertiefung der strukturellen Diagnostik, um darauf aufbauend die therapeutische Beziehung zu gestalten (vgl. Brown und Fromm 1986). Hier sei auch nochmals auf die besondere Form der hypnotischen Übertragung hingewiesen, die sich in expliziten und impliziten Trancen zeigt (Abschn. 12.6). Wie von Matthias Mende (2009) beschrieben und systematisiert, kann sie auch Hinweise auf frühe Beziehungskonstellationen geben.

12.7.2.5 Kontexte im Fokus

Im Sinne des biopsychosozialen Modells sehen Hypnosepsychotherapeuten ihre Klienten eingebettet in ihre sozialen Kontexte. Sie machen sich ein Bild von unterstützenden und belastenden Kontextfaktoren wie Fragen der Existenzsicherung, der Wohnsituation, des Arbeitsplatzes, der Arbeitsplatzsicherheit, der beruflichen Identität und beruflichen und familiären Einbettung. Um kultursensibel vorgehen und kulturelle Prägungen und Wertesysteme utilisieren zu können, beachten sie den soziokulturellen Hintergrund. Sie achten auf Loyalitäten und Vorbehalte gegenüber Psychotherapie im Allgemeinen und Hypnose im Speziellen. Diese Dimension bildet sich problemzentrierend in der Achse IV des DSM-IV ab, den psychosozialen und umgebungsbedingten Problemen.

12.7.2.6 Entwicklung und Persönlichkeitsorganisation im Fokus

Im Wissen um die Möglichkeit von struktureller Regression und damit um die Zustandsabhängigkeit von Ich-Funktionen betont die Hypnosepsychotherapie die Differenzierung von Funktionsniveau und Strukturniveau als höchstem je erreichtem Funktionsniveau (Ermann 2016).

Zur Orientierung bei der Einschätzung von Struktur- und Funktionsniveaus können die in der OPD auf der Strukturachse beschriebenen Fähigkeiten dienen: kognitive und emotionale Fähigkeiten, die Steuerungsfähigkeit und die Fähigkeit zur Bindung. Das unmittelbare Erleben der Klienten und deren Schilderungen erlauben Rückschlüsse auf die Differenzierung zwischen Selbst- und Objektwahrnehmung und deren Differenziertheit. Sind Klienten dazu in der Lage, sich selbst und ihren Körper zu beobachten, über sich selbst nachzudenken, Gefühle differenziert wahrzunehmen? Wie ist die Identitätsentwicklung? Wie differenziert und zugleich ganzheitlich, realistisch und integriert ist die Objektwahrnehmung? Wie steht es um die Fähigkeit, Impulse und Affekte zu steuern und den Selbstwert zu regulieren? Können Beziehungen geschützt, Interessen ausgeglichen und das Verhalten anderer Personen antizipiert werden? Wie ausgeprägt ist die Kapazität zur Innenwahrnehmung, zum Erleben von Affekten und des Körpers und zum Nutzen von Fantasie? Wie differenziert und flexibel sind die Möglichkeiten zur Kontaktaufnahme mit anderen Menschen, zu Mitteilungen über das eigene Innenleben und die Empathiefähigkeit? Wie integriert ist die Fähigkeit, sich an äußere Objekte zu binden und wieder zu lösen und jene, Hilfe annehmen zu können? Wie stabil und differenziert sind Internalisierungen von Objektbeziehungen und kann der Klient sie nutzen?

Darüber hinaus hat die Einschätzung der Mentalisierungsfähigkeit und der Symbolverwendung besondere Bedeutung für das Verständnis und den Umgang mit den in Trance auftauchenden inneren Bildern. Ebenso wie die differenzierte Einschätzung der Ich-Funktionen dient sie der Therapieplanung insofern, als sich

Bereiche definieren lassen, in denen Nachreifung notwendig scheint.

Strukturdiagnostik ist immer auch Entwicklungsdiagnostik. Sie sieht den Menschen vor dem Hintergrund seiner Lebens- und damit seiner Entwicklungsgeschichte. Therapeutisch sind insbesondere Erfahrungen von Mangel und traumatisierende Erfahrungen von Bedeutung.

12.7.2.7 Die Lebensgeschichte, Mangelerfahrungen und Traumatisierungen im Fokus

Der Ich-stärkende und strukturbildende Modus erlaubt es, in Bereichen von Mangelerfahrungen nachzunähren und die (aufdeckende) Bearbeitung von Traumatisierungen vorzubereiten. Zum Umgang mit traumabedingtem Hyperarousal und mit intrusiven Erinnerungen bietet die Hypnosepsychotherapie eine Vielzahl von Möglichkeiten. Intrusive Erinnerungen zeigen sich im diagnostischen Prozess häufig schon im Rahmen des explorativen Vorgehens und sind als Hinweis auf Traumatisierungen bzw. eine damit zusammenhängende Entwicklungspathologie zu verstehen. Auf Basis dieser diagnostischen Erkenntnisse werden Mangelerfahrungen und Traumatisierungen in der Hypnosepsychotherapie nicht im eigentlichen Sinn verstärkt fokussiert, sondern deren Bearbeitung wird vorbereitet – etwa durch hypnotische Genogrammarbeit, die Differenzierung der Traumafolgen, die Diagnostik von abgespaltenen oder dissoziierten Ego-States oder die Beachtung von transgenerationalen Aspekten von Traumatisierung.

12.7.2.8 Wünsche, Bedürfnisse, Ängste, Konflikte und Abwehr im Fokus

Hypnosepsychotherapeuten erforschen das Spannungsfeld zwischen den Wünschen und Ängsten ihrer Klienten und wie sie Konflikte zwischen unterschiedlichen Bedürfnissen bewusst (Coping) und unbewusst (Abwehr und implizites „Wissen") bewältigen. Gefühle werden als anerkennenswerte Hinweise auf bedeutsame Bedürfnisse verstanden und übersetzt. Dabei kann die von Mende (2010) eingeführte Unterscheidung von vier emotionalen Grundbedürfnissen helfen:

Autonomie, Orientierung, Beziehung und Kompetenz.

Bei der Diagnostik von Konflikten dient das Klassifikationsschema der Konfliktachse aus der OPD als Leitfaden. Es beschreibt folgende Konflikte: Autonomie versus Abhängigkeit, Unterwerfung versus Kontrolle, Versorgung versus Autarkie, Selbstwertkonflikte, Über-Ich- und Schuldkonflikte, ödipal-sexuelle Konflikte, Identitätskonflikte, fehlende Konflikt- bzw. Gefühlswahrnehmung und konflikthaft erlebte äußere Lebensbedingungen.

Diagnostisch bedeutsam ist auch, wie sich die Abwehr des Klienten in den ersten Sitzungen zeigt: im Rahmen der Übertragungsbeziehung oder auch durch Beschreibung von bedeutenden inneren und äußeren Objekten. Die von George Vaillant vorgenommene Klassifizierung der Vielfalt der in der Literatur beschriebenen Abwehrformationen kann bei deren Einordnung helfen. Er unterscheidet vier Gruppen: psychotische, unreife, neurotische und reife Abwehr (vgl. Ermann 2016). Objektbeziehungstheorien bieten sodann die Möglichkeit, die gemeinsam erlebten Formen der Abwehr mit der Strukturdiagnostik in Beziehung zu setzen.

Objektbeziehungstheoretische Zugänge ermöglichen ein Verständnis der Reife von Ängsten wie der Angst vor Liebesverlust, vor Objektverlust und Trennungsängsten oder von existenziellen und psychotischen Ängsten (vgl. Ermann 2016).

12.7.2.9 Der Körper, körperliche Erkrankungen und körperliche Symptome im Fokus

Ein methodenspezifischer Fokus der Aufmerksamkeit bei Hypnosepsychotherapeuten liegt in der Beobachtung von minimalen körperlichen Hinweisen, die Rückschlüsse auf unterschiedliche Bewusstseinszustände und deren Wechsel ermöglichen. Das sind beispielsweise die Art des Sprechens, die Körperhaltung, Augenzittern, die Frequenz von Blinzeln und Schlucken, der Spannungszustand oder die Durchblutung bestimmter Körperteile.

Die Einladung zu einer vertieften Wahrnehmung von Gefühlen, Empfindungen und

Bewegungen bildet über Affektbrücken oder somatische Brücken den Ausgangspunkt zur Erforschung von deren Genese in Trance. Darüber hinaus geben minimale körperliche Hinweisreize und nonverbales Verhalten Informationen über den Bewusstseinszustand und die Aktivierung bestimmter Ego-States.

Sowohl im Rahmen einer Hypnosepsychotherapie als auch auf dem Feld der klinischen Hypnose außerhalb eines psychotherapeutischen Settings werden Trancezustände eingesetzt, um durch psychovegetative Umschaltung und Entspannung und mittels ressourcenorientierter Suggestionen körperliche Symptome zu reduzieren oder Symptomfreiheit zu erreichen. Auch Ängste und depressive Zustände vor, während und nach medizinischen Behandlungen oder in Verbindung mit medizinischen Diagnosen können bewältigbarer werden. Bei nahezu allen körperlichen Problemen ist Hypnose indiziert und wird sowohl von Psychotherapeuten als auch von Ärzten und Psychologen angewendet. Körperliche Symptome sind bei vielen psychischen Störungen relevant und können in der Hypnosepsychotherapie utilisiert und auf direkte oder indirekte Weise bearbeitet werden.

12.7.2.10 Unterschiedliche Bewusstseinszustände und Trancephänomene im Fokus

Hypnosepsychotherapeuten sind geübt im Monitoring und Nutzen und bei der Integration von spontan auftretenden und induzierten Trancezuständen, Trancephänomenen und Ego-States. Sie beobachten das Verhalten rund um die Einladung zu Trancezuständen, ob sich Hindernisse zeigen, etwa eine liegende Position einzunehmen, die Augen zu schließen und sich zu entspannen.

Hypnosepsychotherapeuten bemerken die bevorzugten und damit auch die vernachlässigten Wahrnehmungskanäle (visuell, auditiv, kinästhetisch, olfaktorisch, gustatorisch) ihrer Klienten. Sie ermitteln jene Fokussierungen der Aufmerksamkeit und Autosuggestionen, die im Alltag Problemtrancen induzieren oder Traumazustände triggern. Sie beobachten, ob Dinge eher rational oder gefühlsmäßig bewertet werden, und achten

auf den Attributionsstil: Ist er eher internal oder external, global oder differenziert, veränderlich oder stabil?

12.7.2.11 Ego-States im Fokus

Bei der Diagnostik von Struktur und Konflikten eröffnet das Modell der Ego-States neue Perspektiven. Entsprechend dem Stufenmodell der Persönlichkeitsintegration (Pollani 2016) und dessen Weiterentwicklung richtet sich das Augenmerk zunächst auf das Erkennen und Differenzieren von einzelnen Ego-States. Hypnosepsychotherapeuten achten darauf, in welchem Ausmaß die einzelnen Persönlichkeitsanteile miteinander kommunizieren können, inwieweit sie zur wechselseitigen Empathie fähig sind, inwieweit sie einander anerkennen und sich um Kooperation bemühen und ob sie innere Phänomene miteinander teilen. Inwieweit ist der Klient fähig, sich im Sinne einer Co-Bewusstheit mehrerer Teile gleichzeitig bewusst zu sein, und wie kontinuierlich kann er diese Co-Bewusstheit aufrechterhalten?

Konflikte können im Ego-State-Modell als Konflikte zwischen einzelnen Ego-States verstanden und bearbeitet werden. Das Therapieziel besteht darin, die unterschiedlichen Interessen und Bedürfnisse der einzelnen Anteile zu verstehen und anzuerkennen. Im Sinne einer inneren Ökologie wird der Klient dabei unterstützt, für eine ständige Balance und immer wieder neu für einen Interessensausgleich zu sorgen.

Bei Symptomen kann man sich im diagnostisch-therapeutischen Prozess auf die Suche nach jenen Anteilen begeben, die zu deren Entstehung und Erhaltung beigetragen haben, ihre guten Absichten ergründen und nach neuen Wegen suchen, ihre Anliegen zu berücksichtigen.

Im Sinne der Integration von Persönlichkeitsanteilen hat es sich bewährt, gemeinsam mit dem Klienten eine „Teilelandkarte" zu erstellen. Dabei werden Anteile externalisiert und gruppiert und im Gesamtzusammenhang gesehen.

12.7.2.12 Krisen im Fokus

Im Falle von Krisen ist deren Schweregrad einzuschätzen. Dazu dienen u. a. folgende Dimensionen: das subjektive Gefühl von Überforderung bis hin zur existenziellen Bedrohung, leichte Isolationstendenzen bis hin zu völligem sozialem Rückzug, leichte Einschränkungen der Handlungsfähigkeit bis hin zur völligen Handlungsunfähigkeit und Erstarrung, die Regulations- und Kontrollfähigkeit, destruktive Fantasien über zerstörerische Impulse bis hin zu manifester Selbst- und Fremdgefährdung.

12.7.2.13 Behandlungsvoraussetzungen im Fokus

Als Behandlungsvoraussetzungen sind zu klären: der subjektive Leidensdruck und Einschränkungen durch die Symptomatik, subjektive Theorien über die Entstehung der Probleme und Symptome und die Wege zu deren Heilung, Veränderungskonzepte und damit zusammenhängende Erwartungen an die Therapie und den Therapeuten, Überweisungskontext, Indikation bzw. Ausschluss von Kontraindikationen.

12.7.2.14 Prozesse im Fokus

Im Sinne der explorativen Haltung werden die Auswirkungen des therapeutischen Handelns und einzelner Interventionen kontinuierlich beobachtet und reflektiert. Durch Pacing und damit Ratifizierung des Erlebens im Hier und Jetzt wird es möglich, die Diagnostik zu verfeinern und die ersten diagnostischen Hypothesen zu bestätigen und zu differenzieren oder zu verwerfen. Das prozessorientierte Vorgehen v. a. im Ich-stärkenden und hypnoanalytischen Modus bezieht Veränderungen auch auf der Mikroebene ständig mit ein und utilisiert sie – sowohl in Bezug auf die Selbstwahrnehmung der Symptome als auch auf die Ziele der Klienten.

12.8 Zusammenfassung

Hypnosepsychotherapie verbindet psychodynamisches Verstehen und Vorgehen mit Elementen der ericksonianischen Hypnotherapie wie deren Bild vom Unbewussten, die therapeutische Haltung und indirekte Formen der Kommunikation. Zum Menschenbild der Hypnosepsychotherapie gehört die Vorstellung von innerer Vielfalt. Das wechselnde und oft konflikthafte Erleben unterschiedlicher Per-

sönlichkeitszustände wird in Teilemodellen konzeptualisiert, etwa im Modell der Ego-States. Auf einem tiefenpsychologisch-psychodynamischem Hintergrund lassen sich beim Vorgehen in der Hypnosepsychotherapie je nach Indikation und Therapieziel idealtypisch drei Modi unterscheiden: (1.) ein Ich-stärkender und strukturbildender Modus, (2.) ein konfliktorientierter hypnoanalytischer Modus und (3.) ein lösungsorientierter Modus.

Die zentralen Wirkprinzipien und Veränderungsmodelle im Rahmen des psychodynamischen Vorgehens betreffen Aufmerksamkeitslenkung, Aktualisierung von Ressourcen und Kompetenzen, Problemaktualisierung und korrigierende Erfahrung, Hilfe bei der Problembewältigung und die therapeutische Beziehung als Basis und Medium von Veränderung. Zentral für das diagnostisch-therapeutische Vorgehen ist eine explorative Grundhaltung: Alle Interventionen werden als Möglichkeit gesehen, neue Informationen zu gewinnen, und sind nicht primär darauf ausgerichtet, bestimmte Wirkungen zu erzielen. Bei der Diagnostik von Struktur und Konflikten eröffnet das Modell der Ego-States neue Perspektiven. Entsprechend dem Stufenmodell der Persönlichkeitsintegration und dessen Weiterentwicklung richtet sich das Augenmerk zunächst auf das Erkennen und Differenzieren von einzelnen Ego-States. Das ericksonianische Menschenbild ist eingebettet in ein möglichst umfassendes Verständnis des Menschen im Sinne des biopsychosozialen Modells. Diesem muss allerdings die soziokulturelle Dimension hinzugefügt werden und – insbesondere beim Erleben von existenzieller Bedrohung – die Ebene von Religion, Spiritualität und Sinn. Im Längsschnitt werden Menschen in all diesen Dimensionen als Sinn suchende und Bedeutung gebende Wesen auf dem Hintergrund ihrer Herkunft und ihrer lebensgeschichtlichen Prägungen gesehen.

Literatur

Brown D, Fromm E (1986) Hypnotherapy and hypnoanalysis. Lawrence Erlbaum, Hillsdale/London
Diamond MJ (1993) Die interaktionelle Basis der hypnotischen Erfahrung – Über die Beziehungsdimension der Hypnose. Imagination 15(2): 5–32

Ermann M (2016) Psychotherapie und Psychosomatik. Ein Lehrbuch auf psychoanalytischer Grundlage, 6. Aufl. Kohlhammer, Stuttgart

Frederick C, McNeal S (1999) Inner strengths. Contemporary psychotherapy and hypnosis for ego-strenghthening. Lawrence Erlbaum, London

Gilligan S (2005) Therapeutische Trance. Das Prinzip Kooperation in der Ericksonschen Hypnotherapie. Carl-Auer, Heidelberg

Jensen MP, Adachi T, Tomé-Pirres C, Lee J, Osman ZJ, Miró J (2015) Mechanisms of hypnosis: toward the development of a biopsychosocial model. Int J Clin Exp Hypn 63(1): 34–75. https://doi.org/10.1080/0020 7144.2014.961875

Kanitschar H (2009) Hypnosepsychotherapie, ein integratives, tiefenpsychologisches Verfahren. Hypnose Z Hypnose Hypnother 4(1+2): 153–175

Mende M (2009) Die Utilisierung von Übertragung und Gegenübertragung in der lösungsorientierten Hypnotherapie. Hypnose Z Hypnose Hypnother 4(1+2): 127–152

Mende M (2010) Basic emotional needs: a key concept in the assessment and treatment of trauma. Contemp Hypn 27(2): 95–102

Oswald W (2011) Hypnosepsychotherapie bei chronischen Psychosen. Imagination 33(3): 15–34

Pollani E (2016) Hypnose – Ego-State-Therapie – Eye Movement Integration: Drei wirkungsvolle Behandlungsmöglichkeiten in der Traumatherapie. In: Bohne M, Ohler M, Schmidt G, Trenkle B (Hrsg) Reden reicht nicht. Carl-Auer, Heidelberg

Revenstorf D, Peter B (Hrsg) (2015) Hypnose in Psychotherapie, Psychosomatik und Medizin. Springer, Berlin/Heidelberg

Rossi EL (Hrsg) (2015) Gesammelte Schriften von Milton H. Erickson. Studienausgabe. Carl-Auer, Heidelberg

Von Uexküll T, Wesiack W (1988) Theorie der Humanmedizin. Urban & Schwarzenberg, München/Wien/Baltimore

Watkins J, Watkins H (2003) Ego-States. Theorie und Therapie. Carl-Auer, Heidelberg

Zindel JP (2009) Hypnose – eine ganz besondere therapeutische Beziehung. Hypnose Z Hypnose Hypnother 4(1+2): 107–125

Zindel JP (2019) Explorieren als Haltung und Methode in der Hypnosetherapie. Vortrag gehalten an der Jahrestagung der Milton Erickson Gesellschaft für klinische Hypnose in Bad Kissingen, 24.03.2019. http://zindel-hypnose-texte.ch/de/explorer. Zugegriffen am 30.11.2019

Dr. Michael E. Harrer, Facharzt für Psychiatrie und psychotherapeutische Medizin, Psychotherapeut in den Verfahren Hypnosepsychotherapie (HY) und Katathym Imaginative Psychotherapie (KIP), Supervisor bei der Österreichischen Vereinigung für Supervision und Coaching (ÖVS) in freier Praxis, Lehrtherapeut mit voller Lehrbefugnis für Hypnosepsychotherapie (HY) bei der Österreichischen Gesellschaft für angewandte Tiefenpsychologie und allgemeine Psychotherapie (ÖGATAP). Publikationen zu Achtsamkeit, Hypnose, Psychoonkologie und Burnout. https://www.achtsamleben.at, https://www.achtsamkeitinderpsychotherapie.at

Mag. Wolfgang Oswald, Psychotherapeut in den Verfahren Psychoanalyse/Psychoanalytische Psychotherapie (PA) und Hypnosepsychotherapie (HY), Psychoanalytiker bei der Wiener Psychoanalytischen Vereinigung der Internationalen Psychoanalytischen Vereinigung (WPV/IPA), Lehrtherapeut mit voller Lehrbefugnis für Hypnosepsychotherapie (HY) bei der Österreichischen Gesellschaft für angewandte Tiefenpsychologie und allgemeine Psychotherapie (ÖGATAP). Publikationen zum hypnoanalytischen Schwerpunkt. https://www.wolfgangoswald.net

Brigitte Bischof und Jadranka Dieter

13.1 Einleitung

Das von Johannes Heinrich Schultz (1926) entwickelte Autogene Training bzw. das weiterentwickelte und in der heutigen Form bestehende Autogene Psychotherapie (ATP) zählt zu den tiefenpsychologisch-psychodynamischen Verfahren und versteht sich vor dem Hintergrund der psychoanalytischen Theorie der Objektbeziehungen. Spezifische Merkmale der Methode sind die drei aufeinander aufgebauten Therapiebausteine Grundstufe (GS, das ursprüngliche Autogene Training), Mittelstufe (MS) sowie analytische Oberstufe (OS).

Das im (individuellen) Schritttempo gezielte Hinführen von einer vorerst vorsprachlichen (Aufspüren leiblicher Empfindungen) basalen (Erlebnis-)Ebene (GS) über erste Versuche einer sprachlichen Ausformulierung (Verbindung von Grundstufenelementen mit sprachlichen Inhalten wie persönlich formulierten Leitsätzen) bzw. der Förderung der Realitätswahrnehmung (MS) zur Be-, Durch- und Aufarbeitung intrapsychischen Konfliktmaterials (durch Vorgabe von Bildsymbolen) im Sinne Freuds „Erinnern – Wiederholen – Durcharbeiten" (OS) kann als Fokus der Methode angesehen werden. Der systematische Aufbau gewährleistet eine ganzheitlich konzipierte Methode basierend auf einem umfassenden Menschenbild, und dadurch zeichnet sich die ATP grundsätzlich für alle psychischen Störungen aus. Besonders geeignet ist sie für die Behandlung von sehr frühen, präverbalen Störungen. Das Ziel ist eine umfassende Rekonstruktion der Persönlichkeit.

Anwendung findet die ATP demnach sowohl im klinischen Bereich als auch in der Prävention. Sie kann im Gruppen- und im Einzelsetting angeboten werden. Der Fokus der Methode besteht vor allem darin, mittels Autogenem Prinzip und vor dem Hintergrund einer intersubjektiven Begegnungserfahrung im Hier und Jetzt langsam und stufenweis an das eigene psychische Erleben heranzuführen, um das konfliktgeladene Material zu ermöglichen.

13.2 Allgemeine Klinische Hintergrundtheorien

Das Autogene Training nach Schultz (1926) baut auf der Annahme auf, dass durch Entspannung die Funktionen des parasympathischen Systems verstärkt werden können und der Übende Einfluss auf beide Nervengeflechte bekommt. Durch die Konzentration auf bestimmte Vorstellungen und Gedanken werden die Körperfunktionen besonders wahrgenommen, Ängste und andere negative Gefühle beeinflusst und abgebaut – auch

B. Bischof (✉) · J. Dieter
Österreichische Gesellschaft für angewandte Tiefenpsychologie und allgemeine Psychotherapie (ÖGATAP), Wien, Österreich

© Springer-Verlag GmbH Deutschland, ein Teil von Springer Nature 2022
C. Höfner, M. Hochgerner (Hrsg.), *Psychotherapeutische Diagnostik*,
https://doi.org/10.1007/978-3-662-61450-1_13

positives Denken wird gefördert. Der Effekt ist eine verbesserte Regenerationsfähigkeit, die einen adäquateren Umgang mit Stress und negativen Gefühlen bewirkt. Ziel ist es, durch bewusstes Entspannen und Genießen mehr Lebensqualität zu erreichen und kreativem Potenzial zum Durchbruch zu verhelfen.

Schultz hat also vor allem auf den Körper fokussiert, um psychische Veränderungen herbeiführen zu können. Er folgt damit dem klassisch psychoanalytischen Konstrukt einer autonomen Psyche. Was er bei diesen Veränderungsprozessen allerdings nicht ausreichend beachtet hat, ist die Bedeutung des Unbewussten und der intersubjektiven Begegnung im Hier und Jetzt.

Nachdem die ATP auf dem Hintergrund der psychoanalytischen Theorie der Objektbeziehungen fußt, werden hier nicht nur die (Aus-)Wirkungen von Internalisierungsformen frühkindlicher Beziehungserfahrungen auf die (weitere) Entwicklung der – jeweiligen – psychischen Strukturen (Organisation der Persönlichkeit) aufgezeigt, sondern auch die Art und Weise der Gestaltung der Beziehung eines Menschen mit seinen (Partial-)Objekten im Außen. So entstehen Objekt- und Selbstrepräsentanzen im intrapsychischen Raum, die in Wechselwirkung zueinander stehen. Dem Verhalten der primären Bezugsperson(en) auf die Ausgestaltung der Repräsentanzen wird ein hoher Stellenwert zugeschrieben, nämlich welche (unbewussten) Vorstellungen das Selbst in Bezug auf eine andere Person bildet.

Nun soll im Konkreten die Umsetzung der theoretischen Konzeption anhand der einzelnen Stufen der Autogenen Psychotherapie aufgezeigt werden.

Die Grundstufe der ATP bezieht sich v. a. auf den präverbalen Bereich, vorerst geht es um das Aufspüren leiblicher Empfindungen, die ein wesentliches Kriterium bei strukturellen Störungen bzw. in der Psychosomatik darstellen. Über eine fokussierte Konzentration in einem bewusstseinsgesenkten Zustand soll versucht werden, eine zunehmende Bionome Balance herzustellen. Dies erfolgt über eine (temporäre kontrollierte) Regression im Dienste des Ich als wesentliche narzisstische Homöostasefunktion (narzisstisches Auftanken) auf vorerst konfliktfreie Bereiche und somit über eine Regression vor den Konflikt; die Tiefe der Regression wird von der Patientin, vom Patienten selbst gesteuert.

Welche Wichtigkeit dieser Form der Regression zukommt, zeigt Kernberg (1975) in seinem Werk auf, der darunter eine Wiederbelebung verinnerlichter Objektbeziehungen versteht (wie das bei der späteren Fallvignette gut sichtbar wird). Kann sogar ein sog. primärnarzisstischer Zustand erreicht werden, kommt dies einem Einssein, der Verschmelzung von Größenselbst und allmächtigem Objekt, gleich (Kohut 1973). Ermann (2017) formuliert, dass die Regression das Wiederaufleben von entwicklungspsychologisch frühen Einstellungen und Erlebnisweisen ist. Bis heute hat das Konzept Wärme – Rhythmus – Konstanz nach Bartl (1989, Bischof 2004, Sedlak 2005), der analytischen Entwicklungspsychologie nachempfunden, für die Autorinnen Gültigkeit. Alle drei Modalitäten sind eine Entsprechung dieser frühen narzisstischen Körpererlebensqualitäten. Bei strukturellen Störungen können genau dieses narzisstische Auftanken und das Einüben in das Urvertrauen im Sinne einer korrigierenden Neuerfahrung nach Alexander und French (1946) förderlich sein.

Wilke (1990) spricht von einem einerseits wohltuend unspezifischen Entspannungszustand, andererseits von einer Wechselwirkung der Intensität des imaginativen Erlebens und der Tiefe der erzielten Entspannung v. a. bei psychosomatisch Erkrankten, die meist Defizite in den basalen Ich-Funktionen aufweisen. So kann der/die Patient*in in der GS selbst eine innere Beziehung zu seinen/ihren leiblichen Erlebnissen bzw. Erfahrungen herstellen.

Gaddinis et al. (2001) Buchtitel wird von Freuds Postulat, das Ich sei vor allem ein körperliches, übernommen. Sein Anliegen ist das Aufzeigen der Differenzierung der Anfänge vom Körperlichen, beginnend bereits im intrauterinen Leben, zur Entwicklung der Psyche. Der Fötus befindet sich im intrauterinen Milieu in einem relativ eng umgrenzten, beschützten Raum, den er aktiv erkunden kann, und aufgrund dieser physiologischen Grenzerfahrung erwirbt er damit auch die Abgrenzung des Selbst. Dieser Umstand kann auch zum aktiven Prozess der Geburt beitragen. Postnatal ist die individuelle psychische Entwicklung dann ein schrittweiser Prozess, quasi vom Auftauchen aus dem Körper einhergehend mit einem stufenweisen psychischen Erwerb des körperlichen Selbst. Der eigene Körper ist zuerst das Objekt der Wahrnehmung und Objektfindung, erst später wird er dann durch Besetzung mit Libido zum Liebesobjekt. Und erst dadurch erahnt der Säugling eine Vorstellung zu seinem Ich bzw. seinem Selbst. Aus der Sicht der Hirnforschung heftet sich der frühe kleine Zellhaufen an die Gebärmutterwand, und aus einem Teil davon entwickelt sich die Plazenta als eigenes selbständiges Versorgungssystem unabhängig vom mütterlichen Gewebe! Schon hier beginnt also das ungeborene Kind, nicht nur sich selbst, sondern auch seine Umgebung innerhalb seines mütterlichen Lebensraumes eigenständig zu gestalten (Hüther und Krens 2008). So kann man aufgrund dessen von einer Wechselwirkung mit dem mütterlichen Organismus (z. B. Blutzufuhr) sprechen, und in der weiteren Entwicklung besteht über die Nabelschnur ein sehr ausdifferenziertes Kommunikationssystem zwischen Mutter und Säugling (Schacht und Hutter 2019). So entsprechend in der Beziehung zwischen Patient*in und Therapeut*in in der ATP, speziell in der GS.

Pötz (2004) liefert einen wesentlichen Beitrag zu diesen Überlegungen. Er betrachtet die Übungen des Autogenen Trainings als eine psychosensorische Aktivität mit Bedeutung, wonach Körper und Psyche eine Funktionseinheit bilden, aus dem das Selbst entsteht. Das Autogene Prinzip, das auf die Getrenntheit zwischen Subjekt und Objekt verweist, unterstützt dabei die Integration des Selbst und die Anerkennung der Getrenntheit.

Damasio (2010) spricht von einem Protoselbst, aus dem sich das gefühlte Kernselbst entwickelt und im Körpergefühl seinen bewussten Ausdruck darstellt, daher werden Emotionen über sogenannte somatische Marker (Muskeln, Gefäße und Organe) wahrgenommen und an das Gehirn weitergeleitet (interozeptiver Sinn). Das heißt, dass das emotionale Bewusstsein von der Bewusstheit der Innenwahrnehmungen abhängt, und dies findet eben speziell in der Grundstufe der ATP sein Korrelat.

In der präverbalen Kommunikation spielt die Nachahmung für den Säugling eine zentrale Rolle, der Neurowissenschaft entsprechend basiert sie auf Aktivierung der Spiegelneuronen, psychodynamisch gesehen auf Prozessen projektiver und introjektiver Identifizierung. Die leiblich-affektive Kommunikation zwischen Mutter und Kind und die Spiegelungserfahrungen durch die Mutter schlagen sich im impliziten (prozeduralen) Gedächtnis nieder (implizites Beziehungsgedächtnis). Diese Repräsentanzen bzw. inneren Bilder, die sich im Gehirn des Kindes als unbewusste und präverbale Engramme festlegen, sind emotionale Speicherungen auf der Körperebene und können als spätere wirksame Repräsentanten im leiblich-emotionalen Umgang mit Anderen (Beziehungsmuster) erlebt werden (Hauler 2019).

Basierend auf den intrauterinen Entwicklungen/Erfahrungen wird das Hauptaugenmerk in der frühen nachgeburtlichen Zeit auf die Dyade, also die Beziehung zwischen Mutter und Kind gelegt, es geht um erste grundlegende Bindungserfahrungen (Bowlby 2006), wobei das Bindungsverhalten beim Säugling der Selbstfindung und dem Selbsterhalt dient. Ermann (2017) spricht von (primärer) Intersubjektivität (die ersten neun Monate). Bindung ist immer gekoppelt an Interaktion mit dem Anderen. Auf Bindungsverhaltensweisen erfolgt eine Bindungsantwort der Beziehungsperson (von Angesicht zu Angesicht) in Form von Zuwendung, Körperkontakt etc., und aufgrund dessen finden auch gemeinsame psychophysiologische Regulationsprozesse statt. Mit fortschreitender Entwicklung (zwischen 8 und ca. 15 Monaten) ist das Kind zunehmend in der Lage, gemeinsam mit seinen Bezugspersonen die Aufmerksamkeit auf andere Menschen, Ereignisse und Dinge zu lenken und auch so die Welt miteinander zu erleben (sekundäre Intersubjektivität). Das Kind erreicht ca. zu Beginn des zweiten Lebensjahres langsam Worte im vorsymbolischen Bereich bis zur Ausformung der Sprache. So wie die ATP als stufenweiser Aufbau betrachtet wird, verläuft analog die Entwicklung des Säuglings/Kindes immer differenzierter und unabhängiger von der Anwesenheit seiner Bezugsperson, da die Erfahrungen der Beziehung nicht nur internalisiert werden, sondern sich auch in der Hirnstruktur manifestieren (Grossmann und Grossmann 2012).

Das leitet über zur zweiten Stufe der ATP, der (Weiter-)Entwicklung vom präverbalen zum ersten sprachlichen Bereich (Mittelstufe, MS). Er wird als Übergangsraum nach Winnicott (1969) oder auch als intersubjektiver Raum angesehen. Nachdem in der GS die sukzessive Vorbereitung zum Zugang unbewusst konflikthaften Materials erfolgte, besteht die Hauptarbeit in der zunehmenden Problemkonfrontation in Form der eigenständigen Formulierung von sog. Leitmotiven und -bildern. Tauchen jedoch konfliktträchtige (Körper-)Gefühle und Gedanken auf, kann der aus der GS erreichte Entspannungszustand der Ruhe und Gelassenheit sinnvoll zum Angst- bzw. Spannungsabbau eingesetzt werden, wobei die Bearbeitung supportiv, kompensatorisch und noch prospektiv in einem Nachgespräch erfolgt. Die gewonnenen Leitsätze können nach Winnicott (1969) als Übergangsobjekte empfunden und mit entsprechender rhythmischer Übungskonstanz zunehmend libidinös besetzt und introjiziert bzw. internalisiert werden. Man könnte auch sagen, dass es ebenfalls um einen Versuch einer Verinnerlichung des guten Objekts geht und damit der (positiven) Selbst-Repräsentanz dienlich ist. Zuletzt darf auch noch die Förderung der Realitätswahrnehmung auf dieser Stufe erwähnt sein. Aus unreifen, nicht integrierten Körperwahrnehmungen sowie Gefühlen müssen zunehmend die Gegebenheiten der realen Welt wahrgenommen werden, die Trennung von inneren und äußeren Empfindungen, das Denken und die Beziehung zu den Eltern entwickelt werden (Diem-Wille 2003). Ziel der MS soll auch eine Verbesserung der Selbst- und Beziehungskompetenz des erwachsenen Individuums sein.

Im Gegensatz zur GS, wo es noch um eine Regression vor den Konflikt geht, wird in der (analytischen) Oberstufe der ATP (Wallnöfer 1972) die Intention zur Regression in den intrapsychischen Konfliktbereich gesteigert. In dieser Phase sind biografische Daten in Verbindung mit retrospektiven Faktoren von besonderer Bedeutung, da sie bei der Be- bzw. Aufarbeitung von konflik-

thaften Life-Events oder Traumatisierungen sehr hilfreich sein können.

Auf dieser letzten Stufe der psychotherapeutischen Arbeit geht es weitgehend um psychoanalytische Grundhaltungen wie gleichschwebende Aufmerksamkeit des/der Therapeut*in, Widerstand, Abwehr(-mechanismen), Übertragung, Gegenübertragung, Enactment, das gemeinsame Nachsinnen und das Entstehen von etwas Neuem im intersubjektiven Raum etc. Der/die Patient*in übt auch eigenständig außerhalb der Therapiestunden, eine Weiterbearbeitung von Themen ist dadurch vertiefendes Ziel. Zeichnen oder Modellieren mit Ton wird nach den Imaginationen angeregt, das (Aus-)Gestalten der Imagination auf einer anderen Ebene des Unbewussten; wie in den frühen Phasen geht es um vertieftes Begreifbarmachen und um Auflösung von Abwehr und Widerstand.

Um jedoch mit Imaginationen arbeiten zu können, muss vorerst bei Patient*innen der Grad der Symbolisierungs- und Mentalisierungsfähigkeit diagnostisch überprüft werden. Als Ausgangspunkt kann wieder die Objektbeziehungstheorie herangezogen werden, denn jedes Symbol ist als kommunikativer Träger bewusster, aber v. a. unbewusster innerer oder äußerer Objektbeziehungen zu verstehen. Ist eine gelungene Entwicklung vom Leiblichen zu einer symbolischen Verarbeitung gelungen, und Repräsentanzen in Form bewusster und unbewusster Imaginationen können sich festigen, kann man vorsichtig von einer reifen Symbolisierungsfähigkeit sprechen, von einer symbolischen Bedeutung. Gelingt dieser Prozess nicht, führt dies zu Trennungs- und Verlustangst (Furcht vor dem drohenden Verschwinden des Objekts aufgrund eigener unbewältigter aggressiver Fantasien der Objektzerstörung). Segal (1996) bezeichnet unreife Symbole auch als symbolische Gleichsetzung; es gibt zwar bildhafte Vorstellungen, denen jedoch keine echten Symbolgehalte innewohnen (konkretistisch). Diese Imaginationen beinhalten häufig massive Ängste bis hin zu Vernichtungs- und Todesängsten im Sinne Kleins. Reife Symbole entsprechen sogenannten symbolischen Repräsentationen (Segal) und haben somit das Entwicklungsniveau der depressiven Position nach Klein erreicht.

Mentalisierung nach Fonagy et al. (2002) – Konzept basierend auf der Theory of Mind – besteht einerseits in der Fähigkeit, dem eigenen Verhalten oder dem Verhalten anderer mentale Zustände zuzuschreiben und sie auf diese Weise zu interpretieren und zu verstehen (Burian und Grossmann-Garger 2018). Unterschieden werden verschiedene Entwicklungsstufen, von unreifen Vorstufen wie Teleologie-Modus (Bedürfnisse und Emotionen werden agierend zum Ausdruck gebracht), Äquivalenzmodus (Innen und Außen werden gleich erlebt), Als-ob-Modus (etwas vormachen; auch dem/der Therapeuten/Therapeutin) bis hin zur reifen Mentalisierung, dem reflexiven Modus; das Selbst kann über sich und andere nachsinnen. Damit erhält auch das Container-Contained-Modell (Bion 1992) eine erweiterte Bedeutung. In der Beziehung zur Mutter projiziert es schlechte Gefühle (Beta-Elemente) in die Mutter (Container), die diese in gute (Alpha-Elemente) umwandelt. Zum geeigneten Zeitpunkt werden diese vom Kind zurückgeholt und als für die Psyche erträgliches Objekt reintrojiziert. Kann der Patient emotionale Erfahrungen nun nicht in Alpha-Elemente umwandeln, ist er auch nicht fähig zu träumen.

Zusammenfassend kann man sagen, dass hier der Weg aufgezeigt wurde von (frühen) Körperbildern über einen Übergangsraum in Form einer Latenzzeit bis hin zur Erarbeitung von Bildsymbolen. In den jeweiligen Imaginationen bzw. Symbolen spiegeln sich immer die subjektiven Erfahrungen wider. Die Imagination (Traum) kann dabei als Brückenfunktion zwischen dem unbewussten, ganzheitlich konzipierten Selbst und dem manifest gelebten Ich verstanden werden (Dieter 2001).

13.3 Spezifische Gesundheits- und Krankheitslehre

13.3.1 Definition von Gesundheit – das biopsychosoziale Modell

Gesundheit ist ein positiver funktioneller Gesamtzustand im Sinne eines dynamischen biopsychologischen Gleichgewichtszustandes, der erhalten bzw. immer wieder hergestellt werden muss (Quaas 1994). Eine Definition von gesund oder krank unterliegt immer dem jeweiligen Wertesystem bzw. dem jeweiligen Wandel einer Gesellschaft.

Es gibt klar belegte psychologische Zusammenhänge bei Gesundheit und Krankheit. Gesundheit als Kontinuum verstanden, auf dem sich der Mensch (individuell) bewegt, bedeutet ebenso Konsequenzen für eine alternde Gesellschaft in Bezug auf Gesundheit und Krankheit. Menschen in höherem Lebensalter haben häufig mit Multimorbidität (multiple Einschränkungen) und Polypathologie (Zusammenwirken vieler Erkrankungen) zu kämpfen. Und trotzdem darf das Altern nicht explizit mit Krankheit gleichgesetzt werden, denn tragend sind die Form der Bewältigung von Einschränkungen und die Aufrechterhaltung von Funktionen, auch des Wohlbefindens sowie der Lebensqualität. Zank (2000) meint, dass „damit zwar nicht dem Alterungsprozess selbst entgegengewirkt werden kann, jedoch dem Verständnis, dass Altern automatisch mit einem Verlust an Gesundheit einhergehen muss" (siehe Fallvignette).

Die Gesundheitspsychologie beschäftigt sich ausgiebig mit Programmen zur Erhaltung bzw. Förderung von Gesundheit bzw. individueller Kompetenzen in der Prävention etc. Hier kann nun auch die Psychotherapie, im Besonderen die ATP, im Präventivbereich bzw. in der Gesundheitsvorsorge zur Psychohygiene einen spezifischen Beitrag leisten, und zwar mithilfe der Anwendung der Grundstufe (GS), des im Allgemeinen bekannten Autogenen Trainings (AT). Viele Menschen stehen aufgrund großer Belastungen unter extremen Stressbedingungen, Frauen zusätzlich durch erfahrungsgemäße Mehrfachbelastungen. Hier soll das AT z. B. (wieder) zu mehr Ruhe und Gelassenheit, zur Erhöhung von Belastbarkeit, Frustrations- und Affektregulation verhelfen, ein bestehendes Angstlevel senken, die Leistungsfähigkeit verbessern sowie beeinträchtigende Körpersymptome stabilisieren oder zur Entwicklung bzw. Wahrnehmung eines Körpergefühls beitragen. Zentrale Themen des AT sind das Autogene Prinzip (etwas [aus sich] selbst entstehen lassen) und das Erreichen der Bionomen Mitte.

13.3.2 Definition von Krankheit

Krankheit ist ein Zustand des biopsychosozialen Befindens, das vom mittleren zu erwartenden Befinden abweicht (Int. Definition von Krankheit der WHO vgl. Ermann 2007).

Psyche und Soma stehen immer in einer Wechselbeziehung zueinander. So kann ein seelischer Hintergrund ebenso Auslöser einer körperlichen Erkrankung sein wie auch somatische Erkrankungen Rückwirkungen auf die seelische Gesundheit haben können (somatopsychischer-psychosomatischer Regelkreis). Pötz (2012) beschreibt, wie durch eine plötzlich eintretende schwere somatische Erkrankung der psychische Raum kollabieren kann und in Folge keine Symbole mehr ausgeformt und Erlebtes nicht mehr entsprechend verbal oder szenisch zur Darstellung gebracht werden können, und oben beschriebener Regelkreis kommt zum Ausdruck. Hier bietet die ATP eine geeignete Behandlungsmöglichkeit.

13.3.3 Bedeutende Faktoren eines psychodiagnostischen psychodynamischen Interviews

- Die erste Begegnung (verbal/z. B. telefonisch, nonverbal/per Mail, das Erscheinen, die Wirkung der Person; aber auch, wie begegnet der/die Therapeut*in der einzelnen Person?)
- Beobachtung im therapeutischen Setting (Eindruck beim Erstkontakt, Kommunikations- und Interaktionsmuster, Kongruenz vs. Inkongruenz, Übertragung, Gegenübertragung, Abwehrmechanismen, Widerstand, Inszenierung, Agieren) und Art des Beziehungsaufbaus
- Untersuchungsanlass und die persönliche Geschichte (biografische Anamnese inkl. evtl. Vorbehandlungen, Auslösesituation und aktuelle Lebenssituation, Life-Events, Selbsterleben und Persönlichkeit; psychische, körperliche und soziale Entwicklung: Beziehungen, Ressourcen, subjektive Krankheitstheorie; unabhängig von der Realität entwickelte Vorstellungen und Fantasien über Krankheitsur-

sachen bzw. welche Möglichkeiten bestünden, die Krankheit selbst oder von anderen beeinflussen zu können, etc.).
- Versuch einer ersten einschätzenden Diagnose anhand der Zusammenschau aller Daten (Differenzierung ICD-10 vs. psychotherapeutische Diagnose)
- Differenzierte Gestaltung der therapeutischen Beziehung nach eingeschätzter Diagnose. Dabei ist zu klären, ob und welche spezifischen psychischen Hintergründe zur Entstehung einer Erkrankung beigetragen haben. Wie wir wissen, kann Stress bei dem einen Individuum als positiv bewertet werden, beim anderen führt er letztendlich zur Erkrankung (körperlich und/oder psychisch); abhängig von Persönlichkeitsfaktoren und vom individuellen sozialen Umfeld, wie wirksam werden auch frühe (misslungene) Beziehungserfahrungen, Bindungen.

Differenzialdiagnostisch erfolgt die Einteilung nach a) Entwicklungs(Struktur-)pathologie (defizitäre Erfahrungen in der frühen Kindheit wie z. B. ein Mangel an Zuwendung und Fürsorge, zu wenig Unterstützung bei der Bewältigung von basalen Entwicklungsaufgaben während der ersten beiden Lebensjahre – Folge sind Entwicklungsdefizite in der Persönlichkeit (Störung von basalen Ich-Funktionen); b) Konfliktpathologie (Konflikte zwischen dem 2. bis 6. Lebensjahr und in der Adoleszenz können nicht verarbeitet werden und fallen der Verdrängung anheim – es handelt sich um unbewältigte, unbewusste neurotische Konflikte (Abhängigkeits-Autonomie-Konflikt, Trennungskonflikt etc.) (Ermann 2007).

Je nach diagnostischer Einschätzung erfolgt auch die entsprechende Zuordnung des Strukturniveaus nach Ermann (2007) vor dem Hintergrund eines Kontinuums entwicklungsdynamischer struktureller Entwicklungsniveaus: a) Niederes Strukturniveau (strukturelle Defizite) – Borderline-Störungen bzw. Borderline-Persönlichkeitsorganisation, gekennzeichnet durch labile Selbst- und Beziehungsregulation; Abwehrmechanismen sind Fixierung der Spaltungsabwehr, projektive Identifizierung und un-

zureichend integrierte Selbst- und Objektvorstellungen. b) Höheres Strukturniveau (mit Abschluss der Individuationsentwicklung/Konfliktpathologie) – reifere, klassische Neurosen – relativ reife stabile Neurosenstruktur mit Abwehrmechanismus Verdrängung, gut integrierte Selbst-Objekt-Repräsentanzen. c) Mittleres Strukturniveau (Fixierung am Übergang zur Autonomieentwicklung) – Selbstwert- und depressive Pathologie bzw. Persönlichkeit – hinreichend intakte Ich-Funktionen, jedoch mäßig integrierte Selbst-Objekt-Repräsentanzen; Objektabhängigkeit, narzisstische Beziehungsgestaltung; Abwehrmechanismen sind Idealisierung/Entwertung zwischen Spaltung und Verdrängung. d) Psychotisches Niveau – graduell desintegriertes Ich basierend auf Teil-Selbst und Teil-Objekt-Repräsentanzen; Abwehrmechanismen als Schutz vor Verschmelzungsfantasien sind Spaltung, primitive Verleugnung und projektive Identifizierung.
- Für eine psychodynamische Diagnostik ist auch Mentzos' (2009) Modus der Verarbeitung von Konflikten und Traumata (narzisstisch, schizoid, depressiv, zwanghaft, hysterisch) zur Spezifizierung der Persönlichkeit ein tragendes Element.
- Sedlak (2005) entwickelt den sogenannten ATP-Würfel für Indikation, Arbeitshypothese und Methodenwahl in der ATP. Dabei handelt es sich um ein dreidimensionales Modell: Beziehungsthema (differenzierter Zugang über die 3 Stufen der Entwicklung „Ich – Du – Wir"), die 3 Methodenstufen (Grundstufe – Mittelstufe – analytische Oberstufe) der ATP sowie die therapeutischen Variablen (Mittel, Techniken und Kriterien erfolgreicher Beziehungs- und Veränderungsgestaltung). Defizite in der ICH-Entwicklung verhindern die Fähigkeit zur Beziehungsgestaltung mit dem Anderen (dem DU). Die DU-Stufe zielt auf Dialogfähigkeit und Einfühlung (Gemeinschaftsfähigkeit) hin. Bei Mangel gelingt zwar eine dyadische Beziehung nicht, aber eine angemessene Integration in der Kohorte (Rückzug, Unterwerfung, Konkurrenz etc.). Integration durch Selbstbewusstheit und Beziehungsbereitschaft kann als höchste Stufe angesehen werden (WIR); alle

Stufen stehen miteinander in gewisser Wechselwirkung. Auch das Strukturniveau wird in die Therapieplanung miteinbezogen. Entsprechend einem niederen Strukturniveau würde der therapeutische Schwerpunkt auf Antwort liegen, beim mittleren auf Begleiten und beim höheren Strukturniveau auf Deutung.
- Ein letzter wesentlicher Aspekt für die Therapieplanung sowie das therapeutische Vorgehen besteht in der Intersubjektivität (Ermann 2017) (die Psyche wird nun als interaktionelles Phänomen betrachtet) der Begegnung zwischen Therapeut*in und Patient*in. Beide begegnen einander als reale Personen, und der/die Therapeut*in beteiligt sich aktiv am Therapieprozess (intersubjektive Wende), unter Einbeziehung des Hier und Jetzt. Ebenso spielt die Persönlichkeitsstruktur des/der Therapeuten/Therapeutin eine wesentliche Rolle – neben der Grundausrichtung – in der Begegnung mit der/dem Patienten/Patientin. Auch das Selbst wird nun nicht mehr als statische Struktur, sondern als dynamischer Prozess in andauernder Entwicklung befindlich, betrachtet. Das heißt, es kommt zu einer gegenseitigen bewussten und unbewussten Beeinflussung (als dynamische Faktoren Übertragung, Gegenübertragung), zu einer komplexen Form der Bezogenheit (Bipersonalität). Sowohl Patient*in als auch Therapeut*in erfahren dadurch Veränderungen in sich selbst (Wechselwirkung), aber auch das bipersonale Feld verändert sich abhängig von Veränderung von Bedingungen durch die jeweilige Begegnung; Ergebnisse werden dadurch immer neu definiert (Ermann 2017). Innerhalb der Beziehung mit dem Anderen sollte eine Homöostase zwischen Absenz und Präsenz, von Gegenwärtigkeit und Abwesenheit bestehen (Küchenhoff 2019). Konkret v. a. auf die GS/ATP im Einzelsetting bezogen ist die Beziehung zwischen Therapeut*in und Patient*in geprägt durch das Autogene Prinzip. Patient*innen üben eigenständig und unbeeinflusst von Fremdbestimmung, daher erlebt die Person in ihrer Gesamtheit das Üben als zu tiefste, eigene Leistung vor dem Hintergrund des (Ur-)Vertrauens des/der Therapeu-

ten/Therapeutin in deren Entwicklungspotenzial. Die therapeutische Haltung zeigt sich in präsenter, gewährender Form wie eine optimale Mutter; nach Winnicott (1969) im Sinne eines „taking care" und einer „holding function". Patient*innen dürfen ihren eigenen Weg gehen und finden, wobei bereits in der GS Übertragungs- und Widerstandsphänomene auftreten, die (frühen) Beziehungserfahrungen kommen zur Darstellung. Findet die ATP in einem Gruppensetting statt, stehen, neben der Einzelanalyse innerhalb der Gruppe die gruppendynamischen und gruppenanalytischen Aspekte im Vordergrund. Die Gruppe als solche hat dabei eine tragende mütterliche Funktion. Häufig übernimmt der/die Therapeut*in eine Haltung eines steuernden Objekts (König 2000) im Sinne eines Hilfs-Ich, wenn ein Patient aufgrund eines unbewussten Konflikts temporär auf ein niederes Strukturniveau regrediert. Der/die Therapeut*in ist aber auch immer Projektionsfläche. Wie bereits beschrieben, geht es nach Bion (1992) und Segal (1996) um die Suche nach unbewusster Bedeutung (bei Konfliktpathologien) und Schaffung von Bedeutung (bei Entwicklungspathologien).

13.4 Position der Autogenen Psychotherapie zur allgemeinen Psychopathologie

Die phänomenologische Diagnostik (ICD-10) beschreibt und zählt Symptome, erfassbare Verhaltensweisen, biografische Daten etc. auf. Sie ist gedacht für eine einheitliche, gemeinsame Sprache unter Professionalist*innen. Codiert soll die jeweils zutreffendste, spezifischste dokumentierte Diagnose werden, wobei ein Problem dieser Klassifikation jedoch nicht nur darin liegt, dass 5 von 9 Kriterien je Störungsbild zutreffen müssen, damit eine Differenzialdiagnose erstellt werden kann, sondern auch, dass oft Überschneidungen vorhanden sind, sodass die Frage der Zuordnung schwierig ist, wie z. B. ob die Depression mit psychotischen Symptomen (F 32.3; F33.

3) noch zu den affektiven Störungen zu zählen ist oder bereits zu den Persönlichkeitsstörungen. Beziehungsaspekte spielen in der medizinisch-psychiatrischen Diagnostik keine Rolle.

Für ein tiefenpsychologisches Verfahren wie die Autogene Psychotherapie ist eine psychodynamische Diagnostik, die eng mit der Entwicklungs- bzw. Krankheitslehre (Theorien) verknüpft ist, unerlässlich, da es im Weiteren ja auch um prognostische und indikatorische Faktoren gehen muss. Eine Verquickung beider Formen erscheint aber sinnvoll, auch in der Ausbildung wird Wert auf den Erwerb beider Formen gelegt. Abschließend muss dennoch kritisch festgehalten werden, dass bei allem Versuch einer objektiven Diagnosefindung immer aber auch subjektive Faktoren wie z. B. die Grundausbildung, Verfahrensspezifität, Persönlichkeit des/der Therapeutin/Therapeuten eine nicht unwesentliche Rolle dabei spielen und die Einsicht, dass sich eine Diagnose während des Therapieverlaufes auch ändern kann bzw. zu ändern ist. Die Autorinnen betrachten die Diagnose vorwiegend als Hilfestellung, denn der/die Patient/Patientin darf nicht auf seine/ihre Diagnose reduziert werden.

13.5 Spezifika der therapeutischen Beziehung

Patient*innen präsentieren zu Beginn der Therapie ihre Leidenszustände (z. B. Symptome und Beschwerden) und erwarten sich eine explizite Hilfestellung. Je nachdem, WIE der Patient auf der Handlungsebene mit dem Angebot der ATP umgehen kann, lässt dies wichtige diagnostische Rückschlüsse auf seine primären Beziehungserfahrungen und seine Persönlichkeitsstruktur zu. Erlernt jemand mit einer Ich-strukturellen Störung (z. B. einer psychosomatischen Erkrankung) das Autogene Training (Grundstufe der ATP), haben wir es zumeist mit einer Entwicklungspathologie, mit präverbalen Konflikten und frühen Defiziten zu tun. Diese Menschen benutzen häufig den Körper, um ihre psychischen Zustände und Defizite zum Ausdruck zu bringen, und können ihre Leiden nicht auf einer symbolisch reiferen Ebene repräsentieren; ein Einlassen auf das Autogene Prinzip fällt aufgrund der Trennungsambivalenz oft schwer. Diese Auffälligkeiten und Einschränkungen zeigen sich auf allen Stufen der ATP. Solche Patient*innen benötigen vorerst die Etablierung einer sicheren Basis auf der aktuellen Beziehungsebene sowie häufig zusätzliche Unterstützung (z. B. beim Verbalisieren von angstauslösenden Zuständen oder methodischen Veränderungen für die Übungen), um allmählich die Zusammenhänge zwischen ihren somatischen Beschwerden und seelischen Hintergründen zu begreifen (Bischof 2004).

Der potenzielle Raum nach Winnicott (1969), der für die kreativen Lösungen und die Repräsentation benötigt wird, ist bei diesen Patient*innen verloren gegangen oder nie richtig entwickelt worden. Die unerträglichen Zustände aus ihrem Inneren müssen sie daher ausstoßen und im Außen figurieren (Konzept der Figurabilität nach Botella und Botella 2005). Das können Symptome, Inszenierungen oder sonstige Darstellungsformen sein. Die Therapeutin muss versuchen, die szenischen Botschaften als Figurabilitäten der nicht repräsentierten inneren Zustände zu verstehen, sie zu containen und umzuwandeln. Damit können Therapeut*innen helfen, psychische Bedeutung bzw. Repräsentanz für diese Zustände zu erlangen.

Die Methodik der Grundstufe mit klar strukturierten Vorgaben, Nachgesprächen und einer Gestaltungsebene (Vorher-Nachher-Zeichnen und Gestalten) nach Wallnöfer (1972) ist dafür besonders gut geeignet. So ähnlich wie eine Mutter in der Entwicklung das Kind über den Körper beruhigt und reguliert, so versucht es auch die Therapeutin mit ihren methodischen Vorgaben. Durch diese Haltefunktion gelingt es meistens, den Körper und in Folge auch emotionale Zustände neu wahrzunehmen und zu regulieren. Sie ermöglicht eine neue leibliche Erfahrung (Küchenhoff 2019), die sich in dieser Konstellation im Zwischenbereich der Erfahrung abspielt und daher zu den Übergangserfahrungen gezählt wird. Damit entsteht eine neue subjektive Körperlichkeit mit einer veränderten emotionalen und symbolischen Besetzung.

Des Weiteren ist zu bemerken, dass neben der expliziten Ebene der Begegnung im Hier und Jetzt immer auch analog eine implizite, sensomotorische mitläuft, je nachdem, wie mit den methodischen Angeboten der ATP und auch in der Sprachmelodie der Kommunikation (Klang der Stimme, Tonlage, Rhythmik etc.) umgegangen wird. Eine neue Begegnung auf der impliziten Ebene kann wesentlich dazu beitragen, dass die gebundene Erwartungshaltung, die z. B. im klinischen Symptom zum Ausdruck kommt, in eine offene Erwartungshaltung (Küchenhoff 2019) verändert wird. Eine gebundene Erwartungshaltung ist nach Küchenhoff von lebensgeschichtlichen Erfahrungen innerhalb der Objektbeziehungen abhängig. Sie erwartet eine Wiederholung des bereits früh Erlebten oder sie kann durch eine unerfüllte Sehnsucht geprägt sein. Wenn es im therapeutischen Prozess gelingt, an den Fixierungen zu arbeiten und diese zu verändern, dann öffnen sich die Erwartungen wieder, und der potenzielle Raum kann zu einem kreativen Entwicklungsraum werden.

Das Ziel der Mittelstufe (Sedlak 1999) ist es einerseits, Angst- und Spannungsreduzierung gegenüber spezifischen Problemthemen zu erreichen, und andererseits, einen anderen Zugang zum eigenen Inneren zu bekommen. Im Nachgespräch wird ein individueller Leitsatz formuliert. Durch ein persönlich formuliertes Leitmotiv der Patient*innen werden neue Entwicklungsziele gesucht und ausprobiert. Wenn jemand z. B. schnell Angst bekommt, dann sagt sich der/die Übende zum Beispiel vor: „Ich bleibe ruhig und gelassen." Besonders bei Prüfungsangst können beruhigende Sätze zum Spannungsabbau führen.

Individuell formulierte Leitsätze sind im expliziten und impliziten Dialog mit dem/r Therapeut*in entstandene kreative Versuche, sprachliche Symbolisierungen für nicht repräsentierte innere Zustände zu finden. Wenn es gelingt, eine Figurabilität für unerträgliche Zustände zu erfassen und zu verstehen, wird in der ATP-Mittelstufe versucht, mithilfe des/r Therapeut*in als Verwandlungsobjekt (Bollas 1987) auf den Umwandlungsprozess (Leitmotive, Leitsätze) und damit auf die kontinuierliche Neudefinierung des Selbst zu fokussieren.

Manche Menschen finden rasch und zielorientiert ihren Leitsatz, Patient*innen mit strukturellen Defiziten oder unverarbeiteten Traumata haben meist Schwierigkeiten und brauchen vorerst eine Ich-Stützung. Es erfordert viel Einfühlungsvermögen und psychische Transformation im Inneren des/r Therapeut*in, damit sie Patient*innen hilfreich sein kann, sich selbst zu spüren und auf ihre psychischen Zustände mit richtigen Worten zu fokussieren. Die ATP-Mittelstufe kann im Sinne eines Zwischenraums der Begegnung im Hier und Jetzt genutzt werden, um z. B. psychische Strukturen zu verändern. Der gemeinsam herausgearbeitete Leitsatz ist die symbolische Repräsentation dieser speziellen intersubjektiven Erfahrung, die beide an dem Prozess beteiligten Individuen in ihrem Selbstgefühl verändern kann.

Wie bereits gesagt wurde, ist die analytische Oberstufe ein möglicher Weg zur Rekonstruktion der Persönlichkeit bzw. zum Abbau neurotischer Blockaden (Wallnöfer 1972). In den Imaginationen und im Symbolerleben spiegeln sich immer die subjektiven Erfahrungen bzw. Erlebnisse wider. Sie sind eine Figurabilität für die inneren Zustände, Beziehungserfahrungen und Sehnsüchte des Patienten. Das vom Patienten hergestellte Material (Imaginationen und sonstige Kreationen) wird in der Therapiestunde betrachtet, gespürt, gefühlt und analysiert. Dazu werden Gedanken und Fantasien geäußert, Gefühle mitgeteilt und Erinnerungen gesammelt. Dieses gemeinsame Nachspüren und Nachdenken in kleinen Schritten nennt Ermann (2017) das Spielen mit dem Material. Die Gedanken und die Assoziationen des Patienten haben dabei den Vorrang.

Imagination ist die menschliche Fähigkeit, sich bildhafte Vorstellungen über die äußere und innere Wirklichkeit zu machen (Dieter 2015). Erst in jüngster Zeit wird die Bildersprache der Imagination als eine frühe und wichtige Form des Denkens begriffen. Sie ist im therapeutischen Kontext ein Produkt einer intersubjektiven Begegnung im Hier und Jetzt, entsteht im intermediären Raum und gehört damit sowohl der Innen- als auch der Außenwelt an. Die Entstehung dieses psychischen Innenraums setzt Erfahrungen mit genügend guten frühen Objektbeziehungen voraus. Wenn kein intermediärer Raum zur Verfügung steht, hat das Vorgestellte keine symbolische Bedeutung und ist bloß ein Zeichen ohne Verhül-

lung. Es verfügt nicht über den Freiheitsgrad des Symbols, sondern bleibt konkretistisch und eindimensional. Konkretistisch sind z. B. Erinnerungsbilder oder traumatische Gedächtnisinhalte. Wird der intermediäre Raum aber zum Möglichkeitsraum, dann wird das Vorgestellte mit psychischer Bedeutung ausgestattet (Dieter 2015).

13.6 Methodik und Durchführung – eine Fallvignette

Eröffnungsphase
Eine 64-jährige Patientin mit der Diagnose eines atypischen Morbus Parkinson und (begleitender) depressiver Verstimmung (F 32.1) kommt in die Autogene Psychotherapie, weil ihr ihre Osteopathin nicht mehr helfen könne.

Frau A. bewegt sich mühsam und schwer, auf zwei Krücken gestützt, die Stiegen hinauf. Sie kratzt mit den Füßen wie eine Katze auf der Fußmatte, versucht die (Tür-)Schwelle zu überschreiten und bleibt wie erstarrt stehen (Freezing). Erst nach einiger Zeit schafft sie den Schritt vorwärts und lässt sich letztlich schwer seufzend in den Sessel fallen. Erste Gegenübertragungsgedanken und -gefühle werden spürbar. Sie bemerkt, dass sie ihr Mann mit dem Auto herbringen musste, weil sie selbst gar nichts mehr könne. Sie gehe nirgendwohin, außer zu Untersuchungen oder Behandlungen, ansonsten verlasse sie das Haus nicht mehr. Auch das Angeglotztwerden beschäme sie sehr.

Sie erzählt, dass bei ihr vor 1,5 Jahren ein atypisches Parkinson-Syndrom nach langer Unklarheit diagnostiziert worden sei. Alle Versuche, durch Medikamente eine Erleichterung und Verbesserung der Symptomatik zu erreichen, seien bisher gescheitert. Als sie vor einigen Jahren in Pension gegangen sei, hätte das Kränkeln begonnen. In ihrer beruflichen angestellten Tätigkeit sei sie sehr angesehen und beliebt gewesen. Frau A. ist verheiratet und hat einen erwachsenen Sohn. Während des Erzählens beginnt sie heftig zu weinen. Ihre Verzweiflung, Hoffnungslosigkeit, aber auch ihre unterschwellige Wut und Kränkung, dass ihr niemand helfen kann, sind gut spürbar.

Biografische Daten kommen von Frau A. vorerst nur spärlich und lassen keine Gefühlsregungen zu Erlebtem spürbar werden. Ihre Eltern sind nach dem Zweiten Weltkrieg, als sie ca. eineinhalb Jahre alt war, aus dem Sudetenland nach Österreich geflohen. Der Vater ist infolge einer Alkoholkrankheit sehr bald danach verstorben. An ihn habe die Patientin keine Erinnerungen. Als Frau A. ca. 3 Jahre alt war, heiratete die Mutter den Bruder des verstorbenen Mannes.

Die ersten Stunden in der Therapie sind von verzweifeltem Weinen und heftigem Schluchzen geprägt. Frau A. wirkt wie ein verletztes, verzweifeltes und zutiefst gekränktes Kind, das nach Schutz, Hilfe und Halt (der Mutter) sucht (symbolisch wiegt die Therapeutin tröstend das kleine Kind). Es kommt zu einer Zunahme der Symptomatik. Zu den körperlichen Beschwerden kommen auch depressive Verstimmungen mit Lust- und Antriebslosigkeit dazu.

Diagnostik, Therapieplanung, Therapieprozess

Diagnostisch betrachtet befindet sich Frau A. in einer schweren narzisstischen Krise. Sie ist aus dem sie voll erfüllenden, lustvollen und gut spürbaren Leben (Beruf, Familie) in ein völlig anderes geworfen worden. Sie ist aus einem gesunden, unversehrten Körper plötzlich in einen kranken, gebrechlichen – mit ungewissem Ausgang (Tod?) – geschüttelt worden. Ihr vertrauter Körper ist ihr fremd geworden. Anstatt Autonomie haben sich Hilflosigkeit und Abhängigkeit ausgebreitet. Scham, Verzweiflung und Hoffnungslosigkeit beherrschen im Augenblick ihr Leben. Psychodynamisch betrachtet stellt sich hier die Frage, welche gebundenen Erwartungshaltungen und offensichtlich nicht repräsentierten inneren Zustände durch die aktuelle Symptomatik zum Ausdruck kommen. Was kann im Inneren nicht mehr gehalten oder reguliert werden?

Therapieziel: Auf der bewussten Ebene möchte Frau A. durch die Therapie trotz Erkrankung wieder mehr Autonomie erreichen, ihre damit verbundenen Depressionen verbessern, mehr Lebensfreude erlangen und sich wieder als Frau fühlen können.

Im Hinblick auf die bestehende Problematik erscheint ATP als eine sehr günstige PT-Methode. Allein schon durch die ATP-Grundstufe könnte sowohl die körperliche Symptomatik als auch die emotionale Befindlichkeit durch die Tiefenentspannung und fokussierte Konzentration deutlich verbessert werden. Auch ein Zugang zum verletzten, veränderten und fremd gewordenen Körper kann auf dieser Stufe erfolgen. In der GS wird modelliert, die Imaginationen werden gezeichnet.

Die Übungen der Grundstufe kann Frau A. gut annehmen. Zunehmend meint sie, dass ihre innere sowie äußere körperliche Unruhe und das Zittern mit Andauer der Übungen weniger werden, sie fühle sich beinahe wohl und wie befreit. Ihre Freude am eigenständigen Tun ist spürbar. Während einer Verschlechterung des Gangbildes denkt sie sich selbst eine Zusatzübung aus: „Ich gehe gleichmäßig, sicher und locker!", welche schnell wirksam wird.

Dazwischen schieben sich immer wieder Phasen des heftigen Weinens und Leidens. Allerdings entbehrt dieses Weinen nicht einer gewissen Dramatik, Druckausübung und unterschwelligen Zorns – das Verhalten eines Kindes der Trotzphase –, was vor allem in der Gegenübertragung spürbar wird. Die spontane Bemerkung der Therapeutin, „Ich denke, wir haben nun genug geweint, bald ein Meer gefüllt, eine Überschwemmung soll's ja nicht werden, oder?" (Enactment), trägt dazu bei, dass die Patientin ihr Weinen vergisst und herzlich zu lachen beginnt. Ab dieser Stunde hat sich die Beziehungsebene deutlich verändert. Es sind zunehmendes Vertrauen und auch Zuversicht der Patientin spürbar. Außerdem zeigt sie ihre humorvollen Seiten, die ihr Leben, aber auch das Arbeiten in der Therapie leichter machen. Eine Übung zur Unterstützung ihrer persönlichen Leitlinie (ATP-Mittelstufe) formuliert Frau A. selbst: „Es geht weiter, wieder voran!" Diese Übung kann in der Entwicklungslinie als erste sprachliche Formulierung sowie Förderung der Realitätswahrnehmung angesehen werden.

Auf die Imaginationen der analytischen Oberstufe kann sie sich gut einlassen. Innerlich ist sie inzwischen ausreichend stabil, um sich mit dem unbewussten Konfliktmaterial auseinanderzusetzen. Die therapeutische Imagination kann von ihr im Sinne einer Veränderungs- und Wiedergutmachungsmöglichkeit für die Transformation der nichtrepräsentierten Zustände genutzt werden.

Bei der „Freien Farbe" (eine ATP-Oberstufen-Übung zum vertieften Zugang zu eigenen unbewussten Konflikten) sieht sie dunkel-hellblaue Formen, die wie dräuende Gewitterwolken aussahen. Darauf reagierte sie mit: „Oh je, was kommt da auf mich zu? Muss ich Angst haben?", um es dann zu verleugnen, denn sie findet ihre Übung eher mager. In der nächsten Stunde berichtet sie über viele konkrete Erinnerungen aus der Kindheit, die nach der Imagination aufgetaucht sind und die sie zu ordnen versuchte. Sie erinnerte Szenen mit dem leiblichen Vater, der derart entwertend von seinen Eltern behandelt wurde, dass er zum Alkoholiker wurde und letztlich daran verstarb. Weiters beschrieb sie teilweise traumatische Szenen mit Stiefvater und Mutter. Bei Opposition war der Stiefvater schnell jähzornig („Hätte ich mir das mit euch beiden nur nicht angetan, ich schmeiß euch raus, das Haus kriegt ihr nicht!"), und die Mutter ließ sich alles gefallen und beschuldigte die Tochter („Kannst du nicht einmal den Mund halten?!").

Bei dem Motiv „aus tiefem satten Blau eine Zitrone entstehen zu lassen" (eine ATP-Oberstufen-Übung zur Erlangung der Gestaltungsfähigkeit bzw. der Ausbildung des Körperschemas), berichtet die Patientin über eine gelungene Übung: „Es war sehr angenehm und schön ruhig, bin nicht mehr angespannt und zittrig." Am Anfang hatte sie das Bild ihrer Mutter gesehen, es war aber zu klein, sie konnte sie nicht gut sehen. Dafür würde es ein größeres Bild brauchen. Daher habe sie die Mutter verscheucht. Hier werden narzisstische Themen sichtbar, aber auch Sehnsüchte. Die Mutter (und möglicherweise die Therapeutin) wird als zu klein entwertet, und sie entspricht nicht der erwarteten Sehnsucht. Diagnostisch könnte hier auch eine unsicher-ambivalente Bindungsform vermutet werden (Bowlby 2006), aber auch eine nicht geglückte frühe Triangulierung. Vielleicht hat sie sich hier aber auch von einigen transgenerationalen Lasten befreit?

In die nächsten Stunden kommt die Patientin mit nur einer Krücke. Sie berichtet über eine Steigerung ihrer Bewegungsmöglichkeiten und Ressourcen. Zwei Stunden lang habe sie Nüsse aufgesammelt, und sie fahre wieder mit großer Freude Rad. In dieser Phase der Autonomiezunahme tauchen zum ersten Mal Gewissenskonflikte auf, ob man genießen darf und wenn, in welchem Ausmaß. Dabei werden auch die Konflikte mit ihrem Mann sichtbar, der zu wenig Zeit für sie habe. In vielen Therapiestunden ist sie mit diesem Thema beschäftigt. Dies zeigt sich eindrücklich in einer Haus-Imagination. Das Haus ist von außen betrachtet schön und gepflegt und im Innen ist noch Spielraum für Gestaltung.

Als die Therapeutin vor der nahenden Sommerpause zu spät in die Stunde kommt, steht die Patientin beinahe aufgelöst, unruhig, irritiert vor der Türe und reagiert beim Anblick der Therapeutin sichtlich sehr erleichtert. Sie kann dann über ihre große Sorge sprechen, die Therapeutin zu verlieren. Die Patientin projiziert all ihre Ängste in Bezug auf einen möglichen Verlust des (Selbst-)Objekts auf ihre Therapeutin. Sie wirkt besonders anhänglich, die Symptomatik hat sich wieder verstärkt. Es wird hier deutlich, dass sie die Therapeutin weiterhin als Übertragungs-, aber auch als steuerndes Objekt benötigt (König 2000). Ihre ebenso bestehenden Aggressionen gegenüber der Therapeutin sind noch unbewusst, sind aus voran geschilderten Gründen verboten.

Nach dem Urlaub kommt sie ohne Stöcke in die Stunde. Sie habe eine wunderbare Zeit mit ihrem Mann verbracht, betont sie leicht trotzig. In der Folge setzt sie sich weiterhin mit dem transgenerationalen Thema der Flucht und des Vertriebenwerdens auseinander. Sie trauert über den frühen Verlust des Vaters, und die Aggressionsgefühle beiden Eltern (auch der Therapeutin) gegenüber werden spürbarer. Abhängigkeitswünsche vs. Autonomiebestrebungen werden viel zugänglicher und verstehbar. In einer Imagination bekommt sie ein unangenehmes Gefühl im Magen. Auf die Frage im Nachgespräch, was ihr der Magen sagen könnte, antwortet Frau A. spontan: „Ich bin unten noch ein bißl verstrickt!" Es ist eine wunderbare Symbolsprache, wenn man daran denkt, dass es sich um die Ambivalenz zwischen Ich-Autonomie (auch der sexuellen Identität) und (weiterhin oralen) Versorgungswünschen handelt.

Beendigungsphase
Eine Imagination mit dem Motiv „Was ist, wenn ich gehe?" offenbart die Ohnmachtsgefühle der Abhängigkeit, wenn sich Frau A. bewegt. Die Füße sind eigenartig zusammengezogen, ein großes Unbehagen entsteht. Mit der Erkenntnis, damit kann sie nicht gehen und „Ich will aber gehen", schafft sie es dann in einem zweiten Bild (Walken in der Gasse geht leicht und gut), in Bewegung zu kommen. Frau A. schafft es deutlich besser, ihre regressiven Zustände zu regulieren und sich in die Autonomie zu wagen. Auch ihr Gangbild ist deutlich besser geworden. Das Körpergefühl hat sich verändert und stabilisiert.

In einer letzten Imagination vor dem Ende der Psychotherapie zeigt sich die ganze Verstrickung, aber auch die Entflechtung zwischen der transgenerationalen und der eigenen emotionalen Problematik. Frau A. steht 8-jährig mit ihrem Stiefvater auf dem Bahnsteig. Sie warten auf den Zug, der die Mutter bringt! Die Stimmung ist sehr friedvoll. Ein zweites Bild, eine nun konkrete (Gegenwarts-)Erinnerung, taucht auf: Die Patientin, 10-jährig, sitzt mit der Mutter im Zug auf dem Weg zu den (Groß-)Eltern, ungewiss, wo sie diese – es war 1952/53 – an der Demarkationslinie treffen würden: Winter, viel Schnee, Kälte, Finsternis – heute erinnert sie das an Dr. Schiwago. Die Mutter ging auf die Lichter zu, an das Wiedersehen selbst hat Frau A. keine Erinnerung mehr, aber an einen Christbaum mit Stern, an Gemütlichkeit. Seit der Flucht hat sie die Großeltern nicht mehr gesehen, und sie spürt heute die damalige Angst der Mutter. Die Mutter ist (aber auch ich bin) nun angekommen, sie umarmt mich, es ist alles gut. Jetzt kann ich gehen!

Diese Imagination spricht symbolisch für sich, der Kreis schließt sich (zu Beginn wiegt die Therapeutin symbolisch das gekränkte Kind). Die Patientin kann loslassen, sie hat die transge-

nerationale Last abgelegt und sich mit ihrer Mutter ausgesöhnt. Sie wagt den Schritt allein in die Autonomie und kann gehen, trotz ihrer Krankheit.

13.7 Zusammenfassung

Die Autogene Psychotherapie ist eine ganzheitlich konzipierte psychodynamische Psychotherapiemethode, die sich durch ihre besondere Methodik sowohl für die Entwicklungs- als auch für die Konfliktstörungen besonders gut eignet. Vor dem Hintergrund der intersubjektiven Begegnung im therapeutischen Setting kommt der Patient durch den mittels Autogenem Prinzip und organismischer Umschaltung bewirkten trophotropen Zustand allmählich in eine Regression im Dienste des Ich und kann in Folge ein Gefühl für das körperliche und emotionale Selbst entwickeln. Es geht dabei um eine gestufte Heranführung an das konflikthafte Material und dessen Bearbeitung bzw. um die Veränderung psychischer Struktur. Ein wesentlicher Faktor bei der psychodynamischen Diagnoseerstellung ist es, wie die Patient*innen die Autogene Psychotherapie annehmen und mit den damit verbundenen methodischen Vorgaben umgehen können.

Literatur

Alexander F, French TM (1946) Psychoanalytic therapy. Principles and application. Ronald Press, New York
Bartl G (1989) Strukturbildung im therapeutischen Prozess. In: Bartl G, Pesendorfer F (Hrsg) Strukturbildung im therapeutischen Prozess. Literas, Wien, S 15–20
Bion WR (1992) Lernen durch Erfahrung. Suhrkamp, Frankfurt/Main
Bischof B (2004) Autogene Psychotherapie. In: Imagination. Facultas, Wien, S 51–61
Bollas CH (1987) Der Schatten des Objekts. Klett-Cotta, Stuttgart
Botella C, Botella S (2005) The work of psychic figurability. Mental states without representation. Brunner-Routledge, Hove/New York
Bowlby J (2006) Bindung. Reinhardt, München
Burian W, Grossmann-Garger B (Hrsg) (2018) Psychoanalytisch orientierte Psychotherapie. Mandelbaum, Wien/Berlin

Damasio A (2010) Selbst ist der Mensch. Körper, Geist und die Entstehung des menschlichen Bewusstseins. Siedler, München

Diem-Wille G (2003) Das Kleinkind und seine Eltern. Kohlhammer, Stuttgart

Dieter J (2015) Ist jede Imagination hilfreich? Von der Objektverwendung zur Verwendung der Imagination. Imagination. Facultas 3:284–291

Dieter W (2001) Eine Standortbestimmung der tiefenpsychologischen und psychodynamischen Psychotherapie. In: ÖGATAP Imagination (Hrsg) Die Katathym Imaginative Psychotherapie – eine tiefenpsychologische Behandlungsmethode, Bd 3. Facultas, Wien, S 5–41

Ermann M (2007) Psychosomatische Medizin und Psychotherapie. Ein Lehrbuch auf psychoanalytischer Grundlage. Kohlhammer, Stuttgart

Ermann M (2017) Der Andere in der Psychoanalyse. Die intersubjektive Wende. Kohlhammer, Stuttgart

Fonagy P et al (2002) Mentalisierung, Affektregulierung und die Entwicklung des Selbst. Klett-Cotta, Stuttgart

Gaddini E et al (Hrsg) (2001) „Das Ich ist vor allem ein körperliches". Beiträge zur Psychoanalyse der ersten Strukturen. Edition diskord, Tübingen

Grossmann K, Grossmann KE (2012) Bindung – das Gefüge psychischer Sicherheit. Klett-Cotta, Stuttgart

Hauler B (2019) Der Körper als Bühne der Emotionen. Über die leibliche Verankerung seelischen Erlebens. In: ÖGATAP (Hrsg) Imagination, Bd 3. Facultas, Wien, S 20–32

Hüther G, Krens I (2008) Das Geheimnis der ersten neun Monate. Verlag Beltz, Weinheim

Kernberg OF (1975) Borderline conditions and pathological narzissism. Aronson J, New York

Kohut H (1973) Narzissmus. Suhrkamp, Frankfurt/Main

König K (2000) Angst und Persönlichkeit. Das Konzept vom steuernden Objekt und seine Anwendungen. Vandenhoeck & Ruprecht, Göttingen

Küchenhoff J (2019) Spielraum und Neubeginn: die therapeutische Öffnung des Erwartungshorizonts. Imagination, Facultas 3(S):5–19

Mentzos S (2009) Lehrbuch der Psychodynamik. Die Funktion der Dysfunktionalität psychischer Störungen. Vandenhoeck & Ruprecht, Göttingen

Pötz H (2004) Die Wirkungsweise des Autogenen Trainings. Imagination, Bd 4. Facultas, Wien, S 56–71

Pötz H (2012) Wenn die Welt der Symbole zusammenbricht. Seelische Probleme infolge körperlicher Erkrankung. In: Reichmann I, Dieter W, Sieber-Ratti A, Bittner J, Ullmann H (Hrsg) Symbol und Metapher. Beiträge zum 12. Int. Kongress für KIP, Goldegg/Pongau, Mai 2011. Imagination, Bd 1–2. Facultas, Wien, S 308–316

Quaas W (1994) Arbeitswissenschaftlich orientierte Gesundheitsförderung in der Arbeit – konzeptionelle Aspekte und empirische Grundlagen. In: Bergmann B, Richter P (Hrsg) Die Handlungsregulationstheorie. Von der Praxis einer Theorie. Hogrefe, Göttingen, S 175–197

Schacht M, Hutter CH (2019) Mensch und soziokulturelles Atom. Haben und Sein. In: Dietrich G, Daimel M (Hrsg) ÖAGG feedback, Wien Bd 3–4. S 8–23

Schultz IH (1926) Das autogene Training. Konzentrative Selbstentspannung. Thieme, Stuttgart

Sedlak F (1999) Die besonderen Möglichkeiten der Mittelstufe der Autogenen Psychotherapie: Persönlichkeitsentwicklung und Kompetenzsteigerung. Imagination, Facultas 4(S):70–80

Sedlak F (2005) In: Bartuska H, Buchsbaumer M, Mehta G, Pawlowsky G, Wiesnagrotzki S (Hrsg) Psychotherapeutische Diagnostik. Leitlinien für den neuen Standard. Springer, Wien/New York

Segal H (1996) Traum, Phantasie und Kunst. Klett-Cotta, Stuttgart

Wallnöfer H (1972) Aufdecken durch Gestalten vor und nach dem Autogenen Training. In: Langen D (Hrsg) Hypnose und psychosomatische Medizin. Hippokrates, Stuttgart

Wilke E (1990) Die spezifische Wirkung der KB-Therapie bei psychosomatisch Kranken. In: Wilke E, Leuner H (Hrsg) Das Katathyme Bilderleben in der Psychosomatischen Medizin. Huber, Bern

Winnicott DW (1969) Vom Spiel zur Kreativität. Klett-Cotta, Stuttgart

Zank S (2000) Gesundheit und Krankheit. In: Wahl H-W, Tesch-Römer C (Hrsg) Angewandte Gerontologie in Schlüsselbegriffen. Kohlhammer, Stuttgart, S 44–48

HR Dr. phil. Brigitte Bischof, Klinische und Gesundheitspsychologin, Psychotherapeutin für Autogene Psychotherapie (ATP) und Katathym Imaginative Psychotherapie (KIP), Lehrtherapeutin mit voller Lehrbefugnis für ATP und KIP der Österreichischen Gesellschaft für Angewandte Tiefenpsychologie und Allgemeine Psychotherapie (ÖGATAP), Mitglied des Lehrausschusses der ÖGATAP, stellvertretende Vorsitzende des Eintragungsausschusses am Bundesministerium für Gesundheit, Mitglied der Psychotherapieforschungsstelle bei Gesundes Österreich GmbH (GÖG/ÖBIG); in freier Praxis

Dr. phil. Jadranka Dieter, Klinische und Gesundheitspsychologin Psychotherapeutin für Autogene Psychotherapie (ATP) und Katathym Imaginative Psychotherapie (KIP), Lehrtherapeutin mit voller Lehrbefugnis für ATP und KIP der Österreichischen Gesellschaft für Angewandte Tiefenpsychologie und Allgemeine Psychotherapie (ÖGATAP), Weiterbildung in Säuglings-, Kinder- und Jugendlichen-Psychotherapie, Lehrbeauftragte für das Weiterbildungscurriculum für Säuglings-, Kinder- und Jugendlichen-Psychotherapie der ÖGATAP; in freier Praxis

Diagnostik in der Daseinsanalyse 14

Roland Strobl, Stephan Libisch
und Charlotte Aigner

14.1 Einleitung, Menschenbild in der Daseinsanalyse

Die Menschensicht der Daseinsanalyse stützt sich auf die Phänomenologie *Martin Heideggers*, die vom Schweizer Psychotherapeuten und Psychiater *Medard Boss* in Austausch mit dem Philosophen für die von ihm gegründete therapeutische Schule, nämlich die Daseinsanalyse, verwendet wurde. Der Begriff Daseinsanalyse verbindet die Begriffe Psychoanalyse und Daseinsanalytik miteinander, wobei Daseinsanalytik Heideggers philosophische Arbeit über das Sein bezeichnet. Der Begriff Daseinsanalyse wurde bereits 1941 vom Schweizer Psychiater *Ludwig Binswanger* in seinem Bemühen, Heideggers Werk für die Psychiatrie zu nützen, verwendet.

Heidegger führt den Begriff Dasein für den Menschen und sein Sein ein, wobei das Da im Begriff Dasein keinen Ort, sondern jenen geöffneten Bereich des Seins, auch oft mit einer Lichtung verglichen, meint, in den das Dasein hineinsteht und in dem das Dasein selbst und alle Dinge der Welt sich zeigen, anwesen, wie Heidegger formuliert. In dem er Dasein als offenständiges „In-der-Welt-sein" versteht, versucht Heidegger die Trennung zwischen Subjekt und Objekt zu überwinden. Das Dasein steht nicht der Welt gegenüber, sondern es ermöglicht durch seine Offenständigkeit dem Dasein selbst und der Welt sich zu zeigen, anzuwesen. Wesentliche Merkmale des Daseins beschreibt Heidegger als Existenzialien, neben der genannten Offenständigkeit gehören die Gestimmtheit, die Leiblichkeit, die Räumlichkeit, das Mitsein, die Zeitlichkeit, die Geschichtlichkeit, die Sorge und die Sterblichkeit zu den Existenzialien. Heideggers Ausführungen zu den Existenzialien bieten für die Daseinsanalyse eine gute Anleitung zum Verständnis der Beeinträchtigungen und krankhaften Erscheinungen in der psychotherapeutischen Behandlung, wie in der Folge näher gezeigt werden soll.

14.2 Darstellung der Hintergrundtheorien

In der Daseinsanalyse wird versucht, von Hintergrundtheorien, die pathologische Symptome erklären helfen sollen, Abstand zu nehmen und ganz bei den sich zeigenden Phänomenen zu bleiben, in der Meinung, dass diese selbst genug zum Verständnis beitragen, wenn sie möglichst unverstellt und ohne vorgefasste Theorien angesehen werden. Diesen möglichst vorurteilsfreien Blick jeweils zu gewinnen erfordert ständige Aufmerksamkeit und Sorgfalt und das Bemühen, bisher gewohnte Sichtwei-

R. Strobl (✉)
Österreichisches Daseinsanalytisches Institut (ÖDAI),
Wien, Österreich

S. Libisch
Österreichisches Daseinsanalytisches Institut für
Psychotherapie (ÖDAI), Wien, Österreich

C. Aigner
ÖDAI, Österreichisches Daseinsanallytisches
Institut (ÖDAI), Wien, Österreich

© Springer-Verlag GmbH Deutschland, ein Teil von Springer Nature 2022
C. Höfner, M. Hochgerner (Hrsg.), *Psychotherapeutische Diagnostik*,
https://doi.org/10.1007/978-3-662-61450-1_14

sen zurückzulassen. Diese Einstellung bedeutet natürlich nicht, dass bekannte und empirisch fundierte Entwicklungstheorien für die Daseinsanalyse zu vernachlässigen wären. Sie werden im Gegenteil beachtet und ernst genommen, in der Begegnung mit dem Klienten soll aber ganz das sich im Hier und Jetzt zeigende Verhalten beachtet werden. So kann die Gefahr gemindert werden, in den beim Klienten beobachteten Verhaltensweisen zu rasch vorgefassten Theorien entsprechende Störungen erkennen zu glauben.

In der Begegnung mit dem Klienten wird demnach darauf geachtet, welchen Seinsbereichen er sich öffnet, aber auch, wofür seine Offenheit eingeschränkt oder behindert ist. Dabei wird gleichzeitig auf die Gestimmtheit geachtet, die den Bereich und die Weise der Offenständigkeit jeweils bestimmt. So erscheint in der Verstimmung der Depression zum Beispiel vor allem Belastendes und Drückendes im Offenständigkeitsbereich des Leidenden, während in der heiteren Stimmung Erfreuliches und Glückhaftes überwiegend nahe kommt.

Im Mitsein, das grundlegend dafür ist, dass das Dasein sich immer schon mit anderen in der gemeinsamen Welt aufhält, gestalten sich Begegnungsmöglichkeiten von Menschen miteinander, also auch die Begegnung in der Psychotherapie zwischen Klienten und Therapeuten. Wie gestaltet sich dieses Mitsein in der Begegnung im Therapieraum? In welcher Weise räumt sich der Klient in seiner Begegnung mit den Dingen und Menschen dieser Welt ein? Kommen ihm die begegnenden Dinge und Menschen zu nahe und überfordern ihn, muss er sich zurückziehen?

Was teilt sich durch seine Leiblichkeit mit und wie verhält er sich zu ihr? Was sagt seine Körpersprache aus und wie sorgsam geht er mit seinem Körper um?

Wie verhält er sich zur Zeitlichkeit, die nach Heidegger Gewesenheit, Gegenwart und Zukunft umfasst? Dabei wirkt die Gewesenheit in Gegenwart und Zukunft hinein, in der Gegenwart gestalten wir unsere Zukunft.

In diesem Zusammenhang soll auf das Verständnis der menschlichen Entwicklung in der Daseinsanalyse eingegangen werden. Schon das Neugeborene trägt alle ihm gegebenen Seinswei-

sen in sich, die jeweils dem Entwicklungsstand des Heranwachsenden entsprechend vollzogen werden können. So drücken sich die Seinsmöglichkeiten des Mitseins des Neugeborenen zunächst ausschließlich in der Beziehung zur Mutter oder der primären Bezugsperson aus. In der weiteren Entwicklung und je nach den angelegten Möglichkeiten und dem Gelingen dieses ersten Beziehungsgeschehens können sich dann die Beziehungen zu anderen Personen in gesunder oder beeinträchtigter Weise gestalten. Das Gewesene, zum Beispiel ein durch allzu strenge Erziehung ängstliches, gehemmtes Verhalten, wird sich beim Erwachsenen weiter auswirken, auch wenn es zu einer selbständigen Entwicklung gekommen ist. In der Begegnung mit dem Therapeuten wird der Klient sich nach seinen bisherigen Beziehungserfahrungen verhalten und so dem Therapeuten Hinweise auf diese Erfahrungen geben. In der Daseinsanalyse wird dieses Beziehungsgeschehen nicht im Sinne von Übertragung und Gegenübertragung gesehen, sondern in natürlicher Weise als Beziehung im therapeutischen Rahmen verstanden. So bedeutet in der Daseinsanalyse eine Unterwürfigkeit eines Klienten nicht die Übertragung einer dem Vater gegenüber gefühlten Unterlegenheit und Angst, sondern lediglich den Ausdruck bisheriger Erfahrungen in der Beziehungsgestaltung mit Autoritäten. Das Phänomen der Unterwürfigkeit wird als das, was es ist, belassen, nämlich als ein in der therapeutischen Begegnung gelebtes Verhalten. Therapeutische Bemühungen gehen dahin, auch andere, freiere Verhaltensweisen Autoritäten gegenüber beim Klienten zu unterstützen.

Was bedeutet schließlich die Tatsache der Sterblichkeit für den Klienten, wie geht er damit um? Nach Heidegger gehen Menschen mit der Sterblichkeit oft im Sinne der Abkehr um, das heißt, sie vermeiden die Auseinandersetzung mit ihrer Sterblichkeit meistens. In der Weise, in der Klienten mit ihrer Sterblichkeit umgehen, zeigen sich wieder bisherige Erfahrungen, beispielsweise der frühe Tod eines Elternteils. So trägt auch hier das Weiterwirken der Gewesenheit zu gegenwärtigen Verhaltensweisen bei und eröffnet im therapeutischen Geschehen die Möglichkeit des Erinnerns und des Rückblickes in ganz natürlicher Weise. Der Bereich der Sterblichkeit spielt natürlich beim Erfassen und Einschätzen von und bei der Gestaltung des Umgangs mit Selbstgefährdung eine wesentliche Rolle.

Im Begriff der Sorge versammeln sich nach Heidegger alle für das Dasein wesensmäßigen Möglichkeiten des Umgangs mit sich selbst und den Menschen und Dingen der gemeinsamen Welt. Somit gründet auch beispielsweise das Phänomen der Liebe in der Sorgestruktur des Daseins.

Neben den Existenzialien spielt auch Heideggers Analyse des Man und der Eigenständigkeit in der Daseinsanalyse eine wesentliche Rolle. Heidegger beschreibt das Man mit den Begriffen Abständigkeit, Durchschnittlichkeit, Einebnung und Entlastung. „Zunächst ist das Dasein Man und zumeist bleibt es so. Wenn das Dasein die Welt eigens entdeckt und sich nahe bringt, wenn es ihm selbst sein eigenes Sein erschließt, dann vollzieht sich dieses Entdecken von „Welt" und Erschließen von Dasein immer als Wegräumen der Verdeckungen und Verdunkelungen, als Zerbrechen der Vorstellungen, mit denen sich das Dasein gegen es selbst abriegelt" (Heidegger 1993, S. 129). In der Daseinsanalyse wird davon ausgegangen, dass eine gesunde Entwicklung immer auch ein Vollziehen wichtiger eigener Seinsmöglichkeiten eines Menschen beinhalten muss, auch wenn diese Seinsmöglichkeiten andere als die in der Kernfamilie oder auch der Gesellschaft gewohnten und anerkannten sind. Ein übermäßiges Zurückbleiben beim Ergreifen wesentlicher Seinsmöglichkeiten beispielsweise aus Angst, gewohnte Verhaltensweisen aufzugeben, wird sich als Auftreten oder Beibehalten von gestörten Verhaltensweisen auswirken und so leidvoll erlebt werden.

14.3 Darstellung der spezifischen Gesundheits- und Krankheitslehre des Verfahrens

Für die Daseinsanalyse stellt Krankheit einen Mangel an Gesundheit dar, wobei dieser Mangel immer auf die Möglichkeit der Erlangung der Gesundheit durch die Möglichkeit zur Überwindung des Mangels verweist. Insofern bleibt Kranksein als Privation des Gesundseins immer auf Gesundsein bezogen. Laut Medard Boss „ist alles Krank-sein ein Mangel an Gesund-sein, so bleibt Krank-sein wesensmäßig und daher immer auf Gesund-sein bezogen" (1999, S. 441). Gesund-sein wird „als der wesensentsprechende Austrag der jeweiligen Wesensmöglichkeiten des Menschen verstanden" (Helting 1999, S. 86). Neben den Zeichen für Kranksein gibt es immer auch Zeichen für Gesundsein, also gesunde Anteile, die nicht übersehen werden dürfen.

Kranksein bezieht sich immer auch auf leiblich sich zeigende Symptome, gibt es doch nach Heidegger kein menschliches Phänomen, das sich nicht auch leiblich austrägt. Wenn auch in der Daseinsanalyse wie allgemein gebräuchlich von seelischen Krankheiten gesprochen wird, bedeutet Kranksein streng genommen Kranksein des Daseins. Dabei werden Hemmungen, Beeinträchtigungen oder auch Ausuferungen im Daseinsvollzug beschrieben, die eben das Kranksein ausmachen. Bei seelischem Kranksein stehen Beeinträchtigungen des Wesens, des Lebendigen des Daseins im Vordergrund, im Vergleich dazu fallen die leiblichen Entsprechungen dieses Krankseins weniger deutlich auf. So stehen die seelischen Aspekte bei einem an gehemmt depressiver Verstimmung leidenden Menschen, nämlich die Verstimmung, verbunden mit Antriebslosigkeit, Rückzug, Beschäftigung mit dem Sterben, auch im Sinne des nahe kommenden Gedankens an Selbsttötung, im Vordergrund, doch finden sich auch leibliche Symptome wie Mattigkeit, Appetitmangel und Gewichtsverlust und schmerzhafte Enge im Bereich des Brustkorbes.

Ätiologie und Pathogenese, dem ursprünglichen Wortsinn nach Anlass-Lehre und Leidens-Herkunft, werden in der Daseinsanalyse nach Boss im Sinne einer motivischen Ätiologie und motivischen Pathogenese, nicht aber kausalgenetisch verstanden. „Keine Beschreibung des Mensch-seins weiß besser als die daseinsanalytisch-phänomenologische darum, dass ständig die ganze Gewesenheit einer Existenz in jedem ihres gegenwärtigen Verhaltens mitanwest und es unablässig mitbestimmt. Nur spricht dieses Gewesene als Motivationen in die Gegenwart hinein. Die lebensgeschichtlichen Erfahrungen bewirken kein gegenwärtiges Verhalten des Menschen ‚kausal‘, so wie in einem körperhaft vorgestellten Geschehen Ursachen zwangsläufig bestimmte Effekte zur Folge haben" (Boss 1999, S. 432). Dabei hat das Gewesene nicht nur als Lebenswelt der Kernfamilie, sondern zusätzlich auch als die Lebensweise der Gesellschaft einer geschichtlichen Epoche Bedeutung. „Diese überlieferten Möglichkeiten, die das eigentliche Dasein frei wählen kann, nennt Heidegger das Phänomen des geschichtlichen Erbes" (Helting 1999 S. 81). Da das Gewesene immer in die Gegenwart hineinwirkt, wird es im Rahmen einer psychotherapeutischen Behandlung zwanglos immer wieder auftauchen und, ohne dass besonders danach gefragt werden muss, zur Sprache kommen.

Wenn daseinsgemäß Kranksein untersucht wird, muss gefragt werden: „Auf welche Art ist die freie Verfügung eines Menschen über den Vollzug welcher Verhaltensmöglichkeiten gegenüber welchen Gegebenheiten der Welt jeweils in ausgezeichneter Weise beeinträchtigt" (Boss 1999, S. 444). Es wird hier von Beeinträchtigungen der Freiheit der Verfügung im Daseinsvollzug gesprochen. Hier ist Freiheit im Daseinsvollzug angesprochen als Ausdruck des Gesundseins. Der gesunde Mensch wird von dem ihm Begegnenden angesprochen und kann in freier Wahl aus den vielfältigen Ansprüchen auswählen, welchen er entsprechen will. Beim kranken Menschen kann sowohl die Freiheit der Wahl eines Daseinsvollzuges als auch die vollzogene Seinsmöglichkeit gegenüber einem gesunden Vollzug beeinträchtigt sein. Freiheit bedeutet hier keineswegs Zügellosigkeit, sondern es müssen die wesentlichen Interessen anderer Menschen und der Umwelt berücksichtigt werden. Freiheit bedeutet lediglich ein Freisein von erziehungs-oder traditionsbedingten Hemmungen beim Vollziehen von für den Menschen wesentlichen Seinsmöglichkeiten.

Diesen Grundprinzipien folgend entwickelt Boss eine allgemeine Phänomenologie des Krank-seins, in dem er Weisen des Krank-seins

mit augenfälligen Beeinträchtigungen des Vollzugs unterschiedlicher Existenzialien beschreibt und so eine daseinsgemäße Einteilung des Krankseins vorschlägt. So finden sich Zwangsstörungen in dieser Einteilung zum Beispiel unter den Weisen des Krank-seins im Vollzug des Grundcharakters des Offenständig-seins und der Freiheit des Daseins, depressive Verstimmungen unter Weisen des Krank-seins mit betonten Störungen in den Vollzügen des wesenmäßigen Gestimmt-seins (Boss 1999 S. 473). *Condrau* beschreibt in der Weiterentwicklung dieses Ansatzes dann Weltverhältnisse, zum Beispiel das anankastische Weltverhältnis und das depressiv gestimmte Weltverhältnis (Condrau 1992 S. 118).

Boss und Condrau folgend werden in der Daseinsanalyse Beeinträchtigungen des Vollzugs der Existenzialien zum Verständnis des Krankseins und zur Befreiung von diesen Einschränkungen in der psychotherapeutischen Arbeit genützt, wie später bei einem Beispiel aus der Praxis ausgeführt werden soll. Dabei werden Einschränkungen aller jener Seinvollzüge im Bereich der verschiedenen Existenzialien beachtet, die wesentlich zum Krank-sein und dem Leiden daran beitragen.

In diesem Zusammenhang muss der Begriff der existenziellen Schuld erwähnt werden, die dadurch entsteht, dass der Mensch niemals alle ihm zur Verfügung stehenden Seinsmöglichkeiten ausschöpfen kann. Er muss sich jeweils in einer konkreten Situation entscheiden, welche Seinsmöglichkeiten er in Freiheit vollzieht, dabei muss er auf den Vollzug anderer Seinsmöglichkeiten verzichten. „Das Dasein bleibt seinem Wesen immer etwas schuldig. Diese Schuld gehört zum gesunden Menschen ebenso wie zum kranken" (Helting 1999 S. 80). Weiters führt Helting aus, dass der gesunde Mensch diese Schuld als positive Aufforderung zum eigentlichen Wesensvollzug erfährt, hingegen der kranke Mensch an dieser Schuld leidet. Diese existenziell verstandene Schuld wird in der Daseinsanalyse als wesentlicher Grund moralischer Schuldgefühle verstanden, die beim Übertreten der jeweils in einer Gesellschaft gültigen Verhaltensregeln empfunden werden.

14.4 Position zur allgemeinen Psychopathologie (zu standardisierten diagnostischen Klassifikationsmanualen [ICD, DSM, OPD])

In der Daseinsanalyse werden die standardisierten diagnostischen Klassifikationsmanuale angewendet und auch gelehrt. Sie sind auch für die Bewilligung von Psychotherapie durch die Krankenkasse und beim Austausch mit Fachkollegen und -kolleginnen anderer Therapierichtungen sehr hilfreich und notwendig.

Es wird aber auch auf die Begrenztheit von Klassifikationen hingewiesen, die nur einem groben Einordnen entsprechen und nicht als Mittel zum Verständnis eines individuellen Krank-seins verwendet und dadurch überfordert werden dürfen. Diagnostisches Einordnen bedeutet immer eine dem Kranken nicht entsprechende Abstraktion, es wird ja auch von Krankheitsbildern, zum Beispiel einer affektiven Störung, gesprochen, die es an sich ja nicht gibt. Es kann nur ein Mensch von Beeinträchtigungen von jenen Vollzugsweisen im Austragen seiner Seinsmöglichkeiten betroffen sein, die man eben bei Menschen finden kann, die an einer depressiven Störung leiden. Selbst bei der Anwendung der Operationalisierten Psychodynamischen Diagnostik (OPD) lässt sich das Wesen eines einzigartigen Kranken mit all seinen gesunden und krankhaft beeinträchtigten Zügen nicht erfassen. Dazu kommt noch, dass der Diagnostizierende bei dieser Tätigkeit, um objektiv zu bleiben, eine Haltung des rationalen Einteilens annehmen muss, die in der Beziehung zum Patienten Distanz erzeugt. Beachtet man diese Einschränkungen bei der Anwendung der Klassifikationsmanuale ausreichend, so erfüllen sie ihren Zweck und erlangen die ihnen zustehende Bedeutung.

In der Praxis der Daseinsanalyse wird es aber darum gehen, die zunächst getroffenen diagnostischen Einordnungen des Krank-seins eines Patienten auch gleich wieder zu verlassen, um nicht durch Distanz und entstehende Vorurteile das unbefangene Sich-Zeigen des Analysanden und die offene Begegnung des Psychotherapeuten mit dem Analysanden zu gefährden.

14.5 Spezifische Behandlungsvoraussetzungen, Weisen der Fürsorge im Umgang mit dem Anderen

Da es in der daseinsanalytischen Psychotherapie im Kern darum geht, Einschränkungen im Seinsvollzug der Klienten wahrzunehmen und dabei deren gesunde Vollzugsmöglichkeiten im Blick zu haben, kann sie eine breite Anwendung bei den meisten Erscheinungsformen und Schweregraden seelischen Krankseins finden. Voraussetzung dafür, dass eine daseinsanalytische Psychotherapie einem bestimmten Klienten angeboten wird, ist die Frage, ob der Therapeut sich nach dem Kennenlernen, der Anamneseerhebung und ersten Diagnostik zutraut, diesem Klienten bei der Befreiung von seinen Beschwerden helfen zu können. Zur Beantwortung dieser Frage muss er sich darüber klar werden, ob er über die dafür erforderliche Erfahrung, Ausdauer und Zugewandtheit verfügt und auch trotz der schon bestehenden Verpflichtungen den nötigen Zeitaufwand wird leisten können. Wenn diese Kriterien alle bejaht werden, kann ein dem Störungsbild entsprechendes Therapieangebot gemacht werden. Natürlich müssen auch die Therapievoraussetzungen seitens des Klienten gegeben sein, die der Therapeut einzuschätzen hat. Dabei achtet er auf Beziehungsfähigkeit, Motivation, sprachliche Ausdrucksfähigkeit, Reflexionsvermögen und den Willen zu einer tiefgehenden Auseinandersetzung mit sich selbst.

Auf jeden Fall müssen die Überlegungen des Therapeuten in geeigneter Form dem Klienten mitgeteilt werden, damit er in die Lage versetzt wird, zu wissen, wofür er sich entscheidet, wenn es darum geht, ob er das Therapieangebot annimmt. Mitgeteilt werden dabei die Einschätzungen des Therapeuten über das Krank-sein des Klienten und die wesentlichen Angaben zur Art, der Dauer, den Kosten, den Risiken und den Chancen der angebotenen Psychotherapie. Befindet sich der Klient gerade in einer krisenhaften Lebenssituation, geht es zunächst im therapeutischen Bemühen darum, bei der Bewältigung der Krise zu unterstützen. Erst wenn das gelungen ist, wird mit dem Klienten gemeinsam über eine weiteres Therapieangebot zu entscheiden sein.

Wie schon erwähnt worden ist, verweist jeweiliges Krank-sein in der Daseinsanalyse immer auf das jeweilige Gesund-sein eines bestimmten Menschen. Bei der daseinsanalytischen Psychotherapie wird es daher um die Beantwortung der Frage gehen, wie der Klient auf dem Weg zur Genesung am besten unterstützt werden kann. Zur Beschreibung der therapeutischen Haltung dabei haben sich die Begriffe der einspringenden und vorausspringenden Fürsorge bewährt. Unter Fürsorge wird in der Daseinsanalyse Heidegger folgend ein existenzialer Begriff verstanden, der die Weise des Verhaltens unter Menschen im Unterschied zum Verhalten gegenüber Dingen beschreibt. Dabei unterscheidet Heidegger unter anderen zwischen der einspringenden Fürsorge und der vorausspringenden Fürsorge. Bei der einspringenden Fürsorge wird dem Anderen das, was zu besorgen ist, abgenommen, der Andere wird beim Besorgen so entlastet. Dabei kann der Andere zum Abhängigen und Beherrschten werden. Eine Fürsorge, die den Anderen nicht entlastet, sondern im existenziellen Seinkönnen vorausspringt, nennt Heidegger die vorausspringende Fürsorge. „Diese Fürsorge, die wesentlich die eigene Sorge – das heißt die Existenz des Anderen betrifft und nicht ein Was, das er besorgt, verhilft dem Anderen dazu, in seiner Sorge sich durchsichtig und für sie frei zu werden"(Heidegger 1993 S. 122). Aus dieser Sicht heraus spricht Heidegger auch von der einspringend-beherrschenden und von der vorspringend-befreienden Fürsorge und versteht sie als gegensätzliche Extreme. Auf die Psychotherapie bezogen kann eine Unterstützung bei der Befreiung von Hemmungen oder Einschränkungen in den Daseinvollzügen nur im Sinne der vorausspringenden und befreienden Fürsorge gelingen. Freilich wird es im Therapiegeschehen auch immer wieder Situationen geben, bei denen ein therapeutisches Vorgehen im Sinne der einspringenden Fürsorge notwendig sein wird, zum Bei-

spiel im Rahmen einer Krisenintervention. Bei einem Verhalten im Sinne der vorausspringenden Fürsorge wird im „Vorausspringenden" nicht festgelegt, wohin eine Entwicklung führen soll, es wird nur nach Helting eine fürsorgliche Offenheit gewährt, in der Versuche zum Ergreifen ureigener Möglichkeiten unternommen werden können. Praktisch bedeutet das eine Ermunterung des Klienten beim Versuch, neue Verhaltensmöglichkeiten zu wagen, zuerst in der Fantasie, später vielleicht auch in der Wirklichkeit.

Hinweise auf neue, beim Klienten anklingende Seinsmöglichkeiten zeigen sich oft in den Träumen. Wenn sich zum Beispiel ein Klient, der an Sozialphobie leidet und sich bisher im Traum immer allein in seiner Traumwelt befunden hat, träumt, dass er mit einer Partnerin händchenhaltend unterwegs ist, deutet sich im Traumgeschehen die Möglichkeit des zärtlichen Zusammenseins mit einer Partnerin an, die sich der Klient im Wachsein bisher noch nicht zugetraut hat. Bei der therapeutischen Besprechung des Traumgeschehens kann auf solche sich andeutende neue Seinsmöglichkeiten hingewiesen werden.

14.6 Die therapeutische Beziehung, zum Verständnis und zum Umgang mit Übertragung und Gegenübertragung in der Daseinsanalyse

Menschliche Beziehung wird in der Daseinsanalyse von Heideggers Analyse des Mitseins her gesehen. Medard Boss führt dazu aus: „Das daseinsanalytische Begreifen des ganz ursprünglichen Mitseins als jener Verfassung des Daseins, die alle sich faktisch begegnenden Menschen zum Vornherein miteinander bei den Dingen derselben Welt sein und jeden zugleich aller dabei sich jeweils ereignenden existenziellen Lebensbezüge ganz ursprünglich teilhaben lässt, bedeutet für den Psychotherapeuten einen unerhörten Ansporn und eine machtvolle Hilfe" (Boss 1957 S. 132). Wir halten uns in einer gemeinsamen Welt mit den Anderen auf und nehmen so teil an deren Seinsweisen, so wie sie sich auf das Erfassen unseres Seins verstehen. So wie der Therapeut beispielsweise bei der Begegnung mit einer an depressiver Verstimmung leidenden Patientin deren Verzweiflung und Eingeengtheit wahrnimmt, kann die Patientin auch die Zugewandtheit und Zuversicht des Therapeuten wahrnehmen. Der Therapeut wird dabei in der Begegnung mit der Patientin gut daran tun, sich in einer ausgeglichenen Verfassung zu befinden, aus der heraus er eine echte Haltung der Zugewandtheit zeigen kann. Zuversicht wiederum wird er nur dann ausstrahlen, wenn er aus seinem Wissen und seiner Erfahrung auch solche empfindet. Um eine hilfreiche Beziehungsgestaltung möglich zu machen, wird der Therapeut auf eine gute Lebensgestaltung achten und auch Möglichkeiten zur Sammlung vor der Begegnung mit seinen Klienten nutzen müssen. Der achtsame Umgang mit sich selbst und eine Haltung der Wahrhaftigkeit und Authentizität werden sich ebenfalls den Klienten in der Begegnung mitteilen und Vertrauen aufbauen helfen.

In seinen Ausführungen zur Grundregel für eine psychoanalytische Behandlung hat Freud festgehalten, dass vom Klienten Wahrhaftigkeit und das Aussprechen aller Gedanken, die ihm jeweils in der Behandlungssituation in den Sinn kommen, erwartet werden (Freud 1973 S. 377). Rückhaltslos soll er auch Beschämendes oder Peinliches zur Sprache bringen. Im Unterschied zum normalen Gespräch soll der Klient immer besser in die Haltung des freien Assoziierens gelangen. Dafür kann er auch auf Wahrhaftigkeit und volle Verschwiegenheit seitens des Therapeuten vertrauen. Dieser wiederum soll in der Weise der Anwendung einer frei schwebenden Aufmerksamkeit zuhören. Diese grundlegenden Ansichten gelten auch in der Daseinsanalyse. Zuhören bedeutet hier vorurteilloses Sein-lassen des Ausgesprochenen. So ganz angenommen als der, der er ist, kann sich der Klient auch selbst besser kennenlernen. Der Therapeut soll dabei auch darauf achten, wie sich der Klient zu neuen Einsichten über sich selbst verhält, die im Verlaufe des psychotherapeutischen Gesprächs auftauchen. Kann der Klient diese Einsichten annehmen und so mehr und mehr durchsichtig werden

für sich selbst, oder muss er sich gegenüber diesen Einsichten verschließen?

Bei dem Versuch, das Beziehungsgeschehen in der Psychotherapie zu erfassen, werden zumeist die Begriffe Übertragung und Gegenübertragung verwendet. Auch die Daseinsanalyse benützt diese Begriffe, dabei wird aber festgehalten, dass von einer „Übertragung" von Gefühlen im wortwörtlichen Sinn nach der Auffassung der Daseinsanalyse nicht gesprochen werden kann. Die sich in der therapeutischen Begegnung zeigenden Emotionen und Weisen der Beziehungsgestaltungen werden in der Daseinsanalyse als die Phänomene, die sie sind, stehen gelassen und nicht als Übertragungen früherer Gefühle angesehen. Fühlt sich ein Klient beispielsweise im der Therapiebeziehung unterlegen und fürchtet er den Therapeuten, werden diese Gefühle so belassen und derart verstanden, dass sie echte Gefühle sind, die sich jetzt in der Begegnung zeigen. Freilich verhält sich der Klient derart, weil er diese Form der Beziehungsgestaltung zu Autoritäten auch bisher in seinem Leben angewendet hat. Er überträgt nichts, er verhält sich eben so, wie er es gewohnt ist, selbst wenn er sich dagegen sträubt und sich über sein Verhalten ärgert. Diesem Verständnis entsprechend wird das Verhalten der Klienten in der Beziehung zum Therapeuten als das gelten gelassen, das es ist. Gelten lassen bedeutet hier nicht ein vielleicht gleichgültiges, uninteressiertes Zur-Kenntnis-Nehmen. Gerade durch das vorurteilslose Annehmen eines Verhaltens kann dieses im gemeinsamen Gespräch zum Thema werden. So wird die therapeutische Arbeit des Aufzeigens von Einschränkungen und Hemmungen bei der Beziehungsgestaltung durch die Klienten im Vergleich zu einem freieren, reiferen und natürlicheren Verhalten in der Begegnung mit dem Therapeuten nicht nur nicht eingeschränkt, sondern sogar erleichtert.

Wenn in der Daseinsanalyse von Widerstand gesprochen wird, wird darunter vor allem das Zurückschrecken von Analysanden gegenüber den sich anbahnenden neuen Seinsmöglichkeiten verstanden. Die Übernahme neuer Möglichkeiten, sich anders und dem nunmehr veränderten, eigenen Seinkönnens entsprechend zu verhalten, ist mit Unsicherheit und Angst verbunden. Der Halt in der vertrauensvollen Beziehung zum Therapeuten und seine Ermunterung zur Übernahme dieser neuen Seinsmöglichkeiten helfen den Analysanden, im Entwicklungsprozess hin zu dem Wesen entsprechenden Seinsvollzügen fortzuschreiten.

14.7 Erläuterungen zum therapeutischen Vorgehen in der Daseinsanalyse

14.7.1 Erste Begegnung und diagnostische Einschätzung

Zum Zeitpunkt der Aufnahme an der Akutstation der Psychiatrischen Klinik konnte die hübsche, knapp 19-jährige Patientin Anna, von der hier berichtet werden soll, nur mit Mühe und leiser Stimme die Fragen des sie aufnehmenden Psychiaters und Psychotherapeuten beantworten. Sie litt an einer schweren gehemmten depressiven Verstimmung, weswegen sie nach einem vergeblichen ambulanten Behandlungsversuch zur stationären Behandlung zugewiesen worden war. An Symptomen zeigten sich neben der Verstimmung Antriebslosigkeit, Appetitlosigkeit, Schlafstörung, Verlangsamung und Hemmung des Denkens, Fühlens und Handelns, auch Gedanken über die Selbsttötung konnten erhoben werden, doch fehlte der Patientin die dazu nötige Energie. Immerhin war sie mit der Aufnahme einverstanden und erhoffte sich Hilfe und Genesung durch die medizinische Behandlung. Es wurde auch sogleich mit einer entspannenden und antidepressiven Infusionstherapie begonnen, um möglichst rasch eine Verbesserung des schweren Leidens der Patientin erreichen zu können. Es wurde ihr versichert, dass gute Chancen für eine baldige Genesung bestünden. Sobald es ihr möglich war, wurde sie auch angehalten, an den vielfältigen Therapieangeboten der Station teilzunehmen. Dieser Aufforderung kam sie folgsam, um angepasstes und erwünschtes

Verhalten bemüht, nach. Nur in den späten Nachmittagsstunden, wenn es dunkel wurde, zog sie sich häufig in ihr Bett zurück und erklärte, sich nicht so gut zu fühlen. Diese ersten Eindrücke vom Zustandsbild und Verhalten der Patientin schienen die Diagnose einer schweren, gehemmten Depression zu bestätigen.

14.7.2 Zusammenfassung der Anamnese

Zur allmählich erhobenen Anamnese wäre nachzutragen, dass die Patientin keine schöne Kindheit gehabt hatte. Den Vater erlebte sie zwar zeitweise zugewandt, aber auch sehr streng, er duldete keinen Widerspruch und keine Auflehnung gegenüber seinen Wünschen. Die Mutter erlebte Anna wenig unterstützend, zuletzt habe sie sich ihr gegenüber wie zu einer Rivalin um die Gunst des Vaters verhalten. Zur einige Jahre jüngeren Schwester bestand ein gutes Verhältnis. Wegen der unbefriedigenden Situation im Elternhaus hatte die Patientin bald nach Beendigung der Lehre als Verkäuferin das Elternhaus verlassen und war mit ihrem Freund in eine eigene Wohnung gezogen. Sie arbeitete als Verkäuferin und besorgte den Haushalt, ganz wie es dem Verhalten junger Menschen in ihrem Umfeld entsprach. Zu ihrem Erstaunen und schließlich zu ihrer Verzweiflung machten ihr sowohl die von ihr an sich geschätzte Tätigkeit als auch die Hausarbeit zunehmend Mühe, die Stimmung verschlechterte sich, es traten Schlafstörungen auf, das Krankheitsbild der gehemmten Depression entwickelte sich. Die begonnene ambulante psychiatrische Behandlung führte zu keiner Besserung, und so war es dann zur Aufnahme in die stationäre Behandlung gekommen. Ein Beitrag zum Verständnis des Auftretens der depressiven Verstimmung ergab sich aus den anamnestischen Angaben zunächst nicht.

14.7.3 Gestaltung des Beziehungsgeschehens in der Psychotherapie und erste daraus entstehende Hinweise zu einer vertieften Diagnostik

Rasch kam es zu einer deutlichen Aufhellung der Verstimmung, im Einzelgespräch mit ihrem Therapeuten, zu dem sie stets pünktlich erschien, blieb Anna aber einsilbig und verschlossen. Der Therapeut musste zunächst jeweils am Beginn der Stunden selbst das Gespräch in Gang bringen, erst dann vermochte sich Anna mehr am Gespräch zu beteiligen. Andererseits schien sie Vertrauen zum Therapeuten zu haben und schenkte ihm gelegentlich ein scheues Lächeln. Ein gelösteres Gespräch ergab sich so beispielsweise bei Themen des Alltags auf der Station und des Wohlbefindens der Patientin. Auf nähere Fragen nach ihrer Kindheit und der Situation im Elternhaus ging Anna dagegen nur oberflächlich ein, sodass der Eindruck des Verbergens entstand. Dabei wirkte sie auf den Therapeuten wie ein schuldbewusstes, trotziges Kind, das etwas angestellt hatte und den Fragen der Eltern auswich. In seiner Reaktion auf dieses Verhalten verspürte der Therapeut den Impuls, weiter in die Patientin zu dringen, um endlich erfahren zu können, warum sie so zurückhaltend und verschwiegen war. Aus seinem daseinsgemäßen Verständnis dieser Aspekte in der Beziehung mit Anna hütete sich der Therapeut aber davor, stärker auf eine Beantwortung von für die Patientin offenbar unangenehmen Fragen zu drängen. Er zügelte seine Neugier und entschloss sich zum geduldigen Abwarten, gab das Verhalten der Patientin doch deutliche Hinweise darauf, dass sie sich bei diesen unangenehmen Themen in eine Opferrolle zu begeben begann und dabei Schuldgefühle bei ihr auftraten. Weswegen sie sich schuldig fühlte, blieb ein Geheimnis. Ein stärkeres Drängen auf Beantwortung hätte ein Mitagieren des Therapeuten bedeutet, den Trotz der Patientin verstärkt und die noch keineswegs ausreichend gefestigte gute Beziehung der Patientin zum Therapeuten gefährdet. Es erschien dem Therapeuten auch noch verfrüht, Anna ihr Verhalten auszulegen, da sie eine solche Intervention als Kritik an ihr erleben musste und ihre Angst, vom Therapeuten abgelehnt zu werden, sich verstärken würde. Über diese Überlegungen hinausgehend verwies das Einnehmen einer Opferrolle auch darauf, dass sich Anna in ihrer Vorgeschichte tatsächlich als Opfer erlebt haben musste. Alle diese Überlegungen führten aber auch dazu, die ausschließliche Diagnose einer gehemmten Depression in Frage zu stellen.

14.7.4 Weitere Überlegungen zu einer vertieften Diagnostik und daraus abgeleitete Therapieplanung

Inzwischen hatte sich der Zustand der Patientin so weit gebessert, dass sie auf eine offene Station verlegt werden konnte. Der Therapeut wollte die Therapie unbedingt weiterführen und Anna war mit diesem Plan sehr einverstanden.

Im weiteren Psychotherapieverlauf blieb das schuldbewusste und trotzige Verhalten der Patientin bestehen, wenn es um die Umstände im Elternhaus ging. Daraus war abzuleiten, dass Schuldgefühle eine wesentliche Rolle dabei spielen mussten. So wurde immer deutlicher, dass es sich zusätzlich oder auch ausschließlich beim Leiden der Patientin um Folgen einer neurotischen Entwicklungshemmung handeln könnte. Existenziell gesehen bedeutet das Erleben von Schuld, dass der Betroffene dem eigenen Sein etwas schuldig bleibt. Diese existenziell verstandene Schuld betrifft jeden Menschen. Da keiner alle Seinsmöglichkeiten auszuschöpfen vermag, muss man doch bei der Entscheidung für das Ergreifen einer bestimmten Seinsmöglichkeit jeweils auf viele andere Seinsmöglichkeiten verzichten. Bleiben aber zu viele wesentliche Seinsmöglichkeiten ungenützt, werden Schuldgefühle und Angst erlebt, und es kann sich eine depressive Verstimmung einstellen.

Verstehen wir die Schuldgefühle der Patientin in diesem daseinsgemäßen Sinn, so erhebt sich die Frage, welche Seinsmöglichkeiten sie sich zum Zeitpunkt des Auftretens ihres Leidens an gehemmter Depression schuldig geblieben sein könnte. Wir erinnern uns in diesem Zusammenhang daran, dass die Patientin bald nach Abschluss der Lehre ausgezogen war und die Verpflichtungen der Arbeitswelt, des Haushaltes und die einer Partnerin übernommen hatte. Damit hatte sie ihre Seinsmöglichkeiten bei Weitem überfordert und sich die Möglichkeit zur langsamen Gewöhnung an die Pflichten einer Erwachsenen in der Geborgenheit des Elternhauses genommen. Daher konnte sie nicht in Ruhe im Verlauf der Adoleszenz die sich auftuenden Lebenswelten dieses Alters ausprobieren und genießen, sondern hatte sich dazu entschlossen, voll die Verpflichtungen einer Erwachsenen zu übernehmen. Aus diesem Verständnis erschien das Auftreten der depressiven Verstimmung als Ausdruck der existenziellen Überforderung, in die Anna geraten war. Für die Gestaltung der Psychotherapie bedeutete dieses Verständnis, dass der Patientin so ausreichend Gelegenheit zum Nachholen dieser Versäumnisse im gesicherten Raum der psychotherapeutischen Begegnung gewährt werden müsste, dass ihr eine erfolgreiche Nachreifung möglich gemacht werden könnte. Dazu müsste sich allerdings die Patientin mehr öffnen und ihre Zurückhaltung aufgeben. Darüber hinaus öffnet dieses Verständnis auch den Blick dafür, dass die Patientin selbst Schritte unternehmen müsste, ihr Sein ihren Seinsmöglichkeiten mehr entsprechend als bisher zu gestalten, um sich aus dem Kreislauf der Schuldgefühle zu befreien.

14.7.5 Weiterer Therapieverlauf und Bewährung der Hypothese zum Auftreten des Leidens

Bald nach Verlegung der Patientin auf die offene Station trat der Therapeut seinen Sommerurlaub an. Die Patientin war rechtzeitig darüber informiert worden und es war auch abgemacht worden, dass die stationsführende Psychiaterin und Psychotherapeutin die Patientin während dieser Zeit betreuen würde. Zu seinem Erschre-

cken musste der Therapeut nach seiner Rückkehr hören, dass die Patientin in seiner Abwesenheit einen Selbsttötungsversuch mit Medikamenten unternommen hatte und nur durch glückliche Umstände gerettet worden war. Der Therapeut traf Anna noch geschwächt im Bett liegend an und nutzte die Gelegenheit, ihr zunächst zu versichern, dass er auf jeden Fall und gerne die Therapie fortzuführen gedenke. Er bat sie noch einmal eindringlich darum, doch zu versuchen, sich möglichst offen und ohne Scheu in der Sprechstunde mitzuteilen. Er wäre auf dieses Entgegenkommen angewiesen, um ihr weiterhelfen zu können. Auf diese Weise sprach der Therapeut die Patientin partnerschaftlich an. Anna schien sich über die Rückkehr des Therapeuten zu freuen und versprach, sich zu öffnen. Sie erklärte, die Tabletten gesammelt und genommen zu haben, weil sie sich wieder so verzweifelt, wertlos und schlecht gefühlt habe und der Tod ihr als einziger noch offener Ausweg erschienen war. Jetzt sei sie aber froh, überlebt zu haben.

Anna gelang es im weiteren Therapieverlauf, zunächst stockend, dann immer leichter über die Erlebnisse ihrer Kindheit und Jugend zu erzählen. Sie war vom Vater als Kind missbraucht worden, als ihre Mutter bei der Geburt ihrer Schwester im Krankenhaus gewesen war, und der Vater hatte diesen Missbrauch nicht nur fortgesetzt, sondern die Tochter auch gezwungen, einigen seiner Bekannten für deren sexuelle Bedürfnisse zur Verfügung zu stehen. Erst im Adoleszentenalter hatte sie dann den Vater abwehren und auch die Schwester vor ihm beschützen können. Deshalb sei sie so bald wie möglich von zu Hause weggezogen. Die Verschlechterungen an Nachmittagen erklärten sich so als Erinnerungen an die „Besuche" der Männer. Der Therapeut begegnete diesen „Geständnissen" der Patientin mit Mitgefühl, zeigte seine Empörung über das Verhalten des Vaters und seiner Bekannten und verhalf ihr auch dazu, ihre Schuldgefühle zu überwinden und Wut und Ärger über ihren Vater, die anderen Männer und die Mutter, die sie nicht geschützt hatte, zu empfinden und auszudrücken. Rasch lockerte sich die Verschlossenheit der Patientin, sie begann kindlich vertrauensvoll mit dem Therapeuten über alles, was sie beschäftigte, zu plaudern, fragte um Rat und sprach über ihre Ansichten, war dabei oft heiter und unbeschwert und zeigte ihre Dankbarkeit und Zuneigung dem Therapeuten gegenüber ganz natürlich. Im geschützten Raum des Therapiezimmers konnte sie so einiges Versäumtes aus ihrer Jugend nachholen. So stand einer baldigen Entlassung der Patientin nichts mehr im Wege, die Psychotherapie wurde noch für einige Jahre weitergeführt. Anna begann wieder zu arbeiten und den Haushalt zu führen, allerdings nahm sie auf Anraten des Therapeuten die Arbeit nur halbtags auf, und ihr Einkommen wurde durch eine halbe Berentung aufgestockt. So konnte sie sich, ohne erneut in eine Überforderung zu geraten, an die Verpflichtungen des Erwachsenseins gewöhnen. Auch die Beziehung zu ihrem Freund gestaltete sich günstig. Anna hatte ihm von ihren schlimmen Kindheitserlebnissen erzählt, und er hatte sich sehr verständnisvoll gezeigt. Während der Zeit von mehreren Jahren, in der die Therapie fortgeführt wurde, traten keine depressiven Verstimmungen mehr auf, und Anna machte weiter Fortschritte in Richtung einer selbstbestimmten und gesunden Lebensführung.

14.7.6 Abschließende Bemerkung zur vertieften Diagnostik

Der geschilderte Therapieverlauf zeigt, wie sich diagnostische Einschätzungen im Verlaufe einer daseinsanalytischen Psychotherapie beruhend auf einem daseinsgemäßen Menschenbild wandeln können. In diesem Fall hat die veränderte diagnostische Einordnung durchaus Bedeutung für Therapiewahl und Prognosestellung. Es macht einen großen Unterschied, ob an der Diagnose einer gehemmt depressiven Verstimmung festgehalten wird oder ob Hinweise für eine neurotische Entwicklungshemmung miteinbezogen werden. So konnte im vorliegenden Fall doch davon ausgegangen werden, dass bei Vermeiden von Überforderungssituationen bis zur völligen Genesung keine neuerlichen depressiven Verstimmungen zu erwarten wären.

14.8 Zusammenfassung

Zunächst wurden in einem theoretischen Abschnitt das Menschenbild der Daseinsanalyse und dessen philosophische Grundlage dargestellt. Weiters wurde auf die sich daraus abzuleitenden Auswirkungen auf die Gestaltung der therapeutischen Beziehung in der Daseinsanalyse eingegangen und deren Indikationsbereiche und Therapieziele beschrieben. Schließlich diente das Beispiel einer daseinsanalytischen Psychotherapie mit einer an gehemmt depressiver Verstimmung leidenden Patientin dazu, die Anwendbarkeit der vorher ausgeführten theoretischen Grundlagen in der Praxis und ihre Auswirkung in Hinblick auf eine vertiefte Diagnostik, Prognose und Gestaltung des Psychotherapieverlaufes deutlich zu machen. Es konnte gezeigt werden, dass sich aus dem vom Therapeuten gewonnenen daseinsanalytischen Verständnis des Krankheitsgeschehens eines seelischen Zusammenbruchs als Folge der Überforderung eigener Seinsmöglichkeiten nicht nur bedeutsame Hinweise für eine veränderte diagnostische Einordnung, sondern auch wesentliche Fingerzeige für die Strategie der Psychotherapie ableiten lassen konnten.

Verwendete und weiterführende Literatur

Boss M (1957) Psychoanalyse und Daseinsanalytik. Huber, Bern

Boss M (1999) Grundriß der Medizin und Psychologie, 3. Aufl. Hans Huber, Bern

Condrau C (1992) Sigmund Freud und Martin Heidegger. Universitätsverlag, Freiburg

Freud S (1973) Ratschläge für den Arzt bei der psychoanalytischen Behandlung. Ges.W, Bd 8. S.Fischer, Frankfurt a.M.

Heidegger M (1993) Sein und Zeit, 17. Aufl. Max Niemeyer, Tübingen

Heidegger M (2017) Zollikoner Seminare. Klostermann, Frankfurt a.M.

Helting H (1999) Einführung in die philosophischen Dimensionen der psychotherpeutischen Daseinsanalyse. Shaker, Aachen

Libisch S (2015) Gedanken zu den Auswirkungen des Menschenbildes der Daseinsanalyse auf die Praxis der Psychotherapie. Daseinsanalyse 31:83–92

Libisch S, Spitzer C (2018) Daseinsanalyse. In: Grundlagen der Psychotherapie. Facultas, Wien, S 108–117

Roland Strobl, Mag. Phil., Klinischer und Gesundheitspsychologe, Psychotherapeut für Daseinsanalyse (DA) in freier Praxis, Präsident und Lehrtherapeut des Österreichischen Daseinsanalytischen Instituts für Psychotherapie, Psychosomatik und Grundlagenforschung (ÖDAI), Mitglied des Psychotherapiebeirates; Vorträge und Seminare im In- und Ausland

Stephan Libisch, Dr. med., Facharzt für Psychiatrie und Psychotherapeutische Medizin, Psychotherapeut für Daseinsanalyse (DA) in freier Praxis, Lehrtherapeut und Leiter der Ausbildungskommission am Österreichischen Daseinsanalytischen Instituts für Psychotherapie, Psychosomatik und Grundlagenforschung (ÖDAI)

Charlotte Aigner, MA, Soziologin, Psychotherapeutin für Daseinsanalyse (DA) in freier Praxis, Lehrtherapeutin und Vorstandsmitglied des Österreichischen Daseinsanalytischen Instituts für Psychotherapie, Psychosomatik und Grundlagenforschung (ÖDAI), regelmäßige Publikationen in verschiedenen Fachzeitschriften, Vorstand der Österreichischen Franz Kafka Gesellschaft, Teil des Performance-Duos „Kafka tanzt"

Diagnostik in der Dynamischen Gruppenpsychotherapie

Silvia Korlath und Karin Zajec

15.1 Einleitung: Menschenbild

Aus Sicht der Dynamischen Gruppenpsychotherapie leben Menschen als soziale Wesen in Interdependenz, untrennbar verbunden im gesellschaftlichen und kulturellen Kontext, mit allen dazugehörigen Beziehungen, sozialen Wesenheiten, Konflikten und Widersprüchen. Damit können psychotherapeutische Arbeit und Diagnostik nicht individualisiert und unabhängig von kulturspezifischen Besonderheiten und sozialen Herkunftssystemen erfolgen. Dementsprechend werden Störungen als „Pathologie des Umfelds und der in ihm herrschenden Beziehungen und Kommunikationsstrukturen verstanden, die sich für das Individuum als Verlust von Kommunikations- und Beziehungsfähigkeit darstellen" (Goldmann und Lehner 2005, S. 79).

Die Dynamische Gruppenpsychotherapie (DG) ist nicht nur, wie der Name suggerieren würde, eine Methode zur psychotherapeutischen Arbeit durch die Gruppe. Der Name der Methode beschreibt eine grundsätzliche Haltung und versucht, die Person in ihrer zwischenmenschlichen und innerpsychischen Dynamik, in den realen Beziehungs- und Gruppenverhältnissen, in der gegenwärtigen Begegnung zu erfassen. Diese Betrachtungsweise kommt im gruppalen wie auch im dyadischen Setting zur Anwendung.

Alle Möglichkeiten zur Kommunikation von Wünschen und Bedürfnissen bzw. Frustrationen sowie alle diesbezüglichen Einschränkungen werden interpersonal in Gruppenkontexten (Familie, Schule, Arbeit, Freundesgruppen) erworben. Durch die therapeutische Begegnung im Hier und Jetzt wird ermöglicht, dass die Beziehungs-, Abwehr- und Konfliktdynamiken wiederbelebt und damit sichtbar und bearbeitbar werden. Ausgehend von einer psychodynamischen interaktionellen Sichtweise werden im Gruppengeschehen bewusste und unbewusste Handlungsmotivationen aller Teilnehmenden angenommen. Wenn im gruppendiagnostischen Prozess nicht vorrangig auf die inhaltliche Auseinandersetzung fokussiert wird, sondern die Beobachtung sich auf die Gruppe als Ganzes bezieht, werden unbewusste Gruppenthemen diagnostizierbar, und Interventionen werden gezielt eingesetzt, um das Geschehen für die Teilnehmenden zu verdeutlichen, reflektierbar und verstehbar zu machen.

Die Gruppe bietet eine Fülle an Beziehungsangeboten und Übertragungsmöglichkeiten, sie folgt eigenen Gesetzmäßigkeiten, dies erfordert eine Beeinflussung im Gleichgewicht der Gruppe, um Veränderung beim Individuum zu erreichen. Vielgestaltiger als im dualen Kontakt gestaltet sich die Gruppendiagnostik komplex und bezieht sich „auf die interpersonalen Beziehungen, auf

S. Korlath (✉)
Sektion Dynamische Gruppentherapie,
Österreichischer Arbeitskreis für Gruppentherapie und Gruppendynamik (ÖAGG), Wien, Österreich

K. Zajec
Fachsektion Dynamische Gruppenpsychotherapie,
Österreichischer Arbeitskreis für Gruppentherapie und Gruppendynamik (ÖAGG), Wien, Österreich

die Ganzheit der Gruppe und ihre Bewegung (Dynamik), unter Einbeziehung des sozialen Umfelds (Lebensraum) und unter Beobachtung der Gruppenphasen" (Majce-Egger 1999, S. 255). Interveniert wird mit dem Ziel, eine Verhaltensveränderung anzustoßen. Bei ausreichend gelungener therapeutischer Arbeit werden starre und einschränkende Beziehungsmuster, welche als krankheitswertige Störung beschrieben werden können, ins Bewusstsein der Gruppe gerückt und in einem gemeinsamen Arbeitsprozess belebt, differenziert, dynamisiert und damit flexibler handhabbar. Wir folgen dem Hier-und-Jetzt-Prinzip, das bedeutet, im gegenwärtigen zwischenmenschlichen und innerpsychischen Geschehen bilden sich sowohl die Schwierigkeiten als auch die Möglichkeiten der Person ab, Beziehung zu gestalten. In der DG wird individuelle Diagnostik prozessorientiert erfolgen, unter Berücksichtigung der jeweiligen Lebensräume; durch gezielte therapeutische Interventionen (Verdeutlichen, Feedback, Ansprechen, …) wird die Entwicklung der teilnehmenden Personen sowie der Gruppe als Ganzheit gefördert. Die Gruppendiagnostik dient der Interventionsplanung und ist notwendig, um die Gruppe als Ganzheit in einem therapeutischen Setting durch ein dynamisches Prozessgeschehen zu begleiten.

15.2 Klinische Hintergrundtheorien

Die Entwicklung der Methode ist eng mit Raoul Schindler verknüpft. Aus der Verbindung von sozial- wie tiefenpsychologischen Theorien entstand die Dynamische Gruppenpsychotherapie als ein eigenständiges interpersonelles psychotherapeutisches Verfahren. Wesentliche sozialpsychologische Grundlagen sind Kurt Lewins Feldtheorie, inklusive seiner Forschung zur Gruppendynamik in Kleingruppen, sowie Muzafer Sherifs Auseinandersetzung mit Gruppenqualitäten (Normen, Bezugssystemen). Ein Vertreter der tiefenpsychologischen Wurzeln und Aspekte der Methode ist Trigant Burrow, der bereits 1926 die Psychoanalyse in der Gruppe durch die Gruppe vorschlägt

und sich „in einer Radikalität wie sonst nur Bion oder Schindler der Annahme verschreibt, dass Neurose nur im Zusammenhang gesellschaftlich kulturelle Ordnung (Gruppe) – Individuum – Symptom verstehbar ist" (Fliedl und Krafft-Ebing 1999, S. 39). Weitere wichtige Protagonisten sind Samuel S. Slavson mit seinen Überlegungen, *wie* eine Gruppe therapeutisch wirksam wird, Wilfried R. Bion mit seinem Modell zur Funktion der Gruppe als Container und der Grundannahmen sowie Henry Ezriel mit seinem Konzept der gewünschten und gefürchteten Beziehung.

„Das theoretische Konzept sieht in der ‚Gruppe' ein dynamisches Organisationsgeschehen einer Mehrzahl von Personen, gegenüber einem gemeinsamen ‚Anderen' … eine Ganzheit zu bilden, analog dem Organisationsbemühen des Ich, seine leiblichen und seelischen Elemente (Organe) gegenüber einer Umwelt zu einer Person zu integrieren. Dies geschieht durch Abgrenzung (Individuation) und Rollenbildung, die nach den Gesetzen der Rangdynamik und der Funktionalität erfolgt und sich im authentischen Handeln ausdrückt" (Schindler 1994, S. 252). Raoul Schindler (1957) hat mit der von ihm entwickelten „Soziodynamischen Grundformel" beschrieben, wie jede Gruppe eine ihr eigene Psychodynamik entwickelt, die mithilfe dieses Strukturmodells beschreibbar wird. In seinen Beobachtungen des Gruppengeschehens wurde deutlich, dass jeder Mensch in einer Gruppe eine von vier Positionen einnehmen muss und eine Rolle in ihr spielen muss (Alpha – Initiativträger, Beta – Berater, Gamma – jene, die mitmachen, identifiziert mit Alpha, Omega – der kritische Geist, jene Position, welche die der Gruppe innewohnenden Ambivalenz bzw. Ängste repräsentiert). Dabei verweist Schindler darauf, dass die Besetzung dieser Positionen „nicht nur ihre Bedeutung für das Schicksal und Wohlgefühl der einzelnen Persönlichkeit in der Gruppe hat, sondern dass ihnen auch eine dynamische Bedeutung im Zuge eines eigenen affektiven Ablaufs innerhalb der Gruppe zukommt" (Schindler 2016, S. 106). Die Positionen können auf Basis hierarchischer Strukturen vorgegeben sein, sie können vom Individuum, mit „Einverständnis" der Gruppe, eingenommen werden, jedenfalls beeinflusst die Haltung der Gruppe zum momentanen Ziel mögliche Positionswechsel.

Dabei ist es bemerkenswert, dass die Funktionen, die sich durch die Rangpositionen ergeben, bedeutsame Analogien zu Sigmund Freuds Instanzenmodell der Psyche zulassen.

Ergänzend zu den klinischen Hintergrundtheorien werden in der Dynamischen Gruppenpsychotherapie Modelle des sozialen Lernens, Entwicklungs- bzw. Phasenmodelle sowie Strukturmodelle, welche aus unterschiedlichen theoretischen Feldern stammen (Sozialpsychologie, Soziologie, Gruppendynamik und Tiefenpsychologie), verwendet, um Orientierung und Verständigung über das aktuelle Gruppengeschehen zu schaffen. „Die verschiedenen Modelle stehen dabei nicht unmittelbar in Konkurrenz, sondern können als einander ergänzend verstanden und dementsprechend auch parallel verwendet werden" (Zajec 2017, S. 53).

15.3 Gesundheits- und Krankheitstheorien

Die Dynamische Gruppenpsychotherapie beschäftigt sich mit den Beziehungen – mit dem, was zwischen Personen und sozialen Systemen passiert. Gesundheit wird als gelungene Organisation seelischer, leiblicher und sozialer Ganzheit verstanden. Krankheit ist davon nicht eindeutig abgrenzbar und wird in der Störung der Organisation von Ganzheit gesehen.

Es besteht eine interpersonelle Theorie der Krankheitsentstehung und ein „Verständnis von Krankheit als sozialem Rollenverhalten, aus dem sich das therapeutische Ziel, die Herstellung von Ganzheit und Bewegung (Dynamik), ableitet" (Majce-Egger 2014, S. 2). Nur in der Wechselwirkung von Umwelt und Individuum und nur im Zusammenhang mit der kulturellen Ordnung werden spezielle Symptombildungen und psychische Störungen verstehbar (Fliedl und Krafft-Ebing 1999). Dabei sind die Beachtung der ständigen Wechselwirkung zwischen einzelnen Systemen (Mikro- und Makrokosmos) sowie die Betrachtung der Gruppe als Ganzes, im Sinne

Lewins als übersummative Einheit, wesentlich. „Therapieziel ist keine Idealvorstellung von Gesundheit, sondern jeweils die Optimierung der Lebensvorgänge gegenüber den als Krankheit erlebten Einschränkungen und Abwehrfiguren" (Schindler 1994, S. 253).

Krankheit wird in Anlehnung an Parsons als definierte soziale Rolle verstanden, wobei Gesundheit mehr ist als die Verweigerung der Krankheitsrolle. Krankheit wird verstanden als ein Kommunikationsunvermögen, sich im „Feld" und in der „Gruppe" mit seinen Anliegen und Befindlichkeiten ausdrücken zu können. Im Sinne Lewins ist Krankheit eine Regression, die zur Einschränkung des Lebensraumes und zu Fixierungen führt.

Burrows Ansatz (2015 [1926]), „Der Patient ist krank, weil er eine andere Neurose hat als die Neurose, die die Gesellschaft hat", weist darauf hin, dass die primäre Störung in der Unterschiedlichkeit zwischen der Neurose des Patienten/der Patientin und der Neurose der Gesellschaft liegt und dass die Gesellschaft dazu neigt, jene Personen, welche die gesellschaftliche Neurose nicht teilen, zu isolieren. Das Leid der Person läge damit primär in der Isolation und nicht in der Neurose.

Die dynamische Gruppenpsychotherapie versteht Krankheit auch immer als ein soziales Geschehen, das als Ergebnis eines gemeinsamen Aushandlungsprozesses, einer Rollenzuweisung durch die umgebende Gesellschaft und deren Übernahme in die Selbstdefinition verstanden wird und nicht nur auf individueller Ebene des Patienten/der Patientin entsteht. Psychische Krankheit ist damit nicht primär ein individuelles Problem, sondern kann vorwiegend als Ausdruck eines gestörten Systems oder Felds gesehen werden, in dem die Krankheitsrolle von einer Person (als soziales Rollenverhalten) übernommen wird, welche sie unter veränderten Bedingungen grundsätzlich auch an jemand anderen innerhalb dieses Feldes abgeben könnte.

In der Behandlung geht es darum, einen Entwicklungsraum zu ermöglichen, der eine Erweiterung erlaubt. Das therapeutische Ziel ist die Herstellung von Ganzheit und Bewegung (Dynamik). Im Sinne der Lewin'schen Feldtheorie geht

es um die Ausweitung des Lebensraumes, die Zunahme von Differenzierung und Organisiertheit
sowie um die Veränderung der Rigidität oder
Durchlässigkeit.

Ziel der Behandlung ist also nicht in erster Linie die Beseitigung des Symptoms, sondern die
Entwicklung der Persönlichkeit, der Zuwachs an
Arbeits- und Liebesfähigkeit. Die Behandlung
strebt damit die Eröffnung von Lebensperspekti-
ven und Möglichkeiten an. „Über Erfolg und
Misserfolg einer Behandlung entscheidet nicht
ein abstrakter Gesundheitsbegriff, sondern ob es
dem Patienten gelingt, in seinem Lebensraum
seine Position zu verändern, sozial beweglich zu
werden und sich wieder zu integrieren" (Fliedl
1999, S. 19).

Diagnosen können dabei die Erstarrung in der
Krankheitsrolle unterstützen und Einschränkun-
gen verstärken, aber auch im Sinne von laufender
Hypothesenbildung im Aushandlungsprozess die
Bewusstheit über das eigene Sein und damit eine
Differenzierung und Ausweitung von Möglich-
keiten befördern.

15.4 Position zum Determinierungsproblem

In der psychodynamischen Diagnostik stellt die
therapeutische Beziehung den wesentlichen Aspekt dar. Eine differenzierte Beschreibung von
Übertragung und Gegenübertragung, Konflikt-
und Strukturmerkmalen ermöglicht eine für den
therapeutischen Prozess hilfreiche Diagnostik im
Sinne von Indikationsstellung, Interventions- und
Therapieplanung. Dabei stellen psychodynamische Erstinterviewkonzepte eine hilfreiche Unterstützung dar, z. B. Psychiatrisches Interview von
Sullivan (1953), Diagnostisches Interview von M.
und E. Balint (1962), Psychoanalytisches Erstinterview von Argelander (1970), Strukturelles Interview nach Kernberg (1977, 1981, 1984),
OPD-2 (2006, 2014), Rudolf (2019).

Da die Dynamische Gruppenpsychotherapie
Krankheit auch immer als soziales Geschehen

versteht, das nicht nur auf individueller Ebene
des Patienten/der Patientin entsteht, ist, neben der
Erfassung und Beschreibung der Symptomebene
mittels ICD oder DSM, auch immer die Diagnose
des sozialen Umfelds von essenzieller Bedeutung. Dabei ist es von Interesse, welche Bezie-
hungs- und Rollenangebote die Patientin erhält,
welche sie annimmt, verwirft und anderen anbietet, natürlich inklusive derer zum Therapeuten/
zur Therapeutin. Dolleschka beschreibt dies in
die „Arbeit mit der abwesenden Gruppe" (Dolleschka 2002, S. 61 ff).

Klassifikationssysteme wie ICD und DSM
stellen eine hilfreiche Unterstützung für die Erfassung der psychopathologischen Symptome
auf individueller Ebene dar. Die OPD erleichtert
durch ihren multiaxialen Aufbau die Erfassung
von Behandlungsvoraussetzungen, Beziehungsdynamiken auf dyadischer Ebene sowie die differenzierte Erfassung struktureller Merkmale sowie innerpsychischer Konfliktthemen und ist im
Rahmen der Behandlungs- und Prozessplanung
auf individueller Ebene unterstützend.

Weiterführend stehen dem/der Dynamischen
Gruppenpsychotherapeuten/in auch die diagnostisch motivierte Wahrnehmung von gruppalen
Dynamiken und Spiegelungen in therapeutischen
Gruppenkontexten und in der Gruppe der BehandlerInnen zur Verfügung. Hierfür sind die bereits weiter oben erwähnten Gruppenmodelle
methodische Hilfe bei der Beobachtung und Beschreibung des komplexen Geschehens in Gruppen sowie in der Analyse des Gruppenprozesses
und des Prozesses des Einzelnen in der Gruppe.

Mit dieser weit über die Person hinausgehen-
den Diagnostik ergibt sich teils eine Schwierigkeit in der Kompatibilität mit der ICD oder dem
DSM. Die OPD beschreibt zwar die dyadische
Beziehungsebene, gruppale Phänomene werden
hier jedoch nicht erfasst.

Aus Sicht der Dynamischen Gruppenpsychotherapie benötigt es jedoch in der Auseinandersetzung mit der Person und ihren sozialen Bezügen
eine Diagnose des sozialen Systems, eine Diagnose des psychischen Apparats sowie eine Diag-

nose über die sich bietende Szene, oder wie Fliedl (1999) es beschreibt: Es braucht eine klinische Diagnose, eine strukturelle Diagnose, eine szenische Diagnose sowie die Diagnose des Umfelds.

15.5 Behandlungsvoraussetzung

„Ob der Patient eine Psychotherapie für sich erfolgreich nutzen kann, wird wohl realistisch erst am Ende des Therapieprozesses zu beantworten sein" (Fliedl 1999, S. 167). Dennoch werden wir im Sinne einer zielorientierten Vorgehensweise und zum Schutz der PatientInnen klären, ob eine Methode, welche psychodynamisch interpersonal ausgerichtet ist, sowie, wenn sie in der Gruppe erfolgt, ein höheres Maß an Motivation erfordert, die besten Chancen hat, Entwicklung zu fördern, Reifung zu ermöglichen und bestehende Symptome zu mildern oder zu beseitigen. Die Entscheidung, ob Gruppen- bzw. Einzelsetting indiziert ist, oder für bzw. gegen eine Weiterführung der Psychotherapie soll eine im besten Fall gemeinsame und auch für die PatientInnen nachvollziehbare und verständliche sein. Die Motivation zur psychotherapeutischen Behandlung kann selbst- oder fremdinitiiert sein, ist aber immer mit dem Wunsch der PatientInnen nach einer Reduktion von Symptomen oder Hilfesuche bei der Bewältigung von Lebensproblemen verknüpft.

In der diagnostischen Situation wird die Therapiemotivation der PatientInnen als interaktionelles Angebot sichtbar, damit werden im Wunsch nach Veränderung der Antrieb als auch der wichtigste Widerstand enthalten sein.

Im Erstgespräch stellen TherapeutIn und PatientIn ihre eigene höchstpersönliche Beziehungsgeschichte her. Nach Rudolf (2019) entsteht, sobald der Patient sich zeigt und zu sprechen beginnt, in einem individuellen interpersonellen diagnostischen Prozess eine ganz spezielle Beziehungsrealität. Die/der TherapeutIn übernimmt die Verantwortung für die sichere Führung durch den Prozess, sie/er hört die Inhalte und achtet auf die auftauchenden eigenen Empfindungen. Es

wird im Verlauf des Diagnosegesprächs herauszufinden sein, ob der Patient bereit ist, sich mit Widersprüchen, Einschränkungen sowie den daraus resultierenden Erfahrungen auseinanderzusetzen, um zu mehr Verständnis zu gelangen, den persönlichen Freiraum zu erweitern und damit die Krankheitsrolle mit ihren Einschränkungen und Möglichkeiten aufzugeben. Abgeklärt werden muss, ob der Patient für einen Zugang, welcher auf Verstehen von Zusammenhängen, Konfrontation und Verantwortungsübernahme sowie Veränderungsbereitschaft im Hier und Jetzt abzielt, die erforderlichen emotionalen und kognitiven Ressourcen mitbringt.

Können PatientInnen Verantwortung für ihr Handeln übernehmen, sich als aktive GestalterInnen Ihrer Umwelt wahrnehmen und sich auf einen intersubjektiven dialogischen Prozess/Gruppenprozess einlassen?

Doch nicht nur die entsprechenden Ressourcen der PatientInnen sind Behandlungsvoraussetzung, ebenso wird das Umfeld, in welchem die Therapie stattfinden soll, als bedeutsam für Behandlungserwartung und Behandlungsmotivation zu berücksichtigen sein. Was an emotionalem, kognitivem, ökonomischem Einsatz auf Seiten der PatientInnen vorausgesetzt wird, hängt nicht zuletzt davon ab, wie die Rahmenbedingungen der Durchführung der psychotherapeutischen Behandlung aussehen. Es wird in der Praxis einen großen Unterschied machen, ob die Therapie im niedergelassen Bereich, in einer Ambulanz, im institutionellen Rahmen oder stationär in einer Klinik stattfindet. Insofern folgt die DG in der Frage nach der Behandlungsvoraussetzung ihrer Grundannahme, dass strukturelle soziale Bedingungen die Möglichkeiten zu individuellem Wachstum bestimmen. Individuelle Freiheiten der Wahl sind also nicht unendlich, sondern strukturell begrenzt (Majce-Egger 1999, S. 136).

Wir haben in der Gruppe nicht eine Summe von Einzelpsychotherapien vor uns, sondern eine Ganzheit in einer ihr eigenen Dynamik. Damit nimmt die Gruppe auf das Einzelerlebnis jedes Gruppenmitglieds Einfluss. Trotz deutlicher Indikation sowie ökonomischer Vorteile wird Einzeltherapie oft präferiert, damit kommt der Gruppentherapeut leicht in die Versuchung, „Werbung" für die Vorteile und Wirksamkeit der Gruppentherapie zu machen. Leicht kann dann übersehen werden, dass basale, interpersonale Fertigkeiten und die Offenheit, anderen zuzuhören, und ein Mindestmaß an Toleranz und eine positive Behandlungserwartung (Tschuschke 2010) nicht in ausreichendem Maß bestehen. Laut Yalom (2019) muss der Patient für eine Gruppentherapie in einem stärkeren Ausmaß motiviert sein, er rät von einem Therapiebeginn ab, wenn eine Person über eine Institution oder einen Menschen geschickt ist und über mangelhafte Eigenmotivation verfügt bzw. eine tief verwurzelte Abneigung besteht, sich auf die Gruppe einzulassen. Zu berücksichtigen ist bei der Aufnahme auch die bestehende/entstehende Gruppe und wie die Person in die Gruppe wirken könnte.

Wichtig für eine verantwortungsvolle Gruppenzusammenstellung ist daher, ein möglichst konkretes Bild von der Lebensrealität, den sozialen Zusammenhängen (mit welchen Rollen sind PatientInnen in Gruppen integriert), den Beschwerden sowie dem Bild der PatientInnen, welches diese von sich selbst haben, von Beziehungsdynamiken wie auch von bisherigen Bewältigungsversuchen zu erhalten, um Vorhersagen treffen zu können, ob und in welcher Form sich der Patient in der Therapiegruppe zurechtfindet. Dies gilt in dieser Form natürlich vor allem für die ambulante Gruppe. Stationäre Gruppen, welche im Durchschnitt eine bedeutend kürzere Laufzeit haben, werden meinst verpflichtend im Rahmen eines Therapieplans vorgeschrieben. Auch die TherapeutInnen können die Patienten meist nicht auswählen. Stationäre Gruppen müssen daher in besonderer Weise organisiert und konzeptualisiert werden. (Haubl 2012, S. 103 ff)

Wenn extreme Isolierung, hohe Suizidalität, schwere narzisstische Störung, hochgradig destruktives oder psychotisches Verhalten und zu starke Fixierung am sekundären Krankheitsgewinn mit komplettem resignativem Rückzug (Dolleschka und Teutsch 1999) vorliegen, wird

Gruppentherapie eher kontraindiziert sein. Doch auch in solchen Fällen ist nicht per se davon auszugehen, dass überhaupt keine Gruppenfähigkeit gegeben ist. In einem angemessenen Rahmen in entsprechender Gruppenzusammensetzung kann es dennoch möglich sein, dass Widerstand und Ängste sich ausreichend reduzieren und Unterstützung angenommen werden kann, womit Engagement in einem angemessenen therapeutischen Prozess möglich wird.

15.6 Therapeutische Beziehung in der Dynamischen Gruppenpsychotherapie (DG)

Therapeutische Beziehung im gruppendynamischen Sinn gestaltet sich im dyadischen und gruppalen Setting im Verstehen der unauflösbaren Interdependenz von Person und Umwelt. Sie findet in intersubjektiver Auseinandersetzung, auch durch die Gruppe, immer im Dialog statt, und berücksichtigt einen Persönlichkeitsbegriff im Sinne Kurt Lewins. Dieser beschreibt eine Person selbst als eine Konstellation interdependenter Faktoren, das Erleben und Handeln einer Person wirkt in jedem Moment auf die Umwelt und damit auf das psychologische Feld insgesamt. Die therapeutische Arbeitsbeziehung gestaltet sich aus den fachlichen und persönlichen Kompetenzen des Therapeuten, welche er situationsangepasst zur Verfügung stellt, sowie aus den inneren Konzepten des Patienten zu Krankheitsentstehung und Bewältigung, dem sozialen Umfeld mit den dazugehörigen Ressourcen und der Motivation des Patienten, Kontakt aufzunehmen (Schenk 1999).

Wenn wir in der Dynamischen Gruppentherapie über therapeutische Beziehung nachdenken, können wir dies nicht tun, ohne über die Funktion und Rolle der TherapeutInnen Klarheit zu haben. Unter Funktion verstehen wir eine erworbene, verliehene, vereinbarte oder festgelegte Rahmenbedingung in einer sozialen Gemeinschaft, die an beidseitig abgesprochene Tätigkeiten gebunden ist (Pechtl 1989). Die Funktion beinhaltet psychotherapeutische Fachkompetenz, gruppenspezifische und gruppendynamische Kompetenz, menschliche (empathische) und Leitungskompetenz (Tschuschke 2010). TherapeutInnen steuern den Gruppenprozess aktiv, um persönliche und gruppale Entwicklungsprozesse zu ermöglichen, und sorgen damit für die Aufrechterhaltung eines therapeutischen Milieus (Yalom 2019). Dies geschieht durch gezielte Intervention, diese hat das Ziel, sowohl die einzelne Person in ihren Entwicklungsmöglichkeiten zu fördern als auch die Dynamik in der Gruppe lebendig zu erhalten, wodurch Differenzierung zugelassen werden kann und damit krankheitswertige Störungen und Fixierungen sich lösen können.

Sowohl im dyadischen Gespräch als auch im Gruppenkontext konzentriert sich die therapeutische Aufmerksamkeit auf die Beziehungsgestaltung der PatientInnen im Hier und Jetzt. Das heißt, im realen Beziehungsgeschehen in der Gruppe bzw. in der Dyade bilden sich Abwehr- und Konfliktkonstellationen ab, welche reflektiert, interpretiert und mit dem Erleben des Patienten außerhalb der Gruppe in Bezug gesetzt werden können.

Die DG folgt einem psychodynamisch/psychoanalytischen Grundverständnis über Reifung und Entwicklung des Menschen, dementsprechend sind altersspezifisch angepasste „Reifungs- bzw. Entwicklungsaufgaben" zu lösen. Dazu ist es erforderlich, einen Interessenausgleich zwischen einander widersprechenden Bedürfnissen und Wünschen zu vollziehen. Beispielsweise einerseits, der eigenen Entwicklung folgend, Autonomie zu spüren und zu erleben, und andererseits als sozial abhängiger Mensch eine Anpassung an die umgebende Lebenswelt zu schaffen. Dies führt zu emotionalen inneren Spannungen und Konflikten. Wenn die primären und sekundären Bezugspersonen ein ausreichend stabiles und sicheres Umfeld bieten, wird es gelingen, die einander widerstrebenden Wünsche und Bedürfnisse ausreichend zu integrieren, Entwicklung kann geschehen, und der erwachsene

Mensch wird über ein breites Repertoire an realitätsgerechten Kommunikationsvarianten verfügen (Rudolf 2019). Bei Misslingen manifestieren sich Krankheitsrollen als sehr eingeschränkte Beziehungsgestaltungsmöglichkeiten des Einzelnen im Kontakt mit anderen. Negative Affekte treten in den Vordergrund. Beziehung kann dann als beängstigend wahrgenommen werden, weil vor allem Beziehungszuschreibungen und Übertragungsneigungen das aktuelle Geschehen dominieren. Biografisch belastend erlebte Beziehungsmuster werden verinnerlicht und wiederholt, die notwendige Flexibilität, aktuelle Beziehungen vielfältig und individuell differenziert zu gestalten, geht verloren. Daraus lässt sich die therapeutische entwicklungsförderliche Haltung ableiten, welche vorrangig aufnimmt und hält, im Sinne von Bions Containing. Damit ist der Therapeut nicht nur Projektionsfläche, sondern übernimmt „Verdauungsarbeit". Es bewährt sich in diesem Zusammenhang eine Haltung des „Nicht-Wissens" einzunehmen, um sich neu auf die Begegnung einlassen zu können. Damit wird eine Atmosphäre geschaffen, in der sowohl im therapeutischen Gruppen- als auch im Einzelsetting das aktuelle Beziehungsgeschehen gezielt reflektiert wird. Dies dient sowohl der bewussten Wahrnehmung der vorhandenen interpersonalen Ressourcen als auch der Erforschung der dysfunktionalen Beziehungsmuster. Methoden dazu sind Feedback auf Gruppen- als auch auf individueller Ebene, interpersonelles Lernen und korrigierende emotionale Erlebnisse durch die Wahrnehmung und Benennung eigener (veränderter) Verhaltensmuster.

Ziel im therapeutischen gruppendynamischen Prozess ist es, jene grundlegenden Konflikte, welche sich in einer Vielzahl von Spannungen und letztendlich in beschreibbaren Symptomen (z. B. Depression) ausdrücken, zu bewältigen. Sinn der therapeutischen Interventionen in Bezug auf Beziehungsgestaltung im Hier und Jetzt ist, ein funktionales innerpsychisches Gleichgewicht wiederherzustellen, welches realitätsgerechte Wahrnehmung des Gegenübers und damit flexible Beziehungsgestaltung ermöglicht.

15.7 Methodik und Durchführung

Anhand der folgenden Fallbeispiele soll exemplarisch aufgezeigt werden, wie sich die Konfliktdynamik einer Einzelperson in der psychotherapeutischen Gruppe im Hier und Jetzt als reales Beziehungsgeschehen zeigt und wie dies diagnostisch genutzt werden kann. Alle Vignetten beziehen die Gruppendiagnostik mit ein.

In der ersten Fallvignette betrachten wir das Thema der Arbeitsfähigkeit als Zustand, der nicht selbstverständlich in einer Gruppe gegeben ist, sondern der zunächst durch die Gruppe erarbeitet werden muss.

Herr A. (40 Jahre alt) wurde von einem Psychiater auf Psychotherapie aufmerksam gemacht. Er selbst beschreibt sein Leben als „eigentlich" in Ordnung, er habe eine sehr stabile Partnerschaft und auch einen ausreichend großen Freundeskreis. Sein einziges Problem sei, dass ihm die Arbeit keinen Spaß mehr mache, er könne sich auch nicht aufraffen, tätig zu werden, verschiebe ständig berufliche Entscheidungen, könne keinen Job finden, es freue ihn nichts, daher sei er seit gut 2 Jahren arbeitslos. Er möchte wieder Arbeit finden. Davor war er selbstständig in einer Versicherung tätig. Psychiatrisch diagnostiziert ist eine mittelgradige Depression.

In der Gruppe kommt Herr A. zum ersten Termin zu spät und teilt den anderen mit, dass Pünktlichkeit ein Problem für ihn sei, außerdem möchte er direkt sagen, dass er noch nicht weiß, wie und ob die Gruppe ihm helfen kann. Beim zweiten Termin sagt er, dass er nach wie vor nicht weiß, ob die Gruppe ihm helfen kann, und auch mit seinem Problem nichts zu tun habe, da er diese Gruppe als nette Plauderrunde betrachte und sich derzeit nicht vorstellen könne, was er damit anfangen solle. Die Gruppe ignoriert seine Aussage, eine andere Person erzählt über eine Schwierigkeit an ihrer Arbeitsstelle.

In der Anfangsphase ist ein prozessdiagnostisches Hin- und Herpendeln zwischen der individuellen Symptomatik und dem Geschehen in der Gruppe unbedingt nötig. Wir können daraus schließen, wie sich die Symptomatik des Einzelnen im Gruppengeschehen auswirkt und umgekehrt.

Diagnostisch relevant und in der Interaktion sichtbar wurde, dass Herr A. die therapeutische Gruppe zu dem Zeitpunkt nicht realitätsgerecht als Arbeitsgruppe wahrnehmen kann. Er benennt damit auch ein Thema der Gruppe. Spürbar werden eine trotzige Auflehnung und die Infragestellung der Rahmenbedingungen und Regeln. Im diagnostischen Prozess wäre damit der erste Schritt, Verhalten zu beobachten, ohne zu bewerten oder zu korrigieren, getan, damit sich die misslingenden Anpassungsleistungen, welche es dem Patienten derzeit verunmöglichen, Erwerbsarbeit zu finden, auch in der Gruppe zeigen. Auf gruppendiagnostischer Ebene erhalten wir Informationen, welche darauf schließen lassen, dass eine Bezugnahme aufeinander noch nicht möglich ist. Die einzelnen Themen stehen scheinbar zusammenhanglos nebeneinander. Es hat sich noch keine gemeinsame Zielrichtung etabliert. Sichtbar und diagnostizierbar im Hier und Jetzt sind damit immer auch die Entwicklungsphasen, die Abwehrmuster sowie die Arbeits- und Kommunikationskompetenz der Gruppe.

Die nächste Vignette beschreibt eine bereits etablierte Gruppe in ihrer Ambivalenz, eine neue Teilnehmerin zu integrieren. Sichtbar wird die Schwierigkeit der Gruppe, sich für neue Impulse von außen zu öffnen, und darin findet sich auch das Thema der neuen Teilnehmerin, sich Hilfe zu holen und darauf zu vertrauen, dass ihr ein Platz in der Gemeinschaft gegeben wird.

Frau H. kommt zum ersten Mal in eine bereits seit langem bestehende Gruppe. Die teilnehmenden Personen arbeiten teilweise schon mehr als zwei Jahre in der Gruppe zusammen. Sie beklagt sich, nachdem sie ihre Gründe für den Eintritt in die Gruppe benannt hat, über die Menschen, welche ihr nicht geholfen haben, sowie über fehlende Anerkennung der früheren Kolleginnen und Arbeitgeber. Die Gruppe reagiert darauf, indem sie viele Vorschläge gibt, an wen sie sich noch wenden könnte. Es entsteht eine Diskussion, ob eine Einzeltherapie für die Patientin nicht doch zielführender wäre bzw. wo sich die Patientin noch hinwenden könnte. Eine Teilnehmerin erzählt, wie sich ihr Zustand seit dem Eintritt in die

Gruppe verbessert habe und dass ihr die Gruppe dabei sehr geholfen habe.

Diese Sequenz zeigt, wie das Thema der Zugehörigkeit von der Gruppe verhandelt wird. Die Teilnehmerin hat dieses Thema im Vorgespräch problematisiert, weil sie sich als Migrantin der 2. Generation als Außenseiterin fühlte. In der Gruppe zeigt sich ihre eigene Ambivalenz deutlich. Diagnostisch tritt auch für die anderen TeilnehmerInnen das Thema der Zugehörigkeit wieder in den Vordergrund.

Beim nächsten Termin fehlt Frau H., weil ihr ein Zahn ausgebrochen ist.

Einzelne Teilnehmerinnen fragen nach, wo Frau H. geblieben ist. Die Information über den Grund des Fernbleibens wird zur Kenntnis genommen, aber es bleibt auch eine gehörige Skepsis, ob Frau H. überhaupt wiederkommen wird. Unsicherheit und Enttäuschungen sind im Raum spürbar. Die Überforderung der Gruppe mit der unausgesprochenen Unzufriedenheit, die momentane Unmöglichkeit der Artikulation eigener Bedürfnisse der einzelnen Mitglieder, das vergebliche Bemühen um Lösung sowie das „aneinander Vorbeireden" verhindern den Kontakt und erzeugen Distanz und Hilflosigkeit auf beiden Seiten. Sicherheit fehlt, und Differenzierung ist nicht möglich.

Somit stellt sich im Hier und Jetzt im Gruppenraum sowohl die Situation der Patientin als auch die Situation des Umfelds in einer Re-Inszenierung dar. Das im Erstgespräch angenommene Konfliktmuster wird in der Gruppe sichtbar. Die therapeutische Intervention setzt dort an, wo die Benennung, was in der Gruppe geschieht, den Teilnehmenden zugänglich gemacht wird.

Das folgende Beispiel soll Einblick geben, wie sich strukturelle Fähigkeiten in der Gruppe zeigen, diagnostiziert und behandelt werden können.

Herr X. ist bereits seit Jahren in unterschiedlichen Kontexten in Psychotherapie. Die erste Behandlung erfolgte 2002 nach einem Burnout. Danach folgten mehrere stationäre Aufenthalte sowie medikamentöse Therapie, welche allerdings laut Aussage des Patienten nicht zu einer

von ihm erwarteten Verbesserung des Allgemeinzustandes beigetragen habe. Der Patient beschreibt sich selbst als vom Pech verfolgt. Er hatte in seinem Leben mindestens 30 verschiedene Arbeitsstellen. Entweder er beendete diese, weil die Anforderungen allzu mäßig oder außerordentlich fordernd waren. Beziehungen zu Frauen beschreibt er als sehr kompliziert, teilweise fühlte er sich so provoziert, dass immer wieder Gefahr zu gewalttätiger Eskalation bestand. Seine Wohnung beschreibt er als vollgeräumt. Er fühlt sich nicht wohl, schafft es aber auch nicht, zu entrümpeln oder aufzuräumen. Als eine Freundin das einmal übernehmen wollte, habe er sie rausgeschmissen.

In der psychotherapeutischen Gruppe wird seine Themenstellung in der Kommunikation erlebbar, indem er über sich und sein Leben klagt und sein Umfeld kritisiert und zu den Themen der anderen Teilnehmenden keinerlei emotionale Verbindung schaffen kann. Darauf angesprochen zieht er sich beleidigt zurück und verlässt die Gruppe vor der vorgegebenen Zeit. Im Einzelgespräch zwischen zwei Gruppensitzungen kann er thematisieren, dass es ihn ärgert, die Themen der anderen zu hören, und gleichzeitig langweilt, und er auch an die Teilnahme an der Gruppe keine benennbaren Erwartungen knüpft.

Wir diagnostizieren strukturelle Einschränkungen in der Affektwahrnehmung und eine konflikthafte Versorgungsthematik. Wenn dem Patienten eine kontinuierliche Teilnahme an der Gruppe gelänge, könnte eine Bewusstmachung der vorherrschenden Verhaltensweisen und Beziehungsdynamiken im Hier und Jetzt, im geschützten therapeutischen Setting eine differenziertere Wahrnehmung ermöglichen. In Einzelgesprächen zwischen den Gruppensitzungen muss Herrn X. ausreichend Zeit gegeben werden, das Erleben in der Gruppe zu reflektieren, und die Erkenntnisse müssen Eingang in die Therapiegruppe finden. Eine sehr engmaschige therapeutische Auseinandersetzung wird nötig sein, die Angst von Herrn X. vor der Gruppe ausreichend zu reduzieren und Sicherheit herzustellen, um eine Arbeit in der Gruppe zu ermöglichen.

In allen drei beschriebenen Szenen ist das Ziel durch die Gruppe, allen teilnehmenden Personen Entwicklung zu ermöglichen und neue realitätsgerechtere Beziehungsmuster/Verhaltensweisen im Kontakt mit anderen zu erarbeiten, um Leidenszustände durch erweiterte Rollenflexibilität zu reduzieren.

15.8   Zusammenfassung

Die Dynamische Gruppenpsychotherapie vertritt ein interpersonales Menschenbild und beschäftigt sich mit den Beziehungen, mit dem, was zwischen Personen und sozialen Systemen passiert. Die Dynamische Gruppentherapie vertritt eine interpersonelle Theorie der Krankheitsentstehung und ein Verständnis von Krankheit als sozialem Rollenverhalten, aus dem sich das therapeutische Ziel, die Herstellung von Ganzheit und Bewegung (Dynamik), ableitet (Majce-Egger 2014, S. 2). Psychotherapeutische Diagnostik in der Dynamischen Gruppenpsychotherapie geht damit inhaltlich über die im Kostenantrag erforderliche klinische Diagnose (ICD, DSM) weit hinaus. Idealerweise beinhaltet sie eine strukturelle Diagnose sowie eine Diagnostik des Umfelds und erfasst die relevanten Beziehungsdynamiken im momentanen Lebensraum. Ausgehend von wechselseitiger Beeinflussung ist ständige Veränderung implizit mitgedacht, und damit gehen wir von einem dynamischen Geschehen aus. Die Diagnose verhilft zur momentanen Verortung, zur Beschreibung und zum besseren Verständnis von beziehungsrelevantem Geschehen, damit ist sie handlungsleitend für die therapeutische Intervention. Diagnostische Beschreibungen der sozialen Interaktionen in der Gruppe (Verlaufsdiagnose) erfolgen über die Modelle des sozialen Lernens, Gruppenentwicklungsmodelle bzw. Phasenmodelle und Gruppenstrukturmodelle (siehe Abschn. 15.2). Diagnostisch begründete Interventionen (personal oder gruppal) zielen darauf ab, Rollenfixierungen (Parsons) zu lösen, um damit die Handlungsfreiheit zu erwei-

tern und eine Bewusstheit über soziale Interdependenzen zu schaffen. Im Hier und Jetzt, in der realen Beziehung zum/zur TherapeutIn und in der Gruppe zu den Teilnehmenden, bilden sich Abwehr und Konfliktmuster ab, welche erkannt und benannt werden. Im Therapieprozess sollen PatientInnen sich selbst als handelnd begreifen, indem sie Einfluss nehmen auf die eigene Heilung. Dies bedeutet, leibliche und seelische Ganzheit zu erlangen durch die Fähigkeit, das Gegenüber differenziert realitätsgerecht wahrzunehmen, Optionen zu prüfen, nachzudenken und dann situationsadäquat zu handeln.

Literatur

Arbeitskreis O. P. D (Hrsg) (1996) Operationalisierte Psychodynamische Diagnostik OPD-2 Das Manual für Diagnostik und Therapieplanung, 2. Aufl. Verlag Hans Huber, Hogrefe AG, Bern

Bion WR (2018) Erfahrungen in Gruppen und andere Schriften, 5. Aufl. Klett Cotta, Stuttgart

Burrow, T. (2015 [1926]). Die Gruppenmethode in der Psychoanalyse (Neudruck). Gruppenpsychother Gruppendynamik, 51 (1), S. 18–27

Dolleschka B (Hrsg) (2002) Arbeit mit der „abwesenden Gruppe". Gruppenkompetenz und Einzelarbeit aus der Sicht der Dynamischen Gruppenpsychotherapie. Gruppenkompetenz und Einzelarbeit, Visionen und Wege, Jahrbuch für Gruppendynamik und Grupenpsychotherapie, Band 4, Verlag Krammer, S 61–76

Dolleschka B, Teutsch HR (1999) Psychosomatik. In: Majce-Egger M (Hrsg) Gruppentherapie, Gruppendynamik, Dynamische Gruppenpsychotherapie: Theoretische Grundlagen, Entwicklungen und Methoden. Facultas Universitätsverlag, Wien, S 184–206

Fliedl R (1999) Erstgespräch, Anamnese, Diagnose. In: Majce-Egger M (Hrsg) Gruppentherapie, Gruppendynamik, Dynamische Gruppenpsychotherapie: Theoretische Grundlagen, Entwicklungen und Methoden. Facultas Universitätsverlag, Wien, S 166–183

Fliedl R, Krafft-Ebing I (1999) Tiefenpsychologische Wurzeln und Aspekte der Methode – Psychoanalytische Tradition. In: Majce-Egger M (Hrsg) Gruppentherapie, Gruppendynamik, Dynamische Gruppenpsychotherapie: Theoretische Grundlagen, Entwicklungen und Methoden. Facultas Universitätsverlag, Wien, S 35–57

Fliedl R, Majce-Egger M (1999) Gruppenmodelle. In: Majce-Egger M (Hrsg) Gruppentherapie, Gruppendynamik, Dynamische Gruppenpsychotherapie: Theoretische

Grundlagen, Entwicklungen und Methoden. Facultas Universitätsverlag, Wien, S 95–112

Goldmann F, Lehner L (2005) Dynamische Gruppenpsychotherapie. In: Bartuska H et al (Hrsg) Psychotherapeutische Diagnostik Leitlinien für den neuen Standard. Springer, Wien/New York, S 79–83

Haubl R (2012) Der institutionelle und organisatorische Kontext von Gruppen am Beispiel stationärer Gruppenpsychotherapie. In Strauß B, Mattke D. (Hrsg) Gruppenpsychotherapie Lehrbuch für die Praxis. Springer, Berlin Heidelberg, S 99–107

Jaeggi E, Riegels V (2018) Techniken und Theorie der tiefenpsychologisch fundierten Psychotherapie, 3. Aufl. Klett-Cotta, Stuttgart

Majce-Egger M (Hrsg) (1999) Gruppentherapie, Gruppendynamik, Dynamische Gruppenpsychotherapie: Theoretische Grundlagen, Entwicklungen und Methoden. Facultas Universitätsverlag, Wien

Majce-Egger M (2014) Dynamische Gruppenpsychotherapie. Abgerufen von http://www.gddg.at/dl/tOqnJK-JmNnJqx4KJK/DG_Majce-Egger_2014.pdf. Zugegriffen am 10.11.2019

Mentzos S (2017) Lehrbuch der Psychodynamik Die Funktion der Dysfunktionalität psychischer Störungen, 8. Aufl. V&R, Göttingen

Parsons T (1975) The sick role and the role of the physician reconsidered. Milbank Mem Fund Q Health Soc 53(3):257–278

Pechtl W (1989) Zwischen Organismus und Organisation: Wegweiser und Modelle für Berater und Führungskräfte. Veritas-Verlag, Linz

Psychotherapiegesetz. https://www.ris.bka.gv.at/GeltendeFassung.wxe?Abfrage=Bundesnormen&Gesetzesnummer=10010620. Zugegriffen am 05.11.2019

Rudolf G (2019) Psychodynamisch Denken – tiefenpsychologisch handeln Praxis der tiefenpsychologisch fundierten Psychotherapie. Schattauer, Stuttgart

Schenk S (1999) Funktion und Rolle der PsychotherapeutIn in der Dynamischen Gruppenpsychotherapie. In: Majce-Egger M (Hrsg) Gruppentherapie, Gruppendynamik, Dynamische Gruppenpsychotherapie: Theoretische Grundlagen, Entwicklungen und Methoden, Bd 1. Facultas Verlags-und Buchhandels AG, Wien, S 300–303

Schindler R (1957) Grundprinzipien der Psychodynamik in der Gruppe. Psyche 11(5):308–314

Schindler R (1964) Personalisation der Gruppe. In: Edelweiss ML et al (Hrsg) Personalisation Studien zur Tiefenpsychologie und Psychotherapie. Herder, Wien, S 67–78

Schindler R (1994) Dynamische Gruppenpsychotherapie. In: Stumm G, Wirth B (Hrsg) Psychotherapie. Schulen und Methoden. Falter, Wien, S 252–255

Schindler R (2016) Grundprinzipien der Psychodynamik in der Gruppe. In: Spaller C et al (Hrsg) Raoul Schindler. Das lebendige Gefüge der Gruppe. Ausgewählte Schriften. Psychosozialverlag, Gießen, S 105–112

Tschuschke V (Hrsg) (2010) Gruppenpsychotherapie Von der Indikation bis zu Leitungstechniken. Thieme, Stuttgart

Yalom ID (2019) Theorie und Praxis der Gruppenpsychotherapie, 13. Aufl. Pfeiffer bei Klett-Cotta, Stuttgart

Zajec K (2017) Gruppentherapie mit Kindern und Jugendlichen. Stationäre und teilstationäre Therapie in heterogenen Gruppen. Facultas, Wien

Silvia Korlath, DSA[in], Psychotherapeutin (Dynamische Gruppenpsychotherapie DG), Lehrtherapeutin DG im ÖAGG, Einzel- und Gruppenpsychotherapie, Supervision, Psychotherapeutin in freier Praxis; www.gruppen-therapie.at

Karin Zajec, Mag.[a], Klinische und Gesundheitspsychologin, Psychotherapeutin (Dynamische Gruppenpsychotherapie DG), Psychologische Leitung an der Abt. für Kinder- und Jugendpsychiatrie und Psychotherapie, Standort Hinterbrühl/LK Baden-Mödling, Lehrende (Österreichischer Arbeitskreis für Gruppentherapie und Gruppendynamik; Leitung Karl-Landsteiner Institut für psychosoziale Medizin, Psychotherapie und Kindheitsforschung; Psychotherapeutin in freier Praxis

Diagnostik in der Katathym Imaginativen Psychotherapie

Mathilde Pichler

16.1 Einleitung

Die **Katathym Imaginative Psychotherapie (KIP)**, begründet von Hanscarl Leuner (1954), ist ein psychodynamisch fundiertes Psychotherapieverfahren, in dem die Arbeit mit Imaginationen einen besonderen Stellenwert im therapeutischen Geschehen einnimmt. Ausgehend von der grundsätzlichen menschlichen Fähigkeit zu imaginieren, d. h. bewusste und unbewusste Inhalte in bildhaft-symbolischer Form darzustellen, werden in der KIP Imaginationen nach einer kurzen Entspannungsvorgabe durch **Motivvorgaben** therapeutisch eingeleitet und dialogisch begleitet. Durch die Motivwahl, die gezielt differenzierte Bereiche des Unbewussten aktiviert, wird die Umsetzung von mehr oder weniger unbewussten Wünschen, Ängsten, Bedürfnissen, Konflikten, Motivationen, Defiziten zuerst auf einer imaginativen Symbolebene und in weiterer Folge auf einer Gesprächsebene ermöglicht und einer Bearbeitung zugänglich gemacht. Um die symbolischen, kreativen Verarbeitungsprozesse anzuregen und zu vertiefen, werden die bildhaften Inhalte der Imaginationen von den Klient*innen zu Hause gemalt und in der Folge auch anhand der Zeichnungen therapeutisch weiterbearbeitet.

Da die Imaginationen unmittelbar therapeutisch begleitet werden, können diese im Moment ihres Entstehens empathisch verstanden und entsprechende therapeutische Interventionen gesetzt werden. Während des Imaginationsgeschehens wird dadurch ein direktes therapeutisches Arbeiten am Symbol selbst und damit im primärprozesshaften Geschehen des Unbewussten ermöglicht.

Dadurch, dass die Imaginationen nicht nur bildhaft strukturiert sind, sondern sämtliche Sinne wie Hören, Riechen, Schmecken, Tasten und Berühren mit den entsprechenden emotionalen Qualitäten miteinbeziehen, werden im therapeutischen Geschehen auch Zugänge zu frühkindlichen vorsprachlichen Erlebnismodalitäten ermöglicht. Frühe amodal strukturierte Beziehungsqualitäten können auf der imaginativen Ebene wiederbelebt und therapeutisch unmittelbar beantwortet und verstanden werden.

Imaginationen schaffen also einen besonderen Raum, einen inneren Erlebnisraum, der durch die therapeutische Begleitung zu einem emotionalen Entwicklungsraum und zu einem potenziellen Raum im Sinne Winnicotts (1976) werden kann, der einen Übergang zwischen der inneren psychischen Realität und der wirklichen äußeren Welt ermöglicht.

M. Pichler (✉)
Österreichische Gesellschaft für angewandte
Tiefenpsychologie und allgemeine Psychotherapie
(ÖGATAP), Wien, Österreich

© Springer-Verlag GmbH Deutschland, ein Teil von Springer Nature 2022
C. Höfner, M. Hochgerner (Hrsg.), *Psychotherapeutische Diagnostik*,
https://doi.org/10.1007/978-3-662-61450-1_16

16.2 Klinische Hintergrundtherien

Das psychodynamische Verständnis beruht auf der grundlegenden Annahme einer den therapeutischen Prozess bestimmenden Beziehung, in der auch unbewusste frühere Beziehungserfahrungen aktualisiert werden. Darüber hinaus bilden psychoanalytische Konzepte wie jenes vom dynamischen Unbewussten, von den Objektbeziehungen, den Abwehrmechanismen, der Entwicklung der **Mentalisierungsfähigkeit** und natürlich jenes von der Entwicklung der **Symbolisierungsfähigkeit** – um nur einige zu nennen – die Basis des Verständnisses des Seelenlebens.

16.2.1 Das dynamisch Unbewusste

Grundlegend wird in der KIP von der Annahme eines dynamisch Unbewussten ausgegangen: Der Mensch ist bestimmt durch eine Vielzahl dem Bewusstsein nicht direkt zugänglicher Inhalte, die aufgrund ihrer Konflikthaftigkeit verdrängt werden. Die Konflikthaftigkeit kann sich auf intrapsychische Strukturen beziehen (wie sie zum Beispiel von Freud [1923] im Strukturmodell beschrieben wurden) oder auf interpersonelle Aspekte, in denen die Bedeutung realer Beziehungen im Fokus der Aufmerksamkeit steht.

Besonders haben aber Erkenntnisse aus der neurobiologischen Forschung eine Weiterentwicklung des Verständnisses unbewusster Prozesse dahingehend erweitert, als nun der Ort, wo und die Art, wie Erlebtes im Gedächtnis abgespeichert wird, unbewusste Prozesse differenzierter charakterisieren lassen und eine Unterscheidung zwischen **explizitem und implizitem Gedächtnis** (Lichtenberg 1983, 1989) ermöglichen. Wie W. Dieter (2006) ausführt, ist das explizite Gedächtnis deklarativ, es ist sprachlich und bildhaft kodiert, „das Unbewusste des expliziten Gedächtnisses hat eine begriffliche Gestalt, es ist zu einer Symbolisierung gekommen, zur Fähigkeit des sprachlichen Ausdrucks mit symbolischer Sättigung" (S. 8). Eine Bewusstmachung dieser unbewussten Inhalte kann im therapeutischen Kontext vor allem durch Deutungen erfolgen.

Anders verhält es sich mit unbewussten Inhalten, die im impliziten Gedächtnis gespeichert sind: Diese sind prozedural und nichtdeklarativ strukturiert und enthalten vorrangig affektives Wissen und Beziehungswissen. Das implizite Gedächtnis „ist nicht sprachlich und nicht bildhaft kodiert, sondern sensomotorisch und in Form von vorsprachlichen Interaktionsrepräsentanzen (Stern 1985). Daher sind die Inhalte unbewusst, nicht willentlich abrufbar, sondern nur in Form von 'Enactments' interpersonell inszenierbar" (Dieter 2006, S. 8). Hierbei handelt es sich aber nicht um „gedachte" Inhalte, ein Zugang zu diesen Inhalten ist nur im Rahmen kontextähnlichen Erlebens im Hier und Jetzt der therapeutischen Beziehung gegeben.

Ob wir nun mit unbewussten Inhalten aus dem expliziten oder impliziten Gedächtnis zu tun haben, hat erhebliche therapeutische Konsequenzen. Während Inhalte aus dem expliziten Gedächtnis einer reiferen Symbolisierung, des verbalen Ausdrucks und der Deutung zugänglich sind, trifft dies auf implizite Gedächtnisinhalte nicht zu. Diese können vielmehr im sensomotorischen Erlebniskontext und unmittelbar im aktuellen therapeutischen Beziehungskontext aktiviert werden. Die katathymen Imaginationen, die wie das implizite Erleben primärprozesshaft strukturiert sind und im Schutz der therapeutischen Beziehung ein unmittelbares Erleben mit allen Sinnenqualitäten induzieren, bieten ein weites Spektrum, auch das implizit strukturierte Erleben spürbar, benennbar und allmählich auch reflektierbar zu machen (Reichmann 2017; Hauler 2019).

16.2.2 Die Entwicklung der inneren Objekte

Einen weiteren wichtigen theoretischen Bezugsrahmen stellen in der KIP die **Objektbeziehungstheorien** dar, wie sie sich aus der Triebtheorie und der Ich-Psychologie entwickelt haben. Die psychodynamischen Objektbeziehungstheorien beschäftigen sich mit der zentralen Funktion früher Beziehungserfahrungen für die Entwicklung innerer Vorstellungen vom Selbst und seinen

Objekten und deren Beziehungen untereinander. Sie beschreiben, wie intrapsychische und interpersonelle Erfahrungen mit den wichtigen Anderen in Form sinnlich-affektiver innerer Bilder von Lebensbeginn an zur Ausbildung von Selbst- und Objektrepräsentanzen führen. Dadurch wechselt die Betrachtungsperspektive von einer Ein-Personen- zu einer Zwei-Personen-Psychologie, was sich auch auf das Verständnis des Übertragungs-Gegenübertragungs-Geschehens auswirkt. Dieses kann nun auch als eine Reinszenierung unbewusster, internalisierter infantiler Beziehungserfahrungen besonders aus der präödipalen Zeit verstanden werden.

In den Imaginationen können Objektrepräsentanzen in verschiedensten Symbolen zum Ausdruck kommen: Im Rahmen reiferer Symbolisierungsvorgänge zeigen sich Objektrepräsentanzen beispielsweise in der Begegnung mit Gestalten aus der Tier- und Pflanzenwelt. Aber auch im Wiedererleben früher affektiver Sinnesqualitäten, die sich im Kontakt mit diesen Symbolen ergeben, kann es gerade durch dieses Erleben zu einer Verarbeitung von verschiedensten Erlebnissen mit früheren Beziehungspersonen kommen.

Weitere theoretische Konzeptionen in der KIP beziehen sich auf die psychosexuelle Entwicklungslehre, auf die Erkenntnisse aus der Ich-Psychologie mit ihrer Beschreibung der Abwehrmechanismen und der Selbstpsychologie: Im Verständnis und in der Begleitung des therapeutischen Prozesses stellen all diese Theoriegebäude eine wesentliche Grundlage dar.

16.2.3 Die Entwicklung der reflexiven Kompetenz und der Symbolisierungsfähigkeit

Legte H. Leuner (1987) Imaginationen noch weitgehend reife Symbolisierungsprozesse zugrunde, in denen verdrängte Inhalte ähnlich wie im Nachttraum verschlüsselt ausgedrückt und im Imaginationsprozess bearbeitet und dann auch gedeutet und bewusst gemacht werden können, so haben die Säuglings- und Kleinkindforschung sowie die Beschreibung der Entwicklung der Mentalisierungsfähigkeit (Fonagy & Target

2003) auch in der KIP zu einem erweiterten Verständnis der Symbolisierungsvorgänge geführt.

Die Entwicklung der Mentalisierungsfähigkeit wie auch der Symbolisierungsfähigkeit ist in einem engen Kontext mit den Erlebnissen mit den frühesten Bezugspersonen zu sehen. Babys sind noch nicht in der Lage, innere Befindlichkeiten zu benennen und zu unterscheiden. Sie verfügen noch nicht über die Fähigkeit, innere Bedürfnisse, Körpersensationen oder Affekte zu regulieren. Die frühkindlichen, meist sehr intensiven Affekte werden in dieser Zeit mit der äußeren Realität in Zusammenhang gebracht. Fonagy & Target (2003) beschreiben diesen Funktionsmodus als „**Modus der psychischen Äquivalenz**". Durch die Interaktion mit Pflegepersonen, die auf die Bedürfnisse in spezieller Weise reagieren, diese beruhigen etc., erwirbt das Kind allmählich die Fähigkeit, innere Zustände als getrennt von der äußeren Realität wahrzunehmen und damit umzugehen. Die Autoren nennen diesen Modus der Mentalisierung den „Als-ob-Modus". Im **Als-ob-Modus** beginnt das Kind, Repräsentationen zu entwickeln, die äußere Realität ist hier aber noch beliebig modulierbar. Im Schutze sicherer Bindung und begleitender Objektbeziehungen entwickelt sich die volle Mentalisierungsfähigkeit, nämlich die „reflexive Kompetenz", die auf reifen Repräsentationen beruht.

Auch andere Konzepte zur Symbolisierung, wie Hanna Segals Konzept der **symbolischen Gleichsetzung** und **symbolischen Repräsentation** (1996), Bions Containment-Konzept (1962), Winnicotts Konzept der Übergangsphänomene und des potenziellen Raums (1976) und Abelins (1986) und Brittons Konzept der intrapsychischen **Triangulierung** Britton (1989, 1997) verweisen in ähnlicher Weise auf die Bedeutung der Entwicklung der Symbolisierungsfähigkeit im frühen interaktiven Geschehen. Immer geht es im Wesentlichen um die Fähigkeit zur Unterscheidung und Trennung des Selbst und seiner Umgebung und die Verankerung von sich und den anderen in stabilen psychischen Repräsentationen. In den Ausführungen von J. Dieter (2000) findet sich nicht nur eine detaillierte Darstellung dieser Konzepte, vielmehr stellt die Autorin sehr eindrücklich dar, wie die katathymen Imaginationen einen Möglichkeitsraum bieten, auf der Grundlage eines differenzierten Verständnisses der Symbolisierungsfähigkeit therapeutisch unmittelbar an deren Weiterentwicklung zu arbeiten.

16.3 Gesundheits- und Krankheitstheorien

Basierend auf dem psychodynamischen Verständnis der KIP ergibt sich seelische Gesundheit durch einen relativ ungestörten Verlauf der unterschiedlichen Entwicklungsanforderungen von Geburt an. Entwicklungspsychologisch betrachtet ist es erforderlich, die unterschiedlichen phasenspezifischen Anforderungen zu bewältigen und in der Interaktion mit den bedeutsamen Bezugspersonen ein stabiles, abgegrenztes Selbst zu entwickeln. Dieses sollte letztendlich mit der Fähigkeit zur eigenständigen Regulation von Motivationen, Bedürfnissen, Affekten und des Selbstwerterlebens ausgestattet sein, mit der Möglichkeit zu zufriedenstellenden Interaktionen und der Befähigung, Herausforderungen im beruflichen und persönlichen Umfeld zu meistern.

Das psychodynamische Krankheitsverständnis in der KIP bezieht sich auf den strukturellen Reifegrad sowie die wesentlichen Konfliktspannungen und deren Verarbeitung. Dabei besteht ein enger Zusammenhang zwischen den entwicklungsdynamischen und strukturellen Ausformungen der Persönlichkeit.

Grundsätzlich wird in der KIP zwischen folgenden unterschiedlichen Ätiologien psychischer Störungen unterschieden: Der **Konfliktätiologie**, der **Strukturätiologie** und der **Traumaätiologie**.

16.3.1 Konfliktätiologie

Der psychodynamische Konfliktbegriff bezieht sich grundsätzlich auf innere unbewusste Konflikte. Nach Rudolf (2014) wird von unbewussten Konflikten dann gesprochen, „wenn eine Person von motivationalen Einstellungen bewegt wird, die ihr selbst nicht bewusst sind und in

denen innere Einstellungen zusammenstoßen" (S. 28). Dabei kann unter dem Aktualkonflikt (auslösender Konflikt) und dem zugrunde liegenden Grundkonflikt unterschieden werden: „Der Grundkonflikt bedeutet also ein biografisch verstehbares dysfunktionales Muster des Selbsterlebens, der erlebten Beziehungen, der eigenen Beziehungserwartungen und eigenen Beziehungsgestaltung. Er resultiert aus familiären Beziehungserfahrungen, die das Kind in eine unlösbare Konfliktlage und kaum erträgliche Gefühlslage versetzt hatten" (Rudolf 2014, S. 28). Bei den Grundkonflikten handelt es sich um zeitlich überdauernde Erlebnisweisen eines Menschen, die immer wieder zu ähnlichen konflikthaften Verhaltensmustern und Interaktionen führen, ohne dass sie dem Bewusstsein zugänglich sind.

Zur Krankheitsauslösung kommt es, wenn aufgrund der inneren unbewussten Konflikte, die durch entsprechende Auslösesituation aktualisiert werden, die Spannung so groß wird, dass sie nur noch durch eine Symptombildung gelöst werden kann.

Grundsätzlich bezieht sich die Konfliktätiologie auf Störungsbilder, die durch ein ausreichend intaktes Ich und eine stabile Selbst-Objekt-Differenzierung mit den entsprechenden inneren Repräsentanzen gekennzeichnet sind. Die unbewussten Konflikte sind hier sprachlich kodiert und mentalisiert. Sie können bewusstseinsfähig werden (zum Beispiel durch Deutung von imaginierten symbolischen Inhalten), dadurch auch reflektiert und mit eigenen Aspekten in Beziehung gesetzt werden.

Stellt die Persönlichkeitsstruktur diesen Innenraum zur Selbstreflexion, zur Mentalisierung und sprachlichen Ausdrucksmöglichkeit nicht zur Verfügung, so verschiebt sich das Verständnis der Symptomatik von der Konfliktätiologie in Richtung Strukturätiologie.

16.3.2 Strukturätiologie

Diese bezieht sich auf Störungsbilder, die in einer noch sehr frühen, präverbalen und präreflexiven Zeit angesiedelt sind und auf dem Erleben von

Mangelzuständen, Vernachlässigung und Verletzung von Nähe-, Bindungs- und Sicherheitsbedürfnissen basieren. „Diese Erfahrungen treffen ein noch sehr unreifes Ich, das sich noch in der frühen, subjektiv 'gespaltenen' Welt bewegt, die von 'unbegreiflichen' emotionalen und sensorischen Wahrnehmungen geprägt ist" (Ermann 2016, S. 83). Bei intensiven, anhaltend oder wiederholt erlebten Entbehrungen durch die haltende Umgebung kann es zu Entwicklungsstörungen in der Ausbildung basaler struktureller Fähigkeiten kommen. Diese können sich auf die Entwicklung der Bindungsfähigkeit und Nähe-Distanz-Regulation beziehen, auf die Wahrnehmung von sich selbst und abgegrenzten Anderen, auf die Regulationsfähigkeit von Affekten und dem eigenen Selbstwerterleben und auch auf die Bildung des eigenen Gewissens und der Ideale.

Nach Rudolf kann Struktur definiert werden als „Struktur des Selbst in seiner Beziehung zu den Objekten … Für diese Bereiche – Selbst, Beziehung, Objekte – bedeutet Struktur die Verfügbarkeit über intrapsychische und interpersonelle regulierende Funktionen, mit deren Hilfe die Person ihr inneres Gleichgewicht und ihre Beziehungsfähigkeit nach außen sicherstellt" (Rudolf 2002, S. 7).

16.3.3 Traumaätiologie

Beschäftigen sich Konflikt- und Strukturätiologie mit der Genese psychischer Erkrankung auf der Grundlage von inneren Bedingungen, so bezieht sich die Traumaätiologie auf die pathogenetische Wirkung von äußeren traumatisierenden Ereignissen. Grundsätzlich wird zwischen Monotraumata (Typ-I-Traumata) und chronisch-kumulativen Typ-II-Traumata unterschieden, die entweder apersonal oder personal entstehen können.

Die pathogene Wirkung besteht darin, dass diese Ereignisse das Selbst überwältigen und überfluten und daher psychisch nicht verarbeitet und integriert werden können. Das bedeutet, dass Traumatisierungen weitgehend mit strukturellen Einbußen einhergehen: Die heftigen Affekte können nicht mehr reguliert werden und brechen,

ausgelöst durch Triggerreize, in Form von Flashbacks und Intrusionen unkontrollierbar in das aktuelle Erleben herein. Dissoziative Phänomene als Abwehrmaßnahmen gegen das Erinnern wirken sich auf das Identitätserleben aus. Aufgrund von Misstrauen, Rückzug und Vermeidungsverhalten kann sich das Kontakt- und Bindungsverhalten beträchtlich verändern.

Je weiter Traumatisierungen in die Kindheit zurückgreifen, umso eher haben sie auch das Potenzial, sich auf die weitere Entwicklung auszuwirken und die Bewältigung der notwendigen Entwicklungsanforderungen zu beeinträchtigen, sodass zusätzliche psychische Störungen die Folge sein können.

Grundsätzlich ist für die Entstehung von Traumafolgestörungen nicht nur das traumatisierende Ereignis an sich von Bedeutung, sondern auch die individuelle Verarbeitung und die adäquate Unterstützung durch die Umgebung.

Symptombildungen infolge von Traumatisierungen können daher nicht isoliert in ihrer pathogenen Wirkung gesehen werden. Vielmehr handelt es sich immer um eine Verflechtung von konfliktbedingten, strukturell schädigenden und traumatisierenden Erfahrungen, die allesamt wirksam und bedeutsam sind und die es in ihrer Komplexität in der psychotherapeutischen Diagnostik zu erfassen gilt.

Neben den genannten Ätiologien spielen noch die reaktive Pathogenese sowie die Pathogenese psychosomatischer Symptombildungen eine Rolle.

16.3.4 Reaktive Pathogenese

Reaktive Symptombildungen werden durch umschriebene äußere Einflüsse wie beispielsweise gravierende Lebensereignisse, psychosoziale Konflikte oder körperliche Erkrankungen ausgelöst. Wenn ein Ereignis zu einer Überforderung der inneren Bewältigungsmöglichkeiten führt, kann es passager zu einer Symptombildung im Sinne einer Anpassungsstörung kommen. Die Symptomatik ist reversibel und endet, wenn die Belastungssituation entweder innerlich bewältigt werden kann oder auch äußerlich endet.

16.3.5 Pathogenese psychosomatischer Symptombildungen

Somatisierung und **Konversion** stellen eine pathogenetisch bedeutsame Variante der Symptombildung dar, bei der es unter körperlicher Mitbeteiligung auf der Grundlage unterschiedlicher Reifegrade der strukturellen und konfliktdynamischen Entwicklung zur Ausbildung von Körpersymptomen kommt. Der Ausprägungsgrad der Körpersymptomatik steht in einem engen Zusammenhang mit der Reife der Symbolisierungs- und Mentalisierungsfähigkeit und ist von erheblicher psychodiagnostischer und psychotherapeutischer Relevanz (Pichler 2008, 2017). Gerade durch die **Embodimentforschung** wurde auch deutlich, wie eng körperliches und seelisches Erleben vernetzt sind (Hauler 2019): Das Denken, der Verstand und die Psyche stehen immer in Bezug zum gesamten Körper („embodied self"). Erinnerungen sind immer auch somatisch abgespeichert („embodied memories"). Auch neuere Erkenntnisse aus der **Psychoneuroimmunologie** belegen den engen Zusammenhang zwischen immunologischen und psychischen Prozessen. In ihrem Wechselspiel sind sie äußerst bedeutsam bei der Entstehung psychosomatischer Symptombildungen (siehe Schubert 2016).

16.4 Klassifikation

Im vorigen Abschnitt wurden verschiedene ätiopathogenetische Stränge aufgezeigt. Was sich schon für die Traumagenese von psychischen Störungen herauszukristallisieren begann, gilt auch für das Verständnis der anderen Störungsbilder: In allen stehen grundsätzlich Konflikt- und Strukturätiologie, manchmal auch die Traumaätiologie in einem wechselseitigen Verhältnis zueinander. Sie beeinflussen sich gegenseitig und sind nicht getrennt voneinander zu betrachten.

Auch wenn dem wechselseitigen Bedingungsverhältnis von Konflikt und Struktur in der **Operationalisierten Psychodynamischen Diagnostik** (OPD II) sehr gut Rechnung getragen werden kann, ist diese Art der Diagnostik überaus aufwendig und bedarf zudem einer spezifischen Qualifikation. Biel (2018) hat sich mit der Anwendung der OPD II in der KIP im Speziellen befasst. Allerdings hat sich in der alltäglichen klinischen Praxis auch das semistrukturierte **psychodynamische Erstinterview** aufgrund der einfacheren Handhabbarkeit als durchaus ausreichend bewährt. Hier werden zum einen auf einer inhaltlichen Ebene verschiedene objektive und subjektive Informationen über die Symptomatik, über die persönliche, familiäre und soziale Lebensgeschichte erfasst und in einer ausführlichen biografischen Anamnese erweitert. Zugleich werden die szenischen Informationen und das Übertragungs-Gegenübertragungs-Geschehen zur Diagnostik herangezogen.

Klassifiziert und zugeordnet werden die Informationen anhand dem von Ermann (1994/2016) verfassten Schema der Strukturdiagnostik, in welchem er den Zusammenhang zwischen der entwicklungsdynamischen, der strukturellen und der funktionalen Dimension der Persönlichkeit zusammenfasst.

Die deskriptive Diagnostik erfolgt anhand der in Österreich gängigen **Internationalen Klassifikation der Krankheiten (ICD-10)** in seiner jeweils aktualisierten Fassung. Hier wird im Unterschied zur psychodynamischen Diagnostik anhand von Leitsymptomen die zusätzliche diagnostische Zuordnung getroffen.

16.5 Behandlungsvoraussetzungen

Im psychotherapeutischen Erstgespräch, das sich über mehrere Zeiteinheiten und Termine erstrecken kann, werden die Behandlungsvoraussetzungen genauer fokussiert. Die erste Behandlungsvoraussetzung besteht darin zu erkunden, ob die Patient*in grundsätzlich eine Bereitschaft mitbringt, sich mit sich selbst auseinanderzusetzen, ob sie sich auf die Behandlung einlassen kann und zumindest ein minimales positives Vertrauen in die Psychotherapie mitbringt.

Eine weitere Abklärung zu Beginn der Behandlung bezieht sich auf die subjektive Krankheitstheorie: Ist es der Patient*in möglich, die

Symptomatik mit möglichen unbewussten inneren Inhalten in Beziehung zu setzen, oder überwiegen Zuordnungen zu äußeren Umständen oder auf genetische Faktoren? Können diese relativiert oder auch mit der eigenen Person in Beziehung gesetzt werden? Liegt ein sekundärer Krankheitsgewinn vor, der sich gegen eine Veränderung der Symptomatik richtet? Ist der Leidensdruck ausreichend, um für eine Psychotherapie zu motivieren?

Was die **Indikation** angeht, so hat sich durch die Weiterentwicklung des Wissens über schwere und strukturell bedingte Psychopathologien auch deren Behandlungstechnik wesentlich erweitert, sodass heute auch schwerere strukturelle Störungen mit der KIP gut behandelt werden können (Dieter 2006, 2012). Dadurch reicht das Indikationsspektrum für die Katathym Imaginative Psychotherapie von Störungen auf reifem bis zu Störungen auf niedrigem Strukturniveau. **Kontraindikationen** ergeben sich bei akut psychotischen Störungsbildern (fehlende oder beeinträchtige Realitätswahrnehmung), bei schweren akuten depressiven Zuständen, bei anhaltenden chronischen, frei flottierenden Ängsten sowie bei ausgeprägt histrionisch strukturierten Persönlichkeiten (da durch die Imaginationen das ohnehin schon heftige Agieren unterstützt werden kann) (siehe Kottje-Birnbacher et al. 2010, S. 84, Wilke und Leuner 1990). Laut Ullmann und Wilke (2012, S. 176) ist aber auch bei akuten hirnorganischen Störungen, intellektueller Minderbegabung, fortgeschrittener Demenz, schweren sozialen Anpassungsstörungen, Abhängigkeitserkrankungen mit persistierendem Suchtverhalten sowie heftigem Agieren die KIP kontraindiziert. In diesen Fällen ist eine erfolgreiche Behandlung mit der KIP mit hoher Wahrscheinlichkeit nicht zu erwarten. Aber wie Pötz (2017) ausführt, ist eine Behandelbarkeit auch hier nicht automatisch ausgeschlossen, hängt sie doch in hohem Ausmaß von der spezifischen fachlichen Qualifikation, dem theoretischen Wissen und dem Erfahrungshintergrund der Therapeut*in ab.

Bedeutsam für den Beginn einer KIP ist zudem, dass für die Patient*in die Angst vor regressiven Prozessen nicht zu groß und bewältigbar ist. Für den Aufbau einer tragfähigen und Sicherheit gebenden **therapeutischen Beziehung** erweist es sich als hilfreich, wenn die ersten Imaginationen als positiv und angenehm erlebt werden. „Wird das Imaginieren als unangenehm erlebt, wenn sich die Inhalte etwa fortwährend als übermäßig belastend, bedrohlich oder aggressiv darstellen, ist es günstiger mit dem Imaginieren einmal auszusetzen. Es ist dann möglicherweise notwendig, als erstes eine tragfähige und sicherheitgebende therapeutische Beziehung aufzubauen" (Pötz 2017, S. 47).

16.6 Die therapeutische Beziehung in der KIP

Die therapeutische Beziehung wird in der KIP wie in allen psychodynamischen Psychotherapieverfahren auf der Grundlage des Übertragungs-Gegenübertragungs-Geschehens verstanden. Schon Leuner schreibt in seinem Lehrbuch, *„dass jede beim Patienten in der Psychotherapie phantasierte oder erlebte stärkere Gefühlsbeziehung ihre Wurzel in früheren Beziehungsstrukturen hat. Sie ist die Matrix, auf die sich spätere emotionale Beziehungen unbewußt immer wieder hin orientieren"* (Original kursiv, Leuner 1987, S. 414). Der Übertragungsbegriff hat sich im Rahmen des intersubjektiven Paradigmas dahingehend erweitert, dass die Übertragung nicht nur von der infantilen Vergangenheit bestimmt wird, sondern „im weitesten Sinne alle Phänomene der subjektiven Bedeutungszuschreibung innerhalb einer Begegnung" umfasst (Mertens und Waldvogel 2000). Übertragung und Gegenübertragung (die Gesamtheit der emotionalen Reaktionen auf Therapeut*innenseite) wirken ständig aufeinander und bestimmen das therapeutische Beziehungsgeschehen.

Für die Katathym Imaginative Psychotherapie bedeutet das, dass die Beziehung in jeder Phase, in der verbalen Auseinandersetzung, in der Motivvorgabe, während des Imaginierens und in der Nachbearbeitung, durch die Übertragungs-Gegenübertragungs-Dynamik gestaltet wird (siehe Schnell 2005). Besondere Beachtung wird natürlich auch der Manifestation des

Übertragungs-Gegenübertragungs-Geschehens in der Motivwahl und den Imaginationssequenzen geschenkt. Um mit Bahrke (2010) zu sprechen: „Jede meiner Äußerungen, alles, was ich sage oder auch nicht sage, ja selbst meine bloße Anwesenheit wir dann Teil des Imaginationsgeschehens. Wie ich vom Patienten behandelt werde, welche Reaktionen dies auslöst und wie ich darauf reagiere – all das wird dann auch Teil der katathymen Bilderwelt" (Bahrke 2010, S. 13).

Als ich einer sehr angepassten und perfektionistischen Kopfschmerzpatientin zu einem fortgeschrittenen Zeitpunkt im Therapieverlauf eine Imagination vorschlage und sie sich zu diesem Zweck auf die Couch begibt, fragt sie mich in einer eher unterwürfigen Haltung, ob sie sich auch ohne Schuhe hinlegen dürfe. Diese kurze Sequenz beeinflusst meine Motivvorgabe erheblich. Ich ersuche sie, ein Bild zu folgendem Motiv entstehen zu lassen: „Ihre Füße tun, was immer sie wollen." Schon imaginiert sie ihr rechtes Bein, das mit Schwung ausholt und einem großen Hinterteil einen Tritt verabreicht. Zum Hinterteil entsteht alsbald eine Kuh, die sie im Nachgespräch mit einer Vorgesetzten aus ihrer aktuellen Arbeitssituation assoziiert, der sie bislang recht aggressionsgehemmt begegnet ist und die ihr tatsächlich erhebliche Kopfschmerzen bereitet.

Das unterwürfige Verhalten der Patientin hat meine Motivvorgabe aus einem Gegenübertragungsgefühl heraus sehr stark bestimmt. Dadurch wurden ihre Aggressionshemmung und ihre Angst vor Autoritätspersonen über die imaginative Ebene einer Bearbeitung zugeführt.

Übertragungsphänomene können sich auf der imaginativen Ebene auf verschiedene Arten manifestieren: zum Beispiel durch die Art der Ausgestaltung imaginativer Symbolgestalten (wenn die imaginierte Symbolgestalt Eigenschaften aufweist, die an die Therapeut*in erinnern) oder durch das Verhalten gegenüber einer Symbolgestalt (wenn beispielsweise Nähebedürfnisse oder Kontaktängste zur Therapeut*in einer Symbolgestalt gegenüber zum Ausdruck kommen) und so weiter. Natürlich ist der Zeitpunkt, wann eine Imagination vorgeschlagen wird, welche Interventionstechniken zum Einsatz kommen

(beschützend, konfrontierend, ressourcenorientiert, Expansion fördernd, Ich-Funktionen stärkend) immer auch unter dem Aspekt des Übertragungs-Gegenübertragungs-Geschehens zu verstehen.

Treten im Behandlungskontext **Widerstandsphänomene** auf, also alle Facetten, die sich einer erfolgreichen Fortsetzung des psychotherapeutischen Prozesses entgegensetzen, so ist es sehr wichtig, diese zu erkennen und zu bearbeiten. Widerstand kann zum Beispiel ausgelöst werden, wenn Interventionen zu schmerzhafte, ängstigende oder beschämende Inhalte ansprechen würden, die die Patient*in in der jeweiligen Situation (noch) abwehren muss. Bahrke und Nohr (2013) unterscheiden verschiedene Widerstandsphänomene in Hinblick auf die Einstellungen des Patienten zum Imaginieren (zum Beispiel Abwertung, Ablehnen des Imaginierens), in Bezug auf das Imaginieren selbst (statt lebendiger Imaginationen werden Fotos oder Comics gesehen, oder es taucht nur schwarz auf) oder auch hinsichtlich der Nachgestaltung der Imaginationen (Verweigerung zu malen, zentrale Aspekte der Imagination werden nicht gezeichnet etc.). Wichtig ist es, die Hintergründe für Widerstandsphänomene zu erfassen und zu bearbeiten, um die Patient*in in ihrem ganzen Erleben richtig zu verstehen, um in der jeweilig angemessenen Art miteinander arbeiten zu können.

16.7   Methodik und Durchführung

Den Beginn des psychotherapeutischen Kontaktes bildet das Erstgespräch, in dem die Patient*in den Anlass für ihr Kommen darlegt. Zumeist geht es um die Schilderung der aktuellen Problematik und Symptomatik. Zudem wird in den ersten Sitzungen eine ausführliche psychosoziale und biografische **Anamnese** erhoben, die dazu beitragen soll, die Beschwerden der Patient*in in einen hypothetischen Zusammenhang mit lebensgeschichtlich geprägten verinnerlichten Konflikten zu bringen. Natürlich werden auch Informationen aus dem Verhalten und anderen sich szenisch darstellenden Phänomenen zur Erfassung der inneren Psychodynamik miteinbezogen. In der Katathym Imaginativen Psychotherapie erweitert die Durchführung einer **Initialimagination** die diagnostischen Möglichkeiten erheblich, können durch sie doch schon erste Rückschlüsse auf die Art der inneren Konflikte, auf die Abwehrmechanismen und die Beschaffenheit der strukturellen Grundlagen der Persönlichkeit gemacht werden. Dies kann die **psychodynamische Hypothesenbildung**, Indikation und Behandlungsplanung erheblich unterstützen. Als Motivvorgabe für die Initialimagination hat sich „Eine Blume" oder „Ein Baum" bewährt, weil diese Motive an sich meist positiv konnotiert sind und sich hier vorwiegend Anteile des Selbst (z. B. Selbsterleben, Beschaffenheit der Selbstrepräsentanz) zeigen. Diese können von den Patient*innen meist spontan mit sich selbst in Verbindung gebracht werden, was zudem die gemeinsame Arbeit mit der Methode fördert.

Frau K., eine 35-jährige Frau kommt wegen einer Angststörung zum psychotherapeutischen Erstgespräch. Vorzugsweise in geschlossenen Räumen habe sie das von Angst dominierte Gefühl, dass sich der Boden zu bewegen beginne und sie mit ihm zu verschmelzen drohe, sich ihre Körperwahrnehmung ändere und sie auch die Konturen der anderen Menschen nur noch verzerrt wahrnehmen könne. In dieser Diffusität habe sie große Angst, sich aufzulösen und ihre Grenzen zu verlieren.

Bei der Vorgabe, vor ihrem inneren Auge eine Blume entstehen zu lassen, taucht bei Frau K. ein Gänseblümchen auf, mit mehreren Reihen Blütenblättern und einem recht dünnen Stängel. Es steht alleine auf einer „normalen" Wiese im Park. Es ist natürlich auch gefährdet, denn der Rasen wird regelmäßig gemäht. Beim Berühren spüren sich die Blütenblätter ein bisschen plastikmäßig an, aber auch porös.

Diese Imagination lässt schon die Dynamik der zugrunde liegenden Angst erkennen: Die im Gespräch geschilderte Verschmelzungs- und Auflösungsangst kommt als grundlegende Existenzangst in der Imagination dadurch zum Ausdruck, dass die Blume durch ihre Umgebung gefährdet ist und niedergemäht werden könnte. Auch das fragile Selbsterleben zeigt sich durch die poröse, plastikartige Oberfläche

der Blume und den dünnen Stängel. Ihr Alleinstehen auf einer „normalen" Wiese verweist schon in der ersten Imagination auf die alexithymen Züge der Patientin. Frau K. kann mit der Blume auf einer symbolischen Bedeutungsebene vorerst einmal nicht viel anfangen, aber das Befinden der Blume ähnele ihrem eigenen. Zu einem späteren Zeitpunkt der Therapie wird noch ein weiterer Aspekt der Blumenimagination deutlich, als mir Frau K. beiläufig erzählt, dass sie schon seit Jahren an Schuppenflechte leide, ihre Haut also tatsächlich porös und leicht verwundbar ist.

Bei dieser Initialimagination wird vieles deutlich: Frau K. verfügt über keine reife Symbolisierungsfähigkeit, sie kann mit der Imagination viel auf der Erlebnisebene, nicht aber auf der symbolischen Bedeutungsebene anfangen.

Die Blume einer strukturell reiferen Persönlichkeit würde klar abgegrenzt sein, einen starken Stängel aufweisen, der Untergrund wäre stabil, die Umgebung existenziell nicht bedrohlich und je nach unbewusster Konfliktlage würde die Blume unterschiedliche sinnliche Qualitäten beinhalten: Die Blume bei einer ödipalen Problematik wäre womöglich recht bunt und vielfarbig, würde stark riechen, wäre die auffallendste unter anderen Blumen, man könnte Vogelgezwitscher hören und so weiter. Bei einem Autonomie-Abhängigkeits-Konflikt würde die Blume vielleicht eingezwängt stehen, sie wäre so klein, dass sich die Gräser der Wiese über ihr schließen und ein eingeengtes Gefühl erzeugen, die Blüte würde nach oben zum Licht streben und sich mit aller Anstrengung durchkämpfen müssen. Aggressive Konflikte könnten sich in Form von Dornen zeigen, Selbstwertthemen anhand der Größe der Blume (die dann in der nachfolgenden Zeichnung nicht einmal auf dem Blatt Papier genug Platz hat) und so weiter. Und auch traumatisierende Erlebnisse werden schon häufig in der Initialimagination deutlich, indem sie sich als Verletzungen in der Blume oder Wunden im Baumstamm zeigen. Bei einer Patientin mit einer Traumatisierung als Folge eines unglücklich verlaufenen medizinischen Eingriffs wiesen die Blütenblätter beispielsweise in der Mitte Einkerbungen auf, die wie Einschnitte aussahen.

Und natürlich bildet von Beginn an – ob nun in der Initialimagination oder im Erstgespräch – das Übertragungs-Gegenübertragungs-Geschehen die Grundlage für alle weiteren diagnostischen und behandlungstechnischen Überlegungen.

Generell wird in der KIP von Beginn an große Aufmerksamkeit auf die Reife der Symbolisierungsfähigkeit gerichtet, da diese ganz erheblichen Aufschluss darüber gibt, ob eine Entwicklungs- oder Konfliktpathologie vorherrschend ist und dies für die weitere Behandlungsplanung relevant ist. Während bei Patient*innen mit einer guten Symbolisierungsfähigkeit eine explizite Behandlungstechnik angewandt werden kann, ist bei einer geringen oder fehlenden Symbolisierungsfähigkeit (Als-ob-Modus nach Fonagy 2003 oder symbolische Gleichsetzung nach H. Segal 1996) die implizite Behandlungstechnik indiziert (siehe Dieter 2006).

Die Ziele der Anamnese und der Initialimagination sind also vielschichtig: Es soll das Beschwerdebild samt Begleitumständen erfasst werden, es soll eine Klärung stattfinden, welche bewussten und unbewussten Faktoren an der Entstehung der Symptomatik beteiligt sind, es sollen lebensgeschichtlich relevante Beziehungserfahrungen und die psychische, körperliche und soziale Entwicklung erhoben werden, um so zu Überlegungen bezüglich der Psychodynamik der Beschwerden und der Persönlichkeitsstruktur zu kommen. Dies ermöglicht in weiterer Folge das Erstellen einer deskriptiven sowie psychodynamischen Diagnose und einer differenzierten Indikationsstellung für die Vorgehensweise der durchzuführenden Psychotherapie zum Erreichen der festgelegten Behandlungsziele.

Grundsätzlich orientiert sich die psychodynamische Diagnostik und Indikationsstellung in der KIP an folgenden Hauptkriterien, die untereinander in Beziehung stehen:

1. Vorherrschender **Grundkonflikt** (nach Rudolf 2008, erweitert durch Jungclaussen 2018): Hier wird zwischen dem Grundkonflikt der Nähe, der Bindung, der Autonomie, des Selbstwertes und der Identität unterschieden. Diese Grundkonflikte sind entwicklungspsychologisch hergeleitet und stehen in einem engen Verhältnis zu der strukturellen Entwicklung: Je früher der vorherrschende Grundkonflikt angesiedelt ist, umso größer ist der strukturelle Störungsanteil.

2. **Strukturniveau**: Zur Einschätzung des Strukturniveaus (nach Ermann 2016) werden der vorherrschende Grundkonflikt und folgende weitere Kriterien herangezogen, die sich an den Positionen der Kindheitsentwicklung orientieren:
   a. Selbst- und Objektrepräsentanzen
   b. Beziehungsstruktur
   c. Ich-Organisation
   d. Trieberleben
   e. Zentrale Angst
   f. Vorherrschende Abwehrmechanismen
   g. Gedächtnismodus

   Je nach Einschätzung der unterschiedlichen Kriterien findet eine Zuordnung des Beschwerdebildes zu einem niedrigen (Borderline-Persönlichkeitsorganisation), mittleren (depressiv-narzisstische Persönlichkeitsorganisation), höheren und reifen Strukturniveau statt. Was die Pathogenese anbelangt, so ist eine strukturelle Entwicklungspathologie mit dem niedrigen Strukturniveau assoziiert, eine Konfliktpathologie mit einem höheren Strukturniveau und alle Mischungen von strukturellen und konflikthaften Aspekten mit dem mittleren Strukturniveau (Ermann 2016).

3. Bedeutung von aktuellen oder vergangenen traumatisierenden Erlebnissen für das aktuelle Beschwerdebild.

Frau H. ist eine 28-jährige Patientin, die wegen eines Reizdarmsyndroms eine Psychotherapie beginnt. Die für dieses Krankheitsbild oft typischen familiären Hintergründe sind auch bei Frau H. zu finden: Die Mutter ist sehr wenig abgegrenzt, hat genaue Vorstellungen in Bezug auf die Patientin sowie grundsätzlich eine ängstlich-kontrollierende Einstellung, der Vater hält sich im Hintergrund und kommt den Wünschen der Mutter nach, bei Konflikten kommt es nicht zu einer Auseinandersetzung, sondern zu einem gekränkten Rückzug der Kon-flikparteien.

Der Beginn der Symptomatik fällt zeitlich mit dem Umzug der Patientin aus einem Bundesland nach Wien zusammen und verstärkt sich, sobald Frau H. auf Reisen geht. Frau H. hat Lehramt studiert und will nun nach erfolgreichem Abschluss in Wien als Pädagogin zu arbeiten beginnen. Im Gespräch hebt die Patientin hervor, dass ihre Mutter immer sehr hohe Leistungsansprüche an sie gehabt habe und es ihr nach wie vor schwerfalle, den Erwartungen der Mutter nicht zu entsprechen. Es wird deutlich, dass ihr großes Pflichtbewusstsein und ihre erheblichen Über-Ich-Forderungen sie aber nicht nur der Mutter gegenüber, sondern auch in ihrem Lebensalltag und in ihrem Beruf erheblich unter Druck setzen: Sobald die Patientin die Wohnung verlassen will, um arbeiten zu gehen oder sich mit Freunden zu treffen, reagiert ihr Körper mit Durchfallattacken, die sie dann letztendlich hindern, wegzugehen.

Der Autonomie-Abhängigkeits-Konflikt der Patientin und die konflikthaften expansiven Wünsche, die im Erstgespräch deutlich wurden, kommen auch in der Initialimagination prägnant zum Ausdruck und dominieren deren Verlauf:

Im Blumenbild imaginiert die Patientin einen feuerroten Hibiskus, den sie tatsächlich auf dem Balkon ihrer eigenen Wohnung stehen hat. Er riecht nach Pfeffer und fühlt sich weich und samtig an. Im Nachgespräch meint Frau H., dass das die Pflanze sei, die sie selber für die eigene Wohnung gekauft und transportiert habe. Alle anderen Pflanzen seien von der Mutter eigens gezogen worden. Der Konflikt zwischen Selbstständigkeitswünschen, losgelöst von den Eltern zu leben, sich einen eigenen Wohnbereich zu gestalten einerseits und den internalisierten Anforderungen und Wünschen der Eltern entsprechen zu müssen andererseits, drückt sich auch bildhaft aus: So sehr der Hibiskus sich in seiner leuchtenden Farbe mit vielen Blüten verästelt und nach allen Richtungen strebt, wird er durch den Zaun des Balkons begrenzt. Diesen Balkon habe gerade ihr Vater frisch gestrichen, da er es sich nicht nehmen lassen wollte, ihre neue Wohnung zu renovieren.

Diagnostisch ergibt sich bei dieser Patientin folgende Einschätzung:

Auf der deskriptiven Ebene wird das Beschwerdebild der Patientin mit einer somatoformen autonomen Funktionsstörung des unteren Verdauungssystems (F45.32) diagnostiziert.

Auf der psychodynamischen Ebene wird der Grundkonflikt dem Autonomie-Abhängigkeits-Konflikt zugeordnet, wobei Fragen der Selbstbehauptung (der Hibiskus breitet sich sehr aus), der unterdrückten Wut (die feuerrote Farbe der Blume) und des Über-Ich-Konfliktes (begrenzt durch den „väterlichen" Balkon) im Zentrum stehen. Strukturell sind die Selbst-Objekt-Repräsentanzen klar abgegrenzt, aber nicht sicher und daher mäßig integriert. Die Ich-Organisation ist mäßig stabil, die Beeinträchtigung der Regulationsfähigkeit der Affekte, die sich in der körperlichen Symptomatik darstellt und den Anlass für den Beginn einer Psychotherapie bietet. Die zentrale Angst schwankt zwischen Angst vor Objektverlust und Angst vor Liebesverlust. Als Abwehrmechanismen dominieren Somatisierung, Intellektualisierung, Verkehrung ins Gegenteil, Verneinung, Vermeidung und sind somit der Verdrängungsabwehr zuzuordnen. Insgesamt kann das Beschwerdebild, das durch den Umzug der Patientin und den Beginn der Berufstätigkeit ausgelöst wurde, zu Beginn der Therapie auf dem mittleren Strukturniveau angesiedelt werden.

Behandlungsschwerpunkte sind das Erfassen der die Somatisierung begleitenden und für die Patientin nicht wahrnehmbaren Affekte, die Förderung der Regulationsfähigkeit vegetativ gesteuerter Prozesse und der damit einhergehenden Affekte, Stärkung und Aufbau der Ich-Funktionen durch Deutung und Ressourcenarbeit sowie eine Verbesserung der Toleranz ambivalenten Gefühlen gegenüber. Dies geschieht durch die Arbeit an frühen Beziehungserfahrungen und auch im Übertragungs-Gegenübertragungs-Geschehen, in welchem vorerst große Angepasstheit und Unterwürfigkeit der Therapeutin gegenüber dominieren. Durch die therapeutische Arbeit soll es nicht nur zu einer Verbesserung der Symptomatik kommen, sondern zu einer Veränderung und Weiterentwicklung der ganzen Persönlichkeit.

In der KIP kann der therapeutische Prozess nicht nur anhand der Verbesserung des symptomatischen Beschwerdebildes objektiviert werden. Ein weiteres sehr wirksames Evaluierungsinstrument besteht auch in der wiederholten Vorgabe von Anfangsmotiven zu einem späteren Zeitpunkt oder zum Ende der Therapie.

Bei Frau H. befand sich in der therapeutischen Abschlussimagination die Blume, eine rosarote Rose, auf einer weitläufigen Wiese. Das Wetter war sonnig, die Temperatur frühsommerlich, und Frau H. konnte mit der Blume gut in Kontakt treten: Beim Berühren konnte sie einen starken Stängel spüren mit einer glatten Oberfläche und ein paar Dornen, die es der Rose ermöglichten, sich bei Bedarf zur Wehr zu setzen. Die Rose verströmte einen angenehmen Duft, den Frau H. mit großem Vergnügen einsog und genoss. Auf die Frage, ob sie zum Abschluss noch etwas mit der Blume tun möchte, meinte sie, nein, die habe jetzt den richtigen Platz gefunden. Sie stehe gut verwurzelt im Boden und bekäme genügend Nährstoffe, und sie sei sicher, dass schon bald ein paar Schmetterlinge kommen würden, um sich auf die Blüte zu setzen.

Aus der in einem Autonomie-Abhängigkeits-Konflikt verhafteten Durchfallpatientin war also eine sicher verwurzelte, mitten im Leben stehende junge Frau geworden, bereits wartend auf aufregende neue Erfahrungen, die mit „Schmetterlingsgefühlen" assoziiert werden können.

16.8 Zusammenfassung

Die Katathym Imaginative Psychotherapie ist ein psychodynamisch fundiertes Psychotherapieverfahren, bei dem Imaginationen, die durch Motivvorgaben eingeleitet und dialogisch begleitet werden, einen zentralen Stellenwert einnehmen. Die Imaginationen finden nicht nur im fortlaufenden therapeutischen Prozess Anwendung, sondern spielen schon für die Diagnosestellung eine bedeutsame Rolle. Der diagnostische Prozess fokussiert, einem psychodynamischen Verständnis entsprechend, auf die Art der Genese und differenziert zwischen Konfliktätiologie, Strukturätiologie und Trau-

maätiologie. Erfasst wird neben den zugrunde liegenden Grundkonflikten nach Rudolf (2008) auch die entsprechende strukturelle Zuordnung nach Ermann (2016). Die Kriterien für diese Diagnostik richten sich nach entwicklungspsychologisch relevanten Positionen. Eine besondere Bedeutung kommt der Diagnostik der Symbolisierungs- und Mentalisierungsfähigkeit zu, da diese auf das Verständnis der Übertragung-Gegenübertragungs-Beziehung und die therapeutische Arbeit mit den Imaginationen einen grundlegenden Einfluss hat und die Art der Behandlungstechnik (implizit oder explizit) maßgeblich entscheidet. Die Evaluierung des psychotherapeutischen Prozesses findet nicht nur auf der Symptomebene statt. Durch die wiederholte Vorgabe des Motivs der Initialimagination können Persönlichkeitsveränderungen auch auf der Symbolebene der Imaginationen objektiviert werden.

Literatur

Abelin E (1986) Die Theorie der frühkindlichen Triangulation. In: Stork J (Hrsg) Das Vaterbild in Kontinuität und Wandel. Frommann-Holzboog, Stuttgart

Arbeitskreis OPD (Hrsg) (2014) Operationalisierte psychodynamische Diagnostik. Das Manual für Diagnostik und Therapieplanung, 3. Aufl. Huber, Bern

Bahrke U (2010) Übertragungskonzeptionen in der Katathym Imaginativen Psychotherapie. Imagination 32(3):5–17

Bahrke U, Nohr K (2013) Katathym Imaginative Psychotherapie. Springer, Berlin/Heidelberg

Biel G (2018) Von der Notwendigkeit umfassender Diagnostik zur Therapieplanung in der Katathym imaginativen Psychotherapie. Imagination 40(3–4):46–57

Bion WR (1962) Lernen durch Erfahrung. Suhrkamp, Frankfurt a. M., 1990

Britton R (1989) The missing link: parental sexuality in the oedipus complex. In: Steiner J (Hrsg) The Oedipus-complex today. Karnac, London

Britton R (1997) Weitere Überlegungen zur dritten Position. In: Groll und Rache in der ödipalen Situation. Beiträge der Westlodge-Konferenz 1995. Perspektiven kleinianischer Psychoanalyse. Edition diskord, Tübingen

Dieter J (2000) Symbolbildung und ihre Bedeutung für die Psychotherapie. Imagination 22(1):5–28

Dieter W (2006) Explizite und implizite KIP-Behandlungstechnik. Imagination 28(1):5–29

Dieter W (2012) „Wer weiß denn, dass ich im Weltraum bin?"- Die Bedeutung einer „impliziten" Behandlungstechnik für die KIP bei schwersten und frühesten Störungen der Symbolisierung. Imagination 34(1–2):58–84

Ermann M (2016) Psychotherapie und Psychosomatik. Ein Lehrbuch auf psychoanalytischer Grunglage, 6. Aufl. Kohlhammer, Stuttgart

Fonagy P, Target M (2003) Frühe Bindung und psychische Entwicklung. Psychosozial, Gießen

Freud S (1923) Das Ich und das Es. In: Studienausgabe, Bd III: Psychologie des Unbewußten. Fischer, Frankfurt am Main, 1975

Hauler B (2019) Der Körper als Bühne der Emotionen – Über die leibliche Verankerung seelischen Erlebens. Imagination 41(3):20–32

Jungclaussen I (2018) Handbuch Psychotherapie-Antrag, 2. Aufl. Schattauer, Stuttgart

Kottje-Birnbacher L et al (2010) Psychotherapie mit Imaginationen. Huber, Bern

Leuner H (1954) Kontrolle der Symbolinterpretation im experimentellen Verfahren. Z Psychother med Psychol 4, 201

Leuner H (1987) Lehrbuch des Katathymen Bilderlebens, 2. Aufl. Huber, Bern/Stuttgart/Toronto

Lichtenberg JD (1983) Psychoanalyse und Säuglingsforschung. Springer, Berlin

Lichtenberg JD (1989) Modellszenen, Affekte und das Unbewusste. In: Wolf ES et al (Hrsg) Selbstpsychologie. Weiterentwicklungen nach Heinz Kohut. Verlag Internationale Psychoanalyse, München/Wien, S 73–106

Mertens W, Waldvogel B (Hrsg) (2000) Handbuch psychoanalytischer Grundbegriffe. Kohlhammer, Stuttgart/Berlin/Köln

Pichler M (2008) Objektbeziehung, Symbolisierung und Psychosomatik. In: Bürgi-Kraus M et al (Hrsg) Entwicklung in der Imagination – Imaginative Entwicklung. Pabst Science Publishers, Lengerich

Pichler M (2017) Die „Achse der psychosomatischen Totalität"- Vom Körper-Sein zum seelischen Erleben bei psychosomatischen Symptomen. Imagination 39(2):75–84

Pötz H (2017) Was in einer Katathym Imaginativen Psychotherapie alles schieflaufen kann: Ursachen von Behandlungsfehlern in der Anwendung der KIP. Imagination 39(3):39–44

Reichmann I (2017) Wenn KÖRPERLICHES und SEELISCHES sich begegnen. Imagination 39(4):7–19

Rudolf G (2002) Struktur als psychodynamisches Konzept der Persönlichkeit. In: Rudolf G et al (Hrsg) Die Struktur der Persönlichkeit. Schattauer, Stuttgart

Rudolf G (2008) Krankheitsbegriff. In: Rudolf G, Henningsen P (Hrsg) Psychosomatische Medizin und Psychotherapie. Ein einführendes Lehrbuch auf psychodynamischer Grundlage, 6. Aufl. Thieme, Stuttgart

Rudolf G (2014) Psychodynamische Psychotherapie. Die Arbeit an Konflikt, Struktur und Trauma, 2. Aufl. Schattauer, Stuttgart

Schnell M (2005) Imagination im Dialog. Zur Dynamik der Übertragungs- und Gegenübertragungsprozesse in der KIP. In: Kottje-Birnbacher L et al (Hrsg) Mit Imaginationen therapieren. Lengerich S, Pabst, S 69–78

Schubert C (2016) Psychoneuroimmunologie, chronischer Stress und körperliche Erkrankung. In: Psychotherapie im Dialog 17(01). Thieme, Stuttgart/New York, S 16–21

Segal H (1996) Traum, Phantasie und Kunst. Klett-Cotta, Stuttgart

Stern D (1985) Die Lebenserfahrung des Kleinkindes. Klett-Cotta, Stuttgart

Ullmann H, Wilke E (Hrsg) (2012) Handbuch der Katathym Imaginativen Psychotherapie. Huber, Bern

Wilke E, Leuner H (Hrsg) (1990) Das katathyme Bilderleben in der psychosomatischen Medizin. Huber, Bern

Winnicott DW (1976) Übergangsobjekte und Übergangsphänomene. In: Winnicott DW (Hrsg) Von der Kinderheilkunde zur Psychoanalyse. Kindler, München

Mathilde Pichler, Dr.[in], Klinische und Gesundheitspsychologin, Psychotherapeutin und Lehrtherapeutin für Katathym Imaginative Psychotherapie (KIP) der Österreichischen Gesellschaft für Angewandte Tiefenpsychologie und Allgemeine Psychotherapie (ÖGATAP), ehemalige Leiterin der psychosomatischen Ambulanz SMZ-Süd, 1. Med. Abt.

Diagnostik in der Konzentrativen Bewegungstherapie

Maria Stippler-Korp

17.1 Einleitung: Die Konzentrative Bewegungstherapie

Die Konzentrative Bewegungstherapie (KBT) ist eine leib- und bewegungsorientierte psychotherapeutische Methode auf der Basis entwicklungspsychologischer und tiefenpsychologischer/psychodynamischer Theorien und Denkmodelle. Zentrale Grundannahme der Konzentrativen Bewegungstherapie ist, dass der Körper der Ort des psychischen Geschehens ist. Körper und Seele sind untrennbar miteinander verbunden und jedes Phänomen, das sich im Körper, im Ausdruck, im Verhalten zeigt, ist Ausdruck psychischer Repräsentanzen (Cserny und Tempfli 1999).

Die KBT entwickelte sich aus der bewegungspädagogischen Arbeit von Elsa Gindler (1885–1961). Helmuth Stolze (1917–2004), ein Psychoanalytiker und Psychiater, kannte die Arbeit Gindlers und ihrer Schülerinnen und verknüpfte dieses Wissen mit tiefenpsychologischen Theorien. So entstand eine lehr- und lernbare Psychotherapiemethode. In der KBT verstehen wir den Menschen als gewordenes (Subjekt seiner Lebens- und Lerngeschichte), dialogisches, bezogenes und interaktionales, ganzheitliches und inten-

M. Stippler-Korp (✉)
Österreichischer Arbeitskreis für Konzentrative Bewegungstherapie (ÖAKBT), Salzburg, Österreich
e-mail: psychotherapie@telfs.com

tional handelndes Wesen (Cserny und Paluselli 2006). Den Patienten werden in der Therapie Angebote zu Bewegung und körperlicher Wahrnehmung sowie zur Symbolisierung und Interaktion gemacht. Die anschließende Bearbeitung und Versprachlichung dient dem Verstehen des Erlebten vor dem Hintergrund der eigenen Lebens- und Lerngeschichte.

17.2 Klinische Hintergrundtheorien

In der KBT wird Bewegung sowohl als äußere als auch als innere Bewegung und als lebensgeschichtliche Bewegung im Sinne des „Auf-dem-Weg-Seins" verstanden. Konzentratives Wahrnehmen der Bewegung meint ein waches, erfahrbereites Bewusstsein, ein entspanntes Fokussieren, das „zur Wahrnehmung bereit sein" (Stolze 2005; Pokorny et al. 2001; Schreiber-Willnow 2016).

Im Folgenden werden ausgewählte theoretische Grundlagen der KBT erläutert, die als spezifisch für die KBT angesehen werden. Weitere bedeutsame Hintergrundtheorien wie beispielsweise die Entwicklungstheorien nach Piaget, die Phasenlehre nach Freud, das Modell der Persönlichkeitsentwicklung nach Erikson, die Entwicklungsstufen des Selbst nach Stern, die Überlegungen zur Persönlichkeitsorganisation nach Kernberg und die Bindungstheorie nach Bowlby werden als bekannt vorausgesetzt und nicht explizit dargestellt.

17.2.1 Der Gestaltkreis des Begreifens

Bewegung und Wahrnehmung sind miteinander verbunden, sie beeinflussen sich gegenseitig und brauchen einander. Bewegung braucht die Mitwirkung der Sinne. Sinne wiederum sind abhängig von Bewegung. Die folgenden Beispiele sollen diesen Zusammenhang illustrieren:

Beispiel: Versuchen Sie, Ihren linken kleinen Zeh wahrzunehmen. Durch Bewegung (z. B. Zehen bewegen oder den Fuß so drehen, dass der Zeh gegen den Boden drückt) wird die Wahrnehmung einfacher.

Beispiel: Beim Gehen erfassen wir über die Füße permanent den Boden. Je nach Bodenbeschaffenheit verändert sich die Bewegung. Gibt der Boden (z. B. ein Stein im Matsch) nach, wird die Bewegung sprunghaft schneller, wir retten uns auf sicheren Boden, bevor wir die Information bewusst verarbeiten können.

Dieses Zusammenspiel von Bewegung und Wahrnehmung („kinästhetischer Gestaltkreis") wurde 1940 von Victor von Weizsäcker beschrieben. Jean Piaget führte 1947 aus, wie sich aus diesem kinästhetischen Gestaltkreis auf der Vorstufe der sensumotorischen Intelligenz begriffliches Denken und Sprechen in gegenseitiger Wechselwirkung entwickeln (verbaler Gestalt-

kreis). Helmuth Stolze verknüpfte diese beiden Gestaltkreise zum Gestaltkreis des Begreifens, der in Abb. 17.1 dargestellt ist.

Merke

Begreifen bedeutet demnach die Verbindung von Wahrnehmen, Bewegen, Denken und Sprechen. Mit anderen Worten: Das, was ich erlebe, begreife ich durch die Versprachlichung im Denken und Sprechen. Das, was ich denke und spreche, bewegt mich und führt zu Bewegung und dadurch wiederum zum Begreifen. ◄

Um zu verdeutlichen, dass jede der vier Funktionen Bewegen, Sprechen, Denken und Wahrnehmen jederzeit mit jeder anderen in Verbindung steht, entwickelte Stolze den Gestaltkreis weiter zum Tetraeder des Begreifens, der in Abb. 17.2 dargestellt ist. Umfasst das Begreifen Wahrnehmen, Bewegen, Denken und Sprechen, so ist es ein Ordnen, ein Bedeutung und Sinn geben und ein Verankern des so als bedeutsam Erkannten in uns (Stolze 2005).

17.2.2 Leibphilosophische Grundlagen

In der Geschichte der Philosophie taucht immer wieder die Frage auf: Gibt es zwei Prinzipien (Dualismus: Geist und Materie/Körper), oder

Abb. 17.1 Eigene Darstellung des Gestaltkreises des Begreifens nach Stolze (2005)

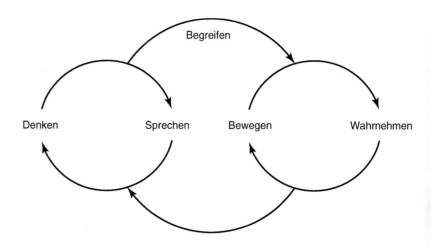

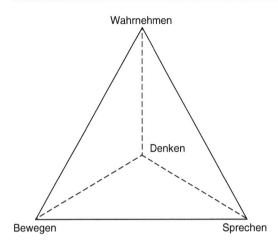

Abb. 17.2 Eigene Darstellung des Tetraeders des Begreifens nach Stolze (2005)

gibt es ein Prinzip (Monismus), das sowohl Geist als auch Materie hervorbringt, sodass eins ohne das andere nicht denkbar ist? Unsere Kultur und unsere Medizin sind geprägt vom Dualismus, der Annahme, dass Körper und Geist voneinander getrennt sind. Der Körper ist ein Objekt, er soll funktionieren. Der Kern der Konzentrativen Bewegungstherapie hingegen ist der Monismus, die Annahme, dass Körper und Geist/Seele untrennbar miteinander verbunden sind.

Merke

Der Körper ist der Ort des psychischen Geschehens. ◀

Im Körper als Ort des psychischen Geschehens drücken sich unbewusste Prozesse, Konflikte und Erfahrungen im Sinne der symbolischen Darstellung leibhaftig aus. Eine direkte Übersetzung ist dabei jedoch schwierig, da der leibliche Ausdruck immer individuell und vieldeutig, geformt durch die jeweils eigene Lebens- und Lerngeschichte ist.

Gabriel Marcel (1889–1973) beschrieb den Unterschied zwischen „einen Körper haben" und „ein Leib sein". Körper meint dabei das Physische, während der Leib die ganze Person umschließt.

Fallbeispiel: Ein Patient berichtet von wiederkehrenden Magenschmerzen, die so stark seien, *dass er nicht zur Arbeit gehen könne. In der Schilderung ist deutlich seine Wut auf den „nicht richtig" funktionierenden Körper zu spüren, der ihn „immer wieder behindere". Er hätte gerne einen anderen Magen, der nicht immer so wehtue. Beim Zuhören wird deutlich, dass der Patient seinen Körper oder zumindest seinen Magen als fremd und nicht zu ihm gehörig erlebt. Es ist für ihn auch nicht nachvollziehbar, dass seine Magenschmerzen vielleicht mit seinen Arbeitsplatzkonflikten, die er so tageweise vermeidet, oder mit seinem übermäßigen Alkoholkonsum zusammenhängen.*

Der Leib wird einerseits wahrgenommen und empfunden, gleichzeitig ist er aber auch der empfindende und wahrnehmende Leib. Durch die Sinne vermittelt der Leib zwischen Selbst und Welt, zwischen Subjekt und Objekt, Seele und Körper. Maurice Merleau-Ponty (1908–1961) beschrieb dies als Zwischenleiblichkeit (Schreiber-Willnow 2016). Joachim Küchenhoff (1992, zit. nach Schreiber-Willnow 2016) fasst vier Dimensionen des Leiblichen zusammen:

- Intersubjektivität: Der Leib als belebter Körper, der die ganze Person meint, entwickelt sich im Kontakt mit anderen, wie die Säuglingsforschung zeigt, und bleibt immer auf andere bezogen.
- Symbolhaftigkeit: Schon ab der Geburt werden in das Kind symbolische Bedeutungen gelegt (z. B. durch das Geschlecht oder Ähnlichkeiten mit Familienmitgliedern). Diese Zuschreibungen geben dem Leib individuelle Bedeutung, die über das Physiologische hinausgeht.
- Vieldeutigkeit: Die Zuschreibungen können sich unterscheiden, der Leib muss in unterschiedlichen Kontexten immer wieder neu wahrgenommen und verstanden werden.
- Unverfügbarkeit: Der Leib kann nicht vollständig kontrolliert werden, sondern ist den biologischen Notwendigkeiten und Grenzen unterworfen. So kann z. B. durch eine körperliche Erkrankung der eigene Körper fremd und kränkend erlebt werden. Gleichzeitig ist durch die biologische Bestimmtheit nicht jede leibliche Äußerung ausschließlich symbolisch und psychologisch zu verstehen.

In den Begrifflichkeiten in Bezug auf den Körper bzw. den Leib orientiert sich die Konzentrative Bewegungstherapie am Konsensuspapier von Röhricht et al. (2005). Körpererleben wird dabei als Oberbegriff verstanden, dem die Begriffe Körperbild (das innere kognitive Bild vom eigenen Körper, das sich basierend auf der Sprachentwicklung formt), Körperschema (alle perzeptiv-kognitiven Leistungen), Körperempfinden (intero- und exterozeptive Wahrnehmung), Körper-Ich (leibliche Integrität und Identität), Körper-Kathexis (Ausmaß positiver körperbezogener Gefühle) und Körperbewusstheit (Bewusstsein der Leiblichkeit) untergeordnet werden.

17.2.3 Wahrnehmung als Verbindung von Sinnesempfindung und Erfahrung

Wahrnehmung setzt sich nach Merleau-Ponty aus Sinnesempfindung und Erfahrung (erworben durch die subjektive Lebens- und Lerngeschichte) zusammen. Diese philosophische Annahme, die bedeutsam für die Konzentrative Bewegungstherapie ist, wird auch durch die Neurowissenschaften bestätigt. Der Neurowissenschaftler Antonio Damasio beschreibt Körper und Gehirn (und damit Geist) als einen „unauflöslichen Organismus" (S. 129, Damasio zit. nach Schreiber-Willnow 2016, S. 29). Er zeigt, wie einzelne Körperteile über Nerven und durch Körperaktivität erzeugte chemische Stoffe Signale zum Gehirn schicken und das Gehirn wiederum Organe beeinflusst. Das Gehirn, so Damasio weiter, erzeugt visuelle, olfaktorische, akustische und andere Vorstellungsbilder. Diese Bilder sind dabei sowohl aktuelle Wahrnehmungsbilder als auch Erinnerungsbilder einer realen Vergangenheit und von Zukunftsplänen. Das Ordnen dieser Bilder bezeichnet er als Denken. Erinnerte Vorstellungsbilder zeigen dabei vorübergehend die gleiche synchrone Aktivierung der neuronalen Entladungsmuster im Gehirn wie die tatsächlich stattgefundene Situation und können durch eine entsprechende körperliche Aktivierung ausgelöst

werden. Die Vorstellungsbilder (Erfahrungen im Sinne Merleau-Pontys) sind mit Empfindungen (Körpererleben und Gedanken, Wahrnehmen von Gefühlen) verbunden, die Damasio als „somatische Marker" bezeichnet und die wesentlich unsere Entscheidungen beeinflussen. Mit anderen Worten liegen also allen Entscheidungen, die wir treffen, Empfindungen (positiv oder negativ getönt) zugrunde, die durch die Wahrnehmungsund Erinnerungsbilder ausgelöst werden, die assoziativ mit der Entscheidung verbunden sind. Es handelt sich dabei um unbewusst ablaufende Prozesse. In der KBT wird durch das konzentrative Wahrnehmen und die Versprachlichung des Wahrgenommenen im Sinne des Tetraeders des Begreifens die Bewusstwerdung der körperlichen Empfindungen und damit verbundener Bilder gefördert (Assoziation und Differenzierung). Die Koppelungen von bestimmten Sinnesqualitäten und Erfahrungen und deren emotionaler Gehalt werden bewusst. Dieses Bewusstsein der Zusammenhänge von Sinnesempfindungen und Erfahrung ist Voraussetzung, dass über neue körperliche und emotionale Erfahrungen (leibliche Erfahrungen) in der Therapie belastende Vorstellungsbilder vom Körper und von der Umwelt verändert (Dissoziation) werden können (Schreiber-Willnow 2016; Cserny und Tempfli 1999).

17.2.4 Symbolisierung

In der Konzentrativen Bewegungstherapie wird die Symbolisierungsfähigkeit als ganzheitlicher Prozess, als verleiblichte Symbolschöpfung verstanden. Diese Fähigkeit ermöglicht es, erlebte Beziehungserfahrungen zu Objekten mit inneren Prozessen zu verbinden und überdauernde Ich-Strukturen zu bilden. Damit ist die Symbolisierungsfähigkeit wichtige Grundlage für die Entwicklung des Körperbildes. Symptome können demnach als Bruch in der Symbolisierung bzw. in der Bezogenheit des Menschen auf sich selbst verstanden werden. Besonders deutlich ist dies bei Traumatisierungen. In der Therapie ist es daher hilfreich, wenn Symbolisierungen (mit Gegenständen, in der Körperwahrnehmung, in der

Sprache) gefunden werden, um das Geschehene in die eigene Lebensgeschichte einordnen zu können. Eine Besonderheit der Konzentrativen Bewegungstherapie ist weiters, dass auch kleine Bewegungssequenzen, die sich im Phänomen bzw. in den Angeboten zeigen, als Symbol verstanden werden (Schüller Galambos 2017).

17.3 Die Gesundheits- und Krankheitslehre der KBT

Die Gesundheits- und Krankheitslehre der KBT ist eingebettet in das biopsychosoziale Modell nach Uexküll und Wesiak (1992, zit. nach Cserny und Paluselli 2006). Als tiefenpsychologisches Therapieverfahren beruft sich die KBT auf die psychodynamische Krankheitslehre unter besonderer Berücksichtigung der konflikthaften oder strukturdefizitären Dynamik (Arbeitskreis OPD-2). Zusätzliches Augenmerk legt die KBT auf die wechselseitige Bedingtheit von motorischer und seelischer Entwicklung. Die zu bewältigenden Entwicklungsaufgaben von der Abhängigkeit als Säugling hin zum autonomen, reifen Erwachsenen erfolgt in Zusammenhang mit der motorischen Entwicklung vom Liegen, ins Sitzen, ins Krabbeln und Stehen bis zum Gehen (Hochgerner 2011). Der Zusammenhang von körperlicher Erfahrung und der Entwicklung des Sprechens und Denkens wurde bereits dargelegt. Aus Sicht der KBT können viele Krankheitsbilder als strukturelle Entwicklungsstörungen im Sinne der Wahrnehmungs- und Denkstrukturen bei Piaget verstanden werden. Daraus folgt, dass in der Behandlung der bewegungstherapeutische Ansatz der KBT dazu beiträgt, strukturelle Defizite zu verändern.

Bereits als Säugling (und sogar schon im Mutterleib) macht der Mensch erste (leibliche) Beziehungserfahrungen. Die Qualität dieser Beziehungserfahrung und die damit verbundene emotionale Färbung (positiv oder negativ) ist Grundlage für die Entwicklung des Selbstwertgefühls und des Körper-Ichs, für die psychische Struktur und ihre Stabilität, für die Bindungsfähigkeit. Störungen und Verletzungen in den ersten Beziehungen behindern den Entwicklungs- und Reifungsprozess des Menschen. Es kommt zu motorischen, kognitiven (eingeschränkte Sichtweisen) und affektiven Hemmungen. Zentrale Fähigkeiten zur Differenzierung, Regulation und Integration können nur unzureichend ausgebildet werden. Bezugnehmend auf den Tetraeder des Begreifens bedeutet dies, dass einzelne Funktionen überrepräsentiert sind – es gibt kein Gleichgewicht. Mit anderen Worten steht beispielsweise das Denken im Vordergrund bei gleichzeitig zu wenig emotionaler Angebundenheit, oder das Begreifen ist im Vordergrund und kann nicht entsprechend reflektiert werden. Dies kann zur Folge haben, dass Belastungen in der Lebensgeschichte nicht ausreichend verarbeitet und integriert werden können und daraus Erkrankungen entstehen. Es geht also darum, die einzelnen Funktionen des Tetraeders des Begreifens wieder ins Gleichgewicht zu bringen (Pokorny et al. 2001; Stolze 2005).

17.4 Die KBT und standardisierte Manuale der Diagnostik

Eine Diagnostik im Sinne des ICD-10 oder DSM-IV/DSM-5 findet bei KBT-Therapeuten meistens statt, da dies für die Abrechnung mit den Krankenkassen Voraussetzung ist. Welches der beiden Klassifikationssysteme vorrangig benutzt wird, ist in Österreich abhängig vom Bundesland und den dort geltenden Richtlinien. Für die Therapie an sich hat diese kategoriale Diagnostik im Sinne einer Diagnose nur wenig Bedeutung, da sich das konkrete therapeutische Vorgehen am Einzelfall und nicht an Manualen orientiert. Das bedeutet, dass bei jeder Therapie das Phänomen wahrgenommen, die individuelle Entstehungsgeschichte der Symptome ergründet und darauf aufbauend ein individuelles Behandlungskonzept entwickelt wird. Oder mit den Worten Helmuth Stolzes ausgedrückt: *„KBT ist immer anders! Das heißt, … dass wir als Therapeuten sehr erfindungsreich sein müssen – und dürfen!"* (2005, S. 93).

In der Konzentrativen Bewegungstherapie wurden eigene Diagnoseinstrumente entwickelt, wie beispielsweise die Skalen zur Prozessdiagnostik. Die insgesamt neun Skalen erfassen folgende für die KBT bedeutsame Bereiche:

- Körperwahrnehmung
- Bewegungsverhalten
- Körperbegrenzung I (soziale Nähe-Distanz-Regulation)
- Körperbegrenzung II (körperliches Eigenerleben)
- Symbolisierungserfahrung
- Körperbesetzung (Zuneigung gegenüber dem eigenen Körper)
- Körperbesetzung II (Kontrolle)
- Explorationsverhalten
- Situative Selbstregulation

Die Einschätzung der Fähigkeiten mit diesen neun Skalen dient der Erfassung des Phänomens und kann zur Behandlungsplanung herangezogen werden (Seidler et al. 2004). Die Erfahrung vieler in Kliniken tätiger KBT-Therapeuten zeigt allerdings, dass eine rein KBT-spezifische Diagnostik und die damit verbundene KBT-spezifische Sprache oftmals die Kommunikation mit Kollegen erschwert.

Die Einschätzung der psychischen Struktur der Patienten nach OPD-2 und die Benennung der zentralen intrapsychischen Konflikte ist wichtiger Inhalt der Lehre im Fachspezifikum Konzentrative Bewegungstherapie. Die Einschätzung der strukturellen Fähigkeiten wird als wichtige Grundlage für die Therapieplanung angesehen. Eine Arbeitsgruppe des deutschen (DAKBT) und des österreichischen Arbeitskreises für Konzentrative Bewegungstherapie (ÖAKBT) zur Diagnostik in der KBT sprach sich 2016 für die Anlehnung an die OPD-2 als standardisiertes, tiefenpsychologisches Diagnoseinstrument, das in vielen Kliniken zum Einsatz kommt, aus. In einer eigenen Publikation (Scheepers-Assmus et al. 2016) wurde dargelegt, wie KBT-Therapeuten die OPD-2 für sich nutzen können. Die fünf Achsen der OPD-2 (Krankheitserleben und Behandlungsvoraussetzungen, Beziehungsgestaltung, intrapsychische Konflikte, strukturelle Fähigkeiten und deskriptive Diagnose) sind auch in der KBT zentral für die Therapieplanung.

Im Gegensatz zur OPD-2 werden diese Bereiche jedoch nicht ausschließlich im Gespräch erhoben, sondern werden aus dem Phänomen in Verbindung mit dem (Anamnese-)Gespräch erschlossen und im Therapieverlauf immer wieder reflektiert. Ergänzt werden die Bereiche der OPD-2 für die KBT um die Einschätzung des Körperselbst und der Körperphänomene sowie der Symbolisierungsfähigkeit.

17.5 Setting und Anwendungsfelder der KBT

In ihren Anfängen war die KBT eine Gruppentherapiemethode. Vor allem in Kliniken findet die KBT heute noch meist in der Gruppe statt, in den ambulanten Praxen hat sich die Durchführung im Einzelsetting durchgesetzt. Die Konzentrative Bewegungstherapie wurde nicht für spezielle Diagnosen entwickelt. Sie orientiert sich in der Behandlung an den individuellen Schwierigkeiten und Ressourcen des Patienten, der in seiner Leiblichkeit vor dem Hintergrund seiner Lebens- und Lerngeschichte verstanden werden will. Durch die Leiborientierung der Methode liegt die Anwendung bei psychosomatischen Erkrankungen, Schmerzerkrankungen und Essstörungen auf den ersten Blick nahe, und dies zeigt sich auch darin, dass die KBT in mehr als 140 psychosomatisch-psychiatrischen Kliniken Teil des Behandlungssettings ist. Hamacher-Erbguth et al. (2013) halten fest, dass neben den bereits erwähnten Indikationen auch folgende Störungen mit KBT behandelt werden können: depressive Störungen, Belastungsstörungen, Traumafolgestörungen, Suchterkrankungen, Persönlichkeitsstörungen und Entwicklungsstörungen. Die KBT findet neben der Krankenbehandlung auch Anwendung bei Lebenskrisen, in der Paartherapie, zur Prävention und zur Gesundheitsförderung. Auch bei Supervision und Coaching kann die KBT erfolgreich eingesetzt werden. Schreiber-Willnow (2016) zeigt auf, dass die Indikation bzw. Kontraindikation für KBT vor allem eine Frage des Settings ist. Sie legt weiter dar, dass die KBT in ihren Anfängen nicht als Behandlung für Patienten mit psychotischen Erkrankungen oder schweren Persönlichkeitsstörungen wie der Borderline-Persönlichkeitsstörung konzipiert war. Mittlerweile gibt es dafür aber spezielle Modifikationen, so dass die KBT nun diese Erkrankungen auch ausdrücklich als Indikation ansieht. Auch bei Traumafolgestörungen gibt es darauf spezialisierte KBT-Therapeuten. Bei entsprechend angepasstem Setting kann die KBT auch bei Menschen mit Behinderung eingesetzt werden.

Die KBT war zunächst eine Methode zur Behandlung Erwachsener. Mittlerweile arbeiten aber auch viele Therapeuten mit Kindern und Jugendlichen mit dieser Methode und haben entsprechende Konzepte dazu entwickelt. Besonders zu erwähnen sind dabei die Arbeiten von Roswitha Weixelbaumer, Christa Baier und Margit Eberl (1999). Das erste KBT-Weiterbildungscurriculum für Säuglings-, Kinder- und Jugendlichenpsychotherapie hat 2020 gestartet.

17.6 Die therapeutische Beziehung

Die Konzentrative Bewegungstherapie ist ein tiefenpsychologisch fundiertes Psychotherapieverfahren. Das Wissen um psychodynamische Gegebenheiten wie Übertragung und Gegenübertragung, Widerstand und Abwehr prägen die Beziehungsgestaltung. Pokorny et al. (2001) beschreiben die *„bejahende Beziehung unter den Bedingungen zwischenmenschlicher Achtung, Wertschätzung und Empathie, welche nach Situation stützend, fördernd oder konfrontierend ist"* (S. 63) als Wirkfaktor in der KBT. Die therapeutische Beziehung ist dabei *„gekennzeichnet durch Bereitschaft zu 'geteiltem Gewahrsein' im Sinne Sanders und zu 'Affektabstimmung' im Sinne Stern"* (ebd.).

Die Gestaltung der therapeutischen Beziehung wird auch von der Diagnostik beeinflusst. Die Einschätzung der psychischen Struktur des Patienten gibt wichtige Hinweise auf die therapeutische Haltung und Position. So ist es bei strukturellen Defiziten beispielsweise notwendig, dem Patienten ein entwicklungsförderndes Gegenüber

zu sein, sich bildlich hinter den Patienten zu stellen. Unterstützung und Containing sind zentral, der Therapeut ist Hilfs-Ich, während auf Deutung weitgehend zu verzichten ist (Rudolf 2006).

Im Folgenden soll dargestellt werden, wie die therapeutische Beziehung in der Konzentrativen Bewegungstherapie durch die Arbeitsweise (mit Angeboten, mit Berührung und mit Gegenständen) spezifisch ausgestaltet ist.

17.6.1 Angebote

In der Konzentrativen Bewegungstherapie arbeiten wir nicht nach Manual, und es gibt auch keine „Übungen". Basierend auf der Wahrnehmung des Phänomens und den daraus entstehenden Arbeitshypothesen in Abstimmung mit den Therapiezielen der Patienten machen wir den Patienten „Angebote". Dies können beispielsweise Angebote zur Wahrnehmung der eigenen Bewegung (motorisch sowie die innere Bewegtheit), zur Wahrnehmung von Raum und Gegenständen, zur Interaktion mit dem Therapeuten oder in der Gruppe, direkt oder über Gegenstände oder zur Gestaltung mit Gegenständen sein. Zentral ist dabei immer wieder das konzentrative Wahrnehmen der eigenen Bewegung, der Körperempfindungen, der Gedanken, Gefühle und Assoziationen, die dabei auftauchen, und der sprachliche Austausch darüber. KBT-Angebote umfassen also Körperwahrnehmung, Körpererleben, nonverbale Symbolisierung und sprachliche Symbolisierung, um alle Funktionen des Tetraeders des Begreifens zu einem Ganzen zu verbinden. Wir sprechen hierbei bewusst von „Angeboten", die die Patienten annehmen oder ablehnen oder verändern können. Angebote sind, vor allem bei gut strukturierten Patienten, möglichst offen formuliert, auch wenn sie auf konkreten Hypothesen beruhen, sodass die Patienten einen Freiraum zur Gestaltung haben (Stolze 2005; Schreiber-Willnow 2016). Bei weniger gut strukturierten Patienten stellt der Therapeut Kategorien zur Verfügung, um so Differenzierung (in der Wahrnehmung, im Erleben, im Ausdruck) zu fördern.

Die KBT-Therapeuten nutzen ihre (körperliche) Gegenübertragung auch in Bewegungsangeboten. Im Handlungsdialog nutzt der KBT-Therapeut seine Selbstwahrnehmung, um Beziehungsmuster wahrzunehmen. KBT-Therapeuten stellen sich in der Einzeltherapie auch mit ihrer Leiblichkeit zur Verfügung. Sie sind in den Angeboten ein Gegenüber. Dazu ist es unbedingt notwendig, dass der KBT-Therapeut in ausreichend Selbsterfahrung gelernt hat, achtsam mit seinem Körper umzugehen und die Signale des Körpers zu verstehen. Renate Schwarze (2006, zit. nach Schreiber-Willnow 2016) unterscheidet vier Arten des Handlungsdialogs:

- Die rituelle Berührung (z. B. Händedruck zur Begrüßung)
- Die Spiegelung (das bewusste Einnehmen der Körperhaltung des Patienten, um sich leiblich einzufühlen)
- Das Körpergespräch im Abstand (z. B. Aushandeln der im Augenblick passenden Nähe bzw. Distanz)
- Die direkte Berührung (z. B. zur Unterstützung der Wahrnehmung)

17.6.2 Berührung

„*Vom Gehaltenwerden im Sinne Winnicotts kann der Patient nicht verbal überzeugt werden, sondern er muss es immer wieder konkret erfahren*" (Dulz 2004, S. 124). Berührung ist wichtiger Bestandteil der KBT. Damit ist sowohl die körperliche Berührung als auch das seelische Berührtsein gemeint. Die Haut ist unser erstes entwickeltes Sinnesorgan, das bereits vor der Geburt stimuliert wird. Unsere ersten Beziehungserfahrungen finden über Körperkontakt statt und sind für uns überlebenswichtig. Körperliche Erfahrungen sind die Grundlage der Entwicklung des Kernselbstempfindens nach Daniel Stern (2010) und dem Ich-Bewusstsein nach Christian Scharfetter (2010). Misslingt der frühe körperliche Dialog, werden wir also bereits als Säugling nicht in unserer Leiblichkeit bestätigt und angenommen. Dies kann weitreichende Folgen für unser Körperbild und Körper-Ich haben und zu unterschiedlichen psychischen und psychosomatischen Erkrankungen führen. Das Bedürfnis nach Berührung bleibt unser Leben lang erhalten.

In der Therapie kann Berührung sowohl im direkten Körperkontakt erfolgen (z. B. durch Auflegen der Hand oder Rücken an Rücken), durch Anleitung zur Selbstberührung wie auch durch Gegenstände, die als Abstandhalter dienen (z. B. Abrollen der Körpergrenzen mit einem Ball). Es gilt dabei, besonders achtsam zu sein: Jede Berührung birgt natürlich auch das Risiko in sich, negative Repräsentanzen zu aktualisieren. Klar ist, bei jeder Berührung steht das Anliegen des Patienten im Vordergrund, nicht die Bedürfnisse des Therapeuten (Stippler-Korp 2015).

17.6.3 Die Verwendung von Gegenständen

In der Praxis eines KBT-Therapeuten finden sich unterschiedlichste Gegenstände: Bälle, Seile, Decken, Kissen, Steine, diverse Fundstücke aus der Natur, Stäbe, Spielzeug, Sandsäckchen, Alltagsgegenstände aller Art und vieles mehr. Diese Gegenstände werden in der Therapie auf unterschiedliche Art verwendet:

- Realobjekt: z. B. zur Förderung der Differenzierung in der Wahrnehmung ("Der Ball ist rund, kalt, schwer, wenn ich dagegen klopfe, ertönt ein dumpfes Geräusch", …).
- Hilfsmittel zum Aufbau der Selbstwahrnehmung: mit dem Ball die eigenen Körpergrenzen abrollen, sich selbst durch den Kontakt mit dem Ball spüren.
- Intermediärobjekt: z. B. der Therapeut rollt die Körpergrenzen des Patienten ab.
- Bestandteil einer szenischen Gestaltung: z. B. gemeinsames Ballspiel.
- Symbol: z. B. ein Patient nimmt als Symbol für sich selbst einen Ball; der Therapeut deutet dabei den Ball nicht, sondern fragt den Patienten nach seinen Assoziationen. Es geht um die individuelle symbolische Bedeutung des Gegenstandes.
- Übergangsobjekt: z. B. nimmt der Patient ein in der Stunde relevantes Symbol mit nach Hause.

17.7 Diagnostik in der KBT: Das Phänomen wahrnehmen

17.7.1 Grundlegendes zur Diagnostik in der KBT

Folgende Grundannahmen für die Diagnostik in der KBT wurden von Scheepers-Assmus et al. (2016) in Anlehnung an die OPD-2 festgehalten:

- Diagnostik wird in der KBT als Grundlage der Therapieplanung angesehen.
- Es sollen sowohl kritische Merkmale und Defizite als auch Ressourcen und Kompetenzen erfasst werden.
- Diagnostik ist eingebunden in das interaktionelle Geschehen zwischen Therapeut und Patient.

Alle Befunde sind vor dem Hintergrund der individuellen Lebensgeschichte zu verstehen und aufeinander bezogen.

Zentral in der Diagnostik der KBT ist das Phänomen.

Merke

Das Phänomen umfasst „*den gesamten Ausdruck des Patienten: Körperhaltung, Mimik, Gestik, seine Bewegungen, Körperschema, Körperbild, die Art und Weise seines Umgangs mit belebten und unbelebten Objekten, die Art und Weise seiner Beziehungsaufnahme und Symbolisierungsfähigkeit*" (Cserny und Tempfli 1999, S. 15). ◄

Die Gesamtheit des Erscheinungsbilds wird als Ausdruck der psychischen Repräsentanzen (Selbst-, Objekt- und Affektrepräsentanzen) verstanden. Die Wahrnehmung des Phänomens und die Reflexion des Wahrgenommenen ist die zentrale Grundlage der Diagnostik und damit auch der Behandlungsplanung. Diagnostik und Therapie greifen dabei ineinander. Der KBT-Therapeut nimmt das Phänomen wahr, greift es in Angeboten auf, bildet Arbeitshypothesen. Die Wahrnehmung des Phänomens kann mit der Wahrnehmung der szenischen Information in der

Psychoanalyse verglichen werden. Die szenische Information, die nach Argelander (2011) besonders aufschlussreich hinsichtlich der Prognose ist, wird durch die Persönlichkeit des Therapeuten wahrgenommen. Der diagnostische Blick ist geprägt von den Konzepten zur psychischen Struktur, zu den intrapsychischen Konflikten, zu den verinnerlichten Beziehungserfahrungen und -mustern, zur Symbolisierungsfähigkeit. In den KBT-Angeboten zeigt sich wiederum das Phänomen, die Arbeitshypothesen werden vertieft oder verändert und dementsprechend neue Angebote formuliert.

Leitend ist dabei immer das gemeinsam mit dem Patienten vereinbarte Therapieziel, die Arbeitshypothesen werden mit dem Patienten besprochen und validiert.

17.7.2 Fallbeispiel – das Phänomen

Frau Gruber kommt nach telefonischer Voranmeldung zum Erstgespräch. Bei der Terminvereinbarung berichtete sie, dass ihr Hausarzt ihr aufgrund häufig auftretender Infekte und diverser Schmerzen eine Therapie empfehle.

Beim Öffnen der Tür lächelt mich eine attraktive, modisch gekleidete junge Frau an, die energisch die Praxis betritt und mich mit festem Händedruck begrüßt. Sie geht zügig in den Raum, sieht sich kurz um, betrachtet die KBT-Materialien (Bälle, Stäbe, Decken, Kissen, Seile, Gegenstände verschiedenster Art) kurz und setzt sich dann in einen der beiden Sessel. Sie sitzt aufrecht, lehnt sich nicht an, ihr ganzer Körper wirkt angespannt. Ihr Blick ist offen und mir zugewandt, gleichzeitig wirkt ihr Lächeln angestrengt. Sie lacht, blickt sich nochmals um, wirkt plötzlich sehr unsicher.

Auf meine Frage, was sie zu mir führe, berichtet sie nochmals, dass ihr Hausarzt ihr dies empfohlen habe, weil sie häufig krank sei und es ihr einfach nicht gut gehe. Dann lässt sie sich in den Sessel sinken, sie fällt regelrecht in sich zusammen. Jegliche Spannung scheint mit einem Mal aus dem Körper gewichen, und sie beginnt zu weinen: „Ich bin jetzt so froh, dass ich da bin, ich halte es nicht mehr aus!" Ich bin in diesem Moment überrascht von der Heftigkeit der Gegensätze. Dieser schnelle Wechsel von der anscheinend selbstbewussten, erwachsenen, energiegeladenen, aber gleichzeitig sehr angespannten Frau hin zu der erschöpften, verzweifelten, fast kindlich wirkenden, energielosen Frau wird mir auch in den kommenden Stunden immer wieder begegnen. Erste Gedanken dazu sind:

- Es ist ein Wechsel zwischen Extremen: Gibt es Momente der Entspannung ohne Gefühle der Verzweiflung? Wie gelingt es, beide Seiten ins Selbstbild zu integrieren?
- Was hält sie bzw. kann sie „nicht mehr aushalten"? Frau Gruber hat anscheinend gelernt, sich mit hoher Anspannung aufrecht zu halten – es kann darum gehen, diese Anspannung wahrzunehmen und zu dosieren – wo macht die hohe Spannung Sinn, wo darf es Entspannung geben?

Im ersten Gespräch erzählt die 32-jährige Frau, dass sie Rechtswissenschaften studiert habe und als Rechtsanwältin arbeite. Auch ihr Vater sei Rechtsanwalt, ebenso die Mutter, die den Beruf aber aufgrund ihrer schlechten Gesundheit nicht ausübe, und die fünf Jahre jüngere Schwester, die derzeit in einem anderen Bundesland an einem Gericht arbeite. Sie beschreibt sich selbst als erfolgreich in ihrem Beruf, es falle ihr aber häufig schwer, am Morgen aufzustehen, da sie großen Widerwillen gegen ihre Arbeit empfinde, obwohl sie diesen Beruf doch immer habe ausüben wollen. Sie lebt in einer Beziehung, ihr Lebensgefährte sei Künstler, habe jetzt aber auch angefangen zu unterrichten, worüber sie sehr froh sei. Sie gibt an, dass er sich vor einigen Monaten zunächst von ihr getrennt habe, was bei ihr zu Suizidgedanken führte, jetzt seien sie aber wieder zusammen. Sie sei unsicher, ob sie das wirklich wolle, sie sei aber nun eigentlich auch im Alter, wo man heirate. Sie leben gemeinsam in einer Wohnung in ihrem Elternhaus.

Im Folgenden schildert sie unterschiedlichste körperliche Beschwerden wie Magen-Darm-Probleme, die in Zusammenhang mit verschiedenen Nahrungsmittelunverträglichkeiten stünden, Kopfschmerzen bis hin zu Migräne, Rückenschmerzen, Unterleibsschmerzen, wiederkehrenden Ausschlag. Hinzu kämen häufige grippale Infekte, sie sei oft im Krankenstand, schleppe sich aber auch oft krank zur Arbeit. Sie gibt an, mit ihrem Körper unzufrieden zu sein, da er so oft versage. Ihre Stimmung sei gedrückt, am Wochenende sei sie einfach froh, wenn sie ihre Ruhe habe, sie habe keine Energie mehr und fühle sich ausgelaugt.

Ihre Familie beschreibt sie als sehr eng, auch die Schwester habe eine Wohnung im Elternhaus. Die Beziehung der Eltern sei sehr konflikthaft, der Vater habe früher sehr viel getrunken und sei vor allem gegenüber der Mutter dann ausfallend geworden, es habe damals, aber auch heute noch viel Abwertung und wenig Wertschätzung von seiner Seite gegeben. Gute Leistungen seien ihm immer wichtig gewesen, und es sei auch schon früh klar gewesen, dass beide Töchter Recht studieren, da dies ein sicherer Beruf sei. Die Mutter sei schon immer sehr kränklich gewesen. Frau Gruber gibt an, dass sie sich bereits als Kind häufig um die Mutter gesorgt habe und sich auch heute noch um sie kümmere. Sie sei seit ihrer Kindheit auch die Vermittlerin zwischen den Eltern, habe immer wieder versucht, die Konflikte zu entschärfen.

Als Therapieziel gibt sie an, sie wolle stabiler werden, Konflikte besser aushalten und weniger körperliche Beschwerden haben.

17.7.3 Vom Phänomen zur Therapie

Im Folgenden werden exemplarisch zwei Möglichkeiten beschrieben, wie im dargestellten Fallbeispiel aus dem Phänomen Angebote entwickelt werden können.

KBT-Angebote können direkt aus dem Phänomen formuliert werden, beispielsweise indem sprachliche Äußerungen, die sich als Metapher auf den Körper beziehen, wahrgenommen, verstärkt oder Gegenbewegungen angeboten werden. So sagt Frau Gruber mehrmals, sie „könne es nicht mehr aushalten". Dies kann in folgendem Angebot aufgegriffen werden: Frau Gruber wird zum strukturierten Wahrnehmen, wo sie im Körper „halte", eingeladen. In der Bearbeitung, also der sprachlichen Reflexion über das im Angebot Erlebte berichtet Frau Gruber, dass sie ihre hohe Spannung spüre, sie habe das Gefühl, „alles halten zu müssen". Sie beginnt zu weinen und erzählt, dass sie immer alles alleine halten und schaffen müsse, dass jeder in der Familie mit Forderungen an sie herantrete, aber niemand danach frage, wie es ihr gehe. An diesem Beispiel wird nochmals deutlich, dass es sich beim Phänomen um Ausdruck der Selbst-Objekt-Repräsentanzen handelt, um verkörperte Beziehungserfahrungen. Bei einem weiteren Angebot, bei dem es darum geht, sich in den Sessel sinken zu lassen, sich anzulehnen und Spannung abzugeben, also nicht mehr zu halten, erlebt sich die Patientin als schwach, inkompetent und „nutzlos", so ihre Selbstbeschreibung. Es wird, passend zur bereits in der Anamnese berichteten Familienstruktur, deutlich, dass die Patientin ihren Selbstwert dadurch stabilisiert, für andere zu sorgen, sich um andere zu kümmern, andere zu halten – unter großer eigener Kraftanstrengung, in der Sprache der OPD-2 ein aktiver Versorgung-versus-Autarkie-Konflikt. Gleichzeitig kann sie wahrnehmen, dass es angenehm ist, die Spannung abzugeben, sich sinken zu lassen – „Es ist weniger anstrengend, aber wer kümmert sich jetzt um mich?" Große Traurigkeit und Sehnsucht werden spürbar. Weitere Möglichkeiten, das Thema des Halt-Gebens und Halt-Bekommens aufzugreifen, sind beispielsweise:

- das Begreifen (im Sinne des Hingreifens und Hinspürens) der knöchernen Struktur, die uns aufrecht hält, uns Halt gibt (Arbeit am Selbstbild);
- das bewusste Anlehnen an eine Wand und das Spiel damit, das Gewicht abzugeben, selbst zu halten, sich anzulehnen und wieder zu lösen. Dadurch wird einerseits Differenzierung angeregt, aber auch die Fähigkeit zur Regulation (Wie viel gebe ich ab, wie viel behalte ich?);
- Rücken an Rücken sich an die Therapeutin lehnen – statt der Wand als sicheres Objekt dient nun der Therapeut als Gegenüber.

Auffallend ist auch der Wechsel in der Selbstbeschreibung: Zum einen kann Frau Gruber darüber berichten, wo ihre Kompetenzen liegen, wenige Augenblicke später kann das Bild aber wieder kippen, und sie beschreibt sich als Versagerin, die nichts hinkriegt. Der kompetente Teil ist ihr nicht mehr zugänglich. In der Sprache der OPD-2 ist dieses Phänomen ein Hinweis darauf, dass hinsichtlich der strukturellen Fähigkeiten die Fähigkeit zur Integration von unterschiedlich getönten (positiven und negativen) Eigenschaften ins Selbstbild eingeschränkt ist. Auch dies kann in KBT-Angeboten aufgegriffen werden:

- Sich selbst körperlich in der Gegensätzlichkeit begreifen (Selbstberührung): Wo bin ich hart/weich, wo bin ich stark/schwach, eckig/kantig etc.
- Mit Gegenständen ein Bild von sich selbst gestalten: Bei diesem Angebot war es bei Frau Gruber nötig, von der Therapeutin Hilfestellung zu erhalten. Bezugnehmend auf vergangene Therapiestunden erinnerte die Therapeutin Frau Gruber an ihre eigenen Zuschreibungen ihre Person betreffend. Frau Gruber entschied, welche davon ins Bild aufgenommen wurden, und war überrascht über die Fülle, die so entstand. Das Wahrnehmen dieser Fülle trug zur Relativierung der aus ihrer Sicht negativen Eigenschaften bei.

In jedem Angebot zeigen sich wiederum Phänomene, die aufgegriffen werden können. In den einzelnen Therapiestunden kann entweder ein zu Stundenbeginn gezeigtes Phänomen handlungsleitend das Angebot bestimmen, oder das Angebot greift Themen aus den vorangegangen Stunden auf. Diagnostik und gemeinsam vereinbarte Therapieziele bieten dabei dem Therapeuten Hilfestellung bei der Auswahl bzw. der Entwicklung der passenden Angebote.

17.8 Zusammenfassung

Die Konzentrative Bewegungstherapie (KBT) ist eine leib- und bewegungsorientierte psychotherapeutische Methode auf der Basis entwicklungspsychologischer und tiefenpsychologischer/psychodynamischer Theorien und Denkmodelle. Zentrale Grundannahme der Konzentrativen Bewegungstherapie ist, dass Körper und Seele untrennbar miteinander verbunden sind. Der Körper ist der Ort des psychischen Geschehens. Die Verbindung von Wahrnehmen, Bewegen, Denken und Sprechen wird in der Therapie genutzt, um Verknüpfungen zwischen Körperempfindungen und lebensgeschichtlichen Erfahrungen bewusst zu machen und eine Verhaltensveränderung zu ermöglichen.

Die Diagnostik beruht in erster Linie auf der Wahrnehmung des Phänomens, also der Gesamtheit des Erscheinungsbildes, das als Ausdruck der psychischen Repräsentanzen verstanden wird.

Verwendete und weiterführende Literatur

Arbeitskreis OPD (2006) Operationalisierte Psychodynamische Diagnostik OPD-2. Das Manual für Diagnostik und Therapieplanung. Hans Huber, Bern

Argelander H (2011) Das Erstinterview in der Psychotherapie, 9. Aufl. WBG, Darmstadt

Cserny S, Paluselli C (2006) Der Körper ist der Ort des psychischen Geschehens. Grundlagenwissen der Konzentrativen Bewegungstherapie. Königshausen & Neumann, Würzburg

Cserny S, Templi U (1999) Die Wirkung von Körperinterventionen auf das psychische Geschehen und dessen Veränderung. In: Cserny S, Paluselli C (Hrsg) (2006)Der Körper ist der Ort des psychischen Geschehens. Königshausen & Neumann, Würzburg, S 11–30

Dulz B (2004) Psychoanalytisch fundierte Beziehungsarbeit. In: Sachsse U (Hrsg) Traumazentrierte Psychotherapie. Theorie, Klinik und Praxis. Schattauer, Stuttgart, S 121–137

Hamacher-Erbguth A, Schrack-Frank R, Brückl R (2013) Konzentrative Bewegungstherapie: Körpererleben und symbolische Übersetzung. Ärztliche Psychotherapie 8:152–157

Hochgerner M (2011) Konzentrative Bewegungstherapie. In: Stumm G (Hrsg) Psychotherapie. Schulen und Methoden. Eine Orientierungshilfe für Theorie und Praxis, 3. Aufl. Falter Verlag, Wien, S 345–350

Pokorny V, Hochgerner M, Cserny S (2001) Konzentrative Bewegungstherapie. Von der körperorientierten Methode zum psychotherapeutischen Verfahren, 2. Aufl. Facultas-Universitätsverlag, Wien

Röhricht F, Seidler KP, Joraschky P, Borkenhagen A, Lausberg H, Lemche E, Loew T, Porsch U, Schreiber-Willnow K, Tritt K (2005) Konsensuspapier zur terminologischen Abgrenzung von Teilaspekten der Körpererlebens in Forschung und Praxis. Psychotherapie Psychosomatik Medizinische Psychologie 55:183–190

Rudolf G (2006) Strukturbezogene Psychotherapie. Leitfaden zur psychodynamischen Therapie struktureller Störungen, 2. Aufl. Schattauer, Stuttgart/New York

Scharfetter C (2010) Allgemeine Psychopathologie. Eine Einführung. 6. Aufl. Thieme, Stuttgart

Scheepers-Assmus C, Kintrup K, Eulenpesch B, Freudenberg N, Kühnel U, Stippler-Korp M (2016) Diagnostik in der KBT. Konzentrative Bewegungstherapie 45(Sonderheft)

Schreiber-Willnow K (2016) Konzentrative Bewegungstherapie. Ernst Reinhard, München

Schüller Galambos S (2017) Symbol und Symbolisierungsfähigkeit. Konzentrative Bewegungstherapie 47:15–21

Seidler KP, Schreiber-Willnow K, Hamacher-Erbguth A, Pfäfflin M (2004) Skalen zur Prozessdiagnostik in der Konzentrativen Bewegungstherapie. Zeitschrift für Konzentrative Bewegungstherapie 34:67–102

Stern DN (2010) Die Lebenserfahrung des Säuglings. Zehnte Auflage. Klett-Cotta, Stuttgart

Stippler-Korp M (2015) Das Erleben körperlicher Grenzen. Konzentrative Bewegungstherapie 45:20–28

Stolze H (2005) Der Tetraeder des Begreifens. Einführung in die Theorie und Praxis der Konzentrativen Bewegungstherapie. In: Purschke-Heinz B, Schwarze R (Hrsg) KBT auf dem Weg. Gedenkschrift für Helmuth Stolze, den Begründer der Konzentrativen Bewegungstherapie. Eigenverlag DAKBT, Telgte, S 81–120

Weixelbaumer R (Hrsg) (1999) Out of Balance. Konzentrative Bewegungstherapie für Kinder. Österreichisches Literaturforum, Krems

Dr. Maria Stippler-Korp, Psychotherapeutin (Konzentrative Bewegungstherapie KBT), Klinische und Gesundheitspsychologin, Weiterbildung in Säuglings-, Kinder- und Jugendlichenpsychotherapie, tätig in eigener Praxis, Lehrende an der Universität Innsbruck; www.psychotherapie-telfs.com

Helga Krückl

18.1 Grundlagen und Menschenbild der Transaktionsanalytischen Psychotherapie (TAP)

Die Transaktionsanalyse wurde von Eric Berne in den 50er-Jahren des vorigen Jahrhunderts vor dem Hintergrund der Psychoanalyse und der Sozialpsychiatrie als eigenständiges psychotherapeutisches Heilverfahren entwickelt. Dabei prägen heute nachfolgende Positionen dieses Verfahren.

Ein Ausgangspunkt ist unsere biologische Natur. Wir gehören zu den Säugetieren, die sich nur in einem Umfeld von Mitgefühl, Fürsorge, Zuneigung, Güte und Warmherzigkeit gut entwickeln und überleben können. Diese Haltungen sind grundsätzlich angeboren und gehören als evolutionäres Erbe zum Wesen des Menschen. Ohne elterliches Für- und Vorsorgesystem sind wir verloren. Wir besitzen evolutionsbedingte Reaktionen auf die Umwelt: Erstarren, Kampf, Flucht, Kommunikation, Kooperation. Je nach Möglichkeit entstehen sie als Resonanzen zwischen Mensch und Umwelt.

Das transaktionale Austauschgeschehen wird als ein übergeordnetes Organisationsprinzip angesehen. Der transaktionale Austausch – latent und manifest – erschafft Beziehung als gemeinsame Aktion beider Beziehungspartner. Es geht dabei um eine erlebende Beziehung, die unser Lebensskript ausformt

Die TAP ist ein tiefenpsychologisches Verfahren. Das Unbewusste beeinflusst und gestaltet wesentlich unser Erleben und Handeln mit. Das Unbewusste ist nicht unmittelbar kognitiv abrufbar. Es braucht spezielle szenische Zugangswege, um sich ihm zu nähern. Bewusstheit zu erlangen schafft Autonomie, die Freiheit, sich zu entscheiden. Diese Autonomie ist kein feststehender Besitz, er gestaltet sich in den Beziehungen immer wieder neu.

Die TAP versteht sich als ein holistisches, psychodynamisches System. Es besitzt eine implizite und eine explizite Ordnung. Unter implizit ist die innere repräsentationale Welt zu verstehen, die sich in Theorien, Hypothesen, Modellen abzeichnet (… vom Urbild bis zum Skript und Ich-System). Die explizite Ordnung bezieht sich auf das Erleben und Handeln jetzt und hier. Sie zeigt sich in Beziehungserfahrungen und der Lebensgestaltung. Die phänomenologischen Zustände des Ich sind auch ein Element expliziter Ordnung.

Der Holismus betrachtet als Ganzheitslehre natürliche Systeme als eine Ganzheit und nicht als eine Zusammensetzung aller Teile (z. B. Körper und Geist). Das Ganze ist mehr als die Summe seiner Teile. Wir sind sowohl im Animalischen verhaftet und heben uns durch das Bewusstsein

H. Krückl (✉)
Österreichischer Arbeitskreis für
Tiefenpsychologische Transaktionsanalyse (ÖATA),
Wien, Österreich

© Springer-Verlag GmbH Deutschland, ein Teil von Springer Nature 2022
C. Höfner, M. Hochgerner (Hrsg.), *Psychotherapeutische Diagnostik*,
https://doi.org/10.1007/978-3-662-61450-1_18

über uns selbst von dort ab. Innerhalb dieses holistischen Systems entwickelt sich der Mensch auf selbstorganisierende Weise in seinen wechselseitigen Beziehungen. Erkenntnis und Entwicklung bauen also auf Beziehung auf.

Die TAP betrachtet die Psyche des Menschen als ein sich selbst organisierendes, autopoietisches System, das sich in Gang setzt, wenn eine Person in eine Transaktion mit der Umwelt tritt. Maturana und Varela (vgl. Maturana und Varela 1990) betrachten dabei lebende Systeme als einen Prozess, als eine Form der Organisation, die sich verwirklicht. Systeme sind demnach keine Aufzählungen von einzelnen Eigenschaften.

Das Leben bedeutet Veränderung – Bewegung. Das Erleben ist dabei mit einem Prozess gekoppelt. Dieser wird gesteuert durch die Sensorik und Motorik, und wir speichern dies im Gedächtnis ab.

18.2 Darstellung der Hintergrundtheorien

Auf dem Boden der dargestellten Grundpositionen sind die nun die folgenden Haupttheorien zu verstehen.

Die TAP sieht das transaktionale Austauschgeschehen als universellen Prozess. Die Beziehung zum Du ist dabei die kleinste psychosoziale Einheit. Ohne Du gibt es kein Ich. Gleichzeitig ist der Mensch eingebettet in übergeordnete Systeme wie zum Bespiel die Familie und im Weiteren die Gesellschaft, die Einfluss nehmen. Das Modell des Transaktionalen Austausches (vgl. Rath 2016) zeigt auf, wie diese Austauschprozesse zu verstehen sind. Im Hier und Jetzt tritt A mit B in Kontakt. Diese Kontaktaufnahme trifft beim Gegenüber auf. Er nimmt diese Erfahrung innerlich auf. Dies setzt in seinem Inneren einen Prozess in Gang. Möglicherweise bestätigt es die Erfahrungen, die in seiner Inneren Welt abgespeichert sind, möglicherweise werden diese Erfahrungen irritiert. Die in dem Moment erlebte Wirklichkeit ist ein komplexes Produkt zweier Subjekte mit ihrer je individuellen Entwicklungsgeschichte. Die Innere (repräsentationale) Welt steht dabei im Austausch mit dem Selbst, dem

Wesenskern des Menschen, der von diesen Erfahrungen nicht unberührt bleibt. Unter dem Begriff der Inneren Welt wird unter anderem das im Entwicklungsverlauf erworbene Bild von sich, der Welt und den anderen verstanden (Abb. 18.1).

Um die Entstehung dieser Inneren Welt zu veranschaulichen, wird das Konstrukt des Ich-Systems genutzt. Dabei wird davon ausgegangen, dass im Laufe des Entwicklungsgeschehens Beziehungserfahrungen von elterlichen Bezugspersonen in der Exteropsyche, eigene kindliche Schlussfolgerungen zum gleichen Beziehungsakt in der Archeopsyche abgespeichert werden. Sind diese Erfahrungen hilfreich, kann die Entwicklungsaufgabe gelöst werden, im anderen Fall ist das Entwicklungsgeschehen fixiert, kindliche Notlösungen helfen über die Fallgrube hinweg, und die Qualität der elterlichen Beziehungspersonen speichert sich als wenig hilfreiches, oft bedrohliches Introjekt in der Exteropsyche ab. Beide Subsysteme sind umschlossen von der Neopsyche, einem Wahrnehmungs- und Verarbeitungsapparat. Bei einem Austauscherleben im Hier und Jetzt filtert die Neopsyche das im Austausch Wahrgenommene und sucht nach adäquaten Formen der Resonanz. Findet sie Hilfreiches, so zeigt es sich in einer der aktuellen Situation angemessenen Resonanz, trifft es auf Fixierungen und wenig hilfreiche Introjekte, wird eine der aktuellen Situation unangemessene Resonanz auftreten. Phänomenologisch sichtbar wird die Antwort in den konkret wahrnehmbaren Ich-Zuständen. Im Falle der Angemessenheit benennen wir das Wahrnehmbare als den sog. Integrierenden Erwachsenen-Ich-Zustand. Trifft der konkrete transaktionale Austausch auf sogenannte Introjektionen und Fixierungen, wird ein für die Situation unangemessener Ich-Zustand wahrnehmbar, der von elterlichen und kindlichen Notlösungen geprägt ist. Wir sprechen dann von einer Trübung des Erwachsenen-Ich-Zustands durch den Eltern- und/oder Kind-Ich-Zustand. Das in der Inneren Welt abgespeicherte Erleben entfaltet sich in der jeweiligen Beziehungssituation im Hier und Jetzt (Abb. 18.2 und 18.3).

Das Ich-System eignet sich auch zur Darstellung des Entwicklungsverlaufes. Vom innersten Kern, dem Zentrum, also vom Zeit-

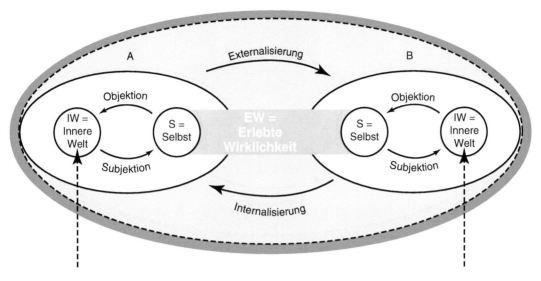

Abb. 18.1 Modell des transaktionalen Austausches (vgl. Rath 2016)

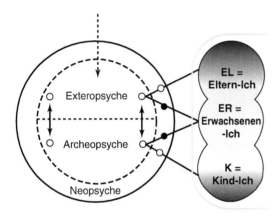

Abb. 18.2 Modell des Ich-Systems (vgl. Rath 2016)

punkt der Zeugung an, werden Kreise über das Modell gelegt, vergleichbar den Jahresringen eines Baumstammes. Sie zeigen symbolisch die markanten Entwicklungsphasen in bestimmten Entwicklungsaltern auf. Damit kann anschaulich dargestellt werden, wo die hinderlichen Fixierungen und Introjektionen entstanden sind, weil sie sich auf der entwicklungspsychologischen Folie abbilden und deutlich machen, welche Entwicklungsschritte auf dem Weg zur autonomen Persönlichkeit nicht möglich oder eingeschränkt gewesen sind.

Im transaktionalen Beziehungsgeschehen geschieht ein ständiger Austausch zwischen dem Selbst und dem Ich. Zu Anbeginn unseres Lebens kann das Selbst noch gesehen werden als der sogenannte idealtypische Aspekt des Inneren Kindes. Dieses Konzept des Inneren Kindes ist ein sehr hilfreiches therapeutisches Konstrukt, das auf Berne zurückgeht. In der Alltagssprache hat dieser Begriff zwar eine Bedeutungsverflachung erfahren und wird in unterschiedlichster Weise ge- und benutzt. Im therapeutischen Konzept der TAP hilft dieses Konstrukt, die intensive und schmerzliche Auseinandersetzung mit dem, was in der eigenen Entwicklung unglücklich war, aufzuzeigen, es zu betrauern und einen Raum für alternative Erlebens- und Handlungsmöglichkeiten zu öffnen. Der Begriff des Inneren Kindes ist als Metapher zu verstehen. Der idealtypische Aspekt des Inneren Kindes beschreibt ein Potenzial, das wir ursprünglich in uns gehabt haben, ein Potenzial, das trotz Versagungen verborgen erhalten bleibt. Es wird verbunden mit Bewusstheit, Kreativität, Spontaneität und Intimität. Im Verlaufe der Entwicklungsgeschichte und der damit verbundenen Möglichkeiten bildet sich der realtypische Aspekt des Inneren Kindes aus. Es ist dies der Anteil, der kreative Notlösungen im Dienste des Überlebens gewählt hatte, der Anteil, der sich auch später wehrt, diese Notlösungen loszulassen. Das Ich-System und das Konzept der doppelt getrübten Persönlichkeit helfen uns, diese

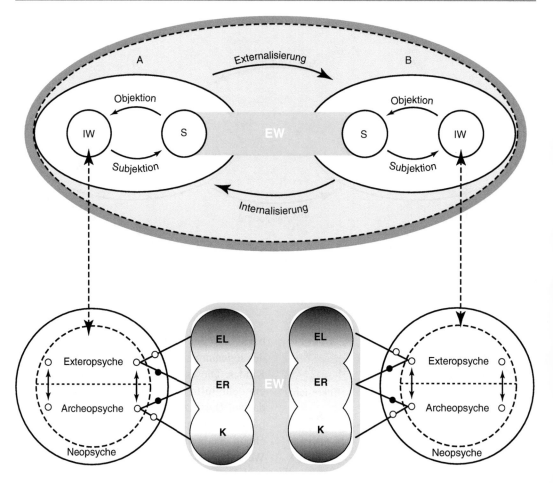

Abb. 18.3 Trübungskonzept (vgl. Rath 2016)

Prozesse zu verstehen. Zur Metapher des Inneren Kindes gehört natürlich auch die der Inneren Eltern, der Inneren Mutter und des Inneren Vaters (vgl. Rath 2009b, 2010).

Ein Modell, das ermöglicht, einen Überblick über die im Entwicklungsverlauf gemachten Erfahrungen zu bekommen, ist das Konstrukt des Lebensskripts (vgl. English 1980). Es kann gesehen werden als die Summe aller abgespeicherten Lebenserfahrungen und der daraus gezogenen Konsequenzen, also der Skriptentscheidungen. Sind die ersten Abspeicherungen noch auf einer rein leibbezogenen, sensorischen Ebene, so sind die späteren repräsentationale Abspeicherungen. Die innere Welt beginnt sich mit Objekten zu bevölkern. Dazu kommt Gehörtes wie zum Beispiel Märchenerzählungen und alle Erfahrungen der Umwelt, die aufgenommen werden. Mit einem Alter von ungefähr sieben Jahren ist der Grundstock für das Lebensskript gelegt, das nun Orientierung im Leben ermöglicht. Es hat sich zu einem bestimmten Bild von sich, der Welt und den anderen verdichtet. Dementsprechend wird auch auf Begegnungen mit der Außenwelt reagiert. Das Skript enthält sowohl Hilfreiches wie auch Notlösungserfahrungen. Die vertrauten Muster im transaktionalen Austausch geben zum einen Sicherheit, zum anderen besteht bezogen auf die Notlösungen der Wunsch, dass es besser werden solle. Im Modell der Skriptverschränkung wird sichtbar, dass sich die in Beziehung tretenden Personen unbewusst einladen, das ihnen vertraute Muster zu bestätigen.

18.3 Darstellung der spezifischen Gesundheits- und Krankheitslehre der TAP

In der Transaktionsanalytischen Psychotherapie wird Krankheit als die Einschränkung von psychischen Möglichkeiten gesehen. Es wird dabei fokussiert auf die Störung der zwischenmenschlichen Beziehung und der Kommunikation. Ebenso liegt der Fokus auf den Einschränkungen des persönlichen Erlebens und Handelns im Hier und Jetzt. Dies ist die Folge der in der Psyche gespeicherten pathogenen Denk-, Fühl- und Verhaltensmuster.

Die Wertvorstellung von Gesundheit und damit das allgemeine Behandlungsziel in der TAP ist der autonome Mensch. Dieser ist in der Lage, durch Schaffung von Alternativen seinen Handlungsspielraum zu erweitern. Er ist in der Lage, entsprechend der Realität angemessene Entscheidungen zu treffen. Er ist in der Lage, spontan und kreativ zu leben und sich in vertrauensvoller Weise auf sein Umfeld einzulassen. Die TAP kennt hier den Begriff des OK-Seins, was bedeutet, dass der Mensch von einem guten Selbstwertgefühl, Selbstakzeptanz und Selbstvertrauen getragen ist.

Ein wesentliches Kriterium, wenn wir von psychischer Gesundheit sprechen, ist das Erleben und Handeln des Menschen in seiner spezifischen Subjektivität. Dies drückt die Fähigkeit aus, sich in der Ganzheit differenziert wahrzunehmen. Die Entwicklung von Subjektivität geht Hand in Hand mit der Entwicklungsaufgabe der Subjekt-Objekt-Trennung. Erlangte Subjektivität ist die Voraussetzung für Autonomie in Beziehungen. Und Subjektivität und Autonomie sind in sozialen Systemen eine Voraussetzung dafür, dass sie lebendig bleiben und sich entwickeln können. Der transaktionale Austausch sichert dabei die Verbindung nach außen. Das Innere erlebt einen Energiegewinn. Fehlen diese Voraussetzungen, entstehen geschlossene, pathologische Systeme.

In der Theorie vom Inneren Kind lässt sich der transaktionsanalytische Blickwinkel auf Gesundheit und Krankheit deutlich zeigen. Das in Abb. 18.2. beschriebene Modell des Ich-Systems ist dabei hilfreich, sich theoretisch ein Bild von der Abgrenzung von Gesundem und Krankem zu machen. Wie beschrieben, führt eine pathologische Beziehungsgestaltung im Entwicklungsverlauf zu Fixierungen, verbunden mit der Abspeicherung von pathogenen Introjekten. Eine pathologische Beziehung ist gekennzeichnet durch ein mangelndes oder fehlendes Fürsorge- und Bindungssystem. Ein Aufeinanderbezogensein und paralleles Kommunizieren geschieht nur unzureichend oder fehlt. Daraus entwickeln sich als Notlösung pathologische Beziehungsmuster. Es kommt zu einer Entwicklungshemmung oder zu einem Stillstand der Entwicklung. In der Entfaltung dieser abgespeicherten Beziehungsgestalt im Hier und Jetzt ist die Möglichkeit des Betroffenen zur Unterscheidung eines „Als-ob-" oder eines „So-wie-" Aspekts das entscheidende Kriterium für Gesundheit oder Krankheit. Das Als-ob-Erleben wird Ich-dyston wahrgenommen, das Angemessene und Nicht-Angemessene der Situation ist der erlebenden Person bewusst zugänglich. Das bedeutet, dass die Neopsyche auf angemessen Hilfreiches zurückgreifen kann und das Integrierende Erwachsenen-Ich ausreichend mit Energie besetzt ist. Werden extero- und archeopsychische Einflüsse, die die Unangemessenheit in der aktuellen Entfaltung zur Folge haben, Ich-synton erlebt (die Person erlebt und handelt so wie das Kind damals), zeigt dies, dass das Erleben und Handeln dem erwachsenen Zustand noch ferne ist. Diese Einschränkung wird mit Trübung bezeichnet. Eine Trübung ist also eine Störung der Realitätswahrnehmung, entstanden aus archeo- und exteropsychischen Einflüssen, verbunden mit entsprechenden pathologischen Fixierungen und Introjektionen. Das Ausmaß der Trübung des Integrierenden Erwachsenen-Ich zeigt den Schweregrad der Pathologie an. In der therapeutischen Arbeit, der sogenannten Enttrübungsarbeit, ist es das Ziel, die pathologischen, Ich-synton erlebten Ich-Zustände zu differenzieren und dem Bewusstsein zugänglich zu machen, sodass sie Ich-dyston wahrgenommen werden können. Das ist ein erster Schritt bezogen auf Bewusstwerdung, der jedoch noch nicht gleichzusetzen ist mit einer Veränderung in der Inneren Welt.

Diese Differenzierung führt zu Affektreduktion bezogen auf das unbewusste traumatische Ereignis und ermöglicht in der Folge eine angemessene neopsychische Verarbeitung. Enttrübungsarbeit macht dem Betroffenen die unangemessenen krankmachenden Einflüsse der Archeo- und Exteropsyche bewusst, die sich in einer pathologischen Beziehungsgestalt zeigen. Im Modell des Transaktionalen Austausches ist dieser Prozess beschrieben durch die Wirkmechanismen der Internalisierung und Externalisierung. Die Veränderung der Inneren Welt ist jedoch verbunden mit inneren Austauschprozessen mit dem Selbst, also der Subjektion und der Objektion.

Ein weiterer möglicher Blickwinkel auf Gesundheit und Krankheit geht aus vom Wesen der Dynamik und Struktur der Persönlichkeit. Auch hier wird es vor dem Hintergrund des Konstruktes des Ich-Systems möglich, zu erklären und zu verstehen, warum Menschen so und nicht anders denken, fühlen und handeln und ihre Lebenszeit gestalten. Dieses Konstrukt stellt eine theoretische Annahme darüber dar, wie die Verarbeitung und Mentalisierung von Beziehungserfahrungen exteropsychisch und archeopsychisch verläuft und wie sich die gespeicherten Erfahrungen in der aktuellen Situation neopsychisch entfalten. Hier ist das Ausmaß der Angemessenheit wiederum ein zentrales Kriterium für Gesundheit und Krankheit. Das Ausmaß der Unangemessenheit gilt dabei als Gradmesser für die Schwere der Beeinträchtigung, also der Pathologie der psychischen Struktur und der sich daraus entfaltenden Dynamik. Der zwischen den Interaktionspartnern – also auch zwischen Klient und Therapeut – stattfindende transaktionale Austausch zeigt eine Entfaltung der inneren Ordnung beider Partner. Dabei entsteht eine sogenannte Skriptverschränkung, also eine beidseitige Entfaltung des Lebensskripts mit allen konstruktiven und einschränkenden Elementen mit dem gemeinsamen Ziel das Schmerzhafte, Bedrohliche abzuwehren. Die dabei erlebte subjektive Wirklichkeit der beiden gilt es dann einem reflektierenden, analysierenden Prozess zu unterziehen, um das Verdrängte dem Bewusstsein zugänglich zu machen. Die Therapeutin stellt sich also in ihrer Ganzheit als Gegenüber in der Beziehung zur Verfügung.

18.4 Positionen der TAP zur Allgemeinen Psychopathologie

Am Beispiel der ICD-10, einem von mehreren standardisierten diagnostischen Manualen, wird exemplarisch dargestellt, wie TAP-Diagnostik in ein standardisiertes Verfahren übergeführt werden kann.

Im Kapitel V der ICD-10 werden unter der Codierung F psychische Störungen in ihrer Symptomatik aufgelistet und klassifiziert.

Die TAP analysiert auf ihrem Fundament des transaktionalen Geschehens die Gestaltung zwischenmenschlicher Beziehungen, den inneren Plan über sich selbst, die Welt und die anderen und die Verfasstheit der Struktur der Persönlichkeit und deren Dynamik. Das transaktionale Geschehen als sowohl interpersonaler wie intrapsychischer Prozess sichert dabei das Zusammenspiel von impliziter und expliziter Ordnung (vgl. Rath 2007). Die innere, repräsentationale Welt stellt dabei eine implizite Ordnung dar, theoretisch dargestellt unter anderem als Ich-System, als Modell des Lebensskripts und weiterer Theorien. Das Erleben und Handeln des Menschen im Hier und Jetzt wird als Ausdruck der expliziten Ordnung der Psyche verstanden. Es geht hier um die subjektiven Beziehungserfahrungen und ihren Ausdruck in der Lebensgestaltung, um die phänomenologisch wahrnehmbaren Ich-Zustände. Die TAP geht davon aus, dass die Explizite Ordnung (EO) durch die Implizite Ordnung (IO) mitbestimmt ist. Ebenso ist die IO durch die EO veränderbar. Theorien, Hypothesen und Modelle der Psyche als Elemente der IO sind als Hilfsmittel zu sehen, um sich die Psyche als unteilbare Ganzheit mit manifesten und latenten Anteilen vorstellen zu können. Die wahrnehmbare und erlebbare Wirklichkeit (EO) steht also in Verbindung mit einer Impliziten Ordnung.

Das ist exakt die Schnittstelle, die es ermöglicht, psychodynamisches Geschehen mit phänomenologisch Wahrnehmbarem in Verbindung zu setzen und daraus das Material zu gewinnen, das für eine Diagnostik entsprechend einem standardisierten, auf Symptomatik aufbauenden Verfahren notwendig ist. Die Ich-Zustände als ein Element der erlebbaren Wirklichkeit sind als ein durchgängiges Muster von Fühlen und Erleben zu sehen, das mit einem durchgängigen Muster von Verhalten verbunden ist (vgl. Berne 1972, 1991). Sie sind eine phänomenologische Entfaltung des Ich-Systems. Das phänomenologisch Wahrnehmbare gibt nun die Elemente für Vergleichs- und Einordnungsmöglichkeiten in ein von Symptomatologie geleitetes Diagnosesystem wie das der ICD-10. Damit ist die Verbindung zur Welt der psychiatrischen Diagnosen sichergestellt, gleichzeitig geht für die Therapeutin der Bezug zur Welt der Impliziten Ordnung nicht verloren.

18.5 Spezifische Behandlungsvoraussetzungen der TAP

Wenn Klientin und Psychotherapeutin in Kontakt treten, wird die Beziehung der beiden durch den transaktionalen Austausch gestaltet und strukturiert. Die Grundeinheit dieses wechselseitigen Geschehens ist eine Transaktion.

Daraus ergeben sich stringent spezifische Behandlungsvoraussetzungen. Es braucht die Freiwilligkeit und die Bereitschaft beider Interaktionspartner, sich auf diesen Prozess einzulassen. Dabei kommt der Therapeutin die Verantwortung zu, aus den Informationen und Erfahrungen des Erstgespräches herzuleiten, ob sie aufgrund ihrer eigenen Lebens- und Entwicklungsgeschichte hinreichend vorbereitet ist, die hypothetisch zu erwartenden Skriptverschränkungen wahrzunehmen und sich reflektierend damit auseinanderzusetzen, also ein Mitagieren hintanzuhalten. Es kann Situationen geben, wo aufgrund einer spezifischen Lebenssituation die Arbeit mit bestimmten KlientInnen nicht möglich ist. Dabei stellt sich die zentrale Frage: Welches subjektive Erleben hilft in der therapeutischen Begegnung einem spezifisch subjektiven Menschen, sein subjektives Leid zu bewältigen (vgl. Rath 2007)?

Die TAP betrachtet das subjektive Leiden der Klientin als Ergebnis des intensiven Versuchens, über Notlösungen individuelle Strategien zu entwickeln, lebensgeschichtliche psychische Verwundungen zu überbrücken. Die Notlösung hilft im Moment des Entstehens, doch sie hat nicht die Qualität einer dauerhaften Lösung, da keine Homöostase eintritt. Homöostase ist nur erreichbar über den Weg des Abtrauerns des Fehlenden, der Bereitschaft zu Verzicht und zur Veränderung.

Diese Fähigkeiten setzen ein Maß an psychischer Struktur voraus, das einen Weg der Irritation alter Beziehungsmuster und ein Auslassen alter Bewältigungsmuster zulässt.

Deshalb ist in der ersten diagnostischen Einschätzung nach den ersten Gesprächen achtsam darauf zu schauen, die Klientin nicht zu überfordern und ihr mühsam aufrecht gehaltenes Notgebäude nicht zum Einsturz zu bringen. Erste Einschätzungen über das Ausmaß der Trübung des Integrierenden Erwachsenen-Ichs (vgl. Ich-System) werden dazu genützt, die nachfolgenden Interventionen zu planen. Das benötigte Ausmaß an Stabilisierung und das mögliche Ausmaß an Irritation werden dabei sorgfältig abgewogen. Im Modell des Transaktionalen Austausches wird deutlich gezeigt, wie die TAP meint, dass Veränderung zustande kommt, nämlich durch einen komplexen Interaktionsprozess sowohl interpersonell wie intrapsychisch. Die TAP hat hier sowohl ein methodisches Konzept für den Bereich der sogenannten schweren Pathologien (Schizophrenien) wie auch für den klassisch neurotischen Bereich. Berne, der Gründer der TA, hatte ja zuerst gelernt, als Arzt Psychopathologisches zu diagnostizieren und es aus dem Blickwinkel der Psychiatrie einzuordnen. Doch wurde es für ihn immer wichtiger, sich ganz auf die betreffende Person einzulassen und mithilfe seiner Intuition in sich ein Bild des Gegenübers entstehen zu lassen, als jemanden zu einem bestimmten pathologischen Fall zu machen. Dabei erkannte er auch, wie wichtig ein angemessenes Fürsorgesystem und klare Strukturvorgaben waren, eine Form von Beelterung, die in der Lage war, Struktur zu geben und zur Verinnerlichung bereitzustehen.

18.6 Spezifika der therapeutischen Beziehung

Wenn Klientin und Therapeutin in Kontakt treten, wird die Beziehung beider durch den transaktionalen Austausch gestaltet und strukturiert. Die Grundeinheit dabei wird als Transaktion bezeichnet. Dieses Austauschgeschehen hat einen bewussten und einen unbewussten Anteil. Es wird davon ausgegangen, dass die interagierenden Personen bereits in Wechselwirkung stehen, bevor sie äußerlich wahrnehmbar miteinander kommunizieren. Im therapeutischen Geschehen gilt es, die unbewussten latenten Botschaften zu entschlüsseln und dem Bewusstsein zugänglich zu machen. Ein gewisser Anteil wird dabei immer latent bleiben. „Die Psychen der Interaktionspartner als sich selbst-organisierende Systeme erschaffen und strukturieren dabei in einem wechselseitig wirkenden Prozess das aktuelle transaktionale Geschehen. Dabei entsteht ein System komplexerer Ordnung, das mitbestimmt ist durch die Innere Welt und die durch sie interpretierte äußere Realität der beiden Interaktionspartner" (Rath 2009a).

Im aktuellen transaktionalen Geschehen im Hier und Jetzt werden Übertragung und Gegenübertragung geschaffen. Das aktuelle Austauschgeschehen ist also phänomenologisch und tiefenpsychologisch zugleich. Übertragung und Gegenübertragung sind ein wichtiger Bestandteil der TAP und somit Teil des geplanten psychotherapeutischen Prozesses. In der Gegenübertragungsreaktion reagiert die Therapeutin auf etwas, das auf alle Fälle etwas mit der Klientin zu tun hat. Doch diese Reaktion verrät auch etwas über die Innere Welt der Therapeutin. Natürlich steht die Klientin im Mittelpunkt, doch die Therapeutin ist gefordert, den eigenen Anteil wahrzunehmen und zu analysieren.

Im therapeutischen Prozess kommt es zur Inszenierung der ungelösten Konflikte. Die frühen Erfahrungen, die vergessene Vergangenheit werden auf die gegenwärtige Situation übertragen. Da die vergangenen Umstände des Lebens in der therapeutischen Beziehung wieder belebt werden, werden sie auch auf alle anderen Bereiche der momentanen Lebenssituation der Klientin übertragen und sichtbar.

Um aus der Inszenierung aussteigen zu können, bedarf es der Bewusstwerdung der einschränkenden Muster. Da diese in der Vergangenheit hilfreich waren, Not- und Versagungssituationen aushaltbar zu machen, werden sie durch Abwehrformationen geschützt. Es entsteht Widerstand, das heute Unangemessene, das damals sinnvoll und hilfreich war, wahrzunehmen, dem Bewusstsein zugänglich zu machen und einen Veränderungs- und Entwicklungsschritt zuzulassen.

Je nach Intensität der Trübung des Integrierenden Erwachsenen-Ich wird der Prozess der Übertragung gefördert oder auf ein dem Prozess innewohnendes Mindestausmaß beschränkt.

18.7 Methodik und Durchführung

Als praktisches Beispiel für die Arbeit mit den dargestellten theoretischen Positionen wird die Fallvignette für die Kremser Tage 2019 (vgl. Hiller 2014) gewählt.

Die Vignette beschreibt eine 52-jährige Frau, die seit der Mitte ihrer 20er-Jahre von einer Vielzahl von körperlichen Schmerzen gequält wird, die sie versucht, mit medizinischen Behandlungen loszuwerden. Es ist, als ob der ganze Körper als Raum für wechselnden Schmerz zur Verfügung stünde. Beim Lesen macht sich Hoffnungslosigkeit breit über so viel Leiden dieser Frau. Ihr ganzes Leben scheint eine Qual zu sein, die nicht endet. Die Verzweiflung und Resignation der Frau sind nachvollziehbar angesichts dieser ständigen Schmerzen, und ihre suizidalen Gedanken sind ernst zu nehmen.

Gleichzeitig entsteht hoher Widerstand in der Therapeutin, sich auf den Text einzulassen. Die Darstellung der Frau im Text ist sehr knapp. Wie soll Diagnostisches aus so dürftigen Informationen gewonnen werden? Vorwiegend werden körperliche Symptome beschrieben, doch die medizinischen Befunde dazu fehlen. Gibt es keine, oder werden sie nicht benannt? Es gibt keine Hinweise auf die Patientin als Person im aktuellen Kontakt, keine Hinweise über ihr Auftreten und ihr Verhalten. Gibt es eine Motivation bei der Klientin zur Psychotherapie oder ist dies bloß der letzte Ausweg? Schließlich musste die Ärztin sie lange dazu überreden. Erhofft sie sich Zauberei, dass die Schmerzen endlich aufhören, oder doch – realistischer – nur Hilfe, Beistand und Unterstützung in ihrem Leid? Ein Wunsch der Klientin, etwas über ihren seelischen Zustand zu erfahren, ist in der Vignette nicht wahrnehmbar, auch keine Bereitschaft zur Selbstreflexion. Sie gibt an, dass zur Zeit der Geburt ihrer Töchter ihr Leidensweg begonnen habe. Zu dieser Zeit begannen die Schmerzen im Gesicht. Aber sie scheint zwischen diesen Ereignissen keinen Zusammenhang zu sehen. Kann sie sich ein Reagieren ihres Körpers bei großer Angst und belastenden unbewussten Erinnerungen überhaupt vorstellen? Die Depressionen scheinen für sie nur eine Begleiterscheinung der körperlichen Schmerzen zu sein. Sie scheint nicht daran zu denken, dass umgekehrt Depressionen körperlich wirksam sind. Nur den Wochenbettdepressionen gibt sie die Bedeutung einer Sprache. Sie bringt sie mit den Schuldgefühlen in Verbindung, keine Söhne zur Welt gebracht zu haben. Schuldgefühle gesteht sie sich ein, nimmt Schuldzuweisung für etwas an, wofür sie nicht verantwortlich ist. Hier flackert Hoffnung auf, dass sie möglicherweise doch einen Zusammenhang zu ihren früheren Erlebnissen als „Sündenbock" und auch mit der angeblichen Schuld für den sexuellen Missbrauch durch den Großvater herstellen kann.

Im transaktionalen Austausch, hier zwischen der im Text beschriebenen Klientin und der Leserin des Textes, entstehen bereits intensive intuitiv wahrgenommene Prozesse. In der Gegenübertragung der Leserin macht sich Unlust und Widerstand breit, sich weiter auf den Text einzulassen, gleichzeitig tauchen Resignation und Hoffnungslosigkeit auf und eine Vorstellung des Scheiterns, die symbolische Sprache der körperlichen Symptome zu verstehen. Und sind nicht Hoffnungslosigkeit und Ausweglosigkeit etwas, das den Körper schwächt und ihn anfällig für Krankheiten werden lässt? Das Wenige, das von der Lebensgeschichte der Frau beschrieben ist, dreht sich um Erfahrungen von Alleinsein, Hoffnungslosigkeit und Resignation. So wäre nachvollziehbar,

dass sie ihren Affekten gegenüber taub und stumm geworden ist, dass nur mehr der körperliche Schmerz geblieben ist.

Die beschriebene auftretende Luftnot mit Herzschmerz könnte auf Momente der Panik und des Zusammenbrechens des Sicherheit gebenden inneren mütterlichen Objektes hinweisen. Unter Zuhilfenahme des Ich-Systems könnte das bedeuten, dass ein destruktives, nicht schützendes Mutterintrojekt exteropsychisch abgespeichert ist. Die Mutter wird im Text als eine schlagende und strafende beschrieben, die in ihren Reaktionen für das Mädchen nicht abschätzbar war. Sie erinnert sich an keine positiven Mutterqualitäten.

Die Klientin spricht auch davon, dass sie seit langem kein Sexualleben mehr habe, sie sei dazu nicht mehr in der Lage. Mit Blick auf das Lebensskript könnte hier skriptgemäßes Verhalten im Sinne von „Sei keine Frau" und „Spüre keine Lebendigkeit" verborgen sein. In dem Zusammenhang spricht sie auch von Schmerzen beim Geschlechtsverkehr und von starken Menstruationsbeschwerden. Schmerzen treten also auf im Kontext von Weiblichkeit und Sexualität. Der frühe sexuelle Missbrauch durch den Großvater und das ihr danach auferlegte Schweigeverbot und die Schuldzuweisungen lassen das Ausmaß ihres psychischen Schmerzes erahnen.

Diese Spur führt in einem ersten Schritt zu einem Verständnis für ihre Schmerzgeschichte. Der Körper ist ihr Helfer, der versucht, ihr zu helfen, ihre schweren psychischen Verletzungen zu verarbeiten. Dabei kann es auch hilfreich sein, der Klientin ein Stück Faktenwissen über Stressreaktionen unseres vegetativen Systems zur Verfügung zu stellen. Sie reagiert also „normal" auf die erlebten traumatisierenden Ereignisse. Die beschriebene Taubheit und Stummheit den Gefühlen gegenüber können als dissoziatives Verhalten verstanden werden, als ein Versuch, sich zu wehren oder sich aus der Situation zu retten, da sonst keine Möglichkeiten zur Verfügung stehen.

Im psychotherapeutischen Austauschgeschehen wäre es nun wichtig, Sicherheit zu geben und Sicherheitsanker zu erarbeiten. Auch will die Klientin gehört werden, sie will Verständnis und

Hoffnung, dass es Veränderung geben kann, dass die „Schmerzen" endlich aufhören. Wichtig dabei ist die Betonung dessen, was sie geschafft hat – auch in Mischung mit dem, was sie sich wünscht.

Bedeutsam wäre auch, in der therapeutischen Haltung hilfreich deeskalierend zu sein gegenüber dem negativen inneren Mutterbild. Dies gilt es zu bearbeiten, zu betrauern, bei gleichzeitiger Suche nach positiven Mutteraspekten. Dies gilt auch für das innere Vaterbild. Dem Großvater gegenüber könnte eine parteiische Haltung eingenommen werden, damit die Klientin für ihren Ärger und ihre Hassgefühle ihm gegenüber eine Andockstelle bekommt.

Die Klientin spricht von Schuldgefühlen, weil sie keine Söhne zur Welt gebracht hatte. Sie nimmt also Schuldzuweisung für etwas an, wofür sie nicht verantwortlich ist. Sie scheint es von früher zu kennen, die Rolle des Sündenbocks zu übernehmen. So wurde der sexuelle Missbrauch durch den Großvater mit einem Schweigegebot und impliziter Schuldzuweisung für das Kind belegt. Diese Schuldzuweisung zeigt alle Elemente der Unangemessenheit und bedarf einer sorgfältigen Enttrübungsarbeit.

Dies könnten erste diagnostischen Überlegungen und daraus folgende haltende Schritte sein. Die diagnostische Arbeit findet dabei in der TAP innerhalb des gemeinsam getragenen Austauschprozesses statt. Sie orientiert sich an den szenisch auftauchenden Beziehungsgestalten und den damit verbundenen Übertragungs- und Gegenübertragungsreaktionen, die Informationen über die Verletzungsgeschichte in sich tragen.

18.8 Zusammenfassung

Auf dem Fundamentum unseres evolutionären biologischen Erbes bildet das Transaktionale Austauschgeschehen das zentrale Organisationsprinzip. Als tiefenpsychologisches Verfahren entfaltet die TAP in einem psychodynamischen, holistischen Prozess ihre entwicklungsfördernde Kraft.

Um Hypothesen und Vorstellungen über die implizite Ordnung der menschlichen Psyche zu bekommen, werden zentrale theoretische Modelle wie das des Transaktionalen Austausches, das Modell des Ich-Systems, das Entwicklungsmodell, das Trübungskonzept und das Modell des Lebensskriptes ansatzweise dargestellt.

Das Erlangen von Subjektivität und Autonomie gelten als wesentliche Entwicklungsziele in der TAP. Störungen des transaktionalen Austausches führen sowohl genetisch wie in der Entfaltung des Abgespeicherten im Hier und Jetzt zu Einschränkungen des psychischen Erlebens und zu pathologischen Denk-, Fühl- und Verhaltensmustern. Daran orientiert sich der Krankheitsbegriff der TAP. Besonders gut eignet sich dafür auch das Konzept des Inneren Kindes.

Durch die phänomenologisch wahrnehmbaren Ich-Zustände, die ein Element der expliziten Ordnung sind, ist eine Verbindung zur impliziten Ordnung, zur Inneren Welt möglich. Die Elemente der expliziten Ordnung eignen sich zur Nutzung für psychiatrische Diagnoseverfahren wie ICD-10.

Dadurch, dass sich die Therapeutin als Beziehungsgegenüber zur Verfügung stellt, werden an sie hohe Ansprüche gestellt, immer wieder reflektierend und analysierend aus dem szenischen Geschehen aussteigen zu können, also in eine Metaposition zu gehen.

Anhand des Textbeispiels wurde versucht, die Zugehensweise einer Transaktionsanalytischen Psychotherapeutin zum therapeutischen Prozessgeschehen und zur Prozessdiagnostik sichtbar zu machen.

Literatur

Berne E (1972) Sprechstunden für die Seele. Rowohlt, Reinbek
Berne E (1991) Ich-Zustände in der Psychotherapie. In: Berne E (Hrsg) Transaktionsanalyse der Intuition. Junfermann, Paderborn
English F (1980) Jenseits der Skriptanalyse. Eine neue Begriffsbestimmung in der Transaktionsanalyse. In: Barnes et al (Hrsg) Transaktionsanalyse seit Eric Berne, Bd 2. Institut für Kommunikationstherapie, Berlin, S 171–191
Hiller W (2014) Alles ist Schmerz. In: Freyberger H, Dilling H (Hrsg) Fallbuch Psychiatrie. Kasuistiken zum

Kapitel V (F) der ICD-10. Verlag Hans Huber, Bern, S 225–236

Maturana H, Varela F (1990) Der Baum der Erkenntnis: Die biologischen Wurzeln des menschlichen Erkennens, Goldmann, München

Rath I (2007) Transaktionsanalyse als psychodynamisch holistisches System. Referat am DGTA Kongress in Stuttgart. ÖATA, Linz

Rath I (2009a) Zur Technik Transaktionsanalytischer Psychotherapie. Skriptum Ausbildungsseminar des ÖATA, Linz

Rath I (2009b) Das Innere Kind als psychotherapeutisches Konzept, Teil 1. Zeitschrift für Transaktionsanalyse, Junfermann, Paderborn, 4/2009

Rath I (2010) Das Innere Kind als psychotherapeutisches Konzept, Teil 2. Zeitschrift für Transaktionsanalyse, Junfermann, Paderborn, 1/2010

Rath I (2016) Enttrübung nach Eric Berne im Lichte alter und neuer Erkenntnisse. Eine Brücke …? zu „ungetrübtem" wechselseitigen Verstehen. Skriptum Ausbildung ÖATA, Linz

Mag. Dr. phil. Helga Krückl, Psychologin und Psychotherapeutin in Transaktionsanalytischer Psychotherapie (TAP), Psychotherapeutin in freier Praxis, Lehrtherapeutin beim Österreichischen Arbeitskreis für Tiefenpsychologische Transaktionsanalyse (ÖATA), Lehrbeauftragte der Donau-Uni Krems

Cluster- und verfahrensspezifische psychotherapeutische Diagnostik im Humanistischen Cluster

Diagnostische Perspektiven in der humanistischen Psychotherapie

19

Markus Hochgerner

19.1 Einleitung

Humanistische Psychotherapie „als ein weiteres großes Paradigma in Psychotherapie und Psychologie" (Stumm 2011, S. 169) und deren Verständnis und Verhältnis zur diagnostizierenden Erfassung krankheitswertigen Erlebens und Verhaltens wird nur verständlich vor dem Hintergrund der historischen Entwicklung ab den 30er-Jahren und später den 60er-Jahren des 20. Jahrhunderts mit der Gründung der Association of Humanistic Psychology durch Abraham Maslow, Charlotte Bühler, Carl Rogers, Virginia Satir u. a. (Revenstorf 1983, S. 9 ff.).

Im Gegensatz zum als reduktionistisch erlebten behavioralen Paradigma als wertfreie Betrachtung der Lernprozesse lebendiger Wesen zur Befriedigung ihrer biologischen Grundbedürfnisse sowie zu dessen Antipode, dem psychoanalytischen Paradigma in seinen grundsätzlich konflikt- und triebgesteuerten Grundannahmen vom Menschen sowie den sich zugleich ähnlichen Grundpositionen der beiden Menschenbilder in ihrer Annahme, „daß menschliches Verhalten durch den Ausgleich von Defiziten bestimmt ist" (Revenstorf 1983, ebendort), postulierten die Gründerinnen und Grün-

der der humanistischen Psychotherapieverfahren grundsätzliche vier Thesen (Bühler und Allan 1973; Revenstorf 1983) in einer Gegenbewegung und dialektischen Ergänzung dazu:

Zuerst gilt das grundsätzliche psychologisch-psychotherapeutische Interesse in Theorie und Praxis dem subjektiven Erleben sowie der wechselseitigen menschlichen Bezogenheit und nicht vorrangig dem objektivierenden Blick des wissenden (nomothetisch-wissenschaftlichen) Beobachters. Zweitens definiert sich der Mensch grundsätzlich in seinem Selbsterleben und in lebenslanger Selbstentwicklung durch Kreativität, Wertesetzung und der Sehnsucht nach Selbstverwirklichung. Drittens muss die psychologisch-psychotherapeutische Forschung der Komplexität des lebendigen Menschen in seinem individuellen Erleben und Verhalten angepasst sein, und zuletzt gilt die grundsätzliche Aufmerksamkeit der gesunden Entwicklung und Selbstentfaltung der menschlichen Potenziale.

In dieser Perspektive realisieren sich die philosophischen und sozialpsychologischen Wurzeln der humanistischen Grundannahmen aus der Existenzphilosophie, der Phänomenologie, der Gestaltpsychologie, dem klassischen Humanismus (Hutterer 1998, S. 85 f.) sowie dem „Humanismus moderner französischer Prägung" (Kritz 2001, S. 160), die wesentlich das Selbst als Erfahrungsbegriff (Bocian und Staemmler 2000, S. 41) und Selbstentfaltung, aber auch als Schädigung des Menschen in sozialer Bezogenheit definieren.

M. Hochgerner (✉)
Propädeutikum, Fachsektionen Integrative Gestalttherapie, Integrative Therapie, Österreichischer Arbeitskreis für Gruppentherapie und Gruppendynamik (ÖAGG), Wien, Österreich
e-mail: markus@hochgerner.net

© Springer-Verlag GmbH Deutschland, ein Teil von Springer Nature 2022
C. Höfner, M. Hochgerner (Hrsg.), *Psychotherapeutische Diagnostik*,
https://doi.org/10.1007/978-3-662-61450-1_19

Der Mensch wird als spontanes und zielgerichtetes Wesen erfasst, das mit Erfüllung der physiologischen Grundbedürfnisse auch seine Bedürfnisse nach Persönlichkeitswachstum zur Verwirklichung des „wahren Selbst" (Pawlowsky 2000, S. 619) in Richtung Selbstaktualisierung oder -verwirklichung (Hutterer 1998 S. 323) als lebenslangen Prozess im wechselseitigen Austausch mit Einzelnen und sozialen Gruppen realisieren kann und will (Maslow 1973). Hier sehen wir die Grundlagen der lange in der defizitorientierten Forschung ignorierten, aber aktuell zunehmenden Bedeutung von Ansätzen einer „Wissenschaft der positiven Psychologie" (Stumm 2011, S. 170) und die notwendige Sicht auf die Resilienzfaktoren des Menschen (Kraft und Walker 2018; Wickert und Meents 2020) mit gleichrangigen Salutogenese- und Resilienzkonzepten (Antonovsky 1997; Huppertz 2015) in der Krankenbehandlung.

Hier wurde durch den Psychiater und Sozialpsychologen Jacob Levy Moreno als Begründer des ersten humanistischen Psychotherapieverfahrens Psychodrama bereits ab den 30er-Jahren des 20. Jahrhunderts grundlegende Pionierarbeit in der Sozialforschung und Krankenbehandlung, zuerst in Wien und dann in den USA, geleistet und durch Carl Rogers theoretisch sowie in der Beratungs- und psychotherapeutischen Praxis in seinem personenzentrierten Ansatz in den USA ab den 1940er-Jahren prominent verbreitet. Zugleich entwickelte Viktor Frankl ab den 1930er-Jahren seine psychotherapeutisch-psychiatrische Praxis in Wien, die bereits die wesentlichen Elemente der Existenzanalyse mit den Fragen zur „Analyse der Bedingungen für erfüllte Existenz" (Luss et al. 2000 in Laireiter 2000, S. 205) und der Logotherapie „zur Behandlung der … durch schwere Verluste entleerten Sinnbedürfnisse des Menschen" (ebendort) beinhalteten (Längle 2016, S. 44 f.).

Ab den frühen 1950er-Jahren führten Friederich und Laura Perls als Gründerpersönlichkeiten der Gestalttherapie vor dem Hintergrund gestaltpsychologischer Grundannahmen zur Persönlichkeit (Walter 2016, S. 72 ff.) und schon lange zuvor praktizierter psychoanalytischer Konzepte (Bocian und Staemmler 2000, S. 11 f.;

Hochgerner et al., S. 188 f. in Hochgerner et al. 2018) humanistisch orientierte Krankenbehandlungen durch.

19.2 Haltung zur Diagnostik krankheitswertigen Erlebens und Verhaltens

Aus dem Gesagten zu den Grundannahmen der positiven Entwicklung, Fokussierung der Persönlichkeitsentwicklung in der angestrebten Selbstverwirklichung und Überwindung lebensbehindernder Umstände erklärt sich die Skepsis gegenüber nomothetischer, festschreibender Diagnostik in den humanistischen Verfahren. Diagnostik wird als interaktioneller Prozess verstanden, in dem das Krankheits- und Gesundheitsbild der behandelten Person mit dem Experten- und Expertinnenwissen der Therapeutin oder des Therapeuten abgeglichen wird und so, verfahrensspezifisch unterschiedlich formuliert, Hypothesen zur eingeschränkten Kontaktfähigkeit (Amendt-Lyon und Hutterer-Krisch 2000 in Laireiter 2000, S. 184 und Amendt -Lyon 2011 in Stumm 2011, S. 211 f.), zur Erkrankung durch negative Ereignisketten als Ergebnis defizitärer, störender, konflikthafter oder traumatischer lebensgeschichtlicher Erfahrungen (Petzold 1993, S. 556 ff.; Rahm et al. 1993, S. 263 f.; Petzold 2011) oder zur Struktur mit verminderter Komplexität (Schacht 2010, S. 85 ff.) und Diagnose des nur eingeschränkt verfügbaren Rollenrepertoires gebildet werden. (Burmeister und Fürst 2000, S. 195). Die Personenzentrierte Psychotherapie verweist auf die Inkongruenz von Selbst und organismischer Erfahrung in Kombination mit negativen „Bewertungsbedingungen" (Hutterer 2011 in Stumm 2011, S. 189) mit erstarrendem und unflexiblem Selbstkonzept.

Im diagnostischen Blick wird vorrangig der prozessorientierte Moment der Symptomatik in Relation zur Persönlichkeit (Bartuska et al. 2005, S. 118) in der Bewältigung jeweils aktuell dargestellter Problemlagen erfasst, der soweit möglich keinen zuschreibenden Charakter hat, sondern Orientierungshilfe in der therapeutischen Begegnung zur Unterstützung und Entwicklung gesunden Erlebens und Verhaltens und in der Entwicklung hilfreicher neuer Bewältigungsmuster „mit innerer Zustimmung" (Längle 2011 in Stumm 2011, S. 237 f.) geben sollen. Damit sind die notwendigen und hinreichenden humanistischen psychotherapeutisch-diagnostischen Voraussetzungen als vorrangig nicht klassifizierend-zuschreibende, sondern mehr beschreibende und handlungsleitende Diagnostik (Hochgerner et al. 2018, in Hochgerner et al. 2018, S. 180 f.) gegeben.

Folgerichtig wurde ein breites, verfahrensspezifisches Repertoire „therapiebegleitender Diagnostik" (Laireiter 2000, S. 323) unter besonderer Wahrung der „Methodentoleranz" (Hutterer 1998, S. 250) zur Kontrolle und Steuerung der therapeutischen Begegnung mit Verlaufs- und Prozessvariablen zur Deskription, Dokumentation sowie Therapie-, Verlaufs- und Prozesskontrolle, Veränderungsmessungen und Evaluation der Therapieergebnisse, vor allem mit qualitativen Methoden, bereits ab den 30er-Jahren des 20. Jahrhunderts (Frankl, Moreno, Rogers) entwickelt. Damit wird auch die bereits von Hutterer festgestellte „Bewegung in Richtung Anerkennung und Anwendung verschiedener Forschungsmethoden sichtbar werden, so daß eine Annäherung unterschiedlicher Forschungstraditionen möglich erscheint" (Hutterer 1998, S. 251).

Insgesamt scheint es zu einer Driftsituation zwischen den psychotherapeutischen Grundströmungen zu kommen: Während die psychodynamischen Verfahren versuchen, wesentliche psychodynamische Kriterien des Erlebens und Verhaltens zu operationalisieren (Konfliktachse 3 und Strukturachse 4 der psychodynamischen Diagnostik in OPD-2, Arbeitskreis OPD 2019) und damit in der traditionellen Psychoanalyse noch auch auf Skepsis stoßen, werden einzelne Kriterien des Erlebens und Verhaltens in einem erweiterten Strukturbegriff der Persönlichkeit (Strukturachse 4 in Arbeitskreis OPD 2019, S. 255 ff. und Hochgerner et al. 2018, S. 192 ff.) in der humanistischen Psychotherapie integrierbar und zugleich einer kritischen Prüfung unterzogen.

Etwas mehr nosologisches Denken in der prozessorientierten psychodynamischen Psychotherapie und der humanistischen Diagnostik kann diese beiden grundlegend beziehungsorientierten Grundströmungen in fruchtbare Wechselwirkung bringen, aber auch, in die Zukunft gedacht, Anstoß zu einer verfahrensübergreifenden eigenen Operationalisierung wesentlicher gemeinsamer diagnostischer Kriterien in den Psychotherapieverfahren der humanistischen Grundströmungen sein, ohne den prozesshaften Charakter der dialogisch entwickelten Begegnung in der Psychotherapie zu gefährden.

Die Kluft zwischen der nosologisch-psychiatrischen Diagnostik in ICD-10 bzw. DSM-5 und humanistisch-psychotherapeutischer Diagnostik könnte so – zugunsten der Patientinnen und Patienten – gemindert werden.

Literatur

Amendt-Lyon N (2011) Gestalttherapie. In: Stumm G (Hrsg) Psychotherapie. Falter, Wien
Amendt-Lyon N, Hutterer-Krisch R (2000) Diagnostik in der Gestalttherapie. In: Laireiter A-R (Hrsg) Diagnostik in der Psychotherapie. Springer, Wien/New York
Antonovsky A (1997) Salutogenese: Zur Entmystifizierung der Gesundheit. Dgvt, Tübingen
Arbeitskreis OPD (2019) Operationalisierte Psychodynamische Diagnostik. Huber, Hogrefe. Bern
Bartuska H, Buchsbaumer M, Mehta G, Pawlowski G, Wiesnagrotzki S (2005) Psychotherapeutische Diagnostik. Springer, Wien/New York
Bocian B, Staemmler F (2000) Gestalttherapie und Psychoanalyse. Vandenhoeck & Ruprecht, Göttingen
Bühler C, Allan M (1973) Einführung in die humanistische Psychologie. Klett, Stuttgart
Burmeister J, Fürst J (2000) Diagnostik im therapeutischen Psychodrama. In: Laireiter A-R (Hrsg) Psychotherapeutische Diagnostik. Springer, Wien/New York
Hochgerner M, Klampfl P, Nausner L (2018) Diagnostische Perspektiven der Integrativen Gestalttherapie. In: Hochgerner M, Hoffmann-Widhalm H, Nausner L, Wildberger E (Hrsg) Gestalttherapie. Facultas, Wien
Huppertz M (2015) Achtsamkeitsübungen. Junvermann, Paderborn
Hutterer R (1998) Das Paradigma der Humanistischen Psychologie. Springer, Wien/New York
Hutterer R (2011) Personzentrierte Psychotherapie. In: Stumm G (Hrsg) Psychotherapie. Facultas, Wien
Kraft M, Walker A (2018) Positive Psychologie der Hoffnung. Springer, Berlin
Kritz J (2001) Grundkonzepte der Psychotherapie. Beltz Psychologische Verlagsunion, Weinheim
Laireiter A-R (2000) Diagnostik in der Psychotherapie. Springer, Wien/New York

Längle A (2011) Existenzanalyse und Logotherapie. In: Stumm G (Hrsg) Psychotherapie. Falter, Wien

Längle A (2016) Existenzanalyse. Facultas, Wien

Luss K, Gruber P, Längle A, Tutsch L, Längle S, Görtz A (2000) Diagnostik in Existenzanalyse und Logotherapie. In: Laireiter A-R (Hrsg) Psychotherapeutische Diagnostik. Springer, Wien/New York

Maslow A (1973) Psychologie des Seins. Kindler, München

Pawlowsky G (2000) Selbst in: Stumm G. Pritz A Wörterbuch der Psychotherapie. Springer, Wien/New York

Petzold H (1993) Integrative Therapie. Junvermann, Paderborn

Petzold H (2011) Integrative Therapie; in: Psychotherapie. Facultas, Wien

Rahm D, Otte H, Bosse S, Ruhe-Hollenbach H (1993) Einführung in die Integrative Therapie. Junvermann, Paderborn

Revenstorf D (1983) Psychotherapeutische Verfahren. Kohlhammer, Stuttgart

Schacht M (2010) Das Ziel ist im Weg. VS Verlag, Wiesbaden

Stumm G (Hrsg) (2011) Psychotherapie. Schulen und Methoden. Falter, Wien

Walter H-J (2016) Gestalttheorie und Psychotherapie. Rediroma, Remscheid

Wickert N, Meents A (Hrsg) (2020) Resilienz. Zeitschrift für Psychodrama und Soziometrie. Jahrgang 19. Ausgabe 1. Springer, Wiesbaden

DSA Markus Hochgerner, MSc MSc, Psychotherapeut, Gesundheitspsychologe, Dipl. Sozialarbeiter, Lehrtherapeut für Integrative Gestalttherapie (IG), Integrative Therapie (IT) und Konzentrative Bewegungstherapie (KBT), wissenschaftlicher Leiter des psychotherapeutischen Propädeutikums im Österreichischen Arbeitskreis für Gruppentherapie und Gruppendynamik (ÖAGG), Psychotherapeut an der Abteilung für Innere Medizin und Psychosomatik am Krankenhaus der Barmherzigen Schwestern und einer psychotherapeutischen Ambulanz (PTA/ÖAGG) in Wien, Leiter des Ausschusses für fachspezifische Angelegenheiten im Psychotherapiebeirat am Bundesministerium für Soziales, Gesundheit, Pflege und Konsumentenschutz

Alfried Längle

20.1 Menschenbild

Die Existenzanalyse ist eine Psychotherapierichtung, deren Anfänge auf Viktor Frankl (1959, 1987) zurückgehen. Durch den starken Einbezug der Phänomenologie sowohl in der Theorie als auch in der Praxis wurde sie zu einer neuen und eigenständigen Therapierichtung, in der nicht mehr das Sinnparadigma (wie in der Logotherapie Frankls) im Mittelpunkt steht, sondern das Streben des Menschen, zu einer erfüllenden Existenz zu kommen. Für diese Ausrichtung verweist die Existenzanalyse auf die tragenden Strukturen der Existenz und auf die Notwendigkeit, das Dasein mit der eigenen Person zu durchwirken, zu „personieren". Das Menschenbild der Existenzanalyse ist daher geprägt von den vier Dimensionen der personal-existenziellen Grundmotivationen und dem vorwiegend phänomenologisch begründeten Prozessmodell der Personalen Existenzanalyse, mit dem störende oder existenzbehindernde Erlebnisse verarbeitet werden können (für einen Überblick vgl. Längle 2016a). Die Existenzanalyse steht in der Weiterentwicklung Frankls (1959, S. 684 ff.), dessen zentrales Anliegen es war, die geistige (heute sprechen wir mehr von der personalen) Dimension dem psychotherapeutischen

Vorgehen zugrunde zu legen. Damit stellte er sich gegen den Reduktionismus der damaligen tiefenpsychologischen Psychotherapie, die den Menschen im psychodynamischen Streben nach Befriedigung von Lust- bzw. Machtbedürfnissen verortete. So wichtig diese psychischen Strebungen für das Überleben auch sind, sie machen nicht das Wesen des Menschen aus. Der Mensch wird weder durch die Psyche noch durch physische Vorgänge oder durch den Einfluss des Sozialen hinlänglich erfasst, solange das „spezifisch Humane" fehlt: Freiheit, Wille, Verantwortung, Sinn, begegnende Liebe – um nur einige Elemente dieser personalen Dimension zu nennen. Mit dieser Sichtweise war Frankl ein Pionier der humanistischen Psychotherapie. Körperliches, psychisches, soziales Sein und die personale Dimension *gemeinsam* bilden die *Einheit Mensch*. Doch erst dank der spezifisch menschlichen Fähigkeit der personalen Freiheit kommt der Mensch in die Existenz, wird er weltoffen, sinn- und wertorientiert (Abb. 20.1).

In der Weiterentwicklung der Existenzanalyse ab den 1990er-Jahren im Rahmen der Gesellschaft für Logotherapie und Existenzanalyse (GLE Wien) vor allem durch A. Längle rückte das Phänomenologische und Prozesshafte immer mehr in den Vordergrund, und es fand so eine Transformation in eine umfassende Therapierichtung mit dem Namen Existenzanalyse statt. Das Eingebundensein des Menschen in die Welt (konstitutiv für den Menschen im Sinne Heideggers 1967) wurde grundlegend sowohl für die Praxis als auch für die Theorie. Besonders die Entwicklung der phänomenologi-

A. Längle (✉)
Gesellschaft für Logotherapie und Existenzanalyse (GLE), Sigmund-Freud-Privat-Universität, Wien.
Universität Klagenfurt, Klagenfurt, Österreich
e-mail: alfried.laengle@existenzanalyse.org

schen Methode der Personalen Existenzanalyse (PEA – s. u.) und des Strukturkonzepts der Grundmotivationen in den 1990er-Jahren markierten diese „dialogische Wende" in der Existenzanalyse (Längle z. B. 2003, 2016b). In der dialogischen Wende wurde durch Längle die unaufhebbare dialogische Beziehung zur Welt und zu sich selbst als *existenzielle Dimension* verstanden und als Vollzugsdimension in die Anthropologie eingefügt. Sie umfasst den personalen Dialog wie den apersonalen Austausch mit der Welt. Der Mensch ist keine „rein

darstellbare Größe", die sich aus ihren Bezügen fein säuberlich wie eine unabhängige Variable „herauspräparieren" ließe. Der Mensch ist stets in unaufheblicher Beziehung zu „seiner Welt" wie auch zu sich selber. Es charakterisiert den Menschen als Person, dass er in seiner Doppelbezüglichkeit in einer doppelten Offenheit steht (Abb. 20.2).

Dieses im Grunde phänomenologische, unvoreingenommene Offensein der Person für die Innenwelt und die Außenwelt ist die Grundlage existenzanalytischer Psychotherapie. Darauf be-

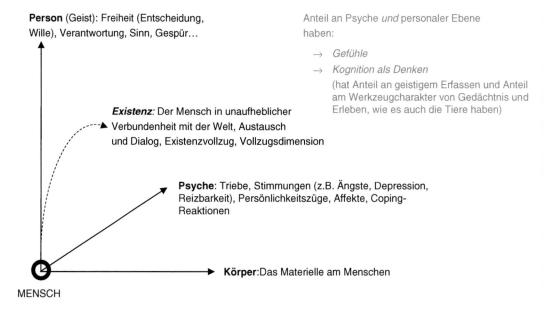

Abb. 20.1 Die dimensionale Betrachtung des Menschen mit den unterschiedlichen thematischen Schwerpunkten (in Erweiterung von Frankl 1987, S. 61; © Alfried Längle)

Abb. 20.2 Die Doppelbezüglichkeit des Menschen konstituiert die existenzielle Dimension (© A Längle)

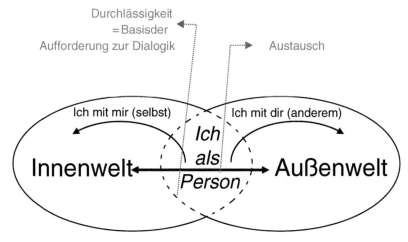

ziehen sich sowohl das Strukturmodell (Grund-motivationen) wie auch das Prozessmodell (PEA).

20.2 Hintergrundtheorien

Wir beschränken uns in diesem Rahmen auf drei Kernstücke des Theoriegebäudes, die in Bezug auf die Diagnostik besondere Relevanz aufweisen: die phänomenologische Grundausrichtung, die Grundmotivationen (GM) als Strukturmodell und die Personale Existenzanalyse (PEA) als Prozessmodell.

20.2.1 Phänomenologische Haltung

Als phänomenologisch begründete und auf die Entfaltung des Personseins (s. u.) ausgerichtete Psychotherapie ist das grundlegende Bestreben der Existenzanalyse, möglichst vorurteilsfrei und offen das zu erfassen, um was es den KlientInnen und PatientInnen geht. Die Existenzanalyse enthält sich daher anfänglich der Interpretationen durch Theorien, Erfahrungen, Diagnoseschemata, Angehörigenwissen etc. Sie orientiert sich an dem, was die Klientinnen selbst verbal und averbal zum Ausdruck bringen und was dies den TherapeutInnen „sagt". Um also das Wesentliche zu „sehen" zu bekommen, setzen die TherapeutInnen ihr eigenes Wesen ein, ihr ganz persönliches Spüren. Dieses Spüren ist eine genuin personale Fähigkeit, durch die man sich innerlich (d. h. „persönlich") „an-sprechen" lässt. Über diese intuitive Fähigkeit der Person verfügt jeder Mensch, für den professionellen Einsatz bedarf sie aber der besonderen Schulung, insbesondere um sich von inneren und äußeren Einflüssen freimachen zu können (Selbsterfahrung). Anhand dessen, was den TherapeutInnen subjektiv als wesentlich aufleuchtet, wird das, was im Leben der KlientInnen wesentlich ist, sichtbar. Damit stößt man vom vordergründigen Schein zum tieferen Sein vor. Ziel ist eine unvoreingenommene und voraussetzungslose Wahrnehmung des Gegenübers, anfänglich ohne Interpretationen durch Fremdwissen, damit der Inhalt, das, was bewegt und wesentlich ist, möglichst unverstellt erschaut, d. h. verstanden werden kann. Zusammengefasst: Man versucht

eine Sache, eine Person, ein Thema aus sich heraus in seiner Wirkung auf das wahrnehmende Subjekt zu *verstehen*, ohne es durch die Brille der eigenen Vorstellungen, des Vorwissens oder subjektiver Verwertungsabsichten zu verzerren.

> **Merke**
>
> **Verstehen heißt, die Beweggründe eines Menschen zu kennen und nachfühlen zu können.** ◄

Dabei handelt es sich um ein doppeltes Verstehen: einerseits vonseiten der TherapeutInnen und andererseits um ein besseres Verstehen der KlientInnen sich selber gegenüber. Zu dem kommt es, wenn sie sich als Person zugänglicher werden.

Dazu verhilft die phänomenologische Haltung in der Therapie, die das Gegenüber in seiner Eigenart belässt und wo die TherapeutInnen ihr eigenes Wesen dazugeben. Leitend dabei ist Heideggers hermeneutische Wende (vgl. 1967, § 7) von Husserls Phänomenologie, wonach „Phänomen" das ist, was sich einem von sich selber her zeigt. „An die Stelle des Vorranges der Methode vor den Phänomenen tritt der Versuch, diese selbst in ihrer Eigenart zu Wort kommen zu lassen" (Vetter 1989, S. 16).

Phänomenologie ist das Mittel der Wahl, um den Menschen als Wesentlichen, als Person zu sehen, ihn gewissermaßen „persönlich" zu erleben. Natürlich hat Psychotherapie aber auch andere Aufgaben, z. B. eine Kontrolle der Psychodynamik zu gewinnen, Lernprozesse und soziale Interaktionen zu vermitteln, isolierte Körperfunktionen oder spezifische Methoden zur Behandlung der Psychopathologie einzusetzen. Doch beruht ein großer Bereich der Psychotherapie auf dem *Verstehen,* und *das bedarf immer eines Ansichtigwerdens der* Person. Eine Diagnostik, die den Menschen als Ganzes im Blick hat, bedarf daher einer phänomenologischen Haltung, weil nur diese den Menschen in seinem Wesen und in seinem ureigenen Anliegen sichtbar werden lässt. Um der Ganzheitlichkeit des Menschen zu entsprechen, sind natürlich darüber hinaus weitere diagnostische Abklärungen notwendig, die sich auf die anderen Dimensionen des Menschen beziehen.

Das Wesen des Menschen wird in der Existenzanalyse als Person definiert. Ihr kann man sich am besten mithilfe der Phänomenologie annähern. In dieser Erkenntnishaltung wird das Wesentliche durch ein persönliches Sich-betreffen-Lassen im eigenen Spüren ansichtig. ◄

Das Struktur- und Prozessmodell der Existenzanalyse sind phänomenologisch generierte hermeneutische Modelle, die auch in der Diagnostik von Bedeutung sind.

20.2.2 Strukturmodell: Die vier Grundmotivationen

Jeder Mensch ist in seinem Dasein mit vier grundlegenden Themenbereichen unausweichlich beschäftigt. In der Existenzanalyse werden sie als die *vier Grunddimensionen der Existenz* bezeichnet. Da sich der Mensch ihren Anforderungen nicht entziehen kann, weil er ohne sie nicht leben („existieren") kann, bewegen sie ihn stets und sind in all seinen Handlungen motivational repräsentiert. Sie stellen daher grundlegende Motivationen für den Menschen dar. In der Existenzanalyse werden sie daher auch als die vier *personal-existenziellen Grundmotivationen* (GM) bezeichnet. „Personal" deshalb, weil sie im Personsein des Menschen begründet sind; „existenziell", weil sie in ständigem, grund-dialogischem Austausch mit der Welt stehen. Jeder Mensch ist in seinem Existenzvollzug unweigerlich beschäftigt mit

1. der Welt, d. h. praktisch mit der Realität, ihren Bedingungen und Möglichkeiten;
2. dem Leben, d. h. praktisch mit den Werten und Beziehungen;
3. dem Personsein, d. h. praktisch mit der eigenen Identität, Authentizität und der Begegnung;
4. dem Kontext, d. h. praktisch mit dem, was werden soll, dem Sinn und den größeren Zusammenhängen, in denen man steht und die sich in den Anforderungen und Aufgaben zeigen.

Die vier GM beschreiben die tiefste Motivation des Menschen in seinem Angebundensein an die Grunddimensionen der Existenz. ◄

In diesem Eingebettet-Sein in Welt, Leben, Person-Sein und Entwicklungskontext ist der Mensch stets angesprochen und herausgefordert, seine Antworten auf die Fragen, Angebote und Probleme jeder Dimension zu geben. Die existenzielle Vorfindlichkeit des Menschen ist also ein *Gefragt-Sein*: Alles, was ist, ist grundsätzlich eine Anfrage an den existenziellen Menschen in seiner Freiheit: Wie damit umgehen? Wie sich entscheiden? Auf was eingehen und von was sich trennen? Was ist wertvoll, worin kann ich mich wiederfinden, was soll werden? Aus dem ständigen berührenden und hautnahen Kontakt mit Außen- und Innenwelt entsteht eine intentionale Dynamik, die in den vier GM gefasst ist. Sie macht den Menschen zum Angefragten, aufgerufen zum Antworten. Frankl (1987, S. 96) hat diese „existenzielle Wende" so zusammengefasst: „… das Leben selbst ist es, das dem Menschen Fragen stellt. Er … ist der vom Leben her Befragte, der dem Leben zu antworten – das Leben zu verantworten hat … [durch] konkrete Antworten auf konkrete 'Lebensfragen'."

Menschsein heißt In-Frage-Stehen, Leben ist Antwort geben. ◄

In diesem grunddialogischen Feld von Angefragt-Sein und Antworten stellt sich als zentrale therapeutische Aufgabe, den Menschen zu helfen, ihre Antworten mit *innerer Zustimmung* zu geben. Innere Zustimmung bedeutet, ein gefühltes „Ja" zu haben zu dem, was man tut oder lässt. Denn nur in Antworten, die von einem inneren, gefühlten „Ja" durchwirkt sind, kommt der Mensch auch wirklich vor und bringt sich ganzheitlich in die Existenz und in die Welt. Existenzanalyse kann nachgerade durch diesen gedanklichen Ansatz prozessual definiert werden: dem Menschen dazu zu verhelfen, mit innerer Zustimmung zu leben.

> **Merke**
>
> **Die zentrale existenzielle Aufgabe des Menschen ist es, mit innerer Zustimmung zu leben.** ◄

Wie kann nun diese personale Auseinandersetzung in jeder der Dimensionen aussehen? (Abb. 20.3)

- 1. GM: Die Grundfrage der Existenz lautet: Ich bin – *kann* ich sein? Die spezifischen Voraussetzungen, um gut in seiner Welt sein zu können, sind Schutz, Raum und Halt. Der tiefste (spirituelle) Grund dieser Dimension liegt im Fühlen des letzten Halts, des Seinsgrundes, auf den sich das Grundvertrauen bezieht. Fehlen diese Voraussetzungen, kommt es zu Störbildern der Angst.
- 2. GM: Die Grundfrage des Lebens lautet: Ich lebe – *mag* ich leben? Die spezifischen Voraussetzungen, um sein Leben mögen zu können, sind Beziehung, Zeit und Nähe. Der tiefste (spirituelle) Grund dieser Dimension ist das Fühlen des Wertes des Lebens selbst, des Grundwertes, auf den die Grundbeziehung ausgerichtet ist. Fehlen diese Voraussetzungen, kommt es zu Störbildern der Depression.
- 3. GM: Die Grundfrage des Personseins lautet: Ich bin ich – *darf* ich so sein? Die spezifischen Voraussetzungen, um so sein zu dürfen, wie man ist, sind Beachtung, Gerechtigkeit und Wertschätzung. Der tiefste (spirituelle) Grund ist hier das Spüren der Tiefe des eigenen Personseins (mit dem Gewissen), das den Selbstwert fundiert. Fehlen diese Voraussetzungen, kommt es zu Störbildern der Hysterie und der meisten Persönlichkeitsstörungen.
- 4. GM: Die existenzielle Frage nach dem Sinn lautet: Ich bin da – wofür *soll* ich da sein? Wozu ist das gut? Die spezifischen Voraussetzungen, um zu einem sinnvollen Le-

ben zu gelangen, sind Tätigkeitsfelder, Kontext und Wert in der Zukunft. Der tiefste (spirituelle) Grund dieser Ebene ist das Empfinden vom Sinn des Lebens und von Erfüllung, worin der situative Sinn aufgeht. Fehlen diese Voraussetzungen, kommt es zu Suizidalität, und Abhängigkeiten (Sucht) werden begünstigt.

Ruht das Leben mit innerer Zustimmung auf diesen vier personal-existenziellen Grundmotivationen auf, so erfährt der Mensch persönliche Erfüllung. Als Basis für eine geglückte Existenz stellen sie daher das *Strukturmodell der Existenzanalyse* dar. Diese Voraussetzungen für existenzielles Leben lassen sich mit den Modalwörtern *können*, *mögen*, *dürfen* und *sollen* sowie dem daraus resultierenden *wollen* leicht verständlich umschreiben. Existieren ist demnach eine vierfache Zustimmung zur Welt, zum Leben, zur Person und zum Sinn. Die personalen Aktivitäten in den Grundbedingungen der Existenz sind *annehmen*, *zuwenden*, *ansehen/begegnen* und *sich in Übereinstimmung mit seiner Welt bringen*. Das daraus resultierende Wollen mündet in das Handeln.

Das existenzanalytische Strukturmodell stellt auch ein Gerüst zur Verfügung, nach dem die psychischen Störungen modellhaft eingeteilt werden (existenzanalytische Nosologie) und die Hintergründe ihrer Verursachung phänomenologisch und empirisch beschrieben werden können.

20.2.3 Das existenzanalytische Prozessmodell – die Personale Existenzanalyse (PEA)

Die PEA ist das Prozessmodell der Existenzanalyse und zeigt in strukturierter Form auf, wie Erlebnisse personal verarbeitet werden können. Die PEA bildet den natürlichen Prozess ab, wie sich Personsein im dialogischen Austausch mit der Welt vollzieht. Therapeutisch kommt sie dann zum Einsatz, wenn das Ich überfordert ist mit den Erlebnissen und Situationen und die natürliche Verarbeitung in Folge blockiert ist. Als solches

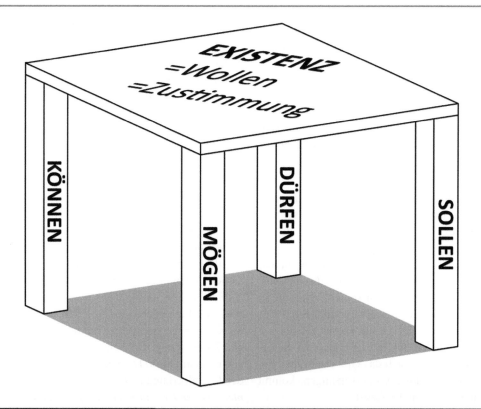

KÖNNEN	MÖGEN	DÜRFEN	SOLLEN
1. Grundmotivation	**2. Grundmotivation**	**3. Grundmotivation**	**4. Grundmotivation**
Grundbedingung des Seins: **Welt**	Grundbedingung des Seins: **Leben**	Grundbedingung des Seins: **Selbstsein (Person)**	Grundbedingung des Seins: **Sinn/Werden**
Voraussetzungen für d. Erfüllung d. GM: **Schutz, Raum und Halt** in der **Welt** haben, um sein zu **können**	Voraussetzungen für d. Erfüllung d. GM: **Beziehung, Zeit und Nähe** haben, um den Wert des **Lebens** zu **fühlen**	Voraussetzungen für d. Erfüllung d. GM: **Beachtung, Gerechtigkeit, Wertschätzung** pflegen, um „man selbst" **(Person)** sein zu können, seine **Authentizität** zu spüren und der anderen Person **begegnen** zu können	Voraussetzungen für d. Erfüllung d. GM: **Betätigungsfeld, Kontext, Werte in der Zukunft** sehen, um seinen Teil zum Werden in der Welt beizutragen und in diesen **Sinn-**Zusammenhängen **fruchtbar** zu werden

Abb. 20.3 Das Strukturmodell der Existenzanalyse in einem schematischen Überblick (Längle 2013, S. 65; © A Längle)

ist sie zum einen eine therapeutische Methode, zum anderen ein Diagnoseleitfaden.

Im Überblick geht es darum, darauf zu schauen, wo sich der Mensch *angesprochen* fühlt, was er *versteht* und wie er *antwortet*. Im Angesprochen sein entsteht ein *Eindruck,* im Verstehen findet er zur persönlichen *Stellungnahme,* und im Antwort-Geben bringt er sich und das Ergebnis seines Verarbeitungsprozesses zum *Ausdruck.*

Merke

Der personale Verarbeitungsprozess (PEA) geht über die Schritte Eindruck – Stellungnahme – Ausdruck. ◀

Die vier Schritte der PEA im Detail sind:

PEA0 – Deskription (Beziehungsaufnahme) Der Verarbeitungsprozess beginnt mit der sachlichen Beschreibung der Fakten. Es braucht eine konkrete und genaue Beschreibung der Situation und des Problems. Damit wird das Leiden an die Realität angebunden. Interpretationen, Meinungen, Gefühle und Fantasien werden hier bewusst zur Seite gestellt.

PEA1 – Eindruck (Selbstannahme) Nach der sachlichen, eher nüchternen Beschreibung des Geschehenen geht es nun um das emotionale Erleben des Vorgefallenen. Das Heben des subjektiven Eindrucks beginnt i. a. mit dem Fassen des unmittelbaren *Gefühls* und des dazugehörigen *Impulses* (beides zusammen stellt die „primäre Emotion" dar) sowie schließlich des *phänomenalen Gehalts* des Erlebten. Hier ist Einfühlung verlangt. Der phänomenale Gehalt ist jenes spontan verstandene Wesentliche, das im Erleben bereits enthalten ist. Hier nun wird der Blick gehoben und nach außen gerichtet.

PEA2 – Stellungnahme (Selbstdistanzierung) Über Schritte des Verstehens von sich selbst sowie von anderen kommt es zur tiefen phänomenologischen Bewertung anhand des persönlichsten Gefühls von Stimmigkeit und Gerechtigkeit (= „integrierte Emotion"). Über zusätzliche kognitive Beurteilungen schließlich wird der Wille generiert. Die Grundfrage ist: „Was halten Sie davon?" Die therapeutische Haltung ist hier konfrontativ-begegnend. An der Stelle der tiefsten Bewertung wird das persönliche Gespür der Stimmigkeit (Gewissen) angefragt und so die Stellungnahme grundgelegt.

PEA3 – Ausdruck (Selbsttranszendenz) Nun geht es darum, den Menschen für seine konkrete, ursprünglich überfordernde Situation so vorzubereiten, dass er sich in ihr behaupten und das Seinige tun kann. Dafür soll ein adäquater Ausdruck in Form der äußeren Stellungnahme als Existenz-Vollzug erarbeitet werden. Die Therapie hat hier einen mehr strategischen Charakter in einer schützend-ermutigenden Atmosphäre. Das mit dem Willen Intendierte passiert nun vier verschiedene Filter: Finden des konkreten Inhalts, der gesagt/getan werden soll, des konkreten Mittels, Klärung der Personen, die einbezogen werden sollen, und des besten Zeitpunktes. Zur Handlungsvorbereitung gehört auch die Beachtung der Rückwirkung auf einen selbst und ob diese ausgehalten werden könnte bzw. wie darauf zu reagieren wäre.

Merke

Die PEA ist das phänomenologisch begründete Prozessmodell der Existenzanalyse und dient der Verarbeitung von Erlebnissen im Sinne einer autonomen, authentischen, emotional getragenen, sinnvollen und personal verantworteten Existenz. ◀

20.3 Gesundheits- und Krankheitstheorie

Zu einem erfüllten und psychisch gesunden Leben kann es aus Sicht der Existenzanalyse nur kommen, wenn sich der Mensch dialogisch offen mit sich und der Welt auseinandersetzen kann. Dazu ist es notwendig, dass die psychodynamischen Schutzreaktionen nicht sein Verhalten dominieren, sondern dass er in der Lage ist, die Situation zu erkennen und sich selbst kontrollierend zu verhalten. Dies erfordert aber, dass keine belastenden oder traumatisierenden Erlebnisse vorliegen, die nicht personal verarbeitet werden können und deshalb durch Schutzreaktionen abgepuffert werden müssen. Dadurch würde die Freiheit des dialogischen Austausches mit der Welt eingeschränkt.

Eben darin besteht die Psychopathologie: dass der dialogische Austausch mit der Welt und den Situationen durch stereotype Reaktionen überlagert ist. So kann die Person nicht in Erscheinung treten und der Mensch sein Dasein nicht verwirklichen. Für ein wirklich erfüllendes und ganzheitliches Leben ist der offene, dialogische Austausch mit sich und der Welt Voraussetzung.

Treten psychische Störungen auf, so hängt das damit zusammen, dass die Einheit Mensch zerfällt. Es kommt zur Zersplitterung und Partikularismus der Strebungen, wobei die Psyche dann die anderen Dimensionen dominiert (da diese das momentane Überleben sichert). Im Spannungsfeld des bestehenden Leids übernehmen psychische Schutzreaktionen (Coping-Reaktionen) das Ruder und übertönen zunehmend das personale Erleben und Verhalten. Der Existenzvollzug wird weniger entschieden und verantwortlich und dadurch mehr reaktiv. Die Person erlebt Unstimmigkeit, Unerfülltheit, innere Leere, der Körper reagiert mit vegetativen Reaktionen wie Spannung, Schwitzen, Bedrücktheit etc. (Längle 2019, S. 36 f.)

In Folge kann der Mensch gewisse Themen oder (verletzende) Erfahrungen nicht in einen adäquaten (personalen) Verarbeitungsprozess bringen. Er ist zunehmend mit sich beschäftigt, mit seinem psychischen Gleichgewicht und dem Sich-Schützen, was Kräfte bindet und den Dialog mit der Welt (Existenzvollzug) einschränkt. Statt des offenen dialogischen Austausches mit sich und der Welt wird in diesen Abschnitten der Wirklichkeit sein Verhalten durch schematische, automatisch ablaufende Verhaltensschablonen (Coping-Reaktionen) ersetzt. Wenn das Defizit

oder Problem anhält, kommt es zur *Fixierung* der reaktiven, automatisierten Reaktionen. Dann entsteht das Vollbild der Störung, das entsprechend den existenziellen Grundmotivationen als Angst, Depression, hysterische Reaktionen, Sucht oder psychosomatische Störungen in Erscheinung tritt (Längle 2019, S. 37).

Wenn man von psychischer Krankheit spricht, ist diese Störung immer „im Bereich des psychophysischen Organismus gegeben, nicht aber in dem der geistigen Person: Die geistige Person kann nicht krank werden, wohl aber kann 'der Mensch' krank werden. Wann immer dies der Fall ist, muß der psychophysische Organismus involviert sein" (Frankl 1959, S. 717). Dadurch wird der Mensch von den inneren Zuständen oder äußeren Umständen erfasst und ist nicht mehr in der Lage, ihnen gegenüber Stellung zu beziehen. So kommt es bei der Entwicklung psychischer Störungen zu folgenden Reaktionen:

1. Verlust der Integration der verschiedenen anthropologischen Strebungen im Ich, sodass ihre Ausrichtungen divergieren.
2. Die psychische Ebene wird dominant, und automatisierte Coping-Reaktionen dominieren das Erleben und Verhalten des Menschen.
3. Der Zugang zu personalen Fähigkeiten geht dadurch verloren, und eine personale Verarbeitung von Erlebnissen kann nicht mehr erfolgen.
4. Es kommt zu einer Fixierung der Coping-Reaktionen, d. h., ein und dieselben Coping-Reaktionsmuster beherrschen in unterschiedlichsten Situationen das Verhalten oder Coping-Reaktionen sind überschießend (z. B. bei Impulsdurchbrüchen).
5. Der Austausch nach innen und mit der Welt ist eingeschränkt, nicht mehr dialogisch und häufig reaktiv. Starre Schutzmuster interferieren mit dem inneren Gespräch und blockieren den Kontakt mit anderen und der Welt.

Seelische Gesundheit heißt aus existenzanalytischer Sicht, personal und mit Hingabe leben können, in Übereinstimmung mit sich und der Umgebung, mit dem, was man tut oder lässt. Gesund sein heißt nicht nur frei sein von klinischen

Störungen oder Funktionieren, sondern Existieren in der Fülle des Potenzials des Menschen. Gesundheit bezeichnet die Fähigkeit zum Dialog, zum freien und authentischen Austausch mit sich und seiner Welt (Kolbe 2001, S. 54 f.). So geht der Gesundheitsbegriff in der Existenzanalyse über eine rein klinische Bestimmung hinaus – das Ziel der Behandlung in der Existenzanalyse ist ein erfülltes Leben.

Die Behandlung in der Existenzanalyse umfasst daher Körper und Psyche, weil diese den Zugang zur Person verhindern, und operiert mit der personalen Fähigkeit der Einstellung und Stellungnahme. Durch Fokussierung von Entscheidungen, Selbstdistanzierung, Selbstannahme etc. können *die Potenziale zur Heilung* mobilisiert werden.

Faktor eigener Freiheit ist aber für die Existenzanalyse grundlegend. RCTs kommen daher für eine seriöse Forschung in der Existenzanalyse nicht in Frage, allenfalls für Messungen von Begleiterscheinungen wie Symptombelastung. Die Kriterien der Evidence Based Medicine (EBM) können in der Existenzanalyse aufgrund ihres phänomenologischen Paradigmas nur bedingt aufgegriffen werden. Dennoch stehen auch empirisch-statistische Forschungen (hauptsächlich auf die Methoden bezogen) zur Verfügung (für einen Überblick: Längle 2014, S. 80). Die in der Existenzanalyse genuin entwickelte Forschungsmethode ist daher die hermeneutisch-phänomenologische Forschung (Längle 2015), die mit ihrem qualitativen Ansatz eine genuin existenzanalytische Forschungsmethode darstellt.

20.4 Position zum Determinierungsproblem

Psychotherapieforschung braucht ein wissenschaftstheoretisches Rahmenmodell, das zu den Grundannahmen der jeweiligen Psychotherapierichtung passt. Aus diesen leiten sich die Herangehensweise und die Methodik der psychotherapeutischen Forschung ab, die im Falle der Existenzanalyse vor allem auf Phänomenologie zu rekurrieren hat, soll die Forschung dem Paradigma Genüge tun. Der naturwissenschaftlich-quantitative Zugang ist wenig geeignet, personale Themen wie Freiheit, Hoffnung oder Sinn zu untersuchen, weil mit ihnen der Blick für das Nicht-Gesetzmäßige, eben für das Freie, verloren geht (Längle 2016a, S. 52).

Unterschiedliche Zugänge zum Menschen erfordern daher auch unterschiedliche Forschungsmethoden. Randomisierte, kontrollierte Experimente (RCTs) gelten für die meisten Psychotherapieforscher als „Goldstandard" für die Überprüfung der psychotherapeutischen Praxis, wobei übersehen wird, dass dabei der Mensch zum passiven, Wirkung empfangenden Objekt degradiert wird und in seiner Autonomie als Subjekt nicht in Betracht gezogen wird (Kriz 2017; Norcross und Wampold 2010). Gerade dieser

20.5 Behandlungsvoraussetzungen

Die Behandlungsvoraussetzung für die Existenzanalyse ist ein entsprechendes *subjektives Leiden*, für das von den KlientInnen bzw. Fachkräften eine Fremdhilfe für nötig erachtet wird.

Weiters ist zu klären, ob es sich um eine *Beratung* handeln soll, für die ja eine gewisse Selbstständigkeit der KlientInnen für die Umsetzung von Information und der neuen Perspektiven Voraussetzung ist, oder ob es sich um eine krankheitswertige Störung handelt, die einer *Psychotherapie* im eigentlichen Sinne bedarf. Oder ob die Krankheitswertigkeit gar so hoch ist, dass sie aktuell oder zuvorderst einer *stationären Behandlung* bedarf (z. B. Entgiftung bei SuchtpatientInnen, schwere Depression, Psychose etc.).

Auch gilt es, die *organisatorischen Voraussetzungen* vorab zu klären, die zeitlichen Ressourcen beider Seiten, praktische Details und die ökonomischen Bedingungen zu vereinbaren.

Schließlich ist die *Therapiebereitschaft* zu sondieren.

Um eine Behandlung beginnen zu können, braucht es klare Beziehungsverhältnisse, sodass es nicht zu Beziehungsüberlagerungen aufgrund von Bekanntschaft, Verwandtschaft oder Querverbindungen zu anderen Klienten kommt. Auch müssen die ethischen Richtlinien einhaltbar sein, um eine Behandlung beginnen zu können.

20.6 Therapeutische Beziehung

Die Rolle der therapeutischen Beziehung für die Wirksamkeit wie für die Qualität der Psychotherapie ist heute unstrittig (vgl. z. B. Steering Committee 2002). Für die Beschreibung des Beziehungsrahmens in der Existenzanalyse sind die strukturellen Elemente der vier existenziellen Dimensionen anleitend (Längle 2016a). Durch sie soll gemäß ihrer Bestimmung ein gutes Bei-sich- und Bei-einander-sein-Können möglich werden.

Beziehungsaufnahme wird als aktiver Prozess gesehen, bei dem die TherapeutInnen sich ihren KlientInnen und PatientInnen entsprechend den Inhalten der 2. GM *zuwenden*. Damit ist gemeint, dass sie nicht nur ihre Aufmerksamkeit den KlientInnen schenken, sondern sich auch innerlich öffnen und bereit sind, sich vom Gehörten und Gesehenen emotional berühren zu lassen. Durch die Zuwendung vermitteln die TherapeutInnen ihren KlientInnen existenziell gesehen: „Für dieses Gespräch bist Du meine Welt."

Als Grundlage der Beziehung fungieren die Inhalte der 1. GM, vor allem die Vertrauensbildung. *Vertrauen* bedeutet in dem Rahmen, dass die TherapeutInnen genügend Halt bieten, damit die KlientInnen über ihre Unsicherheiten hinwegkommen und sich öffnen können. Diese 1. Dimension der Existenz beinhaltet ganz grundlegend das Annehmen-Können der KlientInnen und ihrer Probleme sowie das Bieten von Schutz, Raum und Halt.

Auf dieser Grundlage kann es zur therapeutischen *Begegnung* kommen, dem Herzstück der Arbeit in der Existenzanalyse. Und die im Rahmen der Beziehung auftauchenden *Übertragungen* werden durch die Begegnung aufgefangen, an ihren eigentlichen Adressaten gelenkt und anschließend mithilfe der PEA aufgearbeitet.

Begegnung impliziert die Kernelemente der 3. GM. In der Begegnung geht es um das Ansichtig-Werden des Anderen und dessen, was ihn/sie bewegt. Die therapeutische Begegnung beruht auf der phänomenologischen Haltung und diesem speziell offenen Zuhören.

Schließlich ist für die therapeutische Beziehung auch die 4. GM von Bedeutung, denn Therapie braucht für ihr Fruchtbar-werden einen gemeinsamen Sinnhorizont, in dem sie stattfindet. Existenzielle Therapie ist auf ein Werden hin angelegt, auf Entwicklung und Entfaltung.

20.7 Diagnostik in der Existenzanalyse

Für die Existenzanalyse war die Diagnostik stets die Grundlage für die Behandlung. Schon Frankl hatte eine klinische Diagnostik mit Rekurs auf psychiatrisches Wissen betrieben, und diese Tradition wurde als ein unverzichtbarer Bestandteil verantwortlicher Psychotherapie weiter betrieben. Dies könnte als ein Widerspruch gesehen werden zum zentralen Anliegen der Existenzanalyse, dem Menschen in seiner Einzigartigkeit und seiner Personalität gerecht zu werden. Tatsächlich besteht in der Existenzanalyse eine kritische Position gegenüber der Einseitigkeit der traditionell logisch-empiristischen bzw. positivistischen Diagnostik. Die Gefahr standardisierter Diagnostik, Menschen zu etikettieren, zu pathologisieren, auf Störbilder zu reduzieren und dadurch vorhandene Potenziale und Ressourcen zu übersehen, ist stets im Blickfeld. Dennoch werden Diagnoseschemata als hilfreiche Informationsverdichtung (z. B. um Ordnung in Informationen zu bringen, zur Kommunikation, zur Planung der Behandlung, zur Prognose und Legitimation etc.) angesehen. Da der Mensch selbst allgemeine, gesetzmäßige Bereiche in allen Dimensionen hat, die sich mit ganz individuellen und unverwechselbaren Charakteristika mischen und seine Einzigartigkeit ausmachen, gilt es auch in der Diagnostik, den weiten Bogen vom ganz Persönlichen, Einzigartigen zum Allgemeingültigen und Verallgemeinerbaren zu schlagen. Daher wurde in der Existenzanalyse ein differenziertes diagnostisches System ausgearbeitet, das diesem breiten Spannungsbogen in Form eines „Diagnosezirkels" (s. u.) versucht Genüge zu tun.

Diagnose ist Erkenntnis. Störungen werden bezüglich struktureller und inhaltlicher Prozesse „durchschaut" (dia-gnosis), Erscheinungsformen, Regelmäßigkeit mit Gesetzmäßigkeiten erfasst und der individuelle Schweregrad erhoben. Das Ziel ist, Orientierung für die Behandlung zu geben und auf mögliche Gefahren im Vorhinein hinzuweisen. Dabei macht die Diagnose selbst einen Wandel durch. Am Beginn steht die *Erstdiagnose*, aus dem Behandlungsverlauf ergibt sich die *Prozessdiagnose* und aus der abschließenden Reflexion am Ende der Therapie die *Abschlussdiagnose*. Es soll die Störung bzw. das Leiden so mit der existenzanalytischen Theorie in Verbindung gebracht werden, dass eine dem Patienten, dem Phänomen und der psychotherapeutischen Ethik adäquate Behandlung möglich ist (Luss et al. 1999, S. 4). Dabei geht es um die Erhebung des Störungswertes (Behandlungsbedürftigkeit), der Störungsursache und -zusammenhänge (Anthropologie mit besonderer Berücksichtigung somatischer Mitbeteiligung, existenzielles Milieu), der Prognose (Therapieerwartung, Hindernisse und Gefahren während Therapie) und um eine Abstimmung der Erkenntnisse mit den Methoden einer optimalen Behandlung.

> **Merke**
>
> **Die Diagnostik steht in der Existenzanalyse im Spannungsfeld von phänomenologischer Vorgehensweise und personaler Begegnung auf der einen Seite und theoretischen Konzepten und Vorwissen auf der anderen. Diagnostik bezeichnet somit jenen Vorgang, in welchem das Phänomen, das sich zeigt, so mit der Theorie in Verbindung gebracht wird, dass eine den KlientInnen, dem Phänomen und der psychotherapeutischen Ethik adäquate Behandlung möglich wird. ◄**

Die in vielen Therapierichtungen bestehenden Bedenken, dass eine nomothetische, auf Gesetzmäßigkeiten und Statistiken beruhende Diagnostik der Individualität des Menschen nicht gerecht werde, wird in der Existenzanalyse auf der Basis ihrer Anthropologie nicht als ein grundsätzliches Problem gesehen. Denn obwohl Phänomenologie die Basis ihrer Vorgehensweise ist und Einklammerung und Zurückstellung allen Vorwissens bedeutet, ist auch sie in ihrer spezifischen Aufgabe und in ihren Grenzen zu sehen. Phänomenologie ist die zentrale Haltung, mit der den KlientInnen begegnet wird, um sie am besten in ihrem Lebenshorizont verstehen zu können und das Wesen ihres Leidens zu erfassen. Doch braucht es neben diesem *verstehenden* Zugang zur Komplettierung der Arbeitsweise und wegen der erwähnten Gesetzmäßigkeiten im Menschen auch einen *erklärenden*. Der erklärende ist theoriegeleitet und nimmt Bezug auf die determinierten Seiten des Menschseins.

20.7.1 Basis der Existenzanalyse-Diagnostik: Phänomenologisches Verstehen

Die Basis der existenzanalytischen Diagnostik ist, wie beschrieben, die phänomenologische Betrachtung – also der Versuch, zu einem Verstehen zu kommen, das sich nur auf die Erscheinungsweise des Gegenübers und des Gesagten bezieht und daher auf externe Kategorisierungen verzichtet.

Ein Beispiel: Ein 36-jähriger Patient spricht in abgehackten Sätzen, ist sichtlich nervös, wirkt angespannt und unruhig. Der Therapeut spürt das, versteht anfänglich aber noch nicht, worum es dem Patienten geht. Er spricht von Schlafstörungen, Verminderung der Arbeitsleistung, Problemen mit der Partnerin, die sich aber sehr um ihn bemüht. Es könne ihn jedoch nichts mehr beruhigen, weil er ständig Angst hätte. In einer ersten phänomenologischen Schau erscheint dem Therapeuten als wesentlich, dass der Patient in eine Haltlosigkeit verfallen ist, die er vorher nicht kannte, die heftige Gegenreaktionen auslöst, seinen Umgang mit der Welt erheblich einschränkt, ihn hilflos und verzweifelt macht. – So viel zum Anfang der Diagnostik in diesem Beispiel.

Im dialogischen Austausch mit den PatientInnen findet anfänglich eine Annäherung an das statt, was den Kern ihres Leidens ausmacht, ohne dass schon auf externe Informationen oder Diagnosekategorien Bezug genommen wird. Das subjektive Erleben der KlientInnen sowie der persönliche Eindruck der TherapeutInnen verhelfen den KlientInnen dazu, dass sie sich persönlich verstanden fühlen können. Erst im nächsten Schritt folgt dann die Anbindung der Phänomene an die existenzanalytische Theorie und die internationalen Diagnoseschemata.

20.7.2 Spezifisch existenzanalytische Diagnostik

Die phänomenologisch erhobenen Inhalte werden nun mit der Theorie verbunden. Dies erweitert die Sicht auf Bereiche, die dem Erleben und Verstehen der PatientInnen/KlientInnen mitunter zunächst nicht zugänglich sind.

Die methodenspezifische Diagnostik folgt einem Diagnosezirkel (Längle 2005), der sechs Bereiche umfasst (Abb. 20.4):

1. *Anthropologische Diagnostik:* Jede Störung betrifft den Menschen ganzheitlich, kann sich aber in verschiedenen anthropologischen Dimensionen unterschiedlich äußern bzw. ursächlich lokalisiert sein. Die Lokalisierung des Störungsschwerpunktes innerhalb der anthropologischen Dimensionen ist ein erster Diagnoseschritt. Körperliche, geistig-kulturelle Phänomene und soziale Bezüge sind ebenso abzuklären wie die psychischen Störungen.

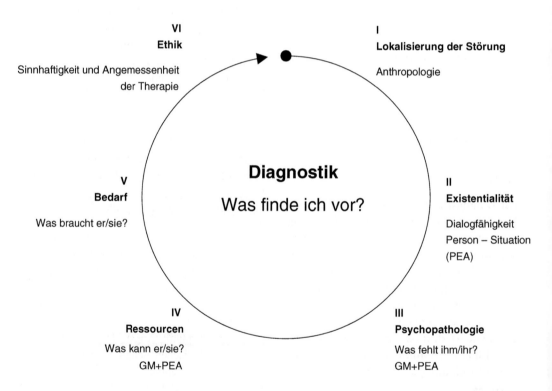

GM.............Grundmotivationen

PEA............Personale Existenzanalyse

Abb. 20.4 Existenzanalytischer Diagnosezirkel. GM = Grundmotivationen, PEA= Personale Existenzanalyse (nach Längle 2005, S. 86 f.; © A Längle)

2. *Existenzialität – dialogische Diagnostik*: In diesem Schritt wird die vierte anthropologische Ebene, die Vollzugsdimension menschlicher Existenz, genauer betrachtet. Damit soll die Person in ihrem dialogischen Austausch mit der Situation, also in ihrer Existenzialität, erfasst werden. Die dialogische Offenheit kann grundsätzlich auf der Input-Ebene, auf der Prozessebene und auf der Output-Ebene gestört sein. Dann kommt es zur existenziellen Verarmung des Menschen, die einen Nährboden für die Psychopathologie darstellt. Die Störung der Dialogfähigkeit im Außen findet ihre Entsprechung in einer *Störung des inneren Dialogs* (was als Drehscheibe für die Entstehung von Psychopathologie angesehen wird).

Die **PEA** ist das diagnostische Mittel zur Erfassung der Fähigkeiten oder Mängel im dialogischen Austausch mit der Welt und der prozessualen Verarbeitung der inneren und äußeren Inputs. Sie ermöglicht Einschätzungen in vier Bereichen:

– PEA 0: Die Fähigkeit, Gegebenes aufzunehmen und Wesentliches wahrzunehmen: „Was ist?" – Fähigkeit zur Beschreibung des Geschehenen, Erfassen der Fakten und Bedingungen.
– PEA 1: Die Fähigkeit, sich vom Gegebenen und Wesentlichen berühren zu lassen: „Wie ist das für Sie?" – Fähigkeit zum Umgang mit Eindruck und Emotion, zu phänomenologischem Verstehen dessen, was sich zeigt.
– PEA2: Die Fähigkeit zur Stellungnahme: „Was halten Sie davon?" – Fähigkeit, Erlebtes in die eigenen Wertebezüge einzuordnen, Stellung zu beziehen, zur Willensbindung.
– PEA 3: Die Fähigkeit, das Wesentliche zu vollziehen: „Was wollen Sie tun?" – Fähigkeit, zu einem adäquaten Ausdruck zu finden und diesen umzusetzen.

Durch das Miteinbeziehen der PEA in den diagnostischen Prozess wird die Bedeutung des Verarbeitungsprozesses und der Bewältigungsfähigkeit des Menschen für seine Lebenssituation erfasst.

3. *Psychopathologie und -genese:* Nach der Erfassung der prinzipiellen Prozess- und Dialogfähigkeiten des Klienten folgt die inhaltliche Diagnostik anhand des Strukturmodells der Existenzanalyse, der Grundmotivationen. Hierbei werden die Mangelzustände (aktuell und biografisch) in Bezug auf die Grundbedingungen des Existierens erfasst. Es geht um die Erfassung des *spezifischen* Leidens mit seinen kausalen Zusammenhängen.

Aus dem Verstehen der PatientInnen/KlientInnen in ihrem (bewussten und unbewussten) Anliegen, Fremdhilfe aufzusuchen, wird die *Therapiemotivation* diagnostiziert und das subjektive *Krankheitsverständnis* erhoben. Neben den subjektiven Erwartungen, die die PatientInnen an die Therapie richten, geht es auch um die *fachliche Feststellung* von Störelementen und krankheitsbedingten Ursachen. Das verlangt einerseits eine phänomenologische, einfühlsame Vorgehensweise und andererseits für die Erklärungen des Krankheitsbildes die Kenntnis der speziellen existenzanalytischen Psychopathologie.

4. *Personale Ressourcen:* „Was kann die KlientIn?" Zunächst geht es darum, die Fähigkeiten der PatientInnen/KlientInnen zur selbständigen Lösung oder Verbesserung ihrer Problemlage und zur Verbesserung ihrer Existenzialität zu erfassen. In der Existenzanalyse werden dazu in erster Linie die personalen Ressourcen beleuchtet, aber ergänzend dazu auch die psychischen, somatischen sowie sozialen, ökonomischen und beruflichen Ressourcen. Mit der Erhebung der Ressourcen und personalen Kräfte wird der spezifische Boden für die existenzanalytische Psychotherapie geschaffen. Als schematischer Hintergrund für das Finden der personalen Ressourcen dient das Strukturmodell der Existenzanalyse, die personalen Grundmotivationen. Damit wird die „Substanz" des Existieren-Könnens erhoben. Hierfür stehen auch methodenspezifische Tests zur Verfügung (Längle et al. 2000; Eckhardt 2001 in der Neufassung Längle et al. 2022).

Die existenzanalytische Diagnostik geht als phänomenologisch-hermeneutische Diagnostik von dem aus, was die KlientInnen bewegt. Die Aufmerksamkeit gilt den existenziellen Fähigkeiten und Erfordernissen der KlientInnen. Diese werden primär durch die Klärung der Voraussetzungen für ganzheitliche Existenz (GM) und der Begegnungsfähigkeit mit sich und der Welt (PEA) erhoben. ◄

5. *Bedarfsanalyse*: „Was braucht die KlientIn?" Eng mit dem vorangegangenen Diagnoseschritt verbunden ist die Bedarfsanalyse. Es geht hierbei darum, wie die TherapeutInnen auf der Grundlage ihres Fachwissens und ihrer Beobachtungen die existenzielle Situation der PatientInnen/KlientInnen einschätzen hinsichtlich dessen, was es unmittelbar zur Verbesserung ihrer Lebenssituation bedarf. Dieser Diagnoseschritt führt zur Erstellung des Therapieplans durch die Aufsummierung der Information aller vorangegangenen Schritte. Darüber hinaus ergibt sich aufgrund des Gesamtbildes bereits eine prognostische Einschätzung.

6. *Ethik – Angemessenheit und Selbsteinschätzung der Behandler*: Zum Abschluss der psychotherapeutischen Diagnostik im Rahmen einer phänomenologisch orientierten Vorgangsweise braucht es auch das Einschätzen der eigenen Kompetenz, der eigenen Motivation, der persönlichen Zuständigkeit sowie der Sinn- und Zweckhaftigkeit der Therapie. Damit werden die Angemessenheit und die ethische Vertretbarkeit sowohl der Intervention als auch der angewandten Mittel und des Aufwandes überprüft. Dies dient nicht nur dem Schutz der PatientInnen und der Effizienz des Therapieverlaufs, sondern auch dem Schutz und der Psychohygiene der TherapeutInnen selbst.

In dem genannten Beispiel des 36-jährigen Patienten sind anthropologisch gesehen eine mittelgradige körperliche Erregung und gewisse körperliche Funktionseinschränkungen (Schlafstörungen, Herzklopfen, Schweißausbrüche, Beklemmungsgefühl, Muskelverspannungen, Ruhelosigkeit, Konzentrationsschwierigkeiten) zu beobachten sowie eine Einschränkung der Freiheit im Verhalten (personale Dimension), verbunden mit einer Reduktion der existenziellen Dimension und einer Angst vor Kontrollverlust. Der Schwerpunkt der Störung liegt anthropologisch gesehen aber in der Dominanz der unkontrollierbaren psychischen Reaktionen, wodurch die Dialogfähigkeit mit der Welt reduziert und die Existenzialität erheblich beeinträchtigt ist. Im Strukturmodell ist in erster Linie die 1. GM des soliden In-der-Welt-Seins erschüttert, und im Prozessmodell ist der Patient von PEA-1 überschwemmt und kommt nicht zu Stellungnahmen und zu einem situationsadäquaten Ausdrucksverhalten. Dennoch sind gute Kompetenzen da: Er ist in der Lage, Gespräche zu führen, auf den Dialogpartner einzugehen, klar zu denken, Stellungen zu beziehen und Entscheidungen zu treffen. Er hat weitgehend Kontrolle über den Körper und kann das Atmen bewusst einsetzen. Im Strukturmodell scheinen die 2.–4. GM nicht betroffen zu sein, er scheint diese Bereiche der Existenz gut leben zu können. Was er in erster Linie braucht, ist haltgebende Unterstützung und Erfahrungen, die ihm Ruhe und Sicherheit verschaffen können. Die Motivation des Patienten für die Therapie ist gegeben, der Zeiteinsatz machbar, und die Behandlung hat gut Platz in seinem Leben. Durch die klare Fokussierung der Problematik und die auf sie abgestimmte Vorgangsweise, verbunden mit der aktuellen Lebenssituation des Patienten, lässt die Therapie als angemessen und ethisch vertretbar erscheinen.

20.7.3 Erhebung des psychopathologischen Zustandsbildes

Im weiteren Verlauf der Diagnostik werden die existenziellen Befunde mit den wissenschaftlich

gebräuchlichen Diagnoseschemata (ICD, DSM)
verknüpft. Durch diese Vernetzung mit dem diag-
nosespezifischen Allgemeinwissen wird der phänomenologische Befund verdichtet. Außerdem ermöglicht das eine ökonomische Kommunikation
mit anderen Fachleuten, eine bessere Abgrenzung
von Differenzialdiagnosen sowie eine methodenübergreifende Forschung, Qualitätssicherung und
Abrechnung mit Versicherungsträgern.

Des Weiteren erfolgt eine Einteilung der psychischen Störung nach *Schweregrad* bzw. eine
Einschätzung des *Strukturniveaus* des Klienten
(vgl. auch Kolbe 2014). Das klassische Schema
der Psychiatrie unterscheidet vier Schichten von
Störungsgruppen: Die psychische Reaktion (Anpassungsstörung), die „Neurose", die Persönlichkeitsstörung und die Psychose. Heute spricht
man auch von unterschiedlichen Strukturniveaus – gutes, mäßiges, geringes und desintegriertes Strukturniveau. Ein Phänomen kann sich
also auf verschiedenen Störungsebenen zeigen.

In dem genannten Beispiel handelt es sich
nach ICD-10 um eine generalisierte Angststörung (F41.1), die schon seit mehr als sechs Monaten in unterschiedlicher Intensität besteht und
über mehrere Symptome aus der Liste verfügt.
Differenzialdiagnostisch handelt es sich weder
um eine Phobie noch um eine Panik oder hypochondrische Störung. Strukturell liegt ein mittlerer Schweregrad vor, der als neurotisch eingestuft werden kann.

Die Einteilung der Störungen nach dem
Schweregrad erlaubt gleich eine erste grobe Orientierung über Aufwand, Gefahr und Verlauf der
Behandlung. Sie ist aber vor allem zentral für die
Gestaltung der Therapie und um Klarheit zu gewinnen, über welche Ressourcen die KlientInnen
verfügen. Ein und dasselbe Phänomen erhält je
nach Strukturniveau eine andere Erscheinungsform und Dringlichkeit und braucht unterschied-
liches therapeutisches Vorgehen. So wird man bei
einer reaktiven Depression z. B. nach einem Verlust anders umgehen als mit einer neurotischen,
langjährigen Depression oder mit einer neurotischen Angststörung anders als mit einer ängstli-
chen Persönlichkeitsstörung.

Die Abb. 20.5 gibt einen abschließenden
Überblick über die existenzanalytische Diag-

nostik, ihren anfänglichen theoriekonformen
Konstruktionsprozess, ihre Verknüpfung mit
dem (empirischen) Allgemeinwissen und dem
anschließenden Konkretionsprozess, der die
Anleitung für die praktische, schulenspezifische
Therapieplanung gibt.

Dieser Diagnoseprozess kann sich im Verlauf
einer Therapie mehrmals wiederholen – ganz im
Sinne eines dialektischen Vorgehens, das neu in
Erscheinung tretende Phänomene immer wieder
in eine umfassende Sichtweise integriert (Prozessdiagnostik). Denn kein Schema kann die Realität je ganz abbilden. Jaspers (1973, S. 468 f.)
fasste dies so trefflich: „Schemata sind entwor-
fene Typen, falsch, wenn ich sie als Realitäten
behandle oder als Theorien von einem Zugrunde-
liegenden, wahr als methodisches Hilfsmittel,
das grenzenlos korrigierbar und verwandelbar
ist."

20.8 Zusammenfassung

Die existenzanalytische Diagnostik ist eine umfassende Diagnostik, die von der phänomenologischen Wahrnehmung ausgeht. Als solche bezieht man sich anfänglich strikt auf das, was die
PatientInnen bewegt und was sie davon (verbal,
averbal und mit ihren Symptomen) zum Ausdruck bringen. Die Aufmerksamkeit wird dann
auf ihre existenziellen Fähigkeiten und Erfordernisse gerichtet. Diese werden durch die Klärung
der Voraussetzungen für ganzheitliche Existenz
(Grundmotivationen) und der Begegnungsfähigkeit mit sich und der Welt (Personale Existenzanalyse, PEA) erhoben. Das erhellt die dynamische Ebene und das Verarbeitungsniveau der
Psychopathologie, was durch die Verbindung mit
der existenzanalytischen Theorie eine den PatientInnen, dem Phänomen und der psychotherapeutischen Ethik adäquate Behandlung ermöglicht.
Sinn der Diagnostik ist die Einschätzung des
Phänomens hinsichtlich des Störungswertes (Behandlungsbedürftigkeit), der Störungsursache
(Anthropologie mit besonderer Berücksichtigung
somatischer Mitbeteiligung, existenzielles Milieu), der Prognose (Therapieerwartung, Hindernisse und Gefahren während der Therapie) und

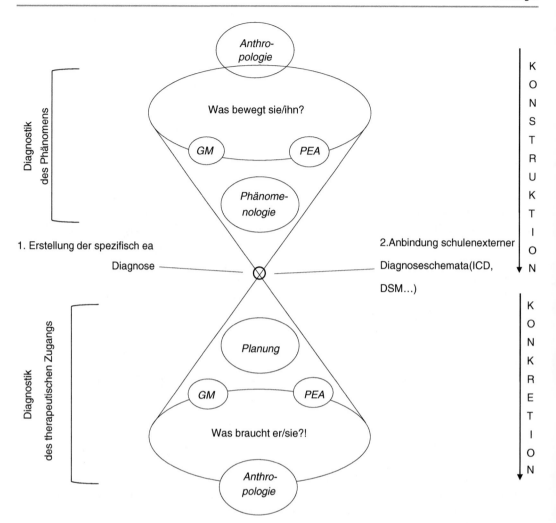

Abb. 20.5 Der existenzanalytische Diagnoseprozess im Überblick (in Anlehnung an Luss et al. 1999, © A Längle)

eine Abstimmung der Erkenntnisse mit den Methoden einer optimalen Behandlung (inklusive ökonomischer Kommunikation mit Fachleuten).

Literatur

Eckhardt P (2001) Skalen zur Erfassung von existentieller Motivation, Selbstwert und Sinnerleben. Existenzanalyse 18(1):35–39

Frankl VE (1959) Logotherapie und Existenzanalyse. In: Frankl V, Gebsattel V, Schultz JH (Hrsg) Handbuch der Neurosenlehre und Psychotherapie, Bd III. Urban & Schwarzenberg, München/Wien, S 663–736

Frankl VE (1987) Ärztliche Seelsorge. Fischer, Frankfurt am Main

Heidegger M (1967) Sein und Zeit. Niemeyer, Tübingen

Jaspers K (1973) Allgemeine Psychopathologie. Springer, Berlin

Kolbe C (2001) Gesundheit als Fähigkeit zum Dialog. Zum Personverständnis der Existenzanalyse und Logotherapie. Existenzanalyse 19(2+3):54–61

Kolbe C (2014) Person und Struktur. Existenzanalyse 31(2):32–40

Kriz J (2017) Subjekt und Lebenswelt. Personzentrierte Systemtheorie für Psychotherapie, Beratung und Coaching. Vandenhoeck & Ruprecht, Göttingen

Längle A (2003) Emotion und Existenz. WUV, Wien

Längle A (2005) Handhabung und Verwendung der Diagnostik aus Sicht der Existenzanalyse. In: Bartuska H, Buchsbaumer M, Mehta G, Pawlowsky G, Wiesnagrotzky S (Hrsg) Psychotherapeutische Diagnostik. Leitlinien für den neuen Standard. Springer, Wien, S 85–92

Längle A (2013) Lehrbuch zur Existenzanalyse - Grundlagen. Facultas, Wien

Längle A (2014) From Viktor Frankl's logotherapy to existential analytical psychotherapy. Eur Psychother 12:67–83

Längle A (2016a) Existenzanalyse. Existentielle Zugänge der Psychotherapie. Facultas, Wien

Längle A (2016b) Sich-berühren lassen: vom Zusammenspiel von Werten und Gefühlen in der existentiellen Psychotherapie. Persönlichkeitsstörungen 20(2):115–126

Längle A (2019) Die Psyche macht's (un)möglich. Weisheit und Eigenmächtigkeit der Lebenskraft. Existenzanalyse 36(2):26–40

Längle A, Orgler C, Kundi M (2000) Existenzskala ESK. Hogrefe-Beltz, Göttingen

Längle A, Längle AS, Osin E (2022) Test zur Existentiellen Motivation neu (TEM-R). In Vorbereitung

Längle S (2015) Methode zur Praxis Hermeneutisch-Phänomenologischer Forschung. Existenzanalyse 32(2):64–70

Luss K, Freitag P, Längle A, Tutsch L, Längle S, Görtz A (1999) Diagnostik in Existenzanalyse und Logotherapie. Existenzanalyse 16(2):4–9

Norcross JC, Wampold BE (2010) What works for whom: tailoring psychotherapy to the person. J Clin Psychol 67(2):127–132

Steering Committee (2002) Empirically supported therapy relationships conclusions and recommendations of the Division 29 task foce. In: Norcross JC (Hrsg) Psychotherapy relationships that work: therapist contributions and responsiveness to patients. Univ Press, Oxford, S 441–443

Vetter H (1989) Die phänomenologische Haltung. In: Selbstbild und Weltsicht. Phänomenologie und Methode der Sinnwahrnehmung. Tagungsbericht 4/1. GLE-Verlag, Wien, S 14–22

Alfried Längle, PD Dr. med. Dr. phil., Arzt, Klinischer Psychologe, Coach, Psychotherapeut im Verfahren der Existenzanalyse und Logotherapie (EA) bei der Gesellschaft für Logotherapie und Existenzanalyse (GLE), Universitätsprofessor an mehreren Universitäten; www.laengle.info www.existenzanalyse.org

Diagnostik in der Existenzanalyse und Logotherapie

Otmar Wiesmeyr

21.1 Qualitätszirkel Psychotherapeutisch-Existenzanalytische Diagnostik

Die Psychotherapeutisch-Existenzanalytische Diagnostik geht insbesondere auf die Impulse der Diagnostik-Leitlinie des Bundesministeriums für Gesundheit zurück.

Der Sammelband *Psychotherapeutische Diagnostik – Leitlinien für den neuen Standard* (Bartuska et al. 2005) beinhaltet die gemeinsamen und unterschiedlichen Ansätze der psychotherapeutischen Fachspezifika, die auch Eingang in die Ausbildung und psychotherapeutische Praxis gefunden haben. Der damit initiierte Prozess hat auch in der Existenzanalyse und Logotherapie zu eingehenden Reflexionen, neuen Sichtweisen und Kooperationen geführt, die mit einem Qualitätszirkel vergleichbar sind. Dazu gehören die grundlegenden Konzepte des Begründers der Existenzanalyse und Logotherapie Viktor E. Frankl, die logotherapeutischen Ergänzungen der ICD-10 nach Elisabeth Lukas, diagnostische Aspekte der Logo-Trauma-Therapie, die TOP-Diagnostik auf Basis der PSI-Theorie Julius Kuhls, forschungsorientierte Prozessdiagnos-

tik, das Manual für die Psychotherapeutisch-Existenzanalytische Diagnostik und eine Einzelfallstudie aus psychotherapeutisch-existenzanalytischer Perspektive (Abb. 21.1).

Die Psychotherapeutisch-Existenzanalytische Diagnostik erweist sich als ein wissenschaftlich-kommunikativer Prozess, der intensive inhaltliche Auseinandersetzungen mit bestehenden theoretischen und praktischen Zugängen initiiert. Eine vorwiegend deskriptive und psychopathologisch-störungsorientierte Diagnostik erfährt so eine notwendige und wertvolle Ergänzung.

Das psychiatrische Credo Viktor E. Frankls von der unbedingten Würde der Person ermöglicht eine wertorientierte Umdeutung von Krankheit im Kontext noetisch-psychisch-somatischer Seins-Dimensionen im Gegensatz zur Beschreibung von Krankheit als regelwidriger Körper- oder Geisteszustand im österreichischen Sozialversicherungsrecht und die Definition der krankheitswertigen seelischen Störung als Bewältigungsversuche mit inadäquaten Mitteln.

Viktor E. Frankls Beitrag zu einer Humanisierung der Psychotherapie verdeutlicht das Menschenbild der Existenzanalyse und Logotherapie, das wesentliche Aspekte des Mensch-Seins wie die Freiheit des Willens und die damit verbundene Verantwortung gegenüber dem Leben, das Sinnorgan Gewissen und den Willen zum Sinn beinhaltet. Diese spezifisch humanen Ausdrucksformen menschlichen Seins beschreiben noogene Prozesse, die in beson-

O. Wiesmeyr (✉)
Ausbildungsinstitut für Logotherapie und Existenzanalyse (ABILE), Wien, Österreich
e-mail: otmar.wiesmeyr@a1.net

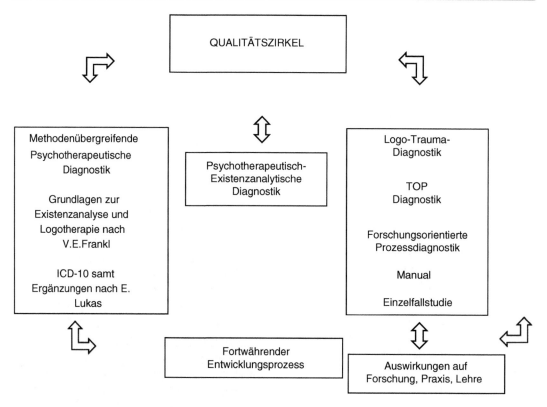

Abb. 21.1 Qualitätszirkel Psychotherapeutisch-Existenzanalytische Diagnostik nach O. Wiesmeyr

derer Weise zu einem sinn- und wertvollen Leben sowie zur Heilung und Linderung psychischer Erkrankungen beitragen. Sie sind mit den psychischen und somatischen Dimensionen menschlichen Seins eng verbunden und stehen in ständigem Austausch mit unseren Gefühlen sowie den umfassenden wahrnehmungs- und bewusstseinsorientierten, kognitiven, kreativen und kommunikativen Systemen.

21.1.1 Sinn und Selbstregulation – Übereinstimmungen von Konzepten der Existenzanalyse und Logotherapie mit der PSI-Theorie nach Julius Kuhl (2001)

Die langjährige Kooperation und das Forschungsprojekt „Evaluation der Logotherapie und Existenzanalyse" (Wiesmeyr 2014a) mit Julius Kuhl und Gudula Ritz von der Universität Osnabrück trugen dazu bei, Zusammenhänge zwischen dem von Julius Kuhl entwickelten Persönlichkeitsmodell und der Existenzanalyse und Logotherapie zu entdecken. So bestätigte Julius Kuhl in seinen experimentellen Untersuchungen die von Viktor E. Frankl erhobenen 40 Prozent Sinnlosigkeitsgefühle in der Bevölkerung. In dem von ihm entwickelten funktionsanalytischen Persönlichkeitsmodell steht der Sinn in Verbindung mit den ausgedehnten Netzwerken der rechten Gehirnhemisphäre.

Im Rahmen seiner Modellbildung kommt der Affektregulation eine besondere Aufgabe zu, da sie erst die notwendige Kommunikation und Interaktion der epistemischen Systeme ermöglicht. Die von J. Kuhl postulierten menschlichen Lern- und Veränderungspotenziale über die gesamte Lebensspanne sind mit dem psychotherapeutischen Credo Frankls, der unbedingten Sinnhaftigkeit des Lebens vergleichbar. Das funktionsanalytische Persönlichkeitsmodell Julius Kuhls findet sich auch in der prozessorientierten TOP-Diagnostik wieder, die zahlreiche Funktionskomponenten untersucht. So beherbergt allein die Selbstregulation 40 Teilbereiche. Der beschriebene

Antagonismus steht in Zusammenhang mit dem stressabhängigen neurobiologischen System des Hippocampus, der ab einer bestimmten Cortisol-Konzentration die „Trotzmacht des Geistes" nach Viktor E. Frankl sowie Julius Kuhls „integrative Kompetenz" blockieren kann. Besondere Bedeutung wird daher neben den Erstreaktionen auch den Zweitreaktionen beigemessen, was der Stellungnahme der Person zum Krankheitsgeschehen in der sinnzentrierten Psychotherapie entspricht. Störungsbezogene Ausprägungen finden vor allem erst dann statt, wenn die höheren Funktionen – bei J. Kuhl die Selbstregulation und bei V. E. Frankl die noetische Dimension – geschwächt werden. So erhöhen sich die Symptomschwere bei gleichzeitiger Unsicherheit sowie die Problematik einseitiger Gefühls- und Wertesysteme erheblich. Besonderen Wert legt J. Kuhl auf die situationsgerechte Verbindung von Gefühlen, was auch mit den intentionalen Gefühlen Frankls in Hinblick auf das Erspüren des konkreten Sinns in einer bestimmten Situation in Zusammenhang gebracht werden kann. Das Sinnerspüren ist demnach erlernbar und für den therapeutischen und diagnostischen Prozess besonders relevant. Gute therapeutische Beziehungen, berührende Begegnungen sowie das Umsetzen von Werten sind zeitlebens möglich (Kuhl 2006).

Das Einbeziehen der TOP-Diagnostik als Prozessdiagnostik erfolgte im Rahmen der „Evaluation der Existenzanalyse und Logotherapie".

21.1.2 Quantitative und qualitative Forschungsansätze im Rahmen des psychotherapeutischen Fachspezifikums

Masterthesen des Universitätslehrgangs „Psychotherapeutisches Fachspezifikum in Existenzanalyse und Logotherapie" konnten nachweisen, wie bedeutsam die begleitende Forschung für die Diagnosestellung, die psychotherapeutische Indikation und den Psychotherapieprozess ist.

„So scheinen erfahrene Psychotherapeuten/Psychotherapeutinnen meist situativ zu entscheiden, welche Intervention (gleich welcher Therapierichtung) am geeignetsten für ihre Klienten/Klientinnen ist. In dieser Hinsicht kann die Vermittlung kombinierter Konzepte in fachspezifischen Aus- und Weiterbildungen dazu beitragen, die Qualität der psychotherapeutischen Behandlung zu verbessern" (Humer 2018, S. 101).

„Auf diese Weise wäre eine Nutzung der Metaphernanalyse im Bereich Psychotherapie sowohl im Sinne einer nosologisch orientierten Diagnostik wie auch im Sinne einer Prozessdiagnostik vorstellbar" (Fede 2019, S. 236).

21.2 Darstellung der spezifischen Gesundheits- und Krankheitslehre des Verfahrens

Die Existenzanalyse erweitert den diagnostischen Rahmen einer methodenübergreifenden psychotherapeutischen Diagnostik, „indem sie zusätzlich einen Ein- und Durchblick auf Freiheit und Verantwortlichkeit des Menschen gewährt" und die „unbedingte Würde der Person" (Wiesmeyr 2005, S. 93–94) hervorhebt.

Viktor E. Frankl unterscheidet in seiner dimensional-ontologischen Diagnostik drei Persönlichkeitsebenen: noetisch, psychisch und somatisch (Frankl 1983, S.48).

Sein dimensional-ontologisches Konzept beinhaltet Auswirkungen noogener Ursachen, die sowohl die psychische als auch die somatische Dimension betreffen können, was eine differenzierte Ätiologie der Krankheitsgenese ermöglicht. Auslöser psychischer Ursachen im somatischen Bereich werden als psychosomatisch sowie umgekehrt Auswirkungen somatischer Ursachen im psychischen Bereich als funktionell beschrieben.

Noogen bedingte Probleme, Gewissenskonflikte oder existenzielle Krisen haben ihren Ursprung im noetischen Bereich und können noogene Erkrankungen wie Depressionen und Neurosen auslösen.

Interessant für die Qualitätsforschung in der Psychotherapie sind Viktor E. Frankls als iatrogen beschriebenen Rückwirkungen, die das Thema Fehler in der Psychotherapie aufgreifen. Dieser als reflexiv-qualitätssichernd geltende Aspekt ist für die Psychotherapeutisch-Existenzanalytische Prozessdiagnostik von besonderer Bedeutung.

> „Dabei werden Fehldiagnosen, problematische Erklärungen und Hinweise, fehlende Empathie und mangelndes Einfühlungsvermögen sowie inadäquate psychotherapeutische Interventionen als Ursache genannt" (Wiesmeyr 2014b, S. 102).

> „Die Einteilung der psychotherapeutischen Diagnosestellung in drei Dimensionen ‚Symptomatik in Relation zur Persönlichkeit', ‚psychotherapeutische Beziehung' und ‚Krisenhaftigkeit' wird in der existenzanalytischen Diagnostik durch eine vierte Dimension ‚Ressourcenorientierte Diagnostik' in Hinblick auf die gesunden Anteile der Persönlichkeit und ihrer Umwelt sowie auf Sinn und Werte ergänzt" (Wiesmeyr 2005, S. 94).

Für die ressourcenorientierte Diagnostik ist Frankls Beschreibung der psychischen Pathoplastik von besonderer Bedeutung, da sie dem menschlichen Gestaltungs- und Veränderungspotenzial eine besondere Bedeutung beimisst (Frankl 1983).

21.3 Psychopathologisch-klinische Konzepte in ICD-10 samt logotherapeutischen Ergänzungen

21.3.1 Existenzanalytische Ergänzungen der ICD-10 nach Elisabeth Lukas

Die ICD-10 (Dilling et al. 2000) findet in der Psychotherapeutisch-Existenzanalytischen Diagnostik unter Berücksichtigung der Komorbiditäten und einer eingehenden Differenzialdiagnose Anwendung in der Lehre und psychotherapeutischen Praxis.

Elisabeth Lukas vermisst in der ICD-10), die aus ihrer Sicht eher eine deskriptive Beschreibung psychischer Störungen darstellt, die ätiolo-

gische Perspektive und das Einbeziehen eines dimensional-ontologischen Menschenbildes sowie die Fähigkeit der Person, zur jeweiligen psychischen Erkrankung Stellung zu beziehen.

So weist sie bei F1 Psychische und Verhaltensstörungen durch psychotrope Substanzen auf die Möglichkeit größerer und geringerer (Rest-)Freiräume und bei F2 Schizophrenie, schizotype und wahnhafte Störungen auf die von Frankl beschriebene Pathoplastik im Sinne einer Mitgestaltung der Person am Krankheitsgeschehen hin. F3 Affektive Störungen können auch noogene Depressionen beinhalten. Bei F6 Persönlichkeits- und Verhaltensstörungen wird auf die schwach entwickelte Fähigkeit und Bereitschaft zur Selbstdistanzierung und Selbsttranszendenz hingewiesen. Die von Frankl beschriebenen kollektiven Neurosen finden nach Lukas in folgenden Persönlichkeitsstörungen eine Entsprechung: paranoide Persönlichkeitsstörung – Fanatismus, dissoziale Persönlichkeitsstörung – Kollektivismus, abhängige Persönlichkeitsstörung – Fatalismus und sonstige spezifische Persönlichkeitsstörungen – provisorische Daseinshaltung (Lukas 1998).

Mittels der „Wechseldiagnostik" nach E. Lukas wird das diagnostische Vorgehen unter Wahrung einer guten therapeutischen Beziehung in den Behandlungsprozess integriert.

21.3.2 Logo-Trauma-Diagnostik

Die bedeutenden diagnostischen und therapeutischen Erkenntnisse der Traumaforschung führten zur Entwicklung eines Logo-Trauma-Therapie-Konzepts (Arthofer et al. 2017), das innovativer Teil des Ausbildungscurriculums der Existenzanalyse und Logotherapie geworden ist.

Die graduelle „Verschüttung" des Zugangs zur geistigen Person durch das traumatische Geschehen hat zur Folge, dass die menschlich-existenziellen Kompetenzen wie Selbstdistanzierung und Selbsttranszendenz nur mehr in geringerem Ausmaß verfügbar sind. Die Ausrichtung auf die Weltbezüge im Sinne des „In-der-

Welt-Seins" ist unterbunden (Derealisation), der Bezug zu sich selbst („Bei-sich-sein") und zu seinen Gefühlen wird gestört (Depersonalisation). Der noodynamische Spannungsbogen, der sich vom „Sein" zu einem „Sollen" erstreckt, bricht ein. Das Vertrauen, die Zukunft selbst gestalten zu können, ist erschüttert. Der Traumatisierte, die Traumatisierte existiert somit nicht auf eine Zukunft hin, sondern die Aufmerksamkeit ist vorwiegend auf die Vergangenheit gerichtet. Somit wird die Gegenwart als Ort der Entscheidung nicht wahrgenommen. Aus all dem resultiert eine Einschränkung der personalen sinn- und wertorientierten Handlungsfähigkeit (Arthofer et al. 2017, S. 10)

21.3.3 TOP-Diagnostik nach Julius Kuhl

Das Forschungsprojekt „Evaluation der Existenzanalyse und Logotherapie" gemeinsam mit der Universität Osnabrück trug wesentlich zu einer empirisch, prozess- sowie persönlichkeitsorientierten Diagnostik bei.

Die TOP-Persönlichkeitsdiagnostik zeigte neue Perspektiven und Anwendungsmöglichkeiten auf, wobei insbesondere die Selbststeuerungsdiagnostik vielfältige therapeutische Interventionsmöglichkeiten wie das therapeutische Gespräch, eine umfassende Reflexion zu den Testergebnissen und die Entwicklung weiterer Therapieziele ermöglichte. Als besonders hilfreich erwies sich auch die Installation eines Warnsystems bei krisenhaften Therapieverläufen (Wiesmeyr 2014a).

Eine interessante Masterthesis zur Diagnostik von Freiheitsgraden im Therapieprozess ergab, dass sich Verluste von Freiheitsgraden Im Nicht-zulassen-Können von tief berührenden schmerzlichen Erfahrungen zeigen. „Dieser Ansatz ist vor allem in der PSI-Theorie untermauert, da es für das Selbstwachstum entscheidend ist, inwieweit der Mensch seine verletzten Anteile zulässt und Schritt für Schritt integriert" (Holzinger 2019, S. 82).

21.4 Indikation für die existenzanalytisch-logotherapeutische Behandlung

Kriterien für eine methodenspezifische Indikation betreffen vor allem existenzielle Krisen und Konflikte, die noetische Ursachen haben, und Problembereiche, die Sinn- und Wertebereiche tangieren. Weitere Schwerpunktsetzungen betreffen die psychotherapeutisch-logotherapeutische Behandlung von schwer kranken und sterbenden Menschen.

> „Notwendige Zuweisungen und Kooperationen nach entsprechender Aufklärung und Zustimmung der Patientin, das Erstellen eines adäquaten Behandlungsangebots im Sinne eines Verständnisses für die Leidens- und Verhaltensstörungen unter Berücksichtigung des Schweregrads entsprechen gängigen Standards" (Wiesmeyr 2005, S. 97).

Insbesondere bei Persönlichkeitsentwicklungsstörungen sowie Persönlichkeits- und Verhaltensstörungen ICD-10 F6 wird die TOP-Diagnostik sowohl für die Indikation und den Psychotherapieprozess mit einbezogen.

Hinsichtlich der Behandlungsvoraussetzungen hat die Existenzanalyse und Logotherapie ein Diagnostikmanual, das sich am Fragebogen zum Psychotherapeutischen Status auf der Grundlage der Diagnostik-Leitlinie des Bundesministeriums für Gesundheit und Frauen orientiert, entwickelt.

Das vorliegende Manual ermöglicht die Erarbeitung eines psychotherapeutisch-existenzanalytischen diagnostischen Gesamtbildes, um Entscheidungsprozesse zu dokumentieren. Dieses Manual wird seit fünf Jahren im Rahmen des psychotherapeutischen Fachspezifikums verwendet und ständig in Hinblick auf theoretische und praxisrelevante Erkenntnisse adaptiert.

Um die existenzanalytische Vorgehensweise zu verdeutlichen, wurden die methodenübergreifenden Teile des Manuals weggelassen.

21.5 Die personale Begegnung in der Existenzanalyse und Logotherapie

Die ethische Schwerpunktsetzung in der Existenzanalyse und Logotherapie zeigt sich in der personalen Begegnung des Psychotherapeuten, der Psychotherapeutin mit dem Patienten, der Patientin, was nach Viktor E. Frankl hinsichtlich der Methode auf eine Gleichung mit zwei Unbekannten, der Einmaligkeit und Einzigartigkeit der Patientenpersönlichkeit und Therapeutenpersönlichkeit hinausläuft (Frankl 1979). Einen besonderen Schwerpunkt bildet dabei die Verantwortung des Psychotherapeuten, der Psychotherapeutin.

Die Psychotherapeutin, der Psychotherapeut ist demnach verantwortlich für ihren Klienten, seinen Patienten und soll seine Würde in der therapeutischen Beziehung respektieren. Viktor E. Frankl geht davon aus, dass Verantwortlichsein immer ein Wovor hat und transparent sein soll. Demnach kann so etwas wie ein therapeutisches Gewissen postuliert werden, das Psychotherapeuten befähigt, in der jeweiligen Situation das für den therapeutischen Prozess Sinnvolle zu erspüren. Transparenz wiederum meint, dass die Psychotherapeuten weltoffen agieren sollen, indem sie vielfältig kommunizieren, sich der Kritik stellen und neue, wirksame Wege bei psychotherapeutischen Behandlungen suchen, da psychische Erkrankungen in unserer globalisierten und schnelllebigen Zeit ihr Erscheinungsbild immer wieder verändern.

Bereits in seinen frühen Jahren warnte Viktor E. Frankl vor iatrogenen Schädigungen, seeli-

> **Übersicht**
> Name der Psychotherapeutin:
>   Name der Patientin (Code):
>   Datum:
>   Erstgespräch: 0 bzw. Therapiestunde Nr.: ...., Abschlussgespräch: 0
>   Kurzzusammenfassung Anamnese:
>   Hinweise zur Anamnese aus existenzanalytisch-logotherapeutischer Perspektive

> I. Diagnose
> I.1. Symptomatik in Relation zur Persönlichkeit
>   Störungsbild nach ICD 10, Logo-Trauma-Diagnostik und TOP-Diagnostik bei Persönlichkeitsentwicklungsstörungen, ICD-10:
>   Existenzanalytisch-logotherapeutische Diagnostik: noogen bedingte Störungen, Beteiligung von geistigen Konflikten an der Symptomatik, Ressourcen, Resilienz
> I.2. Psychotherapeutische Beziehung
>   Existenzanalytisch-logotherapeutische Beziehungsaspekte: personale Begegnung, Wertbezüge, persönliche Ressourcen: Resilienz, Humor, ...
> I.2.2. Zielorientierung
>   Logotherapeutische Zielperspektiven und konkrete Vorgehensweisen
> I.2.3. Prozessdiagnostik
>   Persönlichkeits- und ressourcenorientierte Diagnostik: Angebot einer psychotherapieprozessbegleitenden Diagnostik: ja 0 nein 0
> I.2.4. Bewertung der gegenwärtigen Arbeit
>   Entwicklungsprozess aus existenzanalytisch-logotherapeutischer Perspektive: Zunahme oder Abnahme von:
>   Freiheitsgraden
>   Distanzierungsfähigkeit,
>   Selbsttranszendenz,
>   Einstellungsänderungen,
>   Ergebnisse der psychotherapieprozessbegleitenden Diagnostik
> I.3. Krisenhaftigkeit, Schweregrad
>   Noogen bedingte Störungen: Noogen mitbedingte psychische Erkrankungen
> II. Indikation
> II.1. Indikation zur psychotherapeutisch-logotherapeutischen Behandlung
>   Vorhandene Ressourcen und Resilienz
>   Zusammenfassende methodenspezifische Indikation zur psychotherapeutischen Behandlung:
> II.2. Empfehlungen und zusätzliche Untersuchungen:

Logo-Trauma-Diagnostik, TOP-Persönlichkeitsdiagnostik nach J. Kuhl

II.3. Indikation für ein spezifisches psychotherapeutisches Angebot

Spezifische Indikation für eine logotherapeutische Behandlung 0 ja 0 nein

Begründung

schen Verletzungen, die durch eine inadäquate Therapie entstehen können. Beständiges verantwortliches Handeln stellt die Basis für die Entstehung ethischer Grundhaltungen dar. Institutionelle Selbsterfahrung unterstützt dabei die Persönlichkeitsentwicklung des angehenden Therapeuten, der angehenden Therapeutin. „Indem sie den Menschen als freies, entscheidendes und verantwortliches Wesen begreift, trägt sie in dem Maße zur Entfaltung der Persönlichkeit des Therapeuten, der Therapeutin bei, als sich auch dieser, diese auf diese Prozesse einlässt und damit seinem, ihrem Leben und seinem, ihrem therapeutischen Tun Sinn verleiht" (Wiesmeyr 2006, S. 104).

Die Verantwortung von Psychotherapeutinnen und Psychotherapeuten schließt die Achtung vor der Würde und Eigenverantwortlichkeit des Einzelnen und den Respekt vor dessen Einstellungen und Werthaltungen mit ein. Die Eigenverantwortlichkeit der Angehörigen des psychotherapeutischen Berufes gründet auf der Bereitschaft, die berufliche Aufgabe nach bestem Wissen und Gewissen unter Beachtung der Entwicklung wissenschaftlicher Erkenntnisse zu erfüllen, sich um die Fortentwicklung der eigenen Kompetenz zu bemühen, mit den eigenen Kräften, Fähigkeiten und Grenzen verantwortungsvoll umzugehen und das eigene Verhalten unter ethischen Gesichtspunkten zu reflektieren (Firlei et al. 2002, S. 161).

„Beständiges verantwortliches Handeln stellt die Basis für die Entwicklung von ethischen Grundhaltungen dar. All das, was sich in der therapeutischen Beziehung als förderlich erweist, gilt demnach auch für die Haltung des Therapeuten, der Therapeutin im Besonderen: Empathie, Einfühlungsvermögen, die echte Annahme des Patienten" (Pöltner 2003, S. 170).

„Der verantwortungsvolle Umgang mit der eigenen Person setzt Offenheit sich selbst gegenüber voraus und ist die Basis, eine notwendige (aber noch nicht hinreichende) Bedingung für eine angemessene Erfüllung der psychotherapeutischen Aufgabe und einem verantwortungsvollen Umgang mit dem Menschen, der sich im Rahmen der Psychotherapie dem Psychotherapeuten anvertraut" (Hutterer-Krisch 2001, S. 58).

Ethisch begründete, wertvolle psychotherapeutische Grundhaltungen bedürfen einer ständigen Erprobung in der therapeutischen Realität, einer kritischen Reflexionsfähigkeit, einer regen Achtsamkeit und eines intensiven, offenen Meinungsaustauschs mit Kollegen und Kolleginnen.

In der Existenzanalyse und Logotherapie wird die Prozessdiagnostik in Form einer „Wechseldiagnostik" praktiziert, was auf das Bemühen verweist, behutsam und unter Wahrung einer guten therapeutischen Beziehung diagnostische Prozesse in den Behandlungsverlauf einer psychotherapeutischen Behandlung zu integrieren.

Die Entwicklung entsprechender Kommunikationsstrukturen, Diskussionsforen, Gesprächsplattformen und Fortbildungsveranstaltungen zu offenen Fragen kann dazu beitragen, den Abstand von Soll- und Ist-Zuständen bei ethischem Handeln zu verringern.

Die Entwicklung tragfähiger Haltungen in der Psychotherapie erweist sich demnach als ein fortwährender berufsbegleitender, persönlicher und gemeinschaftlicher Prozess, der Mut und Beständigkeit erfordert, um die Perspektiven für kompetentes ethisches Handeln zu erhöhen.

21.6 Methodik und Durchführung

Anhand einer kommentierten Fallvignette, die anlässlich einer Podiumsdiskussion der Vertreter unterschiedlicher psychotherapeutischer Fachspezifika bei den Kremser Tagen 2019 vorgestellt wurde, soll das methodenspezifische Vorgehen in der Psychotherapeutisch-Existenzanalytischen Diagnostik verdeutlichen.

Die Fallvignette beschreibt eine Patientin mit chronischen Schmerzen, die verzweifelt und hoffnungslos ist und von Suizidgedanken geplagt wird.

Ihr Leidensweg ist lang und von vielen unter-schiedlichen medizinischen Behandlungen ge-kennzeichnet, die anscheinend insgesamt nur we-nig wirksam gewesen sind.

Ihre Lebensmüdigkeit ist auch für den Psy-chotherapeuten gut spürbar, wenn sie in die Pra-xis kommt.

Ihre begrenzte Hoffnung ist ein Aufruf, ihre existenzielle Einengung und umfassende Betrof-fenheit wahrzunehmen und sich darauf einzulas-sen.

Der Therapeut spürt intuitiv, wie wichtig es ist, ihr vertrauensvoll und empathisch zu begegnen, sie mit ihrer von Gewalt und Lieblosigkeit gekenn-zeichneten Kindheitsgeschichte anzunehmen.

Seine Eingangshypothesen wie eine Somati-sierungsstörung, eine später dazu kommende af-fektive Störung mit rezidivierenden Episoden sowie eine mögliche Posttraumatische Belas-tungsstörung aufgrund eines sexuellen Miss-brauchs durch den Großvater treten vorerst in den Hintergrund, um für sie im Hier und Jetzt da zu sein, ihr in ihrer existenziellen Not beizustehen.

Dieser Versuch, direkt in die Leidensge-schichte dieser Frau einzusteigen, soll verdeutli-chen, welch hoher Stellenwert der personalen Begegnung, der therapeutischen Haltung insge-samt zukommt und wie wichtig vorerst der Auf-bau einer wertschätzenden Beziehung ohne Inter-pretationen und Erarbeiten von Lösungen ist, um Sicherheit zu vermitteln und authentisch zu sein.

Die methodenspezifische Indikation tritt dabei in den Hintergrund. Der Psychotherapeut ist als Mensch gefragt, wenn er sich auf den „homo pa-tiens" einlässt.

Mittels einer Wechseldiagnostik werden so-wohl resiliente als auch krankheitsbezogene In-formationen besprochen, um einen ganzheitlichen Einblick und Durchblick auf Freiheit und Verant-wortlichkeit ihrer Persönlichkeit zu erhalten.

Dem deutlich erhöhten Schweregrad der Kri-senhaftigkeit und der Suizidgefährdung der Pati-entin soll mittels intensiver Psychotherapie mit mindestens 2–3 Stunden pro Woche, evaluieren-der Prozessdiagnostik und durch das Einbeziehen einer Psychiaterin, wenn möglich mit Schmerz-diplom, entsprochen werden.

Erst dann können ressourcendiagnostische Fragen weitere Ziele in der Therapie präzisieren:

- Was machen sie, wenn Ihre Schmerzen weni-ger sind?
- Wie ist es Ihnen und ihrem Mann gelungen, Ihre Kinder großzuziehen?
- Was wäre für Sie ein lebenswertes Leben?

Methodenspezifische Techniken wie zum Bei-spiel der sokratische Dialog, die wertorientierte Imagination, Entspannungstechniken zur Förde-rung der Dereflexion sollen das Selbstvertrauen und die Selbstwirksamkeit stärken und dienen auch als Marker für den Verlauf des Entwick-lungsprozesses in der Therapie.

Zusätzlich besteht die Möglichkeit einer Per-sönlichkeitsdiagnostik – TOP-Diagnostik nach Julius Kuhl –, die Hinweise auf Veränderungen bei Depressionen in den am meisten betroffenen Bereichen wie Selbstgespür, Bewältigung von Misserfolg, Selbstmotivierung, Planungsfähig-keit und Selbstberuhigung, aber auch eine even-tuelle Suizidgefährdung betreffen.

Mittels Psychoedukation sollen Themen wie Medikation und ihre Auswirkungen, die Genese von Schmerzen, alternative Methoden zur Schmerzbehandlung, Bewegungstherapie, die Bedeutung von sozialen Kontakten sowie Grup-pentherapien als zusätzliche Interventionsmög-lichkeiten besprochen werden.

In einem späteren Stadium der Psychotherapie wäre es möglich, aufgrund einer auf das Trauma bezogenen Symptomdiagnostik nach ausführli-cher Information der Patientin eine Logo-Trauma-Therapie anzubieten, um ihre Zugänge zu wesentlichen Aspekten ihres Person-Seins weiter zu verbessern.

Die logotherapeutische Haltung der Thera-peutin und spezifische Techniken können dabei zur Stabilisierung, Entdeckung von Ressourcen, Traumaexplikation und Reintegration beitragen.

Sollte aufgrund einer weiter bestehenden Chro-nifizierung der Beschwerden der Bedarf entstehen, das ambulante Psychotherapieangebot auszuwei-ten, so bieten sich Kliniken an, die über multimo-dale Konzepte zur Schmerzbehandlung verfügen.

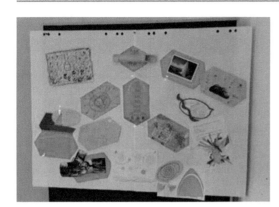

Abb. 21.2 Psychotherapeutische Diagnostik, gestaltet von Seminarteilnehmerinnen

Kommentar und Reflexion: Die kommentierte Fallvignette geht über die Beschreibung einer Psychotherapeutisch-Existenzanalytischen Diagnostik hinaus und bezieht auch logotherapeutische Ansätze mit ein, was auch verdeutlicht, wie sehr Diagnostik und psychotherapeutisches Vorgehen miteinander verbunden sind.

Die psychotherapeutischen Positionen im Rahmen der Podiumsdiskussion beeindruckten durch die gemeinsamen Ansätze trotz Vielfalt und machten auf das große Entwicklungs- und Ressourcenpotenzial der Psychotherapie insgesamt aufmerksam.

Dies kommt auch in der kreativen Collage zur Psychotherapeutischen Diagnostik von Seminarteilnehmern zum Ausdruck, die zu einer reflektierten, gemeinschaftlichen, innovativen und hoffnungsvollen Perspektive einlädt (Abb. 21.2).

21.7   Zusammenfassung

Die Psychotherapeutisch-Existenzanalytische Diagnostik betrifft als innovativer Teil eines Qualitätszirkels die Gesamtentwicklung der Existenzanalyse und Logotherapie in Hinblick auf ihre Grundlagen, die Ergänzungen zur ICD-10, das Konzept einer Logo-Trauma-Therapie, die TOP-Diagnostik, eine forschungsbasierte Prozessdiagnostik, ein methodenspezifisches Manual und Einzelfallstudien.

Viktor Frankls humanes Menschenbild bildet die Grundlagen für die Diagnose von noogen verursachten psychischen Erkrankungen. Universitäre Kooperationen bestätigen wesentliche Erkenntnisse der Existenzanalyse und Logotherapie. Die Persönlichkeits-System-Interaktionstheorie nach Julius Kuhl hebt zusätzlich die Bedeutung von Gefühlen für die Genese von psychischen Erkrankungen, die Diagnostik und psychotherapeutische Behandlung hervor. Quantitative und qualitative Studien tragen wesentlich zu einer wissenschaftsorientierten Psychotherapeutisch-Existenzanalytischen Diagnostik bei.

Die dreidimensional-ontologischen Ebenen des Menschseins ermöglichen eine differenzierte Ätiologie der Krankheitsgenese hinsichtlich noogener Erkrankungen, iatrogener Schädigungen und der Pathoplastik. Ergänzungen zur ICD-10 nach Elisabeth Lukas verweisen auf die Bedeutung der Stellungnahme und Mitgestaltung von Patienten bei psychischen Erkrankungen.

Die Logo-Trauma-Diagnostik beschreibt die graduelle Verschüttung des Zugangs zur geistigen Person durch das traumatische Geschehen. Die TOP-Diagnostik nach Julius Kuhl bewährt sich insbesondere als Prozessdiagnostik sowie bei der Diagnostik von Freiheitsgraden. Die methodenspezifische Indikation betrifft vor allem existenzielle Krisen und Konflikte noetischen Ursprungs. Ein methodenspezifisches Manual ermöglicht die Erarbeitung eines psychotherapeutisch-existenzanalytischen Gesamtbildes. Die personale Begegnung ist gekennzeichnet durch die ethische Schwerpunktsetzung, die die Würde der Person und verantwortliche Grundhaltungen hervorhebt sowie auf deren beständige Erprobung hinweist. Methodik und Durchführung werden anhand einer kommentierten Fallvignette beschrieben, die auch therapeutische Ansätze beinhaltet. Eine kreative Collage von Seminarteilnehmern zur Psychotherapeutischen Diagnostik beeindruckt als Perspektive.

Literatur

Arthofer K, Trautwein C, Wurm D (2017) Logo-Trauma-Therapie. Veröffentlichung in Vorbereitung, Linz

Bartuska H, Buchsbaumer M, Mehta G, Pawlowsky G, Wiesnagrotzki S (2005) Psychotherapeutische Diagnostik – Leitlinien für den neuen Standard. Springer, Wien

Dale R, O`Rourke T, Humer E, Jesser A, Plener P L, Pieh C (2021) Mental Health of Apprentices during the COVID-19 Pandemic in Austria and the Effect of Gender, Migration Background, and Work Situation. International J Environmental Research and Public Health, 18(7). https://doi.org/10.3390/ijerph18178933

Dilling H, Mombour W, Schmidt MH (2000) Internationale Klassifikation psychischer Störungen ICD-10 Kapitel V(F) Klinisch-diagnostische Leitlinien. Hans Huber, Bern/Göttingen/Toronto/Seattle

Fede M (2019) Metaphern in der Psychotherapie – Eine systematische Metaphernanalyse anhand der Einzelfallstudie „Cassandra". Donauuniversität Krems, Bibliothek

Firlei K, Kierein M, Kletecka-Pulker M (2002) Berufskodex für Psychotherapeutinnen und Psychotherapeuten. In: Firlei K, Kierein M, Kletecka-Pulker M (Hrsg) Jahrbuch für Psychotherapie und Recht II. Facultas, Wien

Frankl VE (1979) Der Mensch vor der Frage nach dem Sinn. Piper, München

Frankl VE (1983) Theorie und Therapie der Neurosen. Reinhardt, München

Frankl VE (2005) Der leidende Mensch. Hans Huber, Bern

Holzinger U (2019) Die Bedeutung der menschlichen Freiheit aus logotherapeutischer und existenzanalytischer, neurobiologischer und funktionsanalytischer Sicht. Bibliothek, Donauuniversität Krems

Humer E (2018) Psychotherapie und Adipositas – Eine quantitative Untersuchung zur Anwendung logotherapeutischer und verhaltenstherapeutischer Ansätze. Donauuniversität Krems, Bibliothek

Hutterer-Krisch R (2001) Zum Verhältnis von Ethik und Psychotherapie. In: Fragen der Ethik in der Psychotherapie. Springer, Wien/New York

Kuhl J (2001) Motivation und Persönlichkeit. Hogrefe, Göttingen/Bern/Toronto/Seattle

Kuhl J (2006) Sinn und Selbstregulation Wann helfen und wann stören Gefühle? In: Wiesmeyr O, Batthyany A (Hrsg) Sinn und Person. Beiträge zur Logotherapie und Existenzanalyse von Viktor E. Frankl. Beltz, Weinheim/Basel

Lukas E (1998) Lehrbuch der Logotherapie. Profil, München/Wien

Pieh C, Budimir S, Probst T (2020) The effect of age, gender, income, work, and physical activity on mental health during coronavirus disease (COVID-19) lockdown in Austria. Journal of Psychosomatic Research. https://doi.org/10.1016/j.jpsychores.2020.110186

Pieh C, Budimir S, Humer E, Probst T (2021) Comparing Mental Health during COVID-19 Lockdown and Six Months Later in Austria: A Longitudinal Study. Frontiers in Psychiatry. https://doi.org/10.3389/fpsyt.2021.625973

Pöltner G (2003) Ethische Dimensionen psychotherapeutischen Handelns. Psychotherapieforum, Vol.11, No.4, S 170

Wiesmeyr O (2005) Existenzanalyse und Logotherapie. In: Bartuska H, Buchsbaumer M, Mehta G, Pawlowsky G, Wiesnagrotzki S (Hrsg) Psychotherapeutische Diagnostik. Springer, Wien

Wiesmeyr O (2006) Selbsterfahrung als geistiger Prozess. In: Wiesmeyr O, Batthyany A (Hrsg) Sinn und Person. Beiträge zur Logotherapie und Existenzanalyse von Viktor E. Frankl. Beltz, Weinheim/Basel

Wiesmeyr O (2014a) Forschungsprojekt Evaluation der Logotherapie und Existenzanalyse: Erste Ergebnisse. In: Praxisorientierte Psychotherapieforschung. Verfahrensübergreifende, patientenorientierte Aspekte und Kompetenzentwicklung. Tagungsband zur wissenschaftlichen Fachtagung 2014, Bundesministerium für Gesundheit, Wien

Wiesmeyr O (2014b) Von der iatrogenen Schädigung zur logotherapeutischen Haltung und Entwicklung einer dialogisch-orientierten Fehlerkultur. In: Leitner A, Schigl B, Märtens M (Hrsg) Wirkung, Risken und Nebenwirkungen von Psychotherapie. Facultas, Wien

Prof. Dr. Otmar Wiesmeyr, Klinischer und Gesundheitspsychologe, Psychotherapeut (Existenzanalyse und Logotherapie), langjähriger Leiter des ABILE (Ausbildungsinstitut für Logotherapie und Existenzanalyse: www.abile.org), Schwerpunkt: Kinder- und Jugendpsychotherapie, Weiterentwicklung logotherapeutischer Techniken: Gestaltung von Sinnbildern, Logodrama, begleitende Psychotherapieprozessforschung in Kooperation mit der Universität Osnabrück

Diagnostik in der Gestalttheoretischen Psychotherapie

22

Doris Beneder und Bernadette Lindorfer

22.1 Einleitung

In der Psychotherapie geht es darum, einen Menschen über einen längeren Zeitraum beim Erkennen und Verstehen seiner persönlichen Situation und seiner Möglichkeiten zu unterstützen und diesen Prozess mit dem Veränderungsprozess selbst zu verbinden. An diesem Geschehen sind Therapeutin und Klientin gleichermaßen beteiligt. Dieses Verständnis einer Prozesseinheit von Diagnostik und Therapie unterscheidet sich grundsätzlich von einem medizinischen Modell, das nach der Devise „Vor die Behandlung haben die Götter die Diagnose gestellt" vorgeht und von einer klaren Trennung sowohl von Diagnose und Behandlung als auch der Rolle von Diagnostikerin und Diagnostizierter ausgeht. In der Gestalttheoretischen Psychotherapie soll die Klientin von Anfang an kompetent darin unterstützt werden, ihre eigene Diagnostikerin zu werden. Sie muss sich selbst ein Bild von ihrer Situation und den darin liegenden Möglichkeiten und Forderungen machen. Dabei ist aufgrund der höheren Wirksamkeit der erlebensnahen Erkenntnis grundsätzlich der Vorrang einzuräumen, worauf auch bestimmte Interventionen und Techniken abzielen. Die Aufgabe der Psychotherapeutin besteht darin, menschlich und fachlich kompetent in den Selbsterkenntnisprozessen der Klientin mitzugehen und diese anzuregen sowie die dafür notwendigen Rahmenbedingungen herzustellen und aufrechtzuerhalten.

In diesem Beitrag werden wir zunächst die für diese Position grundlegenden Konzepte darstellen, um anschließend das methodische Vorgehen zu beschreiben und anhand einer kurzen Fallvignette zu verdeutlichen.

22.2 Klinische Hintergrundtheorien

22.2.1 Kritischer Realismus und phänomenologischer Ansatz

Die Gestalttheoretische Psychotherapie (GTP) bezieht sich in ihrer wissenschaftlich-theoretischen Ausrichtung auf die „Gestalttheorie der Berliner Schule", einen ganzheitlich-systemischen Ansatz, der Anfang des 20. Jahrhunderts als Antwort auf die damals vorherrschende mechanistische Orientierung in der Psychologie entstand.

Im Vergleich mit anderen Methoden fällt als Besonderheit der GTP auf, dass im Zentrum ihrer Therapietheorie eine spezifische erkenntnistheoretische Position steht. Auf dieser, dem sogenannten Kritischen Realismus, bauen weitere Kernkonzepte der GTP auf.

D. Beneder (✉) · B. Lindorfer
Österreichische Arbeitsgemeinschaft für Gestalttheoretische Psychotherapie (ÖAGP), Wien, Österreich
e-mail: doris.beneder@oeagp.at; bernadette.lindorfer@oeagp.at

© Springer-Verlag GmbH Deutschland, ein Teil von Springer Nature 2022
C. Höfner, M. Hochgerner (Hrsg.), *Psychotherapeutische Diagnostik*,
https://doi.org/10.1007/978-3-662-61450-1_22

Im Kritischen Realismus wird unterschieden
zwischen

- der anschaulichen, phänomenalen Welt des
  Menschen, die sein phänomenales Ich und
  seine phänomenale Umwelt (inklusive der anderen Menschen) miteinschließt (Mikrokosmos), und
- der transphänomenalen Welt (Makrokosmos),
  die den eigenen physikalischen Organismus
  sowie die gesamte physikalische Welt einschließlich aller anderen Organismen umfasst.

Der anschaulichen, phänomenalen Welt des
Menschen kommt im Verständnis des Kritischen
Realismus ein besonderer Stellenwert zu. Sie
wird nicht als das bloß von der „objektiven" physikalischen Welt Abgeleitete begriffen, sondern
als ebenso „wirklich" wie diese. Als „die Welt, in
der wir leben" (einer Welt mit Menschen und
Dingen und Beziehungen und nicht einer Welt
von Reizkonfigurationen und physiologischen
Erregungsmustern) ist sie für das Verhalten und
Erleben des Menschen bestimmend wirksam.

Zwischen den Vorgängen in der phänomenalen Welt und ihrem physiologischen Korrelat,
den Prozessen im Gehirn, wird eine strukturelle
Übereinstimmung angenommen („Isomor-
phie"-These). Da die Menschen diese grundlegende psycho-physische „Ausstattung" und deren Arbeitsweise teilen, weisen ihre
phänomenalen Welten bei aller individuellen Unterschiedlichkeit doch eine ausreichende
dynamisch-strukturelle Übereinstimmung auf,
um „Einfühlung", Verständigung und gemeinsames Handeln zwischen ihnen zu ermöglichen.
Neuere neurowissenschaftliche Untersuchungen
stützen diese zunächst kontroversiell aufgenommene Auffassung der Gestalttheorie.

22.2.2 Feldtheoretischer Ansatz

Jede psychotherapeutische Schule hat Vorstellungen und Konzepte darüber entwickelt, wie psychisches und psychosomatisches Leiden zustande
kommt und wie es zum Positiven beeinflusst werden kann. Die Gestalttheorie vertritt die Auffas-

sung, dass gesundes und gestörtes Verhalten
grundsätzlich gleicher Art sind und von den gleichen Gesetzmäßigkeiten bestimmt werden. In
Hinblick auf die Erklärung der Funktionsweise
des Psychischen ziehen Gestalttheorie und GTP
die psychologische Feldtheorie Kurt Lewins
heran. Unter einem Feld verstehen wir in Übereinstimmung mit der Definition von Einstein eine
„Gesamtheit gleichzeitig bestehender Tatsachen,
die als gegenseitig voneinander abhängig begriffen werden" (Metzger 1975, S. 220). Das bedeutet, dass hier keine einfachen Ursache-Wirkungs-
Verhältnisse (lineare Kausalzusammenhänge)
vorliegen, sondern Wirkungen immer als Wirkungen in einem Systemzusammenhang aufzufassen sind. Die Vorgänge in einem Feld „tragen
und bedingen sich gegenseitig" (Wolfgang Köh-
ler), sodass Änderungen in einem Teil des Feldes
auch zu Veränderungen in (allen) anderen Teilen
des Feldes führen können. Lokale Eingriffe können damit zu Wirkungen auch an weit entfernter
Stelle führen. Vor diesem Hintergrund lassen sich
auch unerwartete Veränderungen und sprung-
hafte Neuordnungen im Feld begreifen, die zu
Gesundung und Heilung führen.

Das phänomenale Feld ist nicht in sich abgeschlossen, sondern an allen Punkten offen für
Einwirkungen „von außen", d. h. aus dem physiologischen Organismus und der ihn umgebenden physikalischen Welt. Umgekehrt wirkt das
Verhalten des Menschen in seiner phänomenalen
Welt aber auch „hinaus" auf seinen physiologischen Organismus und über diesen in die umlie-
gende physikalische Welt. Auf diesem Wege erreicht es im Weiteren auch die phänomenalen
Welten anderer Menschen.

Unsere erlebte Alltagswelt (das phänomenale
Feld) ist keine Welt neutraler Tatsachen, vielmehr
wirken in ihr Kräfte, die unser Wahrnehmen und
Erleben ordnen und strukturieren. Diese Kräfte
resultieren aus den Bedürfnissen (Hunger, Sexualität, Zugehörigkeit etc.) und Quasi-Bedürfnissen
(Vornahmen, Ziele, Wünsche etc.) als Quellen
psychischer Energie. Das Wirken dieser Feldkräfte folgt bestimmten Gesetzmäßigkeiten, zu
denen die Gestalttheorie eine Vielzahl experi-
menteller Forschungsarbeiten vorgelegt hat. Der
Oberbegriff für diese vielfältigen „Gestaltge-

setze" ist die Prägnanztendenz („Tendenz zur guten Gestalt") – die Tendenz des Organismus und der phänomenalen Welt zu der unter den gegebenen Umständen ausgezeichnetsten und mit dem geringsten Energieaufwand aufrechtzuerhaltenden Ordnung. Dieses auch experimentell nachgewiesene Ordnungsprinzip verweist auf die Selbstorganisationsfähigkeit des Menschen und stellt die Grundlage dafür dar, dass jeder Mensch die Forderungen, die eine bestimmte Lebenssituation an ihn stellt, grundsätzlich erkennen und ihnen entsprechend handeln kann.

22.2.2.1 Machtfelder-Ansatz

Nicht alle Kräfte im Lebensraum eines Menschen haben ihren Ursprung in den eigenen Bedürfnissen, vielmehr finden wir häufig Kräfte vor, die von anderen Personen (Eltern, Vorgesetzten etc.) angeregt wurden, die sogenannten induzierten Kräfte. Beispielsweise gibt es im Lebensraum des Kindes Gegenstände oder andere Betätigungsmöglichkeiten, die grundsätzlich einen positiven Aufforderungscharakter für das Kind haben; da diese jedoch mit dem elterlichen Verbot belegt sind, induziert das elterliche Machtfeld eine negative Tönung des begehrten Objekts. Bestimmte Bedürfnisse, Wünsche, Vorhaben etc. gehen also nicht nur vom eigenen Ich aus, sondern sie entsprechen den (tatsächlichen oder vermeintlichen) Erwartungen anderer oder können auch den Charakter des Unpersönlichen (bestimmte Wertvorstellungen, situative Forderungen etc.) annehmen. Induzierte Bedürfnisse können mit den eigenen harmonieren, aber auch zu einem andauernden Konfliktzustand in der Person beitragen.

Mit dem Begriff Machtfeld wird „ein psychologisches Feld mit bestimmter Reichweite und Stärke bezeichnet, in dem jemand (oder etwas) die Möglichkeit hat, Kräfte oder einen Zustandswechsel in anderen Menschen (oder in anderen Wesen) zu induzieren" (Stemberger 2016, S. 21). Das Verhältnis des eigenen Machtfeldes zu dem anderer Menschen, Gruppen, Institutionen spielt eine maßgebliche Rolle für das Erleben und Verhalten des Menschen. Fragen der dynamischen Entwicklung und Wirkung von Machtfeldern zu erkennen und zu beachten ist für das Therapiege-

schehen sowohl in Hinblick auf die therapeutische Beziehung als auch auf die sozialen Beziehungen der Klientin außerhalb der Therapie bedeutsam. Die Wirkungen dieser Machtfelder können sowohl haltgebend sein als auch zu Konflikten und Kampfsituationen führen. Dabei gilt es zu beachten, dass nicht nur die stärkere Person Macht über die schwächere ausüben kann, sondern auch umgekehrt die schwächere über die stärkere.

In der Regel überlappen sich die Machtfelder von Psychotherapeutin und Klientin, sodass sie sich in ihrer Dynamik im Sinne der Forderungen der Aufgabe wechselseitig stärken oder in einen Machtkampf münden können. Vor dem Hintergrund der kritisch-realistischen Sichtweise beschäftigen wir uns in der psychotherapeutischen Situation nicht nur mit den Machtfeldern zwischen Therapeutin und Klientin, sondern auch mit den Machtfelder-Erfahrungen der Klientinnen (und Therapeutinnen) aus deren Alltagswelt.

22.2.2.2 Mehr-Felder-Ansatz

Es gibt sowohl im Alltagsgeschehen als auch in der Psychotherapie immer wieder Situationen, in denen in unserem Erleben nicht nur ein Gesamtfeld besteht, sondern sich ein weiteres herausbildet, in dem sich ein weiteres erlebtes Ich in einer anderen Umwelt bewegt. Das ist zum Beispiel dann der Fall, wenn die Klientin erlebnismäßig ganz in eine erinnerte oder vorgestellte Situation eintaucht und damit die Klientin mit der Therapeutin nicht nur im Praxiszimmer sitzt (Gesamtfeld 1), sondern zugleich z. B. als kleines Kind mit ihrer Schwester zum ersten Mal in der Seilbahn fährt (Gesamtfeld 2). Die phänomenale Welt eines Menschen wird in solchen Situationen durch die Gliederung in mehrere gleichzeitig bestehende Gesamtfelder und durch die Wechselbeziehungen untereinander bestimmt. Die Herausbildung eines weiteren Gesamtfeldes ist mit dem Wirken des Prägnanzgesetzes zu erklären. Treten nämlich in einem Ganzen Sachverhalte auf, die mit dem Ganzen nicht vereinbar sind, dann führt das damit verbundene Imprägnanz-Erleben zur Ausgliederung eines weiteren Ganzen. Auf dieser Grundlage hat Stemberger (2018a) einen Mehr-Felder-Ansatz für die Psychotherapie vor-

geschlagen, der nicht nur ein grundlegendes Erklärungsmodell für einige therapierelevante Phänomene wie Einfühlung, Übertragung etc.
darstellt, sondern auch Anregung für eine Vielfalt
diagnostisch-therapeutischer Vorgangsweisen
gibt, die für die Aufgabe, die Klientin in ihrer Di-
agnostikkompetenz zu stärken, herangezogen
werden können.

22.2.3 Persönlichkeitstheoretischer Ansatz

Im Gegensatz zum monopersonalen Ansatz ist
die gestalttheoretische Auffassung von Persönlichkeit grundlegend eine relationale, d. h., dass
von der Person immer nur in deren Bezogenheit
auf ihre erlebte, psychologische Umwelt und hier
vor allem auf die Mitmenschen gesprochen werden kann. Dabei stehen Bedürfnisspannungen
der Person und von der Umwelt ausgehende
Feldkräfte in Wechselwirkung. Diese Feldbezie-
hung zwischen der erlebten Person und der von
ihr erlebten Umwelt wurde von Kurt Lewin prägnant in der Formel V = f (P, U) (das Verhalten ist
eine Funktion von Person und Umwelt) zusammengefasst; sie bestimmt Struktur und Dynamik
des Lebensraums. Bestimmte Eigenheiten der
Umwelt, wie beispielsweise der Aufforderungscharakter einer Situation, hängen mit einem
Spannungszustand innerhalb der Person zusammen, deren Lösung (z. B. durch Zielerreichung
etc.) zugleich die Lösung der innerpersonalen
Spannung mit sich bringt.

Strukturell unterscheidet man in diesem Persönlichkeitsmodell den innerpersonalen Bereich
vom sensomotorischen (als Grenzzone zwischen
Person und Umwelt) und den Umweltbereichen.
Die unterschiedlichen Bereiche stehen jeweils in
einer dynamischen Abhängigkeitsbeziehung,
d. h., dass der Zustand eines Bereichs unmittelbar
auf den Zustand eines anderen Bereichs einwirkt.
Das dynamische Gefüge dieser gespannten Teil-
systeme bildet das Energiereservoir des Handelns
(Abb. 22.1).

Die Struktur der Umwelt verändert sich in Abhängigkeit vom Zustand der Person, ihren Bedürfnissen, Wünschen etc. und umgekehrt. Zur

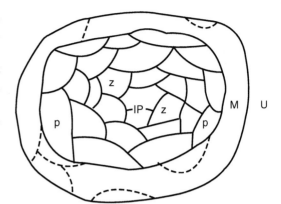

Abb. 22.1 Topologie der Person. M = sensomotorischer
Bereich, IP = innerpersonaler Bereich, p = periphere Teile
von IP, z = zentrale Teile von IP, U = Umwelt (Lewin
1969, S. 185)

Veranschaulichung: Sie gehen im Nebel allein
durch den Wald, genießen die Ruhe und denken
an dies und das. Plötzlich sehen Sie eine bedrohlich wirkende Gestalt auf sich zukommen – alles
in Ihnen spannt sich an, aber Sie gehen „tapfer"
weiter. Schließlich erkennen Sie einen
Baumstamm. Sie entspannen sich, das Wahrnehmungsfeld verändert sich entsprechend, und Sie
nehmen Ihre Gedanken von zuvor wieder auf.

Struktur und Dynamik von Persönlichkeit und
psychologischer Umwelt wurden experimentell
bereits in den 1920er-Jahren in den Studien zur
Handlungs- und Affektpsychologie von Kurt Lewin und seinen Mitarbeiterinnen erforscht. Hinsichtlich ihrer psychotherapeutischen Relevanz
wurden sie in der GTP aufgearbeitet (vgl. Lindorfer und Stemberger 2012). Unabgeschlossene Situationen aus zentralen Bereichen werden besonders lange erinnert (Zeigarnik-Effekt) und zeigen
die Tendenz zur Wiederaufnahme (Ovsiankina-
Effekt), durch ihren Abschluss wird Energie für
andere Vorgänge im Lebensraum frei, u. a. auch
für den Aufbau und Erhalt der Zielspannung im
Streben nach einem sinnvollen Leben.

Neben Kurt Lewins feldtheoretischem und to-
pologischem Ansatz ist in der GTP auch der per-
sönlichkeitspsychologische Ansatz Mary Henles
(1962) aufgegriffen worden, der vor allem die
Phänomenologie, Dynamik und Funktion der
Binnenbeziehungen des Menschen zu sich selbst
und der Beziehung zu anderen thematisiert. Er

nimmt das heute in verschiedenen Psychotherapieschulen weit verbreitete Modell „innerer Anteile" vorweg. Henle begreift diese allerdings nicht als feststehende Persönlichkeitsanteile oder Einheiten, sondern als verschiedene Aspekte des anschaulichen Selbst bzw. als Funktionen des Ich: Phänomenal erscheint uns unser Ich nicht als undifferenzierte Einheit, sondern es präsentiert sich unter vielfältigen (zumeist zwei bis drei) Aspekten, wie man z. B. an folgender Aussage nachvollziehen kann: „Ich weiß nicht, was da in mich gefahren ist." Hier trifft ein beobachtender auf einen abweisenden Aspekt des Ich. Auf dem Hintergrund solcher phänomenologischer Analysen arbeitete Henle eine Reihe solcher Ich-Funktionen heraus. Die Tendenz, diese psychischen Funktionen zu personifizieren („die innere Kritikerin" etc.), hat eine Entsprechung in der Tatsache, dass sich die Art ihrer Ausprägung auch in den interpersonellen Beziehungen des Menschen bemerkbar macht – also zum Beispiel bestimmte Menschen gesucht oder gemieden werden. In solch personifizierter Weise beschrieben wurden von Henle die Funktionen der inneren Akteurin, Beobachterin, Kritikerin und Freundin. Weitere phänomenal gegebene Selbstaspekte sind verschiedene Impuls-Funktionen, Funktionen des Schutzes (Fassade) sowie die Funktionen der Realistin und der Träumerin.

Charakteristisch für die GTP ist auch hier, dass sie diese Selbstanteile nicht als taxative Aufstellung aller möglichen oder erforderlichen Ich-Funktionen versteht. Die konkrete Erforschung der Ich-Funktionen stellt sich als Aufgabe im jeweils konkreten Einzelfall. Für die Psychotherapie besonders relevant ist in diesem Zusammenhang die Analyse der Art und Weise, wie diese Ich-Funktionen zusammenarbeiten – organisiert und aufeinander bezogen, einander bekämpfend u. a. m. Die Förderung eines konstruktiven inneren Dialogs zwischen den verschiedenen „inneren Anteilen" der Persönlichkeit unterstützt die Selbsterkenntnis sowie das Sichtbarwerden zunächst „unbewusster" Aspekte des Ich und kann so zu einer konstruktiveren oder besser koordinierten „Zusammenarbeit" der Selbstanteile beitragen, die sich dann auch im interpersonellen Bereich auswirkt – so wie umgekehrt Erfahrungen aus dem interpersonellen Bereich ihre Wirkung auf das Verhältnis dieser Ich-Funktionen haben können.

Welche Selbstaspekte wie entwickelt wurden und wie sie in der Person zusammenwirken, hat also wesentlichen Einfluss auf das Erleben und Handeln der Person. Besonderes Augenmerk gilt in der GTP hier auch den Wechselwirkungen zwischen der Gestaltung der intrapersonellen sowie der interpersonellen Beziehungen der Person.

22.3 Gesundheits- und Krankheitstheorie

Die GTP steht dem Krankheitsbegriff grundsätzlich kritisch gegenüber (vgl. Abschn. 22.4) und bevorzugt aus unterschiedlichen Überlegungen heraus den Begriff der Störung: In den als pathologisch bezeichneten Verhaltensweisen gelten die gleichen Gesetzmäßigkeiten wie im normalpsychologischen Bereich, „nur dass eben andere psychophysische Konstellationen vorliegen und daher äußerlich andere Erscheinungen eintreten" (Lewin 1969, S. 6, bezugnehmend auf Kurt Goldstein).

Wie aus dem bisher Gesagten hervorgeht, versteht die Gestalttheorie psychische Störungen aus der dynamischen Wechselwirkung zwischen der erlebten Person und ihrer erlebten Umwelt. In die Analyse des Lebensraumes werden nicht nur die sozialen Atmosphären im persönlichen Nahraum (Familie, Freunde, Schule etc.) einbezogen, sondern auch die jeweiligen historischen, gesellschaftlichen und politischen Gegebenheiten (z. B. die Analyse der Situation von Minderheiten, soziale Stigmatisierungsprozesse etc.); innerpersonale Strukturen und Dynamiken werden in ihrer Rolle in dieser Wechselwirkung und nicht isoliert betrachtet. Dies ist vielleicht eines der augenfälligsten Unterscheidungsmerkmale zwischen den gestalttheoretischen und anderen Konzepten im Bereich der Psychopathologie.

Am ehesten kann man die vielfältigen Störungen des psychischen Gleichgewichts in der Ich-Welt-Beziehung (vgl. Stemberger 2002) dann als krankhaft bezeichnen, wenn der betrof-

fene Mensch bereits in einer Art Teufelskreis ge-
fangen ist, der – ohne aktives therapeutisches
Eingreifen – in eine destruktive Abwärtsspirale
zu münden droht.

Die Gestalttheorie beschreibt bestimmte Situationen und fixierte Haltungen, die das Potenzial der Lebensschwierigkeit in sich tragen und
darüber zu Störungen der Ich-Welt-Beziehung
beitragen. Über die Erfassung der konkreten
psychologischen Situation, in der bestimmte
Störungen auftreten, sowie der dynamischen
Gesetze, die dabei wirksam sind, kann man zu
bestimmten „Typen" der Feldstruktur kommen.
So wurden von Lewin und seinen Mitarbeiterinnen u. a. die psychologischen Situationen von
Lohn und Strafe, Frustration bzw. Ärger und
Trotz analysiert und in den Untersuchungen zur
Handlungs- und Affektpsychologie (vgl.
Lindorfer und Stemberger 2012) auch experimentell untersucht. Die Ergebnisse dieser Untersuchungen sind auch für die Psychotherapie
anwendungsrelevant. Aus dem psychotherapeutischen Arbeitsbereich beschreibt Stemberger
(2010) am Beispiel einer Person mit depressiver
Symptomatik diesen gestalttheoretischen Ansatz. Dabei erfasst er die psychologische Situation der Klientin als eine, die sich in einer als
existenzbedrohend erlebten Zwangslage in die
Entscheidungsvermeidung rettet, die sich als
depressive Antriebslosigkeitssymptomatik präsentiert; der Weg zu ihrer Auflösung erfordert
einen Prozess der Umstrukturierung ihrer bisher
von „Prägnanzsucht" bzw. unrealistischen Per-
fektionsansprüchen charakterisierten Welt- und
Lebensauffassung.

Störungen nehmen ihren Ausgang vielfach
auch darin, dass sich ein gemeinschaftlicher
Zusammenschluss als nicht realisierbar erweist, obwohl situativ gefordert (sogenannten
„Wir-intendierenden Situationen"). Solche
Barrieren können sich vor dem Hintergrund
unzureichender Sprachkenntnisse ebenso entwickeln wie durch systematischen Ausschluss
aus einer Gemeinschaft (z. B. Mobbing). Aus
solchen Situationen resultiert ein ausgesprochen hoher Spannungszustand, mit dem die
einzelne Person mehr oder weniger angemessen umgehen kann. Es gibt Menschen, die sich

resolut auf die Beine stellen und das Ausge-
schlossensein aushalten, solche, die aus der Situation fliehen und sich andere Gruppen suchen, und weitere, die der Situation begegnen,
indem sie durch Umstrukturierung ein „Surro-
gat-Gleichgewicht" herstellen im Sinne des
„die anderen sind gegen mich". Solche Konstellationen können „nur" zu einer ausgeprägt
misstrauischen Haltung führen, aber auch zur
Ausbildung eines Wahnsystems beitragen. Erst
in der Untersuchung des konkreten Einzelfalls
ergibt sich die jeweils spezifische Wechselwirkung, wobei versucht wurde aufzuzeigen, wie
untrennbar Person- und Umweltfaktoren miteinander verwoben sind.

Nach gestalttheoretischer Auffassung wird der
Ichhaftigkeit (vgl. Metzger 1975), die als andau-
ernde Fixierung des Erlebensschwerpunkts auf
dem Ich-Pol des Feldes charakterisiert wird, pa-
thologisches Potenzial zugeschrieben. In dieser
rigiden Haltung erlebt sich die Person stets als
Mittelpunkt der Situation, und andere Menschen
dienen in erster Linie der Befriedigung ihrer Bedürfnisse. Dabei kann sich diese verzerrte Person-
Umwelt-Beziehung der Ichhaftigkeit nicht nur in
einem vornehmlichen Streben nach Geltung und
Macht, sondern auch nach Schutz und Sicherheit
ausdrücken. Eine ichhafte Strukturierung des Lebensraums kann zu typischen Problemen mit der
Umwelt führen, aber auch Teil schwerer psychischer Störungen sein.

Der gestalttheoretisch-psychotherapeutische
Zugang zu Fragen der Psychopathologie ist zwar
auf das psychologische Geschehen zentriert, es
werden jedoch auch psychophysische Wechselwirkungen angenommen. Die konkrete Art der
leib-seelischen oder seelisch-leiblichen Wechselwirkungen bleibt auch hier der konkreten phänomenologischen Untersuchung vorbehalten. Fuchs
(2016) beschreibt am Beispiel des chronischen
Schmerzes, der als vom Körper ausgehend erlebt
wird, diese Wechselwirkungen. Seine Analyse
weist gleichzeitig auf die Möglichkeiten hin, wie
das Verhältnis zwischen physikalischem Reiz
und erlebtem Schmerz verändert werden kann,
damit er nicht mehr diese zentrale Position im
Lebensraum des betroffenen Menschen einnimmt.

22.4 Position zu standardisierten diagnostischen Klassifikationsmanualen

Da die GTP sich vorrangig mit dynamischen Vorgängen zwischen Person und Umwelt beschäftigt, kommt den Klassifikationssystemen ICD und DSM mit ihrem phänomenzentrierten, taxativen und statischen Ansatz eine untergeordnete Bedeutung für die Diagnostik zu. Angesichts ihrer faktischen Vorherrschaft in der Krankenbehandlung sieht man sich als psychotherapeutische Methode jedoch gefordert, sich auf diese Systeme zumindest in einer Art „Übersetzungsarbeit" zu beziehen, ohne die grundlegenden wissenschaftstheoretischen Unterschiede zu verwischen, die wir nachfolgend kurz umreißen.

In seinem bekannten wissenschaftstheoretischen Aufsatz forderte Kurt Lewin bereits 1931 den „Übergang von der aristotelischen zur galileischen Denkweise" und damit von einer „klassifizierenden" zu einer „konstruktiven" Herangehensweise. Die „aristotelische Denkweise", die dem Vorgehen der Klassifikationssysteme DSM und ICD entspricht, unternimmt eine Klassifizierung entlang des Phänotypus. Einzelne Symptome (z. B. wenig/viel Antrieb, geringe/hohe Affizierbarkeit etc.) werden dabei nach dem Kriterium der Häufigkeit ihres Erscheinens zu bestimmten Klassen bzw. Störungsbildern zusammengefasst. Die zugrunde liegenden Zusammenhänge interessieren (bewusst) nicht. Da sie sich zudem am statistischen Durchschnitt orientieren, geht der Blick auf den Einzelfall verloren, dessen Betrachtung und Verständnis aber im Mittelpunkt jeder psychotherapeutischen Behandlung stehen muss. Ursprünglich Zusammengehöriges und Dynamisches wird isoliert und in künstlich Statisches verwandelt.

Dieser Vorgangsweise stellt Lewin die „galileische Denkweise" gegenüber, die alle psychischen Erscheinungen als einheitliches Gebiet begreift, das in allen seinen Teilen durch dasselbe System von Gesetzen beherrscht wird. Die Prozesse der Wahrnehmung, des Denkens, des Fühlens, der Motivation etc. von gesundem wie krankem Geschehen unterliegen demnach denselben Gesetzen. An die Stelle des kausalen Ursachenbegriffs tritt die Frage nach den systematischen Ursachen. Das heißt, ausgehend von der psychologischen Gesamtsituation werden die konkreten Bedingungen untersucht, unter denen sich ein bestimmtes Verhalten einstellt. In der GTP betrachten wir daher die dynamischen Strukturen des Feldes (z. B. Vermeidung, Frustration, psychische Sättigung etc.) und stellen diese in Zusammenhang mit bestimmten Phänomenen (z. B. Depression, Ärger, Erschöpfung etc.) dar. Auch wenn bereits einige Analysen aus dem psychotherapeutischen Anwendungsfeld vorliegen (vgl. Abschn. 22.3), die die Fruchtbarkeit dieser Vorgangsweise aufzeigen, ist das Potenzial dieser Methode erst ansatzweise ausgeschöpft.

Unabhängig von diesen grundsätzlichen wissenschaftstheoretischen Unterschieden müssen wir in der Psychotherapie jedoch die Wirkungen, die das Klassifizieren nach ICD auf den Lebensraum der Klientin und auf die Therapeutin-Klientin-Beziehung hat, reflektieren und verantwortlich damit umgehen. Im Klassifizieren steckt die Gefahr, der Klientin quasi „von außen" als besserwissende Expertin zu begegnen und ihr bzw. ihren Lebensproblemen ein Etikett in Form einer Diagnose überzustülpen. Die mit den jeweiligen Krankheitsbildern verbundenen Etikettisierungsprozesse tragen nicht nur zur Stigmatisierung von psychisch Kranken bei, sondern auch dazu, dass die Betroffenen nicht nur ihr Verhalten, sondern letztlich sogar ihre Identität nach den damit verbundenen Stereotypen und Verhaltenserwartungen ausrichten (vgl. Beneder 2011). Die Folgen dieses Labelings können letztlich gravierendere Verhaltensänderungen nach sich ziehen als die ursprüngliche Störung.

Um diesen Prozessen zumindest vom Ansatz her entgegenzuwirken, werden die diagnostischen und therapeutischen Bemühungen stets auf das Bewältigen der Gleichgewichtsstörungen hin orientiert sein und die vorhandenen Person-Umwelt-Ressourcen gleichermaßen berücksichtigen.

22.5 Behandlungsvoraussetzun gen

In Anlehnung an das „medizinische Modell" werden auch in der Psychotherapie vielfältige Überlegungen zur allgemeinen und differenziellen Indikation gestellt. Darin geht es um folgende Fragestellungen: Ist für diese Patientin überhaupt Psychotherapie indiziert? Wenn ja, welche Methode ist für sie passend? Und schließlich: Mit welchen „Heilungschancen" ist zu rechnen (Prognose)?

In Abschn. 22.4. dieses Beitrags haben wir bereits ausführlich dargestellt, dass die Gestalttheorie und die GTP hinsichtlich dieser für jede Patientin und jede Therapeutin bedeutsamen Fragen eine grundsätzlich andere Herangehensweise verfolgen. Wir fragen: Was wird der therapeutischen Situation und den darin enthaltenen Bedürfnissen, Forderungen und Entwicklungsmöglichkeiten im konkreten Einzelfall gerecht? Sofern diese Fragestellung ausreichend und angemessen berücksichtigt wird, erhebt (und belegt) die GTP den grundsätzlichen Anspruch, dass alle Problemlagen, derentwegen eine Psychotherapie aufgesucht wird, behandelt werden können.

Im Mittelpunkt der „Prüfung" der Behandlungsvoraussetzungen steht der betroffene Mensch, der zumindest bis zu einem gewissen Grad zur Einsicht gekommen ist, dass er sich in einer psychischen Notlage befindet, die seine Lebensführung bereits stark einschränkt, und er psychotherapeutische Hilfe braucht. Zu Beginn einer Psychotherapie gilt es ebenso zu klären, inwiefern die Patientin die Bereitschaft entwickelt hat, sich aktiv an der „Behandlung" zu beteiligen, woran unterschiedliche Aspekte der Passung von Patientin und Therapeutin in ihrer Wechselseitigkeit beteiligt sind.

Die von Wolfgang Metzger (1962) ausgearbeiteten sechs „Kennzeichen der Arbeit mit dem Lebendigen" gelten als wegweisende Leitlinie, in der die gestalttheoretischen Grundpositionen zur Gestaltung des gesamten psychotherapeutischen Prozesses treffend zusammengefasst werden. Als grundlegende Haltungen schaffen sie die wesentlichen Rahmenbedingungen dafür, dass

Psychotherapie ein Ort „schöpferischer Freiheit" (Metzger 1962) werden kann, in dem sich die dem Menschen innewohnenden Kräfte entfalten können und darüber neue, besser lebbare Gleichgewichtszustände entwickelt und gefestigt werden.

1. Wechselseitigkeit des Geschehens: Psychotherapie ist ein gemeinschaftliches Entdeckungs- und Veränderungsverfahren im lebendigen Beziehungsgeschehen zwischen Menschen. In der GTP ist dieses allgemeine interaktionelle Verständnis dahingehend spezifiziert, dass dieses Geschehen als Feldgeschehen mit bestimmten Gesetzmäßigkeiten aufgefasst wird. Die Psychotherapeutin wird zum Teil des Lebensraums der Patientin und umgekehrt. Damit bildet sich ein beide Seiten umfassendes phänomenales soziales Feld, in dem sich das Erleben und Handeln der Klientin und der Therapeutin wechselseitig beeinflussen.

2. Nicht-Beliebigkeit der Form: Lebendigen Systemen lässt sich auf Dauer nichts gegen ihre Natur aufzwingen. Es kann nur das zur Entfaltung gebracht werden, was in der Person selbst bereits als Möglichkeit angelegt ist. Der gesamte Psychotherapieprozess muss daher den individuellen Möglichkeiten und Fähigkeiten beider beteiligter Seiten in der jeweiligen konkreten Situation angemessen sein. Diesem Prinzip folgend müssen die Beteiligten zu einer Einschätzung über ihre fachlichen und persönlichen Randbedingungen gelangen (und diese fortlaufend evaluieren).

3. Gestaltung aus inneren Kräften: Diagnostische Klärung und therapeutische Veränderung können nur auf in der Patientin selbst angelegte innere Kräfte gestützt gelingen. Dieses übergeordnete Prinzip der Selbstregulation wird in ihrer Fähigkeit zum sinnvollen und prägnanten Austausch mit der Umwelt, ihrer Fähigkeit zum Lernen und zur Weiterentwicklung, ihrer Fähigkeit zu Einsicht und Sachlichkeit (d. h. situationsangemessenem Verhalten) und ihrer Fähigkeit zu freier Entscheidung und verantwortlichem Handeln konkretisiert. Sowohl das Bestreben und die

Fähigkeit, zu einer solchen Klärung und Veränderung zu kommen, als auch die dem entgegengesetzte Kräfte haben in der Patientin selbst ihren Ursprung. Die Aufgabe der Psychotherapeutin besteht darin, die Patientin wirksam dabei zu unterstützen, in konstruktiver Weise ihre eigene Diagnostikerin und Therapeutin zu werden.

4. Nicht-Beliebigkeit der Arbeitszeiten: Jeder Mensch hat seine eigenen fruchtbaren Zeiten für Entdeckungen und Veränderungen. Menschen haben ihre „Geschichte" – relativ zu dieser bewirken „dieselben" Interventionen einmal (fast) gar nichts, in anderen Phasen hingegen qualitative Sprünge. Planmäßiges Vorgehen in der Psychotherapie kann daher nicht heißen, nach einem starren Schema ohne Rücksicht darauf vorzugehen, ob die Zeit für einzelne Schritte für die betreffende Person schon da ist.

5. Nicht-Beliebigkeit der Arbeitsgeschwindigkeit: Prozesse des Wachsens, Reifens oder der Heilung sind weder bei allen Menschen gleich, noch können sie beliebig beschleunigt oder verlangsamt werden, sie weisen vielmehr ihre eigentümlichen Ablaufgeschwindigkeiten auf.

6. Duldung von Umwegen: Nicht alle bedeutsamen Fragen lassen sich direkt ansteuern. Oft ist es notwendig, Umwege in Kauf zu nehmen oder sie aus der Einsicht, dass solche Umwege notwendige Zwischenschritte sein können, auch bewusst vorzusehen. Die Entwicklungswege jeder Person müssen respektiert werden.

22.6 Spezifika der therapeutischen Beziehung

Aus kritisch-realistischer Sicht ist nicht nur von einer therapeutischen Beziehung auszugehen, sondern von einer therapeutischen Beziehung zwischen Therapeutin und Klientin im Lebensraum der Therapeutin und einer therapeutischen Beziehung zwischen Therapeutin und Klientin im Lebensraum der Klientin (Abb. 22.2).

Die drei Pfeile deuten die physikalischen Einwirkungen der verschiedenen Organismen aufeinander an. Der je eine zweiseitige Pfeil im Organismus-Bereich deutet die Weiterleitung der Reize über die Nervenbahnen an das Gehirn an (wo ein Teil davon gemeinsam mit dem Spurenfeld des Gedächtnisses zur physiologischen Entsprechung der phänomenalen Welt wird) und umgekehrt vom Gehirn an die Ausführungsorgane und an die Oberfläche des Organismus.

Wir sprechen in der GTP also von zwei unterschiedlichen phänomenalen Welten, die miteinander nur indirekt in einer komplexen Weise miteinander in Kommunikation treten können. Erlebens- und verhaltensbestimmend für die Klientin ist die therapeutische Beziehung in deren phänomenaler Welt und nicht die therapeutische Beziehung in der phänomenalen Welt der Therapeutin. Wie groß die Übereinstimmung im Beziehungserleben zwischen diesen zwei phänomenalen Welten tatsächlich ist, muss im Austausch immer wieder geklärt und abgestimmt werden, kann aber nie als gegeben angenommen werden. Wie in Abb. 22.2 angedeutet, erlebt die Klientin die therapeutische Beziehung als eine, in der sich eine völlig niedergeschlagene Klientin einem überlegenen Therapeuten mit erhobenem Zeigefinger gegenübersieht. Der Therapeut hingegen erlebt eine gute wechselseitige Beziehung, in der er einer zwar bedrückten, aber nicht allzu niedergeschlagenen Klientin offen und freundlich gegenübertritt. Wenn diese Diskrepanz nicht zutage tritt und thematisiert werden kann, wird dies über kurz oder lang zu Schwierigkeiten führen, weil sich die Klientin nicht verstanden fühlt, wie es ihr tatsächlich geht. Ebenso kann sich die erlebte Überlegenheit des Therapeuten entsprechend den Vorerfahrungen der Klientin auf vielfältige Art und Weise auswirken (vgl. Machtfelder Ansatz in Abschn. 22.2.2.1.)

Die GTP fokussiert auch deshalb auf soziale Beziehungen (zu denen auch die therapeutische zählt), weil sich bis zu einem gewissen Grad und wahrscheinlich in etwas abgewandelter Form die Probleme und Schwierigkeiten der Klientin manifestieren, die sie auch sonst in ihrer Alltagswelt antrifft. Diese besondere Art der Übertragung eröffnet im geschützten Rahmen der therapeuti-

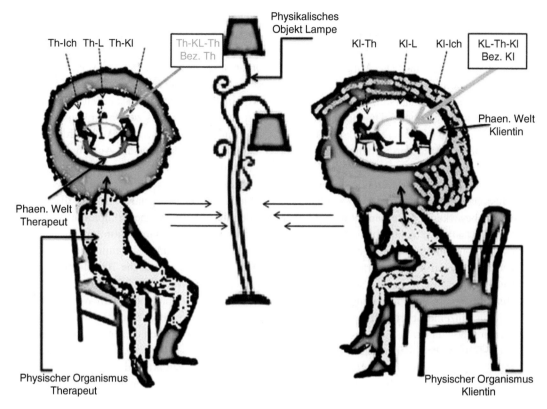

Abb. 22.2 Therapiesituation aus kritisch-realistischer Sicht (Stemberger 2018b). **Th-Ich**= Therapeut, wie er sich in seiner phänomenalen Welt erlebt; **Th-L**= Bodenlampe, wie sie der Therapeut in seiner phänomenalen Welt wahrnimmt; **Th-Kl**= Klientin, wie sie der Therapeut in seiner phänomenalen Welt erlebt; **Th-Kl-Th**= therapeutische Beziehung, wie sie für den Therapeuten in seiner phänomenalen Welt ist; **Kl-Th** = Therapeut, wie ihn die Klientin in ihrer phänomenalen Welt erlebt; **Kl-L**= Bodenlampe, wie sie die Klientin in ihrer phänomenalen Welt wahrnimmt; **Kl-Ich**= Klientin, wie sie sich selbst in ihrer phänomenalen Welt erlebt; **Kl-Th-Kl** = therapeutische Beziehung, wie sie für die Klientin in ihrer phänomenalen Welt ist

schen Situation vielfältige Möglichkeiten, neue Formen des Umgangs mit diesen Schwierigkeiten herauszufinden und zu erproben. „Im gelungenen Fall sind so in der therapeutischen Begegnung neue heilsame Erfahrungen möglich" (Stemberger 2018a, S. 25).

So wie jede Beziehung ist auch die therapeutische als eine Gestalt mit bestimmten Gestalteigenschaften aufzufassen, die sich im Verlauf nicht nur immer wieder ändern, sondern auch in ihrer Wechselseitigkeit zu betrachten sind. Wie bereits in Abschn. 22.2.2. eingehender erläutert, ist auch in Beziehungen die Prägnanztendenz wirksam. Galli (2005) beschreibt bestimmte soziale Tugenden, die eine bestimmte Ordnung des psychischen Feldes gemeinsam haben, nämlich ein gewisses Maß an „narzisstischer Deflation"

(S. 46). In der Verwirklichung dieser „Tugenden" kommt das Bedürfnis des Menschen zum Ausdruck, positive und konstruktive Beziehungen zum anderen aufzubauen oder wiederherzustellen. Der Entwicklung und Pflege dieser Tugenden (Hingabe, Dankbarkeit, Staunen, Vergebung, Vertrauen und Aufrichtigkeit) schenken gestalttheoretische Psychotherapeutinnen besondere Aufmerksamkeit, weil sich Störungen im mit-menschlichen Leben, aber auch in der Beziehung zu sich selbst gerade in diesen Beziehungsqualitäten und ihrer Deformation besonders deutlich zeigen. Dies macht auch die Analyse der psychologischen Gegensätze dieser „Tugenden" deutlich (Flucht in die Fantasie, Neid und Anmaßung, Aufdringlichkeit und Besitzsucht, Unaufrichtigkeit etc.). Psychotherapie, verstanden als

Ort „schöpferischer Freiheit", fördert durch das Wirken der Prägnanztendenz die Entwicklung positiver, komplexer Beziehungen zu sich selbst (vgl. Abschn. 22.2.3) und zu anderen.

22.7 Methodik und Durchführung

Die grundlegenden Arbeitsmethoden der GTP stellen das gemeinsame „Phänomenologie treiben" von Therapeutin und Klientin und die damit verbundene veränderungsaktivierende Kraftfeldanalyse dar. Wie schon aus unseren bisherigen Ausführungen abzuleiten, dienen beide der gemeinsamen, im therapeutischen Prozess verschränkten diagnostischen und einsichtsfördernden sowie lösungs- und veränderungszentrierten Anstrengung von Klientin und Therapeutin.

22.7.1 Phänomenologie treiben

Phänomenologie treiben heißt in der Gestalttheorie:

> „Das Vorgefundene zunächst einfach hinzunehmen, wie es ist; auch wenn es ungewohnt, unerwartet, unlogisch, widersinnig erscheint und unbezweifelten Annahmen oder vertrauten Gedankengängen widerspricht. Die Dinge selbst sprechen zu lassen, ohne Seitenblicke auf Bekanntes, früher Gelerntes, 'Selbstverständliches', auf inhaltliches Wissen, Forderungen der Logik, Voreingenommenheiten des Sprachgebrauchs und Lücken des Wortschatzes. Der Sache mit Ehrfurcht und Liebe gegenüberzutreten, Zweifel und Misstrauen aber gegebenenfalls zunächst vor allem gegen die Voraussetzungen und Begriffe zu richten, mit denen man das Gegebene bis dahin zu fassen suchte" (Metzger 2001, S. 12).

Im Kontext der Psychotherapie bedeutet es, die Klientin dazu anzuregen, sich auf ihr Erleben ernsthaft einzulassen und es in einem dialogischen Prozess mit der Therapeutin möglichst vorbehaltlos zu ergründen. Zum „Erleben" gehört dabei dem gestalttheoretischen Verständnis nach nicht nur das anschaulich, leibhaft Angetroffene, sondern auch das Vorgestellte, Gedachte, Erinnerte, Geplante – kurz alle Ideen der persönlichen Welterklärung. Diese Arbeitsweise beruht auf dem Vertrauen darauf, dass das schlichte

Erkennen und Anerkennen dessen, was ist, die Grundvoraussetzung jeder Problembewältigung und Heilung ist und dass sich im Erleben auch wichtige Hinweise auf die darin wirkenden Kräfte zeigen, denen sich die Kraftfeldanalyse widmet.

22.7.2 Kraftfeldanalyse

„Richtiges Erfassen dessen, was 'ist', ist nicht nur zugleich 'Erklärung' dessen, was geschieht, sondern auch Wegweiser dafür, was geschehen kann und soll" (Stemberger 2010, S. 345). Damit das möglich wird, muss über das „Phänomenologie treiben" hinausgegangen und den im Erlebten vorgefundenen Hinweisen auf die im Erleben wirksamen treibenden und hemmenden Kräfte – also den Bedürfnissen und bewussten und nicht bewussten Zielsetzungen („Quasi-Bedürfnissen") – nachgegangen werden. Sich dieser wirkenden Kräfte bewusst zu werden interessiert nicht nur die Psychotherapeutin, sondern entspricht auch einem elementaren Bedürfnis der Klientin, die nicht nur differenzierter erleben will, sondern das Zustandekommen der erlebten Sachverhalte auch verstehen will.

Gegenstand der Kraftfeldanalyse sind auf Seiten der Klientin ihre (eigenen und induzierten) Bedürfnisse, Vorhaben und Ziele und die in ihrem innerpersonalen Bereich wirksamen Hindernisse und Möglichkeiten; auf Seiten ihrer erlebten Umwelt die Anforderungen aus dieser Umwelt und die damit verbundenen hemmenden und förderlichen Kräfte; schließlich als Randbedingung, die den Möglichkeitsraum all dieser Kräfte absteckt, die materiellen, nichtpsychologischen Existenzbedingungen der Person (wie z. B. ihr Geschlecht, Alter, physiologischer Zustand, soziale Existenzbedingungen) und ihrer Umwelt (Epoche, Ort, Kultur, Friedens- oder Kriegswelt etc.).

Die Kraftfeldanalyse ist nicht nur auf die Analyse beschränkt, sondern schließt vielmehr eine beständige „Realitätsprüfung" ein. Dies ist gemeint, wenn wir von der GTP als einem experimentellen Ansatz sprechen, d. h., die Therapeutin regt die Klientin dazu an, ihre Vermutungen und

Überzeugungen über sich selbst und ihre Umwelt im Hier und Jetzt der Therapiesituation zu überprüfen, indem sie sich auf ein Ausprobieren von Variationen der entsprechenden Situationen einlässt (z. B. auf das Einnehmen einer Machtposition, des Blicks aus einer anderen Zeitperspektive etc.). Ein solches experimentell-variierendes Vorgehen kann im gelungenen Fall nicht nur neue Einsichten fördern, sondern schafft zugleich selbst wieder eine neue psychologische Situation – wer sich einmal in einer neuen Situation erlebt hat, ist nicht mehr dieselbe. In diesem Sinn spricht man von veränderungsaktivierender Kraftfeldanalyse.

22.7.3 Fallvignette

Der gestalttheoretischen Auffassung entspricht es, die Klientin darin zu unterstützen, Diagnostikerin ihrer Lage sowie der darin angelegten Möglichkeiten und Forderungen zu werden. Deshalb wird im vorliegenden Fallbeispiel aus der Praxis einer der Autorinnen vor allem die Sichtweise des Klienten, so wie er sie der Therapeutin in einem Reflexionsgespräch auseinandersetzte, dargestellt. Dieses Gespräch fand im Herbst 2019 statt und beinhaltete die Reflexion des Klienten (kritisch-phänomenale Sicht) über die Situation zu Beginn der Psychotherapie. Er hat der Therapeutin sein Einverständnis gegeben, das Gespräch aufzuzeichnen und es für den Buchbeitrag anonymisiert zu verwenden. Stellen im Text, die nicht als Zitate oder indirekte Rede gekennzeichnet sind, handeln von der Sichtweise der Therapeutin, von ihrem (erinnerten und protokollierten) Erleben und Verstehen. In der gebotenen Kürze wollen wir aufzeigen, wie der Klient, eingebettet in einen sicheren therapeutischen Rahmen, erste Schritte in Richtung eines neuen, zur Lebenssituation passenderen Gleichgewichts gehen konnte.

Biografischer Hintergrund des Klienten
Aufgewachsen im ländlichen Raum in der mittleren Position von mehreren Geschwistern zeichneten sich schon früh eine besondere Feinfühligkeit sowie vielfältige intellektuelle Interessen ab,

die besonders von der Mutter gefördert (und angetrieben) wurden. Er besuchte das Gymnasium und ging nach der Matura zum Studium nach Wien, wo er schließlich seinen Lebensmittelpunkt gründete. Eine schwerwiegende Krise zeichnete sich gegen Ende des Studiums ab, das er nicht beendete, weil er die Diplomarbeit nicht fertigstellen konnte. Da er Werkstudent war, bot sich gleich ein herausfordernder Arbeitsbereich in einem großen Unternehmen an. Zum Zeitpunkt des Therapiebeginns war er Mitte 40, befand sich in einer sozial und ökonomisch sicheren Situation sowie in einer stabilen Ehe mit zwei Kindern. In dem Unternehmen, in dem er in einer äußerst verantwortungsvollen Position tätig war, zeichneten sich jedoch strukturelle Veränderungen ab. Er befand sich also in einer herausfordernden Umbruchsituation: Er wusste, dass er sich beruflich verändern würde müssen, sah sich aber gleichzeitig unter Druck, uneingeschränkt seinen familiären Verpflichtungen nachzukommen.

Hans, wie wir den Klienten hier nennen wollen, kam im Februar nach einem stationären Aufenthalt auf einer psychosomatischen Abteilung und zwei ambulanten Therapieversuchen zum Erstgespräch. Die Kontaktaufnahme hat seine Frau angestoßen, die ihm riet, die örtlich nächstgelegene Therapeutin aufzusuchen, wo er doch grundsätzlich nicht außer Haus gehen wolle. Seit Herbst hatte er zunehmend die Kontrolle über seine willkürliche Muskulatur verloren und eine ausgesprochene Gehschwäche entwickelt, die ihn zunehmend ans Bett fesselte. Zu Therapiebeginn war er deshalb bereits mehrere Monate im Krankenstand. Obwohl die umfangreichen organmedizinischen Untersuchungen keinen pathologischen Befund ergeben hatten, war er davon überzeugt, an einer degenerativen Muskelerkrankung zu leiden, die schließlich zum frühzeitigen Tod führen werde. Ein entfernter Verwandter war an dieser Krankheit verstorben.

Sichtweise des Klienten auf seine Lebenssituation
Hans bezeichnet seinen Zustand als „Burnout" und verbindet diese „Diagnose" mit folgender Selbstbeschreibung: Er sei ein Mensch, der sich

selbst überfordere, um die Ansprüche, die von der Arbeitswelt und von anderen an ihn gerichtet werden, zu erfüllen. Er hätte sich nur dann als „gut" erleben können, wenn er diesen Ansprüchen „mit einem Höchstmaß an Qualität und Quantität" entsprochen habe. Er habe damals die Verantwortung abgegeben gehabt, zu den zunehmenden beruflichen Anforderungen „nein" zu sagen. Seine Muskelschwäche, die sich zunehmend auch auf seine unwillkürliche Muskulatur ausgebreitet hatte, bringt er damit in Zusammenhang: „Ich habe mich zu keinem Schritt in der Lage gefühlt – weder zu einem physischen noch zu einem mentalen." Festgefahren in einem organischen Erklärungsmodell habe er erst im Verlauf der Therapie eine neue Sichtweise auf seine Probleme erlangen können. „Mein vollkommener Kontrollverlust war so erschreckend und bedrohlich für mich, dass ich nur mehr auf mein Erleben der Schwäche, Kraftlosigkeit und des Unvermögens hingestarrt, permanent in mich hineingehorcht habe. Und was um mich herum gewesen ist, habe ich gar nicht mehr wahrgenommen." Gegenteilige organmedizinische Befunde hätten ihn damals nicht überzeugen können, sondern ihn nur zu weiteren Untersuchungen veranlasst.

Retrospektiv beschreibt er seinen ersten Eindruck von der Therapeutin als „richtige Mischung aus Fürsorglichkeit, mich einmal auffangen, und einer gewissen Kraft, im Sinne von Zuversicht, sodass ich den Eindruck hatte: Da ist jemand, der ist nicht gleich völlig überfordert von meiner für mich real leiblich erlebten Erkrankung, oder der das gleich in die Ecke stellt – ist ja ohnehin alles psychosomatisch, so ein Hirngespinst da oben. Wichtig war für mich, dass ich nicht gleich 'anders' sein musste, ich mich nicht unter Druck fühlte oder man mich irgendwo hin manövrieren wollte, wozu ich mich noch nicht in der Lage fühlte." Während die Therapeutin sich zu diesem Zeitpunkt eher als „Container" für den Klienten wahrgenommen hat, wirkten die Haltung der Fürsorge, des Vertrauens und Zutrauens für den Klienten von Anfang an als richtungs- und haltgebend. Hier werden unterschiedliche Sichtweisen von Therapeutin und Klientin sichtbar.

In Übereinstimmung findet sich das Erleben von Klient und Therapeutin aber dahingehend, dass die Therapiesituation als eine ohne „Druck" erlebt wurde: „Ich erlebte mich als offen gegenüber den 'Ursachen' und war mir sicher, dass ich ihm sowohl dann eine zuverlässige Begleiterin sein kann, wenn sich herausstellen würde, dass er tatsächlich an einer degenerativen Muskelerkrankung leidet, als auch dabei, dass er wieder zu seiner vollen Leistungsfähigkeit gelangen wird können" (unmittelbares Erleben der Psychotherapeutin; aus der Dokumentation). Diese Offenheit war wichtig, damit Hans sich in keine Richtung „geschoben" erlebte, sondern zum geeigneten Zeitpunkt seine eigene Entscheidung treffen konnte. Der Klient erlebte die Therapeutin auch als akzeptierend („nicht auf einen Weg hin manövrierend, den ich ohnehin zu dem Zeitpunkt nicht gehen hätte können") und ihn in seiner Situation auffangend; er fühlte sich nicht unter Druck gesetzt und auch nicht mit „gut gemeinten Ratschlägen" eingedeckt. Gleichzeitig erlebte er die Therapeutin als erfahren genug und in der Lage, mit seiner komplexen, als existenziell bedrohlich erlebten Situation umzugehen: „Sie haben die nötige Erfahrung gehabt, dass es ganz schlimme körperliche Zustände gibt, die man nicht mit einem Finger schnippend wegmachen kann. Und Sie haben mir vermittelt, dass Sie in der Lage sind damit umzugehen."

Die Gewissheit der Therapeutin, dass sie ihm unabhängig von der Art seiner Erkrankung hilfreich sein könne, trug dazu bei, ihm Halt und Sicherheit sowie Zuversicht zu vermitteln – eine wichtige Aufgabe in dieser von Unsicherheit und Angst geprägten Situation. Die Haltung der Hoffnung und Zuversicht in seine Fähigkeit, die Zukunft zu bewältigen, half ihm, sich am Bewältigen seiner Lebensprobleme zu orientieren.

Ermutigt vom Zutrauen wichtiger Bezugspersonen, zu denen auch die Therapeutin zählte, konnte er langsam „nach außen" gehen. Die ersten Schritte führten ihn in einen nahe liegenden Pferdestall: „Dieser kleine Schritt, dass ich mir etwas zugetraut habe und die Kraft dazu aufgebracht habe, gehört zu den Wendepunkten meiner Genesungsgeschichte. Von und mit den Pferden habe ich viel gelernt, wie ich fürsorglich mit mir und anderen umgehen kann. Vor ihnen schämte ich mich nicht für meine Schwächen."

Hans steht heute wieder sicher im Leben, hat viele Veränderungen in Angriff genommen, sich beruflich verändert und nimmt wieder aktiv am familiären und sozialen Leben teil. Insbesondere hat sich sein Verhältnis zu seinem Körper verändert, der nicht „funktionieren muss", sondern der ihm achtsamer Begleiter und Wegweiser durchs Leben geworden ist, dessen „Ansprüchen" und Bedürfnissen er dieselbe Bedeutung zugesteht wie denen anderer.

22.8 Zusammenfassung

Als Besonderheit der Gestalttheoretischen Psychotherapie (GTP) fällt auf, dass die Kernkonzepte ihrer Therapietheorie auf einer spezifischen erkenntnistheoretischen Position aufbauen, dem sogenannten Kritischen Realismus. Dieser begründet eine Differenzierung in die therapeutische Situation auf Seiten der Therapeutin und die therapeutische Situation auf Seiten der Klientin. Diagnostik und Therapie müssen letztlich in der Welt der Klientin stattfinden, sie muss zu ihrer eigenen Diagnostikerin, ja sogar zu ihrer eigenen Therapeutin werden. Für die Prozesseinheit von Diagnose und Therapie bedeutet dies, dass die Therapiesituation doppelt verstanden werden muss: wie sie sich der Therapeutin darstellt und wie sie die Klientin erlebt. Veränderungswirksam ist letztlich immer die Situation, wie sie die Klientin erlebt und wahrnimmt. Der respektvolle und feinfühlige Austausch und die Abstimmung zwischen diesen phänomenalen Welten ist das Kernelement gestalttheoretischer Psychotherapie und deren diagnostischer (und therapeutischer) Methode, der veränderungsaktivierenden Kraftfeldanalyse.

Verwendete und weiterführende Literatur

Beneder D (2011) ICD 10-Diagnose? Das mache ich doch nur für die Kasse! Phänomenal 3(1):3–7
Fuchs T (2016) Schmerz lass nach! Anmerkungen zur psychotherapeutischen Diagnostik und Behandlung von Schmerzzuständen. Gestalt Theory 38(2–3):297–310
Galli G (2005) Psychologie der sozialen Tugenden. Böhlau, Wien
Henle M (1962) Some aspects of the phenomenology of the personality. Psychol Beitr VI(3–4):395–404
Lewin K (1969) Grundzüge der topologischen Psychologie. Hans Huber, Bern/Stuttgart/Wien
Lewin K (1931) Der Übergang von der aristotelischen zur galileischen Denkweise in Biologie und Psychologie. Graumann CF (1981) Kurt Lewin Werkausgabe, Bd 1, Wissenschaftstheorie I. Hans Huber, Klett-Cotta/Bern/Stuttgart, S 233–278
Lindorfer B, Stemberger G (2012) Unfinished Business. Die Experimente der Lewin-Gruppe zu Struktur und Dynamik der Persönlichkeit. Phänomenal 4(1–2):63–70
Metzger W (1975) Gestalttheorie und Gruppendynamik. In: Metzger W (Hrsg) (1986) Gestalt-Psychologie. Ausgewählte Werke, S 210–226
Metzger W (2001/1941) Psychologie, 6. Aufl. Krammer, Wien
Metzger W (1962) Schöpferische Freiheit. Waldemar Kramer, Frankfurt am Main
Stemberger G (2010) Dynamische Eigenheiten einer depressiven Symptomatik. Gestalt Theory 32(4):343–374
Stemberger G (2016) Machtfelder in der Psychotherapie. Phänomenal 9(1):17–26
Stemberger G (2018a) Über die Fähigkeit, an zwei Orten gleichzeitig zu sein. Ein Mehr-Felder-Ansatz zum Verständnis menschlichen Erlebens. Gestalt Theory 40(2):207–223
Stemberger G (2018b) Therapeutische Beziehung und Therapeutische Praxis in der Gestalttheoretischen Psychotherapie. Phänomenal 10(2):20–28
Stemberger G (Hrsg) (2002) Psychische Störungen im Ich-Welt-Verhältnis. Krammer, Wien

Doris Beneder, Mag.ª, Klinische und Gesundheitspsychologin, Lehrtherapeutin für Gestalttheoretische Psychotherapie (GTP) der Österreichischen Arbeitsgemeinschaft für Gestalttheoretische Psychotherapie (ÖAGP), freie Praxis als Psychotherapeutin in Kottingbrunn (NÖ). Mitherausgeberin der Zeitschrift *Psychotherapie Forum* des Österreichischen Bundesverbandes für Psychotherapie (ÖBVP)

Bernadette Lindorfer, Mag.ª, Klinische und Gesundheitspsychologin, Lehrtherapeutin für Gestalttheoretische Psychotherapie (GTP), freie Praxis in Wien und Korneuburg (NÖ); Forschungsbeauftragte der Österreichischen Arbeitsgemeinschaft für Gestalttheoretische Psychotherapie (ÖAGP), Mitherausgeberin der Zeitschrift *Phänomenal – Zeitschrift für Gestalttheoretische Psychotherapie*

Diagnostik in der Integrativen Gestalttherapie

23

Petra Klampfl und Markus Hochgerner

23.1 Grundkonzepte der Integrativen Gestalttherapie

23.1.1 Einleitung

Die Integrative Gestalttherapie (IG) ist ein phänomenologisch-hermeneutisch begründetes Psychotherapieverfahren. Der ganzheitlichen Orientierung entsprechend wird der Mensch als untrennbare Einheit körperlicher, seelischer und geistiger Aspekte in vielfältiger Verbundenheit mit seiner ökologischen und sozialen Umwelt verstanden: Erkenntnisgewinn zum komplexen Subjekt Mensch wird somit vorrangig aus der Erfassung der genannten Aspekte in ihrer Wechselwirkung und weniger der Analyse isolierter einzelner Phänomene gezogen. Weiters sind Gestalttheorie, Feldtheorie und beziehungstheoretische Ansätze konzeptionell bedeutsam. Diagnostik und therapeutische Herangehensweise werden dementsprechend als phänomenologisches, feldbezogenes, ganzheitliches Vorgehen

P. Klampfl (✉)
Fachsektion Integrative Gestalttherapie,
Österreichischer Arbeitskreis für Gruppentherapie und Gruppendynamik (ÖAGG), Wien, Österreich

M. Hochgerner
Propädeutikum, Fachsektionen Integrative Gestalttherapie, Integrative Therapie,
Österreichischer Arbeitskreis für Gruppentherapie und Gruppendynamik (ÖAGG), Wien, Österreich
e-mail: markus@hochgerner.net

im Kontext unmittelbaren dialogischen Beziehungsgeschehens und als fortlaufender kontinuierlicher Prozess verstanden.

23.1.2 Ausgewählte Grundkonzepte der Integrativen Gestalttherapie

Das grundlegende Konzept der ganzheitlichen Orientierung kann mit einem Zitat von Ehrenfels zur Übersummativität dargestellt werden. Der Gestaltbegriff meint eine Ganzheit, die nicht zerlegt werden kann, ohne ihre Natur zu zerstören, genauer „daß die Melodie oder Tongestalt etwas anderes ist als die Summe der einzelnen Töne, auf welchen sie sich aufbaut" (Ehrenfels 1890, S. 19). Die Bedeutung einzelner Komponenten ergibt sich aus dem Kontext des Ganzen und ist nicht isoliert zu erfassen. Dieses Verständnis spiegelt sich in der IG auf verschiedenen Ebenen wider: Erkenntnis als *ganzheitlicher* Vorgang/der Mensch als *Ganzer*/Erleben als *ganzheitliches* Ereignis/der therapeutische Prozess – mehr als die Summe von Techniken und Interventionen (Hochgerner et al. 2018). Der Begriff Gestalt meint eine strukturierte Ganzheit aus wahrgenommener Figur und korrespondierendem Hintergrund, welche in der Wahrnehmung als bedeutsam differenziert und aufeinander bezogen ist (Figur-Hintergrund). Besondere Aufmerksamkeit gilt den Umständen, wie der Mensch in seiner Um-

© Springer-Verlag GmbH Deutschland, ein Teil von Springer Nature 2022
C. Höfner, M. Hochgerner (Hrsg.), *Psychotherapeutische Diagnostik*,
https://doi.org/10.1007/978-3-662-61450-1_23

welt existiert, vor allem, welche *organismischen, auch sich psychisch manifestierenden Ereignisse* an der Kontaktgrenze im Organismus/Umwelt-Feld stattfinden. Erst die Beziehung zwischen Figur und Hintergrund macht die subjektive Bedeutung aus, d. h., der Kontext ist entscheidend. In diesem Zusammenhang ist auch die Relativität der Realitätswahrnehmung zu sehen.

Als philosophische Grundannahme formuliert Martin Buber das Prinzip des Dialoges. „Der Mensch wird am Du zum Ich" (nach M. Buber). Menschen sind aufeinander bezogen und leben im ständigen Austausch miteinander. Für die Beziehungsgestaltung bestimmend sind sowohl aktuelle Kontaktsituationen als auch lebensgeschichtliche Erfahrungen und Werte des sozialen Kontextes. Philosophischer und theoretischer Hintergrund sind z. B. die Dialogphilosophie von Buber und die Intersubjektivitätstheorie von Marcel. Während Buber zwischen Ich-Du-Beziehung (durch Unmittelbarkeit gekennzeichnet) und Ich-Es-Beziehung (dem Beobachten und Betrachten) als Aspekte einer dialogischen therapeutischen Haltung unterscheidet, betont Marcel vor allem, dass der Mensch auf den Mitmenschen gerichtet ist. Er wird zum Menschen durch den Mitmenschen und bleibt Subjekt durch Intersubjektivität (Ko-respondenz) (Petzold 2003). Dementsprechend sind Begegnung und Beziehung ebenso wie Intersubjektivität bedeutsame Konzepte in der IG.

IG ist ein phänomenologisch-hermeneutisches Verfahren. Für diagnostisches und therapeutisches Vorgehen zentral ist die Herangehensweise „von den Phänomenen zu den Strukturen" (Petzold 2003). Der Prozess der Erkenntnis beginnt bei der Wahrnehmung dessen, was ist. Dazugehörende Konzepte sind die *Hermeneutische Spirale* (wahrnehmen – erfassen – verstehen – erklären) und ein hypothesengeleitetes, heuristisches Vorgehen. Anliegen ist ein erweitertes Gewahrsein im Erleben und Verstehen vor dem Hintergrund der Lebens- und Lerngeschichte der Person. Weiters sind das Verständnis von Bewusstheit, Gewahrsein und die Arbeit im Hier und Jetzt wesentlich. Bedeutsam ist dabei das unmittelbare und umfassende Wahrnehmen all dessen, worauf sich die gegenwärtige Aufmerksamkeit richtet bzw. was der Aufmerksamkeit gerade entgeht.

23.2 Klinische Hintergrundtheorien

23.2.1 Entwicklungsaspekte

Menschliche Entwicklung und Sein spielen sich von Anfang an in mitmenschlichen Beziehungen und in Kontakt des zugrunde liegenden Selbst mit der Umwelt in Form der zentralen Bezugspersonen ab und sind nicht davon zu trennen (Papousek 2003; Stern 2007). In permanenten Beziehungserfahrungen wird der Umgang mit sich selbst und mit wichtigen Anderen erfahren und gelernt. Wachstum und mehr oder weniger gelingende Selbstentwicklung des Menschen erfolgen durch Integration unserer Erfahrungen und sind im Sinne eines differenzierenden Reifens vor dem Hintergrund immer weiter entwickelter Ich-Funktionen als lebensbegleitender, niemals endender Konstitutions- und Veränderungsprozess der persönlichkeitsumfassenden Identität zu verstehen. Aus der Matrix der Person-Umwelt-Beziehungserfahrungen zwischen Kind und Bezugspersonen entwickeln sich strukturelle Fähigkeiten bzw. Funktionen, welche die zentralen Möglichkeiten des Selbst zu Differenzierung, Integration und Regulation im Umgang mit sich und anderen, also im Organismus/Umwelt-Feld, beeinflussen und zeitlich überdauernd prägen (Rudolf 2013; Arbeitskreis OPD 2014; Hochgerner et al. 2018). Defizitäre, traumatische, störungs- und konfliktreiche Beziehungserfahrungen im Entwicklungsprozess beeinflussen die Selbstentwicklung nachhaltig, abhängig von Zeitpunkt und Ausmaß der Belastungen und Schädigungen, falls nicht genügend protektive, Resilienz fördernde Faktoren zur Verfügung standen. Bedeutsam sind dabei vulnerable Zeiten im Entwicklungsgeschehen, in denen neues Erleben und Verhalten eingeübt wird, wobei in diesem Zusammenhang das hohe Schädigungspotenzial von Bindungs- und Beziehungstraumatisierungen zu nennen ist (Wöller 2013). Grundlegende Ich-Funktionen (z. B. Wahrnehmen, Kommunizieren, Handeln) und höher entwickelte Fähigkeiten (z. B. Impulskontrolle, Abgrenzen, Mentalisieren), die das Selbst im Laufe der Entwicklung zur Selbstfürsorge und Selbstentwicklung benötigt, werden umso zahlreicher nicht oder nur mangelhaft ausgebildet, je früher und anhaltender die Schädigung erfolgt ist.

Grundsätzlich werden in der Integrativen Gestalttherapie verschiedene pathogen wirkende Einflussfaktoren im Entwicklungsverlauf erfasst. Betont wird dabei die Komplexität des Entwicklungsgeschehens hin zu Symptomatik und Krankheit im Sinne eines multifaktoriellen Geschehens mit jeweils individuellen biopsychosozialen Faktoren. Erfasst und beschrieben werden dabei mögliche genetische Faktoren, mehrfache und anhaltende psychosoziale Schädigungen, Mangel an Entlastung und Kompensation, negatives Selbstkonzept, destruktive Fantasien, soziale Negativkarriere und stigmatisierende Zuschreibungen sowie aktuell symptomauslösende Faktoren in der Gegenwart. Krankheitsentwicklung wird in diesem Sinne sowohl aus einer beziehungsdynamischen Perspektive im aktuellen Organismus/Umwelt-Feld als auch aus einer entwicklungsbezogenen strukturellen Perspektive im Lebensverlauf betrachtet (Petzold 2003; Richter 2011; Rudolf 2013).

23.2.2 Persönlichkeitstheorie

Der Persönlichkeitsbegriff in der IG ist dynamisch und in die Lebenswelt eingebunden zu verstehen. Das Selbst wird als Prozess aufgefasst, der sich als Es, Ich oder Persönlichkeit aktualisiert (Perls et al. 2019). Die Person entwickelt sich durch Kontaktprozesse weiter und bildet so überdauernde Strukturen und Merkmale aus, deren Gesamtheit als Persönlichkeit verstanden wird. Davon ausgehend, dass der Organismus der Träger der unter dem Selbst-Begriff gefassten Erfahrung ist, kann *Organismus* als biologischer, *Selbst* als psychologischer, *Leib* als anthropologischer Begriff für die „geronnene Gestalt der Existenz" (nach Merleau-Ponty) verstanden werden, die der Mensch ist (Hochgerner et al. 2018). Das *Selbst* ist somit leiblich zu verstehen und reicht von den ursprünglichsten biologischen Lebensprozessen bis zu differenzierten Identitätskonstruktionen (Hochgerner et al. 2018). Es entfaltet sich in Auseinandersetzung mit der

Umwelt und entwickelt zur Orientierung in und zum *Kontakt* mit der Umwelt einen ichhaft erlebten Prozess, den wir mithilfe immer weiter sich differenzierender Ich-Funktionen zur Selbstentwicklung nutzen. Darunter werden die Funktionen Wahrnehmen, Fühlen, Denken, Wollen, Handeln, Erinnern verstanden und darauf aufbauende Ich-Fähigkeiten der Impulskontrolle, Nähe-Distanz-Regulation, Introspektion und Empathie. „Das Selbst entwickelt sich in Erfahrungssequenzen, die immer einen kommunikativen Kontext und/oder Inhalt haben, also immer einen zentralen dialogischen Aspekt besitzen. … Das Selbst ist so gesehen a priori intersubjektiv, das heißt dialogisch strukturiert" (Boeckh 2019, S. 37). Im Laufe dieses Prozesses der dialogischen Selbstentwicklung werden zugleich durch Identifizierung und Identifikation mit Zuschreibungen durch die Umwelt Bilder von sich selbst (Selbst-Bilder) entwickelt, die in Summe die zeitlich überdauernden Merkmale der Identität bilden (Petzold 2003). Dieses Entwicklungsmodell macht es möglich, den Prozess, der mithilfe des Begriffs *Selbst* beschrieben wird, als dynamische Strukturen bildend zu denken (siehe unten) – was auch durch die Neurobiologie bestätigt wird. Die somit leiblich begründeten Strukturen bilden jeweils im Hintergrund die, nach Lore Perls, physiologische *Stütze* für den im Vordergrund aktuell ablaufenden psychosozialen Erfahrungsprozess. Aus strukturbezogener Perspektive bedeutet dies die sich immer weiter entwickelnde Fähigkeit zu Regulation, Differenzierung und Integration von Selbst- und Welterfahrung (Hochgerner et al. 2018).

Im Kontakt-Support-Konzept wird besonders auf die Wichtigkeit von Selbststützung als Voraussetzung für Kontakt und Entwicklung hingewiesen (L. Perls in Sreckovic 2005). Kontakt/Selbstentwicklung wird als Tätigkeit an der Grenze zwischen sich und dem Anderen verstanden, wobei Kontakt nur in dem Maß möglich ist, in dem Stütze dafür verfügbar ist. Votsmeier-Röhr und Wulf (2017) beschreiben die Kontaktgrenze in Zusammenhang mit intersubjektiver Beziehungsgestaltung und Wachstum und stellen Verbindungen zur Säuglingsforschung (Stern 2007) her: „Die menschliche Entwicklung geht einher mit der zunehmenden Fähigkeit, an dieser Kontaktgrenze 'Innen' und 'Außen' zu unterscheiden, die Differenz zwischen 'zu mir gehörend' und 'nicht zu mir gehörend' zu erleben" (S. 83). Das Kontakt-Support-Konzept fließt vor dem Hintergrund der oben beschriebenen Differenzierung der Ich-Funktionen direkt in strukturbezogenes therapeutisches Vorgehen ein (Hochgerner et al. 2018).

23.2.3 Strukturelle Entwicklung

„Psychische Strukturen sind, aus einer Entwicklungsperspektive betrachtet, dynamisch, da sie sich lebensgeschichtlich bilden" (Arbeitskreis OPD 2014, S. 114). Die Struktur einer erwachsenen Person kann demnach als Ergebnis eines Reifungsprozesses verstanden werden, für den zunehmende Differenzierung und Integration kennzeichnend ist, was die Möglichkeiten zur Selbst- und Beziehungsregulation, Selbstaktualisierung und kreativen Anpassung an aktuelle Lebensumstände unterstützt. Strukturelle Entwicklung betrifft dabei zugleich das reifende Selbst und die sich differenzierenden Beziehungen. Rudolf (2013) formuliert in Zusammenhang mit struktureller Entwicklung drei übergeordnete Zielrichtungen struktureller Fähigkeiten: differenzieren, integrieren, regulieren. Diese strukturellen Fähigkeiten werden in enger Verschränkung mit Beziehungserfahrungen in unterschiedlichen Lebensphasen entwickelt und lassen sich anhand umschriebener Dimensionen dialogisch-diagnostisch einordnen und therapeutisch aufgreifen (Arbeitskreis OPD 2014; Rudolf 2013). Beispiele dafür sind die Differenzierung von eigenem Erleben und Verhalten, die Integration von unterschiedlichen Beziehungserfahrungen und Selbstanteilen, aber auch die Regulation von eigenem Erleben und Verhalten.

Allerdings können wiederholte und gravierend problematische Beziehungserfahrungen mit wichtigen Bezugspersonen den Entwicklungsprozess negativ beeinflussen, wobei die Förderung beziehungsweise Störung einzelner Entwicklungsschritte in den verschiedenen Lebensphasen unterschiedlich nachhaltig wirksam ist und von verschiedenen biopsychosozia-

len Aspekten beeinflusst wird. Kommt es zu entsprechenden negativen Erfahrungen, die nicht kompensiert werden können, bleiben die reifenden Funktionen vulnerabel oder defizitär und stehen dadurch für innere und interpersonelle Regulation nur eingeschränkt zur Verfügung. Inadäquate Stimulierung und unverlässliche Regulierung verursachen Dauerstress, der sich in Schäden im Bereich der Hirnstrukturen mit Beeinträchtigungen der Emotions- und Beziehungsregulierung niederschlägt. Mangelnde Fähigkeiten zur Selbst- und Beziehungsregulation, aber auch Defizite in der Mentalisierungs- und Reflexionsfähigkeit erhöhen die Anfälligkeit für Überforderungssituationen und Traumatisierungen im weiteren Entwicklungsverlauf (Rudolf 2013; Wöller 2013). Die Ganzheitlichkeit des Selbst mit seinen integrativen Funktionen und der Identität wird gefährdet, was sich anhand unterschiedlicher Integrationsniveaus psychischer Struktur erfassen und beschreiben lässt (siehe unten). Aus der Perspektive der Integrativen Gestalttherapie sind in diesem Zusammenhang z. B. das Kontakt-Support-Konzept, das Verständnis von fragilen Selbstprozessen und mangelnder Kontinuität des immer im Leiblichen begründeten Erlebens, aber auch das Konzept der Entfremdung relevant.

23.3 Gesundheits- und Krankheitstheorien

23.3.1 Gesundheit und Krankheit

Laut WHO wird Gesundheit als ein dynamischer Zustand des körperlichen, seelisch und sozialen Wohlbefindens definiert, Krankheit hingegen als zunehmende Abwesenheit dieser umfassenden Form von Gesundheit. Im aktuellen Erleben wird Gesundheit als ein dynamisches Gleichgewicht zwischen körperlichen und seelischen Strukturen und Funktionen im Austausch mit der Umwelt verstanden. Dementsprechend werden in der Auseinandersetzung mit dem Thema Gesundheit und Krankheit immer auch gesellschaftliche Rahmenbedingungen, aber auch anthropologische Konzepte mit angesprochen (Hochgerner 2005). Gesundheit ist demnach kein Zustand, sondern ein lebenslanger

Prozess gelingender Bewältigung und Gestaltung von positiven und negativen Lebensereignissen und -umständen (Richter 2011). Aus gestalttherapeutischer Perspektive wird Gesundheit als ein in sich stimmiger Zustand mit einem ungestörten Kontakt nach innen und außen verstanden, als ein ständig neues Ausbalancieren zwischen den inneren und äußeren Gegebenheiten und Herausforderungen. Voraussetzung für gesunde Entwicklung und Wachstum ist ein lebendiges und kreatives Ausbalancieren von Bedürfnissen und Interessen zwischen Person und Umwelt als kreative Anpassung.

Krankheit wird als dauerhafte Störung bzw. Unterbrechung dieser Regulationsprozesse verstanden und ist in Zusammenhang mit dysfunktionaler Anpassung zu sehen. Jede Störung/Beeinträchtigung ist immer auch von der jeweiligen Situation und dem Gegenüber abhängig. Entwicklung sowie Gesundheit und Krankheit werden im Lebensverlauf von vielen (körperlichen, psychischen, sozialen, ökonomischen, ökologischen) Faktoren beeinflusst, was eine ganzheitliche Betrachtung notwendig macht. Wirksam werden die Gesamtheit der positiven, negativen und defizitären Erfahrungen und deren individuelle Verarbeitung auf der Grundlage vererbter und biologischer Dispositionen und bestimmt so über die Konsistenz der Persönlichkeitsentwicklung und damit auch über Resilienz und Erkrankung. Salutogenese und Pathogenese stehen dabei in wechselseitiger Bezogenheit.

Gesundheit wird nicht normativ verstanden, weil Lebenssituationen ständigen Änderungen unterworfen sind. Gesundheit hängt eng mit dem laufenden Kontakt zur Umwelt und der eigenen Innenwelt, dem Fluss von Gewahrsein („continuum of awareness") und Bewusstheit in der Begegnung im Hier und Jetzt zusammen. Gesundheit stellt also nichts Statisches dar, sondern ist ein dynamisches Geschehen. Allerdings hängt die Definition dessen, was als gesund oder krank zu bezeichnen ist, stark vom Lebenskontext der Person und der gesellschaftlich mitgestalteten Sicht von Gesundheit und Krankheit ab. Fritz Perls (1992) spricht vom gesunden Menschen als einem *gut integrierten* Menschen – eine Vorstellung, die sich in der gegenwärtigen OPD-Diagnostik wiederfindet. Perls versteht darunter

einen Menschen, der in lebendigem Kontakt mit der Gesellschaft leben kann und sich weder von ihr verschlingen lässt noch sich völlig aus ihr zurückzieht. Krankheit wird dementsprechend als Folge einer dauerhaften Störung, als Unterbrechung dieses Austauschprozesses im Organismus/Umwelt-Feld verstanden, als einschränkende Fixierung von Anpassungs- oder Bewältigungsstrategien, die früher einmal adaptiv, angemessen und hilfreich für die Lebensbewältigung waren, aber heute in ihrer Wirkung dysfunktional sind und zu situativ unangemessenem Handeln führen (Votsmeier-Röhr und Wulf 2017). Angst und mangelnde Selbststützung werden als zentrale Aspekte in diesem dysfunktionalen Geschehen verstanden, je nach struktureller Integration unterschiedlich handlungsleitend wirksam und diagnostisch unterschieden.

23.3.2 Konzepte zur Krankheitsentstehung

Folgend werden drei Konzepte zur Entstehung und Funktionsweise von psychischer Erkrankung und Symptombildung im Überblick dargestellt.

23.3.2.1 Schädigende Stimulierung

Angemessene Stimulierung ist für die Ausbildung gesunder Leiblichkeit unerlässlich, wogegen inadäquate Stimulierung potenziell schädigend ist, besonders, wenn sie über einen längeren Zeitraum und ohne entsprechende Kompensationsmöglichkeiten auf den Menschen einwirkt (Petzold 2003). Unterschieden wird dabei zwischen Defizit (Unterstimulierung), Trauma (Überstimulierung), Störung (inkonstante Stimulierung) und Konflikt (konträre Stimulierung). Diese pathogenen Stimulierungen im Bezugssystem sind (besonders in frühen Entwicklungsphasen) vor allem durch die Zeitdauer problematisch, weil die Strukturentwicklung von Selbst, Ich und Identität beeinträchtigt wird. Bedeutsam ist in diesem Zusammenhang auch der Aspekt von Entwicklungsnoxen, dem Zusammentreffen von vulnerablen Entwicklungsphasen und weiteren potenziell schädigenden Faktoren im Organismus/Umwelt-Feld.

23.3.2.2 Störungen im Kontaktzyklus

Das Selbst steht im Prozess der organismischen Selbstregulation und wird im Zusammenhang mit Kontaktzyklen und damit mit flexiblen und intakten Gestaltbildungsprozessen gesehen. Das Vermeiden oder frustrierende Scheitern einer alters- und bedürfnisgerechten Kontaktaufnahme und eines bedürfnisgerechten Kontaktvollzugs lässt eine unvollendete Gestalt entstehen, die nach ihrer Schließung drängt.

Im Kontaktzyklus-Modell wird davon ausgegangen, dass der Mensch bestimmte zyklisch verlaufende Austauschprozesse mit seiner Umwelt durchläuft. Diese Prozesse geschehen an der Kontaktgrenze und dienen im gelingenden Fall der Selbstregulation und damit lebenslangem Wachsen und Reifen der Person im Organismus/Umwelt-Feld. Unterschieden werden verschiedene Schritte im Kontaktzyklus. Der von Perls formulierte vierschrittige Zyklus Vorkontakt – Kontaktnahme – Kontaktvollzug – Nachkontakt wurde in der weiteren Entwicklung auf sechs Stadien (Empfinden – Gewahrsein – Aktivierung – Handlung – Kontakt – Befriedigung und Rückzug) erweitert (Richter 2011), wobei beide Modelle für diagnostisches und therapeutisches Vorgehen in der IG Relevanz haben. Jedes Stadium im Zyklus kann allerdings – durch physiologische Erregung durch Überforderung – blockiert, gestört, unterbrochen, umgeleitet oder abgeschwächt werden, was zu unterschiedlichen Fehlregulationen mit entsprechender Symptomatik führen kann bei entsprechender Dauer und Schwere der Störungen im Zyklus.

23.3.2.3 Kontaktfunktionen

Die Formen der erlernten und verinnerlichten Kontaktfunktionen und Kontaktunterbrechungen waren aus der Perspektive der Erfahrungsgeschichte der Person ursprünglich Bewältigungsstrategie bzw. Schutzmechanismus gegenüber einer starken Bedrohung des Lebens. Durch das Festhalten an der Strategie über die Zeit und als fixiertes Verhalten werden aus dem Schutzmechanismus unter Umständen Formen dysfunktionalen Verhaltens und leidvoller Symptomatik. Als klassische Kontaktunterbrechungen werden

Konfluenz, Introjektion, Projektion und Retroflexion, seltener auch Deflexion beschrieben.

- Introjektion: Übernahme von Fremdem ohne genügende Prüfung oder Verarbeitung durch die Person. Kritiklos übernommene Einstellungen, Handlungsweisen und Werte bleiben Fremdkörper/negative Introjekte im Organismus.
- Projektion: Nicht assimilierte Anteile oder unerlaubte Impulse und Gedanken des Selbst werden externalisiert und auf andere Menschen verlagert.
- Konfluenz: Die Abgrenzung und Unterscheidung zwischen dem Ich und anderen gelingt nicht ausreichend. Die Kontaktgrenze ist diffus, und durch eine Überanpassung an Wünsche im Außen können eigene Bedürfnisse nicht ausreichend wahrgenommen werden.
- Retroflexion: Impulse werden nicht situativ passend handelnd nach außen gebracht, sondern auf/gegen das Selbst gerichtet.
- Deflexion: Jeder engere Kontakt mit der Außenwelt wird abgeschwächt oder vermieden, Gewahrsein und Empfindungen werden durch Desensitivierung auf ein Minimum reduziert.

Habitualisierte Unausgewogenheit in Kontaktprozessen, also Kontaktunterbrechungen und Störungen im Kontaktzyklus, zeichnen Erkrankung bzw. Störung aus (Richter 2011; Votsmeier-Röhr und Wulf 2017; Fuhr et al. 2017).

23.4 Position zum Determinierungsproblem (Klassifikation)

23.4.1 Zwischen hilfreicher Bedeutsamkeit und Deutungsgewalt, Empirie und Unmittelbarkeit der Erfahrung

Seit dem Beginn neuzeitlicher Beschreibung und Behandlung leidvoller psychischer Erlebens- und Verhaltenszustände im Rahmen eines medizinisch-therapeutischen Grundverständnisses und des damit verbundenen Schutzes von Menschen mit deviantem psychischem Erleben und Verhalten vor religiöser, herrschaftlicher oder staatlicher Verfolgung (Lorenzer 1984; Foucault 1969, 1972) sind kaum 170 Jahre vergangen: eine kurze Zeit für die Entfaltung von Wissenschaft mit dem Anspruch auf Erkenntnis, Wahrheit und Deutungshoheit in der Behandlung von Menschen mit als störungsrelevant beschriebenem Erleben und Verhalten. Schnell konnten sich kontroverse Sichtweisen im Rahmen der sich entfaltenden Disziplinen 1. Psychiatrie (sozialpsychologisch und biologisch orientiert), 2. interaktionell-verstehender Psychotherapie und 3. naturwissenschaftlich-experimenteller Psychologie und den damit verbundenen wissenschaftstheoretischen Fragestellungen etablieren. Empirie der Naturwissenschaft stand bald unversöhnlich gegen Erfahrungsunmittelbarkeit der Geisteswissenschaft. Darüber hinaus erweisen sich Erklärungsparadigmata in der Medizingeschichte als relativ kurzfristig: Erst mit der Ottawa-Charta der Weltgesundheitsorganisation (WHO) aus 1986 gelang eine erste biopsychosoziale Definition der Gesundheit, die sowohl saluto- als auch pathogenetische Faktoren hinreichend berücksichtigte (Frischenschlager 1996, S. 4 ff.).

Die besondere Achtsamkeit in der psychiatrischen und psychotherapeutischen Diagnostik ist nur vor dem Hintergrund der unheilvollen Psychiatriegeschichte zu verstehen: Aus heutiger Sicht restlos zu verurteilen ist die gesellschaftsweite Erfassung und *schädigende Behandlung* von Personen mit psychisch abweichendem Verhalten im Rahmen staatlich legitimierter Programme des aufgeklärten, naturwissenschaftlichen 20. Jahrhunderts. Sogenannte *eugenische Diagnostik* und Medizin in vielen Staaten (z. B. Sterilisation geistig Behinderter in Schweden ab 1921), neurochirurgische Programme (Verstümmelung von Patientinnen mit Psychosen und Depression durch Lobotomie von 1936–1955, fallweise noch danach) und besonders die medizinisch-psychologisch legitimierte, planmäßige Vernichtung psychisch Erkrankter im Nationalsozialismus mit mehr als 400.000 Toten sind unverzeihlich. Aktuell bedenklich ist die derzeit

diskutierte Tendenz zu biologistisch-genetischen Eingriffen durch mögliche neue medizinische Verfahren. Vor dem Hintergrund dieser leidvollen Erfahrungen und den oben angeführten unterschiedlichen wissenschaftlichen Zugängen zum psychisch erkrankten Menschen ist die Diskussion zu maßvollem, dem Individuum angemessenen und umfassenden Diagnostizieren als Basis psychotherapeutischen Handelns verständlich und unabdingbar.

23.4.2 Ebenen der Diagnostik: beschreibend – erklärend – handlungsleitend

Die **nosologisch-beschreibende diagnostische Erfassung** im derzeit gültigen ICD-10 bzw. DSM-5-Manual erweist sich unter Abwägung aller auch berechtigten Bedenken aus Sicht der Integrativen Gestalttherapie – Gefahr der Selbst- und Fremdstigmatisierung, datenrechtliche Bedenken, mangelnde individuelle Aussagekraft, Engführung auf pathogenetisch-individualisierende, innerpsychische Dynamiken, Bemächtigung durch Fremdzuschreibung – als notwendig, hilfreich und unerlässlich. Nur durch eine allgemein akzeptierte, berufsgruppenübergreifende Diagnostik der gesetzlich anerkannten Heilberufe, welche die interdisziplinäre Kooperation und krankenkassenrechtliche Versorgungsansprüche gewährleistet, ist auch im Sinne des Patientinnen-/Konsumentenschutzes eine Behandlung lege artis seitens der behandelnden Psychotherapeutin festgelegt und kann als qualitätssicherndes Element eingefordert werden.

Wesentliche Gefahren des ICD/DSM-Diagnosesystems liegen aus psychotherapeutischer Sicht in der Praxis der unzulässigen *Verkürzung der Diagnostik* auf symptomspezifische Kategorien (ICD-10/F0–F9). Dabei erfolgt unter problematischer Vernachlässigung der Erfassung sozialer und umgebungsbedingter Belastungsfaktoren (ICD-10/Z-Faktoren, die den Gesundheitszustand beeinflussen), die zwar, ebenso wie in DSM-5, als eigene relevante Dimension beschrieben, aber in der Praxis nicht gleichrangig erfasst werden, da sie nicht kassenrechtlich (sic!) vergütet werden. Damit entsteht eine aus Sicht der IG durchgehende und unzulässige Verzerrung des Zugangs im Verständnis der Entstehung und Aufrechterhaltung der Erkrankung: In der gemeinsamen Erfassung leidvoller Umstände durch den Therapeuten gemeinsam mit der Patientin wird ein beobachtender (nosologisch-zuschreibender, kategorialer) Blick des Diagnostikers und der Patientin auf sich selbst wirksam. In Folge ist damit eine Rückverlagerung aller Pathologie in den Patienten durch Reduktion auf eine Ein-Person-Diagnostik mit dem eingeschränkten Blick auf die symptomatisch formulierte Leidenssituation der Patientin bedingt. Dies verhindert aktiv die Entwicklung einer notwendigen umfassenden subjektiven Krankheitstheorie der Patienten und die mehrperspektivische Fokussierung der Zusammenarbeit im therapeutischen Kontakt.

Die vermehrt geforderte zusätzliche Anwendung von psychosozialen Messinstrumenten, z. B. GAF- und GARF-Skalen nach Luborsky (Diagnostisches und Statistisches Manual psychischer Störungen DSM-IV-TR 2003, S. 23 ff. und S. 898 f.) und z. B. Fragebögen zur sozialen Teilhabe, verweist auf das Problem, sie werden jedoch in der Diagnostik meist lediglich zuschreibend und damit wenig hilfreich in der direkten Patientinnenarbeit eingesetzt.

Zugleich stößt der an sich begrüßenswerte phänomenologische Zugang des ICD-10 zum Erleben und Verhalten des Patienten rasch an die Grenzen der Prägnanz, überschneiden sich doch wesentliche Zustandsbilder und Symptomatiken in der Beschreibung unterschiedlicher Krankheitsbilder rasch und führen zur Notwendigkeit von Haupt- und Zusatzdiagnostiken neben der Erfassung von Schweregraden, die letztlich einen mehr kumulativen als klärend-handlungsleitenden Charakter haben (Möller et al. 2005).

Hier ist die **psychotherapeutische Diagnostik** der 2004 erlassenen Diagnostik-Leitlinie des österreichischen Gesundheitsministeriums (Bartuska et al. 2005; Diagnostik Leitlinie 2020) als Basis jeder weiteren psychotherapeutischen Beziehungsdiagnostik hilfreich und richtungsweisend. Der darin durch alle psychotherapeutischen

Verfahren konsensual festgelegte dialogische Prozess zur Erfassung, Einordnung und krankheitswertigen Gewichtung psychischer Befindlichkeit in fünf Schweregraden ist als Synopsis psychotherapeutischer Diagnostik verfahrensübergreifend beschrieben und führt zur verbindlichen Feststellung der Krisenhaftigkeit, des Erkrankungsgrades und der Indikation/Kontraindikation von Psychotherapie. Damit ist die Grundlage einer nicht nur im **ersten Schritt** notwendigen psychiatrisch-nosologisch-beschreibenden (ICD/DSM) Diagnostik, sondern nun einer im **zweiten Schritt** beziehungsorientierten psychotherapeutisch-erklärenden Diagnostik gelegt, die (je nach psychotherapeutischer Grundströmung und Verfahren) ermöglicht, die verfahrensspezifischen saluto- und pathogenetischen Konzepte als erklärende Basis der Behandlungstheorie und -praxis (Saluto- und Pathogenesemodelle; Modell des Kontaktzyklus, gestaltspezifische Abwehrformen etc. in der IG) anzuwenden. Hier wurde in den letzten Jahren als **dritter Schritt** mit deutlicher klinischer Relevanz die Achse IV der Operationalisierten Psychodynamischen Diagnostik (OPD) an die schulenspezifischen Diagnosekonzepte der IG konnektiviert, in der diagnostische Aussagen in den Dimensionen Differenzierungsfähigkeit, Regulationskompetenz, kommunikative Fähigkeiten und Bindungsqualitäten getroffen werden.

• Bei näherer Betrachtung repräsentieren die zentralen primären Ich-Funktionen Wahrnehmen, Fühlen, Wollen, kommunikative Zwischenleiblichkeit, Erinnern, Denken und Handeln vorwiegend die beiden Strukturdimensionen (nach OPD-2) *Differenzierung* und *Kommunikation*. Die sekundären Ich-Funktionen Realitätsprüfung, Impulskontrolle, Introspektion, Nähe-Distanz-Regulation, Empathie, Mentalisierungsfähigkeit und beginnende Identitätsentwicklung repräsentieren wesentlich die beiden weiteren OPD-Dimensionen *Regulationsfähigkeit* und *Bindung*.

• Insbesondere ermöglicht die Strukturachse OPD-2 jedoch sowohl die genaue, phänomenologisch (aus dem gemeinsamen Erforschungsprozess von Therapeutin und Patient) orientierte Erfassung der hilfreichen, zur Verfügung stehenden primären und sekundären Ich-Funktionen (Perspektive der Resilienz, siehe unten) als auch die lebenspraxisbezogene, dialogische Erfassung fragiler, mangelnder oder fehlender Ich-Funktionen im Erleben der jeweiligen Selbst- und Beziehungsbeschreibung in der therapeutischen Begegnung (siehe Methodik unten).

Die Erfassung der *Selbst-Prozesse* als „Versuch, die grundlegende 'Doppelgesichtigkeit' des Menschen als biologisches und soziales Wesen theoretisch zu fassen, indem die grundlegende Dimension der Persönlichkeit als sowohl biologisch als auch sozial gedacht wird" (Nausner o.J., S. 6), ist zugleich der Ausgangspunkt zur Erfassung der ganzen Person und Diagnose der Konsistenz und Verfügbarkeit der Ich-Funktionen und des Grades struktureller Fragilität/Störung. Dies ist im Ergebnis letztendlich handlungsleitend in der therapeutischen Begegnung und den daraus folgenden unterschiedlichen therapeutischen Haltungen – mehr stützend, begleitend oder konfrontierend.

23.4.3 Diskussion: Operationalisierung der Erfahrungsunmittelbarkeit?

Wird die humanistisch orientierte IG in ihrem begegnungsorientierten Grundverständnis in der Fokussierung auf diese vier Dimensionen menschlichen Erlebens und Verhaltens durch Operationalisierung eingeengt und *nosologisch* orientiert? Traditionsverpflichtet wurde hier aus einer Position heraus argumentiert, die aus einer historisch begründeten, antipsychiatrischen/anti-analytischen Kritik entstanden war: Könnte es nun zu einem grundsätzlichen und unlösbar scheinenden Widerspruch in der als Erweiterung – oder auch als Engführung – erlebten Veränderung im diagnostischen Zugang zugunsten der vier genannten OPD-Strukturdimensionen kommen? Wir würden hier vorrangig an vermutete wesentliche und traditionell begründete Un-

vereinbarkeiten in der Haltung der IG, vor allem aus dem *Kontakt heraus* diagnoserelevante gestalttherapeutische Hypothesen zu entwickeln, denken (Kontaktzyklus bzw. Kontaktunterbrechung, Kontaktstile, Formen der Retroflexion, Konfluenz, Projektion etc.).

Diese zuerst unlösbar scheinende Quadratur des Kreises hebt sich in der realen klinisch-therapeutischen Situation weitgehend auf:

- Diagnostisch vertiefend werden Fragen aus dem aktuellen Erzählfluss und der mehr oder weniger gelingenden Figur-Hintergrund-Bildung der Patientin abgeleitet.
- Je weniger Patienten sich im Gespräch selbst organisieren können, desto strukturierender (*stützender*) war der Begegnungsstil im Sinne von Support (nach Lore Perls) auch schon bisher.
- Die Einordnung in die vier Grunddimensionen nach Achse IV OPD-2 wirkt insofern *operationalisierend*, als damit ein reliables und valides Diagnoseinstrument entsteht, das erstmals eine wissenschaftlich ausweisbare Anschlussmöglichkeit intersubjektiver, erfahrungsunmittelbarer psychotherapeutischer Diagnostik an ICD-10/DSM-5 bietet, die den Gütekriterien internationaler psychiatrischer und psychotherapeutischer Standards entspricht.
- Damit ist auch die Basis zu evidenzbasierten psychotherapiewissenschaftlichen Forschungsvorhaben wesentlich erweitert, da eine geteilte Basis zur Datenerhebung und Auswertung entsteht.
- Die Etablierung ethischer und kassenrechtlicher Standards in der IG ist damit ebenso wesentlich erweitert fundiert, da die gestalttherapeutisch handelnde Therapeutin vor dem Hintergrund erweiterter Diagnostik sichtbar und überprüfbar wird (Argument: Informed Consent und Patientinnen-/Konsumentinnenschutz).
- Die Krankheitswertigkeit und Behandlungsperspektiven der IG werden gegenüber den Kassen auf Basis einer reliablen und validen psychotherapeutischen, IG-konnektivierten Diagnostik darstellbar (siehe Diskussion Ru-

dolf 2013 zu ähnlichen Bedenken innerhalb der orthodoxen Psychoanalyse gegenüber OPD. Das Argument der Krankenkassen bezüglich Transparenz der schulenspezifischen Diagnostik bedeutet ein Abrücken von der selbst zugesprochenen Deutungshoheit im therapeutischen Prozess, die in einem modernen Gesundheitsverständnis, an dem man als Heilverfahren teilhaben möchte, nicht mehr vertretbar ist).

23.5 Behandlungsvoraussetzun gen

23.5.1 Das handelnde Selbst: Hypothesen zur therapeutischen Aufgabenstellung

Die Integrative Gestalttherapie als anerkanntes Psychotherapieverfahren ist einer biopsychosozialen Krankheitssicht und damit auch umfassender Diagnostik verpflichtet. Zugleich mit der Abklärung der relevanten ICD-10/DSM-5-Diagnostik und in beziehungsorientierter Vorgangsweise wird nach der **Diagnostik-Leitlinie** (siehe Abschnitt Determinierungsprobleme oben) eine erste Erfassung und Einschätzung der psychosozialen Ressourcen und Problemlagen und des Strukturniveaus des handelnden Selbst in seiner aktuellen Verfügbarkeit über die notwendigen und hilfreichen Ich-Funktionen entwickelt. Dabei beachten wir die Stabilität, Differenziertheit und Fähigkeit zur kreativen Anpassung an aktuelle Erfordernisse in der Aktivierung primärer Ich-Funktionen als Ausdruck des handelnden Selbst (siehe oben) und nicht vorrangig als isolierte habituelle Verfügbarkeit im Sinne der Ich-Stärke aus psychiatrischer Sicht, die vor allem dem basalen Selbsterhalt und der Selbstfürsorge dient. Weiters gilt es, die (in lebensgeschichtlich weiterer Folge entwickelten) auf die primären Funktionen aufbauenden sekundären Ich-Funktionen (wie Fähigkeit zur Realitätsprüfung, Impulskontrolle, Nähe-Distanz-Gestaltung und Abgrenzungsfähigkeit, Empathie, Introspektionsfähigkeit, Kreativität

und Rollenvielfalt), die der lebenslangen Selbstentwicklung hin zur reifen Identität (mit Fähigkeiten zu Engagement, Altruismus, Werteentwicklung, spiritueller Orientierung) dienen, zu erfassen.

Aus dem Status der Verfügbarkeit und des Zusammenspiels der Ich-Funktionen lassen sich wesentliche Informationen und Hypothesen zu therapeutischen Fragestellungen und Aufgaben im Rahmen einer IG-Psychotherapie ableiten: In der OPD-Strukturerfassung werden die primären Ich-Funktionen unter den Dimensionen *Differenzierung* und *Kommunikation* erfasst, die sekundären Ich-Funktionen sind vorrangig in den weiteren zwei Dimensionen *Regulation der Affekte* und *Bindung* dargestellt (siehe Abschn. 23.4.2). Damit können Arbeitshypothesen und therapeutischer Fokus aus Sicht der Ich-Funktionen und zugleich beziehungsorientiert aus OPD-Sicht formuliert werden. Der prozessuale Charakter der diagnostischen Einschätzung wird während des gesamten Therapieverlaufs aufrechterhalten: So kann etwa das zeitlich überdauernde Strukturniveau unter Belastung ein deutlich eingeschränktes Funktionsniveau (bis zur krisenhaften Einengung) zeigen oder unter aktuell guten Bedingungen auch deutlich besser erscheinen als das grundlegende Strukturniveau.

23.5.2 Hilfreiche therapeutische Haltung – Entwicklungsaufgaben – Abwehrstruktur

Wesentlich ist dabei, dass eine klinisch-diagnostisch begründete Arbeitshaltung entwickelt und aufrechterhalten wird. Im ersten Schritt können (neurotisch eingeschränkte) gute und – strukturell eingeschränkte – mäßige bzw. geringe Integration und Desintegration/fehlende Verfügbarkeit in vier Dimensionen erfasst werden: Differenziertes Selbst- und Beziehungserleben, situativ passende Selbst- und Beziehungsregulation, kommunikative Kompetenz und Bindungserleben/-verhalten werden erfasst und können hilfreich den vier Niveaus zugeordnet werden. Diese Einordnung bildet die Basis der mehr konfrontierenden, begleitenden oder/und stützenden therapeutischen Grundhaltung in der gemeinsamen Bewältigung der späteren psychotherapierelevanten Fragestellungen. Damit ist auch eine hilfreiche Erfassung und situative Bewertung der unterschiedlichen strukturellen Fähigkeiten möglich. Die therapeutische Arbeit an den Ich-Funktionen und gemeinsame Einschätzung des Zustandsbildes unter diagnostischen Gesichtspunkten ist Teil des co-kreativen Therapieprozesses und ermutigt Patienten zur engagierten Mitarbeit in der Entwicklung neuer Kontaktformen bei therapeutisch gesicherter subjektiver Wahrnehmung und allmählicher Ermutigung zur Verabschiedung aus fixiertem Verhalten, unabgeschlossenen Gestaltbildungsprozessen und vermeidendem Verhalten hin zu mehr Neugier und Kreativität im weiteren Prozess der Selbst- und Identitätsentwicklung.

Auf Achse III der OPD-2 (Arbeitskreis OPD 2014; Rudolf 2013) wird eine Reihe aufeinanderfolgender *Konflikte* in der frühen Entwicklung der ersten sechs Lebensjahre polar oder als zentrale Beziehungsfigur beschrieben: Abhängigkeit vs. Autonomie; Unterwerfung vs. Kontrolle; Versorgung vs. Autarkie; Selbstwertkonflikte; Schuldkonflikte; Konflikte bezüglich sexuellen Erlebens und Verhaltens und Identitätskonflikte. Zur Erfassung dieser überdauernden, verinnerlichten Konflikte werden im diagnostischen Gespräch verschiedene Lebensbereiche – vergleichbar dem Konzept der fünf Säulen der Identität (Petzold 1994, S. 258) – angesprochen und die sich wiederholenden konflikthaften Themen im Lebenskontext und Lebenskontinuum erhoben. Die Achsen *Konflikt* und *Struktur* verhalten sich dabei wie Figur zu Hintergrund, da das Vorhandensein zeitüberdauernder, unbewusster Konflikte an bestimmte strukturelle Voraussetzungen in der Entwicklung geknüpft ist (Hochgerner et al. 2018).

In der IG können diese Themen als menschliche *Entwicklungsaufgaben* und aufeinander folgende Entwicklungsschritte im Sinne einer anthropologischen Konstante verstanden werden. Aus der Perspektive der Selbstentwicklung im Rahmen der in der IG als Entwicklungstheorie zugrunde gelegten Säuglingsforschung (Papousek

2003; Stern 2007) und der bindungsbasierten Entwicklungspsychologie können wir im Sinne der Salutogenese in einer „hinreichend guten Umgebung" (Winnicott 1985) von durch die Säuglings- und Bindungsforschung hilfreich beschriebenen phasenhaften Entwicklungsphänomenen als anthropologische Konstante in unserem Kulturkreis sprechen. In Abgrenzung zu den in OPD-2 auf Achse III beschriebenen *Grundkonflikten* halten wir fest, dass diese – durchaus treffend benannten und konflikthaft erlebbaren Phasen in der Kindheit – vielmehr als *Entwicklungsaufgaben* zu sehen sind, die nicht grundlegend als *Konflikt* zu beschreiben sind, sondern phasenhaft verschränkt Weltaneignung und Selbstentwicklung mit dem gesamten menschlichen Gefühls- und Erlebensspektrum darstellen. Hier begründet das entwicklungsorientierte humanistische Konzept der Selbstentwicklung entwicklungspsychologisch fundiert (Stern 2007; Piaget und Inhelder 1970; Buggle 1985) einen salutogenetischen Blick auf Bewältigung von Entwicklungsschritten, die therapeutisch unterstützt werden können. Gleichrangig geht es um die Bearbeitung der weiter konflikthaft erlebten Impulse, die oft in Kombination mit strukturellen Einschränkungen zu erhöhter Fragilität und überdauernden Konfliktmustern führen. Zugleich sind die hier beschriebenen – und mehr oder weniger gut gelungenen – Entwicklungsaufgaben in Kombination mit der immer differenzierteren Aneignung von primären und sekundären Ich-Funktionen (siehe oben) zu diagnostizieren und in Kombination mit der strukturellen Einschätzung (Achse IV OPD-2) Basis einer umfassenden Diagnostik. Damit kann die Grundlage therapeutischer Unterstützung in der stabilen Ausformung reiferer Selbst- und schlussendlich Identitätsentwicklung gelegt werden, im Wissen darum, dass Entwicklung und auch Schädigung als ein lebenslanger Prozess zu verstehen sind.

Als weitere ergänzende diagnostische Dimension in der Koppelung mit Selbst-/Identitätsentwicklung und strukturellen Fragestellungen bietet die Erfassung der vorherrschenden Abwehrstrukturen (Achse III OPD-2) je nach Problemlage einen Hinweis auf die psychische Reife des Selbst: Frühe, archaische Abwehrmechanismen wie Spaltung, Dissoziation, schwere Projektion und projektive Identifikation – auch in Momenten geringerer Belastung und als durchgehendes Bewältigungsmuster psychischer Dynamik und Realitätsbewältigung – verweisen gemeinsam mit mangelnder regulativer und selbstfürsorglicher Fähigkeit auf geringe bis fehlende strukturelle Fähigkeiten. Differenziertere Abwehrmechanismen wie Verleugnung, Verdrängung, Verschiebung, Rationalisierung, Intellektualisierung etc. beschreiben gute bis mäßige strukturelle Integration bei gleichzeitiger konflikthafter Einschränkung von Erlebens- und Handlungskompetenz.

OPD löst allerdings die angesprochenen Aufgaben und Fragestellungen für die IG und die humanistische Psychotherapie nicht, sondern weist uns die entsprechenden Aufgaben zu: Achse I (Krankheitserleben) und II (Beziehungsgestaltung) können problemlos an das Gesundheits-/Krankheitsverständnis der IG konnektiviert werden. Zu überlegen wäre eine dem humanistischen Paradigma noch nähere Ausformulierung der Achse III (die genannten *Konflikte* besser als *Entwicklungsaufgaben* zu erfassen) mit ebenso hohen Gütekriterien, die jedoch bis dahin gut über OPD gestaltet werden können. Achse IV (Struktur) als grundsätzlich phänomenologisch orientierte Beschreibung von Erleben und Verhalten erscheint aus klinisch-praktischer Sicht sehr gut verknüpfbar mit den grundsätzlichen Herangehensweisen der IG.

Somit besteht zusammenfassend die mehrperspektivische diagnostische Erfassung in

1. der aktuellen Erfassung des Lebensfeldes der Person mit den zentralen Ressourcen und aktuell leidvollen Problemlagen mit Einschätzung fraglicher akuter Krisenhaftigkeit,
2. der Benennung der ICD-10/DSM-5-Diagnose,
3. der Erfassung der Funktionalität der Ich-Funktionen und einer damit verbundenen Einordnung in die OPD-Strukturdiagnostik mit vier Schweregraden,
4. der Erfassung der zentralen Formen von Abwehrmechanismen vor dem Hintergrund der beziehungsdiagnostischen Kriterien der Diagnostik (Diagnostik Leitlinie 2020),
5. der Beschreibung wesentlicher Entwicklungsaufgaben („Konflikte") nach OPD-2 Achse III,
6. die durch gestalttherapeutische Beschreibung des Kontaktverhaltens und -erlebens sinnvoll ergänzt werden können.

23.5.3 Therapieprozess: Indikation – Fokus – Phasen

Die **Indikation zur Psychotherapie** ist nach evtl. zusätzlicher diagnostischer Abklärung und unterstützender Behandlung durch medizinische und/oder psychologische Dienste zu treffen, wenn die Entstehung und Aufrechterhaltung der Symptomatik wesentliche psychosoziale Ursachen vermuten lässt, die im Rahmen einer Psychotherapie hilfreich aufgegriffen und verbessert werden können. Die **Abgrenzung zur psychosozialen Beratung und Hilfe** (z. B. Paar-, Familienberatung, Krisenintervention etc.) ist insofern gegeben, als Psychotherapie dann angezeigt ist, wenn die vorhandenen Ressourcen in der Person und dem Lebensfeld nicht ausreichen, um die aktuelle Fragestellung bewältigen zu können oder in der Patientin anhaltende destruktive Dynamiken die Aktivierung hilfreicher Eigenschaften und anhaltend förderliches Verhalten verhindern. Die Zusammenarbeit mit psychiatrischen Fachdiensten und psychosozialen Hilfsangeboten ist im Sinne einer durch die Psychotherapie unterstützenden Person-(Patienten-)Umwelt-Relation auch WHO-konform (Ottawa-Charta 1994 in Hochgerner 2005) und jedenfalls zu fördern.

Der Therapiefokus wird in einer *ersten Therapiephase* (Fürstenau 1992), die der vertrauensvollen Erschließung der subjektiven Befindlichkeit und erster Selbstöffnung aus der aktuellen Lebenswelt und dem als leidvoll erlebten Moment im Sinne eines positiv besetzten Zielbildes dient, als *expliziter Fokus* formuliert und fließt in die Dokumentation und evtl. Antragstellung zur Kassenrefundierung ein. Diese mit der Patientin geteilte erste Zielvorstellung wird indirekt durch die aus der Diagnostik erschlossene hilfreiche (mehr konfrontierende, begleitende oder stützende) Haltung begleitet und stellt auf die Weiterentwicklung von noch nicht genügend vorhandenen Ich-Funktionen und deren Verfügbarkeit im Lebensvollzug als *impliziter Fokus* ab. Die Entwicklung einer angemessenen subjektiven Krankheitstheorie unterstützt den Patienten bei der Fokussierung schwieriger Therapieschritte und fördert die motivierte Mitarbeit, Selbstaktualisierung und Resilienz im therapeutischen Prozess.

In einer *zweiten Therapiephase* werden die aktuellen Problematiken vor dem Hintergrund der Lebensgeschichte verstehbar: Leidvolle Erfahrungen können in der therapeutischen Beziehung neu kontextualisiert und damit besser integriert oder distanziert werden. Ermutigung zur Entwicklung neuer Erlebens- und Verhaltensweisen und die Erschließung von Ressourcen und kreativem Potenzial aus dem Lebenskontext bilden die *dritte, übende Therapiephase* mit erweiterter Umsetzung der therapeutischen Ergebnisse in den Lebensalltag. Die abschließende *vierte Therapiephase* dient der Entwicklung eines realistischen Gesundheits- und Krankheitsbildes, der Erarbeitung eines stabilen selbstfürsorglichen Lebensstils und der Fähigkeit, eigene Lebensschritte zu wählen, Entscheidungen zu treffen und Verantwortung dafür zu übernehmen.

23.6 Therapeutische Beziehung

23.6.1 Diagnostik im Beziehungskontext

Psychotherapeutische Diagnostik als mehrperspektivisches und prozesshaftes Geschehen ist im Beziehungskontext zu verstehen und hat wesentliche Bedeutung für die therapeutische Orientierung, Haltung und Vorgehensweise. Die Psychotherapeutin ist dabei nicht als außenstehend zu verstehen, sondern Teil des Feldes. Aus gestalttherapeutischer Perspektive ist Diagnosestellung als fortschreitender Prozess des Erkennens und der Erkenntnis zu verstehen. Zentral ist das phänomenologische Vorgehen im Beziehungsgeschehen, das dadurch zu entwickelnde Verständnis für die Organisation des Selbst und

der der Selbstfürsorge und Selbstentwicklung dienenden Ich-Funktionen der Person und damit der *Struktur des Ganzen* im Sinne einer übergeordneten Identität. In diesem Sinne kann auch OPD-2 als „Diagnostik im Hier und Jetzt" (Boessmann und Remmers 2008, S. 20) verstanden werden.

Fazit: Durch die Verschränkung von Informationsgewinn und subjektivem Erleben in der therapeutischen Begegnung mit Schilderungen der Personen über ihr Erleben und Verhalten im Außen, welche wiederum innerhalb der Achsen diagnostisch operationalisierbaren Kategorien (Differenzierung des Selbst- und Fremderlebens, Selbst- und Beziehungsregulation, kommunikative Kompetenz und Bindungsfähigkeit) zugeordnet werden können, gelingt eine mehrperspektivische diagnostische Einschätzung im Beziehungskontext. Besonders die damit verbundene Erfassung der strukturellen Fähigkeiten und Einschränkungen ermöglicht die Erarbeitung individueller therapeutischer Schwerpunkte und Aufgabenstellungen und damit Orientierung für therapeutische Vorgehensweise und Beziehungsgestaltung.

23.6.2 Dialogische therapeutische Beziehung

Ein grundlegendes Praxiskonzept der IG ist das der dialogischen therapeutischen Beziehung. „Zwei oder mehrere Menschen begegnen sich als Personen in ihrer Ganzheit – und das heißt auch in ihrer jeweiligen existenziellen Situation" (Fuhr et al. 2015, S. 500). Beziehungsarbeit heißt, sich im Hier und Jetzt einzulassen und auseinanderzusetzen. Wesentlich für das Verständnis sind die Begriffe Kontakt, Begegnung und Beziehung.

Im therapeutischen Geschehen ist der Therapeut von Anfang an als konkretes Du und Teil der Figur-Hintergrund-Formation gefordert und aktiv an der gemeinsamen Gestaltbildung beteiligt. Begegnung im Sinne von Buber meint das Wahrnehmen der anderen Person als andere. Wenn sich das *Zwischen* im Dialog ereignet, ist es möglich, sich in die Wahrnehmung, d. h. Figur-Hintergrund-Differenzierung der Anderen (möglichst) einzufühlen und unterstützende Beiträge zur Verbesserung dieses Prozesses zu leisten (Hochgerner et al. 2018). In diesem Zusammenhang ist auch der Begriff der Umfassung (nach Buber) relevant und bedeutet, sich in die andere Person hineinzuversetzen, wie sie die Welt erlebt, die phänomenologische Realität des Anderen nachzuempfinden und gleichzeitig die eigene Zentriertheit zu bewahren (Votsmeier-Röhr und Wulf 2017). Petzold verwendet den Begriff Ko-respondenz als Bezeichnung für intersubjektive Wechselseitigkeit. Als Ko-respondenz wird ein Prozess direkter und ganzheitlicher Begegnung und Auseinandersetzung zwischen Subjekten unter Einbeziehung des jeweiligen Kontextes und Kontinuums verstanden (Petzold 2003).

In der dialogischen therapeutischen Beziehungsgestaltung sind besondere Merkmale wichtig. Anzuführen sind beispielsweise das Prinzip des partiellen Engagements und der selektiven Offenheit – „Alles, was gesagt wird, soll echt sein; nicht alles, was echt ist, soll gesagt werden" (Farau und Cohn 1993, S. 280) –, aber auch das Verständnis und die Reflexion eingeschränkter Gegenseitigkeit (in Fortführung des Begriffs der Umfassung). Die dialogische Arbeitsbeziehung im Hier und Jetzt und die therapeutische Haltung (stützend, begleitend, konfrontierend) in Abstimmung mit der Verarbeitungskapazität der Patientin sind wesentlich für den therapeutischen Fortschritt und erfordern entsprechende diagnostische Einschätzung (siehe unten).

Für die Gestaltung der therapeutischen Beziehung ist auch ein entsprechendes Verständnis von Übertragung und Gegenübertragung notwendig. Übertragung wird nicht gefördert, sondern bearbeitet und ins Gewahrsein gebracht. Gegenübertragungsphänomene können den Blick des Therapeuten verstellen und/oder diagnostische Bedeutung haben und müssen ebenfalls bewusst gemacht und reflektiert werden. Widerstand wird in der IG positiv konnotiert, als sinnvoller Schutzmechanismus, der signalisiert, dass der aktuelle therapeutische Prozess aus irgendeinem Grund (noch) zu bedrohlich ist. Widerstand ist somit als Orientierungshilfe für therapeutisches Handeln zu verstehen.

23.6.3 Therapeutische Haltung – strukturdiagnostisch begründet

Menschen mit strukturellen Defiziten profitieren von anderen therapeutischen Haltungen und Vorgehensweisen als Menschen mit konfliktneurotischer Problematik. Im strukturbezogenen psychotherapeutischen Vorgehen wird neben dem subjektiven Erleben und der klinischen Symptomatik das Strukturniveau der Patientin in den Fokus gerückt. Therapeutische Schwerpunktsetzung, Vorgehensweise und Beziehungsgestaltung sind auf strukturelle Fähigkeiten und Defizite abgestimmt. Je nach Störungsgrad und Prozess variiert die therapeutische Position zwischen *stützender* (hinter), *begleitender* (neben) und *konfrontierender* (gegenüber) Haltung der Therapeutin (Rudolf 2013; Hochgerner et al. 2018).

Während Personen auf gut integriertem Strukturniveau und mit konfliktneurotischer Problematik vor allem von einer Position *gegenüber* profitieren und dadurch in der Möglichkeit zu direkter, konfrontierender Bearbeitung konflikthafter Themen unterstützt werden, profitieren Patienten mit struktureller Problematik auf mäßig integriertem Strukturniveau (fragiler, leistungsabhängiger Selbstwert, Kontrolle und Perfektion als zentrale Themen) im therapeutischen Vorgehen z. B. durch das Einbeziehen von selbstermutigenden erlebnis- und ausdrucksfördernden Elementen und das Erleben von neuen Aspekten in der Beziehungsgestaltung. Die therapeutische Haltung variiert zwischen *begleitend* (neben) und *konfrontierend* (gegenüber). Zentral ist die Erfahrung von sichernder Resonanz im therapeutischen Geschehen. Bei Patientinnen mit gering integriertem Strukturniveau steht häufig die Bewältigung und Regulation von Zuständen der Instabilität und Überflutung im Vordergrund. Das therapeutische Vorgehen ist überwiegend *stützend* (hinter dem Patienten) und *begleitend* (neben der Patientin) ausgerichtet. Personen auf desintegriertem Strukturniveau benötigen eine längerfristige stützend-strukturierende (*hinter* dem Patienten stehende) Grundhaltung und Begegnung in der therapeutischen Position. Brüchige oder fehlende Ich-Funktionen werden in Folge partiell oder auf

Dauer kompensatorisch übernommen oder in erweiterten Netzwerken mit dem Patienten entwickelt und stabilisiert. Hier können auch Verbindungen zu den vier Wegen der Heilung (Bewusstseinsarbeit/Sinnfindung, Nachsozialisation/Grundvertrauen, Erlebnisaktivierung/Persönlichkeitsentfaltung und Solidaritätserfahrung/Engagement; Petzold 2003) hergestellt werden.

23.7 Methodik und Durchführung

23.7.1 Aufbau der Diagnostik

Der **erste Teil der Diagnostik** erfolgt in einem halboffenen Interview mit fokal strukturierender Nachfrage zu einzelnen Szenen der freien Erzählung der Patientin. Zuerst wird der Patient gebeten, kurz das Anliegen und den aktuellen Leidensdruck zu formulieren. Es wird auf den ersten Eindruck in der Begegnung und spontanes Kontaktverhalten als hilfreiche atmosphärische und szenische Diagnostik geachtet. Die Erhebung vorhergehender Psychotherapien, medikamentöse, aktuelle oder zurückliegende psychiatrische Versorgung und medizinisch relevante Fragestellungen ergänzen die Befunde zur späteren Einordnung in ICD-10/DSM-5. Danach werden die aktuellen Lebensumstände erfragt, zentrale lebensgeschichtliche Momente (familiäre Situation, Geschwisterreihe, Bezogenheit zu zentralen Bezugspersonen, Schulkarriere, Ausbildungs- und Arbeitskarriere und Beziehungsgestaltung sowie Fragen zur Identität) werden im Anschluss erfasst. In szenisch bedeutsamen Momenten wird vertiefend nach Erleben, Verhalten und Art der Verarbeitung von Ereignissen gefragt, um damit Zugang zu störungsrelevanter beziehungsdiagnostischer Erfassung von Ich-Funktionen, struktureller Einschätzung nach OPD-Strukturachse und Fragestellungen/Entwicklungsaufgaben nach OPD-Achse III zu gewinnen. Oftmals erhellend ist die Erhebung der Auslösesituation zur aktuellen Symptomatik (warum diese Symptomatik in diesem Moment bei dieser Person?). Ressourcen und Resilienzfaktoren werden gleichgewichtig zu Problemlagen und dysfunktionalen Lösungsmustern erfasst.

Im **zweiten Teil des diagnostischen Interviews**, das sich auch fraktioniert über 2–3 Stunden gestalten kann, wird ein mit der Patientin gemeinsam entwickelter *expliziter Therapiefokus* in einer aktiven Formulierung erarbeitet, der die relevanten leidvollen Fragestellungen in ein realistisches Zukunftsbild und eine gemeinsam befürwortete Therapiefrequenz und Zeitachse überführt. Zu entwickelnde Momente werden soweit möglich benannt. Der *implizite Therapiefokus* formuliert die notwendige therapeutische Grundposition und die zentralen Arbeitsfelder in der Entwicklung struktureller Fähigkeiten und Ich-Funktionen und wird situativ mit dem Patienten geteilt. Unterstützend können verfahrensspezifisch adaptierte *kreative Techniken* angeboten werden. Die Gestaltung von Lebenssituationen über das Malen, mithilfe von Gegenständen, auch bildnerisches Gestalten in symbolisierender Darstellung der Familienmitglieder als Tiere oder Gegenstände, als „verzauberte Familie" oder szenisches Gestalten mit soziometrischen Darstellungen (Lebenspanorama, Entwicklungsgeschichte anhand einer Zeitlinie, Gestaltung der persönlichen Beziehungen auf einem dem Schachbrett ähnlichen „Familienbrett") unterstützen die Eigenerfassung der Patientinnen und erweitern die Sichtweisen aus therapeutischer Perspektive. Der dialogische Diagnoseprozess führt aus den Phänomenen des Erlebens und Verhaltens allmählich zur Bewusstwerdung von strukturell grundlegenden und steuernden Elementen des Selbst und der Identität bei Therapeut und Patientin.

23.7.2 Fallbeispiel

Frau F., 24 Jahre, Technikerin, wird an einer psychosomatischen Abteilung mit einem BMI von 15,1 und in deutlich verwahrlostem Zustand zu einer achtwöchigen stationären Psychotherapie aufgenommen. Frau F. berichtet, sie sei gegen das Abraten der Familie hierorts vorstellig geworden, da ihre Mutter meinte, sie habe wohl kein Recht zur Aufnahme, wenn sie noch nicht sondenpflichtig ernährt werden müsse (unter BMI 14,0) und damit einer krankeren Person einen Therapieplatz wegnehmen könnte. Ihr Vater schlägt zur Gesundung ein technisches Studium vor, denn „jemand ohne Doktorat bis zum 26. Lebensjahr ist ohnehin kein lebenswerter Mensch". Sie selbst habe jedoch allmählich Bedenken wegen ihres Essverhaltens.

Frau F. berichtet, dass sie sich in ihrer finanziell wohlhabenden Familie an kein einziges gemeinsames Essen in ihrer Lebensgeschichte erinnern könne: Alle nehmen sich etwas aus dem Kühlschrank, der jedoch ohnehin meist leer sei. Es werde jedoch viel über gesundes Essen gesprochen. Sie horte mit ihrer Schwester im gemeinsamen Zimmer meist eine Plastiktasche mit Lebensmitteln. Der Therapeut schlägt vor, auf einem Tisch mithilfe von Gegenständen (Steine, kleine Figuren aus verschiedenen Materialien, Holzwürfel etc.) die Familie und die jeweilige emotionale Bezogenheit der Familienmitglieder durch unterschiedliche Abstände der einzelnen Positionierungen darzustellen. Akribisch werden die nahen Angehörigen und auch entfernte Verwandte ausgesucht und positioniert. Als die Gestaltung aus Sicht der Patientin abgeschlossen ist, weist der Therapeut darauf hin, dass sie selbst in der Gestaltung nicht vorkomme. Frau F. nimmt dies scheinbar ungerührt zur Kenntnis: „Ach ja stimmt, wie immer, mich haben ja alle immer vergessen…". Der Hinweis des Therapeuten, sie habe sich selbst in dieser Gestaltung nicht bedacht, wird mit Vorbehalt („Zufall? Wie war der Gestaltungsvorschlag formuliert?") zur Kenntnis genommen. Nur zögerlich wählt Frau F. ein kleines Wollschaf als Symbol für sich.

Frau F. wurde mit der Diagnose nach ICD-10/F 50.0 (Anorexia nervosa) behandelt. Nach Achse IV OPD-2 (Struktur) konnte Frau F. als mäßig integrierte Persönlichkeit mit besonderer Fragilität im Bereich Selbstwert (ausschließlich durch Leistung gestützt) und im Bereich Bindung (mit der geringen Fähigkeit zur Aufrechterhaltung naher Beziehungen) erfasst werden. Auf Achse III OPD-2 (im OPD-Sinn als Konflikte bezeichnete Entwicklungsaufgaben) ist eine ausgeprägte Verunsicherung im Bereich Identität und

Autarkie festzustellen: Frau F. kann lange Zeit keine sich selbst und in der Kommunikation genügend passende Selbst- und Weltsicht beschreiben, die nicht sofort wieder in existenziellem Zweifel aufgelöst wird. Selbstversorgung durch Essen und angemessene Körperhygiene ist kaum möglich. Das therapeutische Vorgehen orientiert sich an der Stärkung des Selbstwerts durch maßvolle empathische Interventionen, Ermutigung zu neuem, experimentellem Verhalten und vermehrte Abgrenzung gegenüber der pathologischen Interaktion in der Ursprungsfamilie. Zwei Jahre später, in einer ambulanten Nachsorgegruppe beschreibt Frau F.: „Das war damals im Erstgespräch das erste Mal im Leben, dass ich bemerkt habe, dass jemand an mich denkt und für mich sorgt… Ich hatte auch nicht gelernt an mich zu denken" (erweiterte Fallbeschreibung siehe Hochgerner und Klampfl 2020).

23.7.3 Einbettung der Diagnostik in ein umfassendes Behandlungsmodell

Die phänomenale Ebene der subjektiven Problematik wird in der therapeutischen Begegnung als *Therapielandkarte* (siehe Grafik, Abschnitt 1. Phänomene) im Anschluss zu OPD-2 Achse I und II repräsentiert und durch die Diagnostik (Grafik, Abschnitt 2. Diagnostik) in einer sorgfältigen Abwägung von saluto- und pathogenetischen Elementen mit der Strukturdiagnostik (OPD-2 Achse IV) und ICD-10-Diagnostik verbunden. Daraus entwickelt sich ein theoriegeleitetes, aus der therapeutischen Begegnung abgeleitetes Therapie- und Prozessmodell (Grafik, Abschnitt 3) mit hilfreicher strukturbezogener therapeutischer Haltung. Mit der Formulierung eines therapeutischen Fokus und Therapiezieles (Grafik, Abschnitt 4) wird der Prozess in einen zeitlichen und inhaltlichen Rahmen eingebettet, für Patient und Therapeutin kommunizierbar und überprüfbar (Hochgerner 2020).

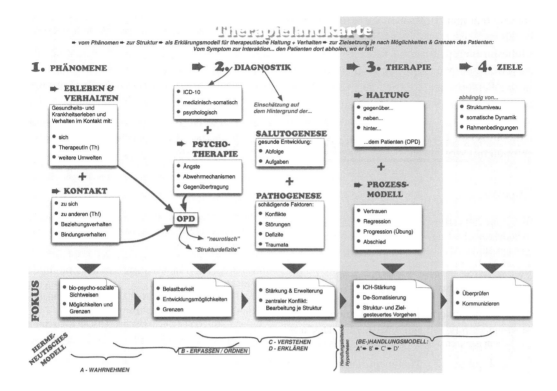

23.8 Zusammenfassung

Aus ihren theoretischen Konzeptionen, ihrer grundsätzlichen Haltung und als anerkanntes Psychotherapieverfahren im Rahmen eines gesetzlichen Heilberufes ergibt sich für die Integrative Gestalttherapie die Aufgabe, verschiedene diagnostische Perspektiven einzunehmen und zu integrieren. Die Vielfalt der Perspektiven ermöglicht es, der Absolutsetzung einer Perspektive entgegenzuwirken, und fördert die Einsicht, dass kein einzelnes Diagnosesystem die Wirklichkeit des Menschen erfassen kann.

Menschen mit defizitären oder traumatisierenden Entwicklungsbedingungen (besonders in den ersten Lebensjahren) haben eingeschränkte Möglichkeiten zur Entwicklung ihrer strukturellen Fähigkeiten. Vor allem, wenn sich belastende Lebensumstände fortsetzen und ausreichende Kompensationsmöglichkeiten fehlen, können Differenzierungs- und Integrationsfähigkeiten des Selbst und der Identität nur eingeschränkt entwickelt werden, was sich unter Belastung u. a. in der Notwendigkeit von rasch wirksamen Regu-

lierungsmöglichkeiten (mit oft selbstschädigendem Charakter) im Sinne von *Notfallsreaktionen* (Rudolf 2013) äußert. Selbstunterstützung und Selbstregulierung, kreative Anpassung und Selbstaktualisierung in verschiedenen Lebensbereichen sind dadurch geprägt und die Lebensqualität oft deutlich beeinträchtigt.

Die Integration von Strukturdiagnostik (OPD-2 Achse IV) und die Beachtung lebensgeschichtlicher Entwicklungsaufgaben (OPD-2 Achse III) unter Beachtung der Diagnostik der Abwehrmechanismen in integrativgestalttherapeutische Diagnostik ermöglicht eine hilfreiche Einschätzung und Orientierung über Ressourcen und Defizite von Patientinnen und Patienten und differenzierte therapeutische Vorgangsweisen. Die mehrperspektivische diagnostische Herangehensweise – unter Einbeziehung des unmittelbaren Beziehungsgeschehens und der Entwicklungsgeschichte – ermöglicht eine lebensnahe Sicht auf die ganze Person im therapeutischen Kontext und im Lebensumfeld. Das unterstützt eine auf die Person und ihre Verarbeitungsfähigkeit abgestimmte therapeutische Schwerpunktsetzung, Vorgehensweise und Beziehungsgestaltung, welche im therapeutischen Prozess dialogisch den jeweiligen Möglichkeiten und Bedürfnissen der Person angepasst werden kann. Menschen auf gutem Strukturniveau mit konflikthafter Thematik profitieren von anderen therapeutischen Haltungen und Angeboten als Personen mit strukturellen Defiziten.

Literatur

Arbeitskreis OPD (Hrsg) (2014) Operationalisierte Psychodynamische Diagnostik OPD-2. Das Manual für Diagnostik und Therapieplanung. Huber, Bern

Bartuska H, Buchsbaumer M, Metha G, Pawlowsky G, Wiesnagrotzki S (2005) Psychotherapeutische Diagnostik. Springer, Wien/New York

Boeckh A (2019) Die dialogische Struktur des Selbst. Psychosozial, Gießen

Boessmann U, Remmers A (2008) Behandlungsfokus. Psychodynamische Therapieplanung. Deutscher Psychologen Verlag GmbH, Bonn

Buggle F (1985) Die Entwicklungspsychologie Jean Piagets. Kohlhammer, Stuttgart/Berlin/Köln

Diagnostik Leitlinie (2020) des Österreichischen Bundesministeriums für Soziales, Gesundheit, Pflege und Konsumentenschutz. https://www.sozialministerium.at/Themen/Gesundheit/Medizin-und-Gesundheitsberufe/Erl%C3%A4sse,-Empfehlungen-und-Informationen.html. Zugegriffen am 02.02.2020

Diagnostisches und Statistisches Manual Psychischer Störungen-Textrevision (DSM-IV-TR) (2003) Hogrefe, Göttingen/Bern/Toronto/Seattle

Ehrenfels C (1890) Über „Gestaltqualitäten". Vierteljahresschrift für wissenschaftliche Philosophie, XIV.3, Leipzig

Farau A, Cohn R (1993) Gelebte Geschichte der Psychotherapie. Klett-Cotta, Stuttgart

Foucault M (1969) Wahnsinn und Gesellschaft. Eine Geschichte des Wahnsinns im Zeitalter der Vernunft. Suhrkamp, Frankfurt amMain

Foucault M (1972) Die Geburt der Klinik. Eine Archäologie des ärztlichen Blickes. Ullstein, Frankfurt am Main/Berlin/Wien

Frischenschlager O (1996) Vom Krankheits- zum Gesundheitsbegriff. In: Hutterer-Krisch R, Pfersmann V, Farag I (Hrsg) Psychotherapie, Lebensqualität und Prophylaxe. Springer, Wien/New York

Fuhr R, Sreckovic M, Gremmler-Fuhr M (2015) Das Menschenbild der Gestalttherapie von Frederick S. Perls, Laura Perls und Paul Goodman. In: Petzold HG (Hrsg) Die Menschenbilder in der Psychotherapie. Interdisziplinäre Perspektiven und die Modelle der Therapieschulen. Aisthesis, Bielefeld, S 481–516

Fuhr R, Sreckovic M, Gremmler-Fuhr M (Hrsg) (2017) Handbuch der Gestalttherapie, 3. Aufl. Göttingen, Hogrefe

Fürstenau P (1992) Entwicklungsförderung durch Therapie. Pfeiffer, München

Hochgerner M (2005) Psychodynamische Diagnostik in Psychotherapie und Beratung. Masterthese Donau Universität Krems,

Hochgerner M (2020) Psychotherapeutische Diagnostik. In: Hochgerner (Hrsg) Grundlagen der Psychotherapie. Facultas, Wien

Hochgerner M, Klampfl P (2020) Frau F. sorgt zunehmend für sich. Prozessuale strukturbezogene Diagnostik in der Integrativen Gestalttherapie (IG). Psychother Forum 24:45–54

Hochgerner M, Klampfl P, Nausner L (2018) Diagnostische Perspektiven der Integrativen Gestalttherapie. In: Hochgerner M, Hoffmann H, Nausner L, Wildberger E (Hrsg) Gestalttherapie. Facultas, Wien, S 179–205

Lorenzer A (1984) Intimität und soziales Leid. Fischer, Frankfurt am Main

Möller HJ, Laux G, Deister A (2005) Psychiatrie und Psychotherapie. Thieme, Stuttgart

Nausner L (o.J.) Persönlichkeitstheoretische Konzepte der IG. unveröffentlichtes Skript, Fachsektion Integrative Gestalttherapie, ÖAGG, Wien

Papousek M (2003) Spiel und Kreativität in der frühen Kindheit. Pfeiffer bei Klett – Cotta, Stuttgart

Perls F (1992) Grundlagen der Gestalt-Therapie. Einführung und Sitzungsprotokolle. Pfeiffer, München

Perls F, Hefferline RF, Goodman P (2019) Gestalttherapie. Grundlagen der Lebensfreude und Persönlichkeitsentfaltung. Klett-Cotta, Stuttgart

Petzold HG (1994) Wege zum Menschen, 2 Bd., 6. Auf., Junfermann, Paderborn

Petzold HG (2003) Integrative Therapie – Modelle, Theorien und Methoden für eine schulenübergreifende Psychotherapie, 3 Bd. Junfermann, Paderborn

Piaget J, Inhelder B (1970) Die Intelligenzentwicklung des Säuglings. Deutscher Taschenbuchverlag, München

Richter KF (2011) Erzählweisen des Körpers. Vandenhoeck & Ruprecht, Göttingen

Rudolf G (2013) Strukturbezogene Psychotherapie. Leitfaden zur psychodynamischen Therapie struktureller Störungen, 3. Aufl. Schattauer, Stuttgart

Sreckovic M (2005) Laura Perls. Leben an der Grenze. Essays und Anmerkungen zur Gestalt-Therapie. Edition Humanistische Psychologie, Köln

Stern D (2007) Die Lebenserfahrung des Säuglings, 9. Aufl. Klett-Cotta, Stuttgart

Votsmeier-Röhr A, Wulf R (2017) Gestalttherapie. Ernst Reinhardt, München

Winnicott DW (1985) Vom Spiel zur Kreativität. Klett, Stuttgart

Wöller W (2013) Trauma und Persönlichkeitsstörungen. Ressourcenbasierte Psychodynamische Therapie (RPT) traumabedingter Persönlichkeitsstörungen, 2. Aufl. Schattauer, Stuttgart

MMag. Petra Klampfl, MSc, Psychotherapeutin, Musiktherapeutin, Lehrtherapeutin für Integrative Gestalttherapie (IG), Therapeutische Leitung für den stationären und teilstationären Psychotherapiebereich an der III. Medizinischen Abteilung für Innere Medizin und Psychosomatik am Krankenhaus der Barmherzigen Schwestern (Wien), Psychotherapeutin und Musiktherapeutin in freier Praxis in Niederösterreich (Tulln)

DSA Markus Hochgerner, MSc, Psychotherapeut, Gesundheitspsychologe, Dipl. Sozialarbeiter, Lehrtherapeut für Integrative Gestalttherapie (IG), Integrative Therapie (IT) und Konzentrative Bewegungstherapie (KBT), wissenschaftlicher Leiter des psychotherapeutischen Propädeutikums im Österreichischen Arbeitskreis für Gruppentherapie und Gruppendynamik (ÖAGG), Psychotherapeut an der Abteilung für Innere Medizin und Psychosomatik am Krankenhaus der Barmherzigen Schwestern und einer psychotherapeutischen Ambulanz (PTA/ÖAGG) in Wien, Leiter des Ausschusses für fachspezifische Angelegenheiten im Psychotherapiebeirat am Bundesministerium für Soziales, Arbeit, Gesundheit und Konsumentenschutz

Peter Osten, Imke Wörmer und Claudia Höfner

24.1 Einleitung

Diese Arbeit stellt im Grundzug Hintergrundtheorien und Strukturen der Integrativen Psychotherapeutischen Diagnostik (IPD) vor. Bezugsrahmen für diese Methodik ist die „Integrative Therapie" als ein Verfahren, das in den 1960er-Jahren von Hilarion G. Petzold, Ilse Orth, Johanna Sieper, Hildegund Heinl (†) und weiteren Kolleginnen als eine Form engagierter „Humantherapie" entwickelt und ausgearbeitet wurde. Das Verfahren steht im Rahmen der Bewegung der „*psychotherapy integration*", wie sie ebenfalls Mitte der 1960er-Jahre in Amerika ihren Anfang nahm und von H.G. Petzold im deutschsprachigen Raum inauguriert wurde (Petzold 1993b; vgl. Wyss 1982; Bastine et al. 1989; Blaser et al. 1992; Grawe et al. 1994; Egger et al. 2014). Die vorgestellten Modelle orientierten sich weitgehend an den von Peter Osten mit Beginn der 1990er-Jahre entwickelten Konzepten einer Integrativen Anamnese und Diagnostik (Osten 1994, 2000, 2019).

Die Besonderheit der Integrativen Therapie besteht darin, dass sie unterschiedliche Verfahrensansätze (tiefenpsychologische, behaviorale, personzentrierte, psychodramatische und systemische) sowie empirische Forschungsergebnisse (Gesundheitspsychologie, Entwicklungs- und Persönlichkeitstheorien, Geschlechterforschung, Sozialisationswissenschaften) unter dem Dach von Geisteswissenschaften auf ihre Kompatibilität hin überprüft, sodass die interventive Praxeologie nicht nur an klinischen Theorien, sondern von der Haltung her *humanwissenschaftlich* orientiert ist (z. B.: Leibphilosophie, Waldenfels 2000; philosophische Anthropologie, Plessner 2019; Gesellschaftstheorie, Mead 1975, Foucault 2012). Bereits im diagnostischen Geschehen kommen auf diese Weise *heterotope Wissensstände* (Foucault 1969) zum Tragen, die psychotherapeutische Behandlungsformen unter Prämissen einer *transversalen Vernunft* (Petzold 2004) ermöglichen. Der theoretische Aufbau dieses Modells wird „*tree of science*" genannt (Petzold 2003).

Unter Diagnostik wird im Allgemeinen nicht unbedingt das möglichst genaue Wahrnehmen, Erfassen, Verstehen und Erklären des Menschen als Subjekt mit seiner Lebensgeschichte, seiner sozio- und ökokulturellen Identität verstanden, sondern eher das Erkennen von Symptomen und die Zuordnung dieser Symptome zu einer nosologischen Kategorie bereits umrissener Störungsbilder. So bestehen Diagnosen im Sinne der Klassifikation der großen Manuale (ICD, DSM, ICF) aus reinen querschnittlichen Statusbeschrei-

P. Osten (✉) · I. Wörmer · C. Höfner
Fachsektion Integrative Therapie, Österreichischer
Arbeitskreis für Gruppentherapie und
Gruppendynamik (ÖAGG), Wien, Österreich
e-mail: mail@peterosten.de; praxis@claudiahoefner.at

bungen, allenfalls aus impliziten Verlaufskrite-
rien. Die Folge hiervon ist eine Reduzierung des
Menschen auf seine Krankheit bzw. die Verkürzung menschlicher Leidensformen und ihrer Entstehung auf das Bild einer „Krankheit ohne Geschichte" (Massing 1994) und damit vielfach
auch „ohne Sinn" (Antonovsky 1997).

Dem Anspruch, der im Wort „Diagnostik"
liegt (griech. *diagignoskein* = genau hindurch erkennen), wird insofern Rechnung getragen, als es
in der Integrativen Psychotherapeutischen Diagnostik (IPD) weder allein um die Klassifikation
von Störungsbildern noch um symptomorientierte Diagnostik und Behandlung geht, sondern
um das Erfassen des Menschen im Weiträumi-
gen, das meint, auch in den längsschnittlichen
Dimensionen seiner Gesundheit, der salutogenetischen Perspektive, seines sozialen und ökologischen Gewordenseins sowie in jenen Bereichen,
die nur geisteswissenschaftlich erschließbar sind,
in salutogenetischer Hinsicht aber hohe Relevanz
besitzen (z. B. Innerlichkeit, Hoffnung, Zufall,
Liebe, Glück, Dankbarkeit etc.; vgl. Osten 2019).
In diesem hier nur einführend umrissenen Feld
versucht die IPD Krankheitsentstehung längsschnittlich entwicklungsorientiert und plurikau-
sal im dynamischen Spannungsfeld der attributi-
onalen   Verarbeitung   von   komplexer
Lebenserfahrung und sich daraus generierender
Synergie von persönlicher Vulnerabilität, Ressourcen und Resilienz zu explorieren – immer
entlang den *kausalen Strukturen* von Störungen
bzw. jenen gesundheitsrelevanter Prozesse. Die
querschnittliche Klassifikation im Sinne der großen Manuale (ICD, DSM, ICF) ist daher nur eine
der verwendeten Perspektiven.

24.2 Das Menschenbild im integrativen Denken

Die integrative Denkweise sieht den Menschen
zuallererst in seiner verkörperten leiblichen Existenz *(embodied)* und sozioökologischen Einbettung *(embedded)*, durch die er motivational bewegt wird *(enacted)* und ins Handeln kommt

(extended). Diese Befunde des Enaktivismus
(Thompson 2010; Gallagher 2017) werden durch
die Konzeptuierung des Körpers als „informierter
Leib" (Petzold 2011; Stefan 2020) erweitert, der,
in evolutionären Programmen wurzelnd, nur „zur
Welt hin" (Merleau-Ponty 1966) und in Teilhabe
(Marcel 1967; Weber 2017) mit der sozialen und
ökologischen Welt existieren kann. Vom anato-
mischen Körper unterscheidet sich der Leib
durch seine höheren mentalen (pathischen, attri-
butionalen, kreativen) und sozialen Funktionen.
Im eigenleiblichen Wahrnehmen und Spüren
werden Selbstbesitz und Widerfahrnis, Teilhabe
und Aufgabe stets in einem Zuge erfahren;
Böhme (2008) spricht von „betroffener Selbstge-
gebenheit". Insofern wird hier eine Absage an
entfremdende Autonomiekonzepte erteilt, dem
Navigieren im Kontext wechselseitiger Angewie-
senheit die Konzepte der *Verantwortung*, der
Souveränität und *Transversalität* gegenübergestellt (Petzold 2004, 2005; Osten 2017a).

Das Leibsubjekt (Petzold 2011) wird im integrativen Denken primordial geschlechtlich gedacht (Höfner und Schigl 2012). Es ist eingebettet in familiäre, kulturelle, gesellschaftliche,
zeitepochale und mundanökologische Kontexte
(Petzold et al. 2018), es ist von diesen Bedeu-
tungswelten   umgeben   und   durchdrungen
(Foucault 2012) und kreiert aus der Bezogenheit
mit seinen Umwelten die *Bedeutungssysteme* seiner Selbst- und Welterfahrung bzw. gestaltet auch
an den kollektiven Gedankengebäuden mit, die
dann wiederum zu seiner eigenen Umwelt werden. Aber nicht nur die Geschlechtlichkeit wird
durch gesellschaftliche Strömungen „formatiert";
das Leibsubjekt ist in seinem gesamten Denken,
Fühlen, Handeln, Erleben und Bewerten durch
kulturelle und zeitepochale, zum Teil vollständig
anonyme, Diskurse „imprägniert" (Foucault
2012; Mead 1975; Berger und Luckmann 1969).
Die Bildung subjektiver Identität verläuft in diesem Rahmen als ein Prozess zwischen Orientierung und Verstörung (Osten 2019).

In ätiologischer Hinsicht relevant sind in diesem Zusammenhang also bei Weitem nicht nur
intrapsychische Konflikte, sondern eben auch

komplexe Lernprozesse in sozialen und gesellschaftlichen Kontexten (Mead 1975; Bandura 1979; Sieper und Petzold 2002), vor allem Prozesse multipler Entfremdung von Leib und Lebenswelt (Petzold 2003). In dieser Betrachtung geht die Person mit ihrer Identität aus den rekursiven Prozessen von Leiblichkeit, Historizität, Sozialität und Ökologie als epigenetische Bewegung hervor (Schmitz 2017).

Auch in klinischer Hinsicht wird das Subjekt in seinem Gewordensein, im *narrativen Aufbau seiner geschlechtlichen Identität* betrachtet. Die Identität – als Synergem einer *„social identity"* und einer *„ego identity"* – wird als Resultat lebenslanger Prozesse „produktiver Realitätsverarbeitung" verstanden (Hurrelmann und Bauer 2015; Petzold 2012), die dann sowohl im salutogenetischen wie auch im pathogenetischen Sinn wirksam wird. Somit wird deutlich, dass es ein und dieselben rekursiven Wirk-, Attributions- und Verarbeitungsmechanismen sind, die entweder eine *„healthy functioning personality"* mit ihren Ressourcen, Potenzialen und Resilienzen hervorbringen oder Vulnerabilität, Dysfunktionalität und psych(osomat)ische Störungen erzeugen. Durch Widerstandskraft bewältigte Krisen, seien sie auch noch so herausfordernd, können weitere Resilienz hervorbringen (positive Kontroll- und Selbstwirksamkeitserwartungen) und fehlende Ressourcen, scheiternde Krisen, seien sie auch noch so klein, können weitere Vulnerabilität nach sich ziehen (Flammer 1990; Filipp und Aymanns 2018; Luthar 2003; Barocas et al. 2003). Gesundheit und Krankheit bestehen daher neben- und ineinander als Möglichkeiten der subjektiven leiblichen Existenz im Kontext. Krankheit wird in attributiver Hinsicht entsprechend nicht nur als störend oder negativ bewertet (*„warum?"*), sondern auch als Herausforderung mit Entwicklungstendenzen attribuiert (*„wozu?"*), somit auch in den Zusammenhang möglicher Resilienzbildung gestellt (Petzold et al. 1993; Weiss und Berger 2010).

Diagnostik wird für Psychotherapeutinnen erst dann erkenntnis- und handlungsrelevant, wenn sie zu ätiologischen Hypothesen führt und damit behandlungstechnisch sinnvolle Ideen und Impulse generiert. Die Indikationsstellung pluraler Behandlungsformen ist damit von Beginn an, meint bereits vom diagnostischen Prozedere her, konsequent entwicklungspsychologisch und an Identität fördernden Kriterien orientiert (Osten 2014). Bei all dem gerät nie aus dem Blick, dass das Ansinnen üblicher psychotherapeutischer Diagnostik durchweg positivistisch motiviert ist. Jeder Versuch der Festlegung menschlichen Erlebens oder menschlicher Wirklichkeit braucht daher den sicheren Rekurs auf ein humanwissenschaftliches und sozialkonstruktivistisches Denken, das in der Lage ist, das je „Festgestellte" wieder in die Verflüssigung kontingenter Lebenszusammenhänge hinein zu entlassen.

Dies bringt notwendig erkenntnistheoretische Fragen mit sich. Die Bewegung vom Bewusstsein, von der Wahrnehmung über das Lernen bis hin zum „Wissen" – als ein *Festhalten* von Bewusstseinsinhalten – kann unter solchen Voraussetzungen nicht den Weg der „Verobjektivierungen" beschreiten, sondern nur über phänomenologische, hermeneutische und sozialkonstruktivistische Verstehensweisen erfolgen, in der Terminologie des Verfahrens: über „diskursive und ko-respondierende Hermeneutik" (Petzold 2017). So werden, im Sinne potenzial- und entwicklungsorientierter Interventionsformen, den subjektiven Erfahrungs- und Deutungsmöglichkeiten des Patienten keine zuschreibenden Behandlungsweisen entgegengestellt.

24.3 Klinischer Hintergrund: Theorien zwischen Gesundheit und Ätiopathogenese

Den vorangegangenen Aspekten eines humanphilosophisch abgestützten Menschenbildes werden nun entsprechende empirische Theorien unterstellt, die das klinische Verstehen des Menschen in der Dynamik seiner komplexen Lebenszusammenhänge ermöglichen sollen. Hierzu zählen – *grundlegend* – Gesundheitspsychologie (Renneberg und Hammelstein 2006), Entwicklungs- und Sozialisationswissenschaften (Osten 2000; Berk 2004; Schneider und Lindenberger 2012; Hurrelmann und Ulich 1998), Persönlichkeits- und Identitätstheorien (Neyer und Asendorpf 2017; Petzold 2004, 2005; Keupp 2016), Geschlechterforschung (Kortendiek et al. 2019), Evolutionäre Psychologie (Buss 2004; Bischof-Köhler 2000) und Motivations- und Willenspsychologie (Rudolph 2003; Petzold und Sieper 2008) sowie – *aufbauend* – die integrierende Betrachtung verschiedenartiger Ätiologietheorien (die grundlegenden Theorien werden ausgeführt in Osten 2019, S. 147–194).

Unterschiedliche Verfahrensansätze haben im letzten Jahrhundert, entsprechend ihren meist impliziten Menschenbildern, zum Teil stark differierende Theorien zur Genese der Dysfunktionalität erstellt. Hierzu zählen die Tiefenpsychologie (Mentzos 2010), der Behaviorismus (Bandura 1979), die Stress- und Traumatheorien (Rensing et al. 2005; van der Kolk 2015) sowie systemische und sozialökologische Theorien (Schiepek et al. 2013; Bierhoff und Frey 2011). Auf der einen Seite sind diese flankiert von der Bindungstheorie (Brisch 2019a, b), einer Betrachtung quasi des Mikrokosmos des Kindes, auf der anderen Seite durch transgenerationale Theorien (Radebold et al. 2009; Moré 2013; Osten 2009, 2018), der Einbindung des Subjekts in seine historisch bedingten, psychosozialen Makroumwelten.

Diese „Standardtheorien" sind an sich jeweils weder vollständig, noch sind sie als geschlossene Alternativen zu verstehen. Sie vertreten aber jeweils wesentliche Aspekte des „Leibsubjekts in seiner Lebenswelt", wenn es darum geht, die Genese sowohl der *„healthy functioning personality"* als auch die von Dysfunktionalität hypothetisch nachzuzeichnen. Sie werden im integrativen Denken daher auf ihre Anschlussfähigkeit an das entsprechende Menschenbild hin überprüft und mit mehr oder weniger großen Modifikationen in ein integriertes Modell der Ätiopathogenese eingepasst. Leider ist hier nicht der Raum, um diesen interessanten Prozess *en detail* darzustellen (vgl. hierzu Osten 2019, S. 195–262), zumindest aber sollen dessen Ergebnisse präsentiert werden.

Vor dem Hintergrund eines anthropologischen Krankheitsmodells multipler Entfremdung (Petzold 2003) ermöglichen die Ansätze der Standardtheorien mit ihren Modifikationen eine Extraktion sechs ätiologischer Ebenen, die in aller Kürze dargestellt werden. Aus der *Tiefenpsychologie* können die ersten beiden Ebenen übernommen werden – Defizite und Konflikte –, wobei Defizite im integrativen Denken nicht nur im frühen Lebensalter ätiologische Relevanz ausweisen, sondern über die gesamte Lebensspanne, und Konflikte nicht nur intrapsychisch verstanden werden, sondern in einer Ausweitung hin zu diversen internal-externalen Konstellationen. Aus dem *Behaviorismus* wird auf der dritten Ebene das Modell maladaptiver Lernerfahrungen übernommen, mit der Modifikation, dass Lernprozesse nicht unidirektional, sondern systemisch-komplex verstanden werden (Sieper und Petzold 2002). Auf der vierten und fünften Ebene werden aus den *Stress- und Traumatheorien* ohne Modifikation ätiologische Faktoren übernommen, die mit (plötzlicher, serieller oder zeitextendierter) Überforderung und deren Langzeitfolgen korrelieren. Und auf der sechsten Ebene führen *sozialökologische Theorien* (Netzwerktheorie, Systemische Theorie, Theorie der Ökologisation) zum Bild des Subjekts in seinen sozialen und ökomundanen Kontexten (Sieper und Petzold 2002).

Dabei ist zu beachten, dass die pathogenetischen Konstellationen in phänomenologischer Sicht selten oder nie *konturscharf* in Erscheinung treten, sondern in Übergängen, Verschränkungen, Überlagerungen. Sie stellen *Spezifizierungen von Stress* dar, die rasch ein plastisches Bild der Betroffenheit entstehen lassen, daher instruktiv auch in Hinsicht auf die Interventionsplanung wirken. Die ätiologische Relevanz eines pathogenen Einflussfaktors zeigt sich zudem in ihrer entwicklungspsychologischen Zuordnung und longitudinalen Bestimmung, das heißt auch, Zusammenschau von *Vulnerabilität* und *Resilienz, Ereignisattribution* und *longitudinaler Akkumulation* (Rolf et al. 1990). Auch wenn hier jetzt dezidiert auf Belastungsfaktoren fokussiert wird, darf dabei nicht aus dem Blick geraten, dass diese niemals isoliert zur Wirkung kommen, sondern dass sie stets im Verbund mit protektiven Faktoren und Prozessen erfahren werden. Die *Sechs ätiologischen Ebenen* stellen letztlich ein konsequentes Stressmodell mit seinen jeweiligen Spezifikationen dar, im Überblick:

- *Ebene 1*: Defizite und prolongierte Mangelerfahrungen
- *Ebene 2*: Konflikte und andere spannungsreiche Störungen
- *Ebene 3*: Dysfunktionale Lern- und Adaptionsmodelle, maladaptive Lernerfahrungen
- *Ebene 4*: Akute Überforderung und zeitextendierter Stress
- *Ebene 5*: Traumatisierungen
- *Ebene 6*: Sozialökologische Synergieeffekte

Den meisten der ätiologischen Theorien aus der Historie eignet ein gemeinsames Problem: Sie betrachten den Menschen, das Subjekt mit seinen dynamischen Gesundheits- und Krankheitsprozessen, ohne eine Konzeptuierung seiner Leiblichkeit und ohne eine konsequente Einbindung in gesellschaftlich-kulturell-zeitepochale und ökologische Zusammenhänge. Diesen eher „solipsistischen" und „fragmentierenden" Sichtweisen wird im integrativen Denken auf zweierlei Arten begegnet. Einerseits werden klinische Theorien zur Ätiopathogenese in ein anthropologisches „Modell multipler Entfremdung" von Leib und Lebenswelt (Petzold und Schuch 1992) eingebettet, andererseits werden monistischen Theorien der Frühfestlegung (Tiefenpsychologie) und monodirektionalen Vorstellungen des Lernens (Behaviorismus) die Ergebnisse von Longitudinalforschungen beigestellt, die zum Teil recht unterschiedliche Deutungsvarianten zur Dynamik von Salutogenese und der Entstehung von Dysfunktionalität bereithalten (Kahn und Antonucci 1980; Rutter 1988; Rolf et al. 1990; Funder et al. 1993; Petzold et al. 1993; Luthar 2003).

Wesentlich für die Charakteristik integrativer Ätiologietheorien ist dabei, dass linear-kausalen Ableitungsmodellen (frühe Störungen ⇨ späte Folgen; maligne Lernerfahrungen ⇨ maladaptives Verhalten; Traumatisierungen ⇨ Posttraumatische Belastungsstörung) ein „Modell pluriformer Verarbeitung" gegenübergestellt wird, das den dissipativen Prozessen „chaotischer Mannigfaltigkeit des Lebendigen" einen festen Platz einräumt (Petzold et al. 1993; Strunk und Schiepek 2014); Studien zum *Posttraumatic Growth* etwa belegen diese Befunde ebenfalls mit hoher Signifikanz (Weiss und Berger 2010; Tedesci und Calhoun 1995).

Diese Überlegungen zur Dynamik zwischen Gesundheits- und Krankheitsprozessen führen im integrativen Denken in ihrer Konklusion zum Ätiologiemodell der „Longitudinalen Akkumulation". Beeinträchtigungen jeder Art evozieren zunächst Stressantworten des Subjekts. Im Verlauf der Verarbeitung bestimmen die prämorbide *Vulnerabilität*, die *Attribution* (subjektives Erleben, emotionelle und kognitive Einschätzung) und das Vorhandensein von *Resilienz und Ressourcen*, ob aus einer belastenden Erfahrung ein pathogenetischer Faktor werden kann oder nicht. Pathogenetische Valenz ergibt sich auf diese Weise unter dem Blickpunkt der *Akkumulation* unvollständig bewältigter, belastender Lebenserfahrungen. Es sind nun diese vier Einflussgrößen – *Vulnerabilität, Resilienz* (Verarbeitungs- und Bewältigungsressourcen), *Attribution, Akkumulation* –, die, zusammen mit den *Sechs ätiologischen Ebenen*, zur Generierung längsschnittlicher ätiologischer Hypothesen führen sollen.

Einige Untersuchungen im Feld der Traumaforschung befürworten eine stärkere Öffnung in diese mehr längsschnittlich orientierte Sichtweise von Stress, Trauma und Traumafolgestörungen, die unterhalb der klinischen Schwelle von PTSD liegen. Die Rede ist hierbei von *Entwicklungstraumatisierungen*, von *Komplextraumatisierungen, Traumafolgestörungen* (van der Kolk 2015; Levine 2015; Sack et al. 2013; Courtois und Ford 2010; van der Hart et al. 2008) bzw. von integrierenden Ansätzen der Diagnostik von Traumafolgestörungen (Gysi 2020).

Longitudinale Forschungen unterstützen eine solche Sichtweise. Bei einer Lebenszeitprävalenz traumatischer Erfahrungen von 87–92 Prozent liegt die Vermutung nahe, dass prolongierte Überforderungen, zeitextendierter Stress und traumanahe Erfahrungen vielfach den Hintergrund psychischer und psychosomatischer Störungen bilden, ohne dass diese tatsächlich immer als solche erkannt werden (Kulka et al. 1990; Norris 1992; Resnik et al. 1993; Kessler et al.

1995; Breslau et al. 1991, 1998). Eine solche Vulnerabilität kann dafür sorgen, dass weitere stressvolle oder traumatisierende Erfahrungen schlechter verarbeitet werden können; dies vor allem im Zusammenhang mit prämorbiden Bindungsstörungen (Charuvastra und Cloitre 2008). Und es gilt umso mehr, wenn derartige Lebensereignisse sich in serieller Folge ereignen und sich zu einer komplexen Traumadynamik verdichten (Streek-Fischer et al. 2001; Petzold et al. 2000).

Das *longitudinale Akkumulationsmodell* kann somit als allgemeines, Hypothesen generierendes Modell in der Entstehung psychischer und psychosomatischer Erkrankungen gelten, das während der Probatorik oder initialen Phase der Psychotherapie zur Anwendung kommt und im Verlauf von Psychotherapien prozessual angepasst wird (Osten 2019).

24.4 Positionen zum Determinismusproblem

Jede Form der Diagnostik stellt den Versuch dar, die Komplexität menschlicher Erlebens- und Verarbeitungsformen zu reduzieren. Dabei kann rasch eine Tendenz zur Verobjektivierung ins Spiel kommen. Das Paradigma „korespondierender Intersubjektivität" durchzieht alle Bemühungen des integrativen Denkens in Theorie und Praxis. Vor diesem Hintergrund ist jeder Versuch einer einseitigen Festlegung der menschlichen Phänomenologie durch eine Spezialistin, mit dem positivistisch orientierten Ansinnen, objektive oder zeitüberdauernde Diagnosen stellen zu wollen, nicht möglich.

Was die ICD und das DSM angeht, so kann als deren Ziel verstanden werden, nosologische Kategorien zu schaffen, denen möglichst viele der wiederkehrenden Krankheitsbilder phänomenologisch zugeordnet werden können. Die so verstandene Phänomenologie ist aber nicht diejenige, von der etwa Husserl (1913) sprach. Obwohl beschreibend, gleicht sie doch eher einem einseitig nach außen gewandten empirischen Blick. Nur teilweise wird im psychopathologischen Befund auch die Einschätzung und Bewertung des Patienten mit einbezogen. Kybernetische Probleme werden nicht diskutiert. In der Klassifikation fällt das letzte Urteil meist die Untersucherin.

Trotz dieses Mankos besteht im integrativen Denken kein Zweifel an der Notwendigkeit einer solchen Zuschreibung. Zum einen, weil die geistige Aktivität bei der Therapeutin mit ihr auf störungsspezifische Therapieziele hin organisiert wird, zum anderen, weil mit ihr die Kommunikabilität im umgebenden Feld gewährleistet wird. Wissen und Achtsamkeit um die diskriminierende Gewalttätigkeit, die durch psychiatrische Diagnosen zur Anwendung kommt, den Machtanspruch, den das Gesundheitswesen hier zur Gewährung von Mitteln erhebt, und das Labeling, das Menschen hierdurch erfahren, begleiten die Befunderhebung und die Klassifikation. Die Therapeutin setzt ihre Patientin bezüglich der vorgesehenen Diagnose mit ihrem Störungsbild ins Bild, informiert sie über die Gefahren kassenärztlicher Inkenntnissetzung und wägt mit ihr die Vor- und Nachteile ab. Im Sinne des integrativen Denkens wird von ihr verlangt, dass sie mit ihren klassifikatorischen Bemühungen im Bewusstsein dieser Zuschreibung bleibt, ins Zentrum stellt, dass hier eine Störung und nicht ein Mensch diagnostiziert wird. Mit entsprechender Sensibilität kann sie den psychopathologischen Befund und die Diagnosestellung in den therapeutischen Kontext mit ihrer Patientin einbringen und erläutern. Ohne Weiteres legt sie ihre Bemühungen zur *Feststellung* nach getanem Werk wieder zur Seite und widmet sich wieder dem Menschen und den Prozessphänomenen.

An dieser Stelle muss auch eine kritische Würdigung der Operationalisierten Psychodynamischen Diagnostik (OPD) erfolgen (AK-OPD 2009). Die OPD ist ein diagnostisches Manual, das zum Teil – präzise auf Achse 3 (Konflikt) und Achse 4 (Struktur) – theoretische Inkompatibilitäten mit dem integrativen Denken ausweist. Die Diagnose des *psychodynamischen Konflikts* in der Arbeitsweise der OPD – als bipolarer intrapsychischer Grundkonflikt – wurzelt in Triebоder Bedürfnismodellen bzw. in einer Objektbeziehungstheorie, die das integrative Denken so nicht teilt. Die handlungs- und bewertungsmotivationale Dynamik werden im integrativen Denken auf eine breite evolutionäre, sozialpsychologische und behaviorale Basis gestellt. Das komplexitätstheoretische Modell der *dynamischen Regulation* (Anokhin 1978), das in die Regulationsoptionen des Subjekts Kontextfaktoren und die soziale Umwelt einbezieht, schließt intrapsychische, bipolare Konflikte nicht aus, kann aber die hier vom tiefenpsychologischen Denken unterstellte longitudinale ätiologische Omnipotenz rein *psychodynamischer* Konflikte nicht teilen.

Ähnlich verhält es sich mit der Achse 4: Struktur. Dass eine *defizitäre Struktur* – bzw. die Symptomatik derselben – allein Ergebnis *früher Störungen* sei, konnte empirisch nicht bestätigt werden, ebenso wenig die Annahme, das Repräsentationsgeschehen würde sich aus dem frühkindlichen Status eines undifferenzierten „Gut" und „Böse" ins Differenzierte entwickeln und die Symptomatik struktureller Defizite leite sich aus einer mangelnden Differenzierung ab (Luthar 2003). Befunde der Säuglingsforschung legen es nahe, das genau anders herum zu verstehen, dass nämlich beim Säugling von Beginn an *Differenzierung* vorherrscht, die dann durch „*stressful life-events*" und „*traumatic experiences*" in die Marginalien einer bipolaren Stressreaktion zerfällt (Sack et al. 2013).

Wenn auch die *Strukturniveaus* der OPD deskriptiv praktikabel erfasst wurden und die beschriebenen *Funktionsniveaus* für die Praxis der Psychotherapie anwendbar sind, so bleibt die konzeptionelle Inkompatibilität bestehen, dass die Verwendung des Begriffs *Struktur* im integrativen Denken anders, nämlich als Prozess der Schemabildung verstanden wird, in dem *Narrative* (Muster, Scripts) und *interaktive Schemata* das Erleben, das Verhalten und die Kommunikationsstile des Menschen *longitudinal* organisieren und außerdem stets im *Wandel* bleiben (Osten 2009; vgl. Asubel 1969). Das integrative Denken spricht von lebenslaufbezogenen Entwicklungsperspektiven und einer *prozesshaften Persönlichkeitsorganisation* (Osten 2014). In der Verfahrensweise der OPD stellt die Therapeutin die Diagnose der *strukturellen Störung* mit ihren Funktionsniveaus vollständig ohne Einbezug von Einschätzungen und Bewertungen seitens ihrer Patientin; damit gerät die *Strukturdiagnose* zu einer oftmals pejorativen Zuschreibung.

Psychoanalyse und Tiefenpsychologie sind traditionell bestimmt von einem Denken, das das Individuum solipsistisch konzipiert hat und es in einer isolierenden Weise in das Zentrum ätiologischer Überlegungen rückt. Beide längsschnittlichen, ätiologisch orientierten Achsen der OPD verlegen demnach die Genese von Störungen mit forcierter Akzentuierung in das Individuum. Aus longitudinaler *und* aus sozialpsychologischer Sicht ist das so nicht haltbar (Luthar 2003). Die Tatsache, dass es natürlich das Individuum ist, das für sein Schicksal selbst verantwortlich zeichnen und für die belastenden Aspekte desselben eigene Bewältigungsmöglichkeiten finden muss, berechtigt nicht dazu, wie selbstverständlich auch die Ursachen für seine Störungen allein in seiner Seele auf Halde zu legen.

24.5 Die therapeutische Beziehung

Die therapeutische Beziehung ist Rahmen, Basis und Medium des therapeutischen Entwicklungsprozesses (Hermer und Röhrle 2008). Von Vertrauen und emotionaler Präsenz getragene Beziehungen zwischen Therapeutin und Patientin entstehen unter der Möglichkeit, sich auf Alterität einlassen und Prozessen, die hieraus zur Entfaltung kommen, Raum geben zu können (Waldenfels 2015). Im überlagerten Geschehen von Beziehungsgestaltung, diagnostischer Exploration und der Arbeit an Phänomenen der Übertragung, der Abwehr und des Widerstands stellen sich vielfältige Fragen der Orientierung. Klarheit im Ausdruck und Eindeutigkeit in der Bezogenheit sind zentrale Bedingungen in Hinsicht auf Macht- und Dominanzverhältnisse zwischen den Partnern. Der Ausdruck vollgültiger Subjektivität aufseiten der Therapeutin stellt hier den Schutz vor einseitigen Deutungsansprüchen dar. *Selektive Offenheit* und *partielles Engagement* stellen im integrativen Denken gleichermaßen das Äquivalent zur Abstinenzregel der Psychoanalyse dar (Osten 2010).

Der Weg, den Therapeutin und Patientin miteinander gehen, wird als ein *synergetischer Prozess leiblicher Begegnung* (Schmitz 1992) verstanden, den *beide* Interaktionsteilnehmer im Sinne der Therapieziele der Patientin steuern. Die Kunst der Beziehungsgestaltung in der Psychotherapie besteht darin, Wünsche nach Sicherheit (Affiliation) und Anleitung zu erfüllen, ohne sich aber längerfristig auf einseitige Rollenerwartungen festlegen zu lassen. Veränderungen geschehen in einem Wechsel von Erschütterung (Chaos-Phasen) und Konsolidierung (Ordnungs-Phasen), denn Krisen, sowohl in der Thematik und Lebenswelt der Patientin als auch in der therapeutischen Beziehung selbst, sind unabdingbarer Bestandteil bei tiefgreifenden Veränderungsprozessen.

Die Methode explorativen Vorgehens in der Diagnostik ist *phänomenologisch*, die Konstruktion von Hypothesen zur Krankheitsentstehung findet im Rahmen *intersubjektiver Hermeneutik* statt, die *ko-respondierende Validierungen* ätiologisch bedeutsamer Faktoren ermöglicht. Die gemeinsame Suchbewegung in *doppelter Expertenschaft* – die gemeinsame Suchbewegung zwischen Therapeutin und Patientin – verläuft *inferierend* von den *Phänomenen* zu den *Strukturen* und von dort aus weiter zu möglichen *Entwürfen* (Petzold 1993a). In dieser Form ist der diagnostische Prozess immer zugleich ein narrativer, konvivialer, Vertrauen bildender Beziehungsaufbau. Wissensgenerierung und Erkenntnisgewinn können hochvernetzt in therapeutische Wirksamkeit überführt werden. Der *Verzicht auf Standardisierung* bei gleichzeitiger Betonung von Intersubjektivität ist daher ein *Programm* zur Verminderung von Entfremdung und Verdinglichung.

24.6 Methodischer Aufbau und Durchführung der IPD

Wie zeigt sich die Vielgestaltigkeit beschädigten Lebens in der verdichtenden Situation der Initialphase von Psychotherapie? Unter dem Druck, in knapp bemessener Zeit ultrakomplexe Lebenszusammenhänge darzustellen, kommt es zu atmosphärischen Verdichtungen und unbewussten Inszenierungen von Teilen der zu vermittelnden Geschichte. Nicht alles kann erzählt werden, der Überschuss, das Vergessene, das Weggelassene und das Verleugnete drängen in psychodramatische Darstellung von Szenen. Zufälle, kommentierende Gesten, Missverständnisse und weitere Auffälligkeiten sind daher ebenso Gegenstand explorativen Interesses wie Daten und Fakten biografischer Erfahrung und Deutung. Dies erfordert in der Initialphase von Psychotherapie ein geschichtetes Vorgehen, innerhalb dessen eine solche Komplexität möglichst präzise erfasst werden kann. Im integrativen Ansatz erfolgt dies zum einen in einer *zeitlichen*, zum anderen in einer *inhaltlichen* Struktur, wobei Daten, Eindrücke und Resonanzen natürlich komplex über alle Strukturen hin zusammengeführt werden.

Die *zeitliche Ablaufstruktur* der IPD wird als „Initialphase der Psychotherapie" konzipiert und besteht aus vier Phasen: (1) *Vorfeld*: Hierunter werden die inneren und äußeren organisierenden Faktoren verstanden, die zur Aufnahme einer Psychotherapie führen. Aktuelle Auslöser und Motivationen hierzu werden, wenn möglich, schon im (2) *Erstkontakt* erfasst: Dies ist die erste faktische Kontaktaufnahme der Patientin zu ihrer Therapeutin, meist am Telefon. Hier werden schon vielschichtige Daten erhoben – Kurzschilderung der Problematik, Vermittlungswege, Therapiewünsche – sowie beziehungsrelevante Eindrücke ausgewertet – empathisches Eingehen, projektive Tendenzen, Resonanzen und Gegenübertragungsreaktionen. Das (3) *Erstinterview* stellt sodann eine situationsdiagnostische Einheit dar, in der eine erste „leibhaftige" Begegnung stattfindet. Das Erstinterview ist ein weitgehend unstrukturiertes oder nur wenig strukturiertes Gespräch über die Probleme und Sachverhalte, in dem die Patientin ihre Geschichte auf ihre eigene Weise narrativ auffalten soll. Alle Wahrnehmungsebenen der Therapeutin sind hier aktiviert (in der IPD werden fünf genannt: Narration, periverbale Expressionen – Leib, Mimik, Gestik, Bewegung –, Resonanzphänomene, Gegenübertragungsanalyse, intersubjektive Hermeneutik), die szenische und atmosphärische Darstellung haben

Vorrang, ebenso der Spontanprozess zwischen Beziehung und Übertragung.

In der nun folgenden detaillierten halbstrukturierten (4) *Anamnese* werden dann, in etwa drei bis vier Sitzungen (Probatorik), diejenigen Daten und Hintergründe exploriert, über die die erste szenisch-diagnostische Einheit des Erstinterviews noch wenig Aufschluss geben konnte. Nun wechselt das Gespräch zwischen der freien Darstellung durch die Patientin und den strukturierenden Fragen der Therapeutin. Die Exploration der genaueren Umstände des Entstehens der Erkrankung, die Zusammenhänge zwischen Lebens- und Krankheitsgeschichte sind oft erst hier möglich, ebenso die Befunderhebung und Klassifikation.

Die *inhaltliche Struktur* der IPD wird in den „Fünf Modulen der Integrativen Psychotherapeutischen Diagnostik" konzipiert und besteht aus der (1) *Psychosozialen Anamnese*, der (2) *Klassifikation* nach ICD/DSM, der (3) *Ätiologischen Diagnostik*, der (4) *Persönlichkeitsdiagnostik*, einschließlich der salutogenen Perspektiven (Ressourcen, Resilienzen, Potenziale) und zuletzt der (5) *Behandlungsplanung* (Indikationsstellung, Prognose, Therapieziele, Interventionsplanung, Kontrakt). In aller Kürze werden jetzt Inhalte und Funktion der Module beschrieben (Checklisten zur zeitlichen und inhaltlichen Struktur der IPD finden sich unter: http://www.utb-shop.de/integrative-psychotherapeutische-diagnostik-ipd-10122.html).

Modul 1: Psychosoziale Anamnese
Ausgangspunkt anamnestischer Betrachtungen ist immer die *Lebens- und Realsituation* des Patienten (Dührssen 1990). Das ist bedeutsamer, als es zunächst den Anschein hat. Was wir sehen, ist der Schnitt durch einen fest gewundenen Strang von pathogenen, salutogenen wie defizitären Entwicklungen über die ganze Lebensspanne hin. Die gesamte historische Entwicklung bildet sich hier, als Ausdruck gelebten Lebens in Leiblichkeit und Identität, in bewussten und unbewussten, in gesunden und dysfunktionalen Verschränkungen ab. Aus Zuspitzungen heraus hat sich die Therapiemotivation ergeben, manchmal durch krisenhafte Entwicklungen. *Vulnerabilität* und

Resilienz, *Attribution* und *Akkumulation* aller Lebenserfahrungen zeigen sich in verschiedenen Lebensbereichen. Nicht alle Stränge sind gleichermaßen in Mitleidenschaft gezogen. Die psychosoziale Anamnese kann Funktionsbereiche eröffnen, die Ressourcen darstellen. Oft erschöpfen sich Probleme nicht in der vorgetragenen Fokalthematik, dem Anlass der Therapieaufnahme, manchmal ergibt sich eine Dynamik, in der die Fokalthematik den Anschein des Vorgeschobenen erhält. Für die später anstehende Analyse entwicklungspsychologischer Faktoren ist es ratsam, die Dinge von hier, also „von der Oberfläche aus", anzugehen und immer wieder den Bezug zu dieser herzustellen (Checkliste findet sich unter: http://www.utb-shop.de/integrative-psychotherapeutische-diagnostik-ipd-10122.html).

Modul 2: Befunderhebung und Klassifikation
Im zweiten Modul der IPD geht es um die querschnittliche Erfassung vorliegender Störungen im Sinne einer Zuordnung zu bestehenden nosologischen Kategorien, also um die Befunderhebung nach Kriterien der Allgemeinen Psychopathologie (Pathologie der einzelnen Elementarfunktionen) und die Klassifikation im engeren Sinne nach ICD oder DSM (Fähndrich et al. 2018; Payk 2015; Arolt et al. 2011; Möller 2000). Präziser als die diagnostischen Kriterien in ICD und DSM führen die psychopathologischen Beschreibungen der Elementarfunktionen zu differenzialdiagnostischen Abgrenzungen der Störungsbilder. Die Allgemeine Psychopathologie nimmt einesteils den individuellen Menschen in den Blick, andernteils versucht sie, das Regelhafte im Individuellen zu erfassen. Sie steht damit in einer Lücke zwischen idiografisch-kasuistischen und nomothetischen Bemühungen. Erleben und Verhalten des Menschen stehen immer in lebendigen Wechselbeziehungen zwischen persönlicher Historie, Aktualsituation und gesellschaftlichem und institutionellem Kontext. Im Versuch der Verobjektivierung kann man sich als Therapeut aus diesem Kontext nicht lösen. Aus integrativer Sicht muss daher ein konsequenter Verzicht auf Objektivität geleistet und jedes Ergebnis als prozesshaft be-

wertet werden (prozessuale *Be*schreibung statt *Fest*schreibung).

Modul 3: Ätiologische Diagnostik

Für ein Therapieverfahren, das biografisch-aufdeckend arbeitet und an den kausalen Strukturen von Dysfunktionalität orientiert ist, wird offenkundig, dass dieses Modul das Kernstück des Ansatzes darstellt. Das dritte Modul der IPD ist mit der zentralen Thematik der Genese von Dysfunktionalität, in der Zusammenschau mit salutogenetischen Faktoren, befasst. Die Faktoren der ätiologischen Diagnostik werden über die Methodik der „entwicklungspsychologischen Tiefenexploration (Osten 2019) hier in acht Schichten erhoben". Die erste betrifft die akut vorfindliche (1) *Akutsymptomatik und klinische Phänomenologie* inklusive der körperlichen Symptome und des *Leiberlebens*. In der zweiten gilt es, den zeitlichen (2) *Beginn* der Störung mit ihren möglichen *Auslösern* zu explorieren und eine lebensgeschichtliche Dynamik zwischen *auslösenden*, *zugrunde liegenden* und *aufrechterhaltenden* Faktoren der Störung zu erfassen. In der dritten sollen (3) *Verlauf, Phasen* und *Prozesse* der akuten Störung sichtbar werden. In der vierten Schicht soll überprüft werden, ob neben der Akutsymptomatik weitere, (4) *komorbide Beeinträchtigungen* vorliegen. Wenn dies der Fall ist, so sollen die akuten und die komorbiden Störungen in ihrer ätiologischen *Interferenz* untersucht werden.

Sodann wird in der fünften Schicht die (5) *longitudinale Akkumulation* aller im Lebenslauf vorkommenden Störungen gesichtet und in ihrer Bedeutung für die akute Störung gewichtet. Hier geht es um die longitudinale Dynamik zwischen *Vulnerabilität, Resilienz, Attribution und Akkumulation*. Die sechste Schicht exploriert (6) *attributionelle Muster* und *subjektive Krankheits- und Veränderungstheorien* aus den Bedeutungssystemen der Patientin, und in der siebten Schicht wird die (7) *Dynamik von Abwehr- und Bewältigungsmustern* analysiert. Hierbei geht es nicht nur um die pathogenetisch relevanten Abwehrstrategien, sondern auch um die salutogenen Perspektiven des *Coping* und der kreativen Anpassungsleistungen (*Creating, Selbstheilungs-*

versuche, frühere Therapien). Und hierunter wiederum fallen auch *Sekundärfunktionen* die Störung betreffend, im Rahmen der dynamischen Regulation des Subjekts. Die achte Schicht befasst sich mit der Erhebung des (8) *subjektiven Leidendrucks,* möglichen *Einschränkungen im Lebensvollzug* durch die akute Störung und der *Veränderungsbereitschaft*.

Im Überblick:

1) Akutsymptomatik und klinische Phänomenologie
2) Beginn und Auslöser
3) Verlauf, Phasen und Prozess
4) Akute Komorbidität
5) Longitudinale Akkumulation
6) Attributionelle Muster, subjektive Krankheits- und Veränderungstheorien
7) Abwehr, Funktion und Bewältigung
8) Einschränkungen im Lebensvollzug und Leidensdruck

Während die ersten fünf Erhebungsebenen im Schwerpunkt die Ätiopathogenese fokussieren, rücken die letzten drei Ebenen wichtige Behandlungsvoraussetzungen in den Blick und eröffnen Möglichkeiten der Prognostik, die dann in der Behandlungsplanung wiederum eine zentrale Rolle spielen.

Modul 4: Persönlichkeitsdiagnostik, Ressourcen, Potenziale und Resilienz

Im vierten Modul der IPD geht es um die salutogene Perspektive auf den Menschen. Psychische und psychosomatische Dysfunktionalität bedeutet nicht, dass das Subjekt *durch und durch* krank ist. Störungen betreffen immer nur Teilbereiche der Funktionalität, weite Felder lebensbiografischer und lebensweltlicher Erfahrungen, viele Funktionsbereiche der Persönlichkeit mit ihren Resilienzen bleiben davon unberührt. Dieser Blickpunkt ist in der Akutphase von Dysfunktionalität von herausragender Bedeutung, weil Bewusstseinseinengungen für Einbußen in den Bereichen positiver Kontrollerwartungen und Prospektionen sorgen können (Osten und Wörmer 2006). Die Diagnostik der *„healthy functioning personality"* kann in dieser Weise eine Aktualisierung von Ressourcen, Fähigkeiten und Potenzialen ins Bewusstsein heben. Ähnliches gilt für die Erhebung von Ressourcen und Resilienzbereichen, die den Zugriff auf vorhandene Potenziale wieder ermöglichen. Die salutogenetische Perspektive stellt immer den Ansatzpunkt psychotherapeutischer Bemühungen dar. Hierzu wurde eine Heuristik einerseits zu den Dimensionen psychosozialer Ressourcenfelder, andererseits zu Faktoren der „*healthy functioning personality*" entwickelt, die in den Checklisten einzusehen sind.

Modul 5: Behandlungsplanung

Im letzten Modul der Integrativen Psychotherapeutischen Diagnostik geht es um die synoptische Zusammenschau aller bis hierhin erhobenen Informationen und Faktoren im Sinne einer kurz-, mittel- und langfristigen Interventionsplanung. Dieses Modul soll gewährleisten, dass die im explorativen Procedere gewonnenen Erkenntnisse soweit als möglich in ein sinnvolles und tragfähiges, prozessual organisiertes Behandlungscurriculum umgesetzt werden. So wird diese diagnostische Einheit unterteilt in fünf Arbeitsschritte – (1) Indikation, (2) Prognose, (3) Therapieziele und (4) Interventionsplanung sowie die (5) Kontrakterstellung zwischen Patient und Psychotherapeut (vgl. Mans 2000; König 1994). Diese Inhalte werden im Detail beschrieben in Osten (2019, S. 310 ff.).

Mediengestützte Diagnostik

Neben der dialogischen Exploration ist die medienengestützte Anamnese eine weitere, in vieler Hinsicht ergänzende Methodik, mithilfe derer letztlich alle persönlichkeitsrelevanten Bereiche differenziell und verdichtet exploriert werden können. Auf diese komplexen Techniken kann in diesem Rahmen nur hingewiesen werden. Theoretische Anleitungen, praktische Erfahrung und supervisorische Überprüfungen sind vonnöten, will man diese Methoden und Techniken in der Diagnostik zur Anwendung bringen (hierzu: Petzold und Orth 1990, 1991, 1994; Osten 2017b). Kreative Methoden besitzen starke evokative und damit auch diagnostische Potenz, weil sie den Ausdruck des Patienten und die Wahrnehmung

des Therapeuten in Bereiche des Nonverbalen, Vergessenen und Verdrängten führen. Zum Einsatz kommen im initialen Prozess vor allem das Malen mit Jaxon-Wachsmalkreiden, die differenzielle Arbeit mit Ton und szenische Techniken. Nach integrativem Verständnis ist die mediale Arbeit aber keineswegs nur durch das nonverbale Moment gekennzeichnet, sondern gerade dadurch, dass sie Verbalität und Nonverbalität verbindet, entsinnlichte Sprache wieder mit sinnlichen Qualitäten anreichert und umgekehrt (Petzold et al. 2018; Lamacz-Koetz und Petzold 2009).

Die diagnostische Arbeit mit Medien besitzt darüber hinaus eine die Dyade entlastende Funktion. Die Expression ermöglicht Patienten einen exzentrierten Blick auf ihre Person, ihre Lebensgeschichte und ihre Themen. Die therapeutische Beziehung wird vorübergehend triadisiert, Patient und Therapeut schauen gemeinsam auf etwas Drittes, die relationalen Mentalisierungsräume werden dadurch entlastet. Die gestalteten Medien erhalten so eine *intermediäre Funktion*. Wird ein Bild gemalt, eine Skulptur geformt, eine Szene gestellt, bleibt die Erfahrung als ein mit Bedeutung aufgeladenes Objekt (z. B. als Bild, als Skulptur oder Foto) erhalten. Allen Techniken gemeinsam ist daher, dass ihre Produkte zu Symbolgegenständen der jeweilig behandelten Themen werden, prekäre Repräsentationsmöglichkeiten werden so unterstützt.

24.7   Die Integrative Diagnose

Der strukturelle Aufbau der Integrativen Diagnose folgt im Wesentlichen den fünf Modulen der IPD und sie ist beschreibend. Sie werden eingeführt durch die Personendaten und den Anlass der Therapieaufnahme und ansonsten in der etwas veränderten Reihenfolge wiedergegeben, wie das der allgemeinen Praxis der Diagnosestellungen im psychotherapeutisch-psychiatrischen Bereich entspricht. Der längsschnittliche Punkt *Biografie, Entwicklung und Sozialisation* ist implizit im Modul 3 (Ätiologie) enthalten, wird in der Diagnose aber extra aufgeführt, weil hier mehr als nur in der Ätiologie auch salutogene Aspekte angesprochen werden. Von der Form her ist die Integrative Diagnose beschreibend/deskriptiv; im Bereich der Krankheitsentstehung werden ätiologische Hypothesen generiert. Die Struktur der Integrativen psychotherapeutischen Diagnose im Überblick: (1) Personendaten, (2) Anlass der Therapieaufnahme, (3) Klassifikation, (4) psychopathologischer Befund, (5) Lebens- und Realsituation, (6) Biografie, Entwicklung und Sozialisation, (7) Ätiologie, (8) Persönlichkeit, Ressourcen, Resilienz, (9) Behandlungsplanung.

24.8 Initiale und prozessuale Diagnostik

Jede Diagnose muss Hypothese bleiben. Es versteht sich von selbst, dass die initiale Diagnostik innerhalb probatorischer Sitzungen vor allem in ätiologischer Hinsicht nur erste Entwürfe gestalten kann. Einerseits gibt es klare Limitierungen, was Patienten und Patientinnen in einer Phase noch großer Fremdheit an Selbstöffnung zugemutet werden kann, andererseits können diese zu Beginn einer Therapie sich selbst und ihre Lebensgeschichte oft noch gar nicht zum Ausgangspunkt und Medium ihres Erlebens machen. Schrittweise und immer wieder aufs Neue werden Voraussetzungen und Bereitschaften für das tiefenhermeneutische Vorgehen thematisiert und erweitert (Petzold und Schuch 1992; Bartling et al. 1992). In dieser Weise stellen sich Lebens- und Krankheitsgeschichte, je nach prozesshaft hinzukommenden Informationen, immer wieder in ein neues, verändertes und korrigiertes Licht.

So werden diagnostische Einschätzungen immer weiter präzisiert, mit ihnen schreitet der Prozess der Diagnostik und des Selbsterkennens voran, Notwendigkeiten der Behandlungsplanung werden adjustiert, und auch die klassifikatorische Bestimmung, am Beginn oft noch das einfachste, wandelt ihr Gesicht. Selbst Ressourcen und Resilienzen sind zu Beginn der Psychotherapie oft unter depressiven Stimmungen verschüttet und geben erst nach und nach Potenziale und Bedeutung frei. Die Archive der Erinnerung (Schacter 1996) lassen sich also nicht in digitaler Weise öffnen, und das ist gut so. Weder der diagnostische noch der therapeutische Prozess lässt sich

interventiv beschleunigen. Das zwingt unsere Erkenntnisinteressen zu menschlicher Bescheidenheit und die psychotherapeutische Diagnostik zu prozessualen Anpassungen.

Prozesse werden gestaltet einerseits durch den Rückgriff auf Vorangegangenes und andererseits durch den Ausgriff auf Erreichbares. Die Stellung der Psychotherapie, im Scheitelpunkt dieser beiden Strebungen, erlaubt ihr, Impulse, die in dieser Gegenwart als Wünsche, Bedürfnisse und Notwendigkeiten aufkommen, für subjektive Intentionen nutzbar zu machen. Die ununterbrochene Rekursivität menschlicher Mentalisierungswelten – zwischen Erinnerung, Suche nach Sinnstrukturen, Motivation, Handlung und Antizipation –, die Möglichkeiten des Menschen zu hologrammartiger Assoziativität, sorgen beständig für nur chaostheoretisch erklärbare Bifurkationen – Zustandsänderungen und Verzweigungen des Erlebens. Menschliche Lebensbewegungen verhalten sich aus diesem Grund nichtlinear, dissipativ (Prigogine und Stengers 1999).

Hinsichtlich der Veränderungsprozesse beim Menschen muss man von einer autochthonen Bewegung ausgehen, die sich nur zum Teil von außen steuern lässt, respektive deren Eigenbewegung durch therapeutische Manipulationsversuche eher gestört und verzögert wird. Wie also sind therapeutische Prozessbewegungen zu verstehen? Wie kann man diese Eigenbewegung fördern? Die Antwort lautet: indem man nichts von ihr will, indem man Entwicklungsräume für sie schafft, sie laufen lässt und ihr interessiert zuschaut. Anstatt also immer noch weitere Versicherungs- oder Objektivierungsversuche aufzubauen, um faktizistische Wahrheiten zu produzieren, bräuchte man *Zeit* und *Geduld*. In Zeiten des Funktionalismus Mangelware, bloß aus diesem Grund aber nicht abzulehnen.

Zeit, die Phänomene in Erscheinung treten zu lassen, sie (nur!) am Rande (nicht im Zentrum!) zu berühren, Aufmerksamkeit auf sie zu lenken, um zu sehen, was dann ohne Weiteres (durch die Berührung, durch die herangeführte Bewusstheit) von alleine geschieht und wie das (auf das Subjekt) wirkt. Durch diese Berührung entsteht eine Eigenbewegung, zuerst in den Emotionen, dann im Geist, dann in den Intentionen, dann ins Handeln übergehend. Diese Bewegung *macht* nicht der Therapeut, nicht einmal der Patient, sie entsteht von allein, und beide Interaktionsteilnehmer haben teil. Man muss dem Wasser kein Bett graben, es fließt von selber durch die Landschaft und bahnt sich dort seinen Weg. Das besitzt auch eine eigene Schönheit. Dies ist prozesshaftes Verstehen und Arbeiten im integrativen Denken. Goethe (1833) hat wohl diese Zusammenhänge gesehen, als er sagte: „Man suche nur nichts hinter den Phänomenen, sie selbst sind die Lehre."

24.9 Schlusswort

Die Wahrnehmung von Diversität und Andersheit, das Verstehen des Menschen in der Einzigartigkeit seiner Biografie und Person, das Erfassen seiner Lebensbewegungen zwischen Handlung und Widerfahrnis, zwischen bewusster Gestaltung und unbewusster Inszenierung, ist vielleicht die verantwortungsvollste Aufgabe des Psychotherapeuten.

Diagnostik ist ein machtvolles Deutungsinstrument. Die Theorien, die sie fundieren, müssen aus diesem Grund dem Menschen angepasst sein und nicht umgekehrt. Wenn die Psychotherapie ihr emanzipatorisches Ansinnen verwirklicht wissen will, muss sie den Menschen, den sie „behandelt", in ihr Denken, ihre Prozesse einbeziehen, ihn zur Selbstbemächtigung ermutigen. Der hier vorgestellte Ansatz einer humanwissenschaftlich und klinisch fundierten, intersubjektiv-hermeneutisch durchgeführten Diagnostik sollte dies ermöglichen.

Die Aneignung dieser Methodik mag eine zum Teil mühsame Investition sein, teils, weil die Anforderung besteht, sich aktuelle Wissensbestände anzueignen, über den Tellerrand des Klinischen hinauszublicken ins Philosophische, teils aber auch, weil man unter Umständen liebgewonnene, schultheoretische Anschauungen hinterfragen oder sogar hinter sich lassen muss. Die abenteuerliche Freude an diesen Formen von Pluralismus und Transversalität liegt ganz aufseiten derer, die diesen Schritt ins Neuland wagen. Und natürlich aufseiten derer, die in den Genuss ihrer Resultate gelangen: unserer Patienten.

Literatur

Anokhin PK (1978) Beiträge zur allgemeinen Theorie des funktionellen Systems. Gustav Fischer, Jena

Antonovsky A (1997) Salutogenese. Zur Entmystifizierung der Gesundheit. dgvt, Tübingen

Arbeitskreis OPD (2009) Operationalisierte Psychodynamische Diagnostik OPD-2. Manual für Diagnostik und Therapieplanung. Huber, Bern

Arolt V, Reimer C, Dilling H (2011) Basiswissen Psychiatrie und Psychotherapie. Springer, Berlin

Asubel DP (1969) Educational psychology. A cognitive review. Holt, Rinehart & Winston, New York

Bandura A (1979) Sozialkognitive Lerntheorie. Klett, Stuttgart

Barocas R, Seifer R, Sameroff AJ (2003) Defining environmental risk: multiple dimensions of psychological vulnerability. Am J Community Psychol 13(4):433–447

Bartling G, Echelmeyer L, Engberding M, Krause R (1992) Probolemanalyse im therapeutischen Prozess. Kohlhammer, Stuttgart

Bastine R, Fiedler P, Kommer D (1989) Was ist therapeutisch an der Psychotherapie? Versuch einer Bestandsaufnahme und Systematisierung der psychotherapeutischen Prozessforschung. Z Klin Psychol 18:3–22

Berger PL, Luckmann T (1969) Die gesellschaftliche Konstruktion der Wirklichkeit. Eine Theorie der Wissenssoziologie. Fischer, Frankfurt am Main

Berk LE (2004) Entwicklungspsychologie. Pearson Studium, München

Bierhoff H-W, Frey D (2011) Sozialpsychologie, Bd. I: Individuum und Soziale Welt. Hogrefe, Göttingen

Bischof-Köhler D (2000) Kinder auf Zeitreise. Theory of Mind, Zeitverständnis und Handlungsorganisation. Huber, Bern

Blaser A, Heim E, Ringer C, Thimmen M (1992) Problemorientierte Psychotherapie. Ein integratives Konzept. Huber, Bern

Böhme G (2008) Ethik leiblicher Existenz. Über den Umgang mit der eigenen Natur. Frankfurt am Main, Suhrkamp

Breslau N, Davis GC, Andreski P (1991) Traumatic events and posttraumatic stress disorder in an urban population of young adults. Arch Gen Psychiatry 48:216–222

Breslau N, Kessler RC, Chilcoat HD (1998) Traumatic events and posttraumatic stress disorder in community. The 1996 Detroit Area Survey of Trauma. Arch Gen Psychiatry 55:626–632

Brisch K-H (2019a) Bindungsstörungen. Grundlagen, Diagnostik und Therapie vom Säuglingsalter bis zum alten Menschen. Klett-Cotta, Stuttgart

Brisch K-H (2019b) Familien unter Hoch-Stress. Beratung, Therapie und Prävention für Schwangere, Eltern und Säuglinge in Ausnahmesituationen. Klett-Cotta, Stuttgart

Buss DM (2004) Evolutionäre Psychologie. Pearson Studium, Heidelberg

Charuvastra A, Cloitre M (2008) Social bonds and PTSD. Annu Rev Psychol 59:301–328

Courtois CA, Ford JD (2010) Komplexe traumatische Belastungsstörungen und ihre Behandlung. Junfermann, Paderborn

Dührssen A (1990) Die biographische Anamnese unter tiefenpsychologischem Aspekt. V & R, Göttingen

Egger J, Fazekas C, Pieringer W, Wisiak UV (2014) Biopsychosoziale Medizin. Springer, Wien

Fähndrich E, Stieglitz R-D, Haug A, Kis B, Kleinschmidt S, Thiel A (2018) Das AMDP-Buchset. Bd. 1: Das AMDP-System. Manual zur Dokumentation Psychiatrischer Befunde. Bd. 2: Leitfaden zur Erfassung des Psychopathologischen Befundes. Bd. 3: Praxisbuch AMDP. Hogrefe, Göttingen

Filipp S-H, Aymanns P (2018) Kritische Lebensereignisse und Lebenskrisen. Vom Umgang mit den Schattenseiten des Lebens. Kohlhammer, Stuttgart

Flammer A (1990) Erfahrung der eigenen Wirksamkeit. Einführung in die Psychologie der Kontrollmeinung. Huber, Bern

Foucault M (1969) Archäologie des Wissens. Suhrkamp, Frankfurt am Main, Ausgabe 1981

Foucault M (2012) Die Ordnung des Diskurses. Fischer, München

Funder DC, Parke R, Tomlinson-Keesey C, Widman K (1993) Studying lives through time: approaches to personality and development. APA, Washington, DC

Gallagher S (2017) Enactivist interventions. Oxford University Press, Oxford

von Goethe JW (1833) Maximen und Reflexionen. Cotta'sche Buchhandlung, Stuttgart, Ausgabe 2012, von Römerweg-Marix, Wiesbaden

Grawe K, Donati R, Bernauer P (1994) Psychotherapie im Wandel. Von der Konfession zur Profession. Hogrefe, Göttingen

Gysi J (2020) Diagnostik von Traumfolgestörungen. Mulitaxiales Trauma-Dissoziations-Modell nach ICD-11. Göttingen, Higrefe

van der Hart O, Nijenhuis ERS, Steele K (2008) Das verfolgte Selbst. Junfermann, Paderborn

Hermer M, Röhrle B (2008) Handbuch der therapeutischen Beziehung, Bd 1–2. Hogrefe, Göttingen

Höfner C, Schigl B (2012) Geschlecht und Identität Implikationen für Beratung und Psychotherapie Gendertheoretische Perspektiven. In: Petzold HG (Hrsg) Identität. Ein Kernthema moderner Psychotherapie. Interdisziplinäre Perspektiven.Wiesbaden, VS, S 127–156

Hurrelmann K, Bauer U (2015) Einführung in die Sozialisationstheorie. Das Modell der produktiven Realitätsverarbeitung. Beltz, Weinheim

Hurrelmann K, Ulich D (1998) Handbuch der Sozialisationsforschung. Beltz, Weinheim

Husserl E (1913) Ideen zu einer reinen Phänomenologie und phänomenologischen Philosophie. Heidelberg: Springer. Felix Meiner, Hamburg, Ausgabe 2009

Kahn RL, Antonucci TC (1980) Convoys over the life course: attachement, roles, and social support. In: Baltes PB, Brim OG (Hrsg) Life span development and beaviour. Academic, New York, S 253–286

Kessler RC, Sonnega A, Bromet E (1995) Posttraumatic stress disorder in the National Comorbidity Survey. Arch GenPsychiatry 52:1048–1060

Keupp H (2016) Reflexive Sozialpsychologie. Springer, Berlin

van der Kolk BA (2015) Verkörperter Schrecken. Traumaspuren im Gehirn, Geist und Körper und wie man sie heilen kann. Probst, Lichtenau

König K (1994) Indikation. Entscheidungen vor und während einer psychoanalytischen Therapie. V&R, Göttingen

Kortendiek B, Riegraf B, Sabisch K (2019) Handbuch Interdisziplinäre Geschlechterforschung, Bd 1–2. Springer, Berlin

Kulka RA, Schlenger WE, Fairbank JA et al (1990) Trauma and the Vietnam War Generation. Brunner-Mazel, New York

Lamacz-Koetz I, Petzold HG (2009) Nonverbale Kommunikation in der Supervision und ihre leibtheoretische Grundlage. Wenn Sprache nicht ausreicht – Eine explorative Studie. In: SUPERVISION: Theorie – Praxis – Forschung Ausgabe 03/2009. www.fpi-publikationen.de/supervision. Zugegriffan am 20.12.2019

Levine PA (2015) Trauma und Gedächtnis. Die Spuren unserer Erinnerung in Körper und Gehirn. Kösel, München

Luthar S (2003) Resilience and vulnerability. Adaption in the context of childhood adversities. Cambridge University Press, New York

Mans EJ (2000) Differentielle Diagnostk. In: Laireiter RA (Hrsg) Diagnostik in der Psychotherapie. Springer, Berlin, S 121–160

Marcel G (1967) Die Menschenwürde und ihr existentieller Grund. Knecht, Frankfurt am Main

Massing A (1994) Zukunft braucht Herrschaft. Kontext 25:100–114

Mead GH (1975) Geist Identität und Gesellschaft. Suhrkamp, Frankfurt am Main

Mentzos S (2010) Lehrbuch der Psychodynamik. Die Funktion der Dysfunktionalität psychischer Störungen. V & R, Göttingen

Merleau-Ponty M (1966) Phänomenologie der Wahrnehmung. de Gruyter, Berlin

Möller H-J (2000) Standardisierte psychiatrische Befunddiagnostik. Möller Laux Kapfhammer 2000:388–411

Moré A (2013) Die unbewusste Weitergabe von Traumata und Schuldverstrickungen an nachfolgende Generationen. J Psychol 21(2). https://www.journal-fuer-psychologie.de/index.php/jfp/article/view/268/310-#fn_N100D1. Zugegriffan am 20.12.2019

Neyer FJ, Asendorpf JB (2017) Psychologie der Persönlichkeit. Springer, Berlin. [6. Aufl. von Asendoprf (2007)]

Norris FH (1992) Epidemiology of trauma: frequency and impact of different potentially traumatic events on different demographic groups. J Consult Clin Psychol 60:409–418

Osten P (1994) Die Anamnese in der Psychotherapie. Konzepte zur theoretischen und praktischen Fundierung. Integr Ther 20(4):393–430

Osten P (2000) Die Anamnese in der Psychotherapie. Klinische Entwicklungspsychologie in der Praxis, 2. Aufl. UTB-Reinhardt, München

Osten P (2009) Evolution, Familie und Persönlichkeitsentwicklung. Integrative Perspektiven in der Ätiologie psychischer Krankheiten. Krammer, Wien

Osten P (2010) Der Therapeut als „mitfühlender Freund"? Eine Bewusstseinsethik für die therapeutische Beziehung. Caritas-Publikationen, Köln. http://www.vabs.caritas.de/72168.html

Osten P (2014) Entwicklungs- und Prozessorientierung in der Psychotherapeutischen Diagnostik. Eine Integrative Betrachtungsweise. Internet Zeitschrift resonanzen. Zugriff über: file:///C:/Users/mail/Downloads/334-1254-1-SM.pdf, Abruf vom 20.12.2019. Zugegriffan am 20.12.2019

Osten P (2017a) Die Liebe in der Psychotherapie. Internationale Zeitschrift für Philosophie und Psychosomatik. http://www.izpp.de/fileadmin/user_upload/Ausgabe-1-2017/009Osten1_2017.pdf

Osten P (2017b) Kontrollanalyse „revisited". Funktionen, Ziele und Methoden in der Integrativen Therapie. Resonanzen. E-Journal für biopsychosoziale Dialoge in Psychosomatischer Medizin, Psychotherapie, Supervision und Beratung 5(1):27–53. http://www.resonanzenjournal.org

Osten P (2018) Familiendynamik und Transgenerationales Verstehen aus Sicht der Integrativen Therapie. https://www.academia.edu/37480796/Fam_Dyn_Evo_Osten

Osten P (2019) Integrative Psychotherapeutische Diagnostik (IPD). UTB-facultas, Wien

Osten P, Wörmer I (2006) Allgemeine Interaktions- und Persönlichkeitstheorien. Wissenschaftliche Zugänge zu Genese und Funktion der Persönlichkeit. Donau Universität, Krems

Payk TR (2015) Psychopathologie. Vom Symptom zur Diagnose. Springer, Berlin

Petzold HG (1993a) Das Ko-respondenzmodell als Grundlage der Integrativen Therapie und Agogik. In: Petzold HG (Hrsg) Integrative Therapie. Modelle, Theorien und Methoden für eine schulenübergreifende Psychotherapie. Junfermann, Paderborn, S 19–90

Petzold HG (1993b) Integrative Therapie. Modelle, Theorien und Methoden für eine schulenübergreifende Psychotherapie, Bd 1–3. Junfermann, Paderborn

Petzold HG (2003) Der „Tree of Science" als metahermeneutische Folie für Theorie & Praxis der Integrativen Therapie. In: Petzold HG (Hrsg): Integrative Therapie. Modelle, Theorien und Methoden für eine schulenübergreifende Psychotherapie, Bde. I, II, III. Paderborn: Junfermann (2., überarb u. erw Aufl., erste Auflage von 1993), S 375–382

Petzold HG (2004) Transversale Identität und Identitätsarbeit. (Teil I): Die Integrative Identitätstheorie als Grundlage für eine entwicklungspsychologisch und sozialisationstheoretisch begründete Persönlichkeitstheorie und Psychotherapie – Perspektiven „klinischer Sozialpsychologie". Polyloge: https://www.fpi-publikation.de/images/stories/downloads/polyloge/Petzold-Identaetstheorie-Polyloge-10-2001.pdf. Zugegriffan am 20.12.2019

Petzold HG (2005) Transversale Identität und Identitätsarbeit. (Teil II): Die Integrative Identitätstheorie als Grundlage für eine entwicklungspsychologisch und sozialisationstheoretisch begründete Persönlichkeitstheorie und Psychotherapie – Perspektiven „klinischer Sozialpsychologie". Integr Ther 31(4):373–400

Petzold HG (2011) Der „Informierte Leib" embodied und embedded als neues Konzept, „Körper-Seele-Geist-Welt-Verhältnisse" besser zu verstehen. In: Petzold HG (Hrsg) Menschenbilder in der Psychotherapie. Interdisziplinäre Perspektiven und die Modelle der Therapieschulen. Krammer, Wien

Petzold HG (2012) Identität. Ein Kernthema moderner Psychotherapie – Interdisziplinäre Perspektiven. VS, Wiesbaden

Petzold HG (2017) Die eigene Lebensgeschichte verstehen lernen. http://www.fpi-publikation.de/images/stories/downloads/HeilkraftSprache/petzold-1996r-die-eigene-lebensgeschichte-verstehen-lernen-heilkraft-sprache-22-2017.pdf. Zugegriffan am 20.12.2019

Petzold HG, Orth I (1990) Die neuen Kreativitätstherapien. Handbuch der Kunsttherapie, Bd I–II. Junfermann, Paderborn

Petzold HG, Orth I (1991) Körperbilder in der Integrativen Therapie. Darstellungen des phantasmatischen Leibes durch „body charts" als Technik projektiver Diagnostik und kreativer Therapeutik. Integr Ther 17:117–146

Petzold HG, Orth I (1993) Integrative Kunstpsychotherapie und therapeutische Arbeit mit kreativen Medien an der Europäischen Akademie für Psychosoziale Gesundheit (EAG). In: Petzold HG, Sieper J (Hrsg): Integration und Kreation. Modelle und Konzepte der Integrativen Therapie, Agogik und Arbeit mit kreativen Medien. Paderborn, Junfermann Bd. II, S 559–574

Petzold HG, Orth I (1994) Kreative Persönlichkeitsdiagnostik durch mediengestützte Techniken in der Integrativen Therapie und Beratung. Integr Ther 20:340–391

Petzold HG, Schuch H-W (1992) Grundzüge des Krankheitsbegriffes im Entwurf der Integrativen Therapie. In: Pritz A, Petzold HG (Hrsg) Der Krankheitsbegriff in der modernen Psychotherapie. Junfermann, Paderborn, S 371–486

Petzold HG, Sieper J (2008) Der Wille, die Neurowissenschaften und die Psychotherapie. Bd. 1: Zwischen Freiheit und Determination, Bd. 2: Psychotherapie des Willens. Theorie, Methoden und Praxis. Sirius, Bielefeld

Petzold HG, Goffin J, Oudhof J (1993) Protektive Faktoren und Prozesse. Die positive Perspektive in der longitudinalen klinischen Entwicklungspsychologie und ihre Umsetzung in der Praxis in der Integrativen Therapie. In: Petzold HG, Sieper J (1993): Integration und Kreation. Modelle und Konzepte der Integrativen Therapie, Agogik und Arbeit mit kreativen Medien. Paderborn, Junfermann, Bd. 1, S 173–267

Petzold HG, Wolf HU, Landgrebe B, Josic Z, Steffan A (2000) Integrative Traumatherapie. Modelle und Konzepte für die Behandlung von Patienten mit posttraumatischer Belastungsstörung. In: van der Kolk BA, McFarelane AC, Weisaeth L (Hrsg): Traumatic Stress.

Grundlagen und Behandlungsansätze, Theorie, Praxis und Forschung zu posttraumatischem Stress sowie Traumatherapie. Paderborn, Junfermann, S 445–579

Petzold HG, Leeser B, Klempnauer E (2018) Wenn Sprache heilt. Handbuch für Poesie- und Bibliotherapie, Biographiearbeit und Kreatives Schreiben. Festschrift für Ilse Orth. Aisthesis, Bielefeld

Plessner H (2019) Philosophische Anthropologie. Suhrkamp, Frankfurt am Main

Prigogine I, Stengers I (1999) Dialog mit der Natur. Piper, München

Radebold H, Bohleber W, Zinnecker J (2009) Transgenerationale Weitergabe kriegsbelasteter Kindheiten. Beltz-Juventa, Weinheim

Renneberg B, Hammelstein P (2006) Gesundheitspsychologie. Springer, Berlin

Rensing L, Koch M, Rippe B, Rippe V (2005) Mensch im Stress: Psyche, Körper, Moleküle. Spektrum, Heidelberg

Resnik HS, Kilpatrick DG, Dansky BS (1993) Prevalence of civilian trauma and posttraumatic stress disorder in a representative national sample of women. J Consult Clin Psychol 61:984–991

Rolf J, Masten AS, Cicchetti D, Nuechterlein KH, Weintraub S (1990) Risk and protective factors in the development of psychopathology. Cambridge University Press, Cambridge

Rudolph U (2003) Motivationspsychologie. PVU, Weinheim

Rutter M (1988) Studies of psychosocial risk. The power of longitudinal data. Cambridge University Press, Cambridge

Sack M, Sachsse U, Schellong J (2013) Komplexe Traumafolgestörungen. Diagnostik und Behandlung von Folgen schwerer Gewalt und Vernachlässigung. Schattauer, Stuttgart

Schacter DL (1996) Wir sind Erinnerung. Gedächtnis und Persönlichkeit. Rowohlt, Reinbek

Schiepek G, Eckert H, Kravanja B (2013) Grundlagen systemischer Therapie und Beratung. Psychotherapie als Förderung von Selbstorganisationsprozessen. Hogrefe, Göttingen

Schmitz H (1992) Psychotherapie als leibliche Kommunikation. Integr Ther 18:292–313

Schmitz H (2017) Zur Epigenese der Person. Alber, Freiburg i.Br.

Schneider W, Lindenberger U (2012) Entwicklungspsychologie. Beltz, Weinheim

Sieper J, Petzold HG (2002) Der Begriff des „Komplexen Lernens" und seine neurowissenschaftlichen und psychologischen Grundlagen – Dimensionen eines „behavioralen Paradigmas" in der Integrativen Therapie. Lernen und Performanzorientierung, Behaviordrama, Imaginationstechniken und Transfertraining. Düsseldorf/Hückeswagen. Bei www.FPI-Publikationen.de/materialien.htm – POLYLOGE: Materialien aus der Europäischen Akademie für psychosoziale Gesundheit – 10/2002 und gekürzt in Leitner A (2003) Entwicklungsdynamiken der Psychotherapie. Kramer, Wien, Edition Donau-Universität, S 183–251

Stefan R (2020) Zukunftsentwürfe des Leibes. Integrative Psychotherapiewissenschaft und kognitive Neurowissenschaften im 21. Jahrhundert. Springer, Berlin

Streek-Fischer A, Sachsse U, Özkan I (2001) Körper, Seele, Trauma. Biologie, Klinik und Praxis. V & R, Göttingen

Strunk G, Schiepek G (2014) Therapeutisches Chaos. Eine Einführung in die Welt der Chaostheorie und der Komplexitätswissenschaften. Hogrefe, Göttingen

Tedesci RG, Calhoun LG (1995) Trauma and transformation. Growing in the aftermath of suffering. Sage, Newbury

Thompson E (2010) Mind in life. Biology, phenomenology, and the sciences of mind. Harvard University Press, Harvard

Waldenfels B (2000) Das leibliche Selbst. Vorlesungen zur Phänomenologie des Leibes. Suhrkamp, Frankfurt am Main

Waldenfels B (2015) Sozialität und Alterität. Modi sozialer Erfahrung. Suhrkamp, Frankfurt am Main

Weber A (2017) Sein und Teilen. Eine Praxis schöpferischer Existenz. transcript, Bielefeld

Weiss T, Berger R (2010) Posttraumatic growth and culturally compentent practice. Lessions learned from around the globe. Wiley, New York

Wyss D (1982) Der Kranke als Partner. Lehrbuch der anthropologisch-integrativen Psychotherapie, Bd 1–2. V & R, Göttingen

Dipl. Soz. Päd. Peter Osten, MSc, Psychotherapeut und Supervisor für das Verfahren Integrative Therapie (IT) in freier Praxis, Lehrtherapeut beim Österreichischen Arbeitskreis für Gruppendynamik und Gruppentherapie (ÖAGG), am Fritz-Perls-Institut (FPI) der Europäischen Akademie für biopsychosoziale Gesundheit, Naturtherapien und Kreativitätsförderung (EAG), Düsseldorf sowie an der Schweizer Stiftung Europäische Akademie für Psychosoziale Gesundheit und Integrative Therapie und Österreich (SEAG). Entwicklung von Modellen und Konzepten der der Integrativen Anamnese und Diagnostik seit 1994

Mag.a Imke Wörmer, MSc, Psychotherapeutin in den Verfahren Integrative Therapie (IT) und Integrative Gestalttherapie (IG) in freier Praxis (Paartherapie, Supervision, Coaching und Fortbildung), Lehrtherapeutin für Integrative Therapie (IT) beim Österreichischen Arbeitskreis für Gruppendynamik und Gruppentherapie (ÖAGG)

Mag.a Dr.in Claudia Höfner, MSc, Klinische und Gesundheits- und Arbeitspsychologin, Soziologin, Supervisorin, Psychotherapeutin im Verfahren der Integrativen Therapie (IT) in freier Praxis sowie an der Psychotherapeutischen Ambulanz (PTA) in Wien, Lehrtherapeutin und Leiterin der Fachsektion Integrative Therapie (IT) beim Österreichischen Arbeitskreis für Gruppendynamik und Gruppentherapie (ÖAGG), langjährige Forschungs- und Lehrtätigkeit an verschiedenen österreichischen Universitäten

Diagnostik in der Personzentrierten Psychotherapie

Sylvia Keil

25.1 Einleitung

Die Personzentrierte Psychotherapie bzw. die „Klientenzentrierte Psychotherapie" wird in deutschen Publikationen auch „Klientenzentrierte Gesprächspsychotherapie" genannt. Die „Experienzielle Psychotherapie" integriert Gendlins Focusing (Gendlin 1998). Bekannte Konzepte wie die „Emotionsfokussierte Therapie" (Greenberg 2011), die „Gewaltfreie Kommunikation" (Rosenberg 2007) oder die „Motivierende Gesprächsführung" (Miller und Rollnick 2004) haben ihre Wurzeln ebenfalls im personzentrierten Konzept.

Die Grundzüge der Personzentrierte Psychotherapie wurden von Carl Rogers (1902–1987) in den 1940er-Jahren in der Praxis entdeckt. Im Beratungsgespräch mit der Mutter eines Problemkindes begriff er, dass nicht er als Therapeut weiß, „wo der Schuh drückt". Die PatientInnen selbst tragen die Ressourcen in sich, ihre psychischen Probleme zu verstehen und zu ändern. Das theoretische Psychotherapiemodell entstand aber erst im Laufe der nächsten 20 Jahre im Zuge intensiver qualitativer und quantitativer Psychotherapieforschung (Rogers 1959). Rogers brachte einen Paradigmenwechsel ins Verständnis von Psychotherapie, indem er die bis heute weit verbreitete Meinung radikal umdrehte: Nicht die TherapeutInnen, sondern die PatientInnen sind die ExpertInnen für sich selbst.

Diese Anfänge sind zu berücksichtigen, wenn es um die Frage der personzentrierten Diagnostik geht. Rogers, selbst ein erfahrener Psychologe und Diagnostiker, meint, „daß das medizinische Modell – mit Einschluß der Diagnose pathologischen Verhaltens, der Spezifizierung von Behandlungsmethoden sowie der Erwünschtheit von Genesung – ein völlig inadäquates Modell für den Umgang mit psychisch notleidenden oder im Verhalten abweichenden Personen ist" (1980/1991, S. 188). Diese pointierte Aussage hat im personzentrierten Ansatz zu teils heftigen Auseinandersetzungen geführt, sowohl was den Einsatz von (störungsspezifischen) Methoden und Techniken als auch was die Notwendigkeit von Diagnosen betrifft (siehe Keil und Stumm 2002; Hutterer 2005; Stumm und Keil 2018; Binder und Binder 1991). Rogers' ablehnende Haltung bezieht sich allerdings nur auf ausführliche, psychologische Statusdiagnosen vor Therapiebeginn. Klassifikationssysteme wie DSM und ICD gab es zu seiner Zeit noch nicht.

Eine psychotherapeutische Diagnostik ist Rogers aber wichtig. Denn die Psychotherapie selbst sei ein diagnostischer Prozess, in dem die PatientInnen die psychische Dynamik ihrer Symptomatik zu verstehen beginnen (Rogers 1951/1972, S. 208). Das in diesem Beitrag vorgestellte Modell personzentrierter Diagnostik basiert auf die-

S. Keil (✉)
Österreichische Gesellschaft für wissenschaftliche klientenzentrierte Psychotherapie und personorientierte Gesprächsführung (ÖGWG), Linz, Österreich
e-mail: sylvia@keil.or.at

© Springer-Verlag GmbH Deutschland, ein Teil von Springer Nature 2022
C. Höfner, M. Hochgerner (Hrsg.), *Psychotherapeutische Diagnostik*,
https://doi.org/10.1007/978-3-662-61450-1_25

ser Grundidee. Denn nicht nur die PatientInnen beginnen im therapeutischen Prozess die Dynamik zu verstehen, sondern auch die PsychotherapeutInnen. Darauf Bezug nehmend soll hier der prozessuale diagnostische Prozess in der therapeutischen Beziehung beschrieben werden. Darüber hinaus wurden im personzentrierten Ansatz viele Instrumente zur therapiebegleitenden Diagnostik und Evaluation entwickelt (für einen ausführlichen Überblick siehe Schwab 2009).

25.2 Persönlichkeits- und Therapietheorie

Mit der Ablehnung von Statusdiagnosen einher geht auch Rogers' Ablehnung von differenzierten Störungsbildern, die von einem äußeren Bezugsrahmen her beschrieben werden. Er spricht zunächst nur von „Fehlanpassungen". Dies hat damit zu tun, dass Rogers nicht nur das medizinische Modell, sondern auch psychoanalytische und behavioristische Theorien seiner Zeit ablehnte. Als Anhänger des philosophischen Pragmatismus (Dewey) suchte er Konzepte, die mit seinen therapeutischen Erfahrungen eher im Einklang waren. Wohl unter dem Eindruck der zeitgleich aufkommenden gestaltpsychologischen humanistischen Psychotherapie favorisierte er jene Theorien, die als Vorläufer der heutigen Systemtheorien angesehen werden.

Menschen werden demnach als bio-öko-psycho-soziale *Organismen* begriffen, die versuchen, sich in ihrem Öko-System am Leben zu erhalten und sich weiterzuentwickeln. Psychische Probleme – Fehlanpassungen aller Art – treten auf, wenn dieser zur Lebenserhaltung notwendige Weiterentwicklungsprozess nicht gelingt. Organismen müssen sich in der Interaktion mit ihrer Umwelt ständig aktualisieren, um am Leben zu bleiben. Daher baut Rogers seine Theorie auf einem Axiom auf, das er Aktualisierungstendenz nennt. Damit ist die menschliche Fähigkeit gemeint, kontinuierlich Erfahrungen zu machen und diese danach zu bewerten, ob sie der organismischen Entwicklung förderlich sind oder nicht.

Von diesem Grundverständnis ausgehend, vertraut Rogers auf eine sorgfältige empirische Erforschung der Phänomene, die sich in den Therapiegesprächen zeigen. Er und sein Team waren die ersten, die Therapiegespräche auf Tonträger aufnahmen, transkribierten und auswerteten. Sie entwickelten auch eigene Instrumente und Methoden, die bis heute in der Psychotherapieforschung verwendet werden.

Seine Theorie der Psychotherapie formuliert Rogers (1959) in Form von sechs „notwendigen und hinreichenden" Beziehungsbedingungen, die über eine gewisse Zeitspanne hinweg erfüllt sein müssen, damit „konstruktive Persönlichkeitsveränderung" stattfindet. Diese führt in den erfolgreichen Fällen dazu, dass Symptome leichter ertragen werden können oder gar vergehen. Symptombehandlung steht trotzdem nicht im direkten Fokus einer Personzentrierten Psychotherapie, sondern Persönlichkeitsentwicklung.

PatientInnen in Rogers' Untersuchungen beschrieben nämlich ihren Therapieerfolg erstaunlicherweise nicht mit der Linderung der Symptomatik. Sie schilderten den positiven Ausgang der Therapiegespräche mit Veränderungen in ihrer Einstellung zu sich selbst. Sie drückten es in unterschiedlichen Varianten im Wesentlichen so aus: „Jetzt bin ich wieder ich selbst, vor der Therapie war ich gar nicht mehr ich selbst." Diese Äußerungen führten dazu, dass Rogers in seinem Theoriegebäude eine intrapsychisch empfundene Inkongruenz zwischen Selbstkonzept und organismischer Erfahrung als Ursache aller Fehlanpassungen und psychischen Nöte einführte.

In der Persönlichkeitstheorie erklärt er das Entstehen von Selbst und Inkongruenz folgendermaßen: Aufgrund der menschlichen Selbstreflexivität entwickeln Kinder in der Interaktion mit den Bezugspersonen gewissermaßen als Teil der Aktualisierungstendenz ein Selbstkonzept. Menschen orientieren sich an ihrem Selbst, um sich als Person zu entwickeln und stabil zu halten.

Das Selbst ist eine Struktur, die dazu dient, die Selbstachtung immer wieder aufrechtzuerhalten, wenn sie gefährdet wird. Kinder sind angewiesen auf empathische, bedingungslose positive Beachtung durch andere. Sobald sie etwa im Alter von zwei Jahren ein Selbstkonzept entwickelt haben, brauchen sie nicht nur Anerkennung von anderen Menschen, sie empfinden auch das Bedürfnis nach bedingungsloser Selbstachtung.

Wenn das Selbstkonzept konstituiert ist, kommt es zu einer Aufspaltung in Aktualisierungstendenz und Selbstaktualisierungstendenz. Menschen müssen ihr Selbstkonzept aufrechterhalten (Selbstaktualisierungstendenz), während im kontinuierlichen Erlebensstrom aufgrund der Aktualisierungstendenz nach wie vor Erfahrungen gesamtorganismisch bewertet werden. Psychisch gesunde Menschen spüren es, wenn sie mit sich selbst nicht mehr in Einklang sind. Sie können ihre Wahrnehmungen, Handlungen, Verhaltensweisen, Empfindungen und Gefühle vor dem Hintergrund der empfundenen Spannung zwischen Selbstkonzept und organismischer Erfahrung reflektieren und „frisches" Erleben symbolisieren. Eine solche Person hat sich im Umgang mit sich selbst diesem Prozess angenähert, den Rogers als utopisches Ziel der persönlichen Entwicklung in der Theorie der „fully functioning person" (ebd.) beschreibt.

Krankheitswertige Inkongruenz entsteht, wenn es Menschen nicht mehr gelingt, sich selbst bedingungslos anzunehmen. Dann behindern sich Selbstaktualisierungstendenz und Aktualisierungstendenz gegenseitig. Dies wird als körperlich spürbare, unveränderliche und belastende Stagnation wahrgenommen. Als Folge dieser inkongruenzbedingten psychischen Belastung entwickelt der Körper Symptome, die zunächst entlasten. Meist entsteht aber in der Folge durch die Symptomatik ein intrapsychischer Circulus vitiosus, der die organismische Belastung zusätzlich erhöht.

Selbst und Inkongruenz beschreiben keine statischen Phänomene. Die wahrnehmbaren scheinbar stabilen Gestalten sind das Ergebnis von kontinuierlich ablaufenden organismischen Prozessen. Abhängig davon, in welchem Ausmaß das Bedürfnis nach bedingungsloser Selbstwertschätzung im Moment erfüllt ist, können sich Selbstkonzept und Inkongruenz sehr unterschiedlich präsentieren. Um diesen prozesshaften Charakter der Inkongruenz zu betonen, wird in der Folge auch der Begriff Inkongruenzdynamik verwendet (Keil 2014).

Rogers' Therapietheorie ist eine verdichtete Zusammenfassung seiner empirischen Forschungsergebnisse. Ein Therapiefortschritt ge-

schieht nur dann, wenn die therapeutische Beziehung eine bestimmte Qualität aufweist, die in sechs Bedingungen beschrieben wird. TherapeutIn und PatientIn sind in echtem/persönlichen Kontakt (Bedingung 1). Darauf, dass es sich bei dieser Bedingung nicht um eine Selbstverständlichkeit handelt, haben Prouty (1998) und Warner (2002) hingewiesen, die auch entsprechende (prä-)therapeutische Konzepte entwickelt haben. Die Kontaktfähigkeit ist bei Menschen mit schweren psychischen Störungen oft nicht durchgängig gegeben.

Eine weitere Voraussetzung dafür, dass eine Veränderung (in Richtung mehr Kongruenz) geschehen kann, ist, dass die PatientInnen unter einer Inkongruenz leiden (Bedingung 2). Denn nur bei solchen ist eine konstruktive Persönlichkeitsveränderung durch Personzentrierte Psychotherapie zu erwarten.

Die TherapeutInnen sind in der therapeutischen Beziehung kongruent (Bedingung 3). Sie können den inneren Bezugsrahmen der PatientInnen wertschätzend empathisch verstehen (Bedingungen 4 und 5). Damit wiederum dieses echte/kongruente, empathisch-wertschätzende Beziehungsangebot ankommt, müssen PatientInnen die bedingungslose Wertschätzung und das empathische Verstehen der TherapeutInnen in einem Mindestmaß wahrnehmen und annehmen können (Bedingung 6).

Bemerkenswert ist also, dass diese Beziehungsqualität von TherapeutInnen-Seite nicht zur Gänze beeinflusst werden kann. Nur drei der sechs notwendigen und hinreichenden Bedingungen beziehen sich auf sie. Und auch diese Bedingungen können nur durch Reflexion kontrolliert werden, weil sie ein Erleben beschreiben, das per se nicht willentlich hergestellt werden kann. Die Formulierungen in der Therapietheorie beziehen sich ausschließlich auf Erlebensweisen, „That the therapist is experiencing [sic!] unconditional positive regard toward the client", „That the therapist is experiencing [sic!] an empathic understanding of the client's internal frame of reference" (Rogers 1959). Das heißt, Empathie, Wertschätzung oder Kongruenz sind keine Input-Variablen, die psychische Veränderung verursachen. Es ist das Vorhandensein der personzentrierten Beziehungsqualität, die dem Auftreten der Veränderungsschritte vorausgeht und sie begleitet.

Es ist eine logische Konsequenz dieser Theorie, dass sie für Psychotherapie generell postuliert wird. Da dieses Konzept mit seiner radikalen Betonung des subjektiven Erlebens in einer realen, emanzipatorischen Beziehung jedoch von keiner bestehenden Therapieschule genügend integriert wurde, hat sich zwangsläufig eine eigenständige personzentrierte Therapierichtung entwickelt. Die Bedingungen für therapeutische Veränderung sind daher unbeschadet ihres allgemeinen Gültigkeitsanspruches auch als Kernstück der Personzentrierten Psychotherapie zu verstehen.

Für das konkrete personzentrierte psychotherapeutische Handeln dient die auf hohem Abstraktionsniveau formulierte personzentrierte Therapietheorie nicht als Handlungsanweisung, sondern als Reflexionshintergrund bzw. als Orientierung. Rogers (1957/1991, S. 183) hält nämlich prinzipiell alle möglichen therapeutischen Techniken und Strategien für potenziell geeignet oder ungeeignet, kongruentes empathisches Verstehen mit bedingungsloser Wertschätzung zu kommunizieren. Dies gilt daher auch für diagnostische Prozesse in der Psychotherapie. Eine „gute" personzentrierte Diagnostik sollte in der Form gestaltet werden, dass sie den therapeutischen Prozess fördert bzw. die therapeutische Beziehungsqualität verbessert (Binder 2011).

25.3 Gesundheits- und Krankheitslehre

Wie aus den vorhergehenden Ausführungen bereits hervorgeht, handelt es sich beim personzentrierten Konzept eher um ein Salutogenesekonzept als um ein Pathogenesekonzept. Es werden nicht psychische Störungen behandelt, sondern es wird eine Beziehung angeboten, innerhalb der PatientInnen ihr Selbstkonzept reorganisieren können. Sie beginnen, kongruent mit ihrem aktuellen Erleben umzugehen, d. h., sie können die Intensität des Erlebens regulieren und sich mit einer wertschätzenden Haltung verstehen. Daher ist die Personzentrierte Psychotherapie prinzipi-

ell für die Behandlung aller Störungsbilder geeignet, sofern hinter diesen eine Inkongruenz vermutet werden kann.

Im personzentrierten Konzept wird der fließende Übergang der möglichen Persönlichkeitsveränderung hin zu einer sich voll entwickelnden Persönlichkeit („fully functioning person") im sogenannten Prozesskontinuum beschrieben (Rogers und Wood 1977). Aus diesem Therapieprozessmodell lassen sich diagnostische Kriterien, und es verdeutlicht gleichzeitig, worauf sich das personzentrierte empathische Verstehen des inneren Bezugsrahmens richtet.

Unabhängig von ihrer konkreten psychischen Störung beginnen PatientInnen die Therapie auf irgendeiner Stufe innerhalb des Kontinuums und verändern sich ein Stück in Richtung des Endpunkts. Die Skala umfasst sieben Prozessphasen von völliger Stagnation, Rigidität und Nicht-Gewahrsein bis hin zur emotionalen Unmittelbarkeit, Flexibilität in den persönlichen Konstrukten, Erlebnisflüssigkeit und Vertrauen in den eigenen Wertungsprozess („fully functioning person"). Die Entwicklung innerhalb dieser sieben Phasen bezieht sich dabei auf die folgenden sieben Dimensionen des Umgangs mit sich selbst: (1) Ausmaß an Offenheit für das organismische Erleben, (2) Bereitschaft zur Selbstexploration, (3) Ausmaß an Kongruenz vs. Inkongruenz der Person, (4) Art des Gebrauchs kognitiver Konstrukte, (5) Bereitschaft zur Selbstmitteilung, (6) Bereitschaft, Probleme als die eigenen anzusehen, (7) Ausmaß der Beziehungsbereitschaft.

Zur Beurteilung des Ausmaßes, in dem PatientInnen Bezug auf ihr unmittelbares Erleben nehmen, konstruierten Gendlin u. a. eine *Experiencing-Skala* (inzwischen mehrfach überarbeitet), mit der geschulte BeurteilerInnen das Verhalten der PatientInnen in (aufgezeichneten) Therapien auf einer siebenstufigen Skala einordnen können.

Rogers (1957/1991, S. 180) hat die Ansicht vertreten, dass „besondere intellektuelle professionelle Kenntnisse – psychologische, psychiatrische, ärztliche oder religiöse" – nicht benötigt werden, um die geforderte therapeutische Haltung einzunehmen. Binder und Binder (1991) haben aber deutlich gemacht, dass Störungswissen notwendig ist, um den inneren Bezugsrahmen von PatientInnen mit schweren psychischen Störungen empathisch zu verstehen bzw. um das personzentrierte Beziehungsangebot realisieren zu können. Die Auseinandersetzung mit Störungsbildern, vor allem wie sie von Betroffenen üblicherweise in ihrem inneren Bezugsrahmen erfahren werden, ist notwendig, um die konkrete Person in ihrem Erleben empathisch verstehen zu können. Ein guter Überblick über störungsspezifische Personzentrierte Psychotherapie findet sich in Stumm und Keil (2018) und Finke (2019).

25.4 Verhältnis zu standardisierten Diagnosemanualen

Alle theoretischen Weiterentwicklungen innerhalb der Personzentrierten Psychotherapie entwickelten sich im inspirierenden Austausch mit anderen Theorien. Durch die Auseinandersetzung mit dem transdisziplinär diskutierten Diagnoseproblem lassen sich aus personzentrierter Perspektive folgende Schlussfolgerungen ziehen.

Ein sensibler Umgang mit diagnostischen Festschreibungen ist vonnöten, denn die Gefahr der Etikettierung und des missbräuchlichen Umgangs damit ist immer gegeben. Diagnosen sind nicht zu vermeiden, denn solche Beschreibungen wie „ein schwieriger Patient" oder „ein unmotivierter Patient" sind ebenfalls (entwertende oder einengende) Etikettierungen.

Der Sinn und Zweck sowie die Reichweite und Art von Diagnosen sollten immer im Auge behalten werden, um die Risiken von negativen Auswirkungen einzudämmen. So haben Statusdiagnosen (mit und ohne gutachterlichen Charakter), Eingangsdiagnosen, Verlaufsdiagnosen und Katamnesen jeweils unterschiedliche Zielsetzungen.

Der Begriff „Diagnose" sollte nicht der Medizin oder der Psychologie vorbehalten sein. Denn jede Profession erstellt aus ihrem jeweiligen fachlichen Hintergrund Diagnosen, damit ihr Handeln nachvollziehbar erklärt und gerechtfertigt werden kann. Ohne dass sich PsychotherapeutInnen bewusst machen, aufgrund welcher

Diagnose sie wie handeln, besteht die Gefahr der Beliebigkeit.

Für die Psychotherapie gibt es bisher nur mit der OPD-2 ein Diagnosesystem, das von einem psychotherapeutischen Grundverständnis getragen ist (Arbeitskreis OPD 1998, 2009). Es hilft, Anamnesedaten so zu strukturieren, dass sich ein Behandlungsfokus daraus entwickeln lässt. Bei der Beschäftigung mit diesem System wird aber deutlich, dass nur die erste Achse (Krankheitserleben und Behandlungsvoraussetzungen) sowie die letzte Achse (psychische und psychosomatische Störungen) ohne Einschränkung für eine Operationalisierte Personzentrierte Diagnostik übernommen werden können. Die Achsen „Beziehung", „Konflikt" und „Struktur" sind von einem psychoanalytischen Theorierahmen bestimmt. Für eine Personzentrierte Psychotherapie wären die Achsen „Beziehungserleben", „Selbstkonzept" und „Inkongruenz" relevant. Nichtsdestotrotz stellt das OPD ein anregendes Modell auch für die Personzentrierte Psychotherapie dar.

Diagnosemanuale wie ICD, DSM oder ICF sind als möglichst theoriefreie Beschreibungen von psychischen Störungsbildern und Problemlagen zu begreifen. Sie wurden für Forschungszwecke, zur statistischen Erhebung für sozial- und gesundheitspolitische Programme und zur möglichen sozialversicherungsrechtlichen Beurteilung verfasst. Beeindruckend ist die internationale Anstrengung von Fachleuten, die im Vorfeld für das Zustandekommen dieser Klassifikation verantwortlich waren. Eine sehr positive Wirkung geht von diesen Schemata aus, wenn PatientInnen ihre psychische Not besser annehmen können, weil sie durch diese objektiven Beschreibungen anerkannt und normalisiert wird. Für eine konkrete personzentrierte Therapieplanung haben diese Manuale aber nur eine marginale Bedeutung.

25.5 Eingangsdiagnostik und Indikation

Gespräche in der Eingangsphase einer Personzentrierten Psychotherapie unterscheiden sich in ihrem Charakter kaum von späteren Therapiestunden. Für PatientInnen heißt das, dass schon die erste Sitzung eine Entlastung bringen kann. Sie erfahren aber auch, wie eine Personzentrierte Therapie abläuft, und können entscheiden, ob solche Gespräche mit dieser Psychotherapeutin bzw. diesem Psychotherapeuten helfen können. Die Erstgespräche wie sonstige Therapiegespräche zu führen hat aber auch einen diagnostischen Wert. Die Zustände von PatientInnen im Erstgespräch sind oft sehr labil, in vielen Fällen kommen sie in einer psychischen Krise. Lässt sich diese durch das übliche Behandlungsangebot stabilisieren, ist keine weitere Krisenintervention nötig.

Der diagnostische Prozess zu Therapiebeginn ist (vorläufig) abgeschlossen, wenn klar ist, ob Personzentrierte Psychotherapie indiziert ist und welche konkreten und realistischen Therapieziele gemeinsam mit den PatientInnen angestrebt werden. Zusätzlich muss entschieden werden, in welcher Frequenz und in welchem Setting die Behandlung durchgeführt werden soll. Meist kann zu diesem Zeitpunkt bereits eine vorläufige Diagnose der Inkongruenzdynamik gestellt werden, mit der eine gewisse Prognose über die Behandlungsdauer möglich ist. Es hängt jedoch von der konkreten therapeutischen Beziehung bzw. von berufsethischen Überlegungen ab, ob und wie diese Diagnose und Prognose mitgeteilt wird.

In der Eingangsdiagnostik werden diese vier Fragen beantwortet:

1.) *Ist die Störung inkongruenzbedingt bzw. welche Inkongruenzdynamik ist zu erkennen?* Prognostisch relevant ist die Einschätzung, ob es sich um eine Inkongruenz handelt, mit der die PatientInnen bisher gut gelebt haben und die nur jetzt durch konkrete Lebensereignisse zu Symptomen geführt hat, oder ob es sich um eine chronifizierte Symptomatik handelt. Diese wäre ein diagnostischer Hinweis darauf, dass die PatientInnen ein Selbstkonzept entwickelt haben, das generell nur mangelhaft dabei hilft, mit aktuellem Erleben adäquat umzugehen. Um welche Form der Inkongruenz es sich handelt, lässt sich in

der therapeutischen Beziehung spüren, aber auch kognitiv feststellen, wenn die Kriterien, wie sie im Prozesskontinuum (Abschn. 25.3) beschrieben sind, zur diagnostischen Einschätzung herangezogen werden.

2.) *Gelingt es, persönlichen Kontakt zumindest in einigen kurzen Momenten herzustellen?* Das wäre ein Hinweis darauf, dass die therapeutische Beziehung eine tragfähige werden kann. Hierher gehört auch die Frage, ob PsychotherapeutInnen und PatientInnen als Person zusammenpassen bzw. ob die PsychotherapeutInnen selbst motiviert sind, sich auf diese Patientin oder diesen Patienten als Person einzulassen und sich verlässlich für eine womöglich lange Therapiedauer zu verpflichten.

3.) *Ist Personzentrierte Psychotherapie als Behandlungsangebot geeignet?* Es könnten noch zusätzliche oder andere, bessere Hilfen notwendig sein. Es ist zu überlegen, in welchem Setting die Psychotherapie stattfinden sollte, z. B. in der Einzeltherapie, Gruppentherapie oder auch in einer Familientherapie. In einigen Fällen wird eine Kombination von mehreren Behandlungsangeboten am sinnvollsten sein.

4.) *Ist Personzentrierte Psychotherapie kontraindiziert?* Personzentrierte Psychotherapie ist kein „sanftes Verfahren". Wenn die therapeutische Beziehung gelingt, führt sie zu einem oft als sehr anstrengend erlebten Veränderungsprozess, in dem sich PatientInnen destabilisiert fühlen. Deshalb ist auch einzuschätzen bzw. vorzusorgen, ob solche unerwünschten Nebenwirkungen zu erwarten sind und wie diese abgefedert werden könnten.

Diese Fragen sind in der Eingangsdiagnostik vorherrschend, werden aber über den ganzen Therapieverlauf im Auge behalten. Denn Therapiemotivation und Therapieziele können sich ändern. Der vereinbarte Therapieplan, die Sitzungsdauer, die Frequenz können und sollten aufgrund des Therapieverlaufs immer wieder neu ausgehandelt werden.

25.6 Prozessuale Diagnostik und hermeneutische Empathie

Personzentrierte PsychotherapeutInnen versuchen von Anfang an, eine therapeutische Beziehung herzustellen, in der die personzentrierte Beziehungsqualität erfüllt ist. Tatsächlich gelingt es in den meisten Fällen, dass PatientInnen das Beziehungsangebot annehmen und davon profitieren.

Gemessen an den hohen Anforderungen an die Beziehungsqualität, wie sie in der Therapietheorie beschrieben ist, stellen personzentrierte PsychotherapeutInnen aber auch erhebliche Abweichungen fest. Obwohl es gelungen ist, eine gute therapeutische Beziehung herzustellen, fühlen sie sich, wenn sie genau in sich hineinspüren, u. U. unter Druck, genervt, verunsichert etc. Das bedeutet in der Sprache des personzentrierten Ansatzes formuliert: Sie erfüllen die Bedingungen auf TherapeutInnen-Seite noch nicht in der geforderten Intensität, die für die Förderung des Therapieprozesses notwendig sind. Entweder fehlt es an kongruent-empathischem Verstehen oder es fällt schwer, bedingungslose Wertschätzung zu empfinden.

Es handelt sich dabei nicht um einen Fehler, sondern um den Normalfall, solange die Reflexionsbereitschaft gegeben ist. Wer sich auf die Beziehung empathisch einlässt, spürt die Inkongruenz der PatientInnen am eigenen Leib mit. Es verlangt eine hohe Bereitschaft, sich auf eigenes – oftmals bedrohliches – Erleben einzulassen, das mit dem Selbstverständnis einer „guten" Psychotherapeutin bzw. eines „guten" Psychotherapeuten manchmal in Widerspruch zu stehen scheint.

Die reflexive Auseinandersetzung mit dem eigenen Erleben in der realen Beziehung von Mensch zu Mensch soll letztendlich zu einem hermeneutisch-empathischen Verstehen führen und zu einer Verstehenshypothese der Inkongruenzdynamik (prozessuale Diagnose). Die Grundannahme ist folgende: So, wie es mir als TherapeutIn in dieser Beziehung wirklich geht, so geht es den PatientInnen auch mit ihrem Selbstkonzept, meist auch mit anderen wichtigen Personen. Dieses problematische Sich-selbst-Erleben ist der zentrale Grund, warum PatientInnen Psychotherapie brauchen. Ein Grund, dessen Dringlichkeit sich sprachlich nicht formulieren lässt. Im Mit-Spüren kann er aber therapeutisch erschlossen werden.

Einer Therapeutin fällt z. B. auf, dass sie die Sitzungen in der Therapie-Eingangsphase mit einer bestimmten Patientin nicht zur vereinbarten Zeit beenden kann. Außerdem fällt ihr auf, dass sie im Kontakt ungewöhnlich angespannt ist – die Schultern schmerzen. Bei der Frage, was sie fürchtet, wenn sie locker lassen würde, wird ihr blitzartig der Zusammenhang deutlich. Sie fürchtet, dass sie die Patientin nicht in der Beziehung halten könnte, wenn sie sich entspannt. Der Anlassgrund für die Psychotherapie war: Die Patientin möchte sich von ihrer Mutter lösen, die aber zum Zeitpunkt des Therapiebeginns bereits vor einigen Jahren verstorben war. Die Therapeutin versteht auf körperlich spürbarer Ebene, warum sich die Patientin nicht lösen kann, sie wagt es vermutlich genauso wenig wie die Therapeutin, locker zu lassen und eine Trennung zu riskieren.

Die hermeneutische Empathie (Keil 1997) entfaltet ihre therapeutische Wirkung erst dann, wenn der Zusammenhang zwischen dem Erleben in der therapeutischen Beziehung und der psychischen Problematik im inneren Bezugsrahmen der PatientInnen wirklich verstanden wurde. Wenn eine Verstehenshypothese entdeckt worden ist, wird die Verbesserung der Beziehungsqualität deutlich wahrgenommen. Echtes empathisches und wertschätzendes Verstehen stellt sich wieder ein, meist auf einer tieferen Ebene.

Solche Verstehenshypothesen markieren den therapeutischen Fortschritt. Erfahrungsgemäß fördern sie, wenn sie tatsächlich zur Verbesserung der Beziehungsqualität beitragen, den Selbstexplorationsprozess der PatientInnen. In der Weiterentwicklung der therapeutischen Beziehung stellen sich aber in der Regel nach einiger Zeit wieder Störungen im Erleben der TherapeutInnen ein, die dann wiederum hermeneutisch-empathisch reflektiert werden sollen. Im Lauf einer längerfristigen Psychotherapie werden diese Verstehenshypothesen immer genauer und erfassen tieferliegende psychische

Problematiken. Daher lassen sich diese Verstehenshypothesen auch sehr gut für eine personzentrierte Verlaufsdiagnostik und Prozesssteuerung nützen.

Im weiteren Verlauf sollten solche hermeneutisch-empathischen Verstehenshypothesen so mitgeteilt werden, dass PatientInnen davon profitieren. Bei einer solchen Konfrontation besteht immer das Risiko, PatientInnen mit ihrem Selbstkonzept zu überfordern. Deshalb ist aus Sicherheitsgründen die Inkongruenzdynamik empathisch zu erfassen. PatientInnen können konfrontative Interventionen eher annehmen, wenn sie sich in den Werten ihres Selbstkonzepts anerkannt fühlen.

Es gehört zum verlaufsdiagnostischen Prozess wesentlich dazu, nicht nur kontinuierlich auf das eigene Erleben zu achten, sondern auch bewusst Informationen über das Selbstkonzept der PatientInnen zu sammeln, die aus den Erzählungen und dem Beziehungsangebot der PatientInnen erschlossen werden können.

Das Selbstkonzept zeigt sich in Selbstaussagen, die mit deutlichem emotionalem Nachdruck geäußert werden und immer wieder verteidigt werden, falls sie unabsichtlich im therapeutischen Gespräch in Frage gestellt werden, wie z. B. „Ich bin ein glücklicher Mensch!", „Ich bin ein Perfektionist", „Ich bin gestört", oder eine magersüchtige Patientin behauptet „Ich bin fett" etc. Es fällt auf, dass sich Selbstkonzepte offensichtlich aus mehreren solchen Selbstdefinitionen zusammensetzen, die oft mehr oder weniger realitätsgerecht wirken. Wird die Entstehung solcher Selbstdefinitionen empathisch im therapeutischen Prozess exploriert, lassen sich die biografisch bedeutsamen Zusammenhänge zwischen den einzelnen Selbstdefinitionen nachvollziehen, und es wird klar, dass sie in ihrem Zusammenspiel einen wichtigen Dienst zur Aufrechterhaltung der Selbstachtung und der psychischen Stabilität leisten, nicht nur in der Vergangenheit, sondern auch in der Gegenwart.

Eng mit diesen Selbstdefinitionen verbunden sind typische Verhaltens- und Handlungsweisen, die mit hoher Wahrscheinlichkeit dazu dienen, die bestehenden Selbstdefinitionen zu bestätigen. Sie bilden eine weitere Struktur des Selbstkonzepts, die in der therapeutischen Beziehung zu beobachten ist.

Ein Patient, der davon überzeugt ist, „einer zu sein, der mit Gefühlen nicht umgehen kann", stoppt regelmäßig das Gespräch, sobald er emotional berührt ist. Er geht dreimal während der Sitzung aufs WC und zeigt noch weitere Verhaltensweisen, die allesamt wenig dazu geeignet sind, „mit Gefühlen umzugehen".

Das Selbstkonzept einer Person lässt sich von außen wohl niemals vollständig erfassen. Wenn aber auch nur diese Elemente bekannt sind, die sich in der therapeutischen Beziehung direkt zeigen, kann in den meisten Fällen eine genügend gute Verstehenshypothese über die Inkongruenzdynamik kreiert werden. Dadurch lässt sich mit hoher Sicherheit empathisch einschätzen, welche Konfrontation angenommen werden kann und welche nicht. Aus einem solchen umfassenden diagnostischen Verständnis heraus können prozessfördernde oder auch prozessstabilisierende, maßgeschneiderte therapeutische Strategien gefunden werden (Keil 2014).

Genaugenommen handelt es sich bei einer solchen Diagnostik der Inkongruenzdynamik nicht um eine Diagnose über die PatientInnen, sondern um eine Diagnose darüber, wie die PsychotherapeutInnen aktuell die psychische Problematik verstehen. Wenn die PatientInnen dieses Verstehen teilen und dieses gemeinsame Verstehen einen Veränderungsprozess auslöst, dürfte die Intervention etwas Richtiges getroffen haben. Die angesprochene Problematik hat sich aber in diesem Moment schon wieder verändert, es könnte bereits eine nächste Verstehenshypothese generiert werden.

Diese Einstellung korrespondiert mit der Auffassung, dass in einer Personzentrierten Psychotherapie nicht der oder die PsychotherapeutIn „heilt", sondern die therapeutische Beziehung, in der sich beide – PatientIn und PsychotherapeutIn – als Person weiter entwickeln. Wenn angenommen werden kann, dass das Erleben der TherapeutIn von der Inkongruenz der PatientInnen „angesteckt" wird, so zeigt die Erfahrung, dass dieses Phänomen auch umgekehrt auftritt. Wenn die Diagnostik der Inkongruenzdynamik dazu führt, dass TherapeutInnen in der therapeutischen

Beziehung die wertschätzende Haltung wieder und leichter realisieren können, spüren das auch die PatientInnen als Erleichterung.

Dieses Phänomen der wechselseitigen Ansteckung der Inkongruenz und Kongruenz hat bereits Rogers in seiner Theorie der zwischenmenschlichen Beziehung beschrieben (1959). Es ist ein Phänomen, das in der Therapie mit Erwachsenen genauso auftritt wie in der Therapie mit Kindern, bei denen die Selbststruktur erst im Aufbau begriffen ist. Wakolbinger (2010) hat in einer berührenden Fallanalyse gezeigt, wie das personzentrierte empathische Verstehen des inneren Bezugsrahmens aus der eigenen Resonanz heraus ermöglicht wird.

25.7 Prozessuale Diagnostik und Therapieplanung in der Praxis

An einem Fallverlauf soll die prozessuale Diagnostik in einer Personzentrierten Psychotherapie skizziert werden. Die Phaseneinteilung des Prozesses ergibt sich aus den Zeitpunkten, an denen sich die Verstehenshypothese/Diagnose der Inkongruenzdynamik aus Perspektive der Psychotherapeutin wesentlich geändert hat.

Es handelt sich um die ersten drei Phasen (ca. 40 Sitzungen) aus einem bereits abgeschlossenen Therapieprozess. Die Falldaten sind anonymisiert und das komplexe Material wurde für den Zweck dieser Darstellung erheblich reduziert.

25.7.1 Erste Phase

Ein etwa 40-jähriger, durchtrainierter Mann kommt zum Erstgespräch. Er begrüßt mich mit einem eisernen Händedruck. Sichtlich besorgt erzählt er: Vor ca. 10 Jahren habe er schon einmal Panikattacken gehabt. Jetzt sei er hier, weil er Angst habe, „dass es wieder anfängt". Eine bevorstehende Dienstreise beunruhige ihn sehr. Er möchte auf keinen Fall wie seine Mutter ständig Medikamente nehmen. Daher möchte er das Problem psychotherapeutisch behandeln.

Als Techniker sei er inzwischen oft auf Dienstreisen gewesen, aber vor dieser sei er beunruhigt und er fürchte, dass sich das noch steigern werde bis zur Abfahrt. Bei näherer Exploration entsteht der Eindruck, dass er die Reise als sinnlose Schikane betrachtet. Ich kann gut nachvollziehen, dass sich alles in ihm wehrt. Dennoch löst die Mitteilung dieser Deutung bei ihm wenig Verständnis aus.

In den nächsten Wochen beruhigt sich der Patient rasch, weil die Dienstreise abgesagt wurde. Die Fortsetzung der Psychotherapie sei aber wichtig, weil er nun wisse, dass die Panikattacken nicht weg seien.

Er mache seinen Job gerne, habe mit seinen Kollegen ein sehr gutes Verhältnis. In der Freizeit trainiere er nach einem konsequenten Plan. In seiner Familie sei er sehr glücklich. Nur mit seinen Eltern gäbe es immer wieder Ärger. Es fällt die entschiedene Klarheit auf, mit der er seinen Eltern Grenzen setzt.

Erleben der Psychotherapeutin *Ich erlebe den Patienten abgeschnitten von seinen Gefühlen, ich spüre kaum Kontakt und bin mir in der Beziehung unsicher. Er scheint mich als Fachperson zu betrachten. In einem privaten Kontext hätte ich vermutlich keine Berührungspunkte, ich würde ihn als freundlichen, cleveren und verlässlichen „Techniker" wertschätzen, aber ein naher, persönlicher Kontakt würde nicht entstehen.*

Erste Diagnose der Inkongruenzdynamik Der Patient dürfte aufgrund der wenig empathischen Beziehungserfahrungen mit seinen „schwachen" Eltern ein Selbstkonzept entwickelt haben, das ihm hilft, sein Leben in festem Griff zu haben (sein Händedruck!). Er ist stark, übernimmt Verantwortung und ist verlässlich. Freude erlebt er im Sport und im Lösen von technischen Problemen. Er dürfte sich mit seinem Selbstkonzept sehr sicher fühlen, dennoch droht unterschwellig die Angst. Die gelebte Stärke gibt nicht wirklich Sicherheit in der Beziehung zu sich selbst und anderen. Ich verstehe also das Symptom als Hinweis auf eine nur vordergründig stabile Selbststruktur, die sich entwickeln konnte, obwohl der

Patient in der Kindheit in seinen Gefühlen vermutlich kaum verstanden wurde. Die pragmatische Sicherheit soll Stabilität geben, erfüllt diese Aufgabe aber nicht ganz. Aufgrund meines Beziehungserlebens möchte ich die Gespräche auf zwei Aspekte konzentrieren. Wie kann ich mehr persönlichen Kontakt herstellen? Zu seiner Entlastung möchte ich erreichen, dass der Patient den Sinn seiner Panikattacken versteht.

25.7.2 Zweite Phase

Diese Phase dauert über ein Jahr. Es treten keine Panikattacken auf. Es fällt mir auf, dass Reisen, die der Patient will, keine Probleme machen. Dennoch bleibt der Patient bei seiner Auffassung, dass Dienstreisen Panik auslösen.

Ich lerne in dieser Zeit den Patienten kennen, und es entsteht in mir ein Bild von drei bunten großflächigen Zahnrädern, die ineinander verzahnt und perfekt aufeinander abgestimmt sind. Ein Zahnrad symbolisiert das Da-Sein für die Familie, das zweite steht für den Job und das dritte für das harte Training. Mit diesen drei Systemen scheint der Patient aktuelle Befindlichkeiten völlig unter Kontrolle zu haben. Nur das Risiko der Panikattacken scheint dieses System zu verunsichern.

Es ist ein Bild, mit dem der Patient etwas anfangen kann, es löst aber keine tiefere Selbstexploration aus. Wenn mir sein klares Regelwerk und seine fixen Werthaltungen, die immer deutlicher werden, im Kontakt mit seinen Kindern zu überbefürsorgend erscheinen, komme ich mit meiner Kritik aber an. Der Patient sieht sofort ein, dass Kinder größer werden und langsam mehr Selbstverantwortung übernehmen können. Erfreut berichtet er in diesem Zusammenhang über kleine Änderungen im Umgang mit der Familie. Er kann sich inzwischen auch mehr Zeit für sich selbst erlauben. Ich thematisiere zur Verdeutlichung seiner Stärke auch den kräftigen Händedruck. Hier ist der Patient betroffen, er will mir nicht wehtun.

Da ich den persönlichen Kontakt intensivieren möchte, lasse ich mich neugierig auf sein Sportinteresse ein und lerne eine spannende Welt kennen. Der Patient scheint dabei eine Fantasie seiner Kindheit zu verwirklichen. Dabei spüre ich seinen lebendigen Teil. Ich entdecke, neben den Panikattacken, noch eine weitere Nische für den Ausdruck von Gefühlen. Im Sport kann er seinen Gefühlen freien Lauf lassen.

Nachdem ich begriffen habe, warum das intensive Training für den Patienten so wichtig ist, lässt sein Engagement nach. Ihm wird bewusst, welche Plage damit verbunden ist bzw. wie viel lustvolle Ereignisse er dadurch versäumt, und ändert seine Trainingsgewohnheiten.

Langsam beginnt der Patient in dieser Zeit anzudeuten, dass die berufliche Situation immer unerträglicher wird. Sinnlose Bürokratie scheint den beruflichen Alltag zu bestimmen. Obwohl der Patient beeindruckend souverän damit umgeht, scheint ihn die Situation psychisch mehr zu belasten, als ihm bewusst ist. Die Idee, dass die Panik vor Dienstreisen mit dieser Belastung zusammenhängen könnte, bewegt den Patienten nicht sehr. Überhaupt erkenne ich kein Interesse, sich in der Therapie mit den Panikattacken zu beschäftigen.

Nach einer längeren Therapiepause ist der Patient erfreut, er wird Job wechseln und steht knapp davor, den Vertrag zu unterschreiben. Es sei Gott sei Dank eine Firma, in der es keine Dienstreisen gibt.

Eine Woche später erreicht mich sein Hilferuf! Beim rasch vereinbarten Termin, sehe ich einen völlig veränderten, sichtlich kranken Patienten. Sein Panikzustand scheint völlig ohne Grund knapp vor der Vertragsunterzeichnung aufgetreten zu sein. Ich muss mich sehr dafür einsetzen, dass der Patient bereit ist, in Krankenstand zu gehen und die Medikamente zu akzeptieren, die er jetzt braucht. Er hat schon tagelang nicht mehr geschlafen. Krisenbedingt entsteht mehr Nähe zwischen uns, die der Patient problemlos akzeptiert.

Erleben der Psychotherapeutin *In der Phase vor der Krise bin ich in der Beziehung vorsichtig, weil ich spüre, wie fragil die Selbststruktur ist. Ich freue mich über kleine Veränderungen, das vorsichtige Auftauchen von Gefühlen. Die Beziehung fühlt sich immer noch lose an, obwohl sie von hoher Verlässlichkeit geprägt ist.*

Von der Heftigkeit der Krise bin ich völlig überrascht, alle meine bisherigen Hypothesen über das Auftreten der Panikattacken scheinen falsch zu sein. Es fällt mir auf, wie sehr ich mit meinen diesbezüglichen Verstehenshypothesen immer abgeblitzt bin. Ich bekomme Schuldgefühle, warum konnte durch die Therapie diese Krise nicht verhindert werden?

Ich merke aber gleichzeitig, dass ich durch die Krise eine festere Bindung an den Patienten spüre, ihm gegenüber eine festere Position bekomme.

Zweite Diagnose der Inkongruenzdynamik Die erste Hypothese über die Inkongruenzdynamik wird im laufenden Therapieprozess bestätigt. Hinzu kommt das genaue Verstehen, wie der Patient zu seinen auffällig klaren Entscheidungen kommt. Er beschreibt ein faszinierendes Regelwerk von Werthaltungen, mit dem er alle beruflichen und privaten Herausforderungen strukturiert und bewältigt. Der Patient kann mit seinem Selbstkonzept die langsam neu auftauchenden Gefühle spüren und gut managen. Es ist ihm aber noch nicht möglich, sich selbstexplorativ auf Gefühle einzulassen, obwohl er sich inzwischen weniger rigide an seiner Selbststruktur orientiert. In der Krise kann der Patient die heftigen Empfindungen mit seinem Selbstkonzept nicht mehr regulieren. Der Auslöser ist nach wie vor unbekannt.

Therapieplanung Wenn die Krisenintervention vorbei ist, plane ich, das Thema verstärkt einzubringen: Warum kommen wir zu keinem gemeinsamen Verständnis, was die Panik auslöst?

25.7.3 Dritte Phase

Der Patient erholt sich rasch, kann den Krankenstand akzeptieren und die Medikamente rasch absetzen. Nur nebenbei erwähnt er, was die Krise ausgelöst hatte. Er hatte erfahren, dass auch im neuen Job Dienstreisen verlangt werden.

Seine (übertriebene) Loyalität in Beziehungen fällt ihm auf, und er reflektiert seine hohen An-

sprüche an sich selbst in Beziehungen. Die Erinnerung, dass er als Kind familiäre Gewalt verhindern musste, lässt ihn kurz und heftig weinen. Die Heftigkeit seiner Gefühle wundert ihn, löst aber keine Selbstexploration aus.

Die Beschäftigung mit den Panikattacken wird insofern möglich, als der Patient die leisen Anzeichen dafür erkennt und in den Therapiesitzungen thematisiert. Es wird klarer, dass nicht nur Dienstreisen die innere Aufregung auslösen. Ich mache den Patienten immer mehr darauf aufmerksam, dass wir in den Erklärungen, was die Panik auslöst, noch zu keinem gemeinsamen Verständnis kommen. Im Zuge einer solchen Auseinandersetzung entsteht eine erste gemeinsame Hypothese. Ich erkenne, dass offensichtlich die Wahrnehmung einer Unsicherheit Panik auslöst, und er erklärt mir, dass es nicht nur die Unsicherheit sei. Er steigere sich dann hinein, wenn er unsicher sei. Er versucht mit allen Mitteln, aus einer unsicheren Situation eine sichere zu machen. Die gefühlte Unsicherheit verstärkt sich in diesem Prozess. Denn je mehr Lösungen er findet, desto mehr neue Probleme kommen ihm in den Sinn. In einer Folgesitzung, in der wir alle möglichen unsicheren Situationen untersuchen, präzisiert der Patient die Hypothese noch stärker: Es sind nicht unsichere Situationen Auslöser für die Panik. Das Schlimme ist, wenn er in einer unsicheren Situation für sich selbst keine optimale Lösung findet. Nur Lösungen, die er für sich selbst als optimal beurteilt, machen ihn in Entscheidungsmomenten sicher. Diese Erklärung passt nun genau auf alle explorierten Situationen.

Erleben der Psychotherapeutin *Ich bin glücklich und fühle das erste Mal, dass ich mit dem Patienten zusammengekommen bin, dass ich nun mit ihm gemeinsam arbeiten kann.*

Dritte Diagnose der Inkongruenzdynamik In dieser Therapiesequenz scheint mir der innere Bezugsrahmen und was sich auch in der Therapie verändert hat zum ersten Mal klar. Dass Unsicherheit das zentrale Gefühl ist, mit dem der Patient nicht zurechtkommt, kann ich sehr gut nachfühlen. Ist es doch die Unsicherheit, die auch ich in der Beziehung zu ihm immer wahrgenommen habe – eine Unsicherheit, die durch zu lose emotionale Bindung entsteht. Unsichere Situationen kann der Patient mit seinem Selbstkonzept in den meisten Fällen erstaunlich gut bewältigen. Nur dann, wenn er für sich selbst keine optimale Lösung/Entscheidung findet, tritt das Symptom auf. Intensive Gefühle zu erleben ist im Rahmen seines Selbstkonzepts möglich. Die Reflexion dieser Gefühle wird aber noch vermieden, weil ihn dieser Prozess per se noch zu sehr verunsichert.

Zu Therapiebeginn musste erst das Selbstkonzept mit seinen starren Regeln deutlich erkannt werden, damit es zu leichten Veränderungen kommen konnte. Leichte Unsicherheiten wurden immer wieder thematisiert, ohne dass ich deren zentrale Bedeutung verstehen konnte. Meine Bestätigungen haben dem Patienten offenbar Sicherheit gegeben. Durch die Krise wurden dann größere Veränderungen möglich. Der Patient begann, seine Beziehungen differenzierter wahrzunehmen, und wagte offene Gespräche, die ihn als Person, insbesondere in seinem Wunsch nach Loyalität, stärkten. Es wurden Beziehungserfahrungen im Therapieprozess nachgeholt, während ich nach dem Auslöser der Panikattacken suchte. Jetzt erst wird klar, warum diese Suche so schwierig war und warum es so wichtig war, die Exploration des Krisenauslösers nicht zu sehr zu forcieren. Der Patient hatte mit seiner Erklärung, „Dienstreisen lösen Panik" aus, offenbar seine subjektive optimale Erklärung gefunden, mit der er sich in seiner Angst vor der Angst beruhigen konnte. Aus demselben Grund konnte er sich auch nicht mit den Ungereimtheiten seiner Erklärung auseinandersetzen.

25.8   Zusammenfassung

In der Personzentrierten Psychotherapie findet zum Stellenwert der Diagnose ein kontroverser Diskurs statt. Rogers, der ursprünglich Statusdiagnosen vor Therapiebeginn wenig nützlich und sogar für den Therapieprozess schädlich fand, hat innerhalb der Community eine differenzierte

Auseinandersetzung ausgelöst. Inzwischen hat die Personzentrierte Psychotherapie ein positives Verhältnis zu einer Diagnostik entwickelt, die den therapeutischen und gesellschaftlichen Anforderungen entspricht. In diesem Beitrag wurde versucht, eine konsensfähige personzentrierte Position zum Diagnoseproblem in der Psychotherapie darzulegen. Es wurde gezeigt, welche diagnostischen Kriterien sich aus dem personzentrierten Konzept heraus ergeben und wie sie das therapeutische Handeln bestimmen. Konkret wurde der hermeneutisch-empathische Reflexionsprozess beschrieben, der zu einer prozessualen Diagnostik der Inkongruenzdynamik führt. Das Fallbeispiel zum Abschluss scheint Rogers (1951/1972, S. 208) recht zu geben: Genaugenommen ist die Therapie selbst die Diagnose.

Verwendete und weiterführende Literatur

Arbeitskreis OPD (Hrsg) (1998) Operationalisierte Psychodynamische Diagnostik. Grundlagen und Manual. Verlag Hans Huber, Bern

Arbeitskreis OPD (Hrsg) (2009) Operationalisierte Psychodynamische Diagnostik OPD-2: das Manual für Diagnostik und Therapieplanung. Hans Huber, Bern

Binder U (2011) Störungsspezifische Verstehensprozesse versus diagnosegeleitete Einstellungen. Person 15(1):37–43

Binder U, Binder J (1991) Studien zu einer störungsspezifischen klientenzentrierten Psychotherapie: Schizophrene Ordnung, psychosomatisches Erleben, depressives Leiden. Klotz, Eschborn

Finke J (2019) Personzentrierte Psychotherapie und Beratung. Störungstheorie, Beziehungskonzepte, Therapietechnik. Ernst Reinhardt, München

Gendlin ET (1998) Focusing-orientierte Psychotherapie. Ein Handbuch der erlebensbezogenen Methode. Pfeiffer, Stuttgart

Greenberg LS (2011) Emotionsfokussierte Therapie. Reinhardt, München

Hutterer R (2005) Personenzentrierte und Klientenzentrierte Psychotherapie. In: Bartuska H, Buchsbaumer M, Mehta G, Wiesnagrotzki S, Pawlowsky G (Hrsg) Psychotherapeutische Diagnostik: Leitlinien für den neuen Standard. Springer, Wien, S 139–145

Keil S (2014) Prozessuale Diagnostik der Inkongruenzdynamik (PID). Person 18(1):31–43

Keil WW (1997) Hermeneutische Empathie in der Klientenzentrierten Psychotherapie. Person 1(1):5–13

Keil WW, Stumm G (Hrsg) (2002) Die vielen Gesichter der Personzentrierten Psychotherapie. Springer, Wien

Miller WR, Rollnick S (2004) Motivierende Gesprächsführung. Lambertus, Freiburg

Prouty GF (1998) Die Grundlagen der Prä-Therapie. In: Prouty GF, Pörtner M, Van Werde D (Hrsg) Prä-Therapie. Klett-Cotta, Stuttgart, S 17–83

Rogers CR (1951/1972) Die klientenzentrierte Gesprächspsychotherapie. Fischer, Frankfurt am Main

Rogers CR (1957/1991) Die notwendigen und hinreichenden Bedingungen für Persönlichkeitsveränderung durch Psychotherapie. In: Rogers CR, Schmid PF (Hrsg) Personzentriert. Grundlagen von Theorie und Praxis. Grünewald, Mainz, S 165–184 (Orig. 1957)

Rogers CR (1959/2008) Eine Theorie der Psychotherapie, der Persönlichkeit und der zwischenmenschlichen Beziehungen. Reinhardt, München (Orig. 1959)

Rogers CR (1980/1991) Klientenzentrierte Psychotherapie. In: Rogers CR, Schmid PF (Hrsg) Personzentriert. Grundlagen von Theorie und Praxis. Grünewald, Mainz, S 185–237 (Orig. 1980)

Rogers CR, Wood JK (1977/2002) Klientenzentrierte Theorie. In: Rogers CR (Hrsg) Therapeut und Klient: Grundlagen der Gesprächspsychotherapie. Fischer, Frankfurt am Main, S 131–164

Rosenberg MB (2007) Gewaltfreie Kommunikation. Eine Sprache des Lebens. Paderborn, Junfermann

Schwab R (2009) Diagnostische Methoden in der Gesprächspsychotherapie. Psychotherapeut 54(3):211–229

Stumm G, Keil WW (Hrsg) (2018) Praxis der Personzentrierten Psychotherapie, 2. Aufl. Springer, Berlin

Wakolbinger C (2010) Die heilsame Beziehung: Resonanz der Therapeutin als Grundlage für empathisches Verstehen und Wertschätzen in der Personenzentrierten Psychotherapie. Person 14(1):21–31

Warner MS (2002) Psychologischer Kontakt, bedeutungstragende Prozesse und die Natur des Menschen. Eine Neuformulierung personzentrierter Theorie. Person 6(1):59–64

Sylvia Keil, MSc, Personzentrierte Psychotherapeutin und Supervisorin in freier Praxis, Ausbildnerin und Lehrtherapeutin der *Österreichischen Gesellschaft* für wissenschaftliche, klientenzentrierte Psychotherapie und personorientierte Gesprächsführung (ÖGWG)

Sabine Kern

26.1 Grundprinzip und Menschenbild des Psychodramas

„Psychodrama kann als diejenige Methode bezeichnet werden, welche die Wahrheit der Seele durch Handeln ergründet" (Moreno 2008, S. 77).

In der Psychodramatherapie wird versucht, die innere subjektive Realität einer Person szenisch zu erfassen, um diese sichtbar und Problemstellungen bearbeitbar zu machen. Mithilfe von Symbolen, Figuren oder Stühlen wird im Einzelsetting die Fragestellung des oder der KlientIn auf einem Tisch oder einem abgegrenzten Bereich des Praxisraums inszeniert. Indem der oder die KlientIn verschiedene Rollen einnimmt, kann die Problematik von unterschiedlichen Perspektiven aus betrachtet werden. Auf diesen Erkenntnissen basierend werden gemeinsam mit dem oder der TherapeutIn Lösungsmöglichkeiten erarbeitet. Im Gruppensetting werden statt der Figuren Gruppenmitglieder eingesetzt, die zusätzlich Auskunft über ihr Erleben in den ihnen zugeteilten Rollen geben können.

Für Jacob Levy Moreno (1889–1974), den Begründer des Verfahrens Psychodrama, war der Mensch ein „kosmisches Wesen". Er vertrat ein holistisches Weltbild und war somit der Überzeugung, dass Systeme und ihre Eigenschaften als

Ganzes und nicht nur als Zusammensetzung ihrer Teile betrachtet werden sollten. Er ging davon aus, dass Menschen nicht unabhängig vom gesellschaftlichen Kontext und ihren sozialen Beziehungen gesehen werden dürfen. Diese Einstellung fand in Morenos Rollentheorie ihren Niederschlag.

Mithilfe der Rollentheorie werden die menschliche Natur und menschliches Handeln erklärt. Als zentrale Bezugsgröße dient dabei die Szene. Die Grundlage der psychodramatischen Arbeit liegt darin, die Gemeinsamkeit von Strukturen und Inhalten verschiedener Szenen einer Person zu erkennen und mithilfe psychodramatischer Techniken und Arrangements, Veränderungsmöglichkeiten zu eröffnen (Hutter und Schwehm 2009).

Wesentliche Begriffe des Psychodramas sind Kreativität und Spontaneität. In Morenos blumiger Sprache ausgedrückt, wird Kreativität als jene schöpferische Kraft verstanden, die, soweit sie nicht von Störungen blockiert ist, zur Weiterentwicklung und – im Fall von Krankheit – zur Genesung beiträgt. Spontaneität kann als die Bereitschaft eines Systems verstanden werden, sich einer Situation adäquat anzupassen, sowohl auf eine größere soziale Einheit als auch auf ein inneres System bezogen (Bender und Stadler 2012).

Moreno ging es darum, die Situation des Menschen zu verbessern. Dies schließt sowohl Lern- als auch physische und psychische Heilungsprozesse sowie Wachstum, Innovation und Klärung ein. Das Finden einer neuen Realität im Sinne einer Verbesserung wird als Katharsis bezeichnet (Hutter und Schwehm 2009).

S. Kern (✉)
Fachsektion Psychodrama, Österreichischer Arbeitskreis für Gruppentherapie und Gruppendynamik (ÖAGG), Wien, Österreich
e-mail: sabine.kern@psychodramazentrum.at

26.2 Klinische Hintergrundtheorien des Psychodramas

26.2.1 Die Szene als Kristallisationspunkt

Moreno (zit. nach Hutter 2018) postulierte, dass man einer Fragestellung eines oder einer Klientin nur dann gerecht wird, wenn versucht wird, die Problemlage in ihrem Gesamtzusammenhang zu betrachten. Dies wird durch szenisches Denken ermöglicht. Nach Hutter und Schwehm (2009) kann eine Szene als ein Aktions- oder Interaktionszusammenhang im Hier und Jetzt verstanden werden. In einer Szene begegnen sich Menschen in ihrer Leiblichkeit, biografische Erfahrungen treffen aufeinander, soziometrische Konfigurationen zeigen ihre Wirkung und gesellschaftliche Einflüsse sowie Wertehaltungen prägen das Geschehen. In der psychodramatischen Theorie werden deshalb sechs inhaltliche Dimensionen einer Szene (Hutter und Schwehm 2009) unterschieden, die speziell für die Diagnostik von Bedeutung sind und deren Einsatzmöglichkeiten in einem späteren Abschnitt erläutert werden.

Eine Szene zu verstehen heißt, neben ihren Inhalten auch ihre Struktur zu erfassen. Die psychodramatischen Strukturtheorien dienen hierbei als Interpretationsfolien.

26.2.2 Psychodramatische Strukturtheorien

Psychodramatisches Denken und Handeln baut auf drei Strukturtheorien auf: der Soziometrie, dem kreativen Zirkel und der Rollentheorie. Diese drei Theorien wurden vom Gründer des Psychodramas, Jacob Levy Moreno, und seinen Ehepartnerinnen, Florence und Zerka Moreno, entwickelt und von seinen NachfolgerInnen mit aktuellen wissenschaftlichen Erkenntnissen verknüpft.

26.2.2.1 Die Soziometrie
Mithilfe der Soziometrie wird die Beziehungsstruktur, die zwischen Menschen (mitunter auch anderen Lebewesen) herrscht, gemessen und beschrieben. Die Anziehung, die Abstoßung, aber auch die Gleichgültigkeit, die zwischen Individuen oder Gruppierungen wirkt, wird mithilfe von Zeichnungen, Skalen oder Aufstellungen veranschaulicht.

26.2.2.2 Der kreative Zirkel und das Modell der Spontaneität und Kreativität als kreative Problemlösung
Mithilfe der – für Moreno zentralen – Kräfte Spontaneität und Kreativität versuchte er Veränderungsprozesse zu erklären. Dieses Kreislaufschema bezeichnete er als kreativen Zirkel (Hutter und Schwehm 2009). Michael Schacht (2009) hat diesen zu einem handlungstheoretischen Modell der kreativen Problemlösung weiterentwickelt. Um auf die Frage der Motivation, die hinter dem menschlichen Handeln steht, Bezug zu nehmen, integrierte er dafür Heckhausens Rubikonmodell (Abb. 26.1). Das Modell der Spontaneität und Kreativität besitzt den Vorteil, dass damit auch unbewusste Entscheidungsmotive erklärt werden können (Hintermeier 2018).

Unser Handeln läuft meist nach eingefahrenen Mustern ab, über die wir nicht nachdenken müssen. Diese Handlungsroutinen werden im Psychodrama als Konserven bezeichnet. Erst wenn es zu einem Problem kommt, bei dem keine gewohnten und adäquaten Lösungsmöglichkeiten zur Verfügung stehen, wird ein Erwärmungsprozess in Gang gesetzt, der eine gewisse Offenheit für neue Lösungen erfordert. Als "status nascendi" wird der Zeitpunkt bezeichnet, an dem Neues geschaffen wird. Dies kann in einem Flow oder in Form einer Krise ablaufen. In der kreativen Phase wird das neue Verhaltensmuster getestet. Wird es als hilfreich erlebt, kann es beibehalten werden, sich konsolidieren und als neue Konserve ins Rollenrepertoire aufgenommen werden. Wenn nicht, wird es verworfen (Schacht 2009).

26.2.2.3 Die Rollentheorie
Mittels der Rollentheorie erklärt Moreno das Wesen einer Person und ihr Handeln in einer sie oder ihn umgebenden Welt.

Abb. 26.1 Modell der Spontaneität-Kreativität als kreative Problemlösung (Schacht 2009, S. 70)

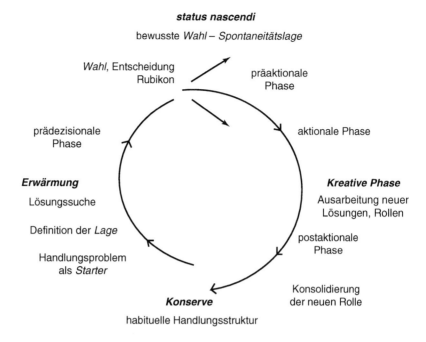

status nascendi
bewusste *Wahl – Spontaneitätslage*

Wahl, Entscheidung
Rubikon

präaktionale
Phase

prädezisionale
Phase

aktionale Phase

Erwärmung
Lösungssuche

Definition der *Lage*

Handlungsproblem
als *Starter*

Kreative Phase
Ausarbeitung neuer
Lösungen, Rollen

postaktionale
Phase

Konserve
habituelle Handlungsstruktur

Konsolidierung
der neuen Rolle

Moreno (zit. nach Hutter und Schwehm 2009) versteht unter Rolle eine „funktionelle Form", die der Mensch in Wechselwirkung mit seiner Umwelt einnimmt. Durch sie kann ein Individuum mit sich selbst, aber auch mit anderen, die wiederum in Rollen agieren, in Kontakt treten (Krotz 2008 zit. nach Stadler und Kern 2010). Durch das Handeln in Rollen wird dem Menschen ein gewisser Rahmen gegeben, durch den er oder sie Orientierung erhält und Begegnung mit anderen erleichtert wird. Dabei sind nicht nur die eigenen Absichten von Bedeutung, sondern auch die Erwartungen anderer. Ein weinendes Kind („role giver"), das zu seinem Vater läuft, macht dies in Erwartung, von ihm getröstet zu werden. Nimmt der Vater es in den Arm und beruhigt es, wird dieser zum „role receiver". Gelingt es ihm, das Kind in eine andere Stimmungslage zu versetzen, wird er wiederum zum „role giver" und das wieder fröhliche Kind zum „role receiver". Aus dem Wechselspiel zwischen Rolle und Komplementärrolle entstehen Rollenkonfigurationen, die sich, wenn sie häufig wiederholt werden, verinnerlichen können. So lernt das Kind im Laufe seiner Entwicklung im Idealfall, sich selbst zu trösten.

Schacht (2018) unterscheidet zwischen aktionalen und kategorialen Rollen. Erstere sind von der Person, der jeweiligen Situation und den an dieser Beteiligten geprägt. Sie stehen für das Handeln einer Person im Hier und Jetzt. Der kategoriale Rollenbegriff umfasst „typische, generalisierte Merkmale von Rollenkonfigurationen über eine Vielzahl von Situationen und Beziehungen hinweg. So verstanden basieren kategoriale Rollen auf neuronalen Gedächtnisnetzwerken als Kondensat einschlägiger Erfahrungen" (Schacht 2018, S. 111). Somit werden in diesem Rollenbegriff für eine Person charakteristische Interaktionsweisen miteinbezogen.

In diesem Sinne gehen Psychodramatikerinnen und -dramatiker davon aus, dass Rollen nicht aus dem Selbst, sondern das Selbst aus Rollen entsteht (Moreno 1960 zit. nach Hutter und Schwehm 2009), Dabei wird das Selbst als Bündel von Rollenclustern verstanden, z. B. „Ich bin ein Mädchen, ich bin dunkelhaarig, quirlig und dickköpfig". Schacht (2003) differenziert zwischen dem Selbst als Objekt, das William James'

(zit. nach Schacht 2003, S. 35) „Me" entspricht
und dem Selbst als Subjekt, das mit James' „I"
verglichen werden kann.

Die psychodramatische Entwicklungstheorie

Moreno versuchte gemeinsam mit seiner zweiten
Ehepartnerin Florence, entwicklungspsychologische Prozesse aus dem Blickwinkel der psychodramatischen Rollentheorie zu betrachten.
Schacht (2003, 2009) aktualisierte diese
Entwicklungstheorie und verknüpfte sie mit dem
gegenwärtigen Forschungsstand. In der von ihm
erneuerten Theorie beschreibt er die Kompetenzen zur Selbst- und Beziehungsregulation, die ein
Mensch im Laufe seiner Entwicklung im günsti-
gen Fall erwirbt. Mittels eines durchlässigen, flexiblen Stufenmodells hat Schacht (2003) die im
Zuge des Heranwachsens entwickelten Kompetenzen in drei Rollenebenen zusammengefasst,
die um eine vorverlagerte von Biegler-Vitek
(2018) erweitert wurde. Es wird zwischen der
(Uteral-) somatopsychischen Rollenebene, der
psychosomatischen, die zwischen der Geburt und
dem 15.–18. Lebensmonat angesiedelt ist, der
psychodramatischen, die die darauffolgenden
Monate bis zum 4–6. Lebensjahr eines Kindes
umfasst, und der soziodramatischen Rollenebene, die bis zur Postadoleszenz verläuft, unterschieden. Die zuletzt genannte Ebene wird anhand der Fähigkeit zur Perspektivenübernahme
in vier Entwicklungsniveaus unterteilt.

In jeder Ebene werden vier Merkmale erörtert,
die anhand folgender Fragen beantwortet werden
(Schacht 2009, S. 22):

1. Wie werden Rollenerwartungen ausgehandelt?
2. Wie wird das Selbst erlebt?
3. In welcher Art von Wissen schlagen sich Erfahrungen nieder?
4. Wie gibt der Mensch seinen Erfahrungen
   Sinn?

Vergleichbar mit einer Schichttorte ergänzen
die verschiedenen Handlungskompetenzen der
einzelnen Ebenen einander. Sie bleiben lebens-
lang wirksam.

26.3 Psychodramatische Gesundheits- und Krankheitstheorien

PsychodramatikerInnen greifen, um salutogene
Prozesse und die Entstehung von Krankheiten zu
erklären, auf zwei Interpretationsfolien zurück.
Die eine ist die Kreativitäts- und Prozessorientierung, die andere die Rollentheorie.

Als gesund bezeichnete Moreno jene Menschen, die einer Situation angemessene Rollen
aus dem Rollenrepertoire aktivieren oder, wenn
dies nicht möglich ist, spontan eine neue adäquate Rolle entwickeln können (von Ameln
et al. 2005). Der Ablauf dieses Vorgangs wird im
kreativen Zirkel (siehe oben) beschrieben. Nach
Bender und Stadler (2012) können salutogene
oder auch pathogene Faktoren an jedem Abschnitt des kreativen Zirkels in Erscheinung treten und den Prozess fördern, behindern oder blockieren.

Auch Schacht (2009) sieht gesundes wie auch
gestörtes Erleben und Verhalten auf Lösungen
basierend, „die im Verlauf vielfältiger Zyklen der
Spontaneität-Kreativität entwickelt wurden"
(Schacht 2009, S. 85). Für ihn beruhen gestörtes
Erleben und Verhalten auf Anpassungsleistungen
an Lebensbedingungen, die zum Zeitpunkt ihres
Entstehens nicht anders zu bewältigen waren.
Damit eine Störung entsteht, bedarf es einer ur-
sächlichen Problematik, die mit einem vorerst
positiv erscheinenden Lösungsversuch, der sich
aber in späterer Folge als maladaptiv herausstellt,
beantwortet wird. Schacht (2009) bezeichnet die
Beweggründe, die zu dieser Form der Anpas-
sungsleistung geführt haben, als „Motivation der
Lösung". Zur Konsolidierung dieser Störung tragen selbstverstärkende Rückkopplungen bei
(Abb. 26.2).

Die Möglichkeiten, die eine Person hat, auf
eine neue Ausgangslage zu reagieren, und Motive, die hinter der Suche nach Lösungen für ein
Problem liegen, hängen von vielen Faktoren ab,
z. B. vom Bindungsmuster (sicher, unsicher-
vermeidend, unsicher-ambivalent), durch das
eine Person geprägt ist, oder dem Störungsni-
veau, auf dem Spannungen reguliert werden.
Auch äußere Bedingungen, die das Handlungs-

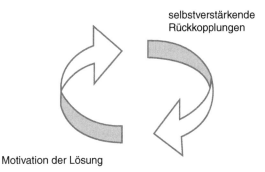

selbstverstärkende
Rückkopplungen

Motivation der Lösung

Abb. 26.2 Dynamiken, die für die Entstehung und Aufrechterhaltung von Störungen verantwortlich sind (Schacht 2009, S. 89)

repertoire einschränken, dürfen nicht außer Acht gelassen werden.

Zur Entstehung und Verfestigung von Störungen tragen perfekte Ziele (Schacht 2009) bei. Perfekt bedeutet, dass sie mit einem sehr hohen Engagement ohne spielerische Distanzierung verfolgt werden. Ein Beispiel für ein perfektes Annäherungsziel wäre „Ich möchte von allen geliebt und wertgeschätzt werden". Perfekte Ziele können themenspezifisch oder strukturell bedingt sein. Sie entwickeln sich in der Interaktion mit den wichtigsten Bezugspersonen als Reaktion auf wiederholt gemachte Erfahrungen eines Kleinkindes. Diese so entstandenen Rollenkonfigurationen werden verinnerlicht, generalisiert und reproduziert. Das bewirkt, dass die betroffenen Personen auch im erwachsenen Alter nach diesen Mustern agieren und durch die Erwartungshaltung an andere einen Druck erzeugen, der bei diesen eine für sie gewohnte Reaktion auslöst (Schacht 2009; Hintermeier 2016).

Perfekte Annäherungsziele gehen mit perfekten Vermeidungszielen einher und vice versa (Schacht 2009, S. 90). Ein solches Vermeidungsziel könnte lauten: „Niemand darf eine schlechte Meinung von mir haben." Perfekte Ziele üben implizit eine so starke Kraft aus, dass sie Veränderungsabsichten im Wege stehen. Deshalb gilt es, perfekte Ziele diagnostisch zu entlarven, um therapeutische Erfolge nicht zu gefährden.

Hintermeier (2019) hebt die große Bedeutung der Fähigkeit zur Integration von auch leidvollen Rollenerfahrungen und den mit diesen verbundenen Gefühlen für ein gesundes Erleben und Ver-

halten hervor. Das Vorhandensein eines tragfähigen sozialen Netzes und eine entwicklungsgemäße uneingeschränkte Tele- und Beziehungsfähigkeit tragen ebenso dazu bei. Diese Fertigkeiten[1] fehlen zum Beispiel Personen, die an Persönlichkeitsstörungen leiden. Bei diesen wurden leidvolle authentische Erfahrungen desintegriert und stattdessen kompensatorisch illusorisch-positive (regulative, autotelische oder Bewältigungs-) Rollen entwickelt, welche das Alltagshandeln prägen (Hintermeier 2016, 2018, 2019). Die störungstypische Rollenausstattung gilt es diagnostisch zu erfassen.

26.4 Position zum Determinierungsproblem (Klassifikation)

Moreno stand der Klassifikation von Krankheitsbildern skeptisch gegenüber. Er vertrat die Ansicht, dass es vom Standpunkt des Universums aus keine Pathologie gebe, nur vom Standpunkt der menschlichen Wissenschaft (Moreno 2008, S. 53). Da jeder Mensch als ein einzigartiges Wesen gesehen werden kann, könne es streng genommen keine zwei Personen geben, die die gleiche Diagnose haben (Moreno zit. nach Burmeister 2004). Zerka Moreno (zit. nach Burmeister 2004), die dritte Frau des Begründers des Psychodramas, beschrieb dessen Verhältnis zur Diagnostik folgendermaßen:

> *„Moreno aber stellt Dich in einen Prozess, er etikettiert niemanden. Er sah Dich in Deiner Ganzheit und Deinem Potenzial, nicht nur mit Deinen Fehlern. Er glaubt nicht daran, dass man etwas weiß, wenn man einen Namen dafür hat. Du kennst die Muster eines Menschen, aber wenn sich diese bestimmte Person Dir gegenüber offenbart, siehst du etwas völlig anderes" (Moreno 1996, zit. nach Burmeister 2004, S. 82).*

Dass Moreno sich nicht kategorisch an den oben beschriebenen Grundsatz hielt, zeigt sich darin, dass Moreno in seinen Werken psychodra-

---

[1] Tele wird im Psychodrama als wechselseitige Einfühlung verstanden. Diese ist durch einen adäquaten inneren Rollentausch gekennzeichnet.

matische Behandlungsmethoden bei dezidierter
Benennung des jeweiligen Störungsbildes beschrieb und sogar Diagnoseverfahren entwickelte. Seine soziometrischen Analysetechniken
und die Spontaneitäts- und Kreativitätstests, um
nur einige Diagnostikwerkzeuge zu nennen, zeu-
gen davon.

Heutige Psychodramatikerinnen und -drama-
tiker sehen Diagnostik als ein wichtiges Instrument, ohne das eine Therapieplanung sowie eine
störungsspezifische psychodramatische Behandlung nicht möglich wäre. Ein kritischer Blick auf
die Folgen von Etikettierungen und das Bewusstsein der Einmaligkeit jeder Person sollte dabei
nicht verloren gehen.

26.5   Behandlungsvoraussetzun
gen

„Grundvoraussetzungen für gelingende diagnostische und therapeutische Prozesse zwischen
TherapeutInnen und KlientInnen sind eine hohe
interaktive Präsenz des Therapeuten bzw. der
Therapeutin sowie eine interessierte, wohlwoll-
ende einfühlsame und wertschätzende Haltung"
(Hochreiter 2018, S. 128).

In der psychodramatischen Diagnostik wird
versucht, ideografische mit nomothetischer Diagnostik zu verbinden (Burmeister 2004). Damit
soll sowohl den Persönlichkeitsfaktoren, Ressourcen und Bewältigungsstrategien (ideografisch)
der untersuchten Person als auch der Einordnung
der Symptomatik in ein Klassifikationssystem
(nomothetisch) Rechnung getragen werden.
Ebenso dürfen der subjektive Leidensdruck einer
Person und ihre Sicht auf die Krankheit nicht außer Acht gelassen werden. Der Mensch soll in seiner biopsychosozialen Matrix erfasst werden.

In der Psychodramatherapie wird zwischen
der Statusdiagnostik, die mit der Klärung der
Lage und der Erwartungen an die Therapie des
oder der KlientIn einhergeht, und der Prozess-
und Verlaufsdiagnostik unterschieden. Letztere
ist während des Therapieverlaufs kontinuierlich
durchzuführen. Hierzu kann das Veränderungsprozessmodell der Spontaneität und Kreativität
(kreativer Zirkel), das weiter oben vorgestellt

wurde, herangezogen werden. Damit es zu einer
stabilen Verbesserung der Ausgangslage kommt,
durchläuft der oder die Klientin eine Vielzahl an
größeren und kleineren Zyklen des kreativen
Zirkels. Der Therapeut oder die Therapeutin
sollte den diagnostischen Blick immer wieder
darauf richten, in welchem Abschnitt des Zirkels sich die jeweilige Person gerade befindet.
Auf diese Weise können auf die Situation zuge-
schnittene psychodramatische Interventionen
gesetzt werden. In den letzten Therapiestunden
wird eine Veränderungsdiagnostik durchgeführt,
die als Evaluierung dienen kann.

26.6   Therapeutische Beziehung

In der psychodramatischen Psychotherapie wird
der therapeutischen Beziehung ein besonderer
Stellenwert beigemessen. Aus diesem Grund
wurde im Rahmen des Dreibühnenmodells nach
Pruckner (2018) dieser speziellen Form der Begegnung eine eigene Bühne gewidmet. Auf dieser sogenannten Begegnungsbühne werden Rollenkonfigurationen (das sind typische Muster des
Miteinanders, die aus Rollen und Komplementär-
rollen bestehen) zwischen KlientIn und TherapeutIn analysiert und ausverhandelt.

In der Eingangsdiagnostik können folgende
Fragen für die erste Hypothesenbildung unterstützend sein, diese werden hier aus der Sicht des
oder der TherapeutIn angeführt:

- In welchen Rollen präsentiert sich der oder die
  KlientIn mir? Gewährt er oder sie mir Einblick in die Gefühlswelt? Welche Arten von
  Gefühlen werden gezeigt, welche nicht?
- Welche Rollenerwartungen werden an mich
  gerichtet?
- Welche Gefühle löst er oder sie bei mir aus? In
  welche Komplementärrolle werde ich gebracht? Welche eigenen Rollen werden durch
  das Verhalten des oder der KlientIn bei mir
  wachgerufen?

Die Analyse der therapeutischen Beziehung
wird als besonders wichtig erachtet, da diese als
effektiver Wirkfaktor von Psychotherapie gilt

und weil auf der Grundlage der therapeutischen Beziehung spezielle Rollenkonfigurationen wie etwa perfekte Ziele erkannt und auch verändert werden können.

26.7 Methodik und Durchführung

Psychotherapeutische und damit auch psychodramatische Diagnostik steht im Spannungsfeld zwischen Komplexitätsgewinnung und Komplexitätsreduzierung (Hochreiter 2018). Erstere ist nötig, um einen Menschen mit all seinen Eigenschaften und Facetten wahrnehmen zu können. Zweitere, die Verringerung der Komplexität, wird durch die Bündelung der erhobenen Informationen zu charakteristischen Symptomen erwirkt und ermöglicht eine Einordnung in ein allgemeingültiges Klassifikationssystem.

Aus Platzgründen werden hier nur die wichtigsten fachspezifischen Diagnoseverfahren beschrieben.

Wie bereits erwähnt, stehen das genaue Betrachten einer Szene und das szenische Verstehen im Mittelpunkt der psychodramatischen Diagnostik. Dabei wird versucht, „kontextübergreifend Szenengestaltungen mit ähnlichem Beziehungs- oder Handlungsmuster – und allenfalls auch deren Ursprungsszene – zu erkennen" (Hochreiter 2018, S. 131).

26.7.1 Diagnose der inhaltlichen Dimensionen einer Szene

Ein Klient oder eine Klientin bringt eine Thematik in eine Therapiestunde ein. Psychodramatisch ausgedrückt wird hierbei von einer Szene gesprochen. Um die Problematik in ihrer Gesamtheit zu erfassen, kann ein Zerlegen in die Einzelteile (Inhaltsdimensionen) den Fokus erweitern und einen zusätzlichen Erkenntnisgewinn bieten (Hutter und Schwehm 2009). Diese Inhaltsdimensionen dienen als Suchraster zur Identifikation von Motiven, die für das Handeln der KlientInnen von Bedeutung sein können. Nicht immer sind die benannten Dimensionen

trennscharf unterscheidbar, manchmal überschneiden sie sich auch.

26.7.1.1 Die physiodramatische Dimension einer Szene

Der Fokus der Betrachtung liegt hierbei auf körperlichen Phänomenen und auf den biografisch erworbenen körperlichen und zwischenleiblichen Erfahrungen (Hochreiter 2018).

Folgende Überlegungen können nun von Bedeutung sein: Welche Körperhaltung nimmt der oder die ProtagonistIn ein, wie atmet er oder sie, was lässt sich aus seiner oder ihrer Geschichtsfarbe ableiten? Auch Fragen zu physischen Empfindungen oder körperlichen Regungen, wenn die Person an dieses Ereignis denkt, sind von Bedeutung.

Unter dieser Dimension ist auch die Analyse der „Beziehung zum eigenen Körper" einzuordnen (vgl. Kern 2008). Aufschlussreich können u. a. folgende Fragen sein: Fühlt sich der oder die KlientIn im eigenen Körper wohl und sicher? Gibt es Körperregionen, mit denen der oder die KlientIn ungern in Kontakt tritt?

26.7.1.2 Die psychodramatische Dimension einer Szene

In jeder Szene, die ein oder eine KlientIn in die Therapie einbringt, spiegeln sich biografisch erworbene psychische Erfahrungen und Verhaltensmuster wider. Dabei sollten folgende Überlegen miteinbezogen werden (Hochreiter 2018):

- Entwicklungspsychologische Einschätzung: Dabei kann ermittelt werden, auf welchem Entwicklungsniveau KlientInnen ihr Erleben und Verhalten regulieren (siehe psychodramatische Strukturdiagnostik weiter unten). Wie angemessen sind Emotionen und Handlungsweisen eines oder einer KlientIn?
- Einschätzung der Entwicklungsbedingungen: Welche Erfahrungen wurden bezogen auf Bindung, Erziehung und Beziehungskonstellationen gemacht?
- Diagnostik der Entwicklungsthemen: Welches Entwicklungsthema (Nähe-Distanz, Bindung, Autonomie, Identität) zeigt sich in

der Szene? Kann auf Regulationsmechanismen angemessen zurückgegriffen werden oder sind diese entwicklungsbedürftig?

- Diagnostik perfekter Ziele:
  Welches perfekte Annäherungsziel ist erkennbar? Welches perfekte Vermeidungsziel gehört dazu? Richtet sich das perfekte Ziel an die eigene Person? Richtet es sich an Mitmenschen? Wie stark ist das perfekte Ziel ausgeprägt? Ist es mit einem Entwicklungsthema verknüpft oder ist es strukturell bedingt?

26.7.1.3 Die soziometrische Dimension einer Szene

Treffen Personen aufeinander, wird deren Beziehungsstruktur implizit und/oder explizit zum Thema (Hutter und Schwehm 2009). Es gilt zu eruieren, in welcher Form und mit welchen Mustern der oder die KlientIn mit anderen interagiert. Welche Beziehungskonstellationen wiederholen sich? Wo ist besondere Anziehung und wo Abstoßung wahrnehmbar? Welche Beziehungswünsche treten auf? Genaueres siehe auch in Abschn. 26.7.2.

26.7.1.4 Die soziodramatische Dimension einer Szene

Der Einfluss von Gesellschaft und Kultur ist in jeder Szene von Bedeutung. Hier gilt es zu verstehen, durch welche kulturellen Faktoren die einzelnen Beteiligten geprägt sind. Die soziale und ethnische Herkunft, das Geschlecht, der Bildungshintergrund oder die ökonomische Lage müssen, will eine Szene weitgehend erfasst werden, berücksichtig werden.

26.7.1.5 Die axiologische Dimension einer Szene

Zentral hierbei sind die Werte, die einem bestimmten Handeln zugrunde liegen. Durch welche Wertesysteme ist der oder die KlientIn beeinflusst? Auf welche Glaubenssätze beruft er oder sie sich? Diese Dimension beinhaltet ebenso existenzielle Themen wie Krankheit und Tod, aber auch religiöse und philosophische Fragen.

26.7.1.6 Die Stegreifdimension oder Singularität

Diese Dimension beinhaltet einen diagnosekritischen Aspekt. Sie möchte darauf aufmerksam machen, dass jedes Individuum und damit auch jede Szene einmalig ist. Ein reines Denken in Kategorien und Schemata soll damit vermieden werden.

26.7.2 Diagnostik auf Basis der Soziometrie

Moreno entwickelte die Soziometrie, um zwischenmenschliche Beziehungen messbar zu machen. Durch sie kann die Tiefenstruktur einer Gruppierung oder eines Systems, aber auch das soziale Bezugsnetz einer Person erfasst werden.

26.7.2.1 Das soziale Atom

Das soziale Atom erfasst die Quantität und Qualität der emotional bedeutsamen Beziehungen sowie die Struktur und Kohäsion des Beziehungsgefüges. Für Moreno (zit. nach Stadler und Kern 2010) war das soziale Atom die kleinste, unteilbare Einheit, in der sich eine Person bewegt. Mithilfe des sozialen Atoms wird erhoben, ob ein oder eine ProtagonistIn (das ist die Person, deren Fragestellung beantwortet wird) in einem tragfähigen sozialen Netz eingebunden ist, das zum Beispiel in Krisenzeiten als Ressource dienen kann.

In Form einer Zeichnung, einer Aufstellung mit Knöpfen, Figuren oder mit so genannten Hilfs-Ichs (das sind Gruppenmitglieder, die für eine psychodramatische Aufstellung zur Verfügung stehen) werden rund um die Hauptperson dieser nahestehende Personen gruppiert. Der Abstand zur ProtagonistIn spiegelt die Nähe bzw. die Distanz wider, die diese zu den Aufgestellten empfindet.

Das soziale Atom kann auf bestimmte Zeitpunkte bezogen sein, wie zum Beispiel vor oder nach einem schicksalhaften Ereignis, aber auch auf eine Personengruppe begrenzt sein, wie auf die Familie oder FreundInnen. Es kann sowohl zur Statusdiagnostik sowie zur Verlaufsdiagnostik herangezogen werden. Abhängig vom Störungsbild des oder der KlientIn lassen sich durch das soziale Atom bestimmte charakteristische Muster feststellen. Ein gesundes, wünschenswertes soziales Atom zeigt nach Springer (zit. nach Pruckner 2004, S. 166) folgende Merkmale auf:

- ein großes Beziehungsvolumen,
- ein Übergewicht an positiven Beziehungen,
- eine ausgewogene Verteilung von Nähe und Distanz,
- eine große Vernetztheit der Personen des sozialen Atoms,
- eine große Vernetztheit über das soziale Atom hinaus in gesellschaftliche Bereiche.

In Krisensituationen oder bei Erkrankungen kann sich dieses Geflecht verändern. Eine Person, die sich zum Beispiel in einer manischen Episode befindet, wird häufig viele sehr enge Beziehungen angegeben, die sich bei näherer Betrachtung als eher lose herausstellen. Ein an einer Depression erkrankter Mensch wird unter Umständen in Frage stellen, ob er oder sie von den ihm oder ihr Nahestehenden wirklich wertgeschätzt wird. Die Fähigkeit zum Rollenwechsel und damit, ob ein Blick auf sich selbst aus den Augen eines oder einer anderen möglich ist, wird in der Arbeit mit dem sozialen Atom sehr schnell fassbar. Ob ein oder eine ProtagonistIn diese Fertigkeit beherrscht oder nicht, ist für die psychodramatische Strukturdiagnostik von großer Bedeutung.

Zur Auswertung des sozialen Atoms können folgende Fragen unterstützend sein: Was charakterisiert die einzelnen Beziehungen? Wo herrscht besondere Anziehung, wo besondere Abstoßung? Wie zufrieden ist die Person mit der Anzahl und Qualität der Beziehungen? Welche Wünsche nach Veränderung von Beziehungskonstellationen gibt es? Welche Bedeutung hat das Symbol, das für die Person gewählt wurde, in welchem Verhältnis steht dieses zum eigenen in Bezug auf die Form, Größe, Qualität? Welche Besonderhei-

ten hat dieses soziale Atom? Wie könnte eine Überschrift lauten?

26.7.2.2 Soziometrische Wahlen

Die Soziometrie als Messmethode trägt dazu bei, die Tiefenstruktur einer Gruppe oder eines sozialen Systems erkennbar zu machen. Es kann damit erhoben werden, wer der Star der Anziehung in einer Gruppe ist, aber auch, wer eine AußenseiterInnenposition innehat. Da so ein Sichtbarmachen auch mit Kränkungen und Retraumatisierungen einhergehen kann, sollte damit sehr achtsam umgegangen werden. Soziometrie sollte nie als Selbstzweck eingesetzt werden, sondern nur wenn ein klares Ziel damit verfolgt wird, zum Beispiel wenn Konflikte oder starke Konkurrenz in einer Gruppe herrschen. Da hinter Konkurrenz oft geheime Wünsche stehen, kann folgende Methode als diagnostisches Instrument eingesetzt werden und zur Klärung dienen:

„Bitte gehen Sie durch den Raum und überlegen Sie sich, welche der anderen TeilnehmerInnen eine Eigenschaft hat, die Sie gerne hätten und auf die Sie sogar manchmal ein wenig eifersüchtig sind. Wählen Sie eine Person aus und legen Sie eine Hand auf die Schulter dieser Person."

Danach kann man zum Beispiel fragen: „Ingrid, warum haben Sie Martina gewählt?"

26.7.3 Diagnostik auf Basis der Rollentheorie

26.7.3.1 Das kulturelle Atom

Mit dem kulturellen Atom werden die Rollenkonstellationen eines Menschen in Bezug auf eine oder mehrere Personen abgebildet. Es wird zwischen sozialen Rollen wie etwa dem Bankangestellten, der Ärztin, dem Bruder oder der Geliebten und psychischen Rollen, zu denen Gefühlszustände und Eigenschaften zählen (der Sensible, die Zweifelnde), unterschieden. Mithilfe des kulturellen Atoms kann erhoben werden,

- auf welche Rollen die Person in ihrer derzeitigen Lage zurückgreifen kann,
- welche Rollen einem Cluster angehören, zum Beispiel zur Rolle der Mutter,
- welchen Blick die Person auf sich selbst hat – stehen „negative" Rollen im Vordergrund oder ist das Verhältnis von „positiven" und „negativen" Rollen ausgeglichen? Wie wohlwollend kann die Person sich selbst betrachten?,
- ob bestimmte Rollen miteinander in Konflikt stehen,
- welche Rollen in früheren Zeiten gelebt wurden und wieder aktiviert werden könnten,
- welche Veränderungswünsche es gibt.

26.7.3.2 Analyse von Rollenkonflikten

Als Rollenkonflikte werde Problematiken bezeichnet, die dadurch entstehen, dass es zwischen Rollenclustern, die eine Person in sich vereint, oder zwischen den Rollen, die unterschiedliche Personen verkörpern, zu Irritationen kommt oder auch, wenn Rollenerwartungen nicht erfüllt werden können (Stadler und Kern 2010). Es wird zwischen intra-, inter-intrapersonalem und interpersonalem Rollenkonflikt unterschieden.

In der Folge wird ein Beispiel eines Rollenkonflikts angeführt:

Von einem Inter-Rollenkonflikt wird gesprochen, wenn Ambivalenzen, die aufgrund von unterschiedlichen Rollen, die eine Person innehat, entstehen, z. B. ein reiselustiger Mann, der gerne fernöstliche Gegenden besuchen will, aber als Umweltschützer nicht fliegen möchte.

26.7.3.3 Das soziokulturelle Atom

Das soziokulturelle Atom stellt eine Kombination aus sozialem und kulturellem Atom dar. Es zeigt auf, in welchen Rollen Menschen mit anderen Personen aus dem eigenen Netzwerk, die wiederum in Rollen agieren, in Beziehung treten. Charakteristische Rollenkonfigurationen können damit erfasst werden. Das soziokulturelle Atom kann ähnlich wie das soziale Atom in Form von Zeichnungen oder Aufstellungen auf der Tisch- oder Raumbühne erstellt werden.

Folgende Fragen können zur Analyse herangezogen werden:

- Welche Rollen werden bezüglich einer Person des sozialen Atoms gelebt, und in welchen Rollen treten diese Personen dem oder der KlientIn entgegen?
- Wie sehen die wechselseitigen Rollenerwartungen aus?
- Gelingt ein Aushandeln von Rollenerwartungen?
- Gelingt das Wechselspiel als „role giver" und „role receiver"?
- Gibt es ausreichend Handlungsspielräume zur individuellen Ausgestaltung von Rollen?

26.7.4 Die psychodramatische Strukturdiagnostik

Schacht (2009) hat unter Berücksichtigung der psychodramatischen Entwicklungstheorie mit ihren Rollenebenen und Rollenniveaus und angelehnt an die Achse Struktur der Operationalisierten Psychodynamischen Diagnostik (OPD-2) eine psychodramatische Strukturdiagnostik entwickelt.

Gestörtes Erleben und Verhalten wird nach Schacht (2009, S. 181) darauf zurückgeführt, dass die Handlungskompetenzen der jeweils niedrigeren Rollenebene (siehe auch Abschn. 26.2.2, Psychodramatische Entwicklungstheorie) nur unzureichend oder dysfunktional ausgebildet wurden. Damit fehlen die Voraussetzungen, dass die Kompetenzen der nächst höheren Entwicklungsebene oder Entwicklungsniveaus integriert werden können. Er geht davon aus, dass sich strukturelle Störungen besser abbilden lassen, wenn sie als Übergang zwischen den verschiedenen Rollenebenen und Niveaus begriffen werden. Diese bezeichnet er als Störungsniveaus (Abb. 26.3).

26.7.4.1 Spezielle Merkmale der Störungsniveaus in Anlehnung an die Achse Struktur der OPD-2

Schacht (2009) hat verschiedene spezifische Strukturmerkmale aufgelistet, die den Grad der Komplexität der Rollenentwicklung bzw. den Grad der Integration von Handlungskompeten-

Rollenebene/ Entwicklungsniveau		Störungsniveau nach Schacht	Beschreibung der Störungsniveaus	Strukturniveau OPD nach Rudolf et al
Soziodramatische Rollenebene	Niveau 4	Alle Ebenen und Niveaus	Die Person kann vergangene Erfahrungen und zu erwartende Ereignisse ins Handeln miteinbeziehen. Ein harmonisches Wechselspiel aller Handlungskompetenzen ist gegeben. Problemstellungen werden differenziert und in einer flexibel an die Situation angepassten Vorgehensweise gelöst.	gut integrierte Struktur
	Niveau 3			
	Niveau 2	Störungsniveau 2-3	Widersprüchliche Rollen und innere Repräsentationen, Emotionen und Wünsche werden integriert. Triadische Kompetenzen entwickeln sich und Anfänge von Selbstempathie sind vorhanden. Bedeutsame Werte und Ziele bleiben über verschieden Lebenszusammenhänge hinweg aufrecht.	
	Niveau 1	Störungsniveau 1-2	Der Person ist es möglich, zu erkennen, dass sich die Interessen, der an einer Situation Beteiligten unterscheiden. Der innere Rollentausch ist aber nur in Ansätzen möglich. Das Prinzip des „Entweder-oder" ist vorherrschend. Sich widersprechende Bedürfnisse und Bewältigungsrollen können nicht neben einander bestehen bleiben	mäßig integrierter Struktur
Psychodramatische Rollenebene		Störungsniveau 0-1	Die Person kann das Erlebte in einem Zeit-Raum-Interaktions-Zusammenhang erfassen, das Geschehen aber nur aus einem Blickwinkel aus betrachten. Es gibt nur eine Wahrheit, Rollendistanz fehlt. Rolleninteraktion werden nach dem Prinzip des Entweder-Oder-gelöst.	
Psychodramatische Rollenebene		Störungsniveau 0	Ein Bewusstsein für die eigene Rolle und die anderer fehlt, Problem werden affektgeleitet nach dem Muster Alles-oder-Nichts gelöst, es fällt den Personen schwer, Situationen in ein Zeit-Raum-Interaktionsgefüge einzuordnen.	gering integrierte Struktur

Abb. 26.3 Gegenüberstellung der Entwicklungsniveaus, der Störungsniveaus nach Schacht (2009) und der Strukturniveaus – OPD nach Rudolf (2006)

Tab. 26.1 Spezielle Kompetenzen und Defizite am Beispiel der Spannungs- und Emotionsregulation (Schacht 2009, S. 190)

Gut integriert Alle Niveaus Niveau	Mäßig integriert 2–3 Niveau 1–2 Niveau	Gering integriert 0–1 Niveau 0
Emotionen können differenziert wahrgenommen, interpretiert und ausgedrückt werden. Ambivalenz und Ambiguität werden toleriert. Gefühle werden als Signale wahrgenommen.	Emotionalität weniger differenziert. Emotionale Narrationen wirken schematisch. Bestimmte Emotionen werden schlecht toleriert, bei Belastung beherrschen sie das Erleben oder werden verdrängt. Ambivalenzen und Ambiguität werden schwer ertragen.	Kaum szenisch begreifbare Gefühle, Affekte beherrschen das Erleben, vor allem Verachtung, Ekel und Wut. Anstelle affektiven Erlebens treten u. U. Affektleere, Depression oder undifferenzierte Erregung. Keine Fähigkeit, Ambivalenz und Ambiguität zu ertragen.

zen widerspiegeln. Beurteilt werden 16 Bereiche, die in drei Kategorien gegliedert sind.

- **Autotele – Beziehung zum Selbst:** Selbstreflexion, Selbstkonzept, Identität, Selbstverantwortung, Körpererleben bzw. Körperwahrnehmung (letztes Item wurde von Kern [2008] hinzugefügt)
- **Handlungs- und Selbstregulation:** Lagekonstruktion, Motivationsregulation, Spannungs- und Emotionsregulation, Selbstwertregulation
- **Rolleninteraktion:** Wahrnehmung des anderen, innerer Rollenwechsel, Fähigkeit zur Bildung, Umgang mit Trennung, moralische Verantwortung, Kommunikation als „role giver", innerer Rollentausch – Sharing

Zur Veranschaulichung werden am Beispiel der Spannungs- und Emotionsregulation für die jeweiligen Störungsniveaus charakteristische Handlungskompetenzen bzw. Defizite aufgelistet (Tab. 26.1).

Anhand dieser Form der Diagnostik kann ermittelt werden, auf welche Art eine Person ihr Erleben und Handeln reguliert. Psychodramatische Techniken und Interventionen können so gezielt auf die Fähigkeiten und Defizite eines oder einer KlientIn abgestimmt gesetzt werden.

Psychodrama bietet als handlungsorientiertes Verfahren eine Vielzahl von Arrangements, die einen diagnostischen Einblick in die Problemfelder und Ressourcen von KlientInnen bieten. In diesem Kapitel wurden nur die in der psychodramatischen Praxis am häufigsten verwendeten fachspezifischen Diagnoseinstrumente aufgelistet. Detailreichere Beschreibungen und weitere psychodramatische Diagnoseverfahren können in der aktuellen psychodramatischen Fachliteratur nachgelesen werden, die dank lebendiger und an der Weiterentwicklung von psychodramatischer Theorie und Praxis interessierter PsychodramatikerInnen immer umfangreicher wird.

26.8 Zusammenfassung

Psychodrama ist ein Verfahren, bei dem durch das Inszenieren einer inneren oder äußeren Szene mit all ihren Aspekten die Problematik des oder der KlientIn erfasst und Lösungswege erarbeitet werden. PsychodramatikerInnen betrachten Menschen, indem sie deren soziokulturellen Hintergrund und soziale Beziehungsmuster miteinbeziehen. Das theoretische Grundgerüst des Psychodramas basiert auf drei Strukturtheorien, der Rollentheorie, der Soziometrie und dem kreativen Zirkel, die kurz umrissen wurden. Der kreative Zirkel und die Rollentheorie wurden zur Erklärung von saluto- wie pathogenen Prozessen herangezogen. Obwohl der Gründer des Psychodramas Jacob Levy Moreno einen diagnostikkritischen Standpunkt vertrat, entwickelte er diagnostische Verfahren und arbeitete störungsspezifisch. Die bedeutendsten der fachspezifischen diagnostischen Werkzeuge wurden in diesem Kapitel vorgestellt, wie das soziale, kulturelle und soziokulturelle Atom und die psychodramatische Strukturdiagnostik.

Literatur

Bender W, Stadler C (2012) Psychodrama-Therapie. Schattauer, Stuttgart

Biegler-Vitek G (2018) Rollen- und Entwicklungstheorie. In: Kern S, Hintermeier S (Hrsg) Psychodramapsychotherapie im Einzelsetting. Facultas, Wien

Burmeister J (2004) Diagnostik im Psychodrama. In: Fürst J, Ottomeyer K, Pruckner H (Hrsg) Psychodrama-Therapie. Facultas, Wien

Hintermeier S (2016) Psychodrama-Psychotherapie bei Persönlichkeitsstörungen. Facultas, Wien

Hintermeier S (2018) Psychodramatische Störungstheorie und Veränderungsprozessmodell. In: Kern S, Hintermeier S (Hrsg) Psychodramapsychotherapie im Einzelsetting. Facultas, Wien

Hintermeier S (2019) Unveröffentlichtes Skriptum des Wahlseminars Psychotherapie bei Persönlichkeitsstörungen und problematischen Persönlichkeitsstilen

Hochreiter K (2018) Diagnostik im Monodrama. In: Kern S, Hintermeier S (Hrsg) Psychodramapsychotherapie im Einzelsetting. Facultas, Wien

Hutter C (2018) Die Szene aus monodramatischer Sicht. In: Kern S, Hintermeier S (Hrsg) Psychodramapsychotherapie im Einzelsetting. Facultas, Wien

Hutter C, Schwehm H (2009) J.L. Morenos Werk in Schlüsselbegriffen. VS Verlag für Sozialwissenschaften, Wiesbaden

Kern S (2008) Anorexia und Bulimia Nervosa als rigide Rollenkonserven. Magersucht und Bulimie aus dem Blickwinkel des Modells der Spontaneität und Kreativität. Unveröffentlichte Masterthese. Donau Universität Krems

Moreno JL (2008) Gruppenpsychotherapie und Psychodrama. Einleitung in Therapie und Praxis, 6. Aufl. Thieme, Stuttgart/New York

Pruckner H (2004) Soziometrie – Eine Zusammenschau von Grundlagen, Weiterentwicklungen und Methodik. In: Fürst J, Ottomeyer K, Pruckner (Hrsg) Psychodrama-Therapie. Ein Handbuch. Facultas, Wien

Pruckner H (2018) Aufgaben und Rollen von MonodramatherapeutInnen. Zur konkreten Arbeit nach dem Dreibühnenmodell. In: Kern S, Hintermeier S (Hrsg) Psychodramapsychotherapie im Einzelsetting. Facultas, Wien

Rudolf G (2006) Strukturbezogene Psychotherapie. Leitfaden zur psychodynamischen Therapie struktureller Störungen. Schattauer, Stuttgart

Schacht M (2003) Spontaneität und Begegnung. Zur Persönlichkeitsentwicklung aus der Sicht des Psychodramas. inScenario Verlag, München

Schacht M (2009) Das Ziel ist im Weg. Störungsverständnis und Therapieprozess im Psychodrama. VS Verlag für Sozialwissenschaften, Wiesbaden

Schacht M (2018) Perfekte Ziele und Störungsniveaus. In: Kern S, Hintermeier S (Hrsg) Psychodramapsychotherapie im Einzelsetting. Facultas, Wien

Stadler C, Kern S (2010) Psychodrama – Eine Einführung. VS Verlag, Wiesbaden

Von Ameln F, Gerstmamm R, Kramer J (2005) Psychodrama. Springer, Heidelberg

Mag.a Sabine Kern, MSc, Klinische und Gesundheitspsychologin, Psychotherapeutin in freier Praxis (Psychodrama, Soziometrie und Rollenspiel), Lehrtherapeutin und Lehrsupervisorin in Psychodrama (PD) beim Österreichischen Arbeitskreis für Gruppendynamik und Gruppentherapie (ÖAGG), an der Donau-Universität Krems und Paris Lodron Universität Salzburg. Stellvertretende Leiterin der Fachsektion Psychodrama im ÖAGG, Redakteurin der *Zeitschrift für Psychodrama und Soziometrie*; Kontakt: http://www.sabinekern.at

Cluster- und verfahrensspezifische psychotherapeutische Diagnostik im systemischen Cluster

Corina Ahlers, Margarete Mernyi
und Elisabeth Wagner

27.1 Einleitung: Verfahrensspezifische Besonderheiten inkl. Menschenbild

Nachdem in der Pionierphase der Familientherapie die Arbeit mit Familien auf der Basis traditioneller psychotherapeutischer Denkmodelle erfolgte und damit vor allem psychoanalytisch oder humanistisch geprägt war, ist die Systemische Therapie definiert durch die Bezugnahme auf Systemtheorie, ein transdisziplinäres Denkmodell, das die Integration biologischer, psychologischer, philosophischer und soziologischer Gegenstandsbereiche zu einer allgemeinen Theorie lebender Systeme anstrebt. Entscheidend für die Entwicklung der Systemtheorie war Ludwig von Bertalanffys Beschreibung von lebenden Organismen als Systemen, die in Bezug auf Austausch von Energie, Materie und Information offen sind. Sie verfügen über eine dynamische, d. h. durch die wechselseitige Organisation ihrer Bestandteile und Prozesse bedingte Ordnung und Organisation, die im Kontakt mit der Umgebung aufrechterhalten werden. Damit löste sich Bertalanffy vom klassischen Paradigma des Ganzen und seiner Teile und ersetzte diese durch die Differenz von System und Umwelt, woran später auch Niklas Luhmann mit seiner Theorie sozialer Systeme anschloss (vgl. Levold und Wirsching 2014, S. 47).

Frühe Systemische Therapie definierte sich damit durch eine Abwendung vom konventionellen Ursache-Wirkungs-Denken und fokussierte die rekursive Wechselbeziehung, durch die Interaktionspartner einander Bedeutungen zuschreiben. Eine solche systemische Sicht verlangt von den Systemischen Therapeutinnen, auf einfache Ursachenzuschreibungen zu verzichten und das Problem nicht „im" Patienten oder „in" der Mutter oder dem Vater zu suchen, sondern gleichsam „zwischen" ihnen. Das Problem, Symptom, die Krankheit wird als Gemeinschaftsleistung verstanden, die interaktionell hervorgebracht und aufrechterhalten wird. Da die Interaktionsregeln eines Systems im Unterschied zu den intrapsychischen Prozessen direkt beobachtbar sind, hielt man es für einfacher und effektiver, ein Interaktionssystem zu therapieren statt eines Individuums. Wenn es durch gezielte Verhaltensverschreibungen gelang, dysfunktio-

C. Ahlers (✉)
Österreichische Arbeitsgemeinschaft für systemische Therapie und Systemische Studien (ÖAS), Sigmund Freud Universität, Wien, Österreich
e-mail: mail@corina-ahlers.at

M. Mernyi
Sektion Systemische Familientherapie, Österreichischer Arbeitskreis für Gruppentherapie und Gruppendynamik (ÖAGG), Wien, Österreich
e-mail: margarete@mernyi.com

E. Wagner
Lehranstalt für Systemische Familientherapie (LASF), Wien, Österreich

nale Interaktionsmuster zu unterbrechen, kam es zu raschen Strukturveränderungen, die zu überraschenden therapeutischen Erfolgen führen konnten (vgl. Wagner und Russinger 2016, S. 35 f.).

In den 1980er-Jahren haben sich die Theorie der autopoietischen Systeme von Maturana und Varela, die erkenntnistheoretische Position des radikalen Konstruktivismus von Ernst von Glasersfeld und die soziologische Systemtheorie Niklas Luhmanns zu zentralen theoretischen Bezugspunkten Systemischer Therapie entwickelt. Unter Bezug auf Luhmanns Systemtheorie beschreibt Retzer den Organismus („gelebtes Leben"), die Psyche („erlebtes Leben") und das soziale System („erzähltes Leben") als drei operational geschlossene autopoietische Systeme, die füreinander Umwelten sind und zwischen denen es keine instruktive Interaktion oder kausale Festlegung gibt. „Die drei Typen von Systemen sind dabei nicht unabhängig voneinander, sie sind in ihrer Entwicklung miteinander gekoppelt, weil sie sich gegenseitig perturbieren und koevolutive Einheiten bilden können. Aber ihre Beziehung ist in dieser Modellbildung niemals ein Einschlussverhältnis, bei dem das eine System das andere umfasst, sondern immer ein Ausschlussverhältnis, d. h. was innerhalb des einen Phänomenbereichs geschieht, geschieht nicht innerhalb des anderen" (Simon 2008, S. 90 f.).

Dies hat weitreichende Auswirkungen auf das Selbstverständnis Systemischer Therapeutinnen: Sie verabschieden sich von dem Glauben, kraft Expertenschaft Systemeigenschaften objektiv von außen beurteilen und die entsprechenden Interventionen maßschneidern zu können. Die Therapeutin ist Beobachterin des Beobachtens: Sie beobachtet, wie Menschen unterscheiden, welche Bedeutungen sie geben, wie sie versprachlichen, welche Geschichten sie über sich und andere erzählen. Damit verschiebt sich der Fokus der Therapie von den äußeren interaktionellen Mustern auf die „Beschäftigung mit der Sprache als basalem Feld für die Konstruktion und Dekonstruktion von Sinn sowie als Rahmen für die Problementwicklung und Problemlösungen" (Levold 1997).

Diese Perspektive führt zu einem anderen Verständnis der Bedeutung des Begriffs „Menschenbild": Kenneth Gergen nennt die Identität des Subjekts, die erst über die Beschreibung von Anderen entstehe, „relationale Identität" (Gergen 1994). Die therapeutische Kunst besteht in dieser Sichtweise darin, mit Klientinnen so zu kommunizieren, dass sie konstruktivere Sichtweisen von sich selbst entwickeln. Biografisch können wir uns über die verschiedenen Linsen von Beobachterinnen (Mutter, Oma, Reitlehrerin, Vater, Sohn, Direktorin, Freund) de- und rekonstruieren. So lernen wir, mit unseren Identitäten zu spielen und eine auszusuchen, die für den Moment im jeweiligen Kontext (Arbeitsplatz, Familie, Freundeskreis, Paarleben) gut passt. Eine kohärente Erzählung für den jeweiligen Kontext ist gut, wenn sie hilfreich ist. Ausschlaggebend für ihre optimale Wirkung ist, wie und von wem sie erzählt wird bzw. wie sie aufgenommen wird. Systemische Therapie greift prozessorientiert in Erzählungen über Krankheit und Gesundheit ein, die Subjekte festschreiben. Es geht um die Verflüssigung von Symptomen und Problemen, indem mit deren Auflösung in der Kommunikation mit Anderen gespielt wird. Ein gutes Beispiel für diese Sichtweise ist Greta Thunberg (2019) (s. Kap. 30).

Das Konzept steht nicht in Widerspruch zu den gängigen Theorien über den Menschen als Beziehungswesen in seiner Lebenslinie und Kulturgemeinschaft, aber es trägt dazu bei, durch die Reduktion defizitärer Beschreibungen, durch die Umformulierung beschriebener Schwierigkeiten und das Zusprechen von Fähigkeiten die Integration von Menschen in ihrem sozialen Kontext zu verbessern. Systemische Therapie ist kontextuell, multipersonal und multiperspektivisch. Sie versucht, der Normierung eines festgesetzten Bildes, wie ein Mensch zu sein hat, zu entgehen. Normierungen sind kultur- und zeitgebunden. Therapeutisch ist es wichtig, die Entstehungsgeschichte und die Konsequenzen bestimmter Glaubenssätze zu dem, was *richtig oder falsch* ist, mit den Klientinnen dahingehend zu hinterfragen, was gerade jetzt am besten für ihn/für sie passt. Im zirkulären Erfragen und gemeinsamen Überprüfen von alternativen Denk-,

Fühl-, und Handlungsweisen wird deren Wähl-
barkeit erhöht. Individuell entsteht Handlungsspielraum im *Sowohl-als auch* statt im *Entweder-oder*.

27.2 Darstellung der Hintergrundtheorien

27.2.1 Die Pioniere der Familientherapie

Familientherapeutische Konzepte entwickelten
sich ab den späten 1960er-Jahren als Absage an
die Individualisierung und die Medikalisierung
von Störungen (vgl. Hoffman 1984; Reiter und
Ahlers 1991; Stierlin 1994). Zeitgleich entstand
in Italien die antipsychiatrische Bewegung, die
„psychisch Kranke" in ihrer Stigmatisierung als
von der Gesellschaft ausgeschlossen, geächtet,
gebrandmarkt definierte (vgl. Basaglia 1974).
Dörner et al. schrieben 2013/1976 das Buch *Irren
ist menschlich*, welches Diagnosen v. a. als Instrument der Gesellschaft enttarnte, die medizi-
nisch-naturwissenschaftlich klingen und so die
wahren Verhältnisse (z. B. in Irrenhäusern) verschleiern. Die Psychiatriereform in Wien schließt
an Basaglias Ideen an, die daraus entwickelte
Sozialpsychiatrie feiert 2019 ihr 40-jähriges Bestehen. So brachte die Antipsychiatrie den soziologischen Blick auf psychische Krankheit in
der Gesellschaft und die Familientherapie den
Blick auf das direkte personale Bezugssystem
des als krank diagnostizierten Individuums.
Dieser Blick konzentrierte sich zunächst auf pathologische Kommunikationsformen in der Familie.

Die Pioniere der Familientherapie zeigten auf,
dass die individuelle Psychopathologie des Kindes auf die Qualität der Beziehungen des Elternpaares bzw. der Familie zurückgeführt werden
müsse.

Nach Murray Bowen wird die Selbst-Diffe-
renzierung des Heranwachsenden von seinem
familiären Umfeld mehr oder weniger ermöglicht. Differenzierung im Erwachsenenalter hilft,
in den wichtigen Beziehungen Intimität und Autonomie zu leben, ohne dem Konformitätsdruck

der Gesellschaft zu schnell zu erliegen (Bowen
1978).

Im Zentrum des wissenschaftlichen Interesses stand damals das Erklären der schizophrenen Erkrankung. 1956 wurde sie erstmals mit
der Formulierung der Double-bind-Theorie von
Gregory Bateson et al. (1981) mit der innerfa-
miliären Kommunikation in Zusammenhang
gebracht.

Theodor Lidz et al. (Bateson et al. 1981) versuchten in den 1960er-Jahren die Entstehung von
Schizophrenie den Beziehungsstörungen der Eltern mit Begriffen wie „eheliches Schisma" bzw.
„Asymmetrie des Paares" zuzuordnen. Die Konfliktlösung im Paar war ihrer Meinung nach nur
über das Kind möglich.

Anders argumentierten Lymann Wynne und
Kolleginnen (Wynne et al. 1958) mit dem
Konzept der „Pseudogegenseitigkeit" als Be-
schreibung von vorgetäuschten, fassadenhaf-
ten Kontaktmustern in den Familien von
Schizophrenen.

Der Idee der Konfliktumleitung über das Kind
schloss sich etwas später Salvador Minuchin
(1977) an und nannte es nun die „Triangulation"
der Kinder, denen eine nicht kindgerechte Macht
zugeschrieben wird, welche die Eltern in der Familie nicht übernehmen wollen. Das Kind wird
benutzt, um dem direkten Konflikt der Partner
auszuweichen.

Auf derselben Linie argumentierten Selvini
Palazzoli et al. (1977) mit ihrem Buch *Paradoxon
und Gegenparadoxon*: Indem das Kind als Ver-
bündeter gegen den anderen Partner benutzt wird,
erhält es inadäquate Macht, die ihm jederzeit
wieder genommen werden kann, wenn die Eltern
sich wieder vertragen. Die Überforderung des
Kindes im Wechsel zwischen Macht und Ohnmacht führe zur Psychose.

Der Familienforscher David Reiss und Kolleginnen (Reiss und Oliveri 1980; Reiss 1981) untersuchten die Stressresistenz und die Arbeitsfähigkeit von ganzen Familien im Labor.

Helm Stierlin (1994) sah Übertragung von Pathologie oder Stärke an das Individuum intergene-
rational als Delegation familiärer Glaubenssätze, die in der nächsten Generation praktisch
unbewusst reinszeniert werden.

27.2.2 Interaktionsdiagnostisches Instrumentarium

Olson et al. (1989) versuchten die Erkenntnisse der Familientherapiepioniere mit Familienforschung zu verbinden. Sie entwickelten das Circumplex-Modell, welches von einer kurvilinearen Beziehung zwischen Familienkohäsion bzw. Adaptabilität und familiärer Stressbewältigung ausgeht. Die Familienkohäsion bezeichnet die emotionale Bindung der Familienmitglieder untereinander. Sie entwickelten das Skalierungssystem FACES, welches später von Manfred Cierpka in die deutschsprachige Familiendiagnostik eingebaut wird (vgl. Cierpka 1996).

Inventare wie FACES (Olson 1991), STICK (Pinsof 2014) und Softa (Friedlander 2014) sind wertvolle Instrumente für die Erforschung familiärer Bindung und Therapie-Compliance des ganzen Systems, die sich allerdings bis dato außerhalb des universitären bzw. des stationären Rahmens nicht durchgesetzt haben, weil sie den Rahmen für daran anknüpfende therapeutische Interventionen sprengen. Gerade weil Informationen im Mehrpersonensystem schneller verarbeitet werden müssen und die Therapeutinnen multiperspektivisch moderieren, können sie sich nicht auf Inventare beziehen, deren Ausfüllung von verschiedenen Therapieteilnehmerinnen über eine Stunde brauchen bzw. die Ratings der Beobachterinnen herangezogen werden müssen. Die Implementierung dieser Inventare in die therapeutische Sitzung ist aufgrund der Komplexität nicht viabel und widerspricht dem systemischen Gebot „Bleibe im Hier und Jetzt der Sitzung". Stark defizitäre Familien im Jugendwohlfahrtsbereich werden nach diesen Konzepten eingestuft und familientherapeutisch begleitet, unabhängig davon, ob es in diesen Familien nach ICD diagnostizierte Mitglieder gibt. Hier geht es um die elterliche Psychoedukation und weniger um Therapie.

Die Familiendiagnostik, die versucht, die Komplexität des Funktionierens ganzer Familien zu erfassen, ist durch die konstruktivistische Wende in den Hintergrund geraten. Die Pioniere der Familientherapie folgten einem systemisch kybernetischen Verständnis, sie beobachteten die Interaktionsmuster in Familien in der Annahme, dysfunktionale Elemente erkennen und gezielt therapeutisch beeinflussen zu können. Es gab eine Vorstellung einer funktionalen Familie, die den Kindern eine normale Entwicklung ermöglichen würde. Mit der konstruktivistischen Erkenntnistheorie, die in unserem Feld seit den 1980er-Jahren rezipiert wurde, kam es zu einer Infragestellung dieser beobachterunabhängigen Unterscheidung von funktional und dysfunktional, von normal und gestört und damit zu einem neuen Verständnis von Gesundheit und Krankheit, das anschließend detaillierter beschrieben wird.

27.2.3 Die Konzeptualisierung des psychischen Systems

In einer systemischen Perspektive werden psychische Vorgänge als affektiv-kognitive Prozesse, als eine Abfolge von sich wiederholenden bzw. sich selbst organisierenden Operationen verstanden. Statt der früheren Teil-Ganzes-Unterscheidung präferiert moderne Systemtheorie eine System-Umwelt-Unterscheidung. Körper, Psyche und soziales System sind dabei jeweils Umwelt füreinander. Das psychische System verwandelt neuronale Aktivität zu sinnhaften Erfahrungen. Gefühle können wir als Transformation von Körperereignissen in psychische Phänomene verstehen. Wenn sie zu bewussten Erlebnissen synthetisiert werden, können sie Handlungen auslösen. Da psychische Phänomene in der Regel nicht direkt beobachtbar sind, müssen sie durch Kommunikation erschlossen werden. Die Psyche weist keine beständige Struktur auf, allerdings kommt es durch wiederholt reproduzierte emotional-kognitive Kohärenzen zu charakteristischen Erlebnis- und Verhaltensweisen (vgl. Ludewig 2013, S. 39). Die Psyche entwickelt sich aus der Interaktion von Kommunikation bzw. sozialer Interaktion und Körper. Wir sprechen hier von struktureller Koppelung. Dabei entwickelt sie Eigenstrukturen („Schemata"), auf die aufbauend sie weiter ihre Welt konstruiert (vgl. Lieb 2014, S. 47). Luc Ciompi (1997) spricht in diesem Zusammenhang von Fühl-Denk-Verhaltensprogrammen. Je größer das Potenzial an funktionalen FDV-Programmen, desto größer ist die Wahrscheinlichkeit, dass in vielen Situationen des Lebens eine adäquate Erfüllung der Grundbedürfnisse gelingt. Weiterführende Gedanken dazu finden sich im Kap. 31.

27.3 Gesundheits- und Krankheitstheorien

Diese bisherigen Überlegungen führen zu einem spezifischen Verständnis von dem, was als Gesundheit und Krankheit bezeichnet wird. Systemische Familientherapie versteht diese Bezeichnungen – und damit auch Diagnosen – nicht als eine Abbildung von Realität, sondern grundsätzlich als eine Perspektive des Beobachters, die im sozialen Kontext konstruiert wird. Das bedeutet, dass der Fokus der Aufmerksamkeit auf die kommunikativen Prozesse gelegt wird und darauf, wie wir interaktionell unsere Wirklichkeit erschaffen.

Diese Sichtweise formt ein spezifisches Krankheitsverständnis, in dem „Krankheit" nicht als ein individuelles Merkmal einer Person bezeichnet wird. Die Vorstellung, dass jemand eine Krankheit hat und behandelt werden soll, wird in der systemischen Konzeption von der Betrachtung eines kommunikativen Geschehens rund um die Definition einer „Krankheit" abgelöst: Die Definition von Krankheit entsteht durch Kommunikation.

Wenn sich Menschen krank fühlen oder von anderen Menschen als krank bezeichnet werden, dann wird in der Leitunterscheidung „gesund/krank" nur noch an eine Seite der Differenz angeschlossen, nämlich dann, wenn die Erwartung, sich als gesund zu erleben oder von der Umwelt als gesund definiert zu werden, nicht mehr eintrifft. Durch diese Irritation entwickeln sich in der Folge vielschichtige Beobachtungs- und soziale Handlungsprozesse, die versuchen, das definierte Problem zu verstehen und zu lösen. Diese Prozesse ereignen sich auf den Ebenen des biologischen, psychischen und sozialen Systems und zeigen sich in der Interaktion zwischen Patientinnen, ihrem Beziehungssystem und den Personen

im Behandlungssystem (von Schlippe und Schweitzer 2012).

Damit nimmt die Systemische Therapie die Kommunikation von sogenannten „Problemsystemen" in den Fokus. Personen werden als Mitglieder eines Kommunikationssystems betrachtet, das erst durch deren Erzählungen über Leiden, Diagnosen, Behandlungsansätze, Veränderungen und vieles andere konstituiert wird (Ludewig 2005). Diese Definition des von Kurt Ludewig in den systemischen Diskurs eingebrachten „Problemsystems" lässt uns auf die Erforschung und Beschreibung der Phänomene fokussieren, die bei der Entstehung und Aufrechterhaltung von dem, was im anderen Paradigma als „psychische Erkrankung" definiert wird, zusammengewirkt haben. Damit ist die Leitdifferenz „gesund/krank" nicht mehr ausschlaggebend für die Ausrichtung der Behandlung, sondern die Beiträge zur Auflösung des Problemsystems werden in den Fokus gerückt. An diesem Prozess sind sowohl Patientinnen und ihr Beziehungssystem als auch das Behandlungssystem als gleichberechtigte Partner beteiligt. Damit verliert das Wissen von Experten, das sich in Diagnosen, Behandlungsplänen und andere Konzeptionen der Psychotherapie äußert, relativ an Bedeutung.

Da jeder Beitrag im Kommunikationsprozess als einer gesehen wird, der von einem Beobachter kreiert wird und wir keinen unmittelbaren Zugang zu Wahrheit oder Wirklichkeit haben, wird auch nicht bewertet, ob die Beiträge zur Erforschung des Problems oder der Entwicklung von Lösungsansätzen von Patientinnen oder von Behandlerinnen und damit Expertinnen stammen. Jede Information wird für relevant gehalten und erhält im psychotherapeutischen Gespräch entsprechende Aufmerksamkeit.

Infolgedessen werden Diagnosen nach gängigen Diagnoseschemata (ICD, DSM) als Bezeichnungen verstanden, die in vielerlei Hinsicht Sinn machen, aber keine objektive Aussage über eine psychische Erkrankung oder den Plan für die weitere Behandlung enthalten. Das wäre ein ontologischer Standpunkt, der mit der Systemtheorie unvereinbar ist (Lieb 2014).

Im Sinne des „Relationalen Selbst" stellt die Systemische Familientherapie die Erzählungen der Patientinnen in den Mittelpunkt der Aufmerksamkeit. Sie verlangt ein „Zuhören" mit allen Sinnen (Rober 2019), eine Wahrnehmung der berichteten Phänomene ohne Zuordnung und Bewertungen und das Eröffnen eines Raums für Dialoge, die zu der ersehnten Veränderung beitragen sollen. Das therapeutische Gespräch kann sich daher sowohl auf Vergangenes wie auch auf Gegenwärtiges und Zukünftiges beziehen.

Im Rahmen der Erforschung von Problemsystemen erhält die Frage nach Sinn und Funktion von Problemen/Symptomen im Zusammenhang mit spezifischen, oft auch leidvoll erlebten Interaktionsabläufen eine besondere Bedeutung. In der Geschichte der Familientherapie gab es – wie oben dargestellt – sogar die Hoffnung, dass man mit der Aufdeckung von „krankmachenden Familienmustern" den Schlüssel zu vielen psychiatrischen Störungsbildern gefunden habe. Von der Idee, dass „das System das Symptom erschafft", hat man sich im Rahmen der konstruktivistischen Wende wieder distanziert.

Probleme/Symptome werden nun als eine Funktion der Autopoiese des sozialen Systems gesehen. Sie werden als Versuch verstanden, bisher nicht gelungene, aber notwendig gewordene Anpassung zu leisten. Durch diese Perspektive erhalten Lösungsversuche in Problemsystemen Sinn und Funktion, auch wenn sie bei der bisherigen Betrachtung leidvoll, unerträglich oder erfolglos erschienen sind. Damit erlangen Ressourcen, Stärken und Kompetenzen des Systems und nicht nur die Einschränkungen, Defizite und Verwirrungen differenzierte Aufmerksamkeit.

Mit dieser funktionalen Analyse (vgl. Luhmann 2002; Schleiffer 2013) wird versucht, den Sinn und die Funktion von Problemen/Symptomen zu erforschen, um Klientinnen eine Sinnstruktur ihres Leidens anzubieten, die den Bezug zu sich selbst und ihrem Beziehungssystem verständlicher machen kann. Das lässt die Hoffnung entstehen, in weiterer Zukunft auch Einfluss auf Veränderungen gewinnen zu können. Misslingende Problemlösungsversuche, die immer wieder in einer bekannten und vertrauten Weise wiederholt werden, eröffnen die Frage, „wozu" ein

Leiden oder ein als schwierig erlebtes Verhalten Sinn machen könnte und welche Funktion im System damit übernommen werden soll.

Damit wird gleichzeitig auch die Differenz von „krank/nicht krank" fokussiert. Auf der Ebene des intrapsychischen Systems richten sich die Suchprozesse auf das, was bisher noch nicht gedacht, gefühlt oder beobachtet werden konnte und warum es noch nicht möglich war, anders zu handeln. Auf der Ebene der Interaktion sind es Fragen nach befürchteten nachteiligen Auswirkungen, Loyalitäten, festgefahrenen Kommunikationsprozessen, transgenerationalen Mustern und anderen Aspekten. Eine solche Vorgehensweise kann die Suche nach anderen Möglichkeiten und funktionalen Äquivalenten anleiten. Es können Hypothesen generiert werden, die Psychotherapeutinnen helfen, ihr weiteres Vorgehen zu präzisieren und Interventionsmöglichkeiten auszuwählen.

27.4 Position zu standardisierten diagnostischen Klassifikationsmanualen (ICD, DSM)

Im Gegensatz zu weiten Bereichen der medizinischen Wissenschaft, die vorwiegend von ätiopathogenetischen Denkansätzen geleitet ist, beruht die Klassifikation psychischer Störungen weitgehend auf einer deskriptiven Beschreibung. Das heißt, die psychiatrischen Störungen werden anhand der beschreibbaren Symptome zu Syndromen geordnet und klassifiziert. Durch die Reduktion auf die beobachtbare Symptomebene und den Verzicht auf ätiologische Annahmen, die in der Diagnose enthalten sind (z. B. endogene versus neurotische Depression), sollte die Reliabilität psychiatrischer Diagnosen verbessert werden. Das ist gelungen. Die Zuordnung eines Störungsbildes zu einer DSM- oder ICD-Diagnose ist von entsprechend geschulten Personen ziemlich reliabel zu bewerkstelligen.

Sind damit die Anforderungen an ein ideales Diagnoseschema erfüllt? Jaspers (1913) forderte in diesem Zusammenhang: „Es muss derart sein, dass jeder Fall nur an einer Stelle eingeordnet werden kann, dass jeder Fall einen Platz findet, dass die Einordnung objektiv zwingend ist, sodass verschiedene Beobachter zur gleichen Einordnung der Fälle kommen." In der Naturwissenschaft gibt es Klassifikationssysteme, die diese Anforderungen erfüllen, sei es das Ordnungssystem von Carl Linné, der die Pflanzen- und Tierwelt klassifizierte, oder das von Mendelejew entwickelte Periodensystem der Elemente.

Bei der Klassifikation von psychischen Störungen ist dies nicht zu erwarten, denn im Unterschied zu den Klassifikationssystemen in den Naturwissenschaften werden bei Diagnosesystemen keine Dinge der materiellen Welt geordnet, sodass keine Ordnung abgebildet werden kann, die die Natur hervorgebracht hat. Psychische Störungen sind keine Dinge, sondern *Prozesse,* gebildet durch Handlungen und Kommunikationen verschiedener Personen (von Schlippe und Schweitzer 2012). Diagnosesysteme bleiben damit zwangsläufig modifizierbare Konstrukte. Sie entstehen und verändern sich in einem zirkulären Prozess zwischen Beobachtern und Beobachteten.

Die kritische Beurteilung von Jaspers (1913) bleibt damit gültig: „Wie auch immer wir den Entwurf machen, wir merken, dass es nicht geht, dass wir vorläufig und gewaltsam ordnen, dass verschiedene Möglichkeiten bestehen, weswegen mehrere Forscher durchaus verschiedene Schemata aufstellen, dass die Ordnung sowohl logisch als real immer unstimmig ausfällt."

Die Nutzung der aktuellen Klassifikationssysteme psychischer Störungen ist aus systemischer Sicht dennoch nicht grundsätzlich problematisch, wenn wir uns ihrer Limitierungen bewusst sind. Wir müssen im Auge behalten, dass es komplexe biopsychosoziale Phänomene sind, die wir klassifizieren, dass es sich um jeweils vorläufige Ordnungen handelt, um modifizierbare Konstrukte, die jeweils das Ergebnis eines Expertenabstimmungsprozesses darstellen. Und wir müssen uns damit abfinden, dass die Störungsdiagnose nicht zwingend erhellend oder gar handlungsleitend für das Fallverständnis ist (vgl. Wagner 2020).

Aus systemischer Perspektive ist zu bedenken, dass die Sinnhaftigkeit einer Diagnose den jeweiligen sozialen Kontext berücksichtigen muss. Bei allen nach ICD oder DSM gestellten Diagnosen muss reflektiert werden, was die Diagnose wem mitteilen soll, welche Auswirkungen sie auf alle Beteiligten hat, welche Entwicklungen sie vielleicht auch behindert und unter welchen Bedingungen sie auch wieder aufgegeben werden könnte (vgl. Mehta 2005).

Daher erhalten in einer störungsspezifischen Systemtherapie Überlegungen zur Ablehnung von Störungskategorien und der Vergabe von Diagnosen ebenfalls Aufmerksamkeit. Die frühere diagnosekritische Position der Methode zeigt sich jetzt darin, dass die „Kontra-Argumente berücksichtigt und fruchtbringend genützt werden" (Lieb 2014, S. 21)

27.5 Spezifische Behandlungsvoraussetzungen

Ausgangspunkt systemischer Überlegungen ist das subjektive Problemerleben der Betroffenen. In Mehrpersonentherapien werden die Familienmitglieder zu ihren unterschiedlichen Sichtweisen zum Problem, der Krankheit oder Störung befragt, in Einzeltherapien wird die Sichtweise des oder der Betroffenen durch das zirkuläre Erfragen der Sichtweisen relevanter Anderer ergänzt. Die Krankheitswertigkeit des Problemerlebens ist nicht die Voraussetzung für die Behandlung. In Übereinstimmung mit der anerkannten Definition von Psychotherapie durch Hans Strotzka zielt systemische Therapie auf die Verbesserung „von psychosozialen Leidenszuständen oder Verhaltensstörungen" ab. Der „Gegenstand", auf den sich Systemische Therapie bezieht, ist damit nicht „Krankheit" wie in der Medizin, sondern der subjektiv leidende Mensch.

Die Auseinandersetzung mit subjektiven Sinnzusammenhängen und Bedeutungskonstruktionen, mit individuellen Erlebnisweisen und Motivationsdynamiken ist für die systemische Praxis konstitutiv. Systemische Therapie versucht nicht primär, mit einem störungsspezifischen Fokus Krankheitssymptome zu beeinflussen, sondern fokussiert das subjektive Problemerleben des/der Betroffenen. Im Sinne der Auftragsorientierung ist es Systemischen

Therapeutinnen nicht möglich, ein Thema veränderungsorientiert zu bearbeiten, für das kein Veränderungswunsch besteht. Der „Therapieauftrag" grenzt als kommunikative Vereinbarung den Bereich ein, in dem der Therapeut ermächtigt ist, „sich in das Leben seiner Klienten einzumischen" (vgl. Ludewig 2013, S. 159). Menschen sind nicht zu jedem Zeitpunkt bereit, alle Problembereiche ihres Lebens zu bearbeiten. Daher kann es sinnvoll sein, problematische Themen zu benennen und so zu markieren, dass möglicherweise zu einem anderen Zeitpunkt die Aufmerksamkeit darauf gerichtet werden kann.

Die Indikation für eine Systemische Therapie ergibt sich damit nicht aus dem Vorliegen einer spezifischen Störung, sondern aus dem Anliegen des Klienten. Bei Vorliegen einer im engeren Sinne psychiatrischen Störung kann allerdings die Kooperation mit FachärztInnen für Psychiatrie und Berücksichtigung störungsspezifischer Faktoren unerlässlich sein. Eine Darstellung störungsspezifischen Vorgehens findet sich in der Reihe „Störungen systemisch behandeln" des Carl-Auer Verlags, in der versucht wird, „störungsbezogene Perspektiven ohne Verlust der systemischen Identität" zu berücksichtigen.

Bei hoher Krisenhaftigkeit ist häufig die Einbeziehung von Bezugspersonen hilfreich. Dass Systemische Therapeutinnen gewohnt sind, im Mehrpersonensetting zu arbeiten, und häufig die nahen Angehörigen von Anfang an fallweise in die Therapie einbezogen wurden, erleichtert in vielen Fällen das Krisenmanagement.

27.6 Therapeutische Beziehung

Ursprünglich wurde die therapeutische Beziehung für die Arbeit mit Mehrpersonensystemen (Familien, Helferkonferenzen, Arbeitskreise) systemisch neu konzipiert. Es ging nicht um eine dyadische Beziehung zwischen einer Therapeutin und einer Klientin. Die Kraft der ersten familientherapeutischen Stunde lag darin, mit den Teilnehmerinnen des Therapie-

oder Beratungssystems in einen allparteilichen Kontakt zu treten (Simon und Rech-Simon 1999). Niemand solle sich von der Therapeutin bevorzugt oder benachteiligt fühlen. Später wurde durch das Mailänder Team (Selvini Palazzoli et al. 1981) der Begriff der „Neutralität" eingeführt, der als Technik durch das zirkuläre Fragen zustande kommt: Indem die Therapeutin ein Mitglied der Therapie über das Verhältnis zweier anderer Mitglieder befragt, fühlt sich niemand von ihr persönlich adressiert. Diese Art der dissoziierten Befragung gestaltet die neutrale therapeutische Position. Sie ist eine der wichtigsten Prämissen der systemischen Arbeit für das mehrpersonale Setting. Therapeutinnen müssen vor allem aufpassen, dass sie von keinem Mitglied des Problemsystems vereinnahmt werden. Das ist eine kommunikative Kompetenz, die viel Übung braucht und in der Ausbildung v. a. durch mehrpersonale Rollenspiele erworben wird (vgl. Ahlers 2017).

Heute konzeptualisieren die Zugänge des offenen Dialogs (Seikkula und Alakare 2007) oder dialogische Ansätze (Deissler 2007, 2009) eine optimale therapeutische Beziehung als gleichberechtigten partizipativen Dialog zwischen Klientinnen und Therapeutinnen. Es geht darum, Unsagbares sagbar zu machen, auch vor den anderen (Partner, Vater, Kind), die es nun in diesem Setting hören. Durch das Zuhören verändert sich viel. Für den guten Rahmen sind die Therapeutinnen verantwortlich. Es ist ihre Kunst, Architektinnen des guten Gesprächs zu sein (Anderson und Goolishian 1992).

Neuere Entwicklungen der systemischen Einzeltherapie – Narrative Therapie, Lösungsorientierte Therapie, Hypnotherapie – fokussieren auf die Ressourcen der Klientinnen. Die therapeutische Haltung soll neugierig, offen und auf die Fähigkeiten von Klientinnen gerichtet sein. Die Emotionsbasierte systemische (s. Kap. 31) versucht darüber hinaus dysfunktionale psychische Prozesse wie strukturelle Beeinträchtigungen oder Störungen der Emotionsverarbeitung zu erfassen und in einer lösungsorientierten Haltung zu beeinflussen.

27.7 Methodik und Durchführung

Die diagnosekritische Einstellung Systemischer Therapie wurde bereits erwähnt und begründet (Abschn. 29.3). Statt einer abgrenzbaren diagnostischen Phase am Beginn der Therapie gewinnt die kontinuierliche Prozessorientierung mit den Mitgliedern des Problemsystems im gesamten Therapieverlauf an Bedeutung. Viele systemische Interventionen werden nicht nur mit der Absicht der Veränderung eingesetzt, sondern dienen auch dazu, problemaufrechterhaltende Interaktionen und Bedeutungskonstruktionen sichtbar und besprechbar zu machen. Wenn mittels systemischer Fragetechniken, Genogrammarbeit oder Visualisierungen nicht Lösungsprozesse angeregt, sondern Problemprozesse fassbar gemacht werden, haben diese Interventionen eine diagnostische Funktion. Ein besonderer diagnostischer Fokus richtet sich auf die Art der Kooperationsbereitschaft des Klientensystems. Die kontinuierliche Evaluation des gemeinsamen Arbeitsauftrages und der Veränderungsmotivation ist daher in Systemischen Therapien häufig wichtiger als die vollständige Erfassung aller Beschwerden/Symptome. Eine Auswahl systemischer Interventionen, die in diesem Sinne auch diagnostische Bedeutung haben, wird anschließend vorgestellt.

27.7.1 Aufträge und Setting

Systemische Therapie folgt dem Auftrag einer oder mehrerer Klientinnen. So ergänzt die Auftragsklärung die diagnostische Einschätzung der geschilderten Störung/Beschwerden. Es ist deshalb methodisch wichtig, Bezugspersonen der Person, an der das Problem (die Diagnose) festgemacht wird, in den therapeutischen Prozess mit einzubinden. Diese Personen müssen nicht immer anwesend sein, und der Auftrag zur Veränderung durch Psychotherapie mag auch nicht immer von jenen Personen kommen, die in der therapeutischen Sitzung physisch anwesend sind. Systemische Psychotherapie arbeitet mit dem Konzept des Problemsystems (s. Abschn. 29.3): Die Mutter und die Lehrerin des Kindes proble-

matisieren die Verhaltensauffälligkeit des Buben in der Schule oder die Soziarbeiterin des Jugendamtes möchte für das Kind Therapie oder die Familienrichterin verordnet Elternberatung. Die Entscheidung für das geeignete Setting wird Teil der Intervention (s. Ahlers 1996). Die diagnostische Planung bezieht sich auf die optimale Wahl der Personen zum richtigen Zeitpunkt für das jeweilige therapeutische Gespräch.

27.7.2 First Formula Session Task

Die Geburtsstunde der lösungsorientierten Kurztherapie (vgl. de Shazer et al. 1986) war die folgende Frage am Ende des Erstgesprächs: „Beobachten Sie bitte bis zum nächsten Mal, was in Ihrem Leben so bleiben soll, wie es ist."

Die Idee war, Klientinnen in ihren Erwartungen nach Veränderung zu verstören, indem die Frage nach dem „gleich zu Haltenden" gestellt wurde. Damit wurde die Veränderungsmotivation überprüft. In der nächsten Stunde würde der Arbeitsauftrag an die Therapie deutlicher werden. In Kombination mit der sogenannten Wunderfrage (de Shazer 2006) nach dem, wie Klientinnen das in der Nacht passierende Wunder am nächsten Morgen ganz konkret beschreiben würden, wurde die Kurzeittherapie international bekannt. Es geht bei beiden Fragen um eine Prozessdiagnose des Veränderungswillens der Klienten. De Shazer betont, man solle Klienten dort abholen, wo sie tatsächlich sind, und im Zweifelsfall einen Schritt zurückgehen (de Shazer 1992)

27.7.3 Hausaufgaben

Systemische Arbeit ist grundsätzlich eher weniger frequent als Einzeltherapien anderer Methoden. Einerseits aus pragmatischen Gründen, denn mehrere Personen müssen sich für die Sitzungen koordinieren, andererseits durch die Annahme, dass wenige gemeinsame Gespräche einen hohen Veränderungsimpakt haben. Die zwei- bis dreiwöchentlich geplante Sitzungsfrequenz soll die Autonomie der Klienten fördern. Indem ihnen

Hausaufgaben mitgegeben werden – Beobachtungen, Interaktionsexperimente miteinander, Fokussierungsaufgaben –, wird überprüft, wie veränderungsbereit die Klienten sind. Machen Klientinnen die Aufgaben nicht oder etwas ganz anderes, hat das einen diagnostischen Wert, und es wird thematisiert. Die wiederholte Bilanzierung der auftrags- und zielgebundenen Systemischen Therapie ist ihr spezifisches diagnostisches Werkzeug.

27.7.4 Genogrammarbeit

In der Genogrammarbeit als Rückverfolgung des Stammbaumes der Herkunftsfamilie erhält man einen historisch-soziologischen Blick auf die Entstehung und Entwicklung eines problematischen Verhaltens oder eines Symptoms. Die Einbindung der individuellen Störung in die erweiterte Familiengeschichte kann wertvolle Hinweise auf nicht bewusste familiäre Glaubenssätze, Delegationen, Konfliktumleitungen, aber auch auf Ressourcen in der Herkunftsfamilie des anwesenden Therapiemitglieds geben. Mithilfe des Genogramms können spezifische Hypothesen über den Zusammenhang zwischen Familie und Symptom generiert werden. Besonderes Interesse gilt dabei Mustern, die sich in den verschiedenen Generationen wiederholen, oder Delegationen und stellvertretendem Erleben.

27.7.5 Familienbrett und Bodenanker

Zur Visualisierung des Familiensystems oder eines anderen Bezugssystems (WG, Heim etc.) kann das Familienbrett (Ludewig und Wilken 2000) verwendet werden. Es geht dabei um die räumliche Darstellung der am Problem beteiligten Akteure, was zu diagnostischen Stimmungsbildern bzw. Problemfeldern führt, in die nun verändernd eingegriffen wird: Indem die Position der symbolisierten Personen verändert wird, gestaltet sich am Familienbrett allmählich ein Lösungsbild: Das Familienbrett wird zum diagnostischen Instrument. Anders ist diese Aufstellung im Raum mit Bodenankern: Die Klientin stellt wichtige Bezugspersonen als Flächen im Raum auf, diese haben durch Einkerbungen eine Blickrichtung. Es entsteht eine Konstellation von Flächen, die wichtige Personen des Systems repräsentieren. Die Klientin kann sich auf jede dieser Flächen stellen und die Perspektiven erspüren. Innere Stimmungsbilder werden räumlich ganzheitlich erlebt, d. h., in der Zeitdimension verdichtet: Die Diagnose der Beziehungskonstellation im Inneren von Klienten wird erfasst, und es wird mit dessen Veränderungsmöglichkeiten experimentiert.

Mit den Flächen lassen sich nicht nur Personen in Beziehung zueinander symbolisieren, sondern auch Symptome, Eigenschaften oder Körperteile (s. Sparrer 2009). Die systemische diagnostische Haltung bezieht sich hier auf das möglichst genaue Erfassen des Erlebens und der Lösungsvorstellungen.

27.7.6 Das zirkuläre Fragen als Mittel der Diagnose

Zirkuläre Fragen bieten diagnostisch wichtige Informationen über die Interaktionsdynamik des familiären Systems (vgl. Selvini Palazzoli et al. 1981; Simon und Rech-Simon 1999). Vor der konstruktivistischen Wende wurde während der therapeutischen Sitzung eine Pause gemacht, in der vom Team nach diagnostischer Erfassung der zirkulären Gesamtdynamik der Familie eine Schlussintervention geplant wurde, deren Wirkung diagnostisch in der nächsten Sitzung mit der Familie überprüft wurde (Selvini Palazzoli et al. 1981). Eines der Mittel waren die zirkulären Fragen. Zirkulär wurden damals Anwesende über andere Anwesende in einer Weise befragt, dass die befragte Person nicht über sich selbst, sondern über ein Verhältnis zwischen mindestens zwei Personen antwortete. Zwei selbsterklärende Beispiele:

Therapeut: „Was würde Ihre Mutter zum Streit zwischen Ihnen und Ihrer Mutter sagen ...?" (Mutter ist in der Therapie anwesend, aber die daneben sitzende Tochter wird gefragt)

Tochter: „Wenn Sie meine Mutter fragen würden, dann würde sie sagen, dass wir dann streiten, wenn mein Vater nicht mit ihr redet."

Die Antwort auf zirkuläre Fragen ist relational, d. h., sie spricht über die Beziehung zwischen Menschen und nicht über das Subjekt. Sie ermöglicht eine spezifisch systemische Diagnose, die auf jeden Fall ein Verhältnis und keine Eigenschaft von Subjekten ausdrückt.

Eine zirkuläre Frage kann auch zur Beziehung zwischen Sachverhalten gestellt werden, um objektive Wahrheiten in Relationen zu verwandeln, d. h. zu verflüssigen.

Therapeut: „Würden Sie eher Ihre Tochter oder Ihren Sohn zu diesem Thema fragen? Wer von beiden hätte mehr zu sagen, würde schneller eine gute Antwort finden, etc. …"

Für die Systemische Einzeltherapie können zirkuläre Fragen an eine Person in der Therapie über eine abwesende Person gestellt werden.

Therapeut: „Was würde Ihr Vater dazu sagen …?" (zu einem erwachsenen Mann, der alleine in der Therapie anwesend ist)

Klient: „Wenn mein Vater hier wäre, würde er wahrscheinlich denken, das ist eine gute Frage. Außerdem …"

Es geht bei allen Fragen um die mögliche Veränderung des vorhandenen Problems, welches immer im Verhältnis zu etwas anderem bzw. einer anderen Person gesehen wird. Damit wird das Diagnostizierbare gleichsam verflüssigt, indem es in ein veränderbares Verhältnis umgewandelt wird.

27.7.7 Das Reflektierende Team

Tom Andersen (1990) entwickelte das Mailänder Modell Selvini Palazzolis weiter, indem er in Norwegen in abgelegenen Gebieten die wichtigsten Bezugspersonen psychiatrischer Patienten in die Therapie einbezog, nicht hinter dem Einwegspiegel, sondern als reflektierendes Team in der Therapie. In Reflexionen dieser Personen (z. B. Pfarrer, praktischer Arzt, Angehörige) und mit dem Patienten gemeinsam entstand transparente Kommunikation über ein Problem. Auch das ist ein spezifisch systemisches Instrument zur

Diagnose: Es passierte nichts mehr hinter dem Rücken einer Person. Konkret wurde der „Patient" nicht mehr aus dem Kommunikationssystem der sogenannten Experten ausgegrenzt. Rückfälle und psychiatrische Einweisungen sollten damit vermieden werden. So entstand das Reflektierende Team, bis heute eine hoch effektive systemische Arbeitsmethode. Sie ist dahingehend diagnostisch, dass das Reflektierende Team alternative Sichtweisen und sogar Veränderungsvorschläge zum Problem bereitstellt, allerdings offen lässt, wie Klientinnen es für sich verarbeiten. Diese Methode wird gerne dort verwendet, wo mindestens zwei und mehr Therapeuten zusammen arbeiten können:

- Als Konsultation zur diagnostischen Zwischenbilanz eines therapeutischen Prozesses bei einem laufenden Fall
- Als fortlaufendes Therapieprojekt in Institutionen, wo man sich leisten kann, mit mehreren Therapeutinnen in einer Sitzung zu arbeiten
- Im Rahmen der Ausbildung zur Systemischen Therapie mit den Studierenden

Die vorgestellten Methoden dienen immer auch der Prozessdiagnostik. Das spezifisch systemische diagnostische Interesse betrifft die Frage, durch welche Wirklichkeitskonstruktionen problematische Zustände aufrechterhalten werden. „Systemische Fragen" zur Wirklichkeits- und Möglichkeitskonstruktion sind daher die wichtigste therapeutische Intervention, aber auch von zentraler diagnostischer Bedeutung.

27.8 Zusammenfassung

Die vorgestellten Überlegungen zum Stellenwert des Diagnostizierens im Rahmen der systemischen Familientherapie repräsentieren die vielfältigen Ausprägungen der Methode, aber sie spiegeln gleichzeitig auch Positionen wider, die sowohl in der Theorie als auch in der Praxis die Methode ausmachen. Durch das Einbeziehen mehrerer Personen in das Therapiesystem wird die Diagnose im therapeutischen Prozess dezentriert. Diagnostisch wird jede Beobachtung im Prozess, die eine Veränderung des Problems ermöglicht oder deutlich macht: Die diesbezüglichen Beobachtungen kommen von den Teilnehmerinnen am Problemsystem, auch von den Klientinnen selbst. Diagnosen als Beobachtungen zu sehen, die in einem spezifischen Kontext mit einer spezifischen Absicht entstehen, erweitert die Möglichkeit der Denk- und Handlungsmuster weit über die Leitdifferenz "krank/gesund" hinaus und führt gleichzeitig zu einer kritischen Auseinandersetzung mit den hilfreichen, aber oft auch schwierigen Folgen des Diagnostizierens. Letztendlich geht es bei einem systemischen Verständnis von Diagnosen darum, dass sich die Diagnoseerstellerinnen in ihrer Störungsorientierung selbst beobachten und diese Betrachtungen auch differenziert beschreiben und erklären können (vgl. Lieb 2014). Diese Haltung der permanenten Überprüfung von Diagnosen in Hinblick auf ihren Sinn und ihre Funktion für den psychotherapeutischen Prozess bedeutet einen Verzicht auf Wissen und Objektivität. In diesem Verständnis können auch standardisierte diagnostische Manuale, interaktionsdiagnostische Inventarien, Hypothesen über die Funktion von Symptomen oder Beobachtungen, die aus der Verwendung von unterschiedlichen Interventionsformen stammen, die Grundlage für die Wahl der nächsten therapeutischen Schritte bilden.

In der Praxis der Systemischen Familientherapie zeigt sich „Diagnostizieren" in folgenden vielfältigen Vorgehensweisen, ohne dass diese Funktion explizit immer als diagnostisch benannt wird:

Mit „systemischen Fragen" und anderen Interventionen wird ein Kommunikationsrahmen der ungeteilten Aufmerksamkeit für die Erzählungen der Klientinnen geschaffen. Die Beobachtung, in welcher Form daran angeschlossen wird und wie die ausgewählten Vorgehensweisen ihre Wirksamkeit entfalten, stellt das zentrale diagnostische Mittel dar. Die ständige Reflexion des Geschehens kann als fortlaufende systemische Prozessdiagnostik bezeichnet werden.

Es ist essenziell wichtig zu erforschen, in welchem Kontext eine Diagnose erschaffen wurde und ob sie sich in der jeweiligen Behandlungssituation als sinnvoll und hilfreich erweist.

Damit erscheint die „Verflüssigung" von Diagnosen oft wichtiger als ihre Identifizierung.

Das Expertinnenwissen dient der Erweiterung von Sichtweisen auf die Diagnose (Störung, Problem), sodass statt der Unterscheidung „krank" oder „gesund" Alternativen gedacht werden können. Über die passende Alternative entscheiden die Klientinnen.

Da Klientinnen als Expertinnen ihrer selbst gesehen werden, müssen auch deren subjektive Krankheitstheorien und Diagnosen eine gleichberechtigte Aufmerksamkeit im psychotherapeutischen Gespräch erhalten.

Die Kunst der Systemischen Therapie besteht darin, möglichst alle am Problem beteiligten Personen ins Boot zu holen, um auch deren subjektive und oft sehr einflussreiche Diagnosen zu berücksichtigen und gleichzeitig infrage zu stellen, sodass eine Auflösung des Problemsystems möglich wird.

Literatur

Ahlers C (1996) Setting als Intervention in der Einzel-, Paar- und Familientherapie: Erfahrungen aus dem klinischen Alltag. Z Systemische Ther 14(4):250–262

Ahlers C (2017) Kommunikative Kompetenz. Das Rollenspiel in der systemischen Psychotherapie. Waxmann, Münster/New York

Andersen T (1990) Das Reflektierende Team. Modernes lernen, Dortmund

Anderson H, Goolishian H (1992) Der Klient ist Experte: Ein therapeutischer Ansatz des Nicht-Wissens. Z Systemische Ther 10(3):176–189

Basaglia F (Hrsg) (1974) Was ist Psychiatrie. Suhrkamp, Frankfurt am Main

Bateson G, Jackson D, Laing R, Lidz Th et al (1981) Schizophrenie und Familie. Suhrkamp Taschenbuch, Wissenschaft, Frankfurt

Bowen M (1978) Family therapy in clinical practice. Jason Aronson Inc, Northvale

Cierpka M (1996/2008) Handbuch der Familiendiagnostik, 3., aktualisierte und ergänzte Aufl. Springer, Berlin 1996; Springer, Heidelberg 2008

Ciompi L (1997) Die emotionalen Grundlagen des Denkens. Entwurf einer fraktalen Affektlogik. Vandenhoeck & Ruprecht, Göttingen

Deissler KG (2007) Dialogische Handlungsmöglichkeiten konstruieren – Auswege aus den Zwickmühlen von

Zwangsmaßnahmen. Z Systemische Ther Beratung 25:147–156

Deissler KG (2009) Dialogischer Wandel im therapeutischen Kontext. Von Metaphern, Geschichten und Gleichnissen – Umgangsformen und Sprechweisen. Z Systemische Ther Beratung 27(1):5–13

Dörner K, Plog U, Teller C, Wendt F (2013/1976) Irren ist menschlich. Lehrbuch der Psychiatrie und Psychotherapie. Psychiatrie, Bonn

Friedlander M (2014) Therapeutic alliance in family therapy. In: SPR conference at 45th annual meeting, Copenhagen, 25th to 28th June

Gergen K (1994) Realities and relationships. Soundings in social construction. Harvard University Press, Cambridge, MA

Hoffman L (1984) Grundlagen der Familientherapie. Konzepte für die Entwicklung von Systemen, 2. Aufl. Isko Press, Hamburg

Jaspers K (1913) Allgemeine Psychopathologie. Ein Leitfaden für Studierende, Ärzte und Psychologen. Springer, Berlin

Levold T (1997) Affekt und System. Plädoyer für eine Perspektivenerweiterung. Syst Fam 10(3):120–127

Levold T, Wirsching M (Hrsg) (2014) Systemische Therapie und Beratung – das große Lehrbuch. Carl-Auer,

Lieb H (2014) Störungsspezifische Systemtherapie: Konzepte und Behandlung. Carl-Auer, Heidelberg

Ludewig K (2005) Einführung in die theoretischen Grundlagen der systemischen Therapie. Carl-Auer, Heidelberg

Ludewig K (2013) Entwicklungen systemischer Therapie. Einblicke, Entzerrungen, Ausblicke. Carl-Auer, Heidelberg

Ludewig K, Wilken U (2000) Das Familienbrett. Hogrefe, Göttingen

Luhmann N (2002) Einführung in die Systemtheorie. Carl-Auer-Systeme, Heidelberg

Mehta G (2005) Die Psychodiagnostikleitlinie für Systemische Familientherapeutinnen: Chancen zu einer Integration. In: Bartuska H, Buchsbaumer M, Mehta G, Pawlowsky G, Wiesnagrotzki S (Hrsg) Psychotherapeutische Diagnostik – Leitlinien für den neuen Standard. Springer, Wien/New York, S 163–170

Minuchin S (1977) Familie und Familientherapie. Lambertus, Freiburg

Olson DH (1991) Commentary: three-dimensional (3-D) circumplex model and revised scoring of FACES III. Fam Process 30:74–79

Olson DH, Russell CS, Sprenkle DH (1989) Circumplex model: systemic assessment and treatment of families. Haworth Press, New York

Pinsof W (2014) The STICK as a measure for therapeutic alliance in family therapy. In: Conference at SPR 45th annual meeting, Copenhagen, 25.06.–28.06. 2014

Reiss D (1981) The family's construction of reality. Harvard University Press, Cambridge, MA

Reiss D, y Oliveri, M.E. (1980) Family paradigm and family coping: a proposal for linking the family's intrinsic adaptive capacities to its responses to stress. Fam Relat 29:431–444

Reiter L, Ahlers C (1991) Systemisches Denken und therapeutischer Prozeß. Springer, Berlin

Rober P (2019) Die Komplexität des Zuhörens in der Familientherapie. Kontext 50/1:8–25

Schleiffer R (2013) Verhaltensstörungen: Sinn und Funktion. Carl-Auer, Heidelberg

Seikkula J, Alakare B (2007) Offene Dialoge. In: Lehmann P, Stastny P (Hrsg) Statt Psychiatrie 2. Antipsychiatrieverlag, Berlin/Shrewsbury/Eugene, S 234–249

Selvini Palazzoli M, Boscolo L, Cecchin G, Prata G (1977) Paradoxon und Gegenparadoxon. Klett-Cotta, Stuttgart

Selvini Palazzoli M, Boscolo L, Cecchin G, Prata G (1981) Hypothetisieren – Zirkularität – Neutralität. Drei Richtlinien für den Leiter einer Sitzung. Fam Dynamik 6(4):123–138

de Shazer S (1992) Das Spiel mit Unterschieden. Wie therapeutische Lösungen lösen. Carl-Auer, Heidelberg

de Shazer S (2006) Der Dreh. Überraschende Wendungen und Lösungen in der Kurzzeittherapie. (Aufl. 9). Carl-Auer-Systeme, Heidelberg

de Shazer S, Berg IK, Lipchik E, Munally E, Molnar A, Wallace G, Weiner-Davis M (1986) Kurztherapie – Zielgerichtete Entwicklung von Lösungen. Fam Dynamik 11:182–205

Simon F (2008) Einführung in Systemtheorie und Konstruktivismus. Carl-Auer, Heidelberg, S 3

Simon F, Rech-Simon C (1999) Zirkuläres Fragen. Systemische Therapie in Fallbeispielen: Ein Lernbuch. Carl-Auer, Heidelberg

Sparrer I (2009) Systemische Strukturaufstellungen. Theorie und Praxis. Carl-Auer, Heidelberg

Stierlin H (1994) Das Ich und die anderen. Psychotherapie in einer sich wandelnden Gesellschaft. Klett Cotta, Stuttgart

Thunberg G (2019) Nachrichten. https://www.zdf.de. Zugegriffen am 23.11.2019

v Schlippe A, Schweitzer J (2012) Lehrbuch der systemischen Therapie und Beratung I. Das Grundlagenwissen. Vandenhoeck &Ruprecht, Göttingen

Wagner E (2020) Praxisbuch Systemische Therapie. Vom Fallverständnis zum wirksamen psychotherapeutischen Handeln in klinischen Kontexten. Klett-Cotta, Psychotherapieforum 2020 (24) 1–4, S. 37–44

Wagner E, Russinger U (2016) Emotionsbasierte systemische Therapie. Intrapsychische Prozesse verstehen und behandeln. Klett-Cotta, Stuttgart

Wynne LC, Ryckoff I, Day J, Hirsch S (1958) Pseudomutuality in the family relations of schizophrenics. Psychiatry 21:205–220

Doz.in, Dr.in Corina Ahlers, Psychologin und Systemische Familientherapeutin, Lehrtherapeutin an der Österreichischen Arbeitsgemeinschaft für Systemische Therapie und Systemische Studien (ÖAS) und an der Sigmund Freud Universität (SFU), Habilitation an der SFU zum Thema Ausbildungsforschung; Tätigkeit in privater Praxis, Schwerpunkte: Trennung und Neubildung von Familien, Paartherapie. www.corina-ahlers.at; www.familie-neu.at

Dr.in Margarete Mernyi, Psychologin und Psychotherapeutin (Systemische Familientherapie und klientenzentrierte Psychotherapie), Lehrtherapeutin im Österreichischen Arbeitskreis für Gruppendynamik und Gruppenpsychotherapie (ÖAGG), Lehrbeauftragte an der Bertha von Suttner Privatuniversität. www.mernyi.com

Dr.in Elisabeth Wagner, Fachärztin für Psychiatrie und Psychotherapeutische Medizin, langjährige Ausbildungstätigkeit als Lehrtherapeutin an der Lehranstalt für Systemische Familientherapie (LASF) in Wien sowie an der Akademie für Psychotherapeutische Medizin (APMW), Wien. Tätigkeit in der forensischen Psychiatrie und in der freien Praxis, Schwerpunkte: Systemische Therapie bei Persönlichkeitsstörungen, emotionsbasierte systemische Therapie

Dialogisch diagnostizieren

Dialogisch diagnostizieren

28

Karin Brem-Gintenstorfer und Margarete Mernyi

„Die Identität einer Therapieschule hängt nicht davon ab, was sie tut, sondern wie sie darüber denkt und wie sie das erklärt" (Lieb 2014, S. 11).

28.1 Zur Frage der Sinnhaftigkeit von Diagnostik in der Systemischen Familientherapie

In der ursprünglichen Herkunft bezeichnet das Wort „Diagnose" kein Ereignis, sondern der altgriechische Wortstamm trägt die Bedeutung einer Entscheidung oder Unterscheidung in sich. Die systemische Theorienbildung schließt daran an, indem Diagnosen als Bezeichnungen gesehen werden, die ein Leiden, ein Symptom oder eine psychische Störung beschreiben und damit von allem anderen, das Menschen auch sonst noch

ausmacht, unterscheiden. Die Sinnhaftigkeit dieser Definition einer System-Umwelt-Relation besteht in der Medizin wie auch in der Psychotherapie darin, eine Grundlage für „richtige" oder „passende" Handlungen und Maßnahmen zu schaffen, die Veränderung, Verbesserung oder Heilung möglich machen sollen.

Aber die Frage, „wer" diese Unterscheidung mit „welchen Motiven und Zielsetzungen" trifft, war schon am Beginn der theoretischen Konzeption der Methode ein zentraler Fokus der Systemischen Psychotherapie und beeinflusste in der Folge ganz wesentlich ihre Sichtweise und den Umgang mit Diagnosen.

Die Bedeutung und Funktion der Diagnostik im Rahmen der Psychotherapie könnte folgendermaßen beschrieben werden: Diagnosen sind

- ein Instrument zur Steuerung von gelingenden Psychotherapieprozessen,
- eine „Eintrittskarte" für Patientinnen zur Kostenübernahme der Psychotherapie durch Krankenversicherungen,
- ein Verständigungstool im medizinisch-psychotherapeutischen Kontext.

Damit erhalten Diagnosen eine große Bedeutung – man könnte sogar Macht sagen –, und auf diejenigen, die sie stellen, kommt eine hohe Verantwortung zu. Diagnosen führen zu Handlungskonsequenzen, mit denen bestimmte

---

(Zwei Frauen schreiben in weiblicher Form und sprechen dabei alle Geschlechter an)

K. Brem-Gintenstorfer (✉)
Fachsektion Systemische Familientherapie,
Österreichischer Arbeitskreis für Gruppentherapie und Gruppendynamik (ÖAGG), Wien, Österreich
e-mail: karinbg@drei.at

M. Mernyi
Sektion Systemische Familientherapie,
Österreichischer Arbeitskreis für Gruppentherapie und Gruppendynamik (ÖAGG), Wien, Österreich
e-mail: margarete@mernyi.com

© Springer-Verlag GmbH Deutschland, ein Teil von Springer Nature 2022
C. Höfner, M. Hochgerner (Hrsg.), *Psychotherapeutische Diagnostik*,
https://doi.org/10.1007/978-3-662-61450-1_28

Vorgehensweisen verfolgt und damit andere – möglicherweise auch „sinnvollere oder hilfreichere" – ausgeschlossen werden. Somit könnte auch bezweifelt werden, ob man überhaupt das Recht hat, solche Zuschreibungen, deren Auswirkungen eigentlich eindeutig nicht vorhersagbar sind, vergeben zu dürfen.

In der Tradition der Systemischen Familientherapie entwickelte sich daher schon früh eine kritische Haltung gegenüber der Vergabe von Diagnosen. Carl Tomm warnte vor der Gefahr, dass Menschen auf Etikettierungen reduziert werden könnten, obwohl dies niemals die Absicht der Diagnoseverfahren war. Wenn aber eine Person von Expertinnen z. B. mit der Diagnose „Schizophrenie" versehen wird, dann wird sie in ihrem sozialen Beziehungsnetz nie wieder wie vorher betrachtet und behandelt werden. Aber auch die Person selbst wird sich vermutlich nachher als eine andere erleben (Tomm 1994).

28.1.1 Systemische Konzepte zur Störungsorientierung

In einer systemischen Konzeption wird „Störung" als eine Abweichung vom Erwarteten bezeichnet.

Viele Jahre war Störungsorientierung ein Kritikpunkt im systemischen Diskurs. Gerade aber die Systemtheorie bietet Möglichkeiten, den Fokus nicht nur auf Störungen an sich, sondern auf die Differenz von „gestört/nicht gestört" (auch wenn wir diese Bezeichnung hier nur in ihrer formalen Bedeutung verwenden) zu richten.

Hans Lieb (Lieb 2014, S. 15) beschreibt vier mögliche Positionen, wie Störungsorientierung in der Psychotherapie verstanden werden kann:

- **Position 1**: Pro Störungsorientierung
- **Position 2**: Nicht-Störungsorientierung
- **Position 3**: Weder Störungsorientierung noch Nicht-Störungsorientierung
- **Position 4**: Störungsorientierung und Nicht-Störungsorientierung

Ansätze, die eine Position „Pro Störungsorientierung" (Position 1) vertreten, richten ihr therapeutisches Handeln entsprechend einer vorhergehenden systematisch beschreibenden Klassifikation im Rahmen der verschiedenen Diagnoseschemata aus. Diese Konzeption ist mit dem medizinischen Modell deutlich kompatibel.

Die in der Systemischen Therapie lange vertretene Position der „Nicht-Störungsorientierung" (Position 2) lehnt die Verwendung von Klassifikationen ab und begründet das sowohl aus der Systemtheorie als auch aus ideologischen und empirischen Überlegungen, die in weiterer Folge in diesem Artikel noch dargelegt werden.

Die Möglichkeit der Positionierung „Weder Störungsorientierung noch Nicht-Störungsorientierung" (Position 3) würde verleugnen, dass diese Perspektive für Psychotherapie relevant sein könnte, und wird daher nicht weiter verfolgt.

Logisch erscheint eine vierte Position, nämlich „Sowohl Störungsorientierung als auch Nicht-Störungsorientierung" (Position 4), auf den ersten Blick ungewöhnlich, da damit beide Positionierungen gleichzeitig wahr und falsch sein müssten. Im Vollzug dieser Perspektive ist aber in der psychotherapeutischen Praxis ein zeitliches Hintereinander möglich. Abhängig von den Kontextbedingungen kann entschieden werden, welche Positionierung wann, mit wem, unter welchen Umständen und mit welchen anzunehmenden Auswirkungen sinnvoll und hilfreich sein kann.

Während das medizinische System und auch andere Therapieverfahren die erste Position (Pro Störungsorientierung) und frühe Konzepte der systemischen Familientherapie die zweite Position eingenommen haben (Nicht-Störungsorientierung), orientieren wir uns an Positionen 3 und 4, die eher als unparteilich oder neutral bezeichnet werden können. Damit wird auf die schon erwähnte Differenz von „gestört/nicht gestört" fokussiert.

Allerdings muss erwähnt werden, dass in der Anfangsphase der Entwicklung der Methode auch die erste Position eingenommen wurde, indem Symptome als eine Hervorbringung des gestörten Familiensystems betrachtet wurden. Es wurde von identifizierten Patientinnen gesprochen, die als Trägerinnen des Symptoms auf das eigentliche Problem aufmerksam machen, nämlich auf die dysfunktionalen Transaktionen der Familie. Daher wurde versucht, diese pathologischen Familienmuster aufzuspüren, um sie dann verändern zu können (Minuchin und Fishman 1983).

28.1.2 Diagnosen – Gedanken aus systemischer Perspektive

Im Sinne der Systemtheorie werden sogenannte Störungen nicht an sich, sondern immer in der Unterscheidung zu ihren Umwelten betrachtet. Wie wird die Grenze zwischen gestört/nicht gestört definiert, und wer mit welchem Hintergrund und welcher Ausrichtung kommt zu dieser Ausdifferenzierung? Wesentlich dabei ist, auf welcher Seite der Unterscheidung in weiterer Folge angeschlossen wird. Das entscheidet darüber, ob eine Person mit einer krankheitswertigen Diagnose versehen wird oder nicht.

So sind Diagnosen etwas, was eine Beobachterin durch Unterscheidung hervorbringt. Sie sind keine existierenden Sachverhalte, auch wenn sprachliche Formulierungen wie Depression, Angststörungen oder Schizophrenie dies nahelegen könnten.

Mit jeder Unterscheidung wird markiert, auf welcher Seite angeschlossen wird (vgl. Luhmann 1994). Dabei handelt es sich um wesentliche und verantwortungsvolle Entscheidungen für den weiteren Verlauf der Psychotherapie. Denn im Sinne der Leitdifferenz „gestört/nicht gestört" kann es für den psychotherapeutischen Prozess eine wesentliche Bedeutung haben, ob man eher an die Probleme oder an die andere Seite – wie gelingende Lebensbezüge oder Ressourcen der Klientinnen – anschließt. Ist eine Diagnose einmal formuliert, so vergrößert das die Wahrscheinlichkeit, dass im therapeutischen Dialog hauptsächlich an dieser einen Seite der Unterscheidung angeschlossen wird. Somit besteht die Gefahr, dass die „kranke" Seite der Unterscheidung immer weiter ausdifferenziert wird und die unmarkierte andere Seite im Dunkel bleibt, da nicht definiert werden kann, was „gesund" bedeutet (Buchholz 1998).

Damit sind Diagnosen Markierungen auf der einen Seite der Unterscheidung. Sie vollziehen sich in Aussagen und schriftlichen Dokumenten von sogenannten Expertinnen. Diese sind gefärbt von deren Ausbildungen, theoretischen Konzeptionen und persönlichen Erfahrungen sowie von der aktuellen Kommunikation mit den Patientinnen selbst und anderen Personen im Behandlungssystem.

28.1.3 Wem gehört die Diagnose?

Diagnosen können nie objektive Annahmen über Patientinnen sein, sondern es muss uns bewusst sein, dass es Aussagen der Diagnosestellerinnen sind: Die Diagnose gehört zu den Diagnosestellerinnen. Hilfreich sind diese Annahmen dann, wenn sie einer systemischen Konzeption folgend als Basis für die Hypothesenbildung genutzt werden. Hypothesen können jederzeit erweitert, verändert, aber auch wieder verworfen werden. Diese Vorgehensweise lädt in gewissem Maße dazu ein, sich Diagnosen gegenüber fast wie „respektlos" zu zeigen, auch wenn sie in ihrer offensichtlichen „Schlüssigkeit" dazu einladen, sie für die Wirklichkeit zu halten. Systemische Psychotherapeutinnen sprechen dann gerne selbstkritisch über die „Verliebtheit" in eigene Hypothesen.

In diesem Sinn sehen wir Diagnoseerstellung nicht als einen besonderen Akt im Rahmen der psychotherapeutischen Behandlung, sondern als ein permanentes Einnehmen einer Beobachterinnenperspektive im therapeutischen Dialog. Dieser Dialog – sowohl mit Kolleginnen im Behandlungssystem als auch mit Klientinnen – ist als ein freier Austausch von Meinungen (Hypothesen) zu verstehen. Er soll frei sein von Bewertungen und hierarchischen Ansprüchen und soll ein differenzierteres und tieferes Verstehen der Situation (Bohm 2002) ermöglichen. Wir sprechen daher von „Dialogisch Diagnostizieren".

28.2 Dialogisch Diagnostizieren: Ein Instrument zur Steuerung von gelingenden Psychotherapieprozessen

Tom Levold meint, dass psychotherapeutische Diagnostik im Unterschied zur Medizin keine Maßnahme darstellt, die als notwendige Voraussetzung zu Beginn der Behandlung vorgenommen werden muss, sondern sich über den gesamten Zeitrahmen der Therapie erstreckt und sich vor allem prozessual ständig verändern kann (Levold und Wirsching 2014). Mit dieser permanenten „systemischen Diagnosebrille" werden im therapeutischen

Dialog die Funktionen von Problemen/Symptomen und die sich schon anbahnenden Lösungsversuche betrachtet. Daher erfolgt Diagnostik nicht einmalig. Diagnostische Fragestellungen sind während des ganzen Therapieprozesses relevant. Rupert Laireiter sieht in der Diagnoseerstellung am Beginn der Psychotherapie problemanalytische und indikatorische Funktionen. Während einer Therapie verschiebt sich die Aufgabe der Diagnose auf die Verlaufskontrolle und Prozess-und Therapiesteuerung, um am Ende der Psychotherapie auf evaluative und ergebnis- und therapiebewertende Fragestellungen überzugehen (Laireiter 2000).

28.2.1 Familiendiagnostik – Diagnose von Interaktionssystemen

Mit der Frage, wie Probleme und Symptome von Menschen im Zusammenhang mit spezifischen Beziehungssystemen aufrechterhalten werden oder sogar entstanden sein könnten, bekommt die Analyse von Interaktionssystemen in der Systemischen Familientherapie eine besondere Bedeutung. Es wurden Vorgehensweisen entwickelt, die sowohl den Patientinnen als auch den Psychotherapeutinnen ermöglichen sollten, diese hochkomplexen Systeme zu verstehen. In Analogie zur Diagnostizierung von Personen wurde diese Vorgehensweise der Beschreibung der sich ständig verändernden Interaktionen in der Familie „Familiendiagnostik" genannt (Cierpka 1996). Aber auch dabei ist festzuhalten, dass es sich um kein objektives Erkennen der Familiendynamik handeln kann, sondern um Hypothesen über den Zusammenhang von Problem/Symptom und Beziehungssystem, die die weitere Aufmerksamkeit und das weitere Erforschen leiten können.

28.2.2 Problem/Symptom als Lösungsversuch

In der systemischen Konzeption wird der Fokus der Aufmerksamkeit nicht auf die Person, sondern auf die Interaktion/Kommunikation im System gerichtet. Durch diesen Perspektivenwechsel

bekommen Probleme/Symptome eine andere Bedeutung als bisher, wie z. B.: „krank, schwierig und veränderungsbedürftig", da der Sinn und die Funktion der Entstehung und Aufrechterhaltung von spezifischen und oft auch leidvollen Interaktionsabläufen erforscht wird. In der systemtherapeutischen Praxis spricht man vom „Problem/Symptom als Lösungsversuch". Damit werden psychische Leiden oder schwieriges Verhalten als Versuch verstanden, bisher nicht erfolgte, aber notwendig gewordene Veränderungen und Anpassungen im System zu vollziehen. Durch diese Perspektive werden Probleme/Symptome in ihrer Funktion anerkannt und gewürdigt statt pathologisiert.

In der psychotherapeutischen Praxis können in diesem Sinn folgende Fragen formuliert werden:

- Wann und in welchen Lebensbezügen ist das Problem/Symptom zu ersten Mal aufgetreten?
- Welche Auswirkungen hatte dies auf die Personen und die Beziehungsgestaltung im System?
- Welche dieser Auswirkungen waren auch hilfreich, schützend, oder haben sogar etwas ermöglicht?
- Welche (auch nicht erwünschten) Auswirkungen hätte es, wenn das Problem/Symptom nicht mehr da wäre?
- Könnte es auch gute Gründe geben, die Situation so zu belassen, wie sie ist?

Mit dieser Vorgehensweise werden Hypothesen generiert, die im weiteren Therapieverlauf zu Suchprozessen in Richtung der von den Klientinnen erwünschten und ersehnten Lösung führen können.

Die theoretische Grundlage für „Problem als Lösungsversuch" liefert Niklas Luhmann mit der Formulierung des Begriffs der funktionalen Analyse (Luhmann 1994). Wenn versucht wird, die Funktion von Problemen zu erforschen, dann wird meist deutlich, dass diese auf die bekannte oder auch vertraute Weise, aber auch ganz anders gelöst werden könnten. Die Frage nach dem „Wozu" eröffnet sowohl die „Problem"- als auch die „Nicht-Problem"-Perspektive. So eine Vorgehenswiese kann ein Leitfaden auf der Suche nach anderen Möglichkeiten und funktionalen Äquivalenten sein.

28.2.3 Fallbeispiel: „Symptom als Lösungsversuch – Junger Mann mit Brille"

Während des stationären Psychiatrieaufenthaltes ihres 22-jährigen Sohnes wurde die Familie (wir nennen sie Familie D. mit Sohn Stefan) zur Familientherapie überwiesen. Die Informationen im Erstgespräch kamen hauptsächlich von den Eltern, da Stefan meist schweigend anwesend war. Die Eltern leiten ein mittelständisches Familienunternehmen und sind beide über 60 Jahre alt. Beide Eltern sind Akademiker – der Vater ist Betriebswirt, die Mutter hat ein abgeschlossenes Musikstudium. Stefan ist Einzelkind. Die Zwangsunterbringung von Stefan ergab sich aus dem Vorfall, dass er sich gegen die Aufnahme heftig wehrte (er ohrfeigte den Aufnahmearzt).

Die Eltern erzählen folgende Geschichte: Stefan war ein sehr ruhiges, angepasstes Kind, leicht kränklich und sehr klug. Er war musisch hochbegabt und erlernte spielerisch verschiedene Musikinstrumente. Der Wunsch der Eltern war, dass Stefan später einmal den elterlichen Betrieb übernehmen sollte, aber gleichzeitig sagten sie, dass sie auch eine andere Berufsentscheidung akzeptiert hätten. Nach der Matura ging er nach Salzburg, um Geige zu studieren. Es war dasselbe Institut, an dem seine Mutter ein Musikstudium abgeschlossen hatte. Nach gut einem halben Jahr brach Stefan das Studium ab, kam wieder nach Hause in die elterliche Wohnung. Er zog sich sehr zurück und verbrachte kaum mehr Zeit außerhalb seines „Kinderzimmers". Die Eltern vermuteten damals, er sei depressiv. Sie konnten ihren Sohn aber nicht zu einem Arztbesuch bewegen.

Im darauffolgenden Jahr beschloss Stefan, nach München zu gehen um dort ein Wirtschaftsstudium aufzunehmen. Nach sechs Monaten brach er auch dieses Studium ab und kam wieder nach Hause in sein vertrautes Zimmer. Die Eltern berichteten, dass er sich wieder sehr zurückgezo-

gen hätte, und in den Momenten, wo er mit ihnen Kontakt aufnahm, erzählte er von einem grellen Licht, welches Einfluss auf seine Gedanken nimmt und das ihn versuche zu manipulieren. Alle Versuche der Eltern (von liebevoll bis drängend), ihn aus seinem Zimmer herauszubewegen und ihn in eine Behandlung zu bringen, blieben erfolglos. Zum Schutz vor dem „grellen Licht" trug Stefan fortan immer eine dunkle Sonnenbrille und noch zwei bis drei weitere Skibrillen darüber. Er verließ die Wohnung nicht mehr und vernachlässigte die Körperhygiene in einem Ausmaß, dass es für die Eltern nicht mehr erträglich war. Nicht nur der Gestank, der aus seinem Zimmer kam, sondern auch seine verbalen und physischen Attacke gegenüber den Eltern brachten Herrn und Frau D. an ihre Grenzen. Sie beschlossen nach einer Konsultation bei einem renommierten Psychiater (sie waren dort ohne Stefan), Stefan der elterlichen Wohnung zu verweisen, und stellten ihm eine kleine Wohnung in der Heimatstadt zur Verfügung. Dort versorgten sie ihn regelmäßig mit Nahrung und Einkäufen, die sie vor seiner Wohnungstür deponierten. Im Laufe der Zeit ging Stefan (inklusive diverser Brillen und unveränderter körperlicher Verfassung) doch wieder auf die Straße. Dort versuchte er, mit Passanten Gespräche über das Licht und das Leben zu führen. Diese fühlten sich belästigt und bedroht und verständigten die Polizei.

Fragt man sich nun nach der Sinnhaftigkeit – „Problem als Lösung" – von diesem auf den ersten Blick unerklärlich, aber auch pathologisch erscheinendem Verhalten, können folgende Hypothesen formuliert werden:

Stefan scheint nach der Matura und dem Zeitpunkt, als er sein eigenes erwachsenes Leben hätte gestalten können, in mehreren Dilemmas gewesen zu sein: einerseits die offenen, aber auch verborgenen Wünsche seine Eltern in Bezug auf seine Zukunft zu erfüllen und andererseits sein ganz Eigenes zu finden. Dieses Dilemma könnte als die Ambivalenz zwischen „Bindung und Autonomie" beschrieben werden. Mit seinen musikalischen Begabungen beginnt er ein Studium in einer anderen Stadt, um es nach kurzer Zeit wieder abzubrechen und in den Kokon des Kinderzimmers zurückzukehren. Er entgeht einem möglichen Konflikt rund um den Studienabbruch, indem er sich komplett isoliert, was von den Eltern als Anzeichen einer psychischen Erkrankung, nämlich einer Depression gedeutet wird. Damit schützt er sich auch vor einem möglichen Loyalitätskonflikt mit dem Vater, da er Mutters beruflichen Weg vielleicht mehr verfolgt hätte als seinen. Es scheint so zu sein, dass Stefan die Loyalität zu beiden Elternteilen so balanciert, dass er ein Jahr später versucht, den beruflichen Karriereweg des Vaters einzuschlagen. Mit all diesen Versuchen bleibt aber sein Dilemma aufrecht, den Übergang in sein ganz eigenes Erwachsenenleben nicht vollziehen zu können.

Nach seiner zweiten Heimkehr entwickelt er ein Verhalten, das ihn sowohl an seine Familie bindet als auch von ihr trennt. Seine Eltern scheinen keine andere Möglichkeit gesehen zu haben, auf seinen radikalen Rückzug ins Kinderzimmer (Autonomiebewegung) anders zu reagieren, als ihn zu versorgen (wechselseitige Bindungsstrategie).

In der weiteren Entwicklung scheint Stefan die Bemühungen der Eltern als grenzverletzend (bedrohlich für seine Autonomie) erlebt zu haben. Dies könnte ihn dazu veranlasst haben, durch den Umgang mit seinem Körper (Gestank, Tragen mehrerer Schutzbrillen) und verbales und körperliches Attackieren der Eltern eine noch größere Distanz zwischen sich und den Eltern zu schaffen, aber gleichzeitig zu Hause und damit mit ihnen wie als Kind verbunden zu bleiben. Die Eltern hatten ihn zu diesem Zeitpunkt vermutlich endgültig als krank deklariert und waren damit in ihrer Liebe zu ihm daran gebunden, ihn zu versorgen und auszuhalten, auch dann, wenn er sich ihnen gegenüber unerträglich und aggressiv verhielt. Daher bemühten sie sich noch intensiver, ihn einer Behandlung zuzuführen. Die vor grellem Licht schützenden Brillen könnten so verstanden werden, dass Stefan die Bemühungen der Eltern als Bedrohung seiner Autonomie erlebte, die er aber in seiner großen Loyalität zu seinen Eltern nicht direkt verbalisieren konnte, da er vermutlich fürchtete, sie zu verletzen. Möglicherweise ist das „grelle Licht" eine Metapher für das nicht Ausgedrückte – das, was sprachlich noch nicht in Sprache gebracht werden durfte.

Das beschriebene Interaktionsmuster führte schließlich zur Eskalation, die sich darin zeigte, dass die Eltern Stefan das „Kinderzimmer" kündigten, um ihn in eine eigene Wohnung zu verfrachten. Durch das gleichzeitige weitere Versorgen aus der Ferne (Essen vor die Türe stellen etc.) blieb aber das scheinbar unlösbare Dilemma zwischen Bindung und Autonomie aufrecht. Dass Stefan von seinem neuen Domizil aus versuchte, mit anderen Menschen Kontakt aufzunehmen, um sich mit ihnen über seine Gedankenwelt auszutauschen, kann hypothetisch als ein selbstbestimmtes Verhalten gewertet werden, das er allerdings so organisiert, dass er scheitern musste und gleichzeitig mit einer Zwangsunterbringung an die Psychiatrie gebunden wurde.

Die erste Familientherapiesitzung, die noch während des stationären Aufenthalts stattfand, wurde in Co-Leitung durchgeführt. Die während und nach der Sitzung formulierten Hypothesen führten zu der Entscheidung, in der nächsten Sitzung den Fokus der Aufmerksamkeit vor allem auf das Thema „Bindung und Autonomie" zu legen, das sich wie ein „roter Faden" durch die Vielfalt der Hypothesen zog. In der 2. Sitzung formulierte Stefan, dass er aus dem Krankenhaus entlassen werden wolle, um die Bestimmung über seine Gedanken wiederzuerlangen. Dies sei ihm im Krankenhaus nicht möglich. Die Eltern äußerten sich sehr besorgt über diesen Plan und meinten, dass er noch auf der Station bleiben und sich erholen solle. Damit äußerte die Familie ein indirektes Konfliktthema, an das mit dem Vorhaben der Ausrichtung auf „Bindung und Autonomie" angeschlossen werden konnte. In dieser Sitzung wurde nicht über die Widersprüche in Bezug auf die Entlassung aus dem Krankenhaus gesprochen, sondern die zwei Familientherapeutinnen luden mit Fragen an alle Familienmitglieder ein, über Selbstbestimmung zu reden und über die Hindernisse, die eine Umsetzung eigener Wünsche und Bedürfnisse so schwierig machen. An diesem Gespräch beteiligte sich Stefan lebhaft und in nachvollziehbaren Gedankengängen. Vermutlich zeigte auch die zwangsweise verabreichte Medikation bereits Wirkung. Er wollte mit seinen eigenen Ideen über das Leben endlich von seinen Eltern gehört und akzeptiert werden. Die Eltern berichteten über ihre wirtschaftlichen Zwänge und dass sie mit der Erkrankung von Stefan und den Sorgen über das Unternehmen fast gar nicht mehr daran denken könnten, was sie selbst wollen oder sich wünschen. Sie äußern aber deutlich, was sie sich von Stefan wünschen, nämlich, dass er endlich akzeptiert, dass er krank ist, und sich freiwillig in Behandlung begibt und freiwillig die Medikamente nimmt.

Diese Aussagen generieren neue Hypothesen: Autonomiebewegungen sind im Rahmen der Loyalität nur erlaubt, wenn sie in den relevanten Beziehungen Zustimmung erhalten. Stefan glaubt, die Akzeptanz seiner Eltern für seine Lebensphilosophien zu brauchen. Er wagt es nicht, sich im Leben ganz anders zu entwickeln als er glaubt, dass es seine Eltern erwarten, und fürchtet, sie zu enttäuschen. Vielleicht hatte er auch Angst, mit seinen Lebensplänen zu scheitern, wenn diese nicht von den Eltern gutgeheißen werden. Die vermuteten Auswirkungen der elterlichen Enttäuschung müssen für ihn bedrohlich gewesen sein, denn der für sein Dilemma entwickelte Lösungsversuch hatte massive Konsequenzen für sein ganz eigenes Leben. Die Symptomatik versucht paradox beides gleichzeitig zu leben – „Autonomie und Bindung". Sie ermöglicht Stefan, sich weder von den vermuteten Erwartungen seiner Eltern zu trennen und sein eigenes Leben zu leben (Autonomie), noch mit ihnen verbunden zu bleiben und ihre vermeintlichen Erwartungen (z. B. in Form seiner Berufswahl) zu leben (Bindung).

Auch die Eltern sind im gleichen Muster verhaftet – sie versuchen, einerseits ihr krankes Kind zu beschützen und es andererseits in das autonome Erwachsenenleben zu „befördern" –, ein paradoxer Versuch, der ebenfalls scheitert.

Diese Hypothesen veranlassen die zwei Familientherapeutinnen am Ende der Sitzung, mit der Familie darüber zu reden, was es für jedes Familienmitglied bedeutet und was man tun kann, wenn die Bemühungen scheitern, andere Personen in der Familie dazu zu bewegen, so zu reagieren, wie man es sich sehnlichst wünscht.

Mit dieser Vorgehensweise wurde versucht, das paradoxe Muster der Gleichzeitigkeit infrage

zu stellen, indem die Widersprüche deutlich markiert wurden. Mit den Fragen wird die eine Seite der Ambivalenz: „Das zu verfolgen, was der Person selbst wichtig ist" von der anderen Seite: „Die anderen Familienmitglieder müssen aber dieser Autonomiebewegung zustimmen" getrennt. Damit wird ein zeitliches Hintereinander organisiert, das es erst möglich macht, über das Dilemma zu reden, für das bisher die Brillen, der Gestank und das aggressive Verhalten ein Lösungsversuch waren.

Im Sinn der Ausrichtung „Sowohl Störungsorientierung als auch Nicht-Störungsorientierung" hatte diese Intervention aufgrund der Hypothesen auch eine systemtheoretische Konzeption im Hintergrund. Erst vor der zweiten Sitzung wurde von den zwei Psychotherapeutinnen das Überweisungsformular von der Station zur Psychotherapie gelesen. Die dort vermerkte erste Diagnose (ICD10 – F 22.0, wahnhafte Störung) stimmte mit ihren Einschätzungen überein. So konnten sie ihre Vorgehensweise auch auf die Konzeption des Heidelberger Teams zur Behandlung von Psychosen stützen (Retzer 2004). Dieses Wissen, das unter „Störungsorientierung" eingeordnet werden kann, half, die familiäre Kommunikation so zu beobachten, dass das vorerst verborgene Dilemma der Gleichzeitigkeit von Bemühungen umeinander, die unvereinbar waren, aufgespürt werden konnte. Dagegen können das Reden über Selbstbestimmung und ihre Hindernisse, die starke gegenseitige Verbundenheit, der Wunsch nach Anerkennung und die Sorge, einander zu enttäuschen, unter „Nicht-Störungsorientierung" eingereiht werden.

Bei der nächsten Sitzung war Stefan nur noch mit einer Sonnenbrille versehen. Die Eltern berichteten, dass von ärztlicher Seite eine Entlassung aus der Psychiatrie angedacht wird, da Stefan entschieden habe, die zwangsverordneten Medikamente freiwillig zu nehmen. Sie waren sich nicht sicher, ob sie eine Entlassung gut finden sollten oder nicht.

Auf die Frage, warum er jetzt freiwillig die Medikamente nehmen wolle, erklärte Stefan, dass sie ihm helfen würden, klare Gedanken zu fassen. Daher habe er auch über die letzte Sitzung nachgedacht. Er wolle über die Zeit nach der Entlassung sprechen. Dieses Thema, dem sich auch die Eltern anschlossen, war ein guter Anlass im Sinne der letzten Sitzung, das beschriebene Dilemma noch weiter zu präzisieren und auszudifferenzieren.

Eine geplante vierte Sitzung fand nicht mehr statt. Die Station informierte die Psychotherapeutinnen darüber, dass sich die Symptomatik von Stefan deutlich reduziert habe und er auch glaubhaft machen konnte, dass er bereit war, die verordneten Medikamente einzunehmen. Dies habe dazu geführt, dass einer Entlassung nichts mehr im Wege stand.

28.3 Kostenübernahme der Psychotherapie durch Krankenversicherungen

Wird eine Diagnose anhand der gängigen Diagnoseschemata (ICD, DSM, ICF, OPD) vergeben, so legt dieses oft aufwendige Procedere nahe, diese als eine besonders relevante Information für das weitere psychotherapeutische Vorgehen anzuerkennen. Diagnosen sind damit auch Sicherheitskonstruktionen, die mit methodischen Konzepten, Einstellungen und Berufserfahrungen der Psychotherapeutinnen eng verknüpft sind. Damit gerät die diagnostizierte Symptomatik automatisch in den Vordergrund, und es besteht die Gefahr, dass andere Perspektiven gar nicht mehr aufkommen können. Der Glaube, Wissen zur Verfügung zu haben oder eine Expertin zu sein, verhindert manchmal einfach nur, wahrzunehmen und den Klientinnen zuzuhören.

Aber nicht nur für die Psychotherapeutinnen, sondern auch für die Klientinnen ist die Formulierung einer Diagnose bedeutsam. Das Spektrum ihres möglichen Umgangs damit – zwischen Annahme, Erleichterung oder Unterwerfung bis hin zu Verweigerung oder sogar Rebellion – wird den weiteren psychotherapeutischen Prozess deutlich mitgestalten.

Da die Notwendigkeit der Vergabe von Diagnosen entsprechend den Diagnoseschemata außer Frage steht, wird den Auswirkungen dieser Vorgehensweise manchmal zu wenig Aufmerksamkeit geschenkt. Die Folgeerscheinungen des Diagnostizierens können sich im weiteren Therapieprozess auch als schwierig und behindernd erweisen, auch wenn dies zuerst nicht ganz offensichtlich erscheint. Die möglichen Auswirkungen zu beobachten und mit den Patientinnen in Sprache zu bringen kann daher in vielerlei Hinsicht hilfreich sein.

28.3.1 Erwartungshaltung an „Fachpersonal"

Eine 23-jährige Frau kommt zu einem Erstgespräch in die psychotherapeutische Praxis. Nennen wir sie Veronika. Sie war zuvor sechs Wochen stationär in der psychiatrischen Klinik aufgenommen. Veronika erzählt, dass sie von ihrem Psychiater die Empfehlung bekommen habe, sich in ambulante Psychotherapie zu begeben, da bei „ihrer" Diagnose Borderline-Störung nicht nur eine psychiatrische Behandlung, sondern eine regelmäßige Psychotherapie sinnvoll sei.

Veronika erzählt im Erstgespräch eindrücklich über ihre Belastungen und unglücklichen sozialen Beziehungen.

Als Systemische Psychotherapeutin kann man die Diagnose als relevante Information nehmen und/oder auch gemeinsam mit der Klientin in einen Suchprozess gehen, der versucht, ihre Leidenszustände und Verhaltensweisen auch noch anders zu verstehen. Wenn die gestellte Diagnose vordergründig als relevante Information für das psychotherapeutische weitere Vorgehen anerkannt wird, dann drängen sich methodische Konzepte, Einstellungen, Berufserfahrungen zu der diagnostizierten Symptomatik automatisch in den Vordergrund und schränken somit andere Ideen und Perspektiven ein.

Im Dialog mit Veronika über die gestellte Diagnose im Krankenhaus formuliert sie: „Ich bin erleichtert – endlich weiß ich, was mit mir los ist – und sie kennen sich ja mit meiner Krankheit aus und können mir helfen."

Für Veronika stellt die Diagnose eine Erleichterung dar, und gleichzeitig hat sie eine Erwartungshaltung an die Psychotherapeutin. Diese Erwartung („Sie sind die Expertin für meine Krankheit und können mir helfen") beschreibt ihre Idee, dass die Therapeutin die Hauptverantwortliche für die Lösung ihrer Probleme sein könnte.

Im therapeutischen Dialog mit Veronika wird genau das in Sprache gebracht, wer welchen Einfluss auf die Lösung ihrer Probleme haben könnte. Und würde dies nicht in Sprache gebracht, hätte dies Auswirkungen auf den therapeutischen Verlauf, nämlich dann, wenn sie bei der Annahme bliebe, dass ihre Therapeutin für den Erfolg der Therapie verantwortlich sei.

28.3.2 Diagnosen als Prognosen

Mit der Vergabe von Diagnosen wird auch etwas über die Intensität und den Schweregrad einer Symptomatik ausgesagt und damit indirekt eine wahrscheinliche Prognose für die weitere Entwicklung markiert, z. B. ob es eine „Heilung" geben kann oder ob man damit phasenweise ein Leben lang zu rechnen hat. Diese Botschaften können sowohl auf Klientinnen als auch auf Psychotherapeutinnen wie selbsterfüllende Prophezeiungen wirken. Damit kann eine Symptomatik aufrechterhalten werden, indem sie von den Klientinnen selbst, aber auch von deren Beziehungssystem (wenn auch nicht bewusst) erwartet wird.

Wenn zum Beispiel Familienmitglieder mit dem Wissen um die Diagnose und damit auch deren Prognose (ICD10 – F31.3, bipolare affektive Störung, gegenwärtig mittelgradige oder leichte Episode) annehmen, dass es erste Zeichen gibt, dass sich die Mutter wieder in einer depressiven Phase befinden könnte, dann werden sie vermutlich ihr Verhalten ihr gegenüber verändern. Die einen werden vielleicht besonders vorsichtig und fürsorglich sein, die anderen könnten sich genervt zeigen und die dritten sich vielleicht frustriert abwenden. Für Klientinnen könnte dieses Verhalten ihrer Familie große Auswirkungen haben – sie könnten sich dadurch trotz Fürsorge hilflos erleben, sich entwertet vorkommen oder sich selbst für schuldig erklären. Diese selbstreferenziellen Prozesse können Beiträge zu einer möglichen Chronifizierung der Symptomatik werden. Daher macht es Sinn, die möglichen prognostischen Aspekte, die in der Diagnose verborgen sind, im psychotherapeuti-

schen Dialog ans Licht zu bringen, um das daran gekoppelte Verhalten zu reflektieren und vielleicht auch zu unterbinden – denn nicht jede prognostische Annahme muss so eintreten wie erwartet.

28.3.3 Subjektive Krankheitstheorien der Klientinnen

Die von Expertinnen erstellten Diagnosen können oft mit den eigenen Theorien der Klientinnen über ihr Leiden nicht übereinstimmen. Diese subjektiven Krankheitstheorien können aus der eigenen Lebensgeschichte stammen („Mir geht es so wie meiner depressiven Oma"), aus Fachbüchern, dem Internet oder Gesprächen mit Familienmitgliedern und Freundinnen etc. Auch wenn sie aus fachlicher Perspektive oft nicht nachvollziehbar erscheinen, so haben sie doch eine große Bedeutung im Selbst-Verstehen der Klientinnen und in deren Wunsch, dass diese auch von ihren Behandlerinnen respektiert und anerkannt werden. Daher macht es Sinn, diese in der Psychotherapie zu erforschen und in Sprache zu bringen, ohne sie zu bewerten. Wenn diese subjektive Diagnosestellung ignoriert oder sogar als falsch bewertet wird, so dann kann dies die therapeutische Beziehung, vielleicht auch die gesamte Psychotherapie infrage stellen.

28.4 Diagnosen als Verständigungstool Kontext

Da Psychotherapie meist nur ein Element der Behandlung darstellt, das in ein größeres Helfersystem sowohl im ambulanten wie auch stationären Kontext eingebunden ist, sind Diagnosen meist das erste wichtige Instrument der gegenseitigen Verständigung. Diagnosen können im Sprachgebrauch Komplexität reduzieren und damit die Kommunikation erleichtern, auch wenn nicht sichergestellt ist, dass alle Beteiligten dasselbe darunter verstehen. Aus einer systemischen Perspektive ist aber das Wertvolle der Diagnosen im Verstehen der Probleme und des Leidens der Klientinnen nicht die vermeintliche Übereinstimmung der Sichtweise der Behandlerinnen, sondern die Diskussion über die Unterschiede, die wichtige Informationen und Hinweise für den weiteren Behandlungsverlauf hervorbringen kann. Damit wird dialogisch Diagnostizieren im Behandlungssystem fortgesetzt.

Im Bereich der Kooperation mit Helferinnensystemen und anderen Kolleginnen ist die Frage der Positionierung zur Störungsorientierung für systemische Psychotherapeutinnen besonders bedeutsam. Eine strikte „Nicht-Störungsorientierung" ist im medizinisch-psychotherapeutischen Feld meist nicht anschlussfähig und hat auch dazu geführt, dass Systemische Therapie in der Behandlung von schweren psychischen Erkrankungen oft nicht als eine geeignete Methode angesehen wird. Eine Aus- oder Weiterbildung in Psychopathologie ist auch im Rahmen einer systemischen Konzeption eine Erweiterung der Beobachtungsfähigkeit, Phänomene schwerer Störungen erkennen und verstehen zu können (Borst 2018). Dieses diagnostische Wissen kann aber immer nur als eine Gesamtheit von Hypothesen über spezifische zirkuläre Muster im jeweiligen biologischen, psychischen und sozialen System gewertet werden (Ruf 2005).

Der Wechsel in den Positionen, „sowohl" eine Diagnose zu vergeben und die Aufmerksamkeit im therapeutischen Dialog oder in der Kommunikation mit Kolleginnen mit all dem dazugehörigen Wissen anzureichern „als auch" all das wieder in Frage zu stellen, ist aber nicht nur eine Strategie, um im Kontext der Behandlerinnen anschlussfähig zu bleiben. Diese Vorgehensweise kann in der Unterschiedsbildung für den psychotherapeutischen Prozess Einsichten hervorbringen, die bei einer eindeutigen Positionierung auf einer der beiden Seiten vielleicht verschlossen geblieben wäre.

28.5 Dialogisch Diagnostizieren – Schlussbemerkungen

Wenn Diagnosen als Hypothesen verstanden werden können, mit denen im psychotherapeutischen Dialog auf beiden Seiten der Unterscheidung (störungsorientiert/nicht störungsorientiert) angeschlossen werden kann, macht eine einsei-

tige diagnosekritische Haltung der Systemischen Therapie keinen Sinn mehr. Vielmehr kann der vielschichtige Dialog über die unterschiedlichen Facetten der Diagnose in unterschiedlichen Kontexten Informationen generieren, die unerwartete neue Perspektiven eröffnen und Veränderungen anstoßen können. Dieses Verständnis von Diagnosen löst ihre Bedeutung als Voraussetzung für die Vorgehensweise in der Behandlung auf – ihre vielschichtigen Bedeutungen, speziell die des intendierten Lösungsversuchs, werden Teil der Behandlung im Rahmen des psychotherapeutischen Dialogs.

In diesem Sinn schlägt Ulrike Borst für die psychotherapeutische Praxis (Borst 2003) einen Katalog von Leitfragen zum Hinterfragen von Diagnosen vor, die u. a. danach fragen, was das Ziel der Diagnosestellung ist, welche Bedeutung sie für die Beteiligten hat, für wen die Diagnose wichtig ist und welche Informationen man dadurch zu gewinnen glaubt. Der Fragekatalog verdichtet sich in der Überlegung, wie eine Diagnose sinnvoll für alle Involvierten sein kann. Denn letztendlich geht es vermutlich vor allem darum, gemeinsam mit allen Beteiligten – mit den Klientinnen, aber auch allen Behandlerinnen – jene Momente im Dialog aufzuspüren, die eine Chance zur Veränderung in sich tragen (Mehta 2000).

Literatur

Bohm D (2002) Der Dialog: Das offene Gespräch am Ende der Diskussionen. Klett-Cotta, Stuttgart
Borst U (2003) Diagnostik und Wissen in der psychiatrischen Klinik, Familiendynamik 28. Klett-Cotta, Stuttgart
Borst U (2018) Umgang mit Diagnosen und Arztbriefen. In: von Sydow K, Borst U (Hrsg) Systemische Therapie in der Praxis. Beltz, Weinheim/Basel, S 152–161
Buchholz MB (1998) Sprachliche Interaktion und Diagnosen. Überlegungen zu einem System-Umwelt-Verhältnis der Profession anhand einiger empirischer Befunde. Syst Fam 11(2):47–59, Berlin, Springer
Cierpka M (Hrsg) (1996) Handbuch der Familiendiagnostik. Springer, Berlin
Laireiter A-R (Hrsg) (2000) Diagnostik in der Psychotherapie. Springer, Wien

Levold T, Wirsching M (Hrsg) (2014) Systemische Therapie und Beratung – das große Lehrbuch. Carl Auer, Heidelberg

Lieb H (2014) Störungsspezifische Systemtherapie. Konzepte und Behandlung. Carl-Auer, Heidelberg

Luhmann N (1994) Soziale Systeme. Grundriss einer allgemeinen Theorie. Suhrkamp, Frankfurt am Main

Mehta G (2000) Die Psychodiagnostikleitlinie für Systemische Familientherapeutinnen: Chancen zu einer Integration. In: Bartuska H, Buchsbaumer M, Mehta G, Pawlowsky G, Wiesnagrotzki S (Hrsg) Psychotherapeutische Diagnostik. Leitlinien für den neuen Standard. Springer, Wien/New York, S 163–170

Minuchin S, Fishman HC (1983) Praxis der strukturellen Familientherapie. Lambertus, Freiburg im Breisgau

Retzer A (2004) Systemische Familientherapie der Psychose. Hogrefe, Bern

Ruf GD (2005) Systemische Psychiatrie, Ein ressourcenorientiertes Lehrbuch. Klett-Cotta, Stuttgart

Tomm K (1994) Die Fragen des Beobachters. Schritte zu einer Kybernetik zweiter Ordnung in der systemischen Therapie. Car-Auer, Heidelberg

Karin Brem-Gintenstorfer, Mag.ª., MSc, Kommunikationswissenschafterin, Psychotherapeutin im Verfahren der Systemischen Familientherapie (SF) und Supervisorin in freier Praxis, Lehrtherapeutin für Systemische Familientherapie (SF) im österreichischen Arbeitskreis für Gruppendynamik und Gruppenpsychotherapie (ÖAGG), Lehrende der Berta von Suttner Privatuniversität (BSU)

Margarete Mernyi, Dr, Psychologin und Psychotherapeutin im Verfahren der Systemischen Familientherapie (SF) sowie der klientenzentrierten Psychotherapie (KP), für Systemische Familientherapie (SF) im österreichischen Arbeitskreis für Gruppendynamik und Gruppenpsychotherapie (ÖAGG), Lehrende der Berta von Suttner Privatuniversität (BSU)

Stellenwert des Diagnostizierens in der emotionsbasierten systemischen Therapie

29

Elisabeth Wagner

29.1 Einleitung

Wie im Übersichtskapitel dargestellt, hat sich die Systemische Therapie traditionell pointiert diagnosekritisch positioniert. Diese Ablehnung betraf nicht nur die psychiatrische Diagnostik im engeren Sinne, sondern viel grundsätzlicher die Unterscheidung zwischen gesunden und „kranken" oder gestörten psychischen Prozessen. In ihrem Entstehungszusammenhang war dies v. a. durch die interaktionelle Perspektive begründet. Das „Alleinstellungsmerkmal" der frühen Familientherapie war, aktuelle Symptome und Störungen eben nicht durch individuelle Pathologie, sondern durch dysfunktionale familiäre Interaktionsmuster oder Kommunikationsstrukturen zu erklären. Später waren es epistemologische Gründe, die ein Expertenurteil über gesund und gestört als unzulässig erscheinen ließen: Statt Erklärungen für intrapsychische Prozesse zu generieren, werden diese durch Konstruktivismus und Systemtheorie als unergründbar definiert, und die Aufmerksamkeit wird auf die Förderung von Veränderungsprozes-

sen gerichtet. Dieser Aspekt wird in der lösungsorientierten Therapie noch verstärkt, indem der Nutzen einer Auseinandersetzung mit pathologie- und defizitorientierten Sichtweise in Frage gestellt wird. Damit verbunden war ein weitgehender Verzicht auf eine differenzierte Konzeptualisierung intrapsychischer Prozesse.

In diesem Kapitel soll zunächst dargestellt werden, welche Art von „Diagnostik" auch in der traditionellen Systemischen Kurztherapie für eine verantwortungsvolle Steuerung des Therapieprozesses essenziell ist. Dafür wird der Begriff des Fallverständnisses eingeführt, in den eine differenzierte Erfassung der Wirklichkeitskonstruktion des Klienten hinsichtlich des präsentierten Problems ebenso einfließt wie die Ziele, Ressourcen und Behandlungserwartungen. Im letzten Teil des Kapitels werden jene Erweiterungen des Fall- und Wirkverständnisses erläutert, die mit einer emotionsbasierten Perspektive in der Systemischen Therapie verbunden sind.

29.2 Diagnostisches Selbstverständnis Systemischer (Kurz)Therapie

Im Unterschied zu Therapiemethoden, die vor den eigentlichen Beginn der Behandlung eine diagnostische Phase zur Erarbeitung eines komplexen Fallverständnisses mit daraus folgender Behandlungsplanung stellen, verzichten systemisch

---

Teile dieses Kapitels wurden bereits im *Praxisbuch Systemische Therapie. Vom Fallverständnis zum wirksamen psychotherapeutischen Handeln in klinischen Kontexten*, Wagner, E. (2020), Klett-Cotta, sowie im *psychotherapie forum* Vol 24, 2020, pp 37–44 publiziert.

E. Wagner (✉)
Lehranstalt für Systemische Familientherapie (LASF), Wien, Österreich

© Springer-Verlag GmbH Deutschland, ein Teil von Springer Nature 2022
C. Höfner, M. Hochgerner (Hrsg.), *Psychotherapeutische Diagnostik*,
https://doi.org/10.1007/978-3-662-61450-1_29

arbeitende TherapeutInnen meist auf eine ausführliche anfängliche Exploration der Biografie
und der „Störungsanamnese". Dies erklärt sich
aus dem grundsätzlichen Wirkverständnis Systemischer Therapie:

Radikaler als andere psychotherapeutische
Methoden versteht sich die Systemische Therapie nicht als eine erklärende Theorie (so gibt es
z. B. keine systemische Entwicklungspsychologie und Krankheitslehre), sondern als eine theoretisch begründete Methode, um von KlientInnen
explizit gewünschte Veränderungsprozesse zu
unterstützen. Ohne intrapsychische Prozesse zu
konzeptualisieren, ist durch lösungsorientiert-
narrativ-hypnosystemisches Vorgehen eine Besserung psychischer Leidenszustände zumeist
möglich (vgl. Wagner und Russinger 2018). Dabei mäandern systemische Therapiegespräche
von Anfang an zwischen Aspekten des Problemerlebens und der gewünschten Veränderung
(Zielorientierung). Fragen nach Ausnahmen bzw.
Unterschieden zeigen Möglichkeiten der Ein-
flussnahme auf, durch ressourcenorientiertes Fragen werden Hoffnungslosigkeit und Selbstzwei-
fel reduziert und Selbstwirksamkeitserwartungen
gefördert, wodurch Annäherungsnetzwerke aktiviert und Vermeidungsverhalten geschwächt
wird. Neues Verhalten wird durch „Experimente"
oder „Hausaufgaben" angeregt, das führt zu
neuen Erfahrungen des Gelingens. In einem narrativen Verständnis, wonach die subjektive Realität durch Sprache gebildet und gefestigt wird,
werden TherapieklientInnen dabei unterstützt,
ihre „problemgesättigten Erzählungen" des
Scheiterns oder der Unterlegenheit um Aspekte
des Gelingens zu erweitern. „Es ist nie zu spät,
über sich eine Geschichte der Stärke zu erzählen"
(Russinger 2001) ist das zentrale Wirkprinzip
narrativer Ansätze.

Der „diagnostische Fokus" in der Systemischen Kurztherapie ist auf die Wirklichkeitskonstruktion des Klienten und auf eine darauf differenziert abgestimmte therapeutische Kooperation
gerichtet. Neben dem Problemerleben und den
dazugehörigen Bedeutungskonstruktionen gilt
das diagnostische Interesse vor allem den Zielen
und den Behandlungserwartungen: Welche Veränderung wünscht sich der Klient? Wie kann die
Therapeutin dabei unterstützen? Therapieziel
und Behandlungserwartungen können dabei
nicht abgefragt werden wie biografische Fakten.
Vielmehr ist diese „Auftragsklärung" ein kontinuierlicher kreativer und kooperativer Prozess, in
den die Therapeutin ihre ganze Erfahrung in der
Gestaltung hilfreicher therapeutischer Gespräche
einbringt und dabei bestmöglich erfassen will, zu
welcher Art Kooperation der Klient zum jeweiligen Zeitpunkt bereit ist.

> *„In der systemischen Therapie können Diagnose*
> *und Intervention nicht als zeitlich oder funktionell*
> *getrennte Arbeitsabschnitte gesehen werden …*
> *Systemische Therapeuten stellen nicht die*
> *umfassende Informationserhebung für eine mög-*
> *lichst objektive Diagnose an den Behandlungsbe-*
> *ginn, auf der dann die weitere Behandlung aufbaut*
> *und die einen Anspruch auf Wahrheit und Konstanz*
> *erhebt … Informationen, die im Gespräch gewon-*
> *nen werden, werden in diagnostischen Hypothesen*
> *zusammengefasst. Sie werden als Konstruktionen*
> *im Arbeitsprozess gesehen und zur Handlungsori-*
> *entierung genutzt. Sie bleiben offen für Korrektu-*
> *ren, im weiteren Verlauf werden sie falsifiziert, er-*
> *weitert oder differenziert"* (Schwing 2014,
> *S. 156 ff.).*

29.2.1 Problembeschreibung, Problemkontextualisierung, Einstellung zum Problem

Am Anfang einer Systemischen Therapie interessiert sich die Therapeutin für das Problem, das
zur Inanspruchnahme von Therapie führt. Neben
dem Selbstverständnis des Klienten werden auch
die Sichtweisen relevanter Anderer, vor allem po-
tenzieller Auftraggeber von Psychotherapie, erfragt. Unterschiede in den Sichtweisen und die
Bedeutung dieser Unterschiede werden besonders fokussiert. Für Systemische TherapeutInnen
ist häufig diese „soziale Einbettung" des Problems von größerer Bedeutung als die detaillierte
Symptomschilderung oder die „Krankheitsanam-
nese". Symptome beeinflussen Beziehungen, Beziehungen beeinflussen Symptome. Die Bedeutungskonstruktionen rund um das Symptom/
Problem bestimmen die Reaktion der Betroffenen und damit die Lebenswirklichkeit des Klienten. Zirkuläre Fragen zu den Symptomen und ih-

ren Auswirkungen auf Beziehungen bzw. zu Beziehungen und ihren Auswirkungen auf Symptome zielen auf für KlientInnen relevante Unterschiedsbildungen. Das subjektive Problem/Störungsverständnis der Beteiligten und die Auswirkungen auf das Selbstbild und die Beziehungen bilden damit einen ersten „diagnostischen Fokus". In diesem Zusammenhang sind auch funktionale Hypothesen möglich: Symptome können eine wichtige, wenn auch häufig unbewusste, interaktionelle Funktionalität aufweisen. Diese kann sichtbar werden, wenn die interaktionellen Auswirkungen der Symptompräsentation, wenn der „Tanz der Beteiligten um das Problem" erkundet wird.

Einen weiteren wichtigen Fokus stellt die „Einstellung zum Problem" dar. Steve de Shazer unterscheidet hier „Besucher", die subjektiv kein Problem haben, „Klagende", die unter einem Problem leiden, auf das sie keinen Einfluss haben, und „Kunden", die sich Einfluss auf ihr Problem zuschreiben. Aus lösungsorientierter Perspektive ist die Einstellung zum Problem für das therapeutische Vorgehen bestimmender als die Art der Störung. KlientInnen, die sich Einflussmöglichkeit auf ihre Störungen zuschreiben, behandeln wir ähnlicher, egal, ob es sich dabei um einen Zwang, eine Depression oder Angststörung handelt, als KlientInnen mit der gleichen Störung, die sich diesbezüglich unterscheiden. Für das konkrete therapeutische Vorgehen ist damit nicht primär die Art der Störung ausschlaggebend, sondern ebenso Faktoren wie Selbstwirksamkeitsüberzeugungen und Veränderungsmotivation, was zum nächsten diagnostischen Fokus – den Zielen und Behandlungserwartungen – überleitet.

29.2.2 Ziele und Ressourcen

Neben dem differenzierten Erfassen des Problemerlebens interessieren sich Systemische TherapeutInnen von Anfang an für das „gewünschte Andere". „Was soll diese Therapie bewirken? Wo wollen Sie hin? Was wäre dann genau anders? Was ist ein erster Schritt in die richtige Richtung?" Bei schwerer psychischer Belastung muss Zielarbeit bescheidener und kleinräumiger erfolgen: „Was muss heute hier passieren bzw. was darf nicht passieren, damit Sie, wenn Sie heute nach Hause gehen, ein bisschen zuversichtlicher sind, dass diese Gespräche sich positiv auf Ihr Leben/Ihren Zustand auswirken?" oder „Wenn diese Gespräche sich als hilfreich erweisen, was wäre dann in einem halben Jahr/in einem Jahr anders?"

Durch Fragen wie diese sollen nicht nur positive Behandlungserwartungen induziert werden, sie sollen auch über die Konkretisierung der Vorstellung des „Lösungszustandes" zur Realisierung zieldienlichen Verhaltens beitragen. Die zugrunde liegende Annahme ist, dass durch die zunehmende Einengung auf das Problem konstruktives Annäherungsverhalten verhindert wird. In dieser Perspektive verweist das Symptom nicht auf ein dahinterliegendes Problem, ihm wird auch keine Funktionalität unterstellt, vielmehr wird die „Problemtrance" als selbstorganisierte Musterbildung verstanden, die Möglichkeitsräume einengt. Die Konkretisierung und Energetisierung von Annäherungszielen wirkt dieser Einengung entgegen und ist damit ein zentrales Wirkprinzip systemischer Therapie. Warum halte ich es dennoch auch für einen diagnostischen Fokus?

Wenn wir beobachten, dass KlientInnen Annäherungsziele nicht nur formulieren können, sondern die Fokussierung dieser Ziele auch mit positiven somatischen Markern und einer ziel- oder lösungsassoziierten kognitiven Aktivität verbunden ist, ist die Wahrscheinlichkeit hoch, dass wir im nächsten Schritt den im Einflussbereich der Klientin befindlichen Beitrag zur Lösung anregen können. Wenn die Problemtrance nicht wirkungsvoll durchbrochen werden kann, wenn das Reden über das „gewünschte Andere" keine sichtbaren somatischen Marker und keine lösungsassoziierte kognitive Aktivität auslöst, sondern die Klientin im leidvollen Erleben verharrt, ist eine strikte Veränderungsorientierung zu diesem Zeitpunkt nicht sinnvoll. In diesen Fällen wird der therapeutische Prozess auf Ressourcenarbeit oder Klärung ausgerichtet. Insofern ist das konkrete therapeutische Vorgehen immer wesentlich davon bestimmt, wo sich die KlientIn in dem

Kontinuum zwischen Problemerleben und Realisierung zieldienlichen Verhaltens befindet bzw.
in welchem Ausmaß sie sich in Richtung ge-
wünschter Veränderung bewegen kann.

In einem weiteren Verständnis von Diagnostik
geht es um das Erfassen aller Faktoren, die für
das therapeutische Vorgehen unmittelbar relevant
sind. Aus systemischer Perspektive betrifft ein
Großteil dieser therapierelevanten Informationen
nicht die Störung, sondern das, was für die gewünschte Veränderung nötig ist. Ziele und Ressourcen sind daher für ein systemisches Fallverständnis von besonderer Bedeutung. Welche
Ziele sind motivational so hoch besetzt, dass sie
als Veränderungsimpulse genutzt werden, welche
Ressourcen können für diese Veränderung genutzt werden? Bei der „Ressourcendiagnostik"
geht es vor allem um positiv besetzte Aspekte der
Identität. Über die Fragen: „Worauf sind Sie
stolz? Was ist in Ihrem Leben gelungen? Was soll
sich nicht ändern? Was würde Ihre beste Freundin sagen, was Sie ausmacht?" werden Erfahrungen und Kompetenzen sichtbar, die für den Veränderungsprozess nützlich sein können.

29.2.3 Aktuelle Lebenssituation, Genogramm, Entwicklungsaufgaben

In ein systemisches Fallverständnis fließen immer auch Informationen über die aktuelle Lebenssituation und das soziale Umfeld des Klienten ein. Das Genogramm bietet einen ersten
Überblick über den Familienkontext und kann
bei Bedarf unter diagnostischer Perspektive genutzt werden. Hinsichtlich der aktuellen Lebenssituation werden nicht nur Belastungsfaktoren
und Ressourcen erhoben, sondern auch anstehende „Entwicklungsaufgaben" fokussiert. Hier
bietet z. B. der „Familienlebenszyklus" (Mc-
Goldrick et al. 2009) einen nützlichen Interpreta-
tionsrahmen: die Loslösung vom Elternhaus, die
über die Identifikation mit Peers entsteht und die
Etablierung eigener Werte erfordert, das Eingehen einer intimen Partnerschaft, in der Rollen
verhandelt werden müssen und die Abgrenzung
nach außen vollzogen werden muss, das Eltern-

werden, wo durch das Baby die Partnerschaft neu
definiert werden muss, und schließlich die Herausforderung, die Kinder wachsen und gehen lassen zu können und dabei neue Inhalte zu finden.
All diese Herausforderungen können als „Norm-
krisen" verstanden und diagnostisch genutzt werden.

Im familiären Beziehungsgeschehen wird die
Fähigkeit entwickelt, in der Interaktion mit anderen Menschen Bindung und Autonomie sowie
Grenzen und Austausch angemessen zu gestalten. In diesem Zusammenhang auftretende Bin-
dungs-, Ablösungs- und Loyalitätskonflikte,
Ausschluss- und Ausstoßungserfahrungen können ebenfalls einen „diagnostischen Fokus" in
einem systemischen Fallverständnis bilden.

29.2.4 Bedingungen der Kooperation und „Reagibilität"

Neben den explizit abfragbaren anamnestischen
Daten, neben der differenzierten Erfassung der
Wirklichkeitskonstruktion rund um das Problem,
neben Ressourcen und Zielen werden KlientInnen auch in Hinblick auf ihr Verhalten in der Therapie genau beobachtet. Als zentrale Denkfigur
würde ich in diesem Zusammenhang nicht Übertragungsphänomene, sondern „Reagibilität" vor-
schlagen. In Analogie zu Kurt Lewins Äußerung,
„Ein soziales System versteht man am besten,
indem man versucht, es zu verändern", gilt auch
für psychische Systeme: In der Reaktion auf Fragen und Anregungen des Therapeuten finden sich
unverzichtbare „diagnostische" Informationen.
Welchen Anregungen zur Aufmerksamkeitsfokussierung folgt die Klientin? Welche Ideen und
Unterschiedserzeugungen sind anschlussfähig?
Wie ist die aktuelle „Arbeitshaltung" oder Ko-
operationsfähigkeit des Klienten einzuschätzen?
Befindet sich der Klient in einem produktiven
Prozess der Auseinandersetzung mit den anstehenden Problemen? Nutzt er das therapeutische
Gespräch, um seinen Einfluss auf die Zielerreichung, das heißt seine Selbstwirksamkeit zu erhöhen? Wenn nicht: Welche berücksichtigungs-
würdigen Bedürfnisse müssen vielleicht vorher

erfüllt werden? Wie viel Bestätigung oder Validierung braucht er, wie viel Veränderungsorientierung toleriert er? Braucht es mehr einfühlsa-
mes Verstehen oder ist das Einführen neuer
Sichtweisen angezeigt? Muss die Komplexität
der Problemdarstellung erhöht werden, indem
neue Perspektiven und Zusammenhänge erkundet werden, oder verliert sich der Patient in einem
unproduktiven kognitiven Abwägen, sodass eher
andere Erfahrungen durch erlebnisaktivierende
oder Aktionsmethoden ermöglicht werden sollen? Und ganz grundsätzlich: Wie viel Struktur
braucht der therapeutische Prozess? Genügt es,
mitzugehen und „geschehen zu lassen", oder
braucht es spezifische Interventionen? In diesem
Zusammenhang gilt ein Teil der diagnostischen
Aufmerksamkeit immer der Frage, ob der aktuelle Zustand der KlientInnen eine konstruktive
Bearbeitung anstehender Probleme erlaubt. Wenn
eine ausgeprägte Vorwurfshaltung, eine akute Erregung dies verhindern, haben Methoden den
Vorrang, die dazu geeignet sind, die Kooperati-
onsfähigkeit zu verbessern (vgl. Wagner 2020,
S. 290).

Systemische Therapie ist eine interventions-
reiche Methode. Ein differenziertes Fallverständnis, das auch die zuletzt ausgeführten „Koopera-
tionsspezifika" von KlientInnen erfasst, ist die
Grundlage der Behandlungsplanung. Auch wenn
therapeutische Prozesse nicht im Detail planbar
sind und keineswegs alle therapeutischen Entscheidungen durch diagnostische Einschätzungen und gesichertes empirisches Wissen abgesi-
chert sind, halte ich es für eine Anforderung an
Professionalität, therapeutisches Vorgehen „begründen" zu können, das heißt, einen Zusammenhang zwischen dem Fallverständnis, dem
therapeutischen Vorgehen und der erwarteten
Wirkung („therapeutische Absicht") herstellen zu
können. Auch Welter-Enderlin und Hildenbrand
(2004) fordern, dass Interventionen, der therapeutischen Urteilskraft als Mittel zum Zweck
dienstbar gemacht werden müssen. Die aus dem
konkreten Fallverständnis erwachsende „therapeutische Absicht", die nach Möglichkeit natürlich mit dem Klienten zu konsensualisieren ist,
fallweise aber über den im Moment konkret formulierten Therapieauftrag hinausgeht, bestimmt

das therapeutische Vorgehen, nicht persönliche
Vorlieben.

Die Anforderungen an diese Art der „Prozessdiagnostik" werden deutlich, wenn man fokussiert, dass der Therapeut durch sein Verhalten
und sein Beziehungsangebot einen Prozess mo-
deriert, der Klienten hinsichtlich einer konstruktiven Auseinandersetzung mit aktuellen Anforderungen und anstehenden Entwicklungsschritten
optimal unterstützen soll. „Hierbei sorgt der Therapeut als Experte auf der Basis von Erfahrung,
Kompetenz und therapeutischer Distanz für Fragen, Kommentare, Hinweise und Vorschläge, die
weiterführen. Die Klienten als Experten sorgen
auf der Basis ihrer Kenntnis von sich selbst und
ihren Lebensumständen für Ideen, Passung, Angemessenheit und Grenzen … Gerade das Navigieren auf Sichtweite erfordert seemännische
Fähigkeiten, die auf mehr basieren, als nichts zu
wissen und auf neutraler Basis Fragen zu stellen"
(Weber 2012, S. 32).

29.2.5 Prozessdiagnostik und Prozesssteuerung

Die Prozesssteuerung beginnt in der Systemischen Therapie bei der Wahl des geeigneten Settings. Sowohl bezüglich Frequenz als auch bezüglich der an der Therapie teilnehmenden
Personen müssen Entscheidungen getroffen werden. Von regelmäßigen – z. B. wöchentlichen –
einzeltherapeutischen Terminen bis zu flexibel
vereinbarten Therapiegesprächen in unterschiedlicher Zusammensetzung sind unzählige Setting-
varianten denkbar – sofern sie im Rahmen eines
differenzierten Fallverständnisses begründet
werden können. Um zu entscheiden, wer an der
Therapie teilnehmen soll, geht es nicht primär
um die Frage, wer „schuld" am Problem bzw.
„Teil des Problems" ist, sondern ganz wesentlich
auch darum, wer „Teil der Lösung" sein könnte,
das heißt bereit ist, etwas zur Verbesserung beizutragen (vgl. Wagner 2020, S. 283).

Diese Überlegungen sind zentral, wenn bei
Problemen von Kindern und Jugendlichen entschieden werden muss, wer in die Therapie einbezogen wird, wie wir in den Fallverlaufsdar-

stellungen des Buches *Wie systemische Kinder- und Jugendlichenpsychotherapie wirkt* ausführlich dargestellt haben (Wagner und Binnenstein 2018). Sie gelten aber auch für die Entscheidung zwischen einem paar- und einem einzeltherapeutischen Setting. Nicht jeder Paarkonflikt lässt sich durch Paartherapie am besten lösen. Manchmal sind interaktionelle Konflikte in einem Ausmaß festgefahren, dass alleine die Anwesenheit des anderen zum Verharren im Selbstverteidigungs- bzw. Anklagemodus führt. In diesen Fällen ist das einzeltherapeutische Setting besser geeignet, um den für eine Veränderung nötigen „Bewegungsspielraum" zu schaffen. Diagnostische Überlegungen sind damit auch bei Settingentscheidungen zu berücksichtigen.

Nach der Settingentscheidung geht es um den inhaltlichen Fokus: Auf welchen problematischen Aspekt im KlientInnensystem zielt die therapeutische Arbeit? In welchem Ausmaß müssen interaktionelle und intrapsychische Phänomene berücksichtigt werden? Müssen spezifische Entwicklungsleistungen im individuellen oder Familienlebenszyklus gefördert werden oder geht es um Bewältigung belastender Erfahrung?

Aus konstruktivistischer Perspektive ist zu berücksichtigen, dass wir mit unseren Vorannahmen und Fragen mit darüber entscheiden, welche Sachverhalte als zum Problem gehörend (eingeschlossen) und welche als nicht zum Problem gehörend (ausgeschlossen) betrachtet werden. Ob wir bei einer Anorexie, einer Angststörung oder einer depressiven Störung frühe Beziehungserfahrungen biografie- und problemorientiert fokussieren oder in einem lösungsorientierten Therapieverständnis die Aufmerksamkeit auf die Ausnahmen und Ressourcen lenken, ist eine therapeutische Entscheidung, die fallbezogen getroffen und verantwortet werden muss. „Es ist eine therapeutische Entscheidung, wie das Problem formatiert wird. Die zentrale Operation dieser therapeutischen Entscheidung ist Einschluss (gehört dazu) oder Ausschluss (hat nichts damit zu tun) bestimmter Sachverhalte. Wenn Probleme komplexitätserhöhend und hochinklusiv beschrieben werden (vieles ‚gehört dazu'), wird eine lange Dauer nahegelegt, weil mehr Fragen

behandelt und beantwortet werden müssen" (vgl. Fischer et al. 2015, S. 45).

Neben der Settingentscheidung ist damit die „Formatierung" des Problems, die Entscheidung darüber, was dazugehört und was nicht, für die Prozesssteuerung hoch relevant. Entsprechend den vorher ausgeführten Überlegungen besteht kein Zweifel, dass diese „Formatierung" phasenabhängig ist. In der Anfangsphase von Therapien kann eine „Minimalformatierung" sinnvoll sein, um hoch dysfunktionales Verhalten zu unterbrechen. In späteren Phasen der Therapie könnte das Problem dann umfassender, also komplexer und „inklusiver" thematisiert werden (Wagner 2020, S. 284).

Aus systemischer Perspektive ist die Therapeutin dafür verantwortlich, durch die Exploration, aber auch Selektion relevanter Information ein Fallverständnis zu entwickeln, das sie handlungsfähig macht, und auf der Basis dieses Fallverständnisses die selbstreflexiven Prozesse des Klienten in einer Weise anzuregen, dass seine Selbststeuerung ziel- und bedürfniskonform besser gelingt. Sie entscheidet darüber, wohin sie mit ihren Fragen den Erzählfluss und damit die Aufmerksamkeit lenkt, welche Bedeutungen sie anbietet und welche konkreten Anregungen sie für neue Erfahrungen (innerhalb und außerhalb der Therapiesituation) formuliert (vgl. Weber 2012). Systemische TherapeutInnen glauben aber keineswegs, dass in einer konkreten therapeutischen Situation nur eine einzige Vorgehensweise, nur ein einziges Fallverständnis „richtig" und erfolgversprechend ist. Sowohl die Entstehungszusammenhänge von Problemen und Störungen als auch deren Überwindung können immer unterschiedlich interpretiert werden. Sind es eher aktuelle interaktionelle Prozesse, also problemaufrechterhaltendes Verhalten mehrerer Beteiligter, sind es dysfunktionale Überzeugungen oder Erlebnisweisen, die auf belastende biografische Erfahrung zurückzuführen sind, welche daher bearbeitet werden müssen, oder lässt sich der leidvolle Zustand einfach als „Problemtrance" verstehen, der durch konsequente Aufmerksamkeitsfokussierung auf das „gewünschte Andere", also auf das Ziel, wirksam aufzulösen ist? Systemische TherapeutInnen wissen, dass es zu keinem Zeitpunkt eine vollständig erfassbare Wirklichkeit eines psychosozialen Systems geben kann, dass klinische Konzepte der Komplexitätsreduktion dienen und hilfreiches Intervenieren ermöglichen sollen und daher nicht am Wahrheitskriterium, sondern an ihrer Nützlichkeit gemessen werden müssen (vgl. Wagner und Binnenstein 2018).

29.3 Erweiterung des diagnostischen Selbstverständnisses

Ähnlich wie in der Verhaltenstherapie kam es auch in der Systemischen Therapie in den letzten zehn Jahren zu einer Ausweitung des Interventionsspektrums und einer zunehmenden Berücksichtigung affektiver Prozesse. Vor diesem Hintergrund habe ich gemeinsam mit Ulrike Russinger das Konzept der emotionsbasierten systemischen Therapie entwickelt (Wagner und Russinger 2016). Neben der praxisnahen Darstellung emotionsfokussierter Interventionen ging es mir dabei vor allem um die Integration auf theoretischer Ebene. Wie können systemtheoretisch konsistent psychische Prozesse so konzeptualisiert werden, dass die Eigendynamik leidvoller Erlebnisweisen differenziert im Fallverständnis berücksichtigt werden kann? Auf der klinischen Ebene ging es darum, Störungen der Emotionsverarbeitung, dysfunktionale Schemata und strukturelle Beeinträchtigungen beschreiben zu können, auf theoretischer Ebene schien mir dazu das von Luc Ciompi formulierte Konzept der Fühl-Denk-Verhaltensprogramme und die von Schiepek in den systemischen Diskurs eingebrachte synergetische Perspektive hilfreich.

29.3.1 Die synergetische Perspektive

Unter dem Einfluss neurobiologischer Erkenntnisse, wie sie vor allem von der hypnosystemischen Therapie rezipiert werden, wird Systemische (Einzel)Therapie in den letzten Jahren zunehmend unter synergetischer Perspektive beschrieben (Schiepek et al. 2013; Grossmann 2014; Wagner und Russinger 2016). Das individuelle Erleben, also intrapsychische Prozesse werden unter Bezugnahme auf Luc Ciompi als jeweils spezifische Fühl-Denk-Verhaltens-Muster konzeptualisiert und rücken in den Fokus des therapeutischen Interesses. Dies stellt einen relevanten Unterschied sowohl zu der früher vorherrschenden interpersonellen Perspektive als auch zu einer systemtheoretisch konstruktivistisch begründeten systemischen Einzeltherapie dar, da erstmals der Konzeptualisierung intrapsychischer Prozesse Aufmerksamkeit geschenkt wird.

In einem synergetischen Verständnis sind psychische Vorgänge affektiv – kognitive Prozesse, eine Abfolge von sich wiederholenden bzw. sich selbst organisierenden Operationen. Das aktuelle Erleben ist damit – in Übereinstimmung mit allen neurobiologischen Erkenntnissen – das Ergebnis selbstorganisierter Musterbildung neuronaler Aktivität. Diese selbstorganisierte Musterbildung wird u. a. durch Bahnungsphänomene und die aktuelle Aufmerksamkeitsfokussierung beeinflusst. Grossmann (2014) unterscheidet in diesem Zusammenhang zwischen prozeduralem und narrativem Selbst. Das prozedurale Erleben „ereignet" sich, spontanes Erleben kann aber durch Selbstreflexion bewusst wahrgenommen und in weiterer Folge modifiziert werden.

Zentral ist hier der von Luc Ciompi (1997, 2002) eingeführte Begriff der Fühl-Denk-Verhaltensprogramme (FDV-Programm), der weite Überlappungen mit dem Schemabegriff in der Psychologie aufweist. Der Schemabegriff wurde ursprünglich von Piaget entwickelt und beschrieb zunächst kognitive Strukturen, die das Kleinkind in der Auseinandersetzung mit der Welt entwickelt. In weiterer Folge wandelte sich das Verständnis, indem die affektive und motivationale Komponente der „Schemata" einbezogen wurde. Heute versteht man unter einem Schema die neuronal verankerte Reaktionsbereitschaft, aktuelle Situationen vor dem Hintergrund früherer Erfahrungen zu interpretieren. Wahrnehmung, Empfindung, Bedeutung und Handlungsimpuls entstehen spontan, ein Fühl-Denk-Verhaltensprogramm wird „hochgefahren". Schemata oder FDV-Programme werden daher sowohl systemtheoretisch als auch neurobiologisch als Systeme aufgefasst, die sich autonom und selbstorganisiert bilden und durch Reproduktion für ihre Kontinuität sorgen.

Je ungestörter die psychische Entwicklung verläuft, desto eher verfügt der Mensch über ein flexibles Potenzial an funktionalen FDV-Programmen. Er kann Gefahren erkennen und sich schützen, er kann Ziele positiv besetzen und sich anstrengen, um diese zu erreichen, er kann Grenzverletzungen erkennen und sich durchsetzen, um seine Interessen zu wahren, er kann Trauer empfinden und sich um Trost und Unterstützung bemühen, er kann lieben und sich fürsorglich verhalten, er kann sich freuen und diese Freude mitteilen. Wenn in unterschiedlichen Situationen kontextadäquate Fühl-Denk-Verhaltensprogramme generiert werden können, führt dies mit einiger Wahrscheinlichkeit dazu, dass wichtige Grundbedürfnisse befriedigt werden. Je belastender die Entwicklungsbedingungen waren, desto größer ist aber die Wahrscheinlichkeit, dass sich dysfunktionale FDV-Programme entwickeln.

In diesen Fällen brauchen wir ein Verständnis intrapsychischer Prozesse als relativ konstante bzw. sich immer wieder neu erzeugende Phänomene. Im Unterschied zu anderen psychologischen oder psychotherapeutischen Methoden, die theoretische Konzepte entwickelt haben, um die Konstanz psychischer Problem zu erklären, indem sie intrapsychische „Ursachen" (unbewusste Konflikte, ein „falsches Selbst", ein „verletztes inneres Kind") beschreiben, hat die Systemische Therapie bislang weitgehend auf die Konzeptualisierung von konstanten intrapsychischen Prozessen verzichtet und geht von einer maximalen Wandlungsfähigkeit aus:

> „Die systemische Therapie geht davon aus, dass Menschen zu jeder Zeit imstande sind, Lebensprobleme und Problemsysteme zu erzeugen und dauerhaft zu reproduzieren, dass sie aber zugleich fähig sind, durch Unterbrechung des Wiederholungsmusters solche Probleme vergehen bzw. im Hintergrund verschwinden zu lassen. Die Suche nach Bedingungen, die eine Alternative zu den problemerhaltenden darstellen, ist ein zentraler Bestandteil systemischer Therapie" (Ludewig 2013, S. 156).

Dieser Veränderungsoptimismus ist attraktiv: Man muss – theoretisch fundiert – an rasche, diskontinuierliche Veränderungen glauben, um sie in therapeutischen Prozessen unterstützen zu können, allerdings erschwert dieser Glaube auch ein adäquates Verständnis für konstante intrapsychische Störungsmuster. In einer synergetischen Perspektive lässt sich hingegen die bereits von Ciompi beschriebene relative Konstanz persontypischer FDV-Programme stimmig beschreiben:

> „… dass Problemzustände von KlientInnen in Erschütterungen menschlicher Biografie durch vergangene und gegenwärtige kritische Lebensereignisse und Lebenserfahrungen gründen. … Aus dieser Erschütterung … leiten sich problemassoziierte Denkweisen des Erlebens, Denkens und Handelns ab … Es entstehen Muster psychischen und sozialen Prozessierens, die durch dysfunktionale (sekundäre) Bewältigungsstrategien stabilisiert werden" (Grossmann 2009).

Aus synergetischer Perspektive wird Psychotherapie als Vorgang der Reorganisation neuronaler Netzwerke verstanden und nicht mehr nur als Neuorganisation problemerzeugender Kommunikationen (vgl. Wagner et al. 2016, S. 23 ff). Synergetisch orientierte systemische Therapie ist langsam und kleinschrittig und soll Klienten dabei unterstützen, dysfunktionale selbstreferentielle Fühl-Denk-Verhaltens- und damit auch Interaktionsmuster zu erkennen, zu benennen und zu verändern.

Auch wenn wir psychische Störungen als selbstorganisierte Reproduktion biografisch entstandener dysfunktionaler Muster begreifen, sind biografische Kausalkonstruktionen im Sinne eines „weil damals, deshalb heute" differenziert zu betrachten. Nicht das Erlebte per se, sondern die darauf folgende Musterbildung bzw. fortbestehende Dominanz eines (Erlebnis-)Musters sind „Ursache" des aktuellen Problems.

> „Im Unterschied zu Kausalkonstruktionen, die Gegenwärtiges kausal auf Früheres zurückführen, ist aus systemtheoretischer Sicht die ‚Wiederholung' die ‚Ursache'. Vergangenheit überlebt demnach ‚Wiederholungsakte'. Die Ursache der Wiederholung ist ebenfalls die Wiederholung und nicht die Vergangenheit. Therapeutische Interventionen können darauf abzielen, in einem Akt der Beobachtung solche Wiederholungen zu identifizieren, ggf.

diese Wiederholungen als Wiederholungen zu markieren und/oder deren erneute Wiederholung zu ,verstören' – in Form von Einladung zur Unterlassung oder der Offerierung von Neuem" (Lieb 2014, S. 68).

Allerdings sollte nicht davon ausgegangen werden, dass jede kognitive Unterschiedserzeugung (ein Reframing, eine Umdeutung) verlässlich stark genug ist, um einen auf der emotionalen Ebene gebildeten Attraktor zu schwächen. Für den Übergang von einem Ordnungsmuster (Fühl-Denk-Verhaltensprogramm) in ein anderes muss eine synchrone Aktivierung des kognitiv-kortikalen und des emotional-subkortikal induzierten Attraktors erreicht werden. Biografisch gewachsene und durch unzählige Wiederholung gut gebahnte FDV-Programme erweisen sich häufig als resistent gegenüber kurztherapeutischen Methoden und erfordern Erweiterungen des typisch systemischen Interventionsrepertoires, wie sie im Buch *Emotionsbasierte Systemische Therapie. Intrapsychische Prozesse verstehen und behandeln* (Wagner und Russinger 2016) dargestellt werden.

29.3.2 Differenzierte Erfassung dysfunktionaler psychischer Selbstorganisation

Die erste diagnostische Einschätzung betrifft die Frage, ob und welche Muster der intrapsychischen Selbstorganisation am leidvollen Erleben beteiligt sind und gezielt adressiert werden müssen, um die Veränderung in die von der KlientIn gewünschte Richtung zu ermöglichen. Neben dysfunktionalen Schemata sind es vor allem Störungen der emotionalen Verarbeitung und Hinweise auf strukturelle Störungen, die aus unserer Sicht in einem differenzierten Fallverständnis berücksichtigt werden müssen. Dabei ist zunächst eine grundlegende Unterscheidung zu treffen: Handelt es sich um einen stabilen (evtl. emotional überregulierten) Klienten, bei dem das Erleben von Emotionen aktiviert und gefördert werden soll, oder um einen instabilen, impulsiven Klienten (z. B. einen Patienten mit einer Borderline-Störung), der Unterstützung bei der Emotionskontrolle braucht?

Gerade gefühlsorientierte, stimmungslabile Personen neigen dazu, Emotionen als unbedingt wahr und zutreffend zu empfinden. Das heißt aber nicht, dass diese eine untrügliche und angemessene Grundlage für Entscheidungen bieten. In vielen Fällen müssen Menschen lernen, ihren Gefühlen im richtigen Moment auch zu misstrauen und eine kritische Distanz zum eigenen emotionalen Erleben aufzubauen.

Die Entscheidung, ob ich als Therapeutin emotionales Erleben aktiviere und als Informationsquelle über nicht realisierte Grundbedürfnisse nutzen will („Worum geht es in dieser Situation eigentlich? Woher kommt diese Angst, was bedeutet sie, worauf verweist sie? Wenn wir für einen Moment davon ausgehen, dass diese Angst einen Sinn hat, für etwas gut ist, was könnte sie Ihnen mitteilen wollen?") oder aber Kontrolle über dysfunktionale heftige Emotionen fördern und damit eine Distanzierung von überbordenden Gefühlen bewirken möchte, ist für das Fallverständnis von zentraler Bedeutung.

In diesem Zusammenhang ist auch die Unterscheidung von primären und sekundären Emotionen (vgl. Greenberg 2011) hilfreich, bei der davon ausgegangen wird, dass die primäre situationsadäquate Emotion (z. B. Ärger) nicht wahrgenommen werden kann, weil sie sich vor dem Hintergrund der jeweils individuellen Lerngeschichte als unerwünscht, gefährlich, etc. erwiesen hat. An ihre Stelle tritt eine sekundäre Emotion (z. B. Traurigkeit), die dann zunehmend generalisieren kann. In diesen Fällen sollen durch „Affektklärung" jene emotionalen Aspekte verfügbar gemacht werden, die in der spontanen Problemerzählung der KlientInnen nicht vorkommen, für das Verständnis des aktuellen Erlebens aber notwendig sind. Häufig geht es dabei darum, die Kränkung „hinter" dem Ärger oder umgekehrt die Wut „hinter" der Kränkung wahrnehmbar zu machen (vgl. Wagner und Russinger 2016, S. 202).

TherapeutInnen sollten daher nachfragen, welche Emotionen in welchen Situationen erlebt werden, um dann Hypothesen darüber bilden zu können, ob die Emotionswahrnehmung eingeschränkt ist, ob sekundäre Emotionen das Erleben dominieren und damit den Blick auf die wesentlichen Bedürfnisse verstellen (vgl. Wagner und Russinger 2016, S. 142). Manche sekundären Emotionen tendieren nämlich zur Generalisierung, Menschen reagieren dann habituell ärgerlich oder gekränkt, obwohl bei der Schilderung der konkreten auslösenden Situation für den Zuhörenden eine andere emotionale Reaktion näherliegen würde. Auch dieses Phänomen hat Eingang in die moderne systemtheoretisch fundierte Therapie gefunden: „Das Konzept der Unterscheidung von primären und sekundären Gefühlen hält hierzu ein weiteres nützliches Element bereit: die klinisch oft bestätigte Annahme, dass ein psychisches System, das in sich primäre Gefühle wie Schmerz, Trauer oder Wut erfährt, keine weiteren Operationen einsetzen muss, um diese Gefühle wieder zu verändern. Sie hören von selbst auf – im Unterschied zu sekundären Gefühlen, die sich aufgrund ihrer Regenerierung durch Operationen der Psyche selbst immer wieder aufbauen" (Lieb 2014, S. 91).

Nach den dysfunktionalen FDV-Programmen und den Störungen der Emotionsverarbeitung soll in einem letzten Punkt noch auf das „Funktionsniveau der Persönlichkeit" eingegangen werden, wie es im Anhang des DSM-5 ausgeführt wird. Hier schließt moderne psychiatrische Diagnostik erstmals an die lange Tradition struktureller Überlegungen der Psychoanalyse an. Strukturelle Fähigkeiten dienen zur Regelung des inneren Gleichgewichts und der gelebten Beziehungen. Dementsprechend erhebt die Level of Personality Functioning Scale Beeinträchtigungen in je zwei Dimensionen des Selbst (Identität und Selbststeuerung) und der interpersonellen Beziehungen (Empathie und Nähe).

Zur Identität gehören das Erleben der eigenen Person als einzigartig mit klaren Grenzen zwischen sich und anderen, die Stabilität des Selbstwerts und Akkuratheit der Selbsteinschätzung sowie die Fähigkeit, eine Reihe von Emotionen zu erleben und zu kontrollieren. Bezüglich Selbststeuerung geht es um die Fähigkeit, kurz- und langfristige Ziele zu verfolgen, sich an konstruktiven und prosozialen Maßstäben des Verhaltens zu orientieren und um die Fähigkeit zur produktiven Selbstreflexion.

Bei Empathie geht es um Verständnis und Anerkennung des Erlebens und der Motive anderer, Toleranz gegenüber unterschiedlichen Sichtweisen sowie das Verstehen der Wirkung des eigenen Verhaltens auf andere.

Hinsichtlich Nähe werden Wunsch und Fähigkeit beurteilt, anderen Menschen nahe zu sein, sowie der gegenseitige Respekt, der sich im interpersonellen Verhalten zeigt.

Für die Erfassung dieser strukturellen Fähigkeiten muss die Therapeutin die von der Klientin formulierten konkreten Themen, Probleme und Anliegen ein Stück in den Hintergrund schieben und stattdessen versuchen, die „Funktionsweise des Ichs" über einen längeren Zeitraum (also auch außerhalb der akuten Krankheits- oder Belastungsphase) zu erfassen. In diesem Zusammenhang fragen wir uns nicht, „Was beschäftigt die Klientin inhaltlich, worunter leidet sie, was will sie erreichen?", sondern „Wie funktioniert die Persönlichkeit im Längsschnitt?" (vgl. Wagner und Russinger 2016, S. 123).

Die Therapeutin nimmt damit eine Beobachterhaltung hinsichtlich der psychischen Funktionen ein: Gibt es ein kohärentes Bild von sich selbst und wichtigen anderen, kann der Betroffene selbstreflexiv innerseelische Vorgänge wahrnehmen? Kann er seine Affekte differenziert wahrnehmen und in Sprache fassen? Können auch unangenehme Affekte erlebt und adäquat ausgedrückt werden? Kann er mit anderen in Kontakt treten und sich in deren Innenwelt einfühlen (Empathie), kann er in nahen Beziehungen für Interessensausgleich sorgen? Kann er sich emotional an andere binden und diesen gegenüber Dankbarkeit, Fürsorge oder Schuld erleben? Kann er Trennungen tolerieren und adäquat verarbeiten? (vgl. Wagner und Russinger 2016, S. 129).

Diese Sichtweise beinhaltet ein Bekenntnis zu einer speziellen Form des „Diagnostizierens", die ich als „professionelles Fallverständnis" bezeichnen würde. In dieses fließen gegebenenfalls Sichtweisen und Einschätzungen ein, die der Klient/die Klientin explizit nicht mitteilt und möglicherweise zumindest am Anfang der Therapie nicht teilt. Dieses Fallverständnis formiert sich aus den explizit berichteten Problembeschreibungen, Ziel- und Lösungsideen des Klienten/der Klientin, berücksichtigt aber auch das „Nichtgesagte" oder das implizit Vermittelte. Es werden Muster der intrapsychischen Selbstorganisation, also Bedeutungsgebungsmuster, dominante Affekte und ihre Auswirkungen, Beziehungsstile, die sich nur implizit aus der Erzählung erschließen, berücksichtigt und bei entsprechenden „Verdachtsmomenten" durch spezifische Fragen diesbezügliche Hypothesen überprüft.

29.3.3 Dimensionen des systemischen Fallverständnisses

Emotionsbasierte systemische Therapie ist eine Erweiterung des etablierten kurztherapeutischen systemischen Vorgehens sowohl auf interventioneller wie auch auf theoretischer Ebene. Die Spezifika systemischen Denkens – eine erkenntniskritische Haltung, die berücksichtigt, dass unsere theoretischen Vorannahmen den Erkenntnisakt prägen („Die Theorie bestimmt, was wir sehen können"), das Denken in zirkulären Wechselwirkungen, ein grundsätzlicher Veränderungsoptimismus, die Ziel- und Ressourcenorientierung – bleiben gültig. Die Erweiterung besteht darin, dass auf der Basis der Synergetik die selbstorganisierte Musterbildung neuronaler Aktivität so beschrieben wird, dass auch die bekannten psychopathologischen Phänomene differenziert erfasst werden können. In diesem Sinne sollte ein systemisches Fallverständnis folgende Dimensionen berücksichtigen:

1) „Soziale Identität": Alter, Geschlecht, Zugehörigkeit zu sozialer Schicht, Familiensituation, nahe Beziehungen, berufliche Identität, evtl. Ethnie, Religion, sexuelle Orientierung, Weltanschauung
2) Das präsentierte Problem (Konsultationsgrund, Anlass) und die interaktionellen Muster rund um das Problem
3) Die Beziehung zum Problem, das Narrativ über das Problem, subjektives Problemverständnis auch von relevanten Anderen, „Krankheitstheorie", aber auch Verände-

rungsmotivation (vgl. Besucher, Klagender, Kunde)
4) Die Beziehung zur Therapeutin (Kooperation, Vertrauen, …), Kontaktverhalten in der Therapie, Erwartung an Therapie
5) Evtl. „Geschichtlichkeit" – wichtige biografische Faktoren, was ist gelungen, was nicht, welche Entwicklungsschritte stehen an (Familienlebenszyklus, Erikson)
6) Erfassung von Potenzialen und Ressourcen, evtl. Werthaltungen, Ideale, die für die Veränderungsmotivation hilfreich sein können
7) Erfassung aktueller Belastungsfaktoren (ökonomische Lage, gesundheitlicher Zustand, …)
8) Evtl. die psychiatrische Störung in ihrer Eigendynamik (z. B. bipolare Störung, psychotische Störungen, Substanzstörungen, PTDS …)
9) Sofern vorhanden: problematische Aspekte der psychischen Selbstorganisation oder spezifische Symptome, die das therapeutische Arbeitsbündnis oder die Zielerreichung limitieren (Selbstverletzung, Aggressivität, Impulsivität, Substanzabusus …)
   a) Dysfunktionale Schemata und Überzeugungen
   b) Störung der Emotionsverarbeitung
   c) Strukturelle Defizite

Die Erfassung problematischer Aspekte der Selbstorganisation ist keine autoritäre Expertenleistung, vielmehr werden durch einen gemeinsamen Such- und Erkundungsprozess die problematischen kognitiv-affektiven Muster, die dem symptomatischen Erleben zugrunde liegen oder es aufrechterhalten, identifiziert und angesprochen. Das aktuelle Erleben und die aktuelle Bedeutungsgebung und Erklärungsmodelle der Klientinnen bestimmen dann, welche Problemdeterminanten im Augenblick anschlussfähig und damit für Interventionen zugänglich sind.

Im Unterschied zur psychiatrischen Diagnose organisiert das Fallverständnis Informationen über die psychosoziale Bedingungskonstellation, über die subjektiven Überzeugungen genauso wie über objektivierbare Symptome und

Defizite, biografische Belastungen und aktuelle Anforderungen der Lebenssituation. Manche systemische KollegInnen sprechen lieber von „Fallverstehen", weil damit noch deutlicher wird, dass es sich dabei um einen bewussten, interpretierenden, hermeneutischen Prozess handelt. Fallverstehen ist immer vorläufig und muss sich im therapeutischen Handeln bewähren, indem es dieses begründet. (vgl. Wagner 2020, S. 281).

Literatur

Ciompi L (1997) Die emotionalen Grundlagen des Denkens. Entwurf einer fraktalen Affektlogik. Vandenhoeck & Ruprecht, Göttingen

Ciompi L (2002) Gefühle, Affekte, Affektlogik. Picus-Verlag, Wien

Fischer HR, Borst U, v. Schlippe A (2015) Was tun? Fragen und Antworten aus der systemischen Praxis. Ein Kompass für Beratung, Coaching und Therapie. Klett-Cotta, Stuttgart

Greenberg LS (2011) Emotionsfokussierte Therapie. Reinhardt, München

Grossmann K (2009) Abschied von narrativer Therapie. Familiendynamik 34(1):6–16

Grossmann K (2014) Systemische Einzeltherapie. Hogrefe, Göttingen

Lieb H (2014) Störungsspezifische Systemtherapie. Konzepte und Behandlung. Carl-Auer, Heidelberg

Ludewig K (2013) Entwicklungen systemischer Therapie. Einblicke, Entzerrungen, Ausblicke. Carl-Auer, Heidelberg

McGoldrick M, Giordano J, Petri S (2009) Genogramme in der Familienberatung, 3. Aufl. Huber, Bern

Russinger U (2001) Es ist nie zu spät, über sich eine Geschichte der Stärke zu erzählen. Systeme 15:133–144

Schiepek G, Eckert H, Kravanja B (2013) Grundlagen systemischer Therapie und Beratung. Psychotherapie als Förderung von Selbstorganisationsprozessen. Hogrefe, Göttingen

Schwing R (2014) Therapeutische Beziehung und Strukturierung des Erstinterviews. In: Levold T, Wirsching M (Hrsg) Systemische Therapie und Beratung – das große Lehrbuch. Carl-Auer, Heidelberg

Wagner E (2020) Praxisbuch Systemische Therapie. Vom Fallverständnis zum wirksamen psychotherapeutischen Handeln in klinischen Kontexten. Klett-Cotta, Stuttgart

Wagner E, Binnenstein S (Hrsg) (2018) Wie systemische Kinder- und Jugendlichenpsychotherapie wirkt. Prozessgestaltung in 10 Fallbeispielen. Springer, Berlin

Wagner E, Russinger U (2016) Emotionsbasierte systemische Therapie. Intrapsychische Prozesse verstehen und behandeln. Klett-Cotta, Stuttgart

Wagner E, Russinger U (2018) Gibt es eine affektive Wende in der Systemischen Einzeltherapie? Psychother Dialog 1/:83–88

Wagner E, Henz K, Kilian H (2016) Persönlichkeitsstörungen. Störungen systemisch behandeln. Carl-Auer, Heidelberg

Weber R (2012) Navigieren auf Sichtweite – Prozesssteuerung in der Paartherapie. Klett-Cotta, Stuttgart

Welter-Enderlin R, Hildenbrand B (2004) Systemische Therapie als Begegnung. Klett-Cotta, Stuttgart

Dr.in Elisabeth Wagner, Fachärztin für Psychiatrie und Psychotherapeutische Medizin, langjährige Ausbildungstätigkeit als Lehrtherapeutin an der Lehranstalt für systemische Familientherapie (LASF) in Wien sowie an der Akademie für Psychotherapeutische Medizin, Wien. Tätigkeit in der forensischen Psychiatrie und in der freien Praxis, Schwerpunkte: Systemische Therapie bei Persönlichkeitsstörungen, emotionsbasierte systemische Therapie

Systemische Diagnostik als Prozess: Von der Familientherapie zum Problemsystem

30

Corina Ahlers

30.1 Einleitender Exkurs

Psychotherapeutische Diagnostik kann eine Diagnose verstehen

- als individuelle Krankheit,
- als Bestandaufnahme einer Störung des Subjekts bzw.
- als Beschreibung eines Problems oder
- im psychotherapeutischen Sinn als Stand des Therapieverlaufs, bezogen auf die Krankheit oder auf die Störung oder auf das Problem.

Es kann alles miteinander ebenfalls als die Diagnose eines Kommunikationssystems von mehreren Personen verstanden werden.

Fachspezifisch systemisch wird man sich mit Individuen immer in ihren Bezugssystemen befassen, also wird man Krankheiten, Störungen, Probleme in ihrem Kontext betrachten. Oft wird diese genuin systemische Fokussierung auf den Kontext als radikale Ablehnung gegenüber Diagnosen missverstanden oder als naiver Glauben an das schnelle Gesunden bei „echten" Diagnosen. „Echte" Diagnosen entsprechen dem medizinischen Diagnosesystem (ICD oder DSM), welches tatsächlich für die Systemische Familientherapie nicht selbstverständlich ist.

C. Ahlers (✉)
Österreichische Arbeitsgemeinschaft für systemische Therapie und Systemische Studien (ÖAS), Sigmund Freud Universität, Wien, Österreich
e-mail: mail@corina-ahlers.at

Gerade die Diagnose des therapeutischen Prozesses erhält systemisch ihre Gültigkeit im Rückbezug auf die Umgebung: Während der einzeltherapeutische Zugang sich beispielsweise auf den Autisten konzentriert, fragen sich Systemische Therapeuten, wie dieser in der Familie funktioniert bzw. wie die Familie mit ihm umgeht, wie es in der Schule funktioniert oder am Arbeitsplatz. Es wird explizit nach den gesunden, resilienten Anteilen im System gesucht, während die defizitären, kranken, gestörten Teile im psychotherapeutischen Prozess ausgeblendet werden. Selbst wenn Systemische Therapeutinnen den Schweregrad eines Problems im Hinterkopf haben, ist es ihre Überzeugung, dass die Fokussierung auf Defizite therapeutisch nicht hilfreich ist.

Eine relationale Sichtweise auf das Selbst (Gergen 1994; Ahlers 1994) lässt die Identität des Subjekts im „Gerede" der anderen über sie entstehen. Und so werden auch Diagnosen durch das „darüber Reden" erzeugt. Wichtige Bezugspersonen des Diagnostizierten und gesellschaftliche Diskurse zu einer spezifischen Diagnose stellen den Rahmen für deren Anschlussfähigkeit und Behandlung. So ist beispielsweise die Magersucht ein Phänomen der westlichen Industrieländer. Der konkrete Fall erhält seine Bedeutung von den Expertinnen, die mitreden, abhängig davon, wie die Familie und andere Bezugssysteme damit umgehen. Der Fall und dessen therapeutischer Verlauf werden zu dem Dialog der Menschen, die mit dem Problem zu tun haben: Wer sorgt sich mehr, wer fühlt sich zuständig, wie reagiert die

© Springer-Verlag GmbH Deutschland, ein Teil von Springer Nature 2022
C. Höfner, M. Hochgerner (Hrsg.), *Psychotherapeutische Diagnostik*,
https://doi.org/10.1007/978-3-662-61450-1_30

Magersüchtige darauf? Die Bedeutung von Diagnosen wird erst in der Kommunikation darüber sichtbar: „Ich konnte die ganze Nacht nicht schlafen vor lauter Sorge"; „Ich habe dem Arzt diesmal eine Falle gestellt, und er hat mich falsch gewogen", „Sie hat mich angelogen und doch nicht das gegessen, was ich ihr hingestellt habe" etc.

Als klinische Psychologin, die lange in psychiatrischen Institutionen mit chronischen Schizophrenen gearbeitet hat, treffe ich Unterscheidungen zwischen „krank" oder „gesund", „psychotisch", oder „neurotisch" nie, ohne die Perspektive von Beobachterinnen mitzudenken. Das kann ein gut gelaunter Primar bei der Morgenvisite sein oder die genervte Krankenschwester kurz vor ihrem Dienstschluss. Der Primar mag gut gelaunt sein, weil er seinen Studierenden endlich eine „Manie" zeigen kann, so wie sie im Lehrbuch steht, während die Krankenschwester denselben Patienten am Nachmittag für gesund genug hält, ihn anzuschreien, er solle sie jetzt endlich in Ruhe lassen. Diagnosen erfüllen einen Zweck, und in der Kommunikation unterliegen sie den Motiven und den dazu getroffenen Entscheidungen ihrer Beobachter. Sie passen sich dem Kontext und/oder der Kontext passt sich ihnen an. Die jeweilige Bedeutung entsteht im Dialog (Deissler 2009).

Drei spezifische Ausschnitte diagnostischer Kontextualisierung in sehr unterschiedlichen Umwelten verdeutlichen die These, dass die Bedeutung von Diagnosen in der Kommunikation entsteht und entsprechend schwankt.

- *In der psychiatrischen Institution:*

Der kunstinteressierte Primar Prof. Navratil, Landeskrankenhaus Maria Gugging, motivierte seinen Lieblingspatienten Johann Hauser sofort zum Malen, wenn er meinte, Ansätze der „Zornmanie" an ihm zu beobachten, denn er wusste, dass in dieser Phase Hausers beste Bilder entstanden: Die Manie kombiniert mit Zorn als Phase hoher Kreativität. Sein Interesse galt in dem Moment Hausers Produkten und nicht der Linderung seines Leidens.

- *Im Alltag, Wartezimmer des Zahnarztes, Mutter mit Sohn:*

Die Mutter ist wahrscheinlich erstmals mit dem vierjährigen Sohn beim Zahnarzt. Ein psychotischer Patient tritt mit seinem Betreuer in den Warteraum, sieht das Kind und schimpft laut vor sich hin: „Schafft mir das grausliche Kind weg (Fekalausdruck)". Die Mutter geht mit dem Sohn aus dem Zimmer und fragt die Sprechstundenhilfe, ob sie sich gleich reinsetzen kann. Drinnen versucht sie, das Kind zu beruhigen: „Er ist krank, er hat dich nicht gemeint...". Für das Kind ist es sehr unangenehm.

Die Psychiatrie des letzten Jahrhunderts hat mit ihren Mauern der Gesellschaft abgenommen, sich mit derartigen Situationen beschäftigen zu müssen. Eine kompetente Umgebung schafft es heute, mit derartigen Situationen umzugehen, ohne diese Menschen wegzusperren.

- *Als politischer Moment: Greta Thunberg ist eine „Asperger":*

Das 16-jährige Mädchen stellt sich selbst mit einem „Aspergersyndrom" vor. Gerade das helfe ihr, sich auf das Klima zu fokussieren (Greta Thunberg, ZDF 2019). Die derzeitige politische Lage rund um den Klimawandel macht sie mit dieser Diagnose zur besten Kämpferin: zu einer konzentrierten, radikalen, alles in Bewegung setzenden Schülerin, die Jugendliche auf der ganzen Welt mitreißt. Das polarisiert wiederum die Gesellschaft. Manche diskreditieren ihre Leistungen, indem sie auf die Diagnose Bezug nehmen, andere sehen „Asperger" unter einem anderen Licht oder lesen sich erstmals ein. Möglicherweise war Greta mit elf Jahren, als sie laut Wikipedia ihre Diagnose zum ersten Mal erhielt, in ihrer Klasse ein seltsames Mädchen. Könnte sie sogar gemobbt worden sein? Heute jedenfalls ist sie eine Ikone. Wie interpretieren wir das „Greta-Thunberg-Phänomen"? Hat bzw. hatte sie eine Störung oder nun, wegen ihres Erfolges, keine? Johann Hauser ist mit seinen Bildern ebenfalls berühmt geworden, seiner Diagnose hat er sich nie entledigen können, und er ist bis ans Lebensende hinter Mauern geblieben.

Gretas Eltern fahren sie mit dem Auto quer durch Europa zu den Demonstrationen, weil sie aus ökologischen Gründen nicht ins Flugzeug steigt. In der familiendiagnostischen Einschätzung würde Olson (1991) Gretas Familie eventuell als „strukturiert verbundene", vielleicht auch etwas „überinvolvierte" Familie beschreiben. Die übermäßige Beschäftigung mit ihrer Tochter könnte diese lebensunfähig machen. Aber das ist ja genau nicht der Fall. Das künstlerische Umfeld der Eltern (Wikipedia 2019) verweist auf die unmittelbar kreative und originale Lösung des Problemsystems (vgl. Ludewig 1992) rund um das Aspergersyndrom.

Die drei Beispiele verdeutlichen, wie flexibel und flüssig Diagnosen im Geiste ihrer Beobachter gehandelt werden können.

30.2 Der Fall und seine Diagnose als Professionsdiskurs

Die Familientherapie ist historisch in der Auseinandersetzung mit der schizophrenen Erkrankung entstanden, indem die Interaktionsdynamik der Eltern mit dieser Diagnose in Zusammenhang gebracht wurde. Seit Gregory Batesons Arbeiten in den frühen 1960er-Jahren (Bateson et al. 1981) wurde die Entstehung der Schizophrenie durch eine dysfunktionale Familie erklärt. Die alte Familientherapie, später wurde sie im deutschen Sprachraum zur „systemischen" Familientherapie, sieht den identifizierten Patienten (IP) in seiner Familie (von Schlippe und Schweitzer 2012). Das Interesse an der Pathologisierung der familiären Kommunikation ist in der Pionierzeit der Familientherapie stark, seit den 1980er-Jahren wird diese Störungskommunikation abgelöst von der Ressourcenkommunikation. Psychotherapeutisch orientiert sich heute der systemische Psychotherapeut an hilfreichen bzw. an solchen Beziehungen, die Veränderungen der Kommunikation zum Problem im Bezugssystem einleiten. Er braucht dazu keinem normativen Konzept von Gesundheit zu folgen. Solange die Psychotherapie freiwillig ist, entscheiden Klientinnen darüber, wann sie sie beenden und was sie für sich mitnehmen. Systemisch folgt der Blick auf die therapeutische Ver-

änderung dem Willen der Klienten, die Hilfe in Auftrag gegeben haben. Der „Fall" für die Psychotherapie entsteht durch Kommunikation, genauso wie er durch Kommunikation aufhört, ein „Fall" zu sein.

Der Psychiater Allen Frances (2013), Leiter der Taskforce DSM IV Arbeitsgruppe, sieht in den Bemühungen der USA, das Kategoriensystem DSM zu erschaffen, einen Professionsdiskurs, der gegen die Diffamierung der Psychiatrie in den frühen 1980er-Jahren vorgeht. Das berühmte Rosenhan-Experiment, 1972 publiziert, signierte für die Diskreditierung der Psychiatrie, weshalb es damals notwendig war, abgrenzbare Krankheitsbilder reliabel einzuschätzen. Heute habe man laut Frances (2013) mit dem DSM-5 deutlich über das Ziel hinausgeschossen: Die Klassifikationswut habe längst die Überhand über die praktische Relevanz gewonnen. Der Autor bringt zwei Beispiele: Bei der ADHS-Diagnose profitiere v. a. das Schulsystem, indem es diese Kinder aussondere. Und die Pharmaindustrie würde an der ADHS -und an der Depressionsdiagnose verdienen. Selbst Psychiater, verflüssigt sogar Frances die Diagnosen, indem er sie in ihren gesellschaftlichen Kontext einbettet.

Der medikalisierte Diskurs der Psychotherapie reflektiert diesen Zusammenhang nicht und schafft für die psychotherapeutischen Fachspezifika Grundlagen, die sich wiederum auf das Gesundheitssystem auswirken. Psychotherapie wird als Heilung im medizinischen Sinn konnotiert. Es wird Forschung notwendig, um die psychotherapeutische Profession gegenüber anderen angrenzenden Disziplinen in ihrer Eigenständigkeit zu legitimieren. Psychotherapeutische Diagnostik steht für den Professionsdiskurs, der v. a. die Professionen in ihrem Funktionsbereich von den angrenzenden Disziplinen abgrenzen muss (vgl. Buchholz 1999).

Dort, wo der dominante Diskurs sich auf medikalisierte Heilung fokussiert, ergibt sich logisch, dass Resilienz bzw. Gesundheitserhaltung weniger gesehen wird. Die Krankheit beherrscht den Diskurs. Aber nicht alle psychotherapeutisch zugänglichen Probleme sind darin abgebildet, so etwa Themen wie Missbrauch, Folter, Flucht als traumatische Erfahrung. Eine psychotherapeutische Indikation besteht bei Trennungen oder Verlusten bzw. bei Kindern konfliktiver Elternpaare, aber auch bei einfachen Kommunikationsproblemen von Paaren.

Paradoxerweise wird die Logik einer medizinischen Diagnostik im Präventionsbereich ignoriert. Hier wird die pathologische Kommunikation ausgeblendet, selbst wenn sie unübersehbare Spuren beim Individuum hinterlässt. Solange noch niemand psychiatrisch erfasst ist, wird nichts unternommen. Der Klassiker des strittigen Elternpaares nach einer Trennung ist dafür ein Beispiel: Die fachlichen Stellungnahmen sammeln sich bei Gericht, oft ist zumindest ein Elternteil diagnostisch als Persönlichkeitsstörung einzuordnen. Eben diese manifestieren sich bei Gericht durch unangenehmes, querulatorisches Auftreten (vgl. Ahlers 2018). Entscheidungen beim Jugendamt, beim Familien- oder Pflegschaftsgericht beziehen solche Diagnosen jedoch nicht zielführend ein. Der Familienmythos (vgl. Sieder 2008) zementiert das Wohl des Kindes bei seinen biologischen Eltern, deren Störungen im Moment zweitrangig sind. Eine professionstheoretisch an den Rechtswissenschaften orientierte Umwelt fokussiert das Kindeswohl und das Recht der Kinder auf ihre Eltern bzw. der Eltern auf ihre Kinder, weniger deren psychische Gesundheit. Dabei gilt es als erwiesen, dass Kinder im permanenten Loyalitätskonflikt psychisch krank werden können. Während einem psychiatrisch Erkrankten der Führerschein eingezogen werden kann, werden psychiatrisch erkrankten Eltern ihre Kinder oft nicht abgenommen, noch werden sie als ganze Familie therapiert. Statt der Familientherapie gibt es dann viele Psychotherapien nebeneinander: für jedes Kind, für den Vater und für die Mutter. Die Funktionsbereiche Jugendwohlfahrt und Psychiatrie schließen sich aus bzw. kommunizieren nicht (vgl. Buchholz 1999).

Die strukturelle Familientherapie wurde mit viel Erfolg bei verwahrlosten Multiproblemfamilien angewandt (Minuchin et al. 1998). Bis heute profitiert die Jugendwohlfahrt von einer multipersonalen Diagnostik (Olson 2000), um die nachgehende Familienarbeit zu organisieren. Diese Familienbegleitung oder Intensivbetreuung wird nicht mit Krankenkasse abge-

rechnet, sie darf sich auch nicht Therapie nennen, trotz der augenscheinlichen Störung ihrer Mitglieder. Der Funktionsbereich der Jugendwohlfahrt hat die medizinische Sichtweise nicht vorgesehen. So wurde sogar das „Parental Alienation Syndrome", also die elterliche Entfremdung eines Elternteils nach einer Trennung, trotz starker Bemühungen ihrer Erfinder nicht im DSM-5 aufgenommen (Boch-Galhau 2018). Der medizinische Professionsdiskurs möchte eine deutliche Markierung zwischen krank und gesund bzw. zwischen Prävention und Behandlung. Eine psychotherapeutische Diagnostik aber, die das Kommunikationssystem rund um die Störung einbezieht, sollte Prävention und Krankenbehandlung miteinander verbinden können.

30.3 Diagnose von Setting in der mehrpersonalen Beziehungsdynamik – Zirkularität

Allen familientherapeutischen Konzepten gemeinsam ist die Sicht auf die Familie als Entstehungsort der Störung und die entsprechende therapeutische Intervention in die Gesamtfamilie – ursprünglich unter dem Diktum, dass alle Familienmitglieder bei jeder Sitzung anwesend sein müssen (Selvini Palazzoli et al. 1977), heute als situativ geplantes Setting (vgl. Ahlers 1996). Die Planung des Settings passiert in der Vorwegnahme, welche Akteure im gestörten System für eine hilfreiche Entwicklung wichtig sind bzw. wie und v. a. wann man sie in das Therapiesystem einführt. Diese systemisch diagnostische Vorgehensweise (vgl. Ahlers 1996) überlegt, welche Personen im Therapiesystem positives Kommunikationspotenzial für die Auflösung des Problems mitbringen.

Im einzeltherapeutischen Setting findet die Zweierbeziehung mit der Therapeutin statt. Fragen zur Bevorzugung einer Person, der Auswahl von Themen bzw. der Gleichbehandlung aller Mitglieder des Therapiesystems stellen sich hier nicht. Der systemische Blick gilt den mehrpersonalen Perspektiven, die eine objektive Realität verflüssigen können, indem das Kind dasselbe

Phänomen anders als der Vater sieht, die Frau anders als der Mann etc. Es sind Myriaden von Sichtweisen auf ein und dasselbe Problem, die miteinander kommunizieren (vgl. Ahlers 2017). Deren Lokalisierung ist insofern diagnostisch wichtig, als über das Setting die geeigneten Subjekte für den therapeutischen Rahmen gewählt werden: Seien sie aktive Zuhörer oder Erzählende. Veränderungen passieren im Erzeugen von Bedeutung während des Erzählens und des Zuhörens parallel.

Vom Mailänder Team in den 1980er-Jahren geprägt, sollen Systemische Therapeutinnen allen Teilnehmerinnen der Sitzung gegenüber „neutral" sein, indem sie permanent zirkuläre Fragen stellen (Selvini Palazzoli et al. 1981). Ein anderes Konzept ist die „Allparteilichkeit" gegenüber Klienten (von Schlippe und Schweitzer 2012). Oft nicht einhaltbar, werden die Konzepte der Neutralität und der Allparteilichkeit heute abgelöst durch eine transparente Positionierung der Therapeuten. In der narrativen Therapie spricht man von der „Situierung" von Therapeutinnen, die sich mit ihrer Biografie kontextbezogen präsentieren, z. B. als weiße mittelständische Therapeutin (Freedman und Combs 1996) oder kontextbezogen als mehrfach geschiedene Therapeutin (vgl. Ahlers 2018), die den Klienten unmittelbar aus dieser Perspektive begegnet. Die Transparenz der eigenen Position vermittelt den Klienten, sich auf diese einzulassen oder auch nicht. Die offene Positionierung erfordert die Positionierung des Gegenübers.

Die kollaborative dialogische Therapie (Anderson und Goolishian 1992) bemüht sich wiederum um Gleichrangigkeit zwischen Therapeutinnen und Klientinnen und möchte diese durch eine partizipativ dialogische Stimmung (vgl. Deissler 2009) und durch die radikale Präsenz der Therapeutin in der Begegnung (vgl. McNamee 2015) herstellen. In dieser systemischen Richtung wird oft mit größeren Gruppen bzw. mit Gemeinschaften gearbeitet.

In allen Projekten wird fortwährend Prozessdiagnostik gemacht, indem zirkuläre Kommunikation evaluiert wird und die nächste Intervention danach ausgerichtet wird. Jeder Kommunikationsakt wird durch die Evaluation des vorangehen-den bestimmt, und das auf mehrere Perspektiven der anwesenden Therapiemitglieder bezogen.

30.4 Entstehung und Auflösung von Problemsystemen

Mit der konstruktivistischen Wende in den späten 1980er-Jahren wird der Kontext für die Kommunikation von Störungen noch einmal erweitert (Reiter et al. 1997). Die „ökosystemische Landkarte" (Bronfenbrenner 1976), auf der vielfältige Vernetzungen sowie die Kommunikationsdynamik zum vorliegenden Problem sichtbar werden, wird durch das Konzept des „Problemsystems" ersetzt, zu dem nur jene Akteure gehören, die sich emotional involvieren. Das Problemsystem ist nicht strukturell zu orten (s. Anderson et al. 1986), sondern es ist ein Kommunikationsspiel derer, die das Problem durch Kommunikation aufrechterhalten. Eine systemische Intervention möchte die „Mitglieder eines Problemsystems" in einer Weise erreichen, dass es zum „Lösungssystem" mutieren kann (Bleckwedel 2008). Mitglieder des Problemsystems sind alle, die im direkten Umfeld des als problematisch geschilderten Subjekts darüber kommunizieren. Damit ist nicht nur die verbale Mitteilung gemeint. Neurodermitis, Kopfweh, ein nasser Schlafanzug sind auch Formen von Kommunikation. Genau so sind es Kindesabnahmen, Klagen bei Gericht, Mediationsanweisungen, Morgenvisiten, Arztbriefe, Mitteilungen am Elternsprechtag oder im Mitteilungsheft. Das Problemsystem entsteht, wenn die Störung der Kommunikation zu derartigen Problemen zur Therapie führt. Ein Vater, der das Kind im nassen Schlafanzug nie sieht und das Kopfweh der Mutter auch nicht merkt, wird erst zum Mitglied des Problemsystems, wenn er in das Kommunikationssystem eingeschlossen wird, also dann, wenn er das Leiden der anderen wahrnimmt. Im systemischen Blick gibt es kein strukturell diagnostizierbares Problem, welches Personen zugeschrieben wird. Diagnosen entstehen in der Kommunikation und können durch sie aufgelöst werden. Personen aus dem Umfeld des/der von der „Störung" betroffenen Menschen tragen dazu bei, dass sich diese verändert: Im therapeutischen Gespräch entscheiden die Eltern eines Bettnässers, dass ab nun der Bub angehalten wird, das Leintuch selbst zu waschen, oder die Mutter verkündet, dass sie es ab nun nicht mehr macht, und Vater und Sohn müssen sich darüber einigen, wer es dann wäscht.

Der systemische psychotherapeutische Rahmen bietet eine Möglichkeit, Beobachtungen anders als bisher zu interpunktieren und ihnen damit neue Bedeutungen zu verleihen. Es gibt keine „Störung" bzw. „Entstörung", die unabhängig von ihren Beobachterinnen ist. Aus diesem Grund ist die Fähigkeit zur Beobachtung der Beobachtung in Vorwegnahme szenischer Kommunikationsabläufe bei der systemischen Prozessdiagnose so wichtig. Kommunikationstheoretische Metanalysen kombiniert mit einer multiperspektivischen Empathie für alle am Problemsystem Beteiligten machen die Kompetenz systemischer Professionalität aus (vgl. Ahlers 2017). Die Verlaufsdiagnose einer Therapie wird den therapeutischen Effekt daran messen, wie die Kommunikation zwischen den an der problembehafteten Interaktion beteiligten Personen abläuft. Auch nicht Anwesende werden bei den therapeutischen Interventionen mitgedacht, und die Therapeutin arbeitet mit vielen Strategien zur Kommunikationsverbesserung im ganzen System. Die Psychotherapie gilt als beendet, wenn sich die Störung/ das Problem/die Krankheit im Kommunikationssystem auflöst.

Zusammenfassend: Systemische Psychotherapie arbeitet auftragsbezogen und ist auf die Erhaltung der Autonomie von Klienten bedacht. Jede Störung wird in ihrem spezifischen Kommunikationssystem behandelt. Die Übereinstimmung aller Mitglieder des Problemsystems über die Auflösung der Störung bzw. des Problems gilt als Ende der Therapie.

Literatur

Ahlers C (1994) Das Selbst in der Systemischen Therapie. Systeme 8(2):19–36
Ahlers C (1996) Setting als Intervention in der Einzel-, Paar- und Familientherapie: Erfahrungen aus dem klinischen Alltag. Z Syst Ther 14(4):250–262
Ahlers C (2017) Kommunikative Kompetenz. Das Rollenspiel in der systemischen Psychotherapie. Waxmann, Münster/New York
Ahlers C (2018) Patchworkfamilien beraten. Vandenhöck & Ruprecht, Göttingen
Anderson H, Goolishian H (1992) Der Klient ist Experte: Ein therapeutischer Ansatz des Nicht-Wissens. Z Syst Ther 10(3):176–189
Anderson H, Goolishian HA, Windermand L (1986) Problem determined systems: Towards transformation in family therapy. J Strategic & Systemic Therapies 5(4):1–13
Bateson G, Jackson D, Laing R, Lidz Th, et al (1981) Schizophrenie und Familie. Suhrkamp Taschenbuch, Wissenschaft, Frankfurt
Bleckwedel J (2008) Systemische Therapie in Aktion. Kreative Arbeit mit Familien und Paaren. Vandenhoeck & Ruprecht, Göttingen
v Boch-Galhau W (2018) Parental alienation (Syndrome) – a serious form of psychological child abuse. Ment Health Fam Med 14:725–739
Bronfenbrenner U (1976) Ökologische Sozialisationsforschung. Klett Cotta, Stuttgart
Buchholz MB (1999) Psychotherapie als Profession. Psychosozial, Gießen
Deissler KG (2009) Dialogischer Wandel im therapeutischen Kontext. Von Metaphern, Geschichten und Gleichnissen – Umgangsformen und Sprechweisen. Z Syst Ther Beratung 27(1):5–13
Frances A (2013) Saving normal. An insider's revolt against out-of-control psychiatric diagnosis, DSM-5, big pharma, and the medicalization if ordinary life. William Morrow, New York
Freedman J, Combs G (1996) Narrative therapy. WW. Norton & Comp, New York/London
Gergen K (1994) Realities and relationships. Soundings in social construction. Harvard University Press, Cambridge, MA
Ludewig K (1992) Systemische Therapie: Grundlagen klinischer Theorie und Praxis. Klett-Cotta, Stuttgart
McNamee S (2015) Radical presence: alternatives to the therapeutic state. Eur J Psychother Counsel 17(4):373–383. https://doi.org/10.1080/13642537.2015.1094504
Minuchin P, Colapinto J, Minuchin S (1998) Working with families of the poor. Guilford Press, New York/London
Olson DH (1991) Commentary: three-dimensional (3-D) circumplex model and revised scoring of FACES III. Fam Process 30:74–79
Olson DH (2000) Circumplex model of marital and family systems. J Fam Ther 22:144–167
Reiter L, Brunner EJ, Reiter-Theil S (Hrsg) (1997) Von der Familientherapie zur systemischen Perspektive. Springer, Berlin
v Schlippe A, Schweitzer J (2012) Lehrbuch der systemischen Therapie und Beratung I. Das Grundlagenwissen. Vandenhoeck & Ruprecht, Göttingen
Selvini Palazzoli M, Boscolo L, Cecchin G, Prata G (1977) Paradoxon und Gegenparadoxon. Klett-Cotta, Stuttgart

Selvini Palazzoli M, Boscolo L, Cecchin G, Prata G (1981) Hypothetisieren – Zirkularität – Neutralität. Drei Richtlinien für den Leiter einer Sitzung. Fam Dynamik 6(4):123–138

Sieder R (2008) Patchworks. Das Familienleben getrennter Eltern und ihrer Kinder. Klett-Cotta, Stuttgart

Thunberg G (2019) Nachrichten. https://www.zdf.de. Zugegriffen am 23.11.2019

Corina Ahlers, Doz.[in], Dr.[in], Psychologin, Systemische Familientherapeutin (SF), Lehrtherapeutin und Forschungsbeauftragte an der Österreichische Arbeitsgemeinschaft für systemische Therapie und systemische Studien (ÖAS) und der Sigmund Freud Universität (SFU), Spezialisierung auf Arbeit mit Trennung und Neubildung von Familien. www.corina-ahlers.at; www.familieneu.at

Cluster- und verfahrensspezifische psychotherapeutische Diagnostik im Verhaltenstherapeutischen Cluster

Der diagnostische Prozess in der Verhaltenstherapie – Grundlage der Therapieplanung und erste Intervention

Bibiana Schuch

Einleitung

Diagnostik begleitet eine verhaltenstherapeutische Behandlung von Beginn bis zu deren Ende, gegebenenfalls darüber hinaus, wenn Katamnesen möglich sind. Üblicherweise besteht sie aus einer klinischen Diagnostik sowie einer psychotherapiebezogenen verhaltenstherapeutischen Diagnostik.

Der Zweck der klinischen Diagnostik liegt in erster Linie im Treffen von Indikationsentscheidungen: Indikation für weitere diagnostische und therapeutische Maßnahmen, Indikation zur Psychotherapie und, falls diese gegeben ist, Überlegungen für eine bestimmte Methode, ein bestimmtes Setting (selektive Indikation). Für selektive Entscheidungen werden erste Therapiezielformulierungen notwendig sein.

Das Ziel der verhaltenstherapeutischen Diagnostik liegt in der Entwicklung eines individuellen Fallkonzeptes, in dem alle relevanten Bereiche, die für die vorliegende Psychotherapie notwendig sind, berücksichtigt werden: Störungsmodell, Erklärungsmodell, Persönlichkeitsstil, Lebenssituation und interpersonelle Faktoren, Ressourcen.

Viele Patienten, die zur Therapie kommen, sind bereits klinisch untersucht. Sie sind über ihr Störungsbild, dessen Hintergründe und Therapiemöglichkeiten informiert und haben sich für eine psychotherapeutische Behandlung entschieden. Sie kommen zu einem verhaltenstherapeutischen Erstgespräch. Sobald die Entscheidung für eine Zusammenarbeit endgültig gefallen ist, wird sich die Verhaltenstherapeutin der personbezogenen Diagnostik widmen können, um über den Weg der Problemanalyse ein individuelles Störungsmodell zu entwickeln. Daraus wird das verhaltenstherapeutische Vorgehen abgeleitet. Sie wird allerdings im Verlauf der Therapie auch neue diagnostische Informationen gewinnen, die die ursprüngliche(n) Diagnose(n) erweitern, gegebenenfalls revidieren, um daraufhin die Therapie neu zu adaptieren (adaptive Indikation).

Anders gestaltet sich der Ablauf für Verhaltenstherapeuten, wenn sie der erste professionelle Kontakt für einen Patienten sind. In diesem Fall ist es ihre Aufgabe, den gesamten diagnostischen Prozess durchzuführen, Diagnose und Indikation zu stellen und die Aufklärung des Patienten zu übernehmen. Die vorliegende Beschreibung gilt für dieses Setting.

B. Schuch (✉)
Österreichische Gesellschaft für Verhaltenstherapie
(ÖGVT), Wien, Österreich

© Springer-Verlag GmbH Deutschland, ein Teil von Springer Nature 2022
C. Höfner, M. Hochgerner (Hrsg.), *Psychotherapeutische Diagnostik*,
https://doi.org/10.1007/978-3-662-61450-1_31

31.1 Die klinische Diagnostik

31.1.1 Der Therapieanlass: Erfassung der Problembereiche, die zur Vorstellung führen

Die Ziele des Erstgesprächs (oder der ersten Gespräche) dienen dem Erfassen vorliegender Probleme. Das setzt voraus, dass es gelingt, eine vertrauensvolle Atmosphäre zu schaffen, die es dem Patienten erleichtert, möglichst offen über sich zu reden. Er muss erleben, dass er ernst genommen wird und – genau so wichtig – dass der Therapeutin „nichts fremd ist", weder scheinbar bizarre Symptome noch ungewöhnliche Bewältigungsstrategien.

Diagnostisch stellt sich als nächstes die Frage, ob die vorliegende Problematik klinische Relevanz im Sinne einer psychischen Störung hat. Ist dies nicht der Fall, wird nun mit psychotherapiebezogener Diagnostik fortgesetzt.

Das Erstgespräch beinhaltet eine genaue qualitative Beschreibung der Schwierigkeiten, derentwegen der Patient die Therapeutin aufsucht, deren Häufigkeit und Intensität (dimensionale Beschreibung) und vor allem die Einschränkungen der Selbstbestimmung, die sich daraus ergeben: Auswirkungen auf Beziehungen, auf berufliche Leistungsmöglichkeiten, auf den Lebensstil.

Der Gesprächsführung kommt essenzielle Bedeutung zu. So wird sich der Therapeut einerseits an einem Interviewleitfaden orientieren, um möglichst breite Informationen zu bekommen, gleichzeitig wird der Patient gebeten, möglichst frei über sich zu berichten. Er soll die Möglichkeit haben, beim Erstgespräch das zu erreichen, was ihm unmittelbar wichtig ist: einzuschätzen, ob die Therapeutin ihm helfen kann.

Die Verhaltenstherapeutin wird unter dem Gesichtspunkt der „motivorientierten Beziehungsgestaltung" (Caspar 2008) jene Bedürfnisse des Patienten mitberücksichtigen, die sein Verhalten im Erstgespräch steuern. Eine richtige Balance zwischen Ressourcenbetonung und Mitgefühl wird gefunden.

31.1.2 Die klassifikatorische (kategoriale) Diagnose

Für Verhaltenstherapeuten ist die Einordnung der Beschwerden des Patienten in ein *Klassifikationssystem* (ICD, DSM) selbstverständlicher Teil der Diagnostik. Aufgrund des störungsspezifischen Vorgehens ist eine richtige Diagnose inklusive bestehender Komorbiditäten absolut notwendig, auch wenn das therapeutische Vorgehen sich nur oberflächlich daran orientieren kann. Diagnostische Kompetenz in diesem Sinne bedeutet Fähigkeit zur psychopathologischen Befunderhebung, Diagnoseerstellung, Wissen über Verläufe bzw. Stabilität der diagnostizierten psychischen Störung. Strukturierte und standardisierte Erhebungsinstrumente werden empfohlen.

Der Diagnostiker soll auch über die Schwächen der Klassifikation Bescheid wissen: Probleme von Reliabilität und Stabilität der klassifikatorischen Diagnostik (die Verwendung von Diagnostik-Leitfäden soll diese verbessern, ebenso der Einsatz strukturierter Verfahren), Probleme der Cut-off-Scores zur Differenzierung zwischen unauffällig und auffällig, die Gefahr aktueller diagnostischer Epidemien.

Ebenso wichtig ist die Berücksichtigung von *Komorbiditäten:* Bei mehr als der Hälfte der Patienten, die zur Behandlung kommen, stellen wir mehr als eine Diagnose. Es wird zu klären sein, ob es sich um voneinander unabhängige Störungen handelt oder ob eine Störung die Folge einer anderen ist (z. B. die Depression als Folge der Zwangsstörung, die Sucht als Folge der Depression etc.). Eine subjektiv sehr belastende Primärstörung kann das Vorhandensein komorbider Auffälligkeiten oft überdecken; es ist Aufgabe der Therapeutin, die Exploration umfassend breit anzulegen, um auch verborgene Verhaltensmuster aufzudecken.

31.1.3 Dimensionale Beschreibung der Persönlichkeit und deren Störung

Das ICD-11 verzichtet auf eine kategoriale Unterteilung einzelner Persönlichkeitsstörungen zugunsten eines dimensionalen Systems. So wird nunmehr zwar die Diagnose „Persönlichkeitsstörung" gestellt, auf die bislang verwendeten Unterkategorien (mit Ausnahme der Borderline-Persönlichkeit) wird verzichtet.

Grundlage für die Beurteilung einer Person ist deren Funktionsfähigkeit bzw. Beeinträchtigung in den Bereichen des „Selbst" sowie „interpersoneller Beziehungen". Ersteres beinhaltet Identität, Selbstbild, Selbstwert, Selbstkontrolle, Zweitens Beziehungsaspekte wie Empathie, Nähe-Distanz-Regulation, Möglichkeiten für befriedigende soziale Beziehungen und deren Gestaltung. Die Beurteilung erfolgt auf einem Kontinuum von gesund bis pathologisch. Das Ausmaß pathologischer Auffälligkeiten und deren Folgen für den Lebensvollzug ist die Basis für eine Einschätzung des Schweregrads der Persönlichkeitsstörung. All das wird ergänzt durch die Berücksichtigung stabiler Persönlichkeitsdomänen (negative Emotionalität, Dissozialität, Enthemmung, Zwanghaftigkeit, Distanziertheit) und ergibt nun ein differenziertes Bild einer bestimmten Person und ihrer Problematik.

Aspekte der Funktionsfähigkeit als auch die Ausprägung der Persönlichkeitsdimensionen sind auch ohne Vorliegen einer Persönlichkeitsstörung als Merkmale einer Person auf einem Kontinuum belegbar und somit als Ressourcen, als Persönlichkeitsstil oder Persönlichkeitsakzentuierung für die Behandlungsplanung verschiedenster Störungen von Relevanz. Indikationsstellung, Therapieziele, Beziehungsgestaltung seien genannt.

Dieses Modell ist integrierbar in die Problemanalyse als Instrument der verhaltenstherapeutischen Diagnostik.

31.1.4 Erklärungsmodelle

Verhaltenstherapeutische Erklärungsmodelle sehen in Anlehnung an biopsychosoziale Modelle (vgl. Engel 1976 und spätere Ausdifferenzierungen) oder Diathese-Stress-Modelle psychische Störungen als ein Zusammenspiel biologischer, psychologischer, sozialer, kultureller und ggf. ökonomischer Faktoren und deren Überlegenheit gegenüber Resilienzfaktoren. Das in der Verhal-

tenstherapie seit langem gängige Drei-Faktoren-Modell unterscheidet zwischen Prädispositionen (Risikofaktoren) und aufrechterhaltenden Bedingungen einer Störung. Bei Störungen, die akut auftreten und nicht das Resultat einer langsamen chronischen Entwicklung sind, wie z. B. Persönlichkeitsstörungen, können auslösende Ereignisse oder Belastungen in den Erklärungsansatz miteinbezogen werden.

Entsprechende Skizzierungen liegen – gemäß dem jeweils aktuellen Störungswissen – für die meisten psychischen Störungen vor und werden regelmäßig aktuellen Erkenntnisse angepasst. Die Verhaltenstherapie wird sich daran orientieren, jedoch für ihren Patienten ein individuell angepasstes Modell entwerfen. Sie wird die bisher erhobenen Informationen sowie die Biografie des Patienten dafür heranziehen.

31.2 Die verhaltenstherapeutische Diagnostik – die Problemanalyse

Der gesamte Therapieverlauf wird von diagnostischen Überlegungen und Bewertungen begleitet. Sowohl die Änderungsmotivation als auch Aspekte der Patient-Therapeut-Beziehung unterliegen immer wieder Schwankungen, die es zu berücksichtigen gilt. Symptome und Belastungen verändern sich – einerseits als Verbesserungen durch die Behandlung oder aber auch durch neu hinzugekommene Anforderungen vonseiten der Umwelt. Die Verwendung geeigneter Untersuchungsinstrumente wie standardisierte Interviews, Fragebögen, Ratingskalen, Selbstbeobachtungsprotokolle gehören zum diagnostischen Repertoire des Therapeuten. Sie dienen sowohl der Störungsdiagnostik als auch der Verlaufskontrolle und Evaluation am Ende der Therapie.

Ähnliches gilt für die Arbeit an der Biografie. Zu Behandlungsbeginn erfolgt eine detaillierte Erhebung, im Behandlungsverlauf kommt es üblicherweise immer wieder zu neuen Erinnerungen, Neuinterpretationen und -bewertungen.

Im Anschluss an die klinische Diagnostik erfolgt als weiterer Schritt, die Probleme des Patienten detailliert und unter der Perspektive der Behandlung zu erfassen. Die Problemanalyse – Kernstück der verhaltenstherapeutischen Diagnostik – bezeichnet diesen Prozess.

31.2.1 Beschwerden und Symptome

Unter dem Gesichtspunkt der Therapieplanung erfolgt nun eine neuerliche Analyse der Kernprobleme. Es geht einerseits um eine qualitative und quantitative detaillierte Analyse, vor allem aber um die Hintergründe geschilderter Symptome: Was sind die tatsächlichen Befürchtungen, wenn ich mich blamiere („Ich werde von der Gemeinschaft ausgeschlossen"), wenn ich eine Injektion bekomme („Ich werde mich auflösen"), wenn ich eine Panikattacke erlebe („Ich werde verrückt und kann nie mehr arbeiten") etc. Daraus ergeben sich die Therapieziele.

31.2.2 Kognitionsanalyse

„In Anlehnung an Wells (1997, S. 1) verstehen wir unter Kognitionen all jene Prozesse und Mechanismen, die mit dem Denken verbunden sind, einschließlich der Inhalte oder Produkte dieser Prozesse, insbesondere die Gedanken selbst" (Hoyer und Härtling 2018).

Kognitive Prozesse, die die Informationsverarbeitung betreffen, wurden bereits im Vorfeld (klinische Diagnostik) diagnostiziert. Dysfunktionale Ausprägungen wie z. B. intellektuelle Beeinträchtigungen, exekutive Dysfunktionen wie Probleme in der Denkflexibilität, Inhibition, Handlungsplanung, Aufmerksamkeit und Sprache werden sich im Drei-Faktoren-Modell als Risiko- und/oder aufrechterhaltende Bedingungen finden.

Im Rahmen der therapiebezogenen Diagnostik befassen wir uns mit unterschiedlichen kognitiven Inhalten:

- Mit *dysfunktionalen Grundannahmen* i. S. der Kognitiven Therapie nach A. Beck sowie *frühen maladaptiven Schemata* nach J. Young: Es handelt sich um stabile Teile des Selbstbildes („core beliefs"), die den Umgang eines Menschen mit sich selbst wie auch Erwartungen an andere prägen. Sie sind das Resultat langjähriger Erfahrungen mit der sozialen Umwelt (Familie und signifikante Andere, Peergroup), Schule, Ausbildung. Grundannahmen sind nicht ständig präsent und vielfach auch nicht bewusst. Sie werden durch spezifische Situationen aktiviert und führen zu intensiven emotionalen Reaktionen. Sie werden durch *kognitive Verzerrungen* (dysfunktionale Wahrnehmungs- und Denkmuster) sowie stabile *maladaptive kognitive Stile* (z. B. Tendenz zum Grübeln, zur Vermeidung, zum Sorgen machen) aufrechterhalten.
Diagnostisch geht es um die Identifikation der Grundannahmen und Schemata, deren Verankerung in der Biografie und deren Folgen für die aktuelle Lebensgestaltung. Letzteres wird durch die sog. *„bedingten Annahmen"* (Regeln, Bewertungen, Befürchtungen bezogen auf die Grundannahmen) geleitet.
- *Plananalyse:* Ziel der Plananalyse ist die Erklärung menschlichen Verhaltens durch den Einfluss übergeordneter Ziele und Pläne, die einerseits der Befriedigung der menschlichen Grundbedürfnisse dienen, darüber hinaus aber persönliche Motive, Werte und Normen beinhalten. Pläne sind Handlungsanweisungen, die das Erreichen persönlicher Ziele (kurz- bis langfristig) sichern. Letztere stehen in Zusammenhang mit den Grundannahmen im Sinne der Kognitiven Therapie.
Eine „Planstruktur" ist die grafische Darstellung dieser Dynamik mit all ihren positiven und dysfunktionalen Aspekten. Ziele und Pläne können konfligieren, sie können unerreichbar sein, sie können verloren gehen. Von besonderer Bedeutung sind interpersonelle Ziele, die es zu erschließen gibt. Sie sind die Grundlage eines maßgeschneiderten therapeutischen Beziehungsangebotes, bekannt als „motivorientierte Beziehungsgestaltung" (vgl. Caspar 2008)

31.2.3 Emotionsbezogene Diagnostik – Emotionsanalyse

Emotionale Dysfunktionen sind zentrale Mechanismen im Zusammenhang mit Entstehung und

Aufrechterhaltung psychischer Störungen. Die enge Verbundenheit von Kognition, Emotion und Verhalten erfordert eine detaillierte Diagnostik der emotionalen Kompetenzen unserer Patienten, nämlich ihre Fähigkeiten,

- Gefühle wahrzunehmen, sie zu differenzieren und benennen,
- Auslöser zu identifizieren
- sie als adaptiv oder maladaptiv zu bewerten,
- sie zu regulieren und gegebenenfalls zu ertragen.

Das diagnostische Vorgehen beinhaltet neben der verbalen Exploration den Einsatz von imaginativen Techniken, das Erleben der Patient-Therapeut-Beziehung, Rollenspiele, Stuhltechniken, kreative Materialien und vieles andere.

31.2.4 Verhaltensanalyse

Im Rahmen der Verhaltensanalyse wird versucht, ein spezifisches Verhalten auf seine Abhängigkeit von situativen Auslösern sowie nachfolgenden Konsequenzen zu bestimmen. Die „Verhaltensgleichung", bekannt als SORCK-Modell: S (Situation) – O (Organismus-Variable als Bezeichnung für körperliche und stabile psychische Merkmale) – R (Reaktion auf allen Verhaltensebenen) – C (Kontingenzen) – K (kurzfristige und langfristige Folgen des Verhaltens), soll das abbilden. Die Verhaltensanalyse ist vielfach Ausgangspunkt für das weitere diagnostische Vorgehen.

31.2.5 Systemische Analyse: Die Bedeutung familiärer und außerfamiliärer Systeme und deren Regeln

Einflüsse bestehender und vergangener Systeme auf die vorliegende Problematik sind im biopsychosozialen Modell auf allen drei Ebenen verankert. Pathogene Konstellationen, rigide Systemregeln und -konflikte u. v. a. gelten als Ri-

sikofaktoren, auslösende und aufrechterhaltende Bedingungen. Gesunde Merkmale werden als Ressourcen gesehen. Wichtige Systeme können Therapie- und Änderungsmotivation beeinflussen und vice versa durch die Psychotherapie des Einzelnen selbst beeinflusst werden. Letzteres wird als mögliche Nebenwirkung bei der Erarbeitung der Therapieziele eine nicht unbedeutende Rolle spielen.

31.2.6 Die Diagnostik transdiagnostischer Prozesse

Nicht zuletzt aufgrund hoher Komorbiditätsraten psychischer Störungen wird der diagnostische Blick auf störungsübergreifende pathogene Prozesse gerichtet, d. h. auf dysfunktionale Verhaltensweisen, die bei verschiedenen Beeinträchtigungen als prädisponierende und aufrechterhaltende Faktoren wirksam sind. Dazu zählen z. B. dysfunktionale Aufmerksamkeitsprozesse, exzessives Vermeidungsverhalten bezogen auf negative Gefühle, Probleme der Affektregulation u. a. (vgl. Hessler und Fiedler 2019). Das daraus ableitbare verhaltenstherapeutische Vorgehen wäre dann transdiagnostisch und nicht störungsspezifisch. Diagnostisch geht es darum, diese Verhaltensmuster zu identifizieren, sie im biopsychosozialen Modell zu verorten und ein entsprechendes Fallkonzept zu entwerfen.

31.3 Psychoedukation

Psychoedukation ist Teil jeder Verhaltenstherapie. Es geht um Information des Patienten über diagnostische als auch therapiebezogene Inhalte. Es beginnt mit der Diagnosevermittlung – nicht im Sinne einer Belehrung, sondern einer gemeinsamen Erarbeitung. Der Therapeut ist Experte für die Klassifikation, der Patient für seine Symptome und Beschwerden, die wir sowohl für die kategoriale als auch für die dimensionale Einordnung benötigen. Im Weiteren geht es um Diskussion und die Vermittlung eines Erklärungsmodells, um eine Aufklärung über Behandlungsmöglichkeiten, deren Wirksamkeit und Risiken. Auch dafür gilt: Der Therapeut verfügt über Veränderungswissen, der Patient für dessen Umsetzung. Das unmittelbare Ziel der Psychoedukation liegt in einer Stabilisierung der Compliance des Patienten, ein ferneres in der „Hilfe zur Selbsthilfe", ein alter Slogan der Selbstmanagementtherapie (Kanfer et al. 1996). Wir wollen, dass Patienten sich auch außerhalb der Therapie über ihre Diagnosen informieren – durch Literatur und digitale Medien.

Der therapeutische Effekt der Psychoedukation liegt in einer Klärung der Beschwerden, einer Enttabuisierung durch Wissen über Häufigkeiten, sowie einer Verbesserung der Selbstwirksamkeitserwartungen.

Zusammengefasst: Kein Patient sollte behandelt werden, ohne dass ihm bekannt ist, worin seine Problematik besteht, wie sie genannt wird und warum sie gerade mit diesen Strategien bearbeitet wird.

Literatur

Caspar F (2008) Motivorientierte Beziehungsgestaltung – Konzept, Voraussetzungen bei den Patienten und Auswirkungen auf Prozess und Ergebnisse. In: Hermer M, Röhrle B (Hrsg) Handbuch der therapeutischen Beziehung, Bd 1. dgvt, Stuttgart, S 527–558
Engel GL (1976) Psychisches Verhalten in Gesundheit und Krankheit. Huber, Bern
Hessler JB, Fiedler P (2019) Transdiagnostische Interventionen in der Psychotherapie. Schattauer, Stuttgart
Hoyer J, Härtling S (2018) Kognitionsdiagnostik. In: Margraf J, Schneider S (Hrsg) Lehrbuch der Verhaltenstherapie. Band 1. Grundlagen, Diagnostik, Verfahren und Rahmenbedingungen psychologischer Therapie, 4. Aufl. Springer, Berlin, S 313–328
Kanfer FH, Reinecker H, Schmelzer D (1996) Selbstmanagementtherapie, 2. überarb. Aufl. Springer, Berlin
Wells A (1997) Cognitive therapy of anxiety disorders: A practice manual and conceptual guide. John Wiley & Sons Inc., Hoboken

Dr. Bibiana Schuch, Klinische Psychologin und Gesundheitspsychologin, Psychotherapeutin (Verhaltenstherapie)

Erwin Parfy

32.1 Menschenbild

Die verhaltenstherapeutische Perspektive auf den Menschen entwickelte sich seit jeher im Rahmen eines naturwissenschaftlichen Weltzuganges. Waren es in der ersten Hälfte des 20. Jahrhunderts noch ausschließlich konkret problematisierte Verhaltensweisen, die in Zusammenhang mit vorausgehenden Bedingungen und nachfolgenden Konsequenzen gebracht wurden, beobachten wir ab den 50er-Jahren ein zunehmendes Aufbrechen dieses puristisch „behavioralen" Forschungsverständnisses (Schorr 1984). Die sich abzeichnende Pragmatik im psychotherapeutischen Versorgungsalltag einerseits und die sich immer mehr ausdifferenzierenden Fachgebiete der damals noch jungen Wissenschaft der Psychologie andererseits befeuerten die dynamische Weiterentwicklung der Verhaltenstherapie – anhaltend bis zum heutigen Tag.

Der Mensch tritt uns in einem aktuellen verhaltenstherapeutischen Verständnis als evolutionsbiologisch geformter Organismus entgegen (Parfy und Lenz 2018). Unser Körper, der ja jedem psychischen Erleben als vorausgesetzt zu denken ist, wird als selbstorganisierendes System begriffen. Hier ist auch die Entstehung von menschlichem Bewusstsein zu lokalisieren, je-nem Phänomen, mittels dem wir in der unüberschaubaren Komplexität unserer Erfahrung einen selektiven Ausschnitt zum Gegenstand machen können. Nahe an der Physiologie des Körpers werden so Affekte und Emotionen bewusst erlebbar, welche bereits in der Kommunikation des Säuglings mit den wichtigsten Bezugspersonen als Steuerungsimpulse einfließen und auf überlebensnotwendige Bedürfnisbefriedigung abzielen. Die dabei gemachten frühen Lernerfahrungen prägen nicht nur unsere emotionalen Reaktionsmuster in sozialen Beziehungen, sondern werden durch die später hinzukommende Sprachlichkeit und die Fähigkeit zur gedanklichen Repräsentation und Antizipation zum Grundgerüst unserer Sicht auf die Welt und auf uns selbst.

Bewusst fassbar ist auch ein nicht abreißender Strom an Gedanken, verbal oder bildhaft, der viele Annahmen impliziert, die sich aus den früheren Erfahrungen ableiten. Unser Verstand generiert ja im Zuge der Erfahrung fortlaufend Regeln, welche die künftige Orientierung in einer vielschichtigen Lebenswelt erleichtern sollen, aber auch zu Rigidität und Verstrickung in unzutreffenden Schlussfolgerungen führen können. Die in der Verhaltenstherapie mitgedachte Vorstellung einer „Heilung" ist daher letztlich immer mit einem Akt der Befreiung verknüpft, sei es aus lebensgeschichtlich verfestigten problematischen Verhaltensmustern, aus impliziten Fehlannahmen oder schlicht aus emotionaler Befangenheit und Hemmung. Der Mensch als potenziell mün-

E. Parfy (✉)
Österreichische Gesellschaft für Verhaltenstherapie (ÖGVT), Wien, Österreich
e-mail: erwin.parfy@psychologe.org

© Springer-Verlag GmbH Deutschland, ein Teil von Springer Nature 2022
C. Höfner, M. Hochgerner (Hrsg.), *Psychotherapeutische Diagnostik*,
https://doi.org/10.1007/978-3-662-61450-1_32

diges, selbstverantwortliches Lebewesen wird zunehmend ermächtigt, gemäß eigener Bedürfnisse und Werte zu handeln, um zu neuen und die bisherigen Annahmen korrigierenden Erfahrungen zu gelangen. Verhaltenstherapie lädt ein zur mutigen Erkundung von Möglichkeiten, fördert den unmittelbaren Zugang zu den eigenen Gefühlen und unterstützt durch abwägendes Einordnen des Erlebten zukunftsweisende Entscheidungen.

32.2 Klinische Hintergrundtheorien

Im breiten Gegenstandsfeld der Entwicklungspsychologie finden sich viele Theorien zu den menschlichen Entwicklungsthemen und -phasen über die Lebensspanne hinweg, welche mehr oder weniger explizit das verhaltenstherapeutische Grundverständnis beeinflussten (Parfy et al. 2016). Die Säuglingsforschung sensibilisierte für die subtilen Abstimmungsnotwendigkeiten von Heranwachsenden und den zentralen Bezugspersonen, die Bindungsforschung machte eindrücklich nachvollziehbar, wie psychische Sicherheit und Autonomie von der verlässlichen und feinfühligen Fürsorgebereitschaft dieser Bezugspersonen abhängt. Die Emotionsforschung erhellte die intrapsychische und interpersonelle Funktionalität der von Geburt an ausdifferenzierten Gefühlsdynamiken, die Kognitionsforschung zeichnete die Organisation von menschlicher Erfahrung entlang sich daraus formender Schemata nach. Die weitaus älteren und zunächst aufs äußere Verhalten beschränkten Lerntheorien erfuhren hier eine dankbar aufgenommene Ergänzung und Erweiterung: Die soziale Dimension des wechselseitigen Erlebens in Beziehungen und die empathische Übernahme von Perspektiven des Gegenübers wurde der bloßen Intuition enthoben und erhielt eine konzeptgeleitete Begrifflichkeit.

Gemeinsamer Nenner all dieser Ansätze ist wohl die Anerkennung von menschlichen Grundbedürfnissen als dynamisierende Kräfte im psychischen Erleben. Die aus unbefriedigten Bedürfnissen stammenden Spannungen, welche ursprünglich vital-physiologische Ungleichge-

wichte anzeigen, treffen auf die evolutionsbiologisch später entstandenen Möglichkeiten der psychischen Verarbeitung bis hin zu einer bewussten Reflexion und Selbstregulation. In der frühen Kindheit wird zunächst nur das zur angeborenen Grundausstattung gehörende emotional-ganzheitliche Reaktionssystem angesprochen, mit zunehmender kognitiver Reife und elaborierterem Spracherwerb wird dann auch ein als analytisch-rational beschriebenes Verarbeitungssystem hinzutreten. Beide ergänzen einander im Idealfall harmonisch und konsistent – und geraten in Konflikt und Widerspruch bei entsprechend inkonsistenter Lerngeschichte. Beschrieben werden Bedürfnisse nach sicherer Bindung, nach Lustsuche und Unlustvermeidung, nach Orientierung und Kontrolle sowie nach Selbstwerterhöhung, welche jene Verarbeitungssysteme aktivieren und die zwischenmenschlichen Interaktionen mitbestimmen.

Soziale Beziehungen im Allgemeinen und die engeren, meist familiären Bindungsbeziehungen im Besonderen werden so zu Erfahrungsräumen, wo der Heranwachsende gemäß seiner Grundbedürfnisse eigene Tüchtigkeit und Selbsteffizienz erleben kann, aber auch Grenzsetzungen und Aufgabenzuschreibungen akzeptieren lernen muss. Affektgeleitete Impulse und Emotionen werden zuerst durch nonverbal vermittelte Signale der Bezugspersonen auf direktem Wege mitmoduliert, später dann durch verbale Benennung, Einordnung und Abwägung im Sinne einer Suche nach sozial verträglichen Kompromissen zunehmend verhandelbar. Nicht nur die persönliche Identität formt sich so im besten Fall in möglichst konsistenter Weise heraus, sondern auch ein gesunder Umgang mit sich selbst wird dadurch begünstigt: Fähigkeiten zur Selbstberuhigung, Selbstfürsorge, Selbstmitgefühl und Selbstreflexion sind als unmittelbare Folge dieser Beziehungserfahrungen zu denken, ja sie werden sogar zur notwendigen Voraussetzung eigener Beziehungs- und Bindungsfähigkeit über den familiären Kreis hinaus. Nicht zuletzt ist auch die therapeutische Beziehung als ein solches Lern- und Erfahrungsfeld aufzufassen, wo die lebensgeschichtlich erworbenen Annahmen überprüft und begleitende Emotionen geteilt und in hilfreicher Weise gemeinsam moduliert werden können.

Aus einer ganz anderen, für viele recht unerwarteten Ecke kamen dann ab der Jahrtausendwende klinisch nachhaltige Einflüsse zum Umgang mit Kognitionen und Emotionen hinzu (Heidenreich und Michalak 2006): Fernöstliche Achtsamkeitspraktiken fanden sich plötzlich in immer breiteren Anwendungsgebieten wieder, dahinter freilich auch viele implizite theoretische Annahmen über die Natur von Gefühlen und Gedanken. Waren in der Verhaltenstherapie bisher sowohl Emotionen als auch Kognitionen favorisierte Ansatzpunkte für therapeutische Interventionen, wo es galt, durch gezielten Einsatz von therapeutischen Strategien die Phänomene an sich zu verändern, kam nun die Möglichkeit auf, die Haltung zu jenen Phänomenen zu verändern, aber nicht die Gefühle und Gedanken selbst. Entkleidet von jedem spirituellem Anspruch und mit fast naturwissenschaftlicher Klarheit eröffnete sich die Perspektive, dass gerade der Versuch von Kontrolle über unsere inneren Erlebnisse in einen Zirkel von gesteigerter Anstrengung mit sich steigernder Frustration geraten könnte. Als hilfreiche Alternative dazu wurden achtsame, nicht wertende Beobachtung und Akzeptanz dem eigenen Erleben gegenüber erkannt und in störungsspezifischen Konzepten für therapeutisch intendierte Veränderung genutzt.

32.3 Gesundheits- und Krankheitstheorien

Wie schon zuvor angedeutet, sind in der Verhaltenstherapie viele historisch gewachsene Konzepte nebeneinander weiterentwickelt worden, einander ergänzend oder auch voneinander unabhängig, manchmal sogar in gewollter Abgrenzung zu den Vorläufern. Somit ist hier nicht mit der einen allumfassenden Lehre von Gesundheit und Krankheit zu rechnen, sondern eben – je nach fachspezifischer Feindiagnostik – mit einem sehr individuellen, auf den konkreten Fall hin „maßgeschneiderten" Konzept, welches schon den Vorschlag beinhaltet, eine bestimmte der vielen möglichen Perspektiven einzunehmen. Die Kompetenz des verhaltenstherapeutischen Diagnostikers entscheidet so-

mit nicht nur über den Gegenstand der Behandlung, sondern legt implizit durch die Wahl der Begrifflichkeiten auch nahe, nach welchen Vorstellungen von Gesundheit und Krankheit der vorliegende Fall besser verstanden werden könnte. Klinische Plausibilität, Passung oder Evidenz von Beschreibungs- und Erklärungsformen sind hier wohl als zentrale Kriterien anzusehen.

Auf der Suche nach einem „gemeinsamen Nenner" könnte vielleicht der mit selbstorganisierenden Systemen häufig assoziierte Begriff des „Äquilibriums" genannt werden – also des dynamischen Gleichgewichts von relevanten Größen (Parfy und Lenz 2018). Etwa bei der so zentralen Vorstellung von verschiedenen biologisch vorgeformten Grundbedürfnissen, wo stets von einer übergeordneten „Bedürfnisbilanz" ausgegangen wird, welche im Falle einer gesunden Selbstregulation immer wieder aufs Neue in einen harmonisierenden Ausgleich geraten kann. Und aus dem Entwurf einer „Psychologischen Therapie" wird gerne die Vorstellung von einer innerpsychischen Inkonsistenzspannung entlehnt, wo psychische Gesundheit darin besteht, diese Inkonsistenz mithilfe von auch therapeutisch erlernbaren adaptiven Fertigkeiten in Konsistenzen überführen zu können (Grawe 1998).

Die Schematherapie (Young et al. 2005) skizziert in diesem Sinn einen „Modus des gesunden Erwachsenen", der grundsätzlich positive Gedanken und Gefühle der eigenen Person gegenüber aufbringen kann, dabei die verletzlichen Anteile liebevoll unterstützt und tröstet sowie auch destruktivere Modi begrenzt und überwindet. Er wird als im Dienste der Bedürfniserfüllung stehend erachtet und moduliert den sozial verträglichen Ausdruck dieser Grundbedürfnisse (Schuchardt und Roediger 2017). Ähnlich wird auch im Ansatz der „Compassion-focused Therapy" der nötige gesunde Ausgleich zwischen einem postulierten Bedrohungs- oder Selbstschutzsystem und einem anreiz- oder belohnungssuchenden Antriebserregungssystem in einem sogenannten Besänftigungs-, Zufriedenheits- oder Sicherheitssystems verortet (Gilbert 2010). Um dieses zu stärken, werden Fertigkeiten zur Selbstberuhigung und Selbstfürsorge sowie das Aufbringen von warmherzigem und wohlmeinendem Selbstmitgefühl eingeübt.

In der Konzeption der Dialektisch-Behavioralen Therapie (Linehan 1993) wurde als Antwort auf das problematisierte Schwarz-Weiß-Denken, welches in verzerrende entwertend-idealisierende Attributionen mündet, mit deutlichem Bezug auf fernöstliche Achtsamkeitsvorstellungen eine Haltung der „Weisheit" („wise mind") als gesundheitsrelevant entworfen: Scheinbar unumgängliche „Entweder-oder"-Auffassungen werden in „Sowohl-als-auch"-Anschauungen überführt, was dem dialektischen Prinzip von These-Antithese-Synthese entspricht und einen Ausgleich zwischen vermeintlichen Gegensätzen ermöglicht. Ein allgemein bevorzugter „Weg der Mitte" sowie eine grundlegende Skepsis gegenüber einseitigen Radikalisierungen sind dem verhaltenstherapeutischen Zugang somit eingeschrieben. In der „Akzeptanz- und Commitment-Therapie" (Hayes et al. 1999) und in der „Metakognitiven Therapie" (Wells 2011) wird darüber hinaus noch explizit auf die daraus erwachsende psychische Flexibilität als zentrale salutogene Größe verwiesen. Psychische Starrheit, verfangen in den eigenen Vorstellungen und Schlussfolgerungen, einhergehend mit Erlebnisvermeidung in der Gegenwart und okkupiert von Themen der Vergangenheit und Zukunft – das ist hingegen das Szenario psychischer Inflexibilität, das es mit therapeutischer Hilfe zu überwinden gilt.

Der Blick nach vorne wird hier mit der aufzubauenden Bereitschaft zu wertkongruentem Handeln verknüpft, was freilich viele Zwischenschritte erfordert, um mehr Klarheit über die eigenen Wertsetzungen gewinnen zu können. An dieser Stelle lässt sich auch ein interessanter Bogen von der „Akzeptanz- und Commitment-Therapie" zurück zu dem aus den 1980er-Jahren stammenden Konzept der „Selbstmanagement-Therapie" (Kanfer et al. 1990) schlagen: Auch dort wurde bereits der nötigen „Ziel- und Wertklärung" eine Schlüsselrolle im Therapieprozess zugesprochen. Als „gesund" kann im verhaltenstherapeutischen Denken somit eine Lebenshaltung angesehen werden, welche einen hohen Grad an Wertebewusstheit aufweist und auf die

sowohl die persönlichen Zielsetzungen als auch das Verhalten in Form von engagiertem Handeln in kongruenter Weise bezogen sind. Dieser Entwurf von Gesundheit favorisiert die grundsätzliche Selbstbestimmtheit in der Wahl von Werten und den daraus hervorgehenden Handlungspräferenzen, aber gleichzeitig berücksichtigt er auch die notwendige Verbundenheit mit den wichtigen Bezugspersonen, wobei deren Perspektiven in einem gemeinsamen Prozess des Aushandelns von Kompromissen mit einbezogen werden.

32.4   Position zu Klassifikationssystemen

Mit dem Aufkommen von diagnostischen Klassifikationssystemen waren alle Therapieansätze eingeladen, in einen fächerübergreifenden Diskurs einzusteigen, wo die Beschreibung psychischer Leidenszustände und die Definition relevanter Diagnosekriterien als möglichst theorieunabhängige Phänomene angestrebt wurden. Die Verhaltenstherapie zeigte da von Anfang an eine hohe Bereitschaft, in diesem Prozess mitzuwirken, zumal ja der naturwissenschaftliche Anspruch und die damit einhergehende Systematisierung von empirischen Befunden ohnedies in diese Richtung wiesen. Wie es aber so ist mit der Wissenschaft, blieb diese nicht einfach bei einer ersten Übereinkunft stehen, sondern in jährlichen Zyklen werden ganze Störungskategorien überdacht, mit aktuellen Studien abgeglichen, bei Bedarf auch wieder aufgelöst und durch neue Kategorien samt neuer Diagnosekriterien ersetzt, stets als Folge intensiver Diskussionen zwischen den sich weltweit vernetzenden Experten. Dieser kontinuierliche Fluss an sich verändernden Begrifflichkeiten, natürlich auch in Wechselwirkung mit dem unaufhörlichen gesellschaftlichen und technologischen Wandel, kennzeichnet bestens, mit welchem Anspruch wissenschaftliches Wissen in einem zeitgemäßen Verständnis auftritt: nicht als letztgültige und unumstößliche Wahrheit, sondern als Versuch einer passageren Übereinkunft, um die menschliche Orientierung in einer komplexen Lebenswelt zu vereinfachen und zwischenmenschliche Kommunikationsangebote anschlussfähiger zu machen.

Somit spricht aus Sicht der Verhaltenstherapie nichts dagegen, etwa im Kapitel „Angststörungen" in einem der beiden diagnostischen Klassifikationssysteme ICD-10 (Dilling et al. 1993) oder DSM-5 (Falkai und Wittchen 2015) nachzuschlagen, wenn ein Hilfesuchender über quälende Ängste berichtet – vielleicht finden sich da ja einige interessante Unterkategorien mit entsprechenden Hinweisen zu typischerweise auftretenden oder dementgegen eher auszuschließenden Symptomen. Diese erste grobe Vororientierung erleichtert nicht nur die Kommunikation in multiprofessionellen Teams, sondern lässt auch auf verschiedene mögliche Behandlungskonzepte blicken, freilich immer mit der seriösen Einschränkung, dass dies alles nur vorläufig und aufgrund von hypothetischen Annahmen geschieht. Diese Hypothesen sind letztlich an der harten Wirklichkeit der mehr oder weniger tragfähigen therapeutischen Beziehung zu prüfen: Fühlen sich die Hilfesuchenden stimmig wahrgenommen, kann deren Leidenszustand an den kommunikativen und somit strukturierenden Angeboten der Therapeuten „andocken"? Gibt es ein gemeinsames „Erkennen" und eröffnet sich sowohl den Hilfesuchenden als auch den Therapeuten eine erweiternde und als hilfreich erachtete Behandlungsperspektive?

Das alles weist aber schon über die grobe Zuordnung zu klassifizierbaren Störungskategorien hinaus und betritt das Feld fachspezifischer Binnendiagnostik, welche mit den jeweils bevorzugten Behandlungskonzepten korrespondiert. Hier ist eine klare Wechselwirkung mitzudenken: Die vorausgewählten Kategorien lassen auf Konzepte zurückgreifen, und das aus diesen Konzepten gewonnene Störungsverständnis wirkt wiederum korrigierend zurück auf das initial gewählte, hypothetische Vorverständnis. Dieser kreative Prozess des gegenseitigen Abgleichs mit hoher Bereitschaft zu Korrektur und Nachschärfung könnte als ein „Kalibrierungsvorgang" beschrieben werden, in dem die Erlebniswirklichkeit der Hilfesuchenden eine entscheidende Rolle innehat. Über den gesamten Therapieprozess hinweg wird so im fortlaufenden Ineinandergreifen von Diagnostik und Behandlung auch immer wieder eine Umorientierung oder „Neukalibrierung" möglich – die Sichtweisen gegenüber den thematisierten Leidenszuständen erfahren manchmal erstaunliche Perspektivenwechsel, zum Beispiel, wenn sich bislang verleugnete Traumata oder geheim gehaltene Verhaltensexzesse offenbaren.

32.5 Spezifische Behandlungsvoraussetzungen

Da sich die Verhaltenstherapie in sehr breit gestreuten Anwendungsfeldern etablieren konnte (Parfy et al. 2016), gibt es eigentlich keinerlei Einschränkungen für ihr Tätigwerden. Ob mit geistig Schwerstbehinderten, ob im Bereich intensivmedizinischer Versorgung, ob in geriatrischen Institutionen oder im Hospiz – überall existieren Konzepte zu spezifisch verhaltenstherapeutischen Herangehensweisen. Da auf reiner Verhaltensebene oder mit emotionaler Validierung gearbeitet werden kann, ist Sprachlichkeit und Reflexionsfähigkeit nicht unbedingt erforderlich. Selbst im Strafvollzug existieren Vorstellungen von „Therapie im Zwangskontext", welche nicht einmal die Voraussetzung gegebener Behandlungsmotivation seitens der Behandelten beinhaltet. Verhaltenstherapeutische Grundkonzepte samt den daraus abgeleiteten Strategien werden tatsächlich solcherart an den Einzelfall „maßgeschneidert" herangetragen, dass sie äußerst niederschwellig die Arbeit an einer Verbesserung der Ist-Situation innerhalb von differenziert gestalteten Beziehungsangeboten erlauben.

32.6 Therapeutische Beziehung

Wenn sich leidende Menschen mit Bitte um Hilfe an psychotherapeutische Anbieter wenden, dann befinden sie sich wohl in einem besonders vulnerablen und daher schutzwürdigen psychischen Zustand. Daraus ergibt sich im Umkehrschluss, dass ein psychotherapeutisches (Beziehungs-) Angebot besondere Rücksicht nehmen muss auf die Gewährleistung einer Sicherheit und Schutz vermittelnden Art der Kommunikation (Parfy et al. 2016). In der Verhaltenstherapie sind diesbezügliche Bestrebungen meist mit dem Prinzip der grundlegenden Transparenz des therapeutischen Vorgehens gegenüber dem Hilfesuchenden sowie der in jedem Augenblick gegebenen Aufforderung zur aktiven Mitbestimmung des Interaktionsgeschehens verknüpft. Verhaltenstherapeuten begleiten solcherart verantwortungs- und rücksichtsvoll die Hilfesuchenden durch einen Prozess der Veränderung, wo zunächst Erinnerungen gewürdigt, Erfahrungen reflektiert und eingeordnet als auch aktuelle Erlebnisse geteilt werden. Das daraus erwachsende Vertrauensverhältnis wird zur Basis für die weitere Öffnung gegenüber künftigen Gestaltungsmöglichkeiten im Leben der Hilfesuchenden: Die Bereitschaft und Motivation, sich auf bislang vermiedene Umstände und neue Erfahrungen einzulassen, und die Fähigkeit, Entscheidungen zu treffen, um in ein engagiertes Handeln gemäß selbstgewählter Ziele und Werte zu gelangen, sind wohl unmittelbare Folgen dieses Vertrauensverhältnisses.

Je nach gewähltem verhaltenstherapeutischem Behandlungskonzept lassen sich nun freilich viele theoriegeleitete Begrifflichkeiten nennen, die jene Bedeutung der psychotherapeutischen Beziehung unterstreichen. In klassischen verhaltenstherapeutischen Ansätzen finden sich rund um eine angestrebte emotionale Exposition zunächst viele implizite Annahmen zur Gestaltung eines sowohl Sicherheit spendenden als auch Mut machenden Beziehungsangebotes. In der Schematherapie (Young et al. 2005) wird dann das Konzept von der „heilenden Nachbeelterung innerhalb der therapeutischen Beziehung" explizit zur Leitfigur der therapeutischen Beziehungsgestaltung. Nicht zuletzt wird hier die „selektive Selbstoffenbarung" der Therapeuten zu einem wohl abzuwägenden Mittel der Herstellung von Nähe und als Möglichkeit des „Lernens am Modell" erstmals eingeführt. Und in der Akzeptanz- und Commitment-Therapie (Hayes et al. 1999), wo sich der Gedanke findet, dass Therapeuten und Hilfesuchende immer im selben Boot sitzen mitsamt den Fallstricken des eigenen schlussfolgernden Verstandes, wird ein flexiblerer Umgang mit den gedanklichen Prozessen ebenfalls oft über das Modellverhalten des Therapeuten erworben.

In allen genannten Zugängen bringen sich Therapeuten in die Beziehung ein und werden zu einer Quelle wohlwollender Rückmeldung für die Hilfesuchenden. Es wird möglich, individuelle Interaktionsgewohnheiten und damit einhergehende innere Erlebnisweisen mit reflektierendem Abstand zu untersuchen, ja auch mit Verhaltensvariationen kann relativ gefahrlos im schützenden Rahmen der therapeutischen Beziehung experimentiert werden. Die verhaltenstherapeutische Beziehung wird folglich als absolut notwendiges Medium für den Veränderungs- und Entwicklungsprozess aufgefasst, jedoch gilt das Beziehungsangebot alleine als nicht hinreichend für diesen therapeutischen Prozess. „Notwendig, aber nicht hinreichend" meint in diesem Zusammenhang, dass über die persönliche Begegnung hinaus auch instrumentelle Hilfestellungen einen entscheidenden Beitrag zur Veränderung leisten können. Traditionell werden in diesem Sinne gerne Übungen und Verhaltensexperimente zwischen den Sitzungen angeregt, diesbezügliche Selbstbeobachtungsprotokolle eingeführt und auf diese Weise auch die zunehmende Übernahme von Selbstverantwortung im Lebensalltag gefördert.

32.7 Diagnostische Methodik und Durchführung

Aus Sicht der Verhaltenstherapie begleiten diagnostische Momente unauflöslich den gesamten Therapieprozess und beginnen schon mit der jeweiligen Eigenart der initialen Kontaktanbahnung. Freilich werden zu Therapieanfang – besonders im Erstgespräch – im Zuge der Anamneseerhebung und Problemeingrenzung durch gezielte Fragen und Interaktionsbeobachtungen intensive, aber zunächst noch gröber umrissene Eindrücke gewonnen. Hilfesuchende und Therapeuten bekommen hier ein erstes Bild voneinander und sind damit beschäftigt, alle Wahrnehmungen und Informationen zu einem stimmigen Ganzen zu verdichten (Parfy et al. 2016). Eine diagnostische Zuordnung zu einer oder mehreren Störungskategorien von psychiatrischen Klassifikationssystemen kann in dieser

„Kennenlernphase" eine vorläufige Grundorientierung bieten. Dies kann auch durch begleitende Fragebogenvorgaben unterstützt werden, was besonders im institutionellen Rahmen die Entscheidung über weitere Behandlungsschritte innerhalb des vorhandenen klinischen Angebotsspektrums erleichtert. In selteneren Fällen ist eine spezifische testdiagnostische Abklärung gefordert, welche dann meist von therapieunabhängigen klinisch-psychologischen Diagnostikern durchgeführt wird.

Die eigentliche diagnostische Feinarbeit beginnt aber in der Phase danach, wo gemeinsam nach therapeutischen Ansatzpunkten gesucht wird. Hier zeigen sich dann emotionale Hemmnisse, überzeugungsgeleitete Barrieren und vorbehaltliche Widerstände, welche erst nach diagnostischer Eingrenzung dem therapeutischen Dialog zugänglich gemacht werden können. Erst hier werden die persönlichen Zielsetzungen, Gewichtungen und Prioritäten der Hilfesuchenden vollumfänglich erfassbar. Und hier erst kristallisieren sich Hypothesen über lebensgeschichtliche Zusammenhänge sowie zur Funktionalität von wiederkehrend problematischen Verhaltensmustern heraus. Dies alles immer mehr zu präzisieren ist wohl genuin diagnostische Arbeit, aber freilich auch gleichzeitig von hohem therapeutischem Wert, da ja durch die konkrete Benennung auch neue und bewegende Einsichten seitens der Hilfesuchenden gewonnen werden können. Allmählich etabliert sich im Konsens ein Fallverständnis oder Fallkonzept, das für den weiteren Therapieprozess leitend wird.

Dieses Fallkonzept ist freilich nicht „in Stein gemeißelt", sondern erfährt stete Ergänzung und Korrektur aufgrund von Ereignissen im Prozessverlauf. Jede therapeutische Übung oder strategisch gestaltete Interaktionssequenz generiert neben Veränderung anstoßenden Erfahrungen auch neue diagnostische Befunde. Wie sich der Hilfesuchende mit den therapeutischen Angeboten tut und inwieweit und in welcher Form er sich darauf einlassen kann, ist entscheidend für die diagnostische Einschätzung, was nun als nächster Schritt möglich und sinnvoll sein könnte. Diagnostik und therapeutische Empirie stehen solcherart in permanenter Wechselwirkung, wobei

das Grundgerüst des Fallkonzeptes eine gewisse Flexibilität aufbringen sollte, um die mitunter auch überraschenden Momente im Therapieverlauf integrieren zu können. In letztlich entscheidenden und oft sehr konkret operationalisierbaren oder quantifizierbaren Punkten wird das Fallkonzept jedoch auch stabil bleiben und zum Orientierungsrahmen für Fortschritt oder Stagnation dienen: Welche problematischen Verhaltensweisen in bestimmten Situationen traten in welcher Ausprägung und Häufigkeit zu Therapiebeginn auf – und wie häufig und in welcher Form bestehen sie denn etwa noch immer nach einem halben Jahr, einem Jahr oder zwei Jahren der Therapie?

An dieser Stelle kann ein Fallbeispiel dienen, die fachspezifisch-verhaltenstherapeutischen Schritte und Überlegungen greifbarer zu machen. Denken wir etwa an Herrn X, der als Mittvierziger erstmals therapeutische Hilfe aufsucht, da es ihm seit einigen Jahren „gesundheitlich immer schlechter" geht und ihm von Bekannten empfohlen wurde, sich professionelle Unterstützung zu holen. Er arbeitet als Journalist und Schriftsteller, lebt seit längerer Zeit trotz aufrechtem Beziehungswunsch alleine und berichtet über Phasen intensivsten beruflichen Engagements, wo er völlig absorbiert wird von den für ihn sehr faszinierenden Themenbereichen, und von alternierenden Phasen mit sozialem Rückzug, Selbstvernachlässigung und Prokrastination. Aufgrund von schlechter Ernährung stellten sich zudem auch Magen- und Verdauungsbeschwerden ein, ja neuerdings sind auch immer massivere Schlafstörungen hinzugekommen. Diese körperlichen Beeinträchtigungen sind der eigentliche Anlass für seine Veränderungsabsicht, zumal sie die berufliche Funktionsfähigkeit zu vermindern drohen – die Phasen von sozialem Rückzug hingegen werden sogar „genossen" als willkommenes „Abschalten" vom sonst recht „stressigen" Berufsalltag. Allerdings wird dort auch viel Zeit mit unproduktivem Internetkonsum zugebracht, und wirklich nötige Haushaltserledigungen bleiben mit teils empfindlichen Konsequenzen auf der Strecke.

Wiewohl sich zunächst die Frage stellte, ob hier nicht etwa (sub-)manische Phasen mit depressiven Phasen abwechseln, musste diese erste Hypothese bei näherer Betrachtung wieder verworfen werden: Zu konzentriert, zu produktiv und effizient sind die Arbeitsphasen, als dass sie auf eine manische Auslenkung hindeuten könnten. Und zu angenehm und mit gutem Selbstwertgefühl einhergehend sind die Rückzugsphasen, als dass sie die Kriterien einer Depression erfüllen könnten. Da er aber in den jeweiligen Phasen stets auffällig abgekoppelt war von den körperlichen Grundbedürfnissen und gleichzeitig der Körper darauf mit deutlichen Symptomen reagierte, wurde als vorläufige Diagnose eine „Somatoforme Störung des oberen Gastrointestinaltraktes (ICD10: F45.31)" und eine „Psychogene Insomnie (ICD10: F51.0)" in Erwägung gezogen (Dilling et al. 1993).

Die Familienanamnese führte dann rasch zum Umstand, dass Herr X schon als Kind sich „irgendwie anders" gefühlt hat – seine älteren Geschwister und auch beide Eltern haben sehr erfolgreiche Karriereverläufe im Bereiche von Jurisprudenz und Medizin, er aber war immer schon verträumter und kreativer. Während seine Angehörigen rationale Klarheit und diszipliniertes Arbeiten verkörpern und einfordern, ist er in seinen Tätigkeiten seit jeher „wie versunken" und vergisst dabei alles andere um sich herum. Seine Eltern begegneten ihm zwar grundsätzlich freundlich und wohlwollend, blieben aber seinem Wesen gegenüber verständnislos, und er fühlte sich fremd in der eigenen Familie und musste sich oft mit sich alleine beschäftigen. Diagnostisch drängt sich hier eine Bezugnahme auf die Konzepte der Schematherapie auf (Young et al. 2005): Die fehlende Anteilnahme an seinen Interessen erinnert an das Schema „Emotionale Entbehrung" und die Empfindung, nicht wirklich dazu zu gehören, an jenes der „Sozialen Isolation".

Wenn die deutlich unterscheidbaren Phasen von Arbeit und sozialem Rückzug aus schematherapeutischer Sicht beleuchtet werden sollen, können mithilfe des Modus-Konzeptes erste Hypothesen generiert werden: Vielleicht verschafft sich Herr X mit seiner intensiven beruflichen Auseinandersetzung ein Selbsterleben, das er früher schmerzlich vermisst hat – denn er befasst

sich mit Künstlerbiografien und deren kreativem Schaffensprozess, wobei er sich einerseits mit deren Lebensstil außergewöhnlich gut identifizieren kann, andererseits auch eine ziemliche Idealisierung im Kontrast zu den eher abwertend betrachteten „gewöhnlichen Menschen" greifbar wird. Hier wäre zu untersuchen, ob nicht ein sogenannter „Selbsterhöhungsmodus" mitwirkt, der als Überkompensation eines ursprünglich schmerzlich empfundenen „einsamen Kind-Modus" zu verstehen wäre.

Und um die Phase des Rückzuges besser einordnen zu können, kann die Tatsache bedeutsam sein, dass Herr X bis zur Erschöpfung und ohne Pausen arbeitet, wobei er sowohl keinen Hunger als auch keine Müdigkeit zu verspüren scheint. Im Modus-Konzept wäre das Vorliegen eines „Distanzierten Beschützer-Modus" anzunehmen, welcher die Loskoppelung von eigenen Emotionen bewirkt – ursprünglich wohl als Schutz vor der Frustration und Trauer durch unerfüllte Bedürfnisse nach Nähe und Gesehenwerden entstanden, mittlerweile aber als eigene Blindheit gegenüber den physiologischen Grundbedürfnissen nach Essen und Schlaf bereits empfindlich dysfunktional geworden. Hier kann auch noch ein „Fordernder Eltern-Modus" mitgedacht werden, der die Leistungswilligkeit der Eltern internalisiert hat und welcher hinter der unerbittlichen Arbeitsdisziplin zu stehen scheint. In den Phasen des Rückzugs und der Erschöpfung will sich dann zwar der Körper brachial sein Recht auf Regeneration verschaffen, aber der „Selbstberuhiger-Modus" lässt mit exzessivem Internetkonsum erst recht wieder den „einsamen Jungen" mit seinen Bedürfnissen nach menschlicher Nähe und (körperlicher) Fürsorge im Stich. Auch ein „trotziger Junge" ist da denkbar, welcher durch passiv-aggressive Verhaltensweisen sich jeder (selbst-)fürsorglichen Intention verweigert.

Als Fallkonzept würden sich also in einer zu skizzierenden „Modus-Landkarte" folgende diagnostische Hypothesen abzeichnen: Der vulnerable Modus des „einsamen Jungen" wird durch einen „distanzierten Beschützer" vom bewussten Erleben ferngehalten, während – von einer „fordernden Elternstimme" getrieben – im „Selbsterhöhungs-Modus" die Verschmelzung mit idealisierten Künstlerpersönlichkeiten gesucht wird. Wenn dann der Körper durch seine Symptombildungen auf die physiologische und emotionale Vernachlässigung aufmerksam macht, wird zwar die intensive Arbeit unterbrochen, aber mittels suchtartiger „Selbstberuhigung" erneut die virulente Bedürfnisfrustration ignoriert oder diese sogar von einem „trotzigen Jungen" als letzter Hilfeschrei durch Unterlassung noch schmerzhafter gemacht. Aufgrund des solcherart grob umrissenen Fallkonzeptes muss nun die weiterzuführende Therapie erst einmal in den Dienst einer Hypothesenprüfung gestellt werden, um dann im zweiten Schritt mehr Bewusstheit für die unerfüllten Bedürfnisse und mehr Bereitschaft zu einem liebevolleren Umgang mit sich selbst aufbauen zu können.

Als diagnostisches wie auch therapeutisches Verfahren würde sich dazu einerseits der imaginative Brückenschlag in jene Lebenssituationen der Kindheit anbieten, wo Herr X sich betont einsam und unzugehörig fühlte. Dort Loyalität mit dem „einsamen Kind" erleben und Unterstützung bei der Ausformulierung eigener Wünsche und Bedürfnisse bekommen zu können wäre primäres therapeutisches Anliegen. Andererseits könnte die Arbeit mit mehreren Stühlen, welche die einzelnen Modi repräsentieren, die damit einhergehenden Spannungen und Emotionen erleben lassen. Ein Dialog zwischen den verschiedenen Modi wäre zu fördern mit dem Ziel, bestimmte therapeutische Entwicklungsaufgaben erkennen und alternative Positionierungen in den jeweiligen Stühlen erproben zu können.

Im Geist der Metakognitiven Therapie ist auch ein sogenanntes „Aufmerksamkeitssyndrom" zu vermuten (Wells 2011), wo in der Arbeitsphase die Aufmerksamkeitslenkung von Herrn X sehr eingeengt auf das jeweilige Themengebiet ist. Hier das starre Verhaftet-Bleiben aufzulockern und eine flexiblere Aufmerksamkeitslenkung mit den dafür entwickelten Strategien zu fördern wäre wohl ebenso ein lohnendes Therapieziel. Die diagnostische Einschätzung der aktuell möglichen Flexibilität würde sich auf diesem Weg obligat ergeben. Ähnlich könnten im Geist der Mitgefühlsfokussierten Therapie entwickelte Imaginationsmethoden zur Vergegenwärtigung

von Mitgefühl konkret erlebbar machen, wie denn ein verbesserter Umgang mit den eigenen Bedürfnissen aussehen könnte (Gilbert 2010) – dabei würde auch diagnostisch relevant ins Auge fallen, wie schwer sich denn Herr X mit dem Aufbringen von Selbstmitgefühl tut. Nicht selten werden in solchen Konstellationen sogar Selbstablehnung und Selbsthass greifbar, was dann den weiteren Therapiefokus vorgibt.

Schließlich könnte mit klassisch verhaltenstherapeutischem Zugang die Frage nach den unmittelbar vorausgehenden und nachfolgenden Bedingungen für problematisches Arbeits-, Ess- oder Schlafverhalten aufgeworfen werden (Kanfer et al. 1990), was traditionell unter Einbezug der Lebensgeschichte in einem so genannten „biopsychosozialen Bedingungsmodell" mündet. Diese Art von Diagnostik erfasst etwa die Tatsache, dass es bei Herrn X keine Pausenkultur bei der Arbeit gibt, der Kühlschrank stets leer ist und die „Ernährung" oft nur aus starkem Kaffee mit Zucker und Zigarettenkonsum besteht. Oder dass immer ein betriebsbereites Notebook am Nachttisch liegt, zu jeder Tages- und Nachtzeit eher ungesundes Essen über Lieferdienste bestellt werden kann und sich viele der beruflichen Tätigkeiten dann auch im Bett bzw. vom Bett aus erledigen lassen – mit nachvollziehbar negativen körperlichen Konsequenzen. Alles deutliche Hinweise darauf, dass eine etablierte Zeitstruktur fehlt, um das Selbstfürsorgeverhalten zu steuern, und ebenso jegliche Idee von „Schlafhygiene" durch getrennt zu haltende Wohnbereiche für die unterschiedlichen Alltagsanforderungen. Therapeutisch wären bewusst gesetzte Hinweisreize wünschenswert, um Arbeits-, Essens- und Schlafenszeiten wieder in einen physiologisch gesünderen Rhythmus und in eine ebensolche räumliche Trennung bringen zu können.

In der therapeutischen Beziehung imponiert Herr X durch Zuverlässigkeit und Pünktlichkeit, er wirkt sehr interessiert und zugewandt, und zu Therapiebeginn greift er auch schnell diverse Anregungen auf. Bald aber zeigt sich bei Überlastung ein Rückfall in die alten Muster, und eine Stagnation macht sich breit, welche sowohl die passiv-aggressiven Momente eines „trotzigen Jungen" als auch die durch den postulierten „dis-

tanzierten Beschützer" blockierte Gefühlswahrnehmung hervortreten lässt. Zudem verweigert
sein suchtartiges Beharren auf exzessiven Kon-
sumgewohnheiten betreffend Kaffee, Nikotin
und Internet jegliche Verantwortungsübernahme,
sodass diese diagnostisch hochrelevanten thematischen Sperren, welche die therapeutische Beziehung belasten, unmittelbar problematisiert
werden müssen.

Beenden wir an dieser Stelle unsere Begleitung von Herrn X. Es sollte ersichtlich geworden
sein, dass verhaltenstherapeutische Diagnostik
mit mehreren parallel geführten Konzepten im
Hinterkopf erfolgen kann und sich verschiedenster Zugänge bedient, welche unauflöslich mit der
Prozessgestaltung verknüpft bleiben. Auch sollte
klar geworden sein, dass sich diese Konzepte in
fruchtbarer Ergänzung problemlos integrieren
lassen, wenn auch die je eigene Begrifflichkeit
den therapeutischen Zielvorstellungen unumgänglich ihren Stempel aufprägen wird. Hier ist
natürlich ein eigenverantwortlich abwägender
und umsichtiger Diagnostiker und Psychotherapeut gefordert.

32.8   Zusammenfassung

Das verhaltenstherapeutische Menschenbild ist
seit jeher von einer naturwissenschaftlichen und
im engeren Sinn evolutionsbiologischen Perspektive geprägt. Klinisch relevante theoretische
Einflüsse kommen aus der Entwicklungspsychologie, den Lerntheorien, der Emotions- und Kognitionsforschung sowie aus später hinzugekom-
menen fernöstlichen Grundannahmen, welche
der Praxis von Achtsamkeit und Mitgefühl einen
Stellenwert einräumen. Es finden sich innerhalb
der kognitiv-behavioralen Tradition mittlerweile
mehrere homogen gewachsene Ansätze nebeneinander, welche teils störungsspezifische, teils
transdiagnostische Behandlungskonzepte zur
Verfügung stellen. Zu nennen sind hier etwa zuvorderst die „Selbstmanagement-Therapie", die
„Schematherapie", die „Dialektisch-Behaviorale
Therapie", die „Metakognitive Therapie", die
„Akzeptanz- und Commitment-Therapie" und
die „Mitgefühlsfokussierte Therapie". Brücken-

schläge zwischen diesen Konzepten machen den
verhaltenstherapeutischen Behandlungsalltag aus
und belegen das hohe integrative Potenzial eines
zeitgemäßen Vorgehens, das auf eine „maßgeschneiderte" Prozessgestaltung abzielt.

Vorstellungen von Krankheit und Gesundheit
lassen sich aus diesen Behandlungskonzepten
unmittelbar ableiten: Sich eine positive Bedürfnisbilanz zu erhalten erfordert Selbstfürsorge und
die weise Unterscheidung von einerseits konkret
gegebenen Handlungsmöglichkeiten sowie andererseits nötiger Akzeptanz von Unabänderlichem.
Persönliche Werte und daraus abgeleitete selbst-
gewählte Ziele orientieren ein gesundes Engagement in Richtung prosozialer Selbstverwirklichung.   Dabei   postwendend   auftretende
Hemmnisse erfordern wiederum psychische Flexibilität und Fähigkeiten zur Affektregulation
und Selbstberuhigung. Sich selbst in verletzlichen Momenten liebevoll und mitfühlsam begleiten zu können wird dabei dem „Modus des gesunden Erwachsenen" zugerechnet.

Verhaltenstherapeutische Diagnostik erfasst
freilich nicht nur die eben skizzierten salutogenen
Ressourcen, sondern auch jene subtilen Abweichungen, welche in immer manifestere Dynamiken dysfunktionalen oder maladaptiven Verhaltens abgleiten können. In grober Weise lassen sich
zu Therapiebeginn dann kategoriale Zuordnungen
gemäß den Klassifikationssystemen ICD-10 oder
DSM-5 treffen, welche die Kommunikation in
multiprofessionellen Teams erleichtern und ein
individuelles Behandlungsangebot in Institutionen rascher erstellen lassen. Darüber hinaus findet
die   verfeinerte   fachspezifisch-
verhaltenstherapeutische Diagnostik über den gesamten Therapieverlauf statt, und zwar unauflöslich   verschränkt   mit   dem   eigentlichen
Therapieprozess und seinen inhärenten Methoden. Im Rahmen der gewählten Behandlungsansätze und verdichtet im „maßgeschneiderten"
Fallkonzept werden fortlaufend neue diagnostische Hypothesen generiert. Daraus abgeleitete
therapeutische Strategien führen zu Erfahrungen,
welche erst reflektiert und dann in Bezug auf die
diagnostischen Hypothesen entweder korrigierend oder bestätigend wiederum ins Fallkonzept
integriert werden.

Die therapeutische Beziehung ist dabei jenes Medium, in dem Wahrnehmungen gemacht, Emotionen geteilt und Gedanken darüber ausgetauscht werden können. Interaktionelle Muster werden hier aktiviert und gemeinsam empathisch analysiert, deren Lerngeschichte gewürdigt und Verständnis für die begleitenden, meist schmerzhaften Empfindungen aufgebracht. Neue Verhaltensweisen können im Schutz der therapeutischen Beziehung relativ gefahrlos erprobt werden und fantasierte Befürchtungen entkräftet. Verhaltenstherapeutische Diagnostik ereignet sich somit primär innerhalb der therapeutischen Beziehung, wobei das Setting modifiziert werden kann – etwa bei begleiteter Angstexposition im alltäglichen Umfeld der Hilfesuchenden – oder durch Einbezug von Selbstbeobachtungsprotokollen auch jene Erfahrungen einfließen, die zwischen den Sitzungen gemacht werden.

Literatur

Dilling H, Mombour W, Schmidt MH (Hrsg) (1993) „Internationale Klassifikation psychischer Störungen: ICD-10, Kapitel V (F); klinisch-diagnostische Leitlinien/Weltgesundheitsorganisation". Huber, Bern/Göttingen/Toronto/Seattle

Falkai P, Wittchen H-U (Hrsg) (2015) Diagnostisches und statistisches Manual psychischer Störungen DSM-5. Hogrefe, Göttingen

Gilbert P (2010) Compassion focused therapy. Routledge, London. Dt. Ausg.: (2013) Compassion focused therapy. Junfermann, Paderborn

Grawe K (1998) Psychologische Therapie. Hogrefe, Göttingen/Bern/Toronto/Seattle

Hayes SC, Strohsal KD, Wilson KG (1999) Acceptance and commitment therapy – an experiental approach to behavior change. The Guilford Press, New York. Dt. Ausg.: (2004) Akzeptanz- und Commitment-Therapie. Ein erlebnisorientierter Ansatz zur Verhaltensänderung. CIP-Medien, München

Heidenreich T, Michalak J (Hrsg) (2006) Achtsamkeit und Akzeptanz in der Psychotherapie, 2. Aufl. Deutsche Gesellschaft für Verhaltenstherapie, Tübingen

Kanfer FH, Reinecker H, Schmelzer D (1990) Selbstmanagement-Therapie als Veränderungsprozeß. Springer, Berlin/Heidelberg/New York

Linehan MM (Hrsg) (1993) Cognitive-behavioral treatment of borderline personality disorder. Guilford, New York. Dt. Ausg.: (1996) Dialektisch-Behaviorale Therapie der Borderline-Persönlichkeitsstörung. CIP-Medien, München

Parfy E, Lenz G (2018) Menschenbild. In: Margraf J, Schneider S (Hrsg) Lehrbuch der Verhaltenstherapie. Band 1: Grundlagen, Diagnostik, Verfahren, Rahmenbedingungen, 4. Aufl. Springer Medizin, Heidelberg, S 51–67

Parfy E, Schuch B, Lenz G (2016) Verhaltenstherapie. Moderne Ansätze für Theorie und Praxis, 2., vollständig überarbeitete Aufl. UTB, Wien

Schorr A (1984) Die Verhaltenstherapie. Ihre Geschichte von den Anfängen bis zur Gegenwart. Beltz, Weinheim/Basel

Schuchardt J, Roediger E (2017) Was meint eigentlich gesund erwachsen in der Schematherapie und wie wird man es? Gedanken zum Modus des gesunden Erwachsenen. Verhaltensther Verhaltensmed 38(2):107–126

Wells A (2011) Metakognitive Therapie bei Angststörungen und Depression. Beltz, Weinheim

Young J, Klosko J, Weishaar M (2005) Schematherapie. Ein praxisorientiertes Handbuch. Junfermann, Paderborn

Erwin Parfy, Mag. Dr. phil., Klinischer Psychologe, Psychotherapeut im Verfahren Verhaltenstherapie (VT) in freier Praxis, Lehrtherapeut der Österreichischen Gesellschaft für Verhaltenstherapie (ÖGVT), Schematherapeut der Internationalen Gesellschaft für Schematherapie (ISST)

Stichwortverzeichnis

Autorenverzeichnis

© Springer-Verlag GmbH Deutschland, ein Teil von Springer Nature 2022
C. Höfner, M. Hochgerner (Hrsg.), *Psychotherapeutische Diagnostik*,
https://doi.org/10.1007/978-3-662-61450-1